CHRISTOF JÄNICKE | DR. JÖRG GRÜNWALD

Alternativ heilen

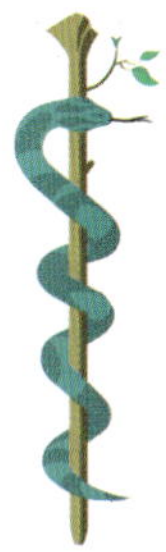

www.alternativ-heilen.info

Unter wissenschaftlicher Mitarbeit von:
HP Dr. rer. nat. Iris Hardewig
Dr. rer. nat. Inga Köhler
Dipl.-Biol. Janine Freder
Sylvia Mönke-Liebig
Dr. rer. nat. Margret Moré

Mit einem Geleitwort von Prof. Dr. Ralf Uebelhack, Direktor der Klinik für Psychiatrie und Psychotherapie und Vorsitzender der Ethikkommission der Charité, Universitätsklinikum Berlin

Mit fachlicher Beratung von:
Birgit Arens (Tibetische Medizin)
HP Claudia Bauhaus-Sinclair (Ganzheitliche Diagnostik)
Dr. med. Andrea Harde (Physikalische Therapien, Reiz- und Regulationstherapien)
Dr. med. Konstantin Kästner (Traditionelle Chinesische Medizin)
Ingeborg Liebenstund (Alexandertechnik, Feldenkrais)
HP Eva Maack (Homöopathie, Phytotherapie)
Dr. rer. nat. Cordula Müller (Ernährungslenkung)
René Retsch (Ayurveda)
Dipl.-Psych. Andrea Richter (Psychotherapie)
Prof. Dr. med. Ralf Uebelhack (Psychotherapie)
HP Maresch Wels (Manuelle Therapien)

CHRISTOF JÄNICKE | DR. JÖRG GRÜNWALD

Alternativ heilen

Kompetenter Rat aus Wissenschaft und Praxis

- Methoden
- Anwendungen
- Selbstbehandlung

DIE MEDIZIN

ist so alt wie die Menschheit und so vielgestaltig wie die Kulturen der Welt. Schon sehr früh haben Menschen versucht, Krankheiten zu heilen und Unheil abzuwenden. In allen Kulturen gab es medizinische Schulen, die das vorhandene Wissen ordneten und bewerteten. Heilmittel und Heilverfahren waren nicht nur von Kulturkreis zu Kulturkreis verschieden, sondern auch bis in die Familienstrukturen hinein traditionell geprägt. Zu allen Zeiten wurde medizinisches Wissen zwischen den Kulturen ausgetauscht und übernommen, zum Beispiel zwischen der antiken griechisch-römischen Medizin und der arabischen oder der mittelalterlichen Medizin des Abendlandes.

Die Medizin der westlichen Welt hat in der Neuzeit durch das wissenschaftliche Experiment und die industrielle Herstellung von Medikamenten und Medizintechnik gewaltige Fortschritte gemacht und eine segensreiche Entwicklung eingeleitet. Leider sind auf Grund wirtschaftlicher Interessen Gräben aufgeworfen worden, die in ihrer Gesamtheit an einen Stellungskrieg vergangener Militärepochen erinnern. Dieser Zustand in den Industriestaaten dient weder dem Fortschritt in der Medizin, noch hilft er den Patienten. Aus ideologischen und kommerziellen Gründen wird das globale Wissen zurzeit nicht hinreichend genutzt.

Wie in modernen Schulen die Lehrpläne ständig erneuert werden sollten, müssten die medizinischen Schulen das global vorhandene Wissen skeptisch prüfen und systematisch integrieren. Die Medizin der Zukunft sollte alles enthalten, was unschädlich ist und wirkt. Wir brauchen die Integration des gesamten Wissens der Menschheit und müssen die sektiererische Trennung zwischen alternativer Medizin und sogenannter Schulmedizin überwinden. Dieses Buch kann einen wertvollen Beitrag zu diesem Ziel leisten.

Prof. Dr. med. Ralf Uebelhack

Direktor der Klinik für Psychiatrie und Psychotherapie
und Vorsitzender der Ethikkommission
der Charité, Universitätsklinikum Berlin

LIEBE LESERIN, LIEBER LESER,

Sie haben dieses umfangreiche Werk in die Hand genommen, weil Ihnen das, was die Schulmedizin als Lösung für gesundheitliche Probleme anbietet, nicht mehr ausreicht. Sie wollen eine Behandlung nicht passiv über sich ergehen lassen, sondern aktiv – aus eigenem Verstehen heraus – die Dinge verändern. Sie möchten aus vielen Möglichkeiten auswählen, welches der richtige Weg für Sie ist, welche Behandlungsform gut zu Ihnen passt und Ihnen plausibel erscheint.

Wir Autoren haben ganz ähnliche Erfahrungen gemacht. Nach klassischen Ausbildungen wie Hochschulstudium, wissenschaftlicher Forschung und praktischer ärztlicher Tätigkeit kamen auch uns Zweifel an dem dogmatischen Bild von Medizin und Gesundheit, das sich bei uns etabliert hat. Verunsichert durch persönliche Schicksale bei den eigenen Kindern und Eltern als auch bei Freunden, haben sich diese Zweifel noch erhärtet, und wir begannen, nach Alternativen zu suchen. Seit nunmehr 20 Jahren sammeln wir Erfahrungen und neue Erkenntnisse (aber auch Unsicherheiten), überdenken unsere eigene Weltsicht, um Stück für Stück ein medizinisch-ganzheitliches Konzept zu erahnen – ein Gesamtkonzept, das die vielfältigen, individuellen Bedingungen und Ursachen von Gesundheit und Krankheit zu erfassen vermag. Dieser Weg führt gleichzeitig zu einem neuen Wohlbefinden, das auf einem tiefen Verständnis nicht nur für den eigenen Körper, sondern für das ganze Sein basiert.

Wir trugen unsere individuellen Ansichten weiter, indem wir das Berliner Zentrum für Schulmedizin und Alternative Heilweisen »In-Balance« in Zusammenarbeit mit 15 Heilpraktikern oder Therapeuten und 3 Schulmedizinern ins Leben riefen. Unser Zentrum stellte ein Modell für umfassende, individuell abgestimmte Behandlungs- und Übungsmethoden dar. Zusätzlich wollten wir unsere eigenen Erfahrungen in einem vielen Menschen zugänglichen Handbuch zusammenfassen. Deshalb beschlossen wir, ein Buch zu schreiben, das einerseits einen Überblick über die wichtigsten Richtungen und Methoden der Alternativmedizin gibt. Andererseits soll es auch ganz konkret Auskunft geben, wie man bei spezifischen Beschwerdebildern mit verschiedensten Behandlungsmethoden – und zwar sowohl schulmedizinischen als auch ganzheitlichen Ansätzen – weiterkommt. In diesem Sinne haben wir ein Buch verfasst, das Sie gleichzeitig als praktischer Ratgeber, aber auch als Sachbuch mit viel Hintergrundwissen auf Ihrem Weg unterstützen kann. Es soll Sie stärken in Ihrer Rolle als mündiger Patient, der seine eigenen Interessen, Gefühle und Ängste gegenüber Therapeuten oder Ärzten zu formulieren weiß. Und schließlich soll es Ihnen auch Spaß machen, in diesem Buch zu lesen, wenn Sie gar keine gesundheitlichen Beschwerden haben, aber prophylaktisch etwas für sich tun oder sich auch einfach mal mit verschiedenen Heil- und Denksystemen beschäftigen wollen – ein ausgesprochen spannendes Thema!

Suchen Sie Anwendungen oder Übungsmethoden heraus, die zu Ihnen passen. Probieren Sie es einfach aus und fühlen Sie sich hinein, um das Ganze bewerten zu können. Vergessen Sie nicht, dass viele Wege zum Ziel führen. Wir wollen Sie dabei begleiten.

Christof Jänicke und Dr. Jörg Grünwald

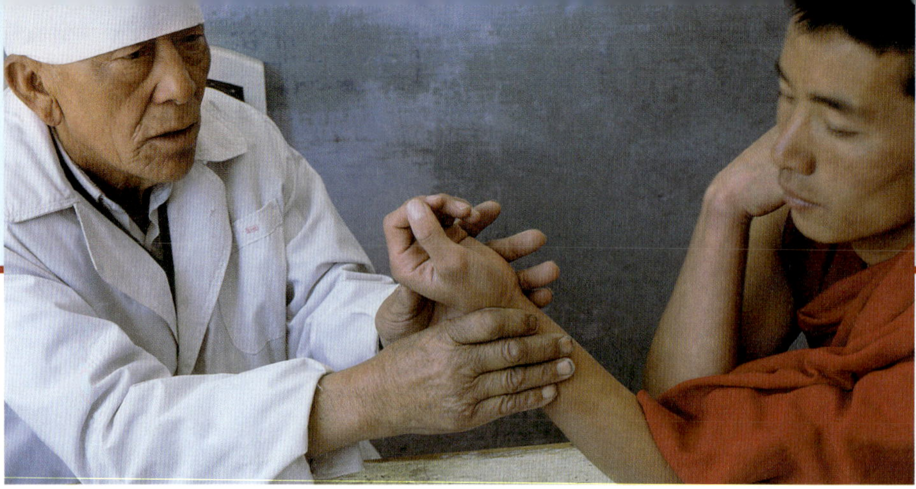

Alternativmedizin heute

Alternative Therapien

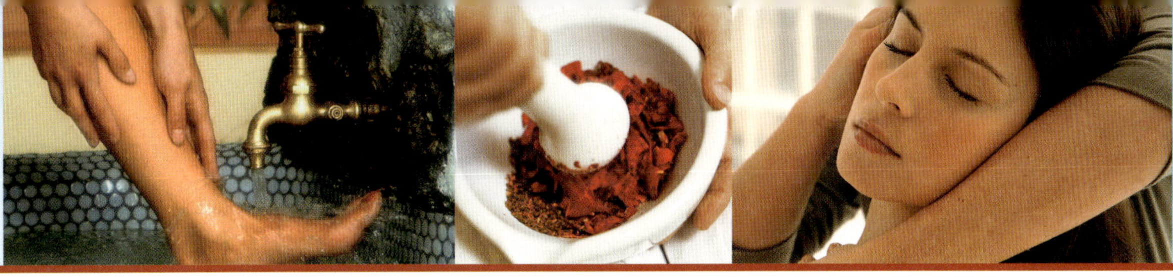

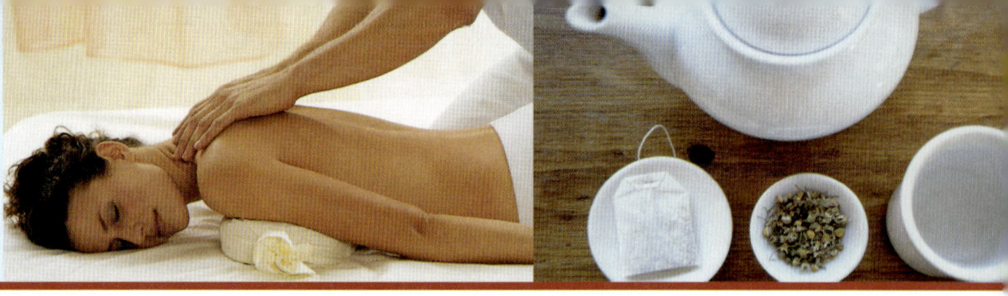

Beschwerden natürlich heilen

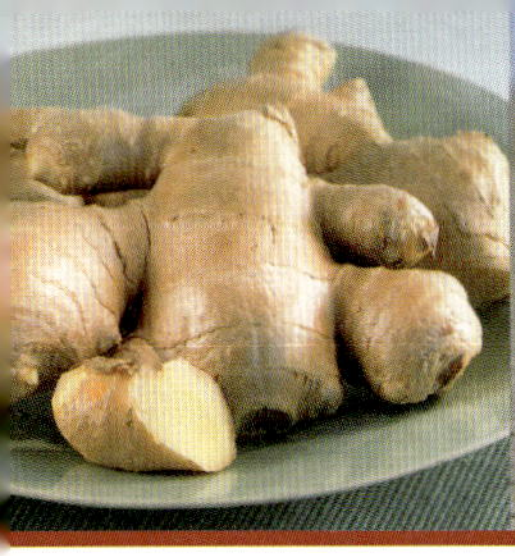
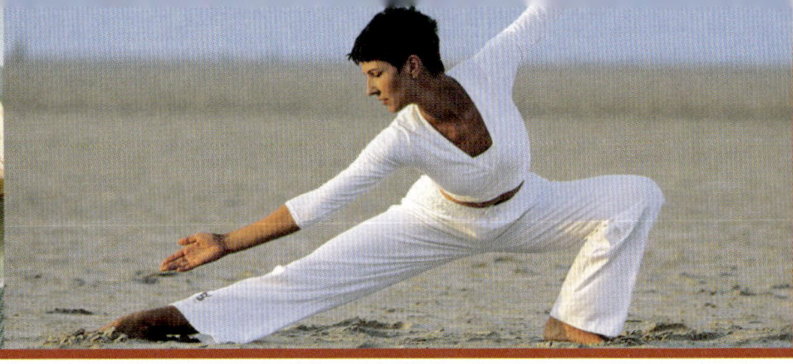
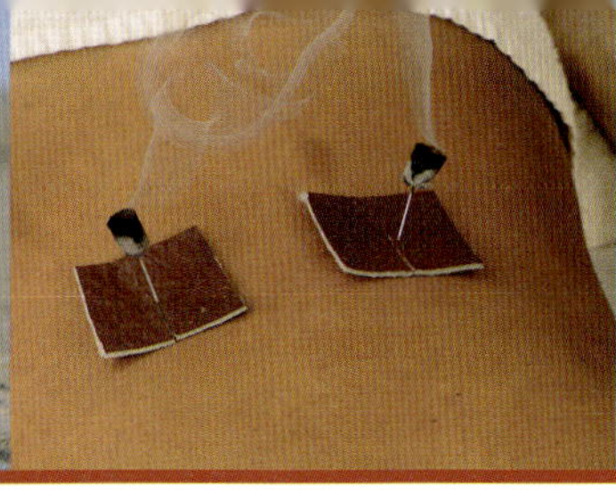

Zum Nachschlagen

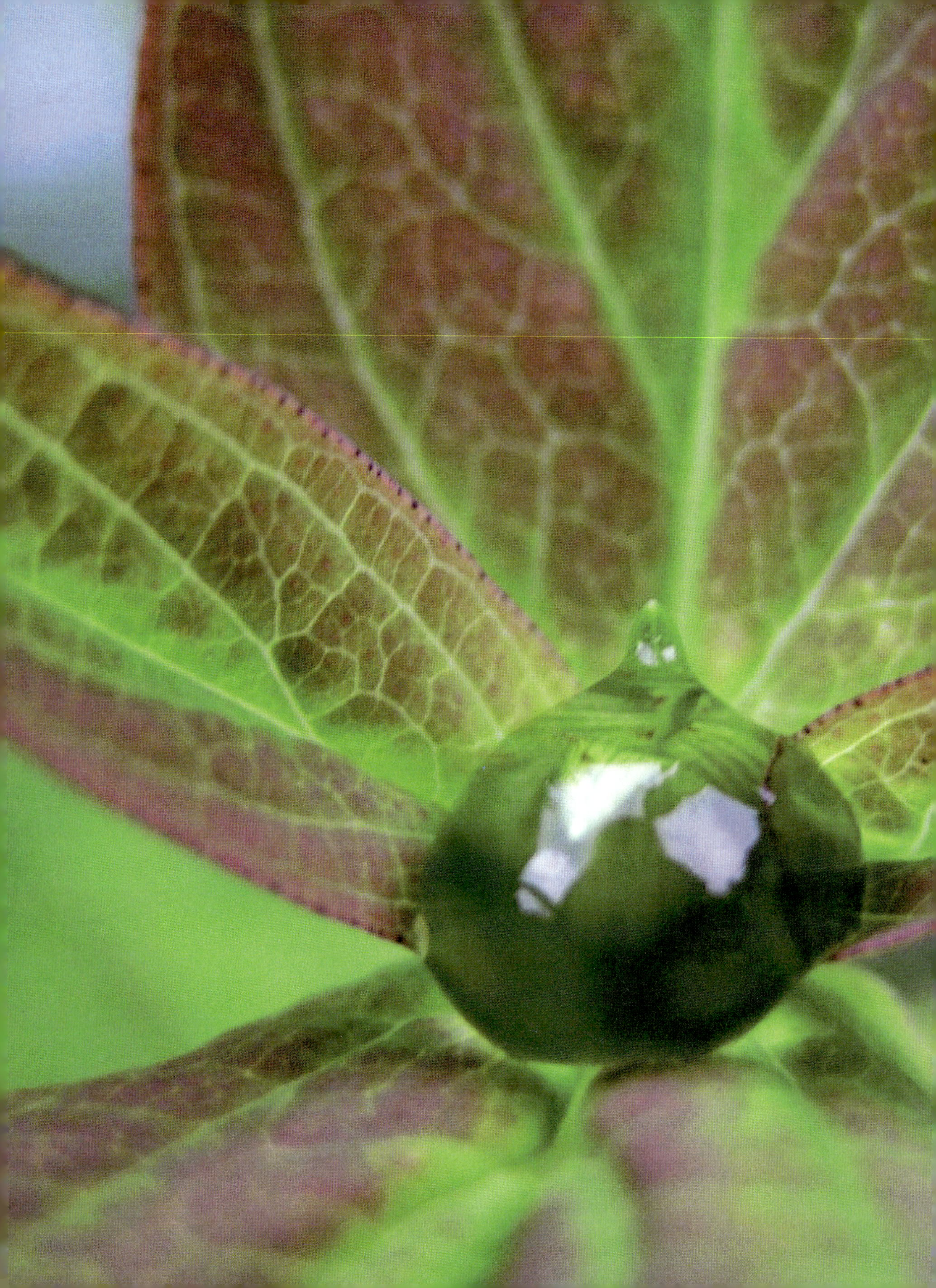

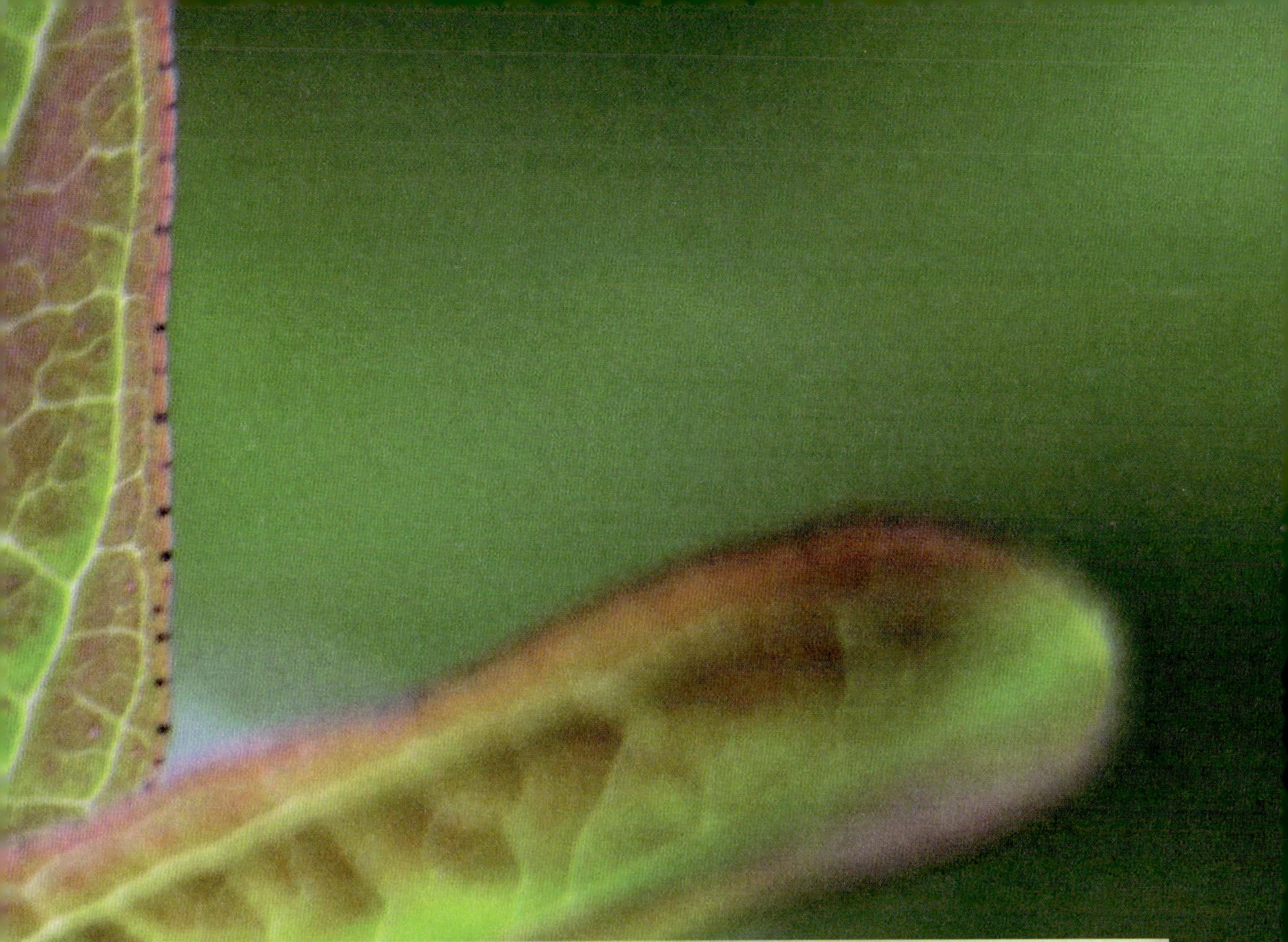

Alternativmedizin heute

Hier erfahren Sie, wie Sie dieses Buch am besten für sich nutzen können. Sie gewinnen außerdem einen Überblick über Geschichte und Entwicklung der Alternativmedizin. Und wir informieren Sie darüber, mit welchen Signalen unser Körper sich bemerkbar macht, welche wichtigen alternativen Diagnosemethoden es gibt und worauf Sie bei der Wahl eines Therapeuten achten sollten.

Wie Ihnen dieses Buch konkret weiterhilft

Sie wollen mehr über Hintergründe und Möglichkeiten von bestimmten alternativen Therapiemethoden wissen? Sie suchen nach sanften Behandlungsmöglichkeiten für Ihre Beschwerden? Oder gehören Sie zu den Menschen, die vorbeugend etwas für ihre Gesundheit tun wollen? Hier erfahren Sie, wie Sie am besten in dieses umfangreiche Werk einsteigen und schnell die passenden Antworten auf Ihre Fragen finden.

UNSERE THEMENAUSWAHL

»Alternativ heilen« ist neben der Einführung, die Sie auf jeden Fall lesen sollten, in zwei große Abschnitte gegliedert:

- Im ersten Teil werden zahlreiche Therapieformen vorgestellt.
- Der zweite Teil geht auf eine Vielzahl von Beschwerden ein.

Natürlich kann man auch in solch einem umfangreichen Werk nicht auf alle alternativen Therapien und Beschwerden eingehen. Wir möchten Ihnen jedoch die bekanntesten und im deutschsprachigen Raum am weitesten verbreiteten Heilsysteme und Therapiemethoden vorstellen. Ein zentrales Auswahlkriterium war deshalb, dass Sie für die meisten Therapien auch in Ihrer näheren Umgebung einen praktizierenden Therapeuten finden können – von Ausnahmen wie etwa der → Traditionellen Tibetischen Medizin abgesehen.

In Großstädten gibt es viele niedergelassene Heilpraktiker und alternative Therapiezentren, d. h., hier werden Sie sicherlich weniger Probleme haben, Zugang auch zu »exotischeren« Methoden zu finden. In ländlichen Gebieten ist das Therapieangebot nicht ganz so vielfältig. Aber auch hier werden Sie im Bereich der »klassischen Alternativmedizin« immer einen erfahrenen Praktiker finden.

Trotz des großen Umfangs kann das Beschwerdenkapitel nur die wichtigsten Erkrankungen und Symptome abdecken. Bei der Auswahl lag unser Augenmerk auf den Beschwerden, bei denen Ihnen alternative Methoden auch wirklich weiterhelfen. Es gibt durchaus Krankheiten, die mit Alternativmedizin nicht geheilt werden können, denn auch sie bewirkt keine Wunder. Andererseits lassen sich auch bei sehr schweren Erkrankungen Begleitsymptome oder unangenehme Nebenwirkungen der schulmedizinischen Behandlung – wie z.B. bei der → Krebstherapie – durch alternative Heilmethoden oftmals wirkungsvoll lindern. Auf diese Weise sind unsere Therapiehinweise sehr vielfältig. Bestimmt werden auch Sie Neues entdecken, und sicher ist auch eine Therapiemethode dabei, die Ihnen entspricht.

DIE THERAPIEKAPITEL

Im Therapieteil werden etwa 100 alternative Heilsysteme und Therapiemethoden vorgestellt. Diese sind thematisch in großen Kapiteln zusammengefasst. Am Anfang stehen die großen traditionellen Heilsysteme wie die Traditionelle Chinesische Medizin, der Ayurveda, die Homöopathie oder die westliche Phytotherapie. Dieses Kapitel ist sehr umfangreich, weil es uns bei diesen Methoden auch wichtig war, die philosophischen Hintergründe darzustellen, ohne die die einzelnen Therapien nicht wirklich zu verstehen sind.

Hier laden wir Sie sozusagen zu einem Ausflug in spannende, fremde Welten ein, die sehr inspirierend sein können, weil sie einem andere, neue Perspektiven nicht nur auf die Gesundheit, sondern auf das gesamte Leben eröffnen.

Die anderen, »kleineren« Heilmethoden haben wir thematisch zusammengefasst, also zum Beispiel zu

Manuellen Therapien, Ernährungstherapien oder feinstofflichen Therapien. In diesen Kapiteln gibt es relativ kurze, prägnante Darstellungen einzelner Therapieansätze.

Doch ob ausführlich oder kurz und knapp, bestimmte Orientierungspunkte finden Sie in jedem Therapiekapitel in Form von Kästen mit den stets wiederkehrenden Überschriften

- »Besonderheiten auf einen Blick« und
- »Wichtigste Indikationen«.

Diese Kästen erlauben Ihnen, auf die Schnelle zu erkennen, ob eine Therapieform für Sie überhaupt in Frage kommt. Sie erfahren außerdem in jedem Kapitel etwas über den Ursprung der Therapie, ihre wichtigsten Kennzeichen und darüber, für wen sie prinzipiell geeignet ist.

Was erwartet Sie konkret bei einer bestimmten Therapie?

Ein Kernstück jeder Therapiebeschreibung, das gleichzeitig eine Besonderheit dieses Buches darstellt, verbirgt sich hinter der Überschrift »Was erwartet Sie?«. Jenseits von Theorie, Geschichte und Grundlagen erfahren Sie hier, was Sie ganz konkret erwartet bei einer Behandlung, Entspannungsmethode oder Übungsstunde:

- Müssen Sie sich ausziehen, oder was tragen Sie für Kleidung?
- Findet die Behandlung auf einer Liege, im Sitzen oder auf einer Matte am Boden statt?
- Gibt es Körperkontakt dabei?
- Tut es weh?
- Sind Sie selbst passiv, oder müssen Sie aktiv sein, und wenn ja, wie?
- Ist es anstrengend oder entspannend?
- Wie lange dauert es?
- Wie oft müssen Sie hingehen?
- Bedeutet die Therapie eine dauerhafte Umstellung für Ihr Leben?
- Auf welche Kosten müssen Sie sich ungefähr einstellen?

Dieser Praxisbezug ist uns sehr wichtig. Denn was nutzt es Ihnen beispielsweise, wenn Sie nach der Lektüre des Buches zwar wissen, welche philosophischen Prinzipien etwa der Traditionellen Chinesischen Medizin zu Grunde liegen, aber keine Vorstellung davon haben, wie eine Akupunkturbehandlung vor sich geht? Unser Anliegen ist es, Ihnen so gut wie nur irgend möglich bei der Auswahl einer geeigneten Therapieform zu helfen. Deshalb haben auch viele erfahrene Heilpraktiker und Therapeuten aktiv an diesem Buch mitgearbeitet. Das erspart Ihnen nicht nur mühsames Suchen und Ausprobieren, es bewahrt Sie auch vor hohen Kosten.

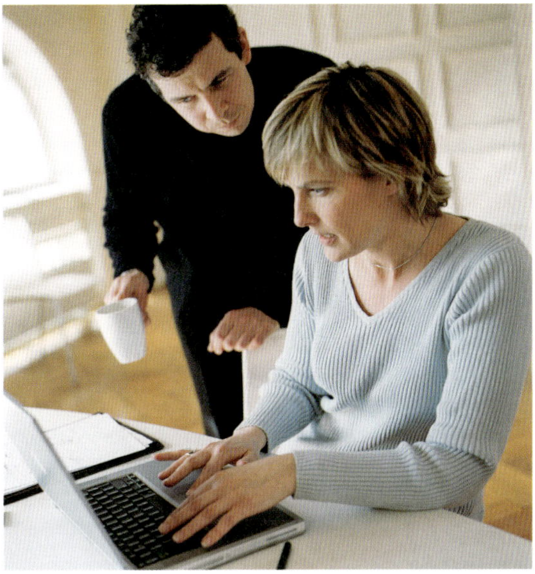

Wir geben Ihnen die wichtigsten Kontaktadressen von Dachverbänden und Organisationen.

Wenn Sie noch mehr wissen wollen

Wir hoffen natürlich, dass Sie nach der Lektüre dieses Buches Antworten auf die meisten Ihrer Fragen bekommen haben. Trotzdem werden Sie in manchen Fällen über die Therapien, die Sie angesprochen haben, noch mehr Informationen haben wollen. Hierzu bieten wir Ihnen zweierlei Unterstützungen an:

Am Ende jedes Therapiekapitels finden Sie Adressen mit Telefonnummern und Internetseiten von

INTERNET-INFORMATIONEN

- Auf unserer Internetseite www.alternativ-heilen.info finden Sie wertvolle Links zu naturheilkundlich orientierten Apotheken, die ihre Produkte auch versenden.

Dachverbänden, Interessensgemeinschaften, Therapieeinrichtungen etc. Über diese können Sie zum einen noch mehr Informationen zu der Methode bekommen, zum andern meist auch Listen von Therapeuten in Ihrer näheren Umgebung. Oftmals schicken die Verbände Ihnen auch gerne Informationsmaterial zu.

Darüber hinaus bieten wir Ihnen eine ausführliche kommentierte Liste mit Buchempfehlungen im Anhang dieses Buches. Sie finden dort zu jedem Thema weiterführende Literatur, die wir für interessant und lesenswert halten.

Was ist Ihnen Ihre Gesundheit wert?

Vor Beginn einer Behandlung sollten Sie sich stets über die entstehenden Kosten informieren. Da naturheilkundliche Verfahren eher langfristig angesetzt werden und Sie vieles davon selbst bezahlen müssen, können sich die Ausgaben in Ihrem Etat empfindlich bemerkbar machen.

Das ist allerdings nicht immer der Fall. Nehmen wir z.B. eine homöopathische Behandlung: Hier ist die Erstanamnese zwar ausführlich und teuer, aber bei einer langfristigen konstitutionellen Behandlung relativieren sich die Anfangskosten. Auch bei einem TCM-Arzt ist die Erstkonsultation, zumindest bei chronischen Beschwerden, langwierig und daher oft teurer als die Folgebehandlungen.

Wie viele Behandlungen notwendig sind, hängt natürlich von der Erkrankung ab. Akute Beschwerden können mitunter schon nach ein oder zwei Behandlungen geheilt sein. Chronische Erkrankungen benötigen dagegen eine ausführliche Therapie, die Geduld erfordert und umso länger dauert, da man ja in der Alternativmedizin nicht nur kurzfristig die Symptome, sondern die eigentliche Ursache der Erkrankung heilen will.

Wenn Sie sich etwa mit chinesischen Kräutern behandeln lassen, kommen zusätzlich zu den Konsultationen beim Therapeuten noch die Kosten für die Heilkräuter hinzu. Diese sind jedoch erschwinglich, zumal die Dauer der Einnahme ganz von der Indikation abhängt. Lassen Sie sich also nicht von den Anfangskosten abschrecken, sondern machen Sie sich klar, dass das Geld durchaus gut in Ihre Gesundheit investiert ist.

Auch gesunde Ernährung ist nicht unbedingt preiswert. Aber es ist nun mal erwiesen, dass eine gesunde Kost vielen Erkrankungen vorbeugt und somit auch Ihre persönliche Lebensqualität steigert. Jeder von uns weiß, dass man beim Einkauf im Bioladen unter Umständen tiefer in die Tasche greifen muss als im Supermarkt. Doch auch hier ändern sich die Zeiten: Supermarktketten bieten neuerdings verstärkt auch Biolebensmittel zu erschwinglichen Preisen an. Und Bioläden sind auf Grund der erhöhten Nachfrage preisgünstiger geworden.

Sicher muss der eine oder andere etwas umdenken: Gesunde Lebensführung macht sich zwar auf Dauer bezahlt, aber die Hürde der Erstfinanzierung müssen Sie selbst übernehmen. Bedenken Sie einfach mal, was Sie monatlich für Süßes, kleine Snacks zwischendurch, Alkohol oder Tabakwaren ausgeben, und ob Sie es nicht besser in eine alternative Behandlung investieren sollten.

Was bezahlt die Krankenkasse?

Eine aktuelle Liste, welche Krankenkasse die Kosten für welche Therapien übernimmt, können wir Ihnen leider nicht bieten. Sie wissen, dass sich im Rahmen der Gesundheitsreformen die Regelungen in relativ kurzen Abständen immer wieder ändern. Es wird jedoch auch in Zukunft keine einheitliche Erstattungspraxis geben: Je nach Krankenkasse, nach Beschwerde und nach Wahl der Therapie werden die Kosten in manchen Fällen übernommen, oft aber auch nicht.

Prinzipiell gilt: Halten Sie die Augen und Ohren offen. Die Richtlinien und Bestimmungen sind von Versicherung zu Versicherung sehr unterschiedlich. Viele Kassen bieten Zusatzversicherungen an, so dass die Kosten für bestimmte Naturheilverfahren erstattet werden – aber auch nur bei speziellen Indikationen! Informieren Sie sich bei Ihrer Krankenkasse beziehungsweise lesen Sie deren Informationsbroschüren oder deren Informationsseite im Internet.

Grundsätzlich ist die Situation bei privaten Krankenversicherungen etwas günstiger, da sie meistens zumindest einen Teil der Kosten übernehmen. Insbesondere wenn Sie gesetzlich versichert sind, bedarf es dagegen eines erheblichen persönlichen Engagements, bis die Krankenkassen sich an den Kosten beteiligen. Für viele Versicherungen ist es darüber hinaus für die Erstattung entscheidend, ob Sie sich von einem Heilpraktiker, Therapeuten, Physiotherapeuten oder Arzt behandeln lassen. Erkundigen Sie sich zunächst bei Ihrem Hausarzt, ob und welche erstattungsfähigen Naturheilverfahren er in seiner Praxis anbietet.

FRAGEN, DIE IM THERAPIETEIL BEANTWORTET WERDEN

- Woher kommt die Therapieform? Wie hat sie sich entwickelt?
- Was sind die wichtigsten Merkmale der Therapie? Wodurch unterscheidet sie sich von anderen ähnlichen Formen?
- Was ist das Ziel der Methode? Dient sie auch der Prophylaxe?
- Bei welchen Beschwerden ist die Therapie vor allem wirksam?
- Was erwartet Sie, wenn Sie zum ersten Mal zu einer Therapiesitzung gehen, und wie geht es weiter?
- Für wen ist die Methode geeignet, beziehungsweise bei welchen Beschwerden ist Vorsicht geboten?

Was passt wirklich zu Ihnen?

Letztendlich kann natürlich nur die praktische Erfahrung zeigen, welche Therapie Ihnen wirklich liegt. Eines ist allen Methoden gemein: Wenn Sie sich nicht darauf einlassen, wird der Behandlungserfolg auch ausbleiben. Und zwar nicht deshalb, weil Sie an die Methode »glauben« müssen, wie manche Skeptiker jetzt sagen würden, sondern weil Alternativmedizin fast immer, wenngleich in unterschiedlichem Umfang, Ihre aktive Beteiligung fordert.

Das fängt in der Regel schon bei der Anamnese an, bei der Sie oft Dinge gefragt werden, über die Sie sich Ihr Leben lang noch keine Gedanken gemacht haben. Ihr persönliches Engagement begleitet den gesamten Heilungsprozess, denn meist sind Sie gefragt, genau zu beobachten, was zwischen den einzelnen Behandlungen passiert – und zwar nicht nur in Bezug auf Ihre Beschwerde.

Der ganzheitliche Ansatz fordert Ihre Bereitschaft, sich Ihr Leben ganz genau anzuschauen, denn nahezu alle alternativen Verfahren gehen davon aus, dass »alles mit allem zusammenhängt« – also auch scheinbar nebensächliche Dinge Hinweise auf Ursachen und Entwicklungen geben können. Eventuell werden Sie auch aufgefordert, Gewohnheiten zu ändern, die Sie nie mit Ihren Beschwerden in Verbindung gebracht hätten.

Insofern endet dieser Prozess der genauen Beobachtung auch nie ganz, sondern fließt in den Alltag ein. Es liegt an Ihrer inneren Einstellung, ob Sie dies als lästig oder als spannende Erfahrung betrachten, durch die Sie mehr über sich, Ihr Leben und was Ihnen gut tut oder schadet lernen können.

Raus aus der Komfortzone, aber bleiben Sie realistisch!

Machen Sie sich nichts vor, wenn Sie eine neue Methode beginnen, denn nichts ist frustrierender, als an überhöhten Erwartungen zu scheitern, die man selbst an sich stellt. Versuchen Sie, realistisch einzuschätzen, wie viel Zeit Ihnen Ihre derzeitige Lebenssituation lässt, um regelmäßig eine Übungs- oder Entspannungsmethode zu praktizieren. Lassen Ihr

Job oder Ihre familiären Umständen es überhaupt zu, dass Sie eine radikale Ernährungsumstellung anpeilen, oder schaffen Sie sich damit nur eine zusätzliche Stressquelle und sollten lieber einen sanften Mittelweg finden?

Leiden Sie durch Ihre Arbeit sowieso schon unter einem Bewegungsdefizit und würden sich bei dem Versuch, nach der Arbeit mit einer Sitzmeditation zur Ruhe zu kommen, nur unnötig quälen? Dann probieren Sie's doch lieber mit Tai Ji Quan oder einer anderen bewegten Übungsmethode – auch wenn Ihnen die Bilder von den meditierenden Mönchen so gut gefallen oder gute Freunde Ihnen genau dieses nahe gelegt haben.

Sich selbst und seine Lebenssituation realistisch einzuschätzen soll allerdings nicht heißen, keinen Schritt aus der eigenen Komfortzone herauszuwagen. Wir möchten Sie durchaus dazu ermuntern, auch mal etwas anderes auszuprobieren, das womöglich Berührungsängste bei Ihnen auslöst oder den Skeptiker in Ihnen erwachen lässt. Versuchen Sie, offen zu sein für Neues und auch mal über Ihren Schatten zu springen. Es lohnt sich und ist manchmal die einzige Möglichkeit, wirklich etwas zu verändern!

Und noch eine Bitte: Manches, was einem fremd ist – ob dies nun die erste Yoga-Stunde, die erste Blutegeltherapie oder Akupunktursitzung ist –, überzeugt nicht gleich bei der ersten Begegnung. Lassen Sie sich deshalb ein bisschen Zeit, geben Sie der Methode, dem Therapeuten oder auch den Menschen, mit denen Sie neu zusammenkommen, eine Chance, bevor Sie sich enttäuscht abwenden. Hören Sie allerdings auch auf Ihre Intuition, und wenn die Ihnen sagt, dass der Heilpraktiker, Arzt oder Unterrichtsleiter hochgradig unsympathisch ist oder einen unseriösen Eindruck macht, suchen Sie weiter, bis Sie ein gutes Gefühl haben.

DAS SOLLTEN SIE VORAB ÜBERLEGEN

- Möchten Sie lieber selbst körperlich aktiv werden oder sich lieber passiv behandeln lassen?
- Kommt es Ihnen auf schnelle Therapieerfolge an, oder setzen Sie auf langfristige Veränderungen der eigenen Lebensweise?
- Sind Sie bereit oder in der Lage, auch mal deutlich höhere Kosten für Ihre Therapie auszugeben, oder müssen die Behandlungskosten innerhalb Ihres üblichen Monatsbudgets liegen?

DAS BESCHWERDENKAPITEL

Wahrscheinlich wollen Sie sich nicht nur einen umfassenden Einblick in die Welt der alternativen Therapien verschaffen, sondern Sie haben auch ein ganz spezifisches Interesse daran, welche alternativen Anwendungen bei bestimmten Beschwerden sinnvoll sind. In diesem Fall sollten Sie im Beschwerdenkapitel starten, das übersichtlich in 12 Bereiche eingeteilt ist, die sich im Wesentlichen an den Körperorganen orientieren. Ausnahmen sind Kinderkrankheiten und ein Kapitel über Krebs und seine begleitende Behandlung.

Schon im Inhaltsverzeichnis finden Sie die einzelnen Erkrankungen, die wir in das Buch aufgenommen haben. Sollten Sie etwas detaillierter suchen wollen, können Sie auch den Weg über das umfangreiche Beschwerdenregister im Anhang am Ende des Buches gehen und werden dort wahrscheinlich fündig werden.

Falls Sie die gesuchte Beschwerde nicht finden, so liegt das unter Umständen daran, dass wir Ihnen keine spezifischen Heilmethoden für diese Erkrankung empfehlen können. Das bedeutet jedoch nicht, dass eine alternativmedizinische Behandlung nicht trotzdem sinnvoll sein kann. Insbesondere die großen Heilsysteme – wie Homöopathie, Traditionelle Chinesische Medizin und Ayurveda – bieten individuelle Diagnose- und Behandlungsansätze, die auch bei schweren und chronischen Erkrankungen zu Erfolgen führen, jedoch die Schulmedizin nicht ersetzen können.

Um was für eine Erkrankung handelt es sich?

In die einzelnen Kapitel führen wir Sie jeweils kurz mit einem informativen Text ein. Sie erhalten einen Überblick, welche Aufgabe das betreffende Organ, z. B. die Atemwege, im Körper haben. Es folgen dann die häufigsten Beschwerden und Erkrankungen, die mit diesem Körperorgan in Verbindung stehen, in alphabetischer Reihenfolge. Bei den Atemwegen sind dies unter anderem Asthma, Erkältungen oder Lungenentzündung.

Wir beginnen jede Beschwerde zunächst mit einer medizinischen Erklärung der Erkrankung. Eine sehr kurz gehaltene Information über die in der Schulmedizin üblichen Behandlungsweisen soll Ihnen einen Anhaltspunkt dafür geben, was Ihr Hausarzt oder Facharzt in diesem Fall tun könnte.

Grundsätzlich finden Sie hier auch den Kasten »Wichtigste Symptome«, der Ihnen helfen soll festzustellen, ob es sich bei Ihren Beschwerden um diese Erkrankung handeln könnte. Diese knappe Aufzählung dient der Orientierung und kann natürlich keine ärztliche Diagnose ersetzen. Insbesondere bei schwerwiegenderen Erkrankungen sollten Sie sich nicht auf Ihre Selbstdiagnose verlassen, sondern Ihre Beschwerden immer beim Arzt oder Heilpraktiker abklären lassen. In vielen Fällen gibt unser »Arzt«-Kasten Hinweise, worauf Sie besonders achten sollten.

Eine weitere Hilfe bei der Beurteilung von Symptomen will Ihnen der Abschnitt »Signale unseres Körpers« geben (→ Seite 57). Hier erfahren Sie mehr darüber, dass z.B. Fieber, Appetitlosigkeit oder Gliederschmerzen ganz verschiedene Ursachen haben können und Warnsignale des Körpers darstellen.

Welche alternativen Therapien kommen in Frage?

Das Kernstück jedes Beschwerdenkapitels bilden die vielfältigen Hinweise zu alternativen Behandlungsmöglichkeiten. Alle Therapieformen, die in diesem Fall sinnvoll sind, werden in der gleichen Reihenfolge aufgeführt, die Sie schon aus dem Therapiekapitel kennen: Wir beginnen stets mit den großen Heilsystemen, z. B. Ayuveda, Homöopathie und Phytotherapie, und ergänzen unsere Vorschläge mit Einzelverfahren und Übungsmethoden. Darunter finden Sie viele Vorschläge zur Selbstbehandlung, z.B. im Rahmen der Phytotherapie Rezepte für Teemischungen oder unter dem Begriff Physikalische Therapien Tipps für Wickel und Umschläge.

Andererseits gibt es viele hocheffektive naturheilkundliche Anwendungen, die Sie aber nicht selbst durchführen können und die einem professionellen Behandler vorbehalten bleiben. Wir sehen unsere Aufgabe vor allem darin, Ihnen die Augen zu öffnen für die vielseitigen Möglichkeiten, die die Alternativmedizin Ihnen bietet. Welcher Sie sich zuwenden, hängt in hohem Maße davon ab, auf wie viel Veränderung Sie sich einlassen wollen.

Um Ihnen die Auswahl zu erleichtern, gibt es an vielen Stellen »Therapeuten«-Kästen, in denen Sie Hinweise darauf bekommen, welche Verfahren sich besonders bewährt haben.

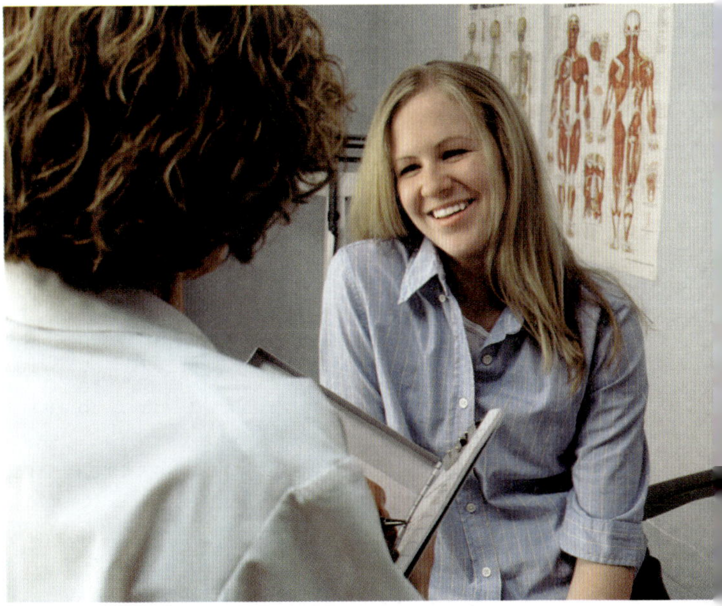

Beim ersten Gespräch mit Ihrem Therapeuten sollten Sie ein »gutes Gefühl« haben.

Alternativmedizin und Schulmedizin

Bei einigen, insbesondere schwereren und chronischen Erkrankungen empfehlen wir Ihnen eine komplementäre Behandlung, was bedeutet, eine ganzheitliche Methode ergänzend und nicht alternativ zur schulmedizinischen Behandlung einzusetzen. Dies entspricht unserer Auffassung, dass Schulmedizin und Alternativmedizin sich nicht gegenseitig ausschließen, sondern im Sinne des Wohlergehens der Menschen miteinander kombiniert werden sollten. Lassen Sie sich nicht einreden, es gebe nur ein Entweder-oder in der Medizin. Viele Wege führen zum Ziel, und oftmals können zwei verschiedene Wege auch eine Weile lang parallel zueinander laufen.

Die schulmedizinische Therapie ist meist speziell auf die Beschwerde bezogen, bei den alternativen Therapien steht jedoch oft ein anderer Gedanke dahinter. Bei vielen Beschwerden gibt es aus Sicht der Alternativmedizin auch nicht das in der Schulmedizin so geschätzte Standardmittel. Sie werden vielmehr feststellen, dass die therapeutische Wirkung mancher Heilmittel oder Verfahren gar nicht beim betroffenen Organ ansetzt, sondern ganz woanders, z. B. bei unserer seelischen Verfassung oder bei der Art der Ernährung.

Wichtig bei der Kombination von Schulmedizin und alternativen Verfahren ist allerdings generell, dass Sie Ihren behandelnden Arzt darüber informieren, wenn Sie zusätzlich zu einem alternativen Therapeuten gehen wollen. Dies wird sicherlich nicht immer auf positive Resonanz stoßen – weder beim Arzt noch beim alternativen Therapeuten –, da es leider bei so manchem Behandler an der Souveränität mangelt, die es braucht, um auch andere Wege anzuerkennen. Vielleicht wäre es ja ein gutes Entscheidungskriterium für oder gegen einen Arzt, Heilpraktiker oder Therapeuten, ob er bereit ist, sich auch mit den jeweils anderen Wegen auseinander zu setzen.

Ideal wäre natürlich ein direkter Kontakt zwischen Ihrem Arzt und Ihrem Therapeuten, doch es ist auch schon viel wert, wenn einer von den Behandlungsansätzen des anderen weiß und man auf diese Weise nicht gegen-, sondern miteinander arbeitet. Lesen Sie dazu auch »Kombination von Therapiemethoden« auf Seite 33.

Wie Sie einen erfahrenen Praktiker finden und was der Unterschied zwischen einem Heilpraktiker, einem Therapeuten oder einem Schulmediziner mit naturheilkundlicher Ausrichtung ist, erfahren Sie unter »Wahl des Therapeuten« auf Seite 31.

FRAGEN, DIE IM BESCHWERDENTEIL BEANTWORTET WERDEN

- Was sind die ersten Anzeichen dieser Erkrankung?
- Wo liegen die Ursachen?
- Wie können Sie vorbeugen?
- Welche Möglichkeiten bietet die Schulmedizin?
- Bei welchen Symptomen sollte man unbedingt zum Arzt gehen?
- Was bietet die Alternativmedizin an Behandlungsmöglichkeiten?
- Was können Sie selbst tun?
- Was kann ein professioneller Therapeut tun?

SELBSTHILFE – JA ODER NEIN?

Wir geben Ihnen in diesem Buch eine ganze Menge Selbsthilfetipps, die Sie bei leichteren Beschwerden völlig unbedenklich ausprobieren können. Es spricht absolut gar nichts dagegen, sich selbst mehr Wissen über seine Gesundheit anzueignen, mehr Selbstverantwortung zu übernehmen und sich selbst zu kurieren. Allerdings haben Selbsthilfemöglichkeiten auch klare Grenzen. Bei ernsthafteren, länger andauernden Beschwerden sollten Sie immer Ihren Arzt oder Heilpraktiker darüber informieren, wenn Sie sich parallel auf eigene Faust behandeln.

Da die Erkrankung in der Alternativmedizin meist nicht symptomorientiert, sondern ganzheitlich behandelt wird, sind nur eine eingehende Diagnose und eine individuell abgestimmte Therapie erfolgreich. In den Kapiteln über → Traditionelle Chinesische Medizin, → Traditionelle Tibetische Medizin oder → Ayurveda finden Sie schöne Beispiele dafür, dass ein Symptom bei jedem Menschen je nach seiner Situation unterschiedlich interpretiert werden kann und nicht unbedingt die gleiche Krankheitsursache haben muss. Die individuelle Konstitution und eine genaue Diagnose spielen gerade bei der Alternativmedizin eine sehr wichtige Rolle, um das geeignete Heilmittel zu finden.

In der Alternativmedizin und besonders bei den asiatischen Medizinsystemen gibt es spezielle Diagnosemethoden, die nicht nach den Kriterien unserer westlichen Medizin arbeiten. Für einen ersten Eindruck haben wir Ihnen die wichtigsten im Kapitel »Alternative Diagnosemethoden« auf Seite 44 zusammengestellt.

Kaufen Sie nicht ohne vorherige Beratung diverse Kräuter, Tees oder Vitaminpräparate über das Internet oder im Supermarkt. Vielmehr sollten Sie sich eine Teezubereitung von Ihrem Heilpraktiker empfehlen oder sich in einer naturheilkundlich ausgerichteten Apotheke zusammenstellen lassen.

Neben der fachgerechten Beratung spielt auch die Qualität der Präparate eine wichtige Rolle. Fertigarzneimittel und lose Kräutermischungen aus der Apotheke müssen hohen qualitativen Anforderungen entsprechen, bevor sie zum Verkauf zugelassen werden (→ Phytotherapie, Seite 126). Wenn Sie dennoch Ihre Produkte in der Drogerie oder im Supermarkt kaufen, beachten Sie die Dosierungshinweise und die Angaben über den Anteil an wirksamen Inhaltsstoffe.

GAR NICHT ERST KRANK WERDEN IST DAS ZIEL

Wir sind es gewohnt, zum Arzt oder Heilpraktiker zu gehen, wenn wir uns schlecht fühlen. Trotz mancher Umbenennungen leben wir eindeutig in einem Krankheits- und nicht in einem Gesundheitssystem. Insofern stoßen viele Menschen erst über den Weg einer Krankheit darauf, dass sie ja eigentlich auch vorbeugend etwas für sich und ihre Gesundheit tun könnten.

Viele alternative Therapieansätze führen unweigerlich dazu, dass Sie Ihre bisherige Lebensweise überdenken müssen. Wenn Sie merken, wie gut Ihnen Atemübungen oder bestimmte Bewegungsabläufe tun, warum sollten Sie dann diese Übungen nicht auch nach Abklingen Ihrer Beschwerden in Ihren Alltag integrieren? Das ist nicht immer leicht, aber versuchen Sie doch einfach mal, sich jeden Tag wenigstens etwas Zeit für sich und Ihr Wohlbefinden zu nehmen. Und warum nicht entspannen durch → Aromatherapie oder → Qi Gong, anstatt vor dem Fernseher zu sitzen?

So mag es sein, dass Sie zunächst wegen Rückenschmerzen zum → Yoga oder → Feldenkrais gehen. Wenn Sie jedoch merken, dass es nicht nur Ihrem Rücken besser geht, sondern Sie sich insgesamt fitter und ausgeglichener fühlen, werden Sie hoffentlich dabei bleiben, auch wenn die Rückenschmerzen längst verschwunden sind.

Viele Behandlungskonzepte setzen erst einmal bei ganz alltäglichen Dingen an, wie der Ernährung oder allgemeinen Lebensführung. Hier zwei Beispiele: In der → Traditionellen Chinesischen Medizin gibt der Arzt nach einer eingehenden Diagnostik erst einmal Ernährungsempfehlungen oder rät zu Qi Gong oder anderen sanften Bewegungsübungen. Nur wenn die Beschwerden nach einiger Zeit immer noch da sind, wird die Therapie mit Kräuterrezepturen oder Akupunktur fortgesetzt. Auch eine → ayurvedische Behandlung beginnt nicht bei den Symptomen, sondern am Anfang steht die Regulierung des Körperhaushaltes durch Reinigung und Entschlackung.

Die meisten alternativen Therapien gehen davon aus, dass bei Beschwerden in unserem täglichen Leben etwas aus der Bahn geraten ist, was nun die Symptome hervorruft. Wenn wir also kontinuierlich darauf achten, einen körperlichen und seelischen Ausgleich zu unseren Alltagsbelastungen zu schaffen, dann werden viele Symptome und Erkrankungen gar nicht erst auftreten.

Fachbegriffe verstehen

Alternative Therapien, Schulmedizin, Komplementärmedizin, Allopathie, ganzheitliche Methoden – viele Begriffe für viele unterschiedliche Heilweisen? Oder bezeichnen Sie doch alle dasselbe? Wir möchten Ihnen kurz und knapp erklären, aus welchem Kontext diese Begriffe stammen und was sie bedeuten – zumindest dann, wenn sie richtig angewendet werden, was leider oft nicht der Fall ist.

Schulmedizin

Ursprünglich von Anhängern alternativer Heilmethoden geprägt, hat sich der Begriff Schulmedizin inzwischen umgangssprachlich etabliert. Er bezeichnet die Art von Medizin, die an Universitäten und Hochschulen gelehrt wird und eine wissenschaftliche Basis hat. Negativ gebraucht, suggeriert der Begriff Schulmedizin allerdings eine feste Lehrmeinung, die alles Neue ablehnt und anderen Heilverfahren abweisend gegenübersteht – die meisten Menschen verbinden mit Schule nicht unbedingt einen Ort, an dem neue Ideen oder andere Ansichten gefördert werden. Dies trifft auf die universitäre Medizin glücklicherweise nur bedingt zu. Daher wäre Hochschulmedizin oder Wissenschaftsmedizin eine bessere Wortwahl ohne emotionalen Beigeschmack. Allerdings hat sich der Begriff Schulmedizin in der Alltagssprache durchgesetzt, und im Gegensatz zu vielen anderen Begriffen in der Medizin wissen die meisten Menschen zumindest ungefähr, was damit gemeint ist.

Alternativmedizin

Der Begriff Alternativmedizin oder auch »alternative Heilmethoden« und »alternative Therapien« umfasst keine einheitliche medizinische Richtung, sondern ist eher als Sammelbecken zu sehen für alle Methoden, deren heilende Wirkung von der Wissenschaft (bisher) nicht nachgewiesen wurde. Hierbei kann es sich um traditionelle Naturheilverfahren aus den unterschiedlichsten Kulturkreisen handeln oder auch um esoterische Ansätze. Einige erheben den Anspruch, eine echte Alternative zur etablierten Medizin zu sein.

Problematisch für das Verständnis und die Akzeptanz alternativer Heilweisen in der westlichen Kultur ist der Mangel an wissenschaftlichen Wirksamkeitsnachweisen. Ihre oft ja nicht von der Hand zu weisende Wirkung wird von der Schulmedizin gerne als → Placeboeffekt abgetan.

Vertreter der alternativen Therapien halten jedoch die klassischen medizinischen Prüfverfahren für ungeeignet, um eine Wirkung nachzuweisen, da sich die Heilkonzepte von denen der westlichen Medizin grundsätzlich unterscheiden, klinische Prüfungen aber nach dem Muster der Schulmedizin ausgeführt werden.

Manchmal gelingt es, einen entsprechenden medizinischen Nachweis zu erbringen: Der Erfolg der Akupunktur bei der Schmerzlinderung beispielsweise konnte nachgewiesen werden, woraufhin diese Methode in den Kanon der Schulmedizin aufgenommen wurde – allerdings bisher nur mit der Indikation Schmerzlinderung.

Komplementärmedizin

Komplementär bedeutet ergänzend und unterscheidet sich dadurch vom Begriff alternativ. Der Begriff Komplementärmedizin drückt aus, dass alternative, wissenschaftlich nicht nachgewiesene Methoden ergänzend zur einer schulmedizinischen Behandlung angewendet werden. Dies können prinzipiell alle alternativen Heilverfahren sein.

Wünschenswert wäre eine Komplementärmedizin, bei der weder Schul- noch Alternativmedizin den Anspruch erheben, allein selig machend zu sein, sondern innerhalb derer beide Richtungen als gleichwertig anerkannt werden.

Ganzheitliche Medizin

In der ganzheitlichen oder holistischen Medizin (griech. holos = ganz) werden Körper, Geist und Seele als Teile eines Ganzen betrachtet. In diesem Sinne ist Gesundheit abhängig von der Harmonie dieser Komponenten sowie von der harmonischen Beziehung des Einzelnen zu seiner Umwelt. Krankheit ist eine Störung dieses Gleichgewichts.

Heilung beschränkt sich demnach nicht auf die Behandlung der Krankheitssymptome. Vielmehr gilt es, die individuelle Ursache für die Störung zu finden und gemeinsam mit dem Patienten zu reduzieren oder ganz aufzulösen. Die meisten alternativen Therapien sind ganzheitlich orientiert. Aber auch innerhalb der Schulmedizin gibt es ganzheitliche Ansätze wie die Psychosomatik oder die Psychoneuroimmunologie zeigen, die neuerdings viel von sich reden machen.

Esoterik

Viele alternative Therapien werden leichtfertig als esoterisch abgetan. Dabei bedeutet der Begriff Esoterik ursprünglich »inneres, verborgenes Wissen« und wird von Esoterikern meist als eine Lehre verstanden, die sich auf das Innere, also auf seelische und spirituelle Ursachen für Probleme bezieht. Esoterik ist keine Religion, sondern ein Sammelbegriff für alle Weltanschauungen, die die spirituelle Entwicklung des Individuums in den Mittelpunkt ihrer Lehre stellen.

Alternative Therapien sind nicht von vornherein esoterisch. Allerdings gibt es einige, die die spirituelle Entwicklung betonen und daher den Bereich der Esoterik zumindest streifen.

Allopathie

Der Begriff Allopathie (griech. allos = anders) wurde von Homöopathen im 19. Jahrhundert geprägt und bezeichnete ursprünglich alle nichthomöopathischen Heilmethoden. Speziell sind damit Mittel gemeint, die etwas anderes bewirken als das, was am Patienten beobachtet wird. Sie heilen also nicht »Ähnliches mit Ähnlichem«, wie es die → Homöopathie tut. Der Begründer der Homöopathie, Samuel Hahnemann, wollte mit diesem Begriff den seiner Meinung nach konzeptlosen Umgang der Schulmedizin mit Arzneimitteln kritisieren, der zu seiner Zeit üblich war.

Inzwischen ist im Sprachgebrauch der Bezug zur Homöopathie in den Hintergrund getreten, und der Begriff wird weitgehend gleichbedeutend mit Schulmedizin benutzt.

Evidenzbasierte Medizin

Unter evidenzbasierter Medizin (engl. evidence = Beweis, Nachweis) versteht man die Behandlung von Patienten auf Grund von Informationen, die man aus klinischen Studien gewonnen hat. Das bedeutet, dass viele der seit langem allgemein üblichen Therapien erneut auf den Prüfstand gestellt werden. Das betrifft aber nicht speziell alternative Therapien, sondern auch lang etablierte schulmedizinische Traditionen werden neu hinterfragt.

Palliativmedizin

Der Fachausdruck Palliativmedizin (lat. palliare = bedecken) bezeichnet eine lindernde Behandlung im Gegensatz zur kurativen, gesund machenden Behandlung. Nach der Weltgesundheitsorganisation und der Deutschen Gesellschaft für Palliativmedizin wird sie definiert als »die aktive, ganzheitliche Behandlung von Patienten mit einer voranschreitenden, weit fortgeschrittenen Erkrankung und einer begrenzten Lebenserwartung zu der Zeit, in der die Erkrankung nicht mehr auf eine kurative Behandlung anspricht und die Beherrschung von Schmerzen, anderen Krankheitsbeschwerden, psychologischen, sozialen und spirituellen Problemen höchste Priorität besitzt«. Die Lebensqualität, das Befinden des Patienten mit all seinen Wünschen und Zielen, steht hier im Vordergrund. Eine Verlängerung der Überlebenszeit um jeden Preis wird nicht angestrebt. Die Palliativmedizin möchte die Lücke schließen, die die moderne Apparatemedizin in der Betreuung vor allem der unheilbar kranken Patienten hinterlassen hat. Palliativmedizinische Methoden können schon nach der Diagnosestellung helfen, z. B. bei einer → Krebserkrankung.

Wurzeln der Heilkunde

Seit es Menschen gibt, werden sie auch krank und suchen nach Erklärungs- und Behandlungsmöglichkeiten für diese Krankheiten. Bei unserem kleinen Streifzug durch die Geschichte der Medizin und Volksheilkunde werden Sie viele Unterschiede zwischen verschiedenen Völkern in unterschiedlichen Zeiten sehen, aber es wird Ihnen auch auffallen, wie erstaunlich viele Ähnlichkeiten und Übereinstimmungen es gab und gibt.

URSPRÜNGE

Krankheit ist so alt wie das Leben selbst. Die ersten Versuche, Krankheiten zu heilen, findet man nicht erst in der menschlichen Geschichte – auch die Menschenaffen fressen bei Infektionen bestimmte Pflanzen oder versorgen Verletzungen mit ausgewählten Blättern. Archäologische Funde und Höhlenzeichnungen belegen, dass der Mensch schon früh begann, sich mit Gesundheit, Krankheit, Leben und Tod auseinander zu setzen. Rückschlüsse auf die tatsächlichen Zustände in der Vorzeit sind allerdings schwierig. Häufig werden heute noch existierende, »steinzeitlich« lebende Naturvölker als Vergleich herangezogen.

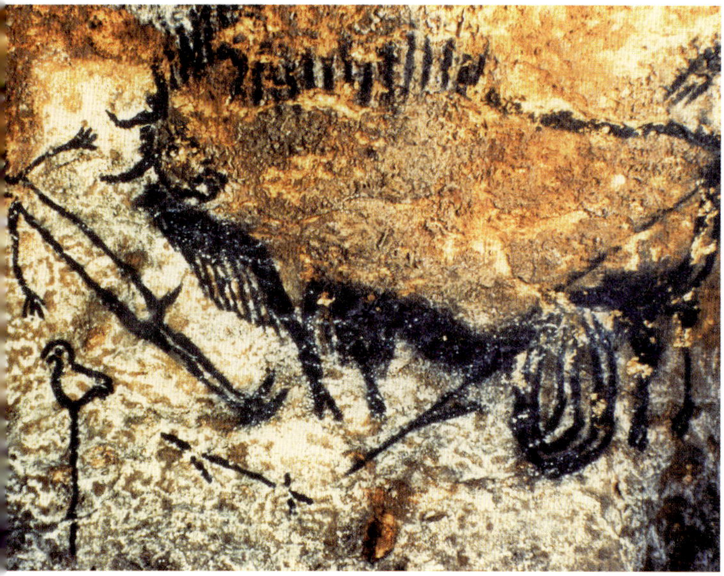

Schon in frühen Höhlenzeichnungen sind Krankheit, Leben und Tod dargestellt.

Geister

Am ursprünglichsten sind Rituale, die auf dem Glauben an eine magische Weltordnung beruhen oder von der Existenz von Geistern ausgehen. Eine Krankheit kann Strafe für eine Regelverletzung im sozialen oder religiösen Lebensbereich sein, oder der Kranke ist von einem übernatürlichen Wesen »besessen«. Die Schamanen (→ Schamanismus, Seite 156), die Medizinmänner und -frauen der Stammesgemeinschaft, sorgen dafür, dass der Kranke den Weg zurück in die Gemeinschaft findet. Sie treten dafür mit den Geistern in Verbindung, um Hinweise zu bekommen, welches die geeigneten Rituale sind, um die Krankheit zu heilen. Dies kann z.B. mit Hilfe der Kräuterheilkunde geschehen oder durch eine schamanische Reise, einen vorübergehenden Trancezustand.

Götter

Die Medizin aller alten Hochkulturen war ursprünglich von magischen Vorstellungen geprägt, die ursprünglichen Naturgeister wurden allerdings im Laufe der Zeit von Göttern verdrängt. Priester und Priesterinnen hatten als Vermittler zwischen Mensch und Gottheit nun dafür zu sorgen, dass Krankheiten verhütet oder Kranke geheilt wurden. Allen Kulturen ist gemeinsam, dass einer Phase der

mystisch-religiösen Medizin eine »Verwissenschaftlichung« folgte, in der versucht wurde, den Aufbau und die Funktionsweise des menschlichen Körpers sowie die Ursachen und konkreten Auswirkungen von Krankheiten zu verstehen. Durch überregionale Kontakte kam es zu gegenseitigem, meist fruchtbarem Austausch der Kulturen: Indische Arzneien und ayurvedische Rezepte (→ Ayurveda) finden sich nach der Meinung vieler Forscher nicht nur in der → Traditionellen Chinesischen und → Tibetischen Medizin wieder, sondern auch in alten griechischen Schriften.
Auch philosophisch gab es Übereinstimmungen, die die Medizin der jeweiligen Kulturen beeinflusste. Platons Theorie der drei Elemente Pneuma (Wind), Chole (Galle/Feuer) und Phlegma (Wasser) ähnelt stark der alten indischen Einteilung in Vata (Luft/Wind), Pitta (Feuer) und Kapha (Wasser). In China kannte man fünf Elemente, in Europa vier Elemente (Feuer, Erde, Luft und Wasser), deren Zusammenspiel Einfluss auf den menschlichen Organismus hatte.

INDIEN

Im Industal und darüber hinaus bildete sich vor ca. 5000 Jahren eine der ersten Hochkulturen der Welt, die Indus- oder Harappa-Kultur, die zwischen 2300 und 2100 v.Chr. ihre Blütezeit hatte. Harappa ist eine Fundstätte im östlichen Pandschab, die eine städtische Zivilisation zeigt, die ebenso fortgeschritten und entwickelt war wie die Hochkulturen in Ägypten und China, welche gleichzeitig erstarkten. Die Harappa-Kultur scheint im kulturellen Bereich die Grundlage für die indische Kunst und Religion gelegt zu haben, da trotz aller späteren Einwanderungswellen die meisten ihrer Kultur- und Lebensformen beibehalten wurden.

Veden

In der Mitte des 2. Jahrtausends v.Chr. wanderten Hirten- und Bauernstämme in den Norden Indiens ein. Diese sogenannten Arier verdrängten die alte Kultur immer weiter in den Süden. Damit beginnt die vedische Epoche in Indien, deren Gesellschaft sehr stark hierarchisch gegliedert war. Königreiche und Kriegerkasten entstanden; die Arier glaubten an Naturgötter, denen sie Opfer brachten. Der angestammte Volksglauben mit Dämonen, Fruchtbarkeits- und Mutterkulten existierte daneben weiter.
Um 1000 v. Chr. entstanden die Veden – »die vier grundlegenden Bücher der Wissenschaft« –, die Basis der indischen Philosophie und Ausgangspunkt der gesamten indischen Literatur. Die alten vedischen Texte enthalten Mythen, philosophische Abhandlungen und rituelle Vorschriften. In den historischen Quellen werden insgesamt rund 3000 verschiedene Heilpflanzen aufgeführt.
In den Veden findet sich einerseits eine alte Vorstellung über Heilkunde, die von magisch-religiösem Denken geprägt ist. Spätere Texte hingegen präsentieren das ausgearbeitete, auf Vernunft und Erfahrung basierende ayurvedische Konzept (Ayurveda, das »volle Leben«). Über viele Jahrhunderte hinweg begaben sich offensichtlich sowohl hinduistische als auch buddhistische Mönche auf Wanderschaft, um Kranken zu helfen, und tauschten ihre Erfahrungen untereinander aus. Die buddhistischen Klöster wurden auf diese Weise zu wichtigen Zentren in der Entwicklung des Ayurveda.

Buddhismus

Der Buddhismus begann sich im 3. Jahrhundert v. Chr. in Indien auszubreiten. Der sich als erster zu dieser Religion bekennende Herrscher, Asoka, dehnte nicht nur seinen Herrschaftsbereich bis weit nach Südindien aus, er sorgte in seinem Reich auch für eine Verbesserung der Infrastruktur und der ärztlichen Versorgung der Bevölkerung. Krankenhäuser für Menschen und Tiere wurden eingerichtet, Heilpflanzen importiert und angebaut. Angeblich war der Herrscher so spendabel, dass er von seinem Enkel und Thronfolger entmündigt wurde. Nach dieser kurzen Blütezeit verfiel das Reich in viele kleine Fürstentümer, und der Buddhismus wurde politisch wieder zurückgedrängt. Ein weiteres Großreich entstand kurzzeitig, wurde um 500

n. Chr. allerdings durch den Einfall der Hunnen zerstört. Die meisten Inder waren zu dieser Zeit schon Hinduisten, es finden sich aber auch viele Anhänger des Buddhismus.

Islam und britische Kolonie

Ab dem 10. Jahrhundert n. Chr. fielen muslimische Herrscher in Indien ein und besiegten 1192 die letzte große Hindu-Konföderation. Der Islam beeinflusste Indien bis zur Kolonialisierung durch die Briten im 18. und 19. Jahrhundert. Das von den islamischen Einwanderern mitgebrachte medizinische System vermischte sich zu dieser Zeit mit der ayurvedischen Tradition.

Unter der britischen Kolonialmacht mit ihrer ablehnenden Grundhaltung gegenüber den indischen Traditionen schließlich geriet die traditionelle Heilkunst immer mehr in Vergessenheit. Staatliche Förderungen für Ayurveda wurden gestrichen, Schulen geschlossen. Trotz dieser Maßnahmen wurde die Mehrheit der Menschen immer noch durch das traditionelle System versorgt, das Wissen über die Heilkunde wurde direkt von Lehrer zu Schüler weitergegeben.

Zug um die Welt

Im 20. Jahrhundert kam es zu einer Rückbesinnung auf die Werte der traditionellen Heilkunde. Ayurvedische Medizin wurde wieder an Universitäten gelehrt, es wurden sogar staatliche Richtlinien für Forschung und Lehre entworfen. Nach dem Ende der Kolonialzeit 1947 ging es noch schneller voran. Allerdings hat diese Entwicklung nicht nur positive Aspekte: Durch die universitäre Ausbildung entwickelte sich Ayurveda in Indien zur »Schulmedizin« und kämpft zurzeit mit denselben Problemen wie die Heilkunde in der westlichen Welt – der traditionelle ganzheitliche Ansatz droht immer öfter zu kurz zu kommen.

Ayurveda breitet sich seit ein paar Jahrzehnten über die ganze Welt aus. In Europa ist die indische Heilkunde bisher vor allem in Italien sehr populär, aber auch im deutschsprachigen Raum werden immer mehr Aus- und Fortbildungsstätten für Ärzte, Heilpraktiker und Therapeuten gegründet. Die alte indische Einheit von Gesundheitskunde, Lebensphilosophie und medizinischer Disziplin erfreut sich in der westlichen Welt bei Patienten und Therapeuten wachsender Beliebtheit.

CHINA

Die chinesische Medizin blickt auf eine sehr lange Geschichte zurück. Erste Akupunkturversuche mit Steinnadeln zur Schmerzbekämpfung reichen in Zeiten zurück, in denen Schamanismus und Mythologie die Heilkunst bestimmten. Kräuter wurden ebenfalls schon sehr früh zu medizinischen Zwecken eingenommen. Im Laufe der Zeit verfeinerten sich die Techniken der Metallbearbeitung, und man stellte Akupunkturnadeln aus verschiedenen Metallen her. Während in den gebirgigen Gebieten im Norden und Nordwesten Chinas sich die Akupunktur als hauptsächliche Behandlungsmethode entwickelte, wandte man sich im fruchtbareren Süden wesentlich stärker der Kräutermedizin zu.

Vor ca. 3800 Jahren bestand die Vorstellung, dass Krankheiten durch den Fluch eines oder mehrerer Ahnen verursacht wurden. Vom Wohlwollen besonders nahe stehender verstorbener Verwandter schienen Gesundheit und Krankheit abzuhängen. Priester waren dafür zuständig, die von den Ahnen gerufenen bösartigen Geister und Dämonen mit rituellen Handlungen zu vertreiben.

Konfuzius

Im 5. Jahrhundert v. Chr. drängten die Lehren des Konfuzius den Dämonenglauben zurück. Schlechte Winde und böse Geister wurden abgelöst durch das Konzept von Qi, der Lebensenergie. Seine Lehre entwickelte sich zum offiziellen Medizinsystem des Hofes. Unter Konfuzius festigte sich die Position des Kaisers, seiner Beamten und ihrer Institutionen; die Gesellschaft wurde nach den nach Harmonie strebenden Lehren des Konfuzianismus geordnet. Die Erhaltung der eigenen Gesundheit stand nach dem Glauben der Zeit in engem Zusammenhang mit

dem gesellschaftlich korrekten Verhalten. Wer sich entgegen den Regeln seiner Position in der Gesellschaftshierarchie verhielt und nicht seine genau definierten Aufgaben erfüllte, zog Krankheiten an.
Die konfuzianische Medizin ist eine Mischung aus exakter Naturbeobachtung und theoretischen Konzepten. Zu Letzteren zählt die Einteilung des menschlichen Körpers in fünf Organe sowie die Prinzipien von Yin und Yang, wie sie noch heute in der → Traditionellen Chinesischen Medizin Gültigkeit haben.

Laozi

Unter dem Einfluss der Lehre Laozis, dem Daoismus, begann im 6. Jahrhundert v. Chr. die eigentliche Entwicklung dessen, was wir heute unter → Traditioneller Chinesischer Medizin (TCM) verstehen. Auch der Daoismus geht von einem geordneten Universum aus. Während allerdings die Konfuzianer ein Leben anstrebten, das moralisch korrekt war, ging es den Daoisten um spirituelle Weiterentwicklung. Auf der körperlichen Ebene strebte man danach, dass jeder Mensch die angedachten 100 bis 120 Lebensjahre bei bester Gesundheit und in guter geistiger Verfassung erreichen sollte. Zu diesem Zweck wurden viele gesundheitsfördernde Maßnahmen entwickelt, wie z. B. die Übungen des → Qi Gong, Essensregeln und die Einnahme bestimmter Kräuter und Substanzen. Diese lebensverlängernden Maßnahmen haben entscheidend zur Entwicklung des prophylaktischen Aspekts in der chinesischen Medizin beigetragen.

Sung-Dynastie

Ihre Blütezeit erlebte die Traditionelle Chinesische Medizin während der Sung-Dynastie (960–1279 n.Chr.). Am Hof wurden eigenständige Medizinalbehörden gegründet, einschließlich eines medizinischen Verlags und mehrerer Ärzteschulen.
Die beeindruckende chinesische Kräutermedizin entwickelte sich in wesentlichen Zügen und über einen langen Zeitraum hinweg unabhängig von den theoretischen Überlegungen des jeweils gültigen Medizinsystems. Erst ab dem 12. Jahrhundert versuchte man, die empirische Drogenkunde mit bestehenden medizinischen Theorien zu verknüpfen und Mechanismen für die Wirkung von Arzneien zu formulieren.

19. und 20. Jahrhundert

Im 19. Jahrhundert kam es nach vielen Jahrhunderten der Weiterentwicklung aus verschiedenen Gründen zu einem Niedergang der chinesischen Medizin. Das Gesundheitswesen wurde nicht mehr ausreichend gefördert, und Heilkräuter und Akupunktur hatten gegen eine Vielzahl von Epidemien und Seuchen nichts ausrichten können. Ärzte aus dem Westen brachten hingegen sehr wirksame Impfstoffe nach China. Diese Ärzte trugen auch wesentlich zu einer Verbesserung der hygienischen Bedingungen in den Krankenhäusern bei. Dies öffnete die Türen für den Einzug der westlichen Medizin. Von der Abdankung des letzten Kaisers im Jahre 1911 bis zur Gründung der Volksrepublik China unter Mao Zedong war die Situation der Bevölkerung und deren medizinische Versorgung katastrophal. Im Zuge der Kulturrevolution wurden zusätzlich viele Ärzte als Angehörige der Oberschicht umgebracht oder verhaftet. Der Mangel an medizinischer Versorgung sollte schließlich durch schnell ausgebildete Hilfsmediziner, sogenannte Barfußärzte ausgeglichen werden, die sich um die arme Landbevölkerung kümmerten. Die chinesische Medizin wurde im Zuge dieser Entwicklung von ihren religiösen Elementen abgekoppelt und größtenteils wiederbelebt.

Weltweit beliebt

Heute wird die Traditionelle Chinesische Medizin in der Volksrepublik China ergänzend zur modernen westlichen Medizin angewendet. In Taiwan gibt es eine eigene TCM-Tradition, die von alten Ärztefamilien geprägt ist, die während der Kulturrevolution Kontinentalchina verlassen hatten. Sie ist weniger standardisiert und der spirituelle Gedanke stärker ausgeprägt.
In der westlichen Welt ist die TCM seit etwa 30 Jahren ein Begriff und findet immer mehr Anhänger.

Der Begriff TCM steht dabei allerdings nicht für die neueren medizinischen Ansätze, die sich im Laufe dieses Jahrhunderts in China entwickelt haben, sondern beschreibt die alte, in China und auch weltweit praktizierte, auf chinesischen Traditionen beruhende Heilkunst.

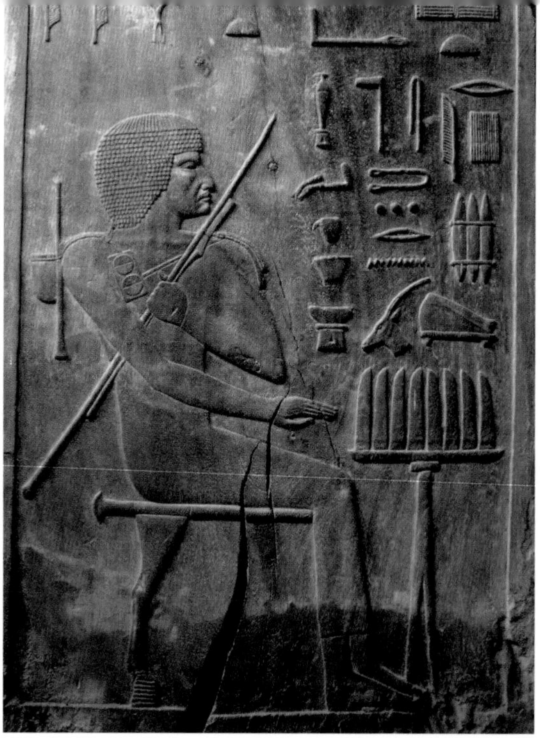

Hesire, Oberhaupt der ägyptischen Ärzte vor 4000 Jahren, an einem Tisch mit Opfergaben.

ÄGYPTEN

Ebenfalls vor mehr als 5000 Jahren begann die Hochkultur Ägyptens zu wachsen. Krankheit und Heilung wurden noch als gottgegebene Phänomene angesehen. Die alten Ägypter glaubten, ihr medizinisches Wissen käme vom Gott der Ärzte: von Thot. Auch Imhotep, ein Universalgenie, der zur Zeit des Pyramidenbaus lebte, wurde in späteren Jahrhunderten eine Verehrung als Gott der Medizin zuteil. Quellen über die altägyptischen Heilweisen sind zum einen die historischen Berichte von antiken römischen und griechischen Autoren, zum anderen Hieroglyphentexte aus der altägyptischen Zeit.

Das Herz als Sitz der Lebenskraft

In der Medizin gab es neben religiösen Aspekten auch bereits Ansätze, die körperlichen Ursachen einer Krankheit zu ergründen und sie mit weltlichen Mitteln zu behandeln. Schon nach der damaligen Vorstellung von den menschlichen Körperfunktionen galt das Herz als Zentrum des Körpersystems. Man hatte das sehr realistische Bild vom Herzen als dem Ort, an dem die lebensspendenden Kräfte empfangen und über ein Netz von Kanälen in den Körper weitergeleitet werden. Die Ägypter arbeiteten wie auch andere Kulturen zu dieser Zeit mit einer Elementenlehre, in der Feuer, Wasser, Luft und Erde die Eigenschaften eines Stoffes in der Natur bestimmten.

Die Medizin der Pharaonen auf Papyrus

Einige im 19. Jahrhundert in Luxor gefundene Papyrusrollen zeugen von dem außergewöhnlichen medizinischen Wissen der Ägypter. Sie behandeln sehr konkret Diagnose und Therapie verschiedener Erkrankungen. Von diesen Papyrusrollen wissen wir, dass die Menschen schon damals unter Rheuma, grauem Star und verschiedenen auch heute bekannten Infektionskrankheiten litten.
Im Laufe der Zeit bildeten sich in Ägypten drei Arten von Heilkundigen heraus: der mit Beschwörungen arbeitende Zauberheiler, der für jeweils eine Gottheit zuständige Priesterheiler und der auf der Basis von Erfahrung und Vernunft arbeitende Arzt. Alle drei Gruppen besaßen ein breites Heilwissen und verfügten über verschiedenste Heiltechniken: medikamentös, chiropraktisch, chirurgisch, aber auch magisch. Die Heiler waren bereits stark auf bestimmte Organsysteme spezialisiert, ähnlich unserem heutigen Facharztsystem. Die Behandlungsmethoden waren standardisiert, und das Gesundheitswesen wurde vom Staat überwacht.
Eine der Papyrusrollen, der berühmte Ebers-Papyrus, beschreibt im Detail die Zubereitung und Anwendung mineralischer und pflanzlicher Heilmittel. Er enthält eine Sammlung von 800 Rezepten für Abkochungen, Pillen und Lotionen, sowie spezielle Mischungen zum Gurgeln, Schnupfen, Inhalieren und Räuchern. Unter diesen Heilpflanzen finden

sich viele, deren Anwendungsgebiet sich bis heute nicht geändert hat, z. B. Rizinus als Abführmittel und Mohnzubereitungen als Schmerzmittel.

Basis der westlichen Medizin

Die Wertschätzung für die »Medizin der Pharaonen« war in der damaligen Welt über Jahrhunderte lang außergewöhnlich hoch. Die ägyptischen Heilkundigen wurden in viele Länder gerufen, und viele Völker kamen nicht ohne in Ägypten ausgebildete Heilkundige aus.
Mit dem Niedergang der altägyptischen Kultur gingen zwar viele Behandlungsweisen verloren, viele Heilpflanzen und ihre Rezepturen wurden jedoch durch die antiken Autoren überliefert. So bildete die ägyptische Medizin die Basis für die Medizinsysteme von Hebräern, Arabern, Persern und vor allem Griechen und damit der späteren westlichen Welt.

GRIECHISCHE UND RÖMISCHE ANTIKE

Die moderne wissenschaftliche Medizin beruht auf den Grundlagen der Heilkunst, die in der griechischen und römischen Antike ab dem 7. Jahrhundert v.Chr. geschaffen wurden. Das antike Weltbild war zunächst stark von dem Glauben geprägt, dass Krankheiten von den Göttern gegeben seien. Durch ägyptischen Einfluss gab es eine Hinwendung zu einer anderen Betrachtung von Körper und Seele und der Ursachen für Krankheits- und Heilgeschehen. Die Heilkonzepte wurden von einer Grundauffassung bestimmt, die vom Gleichgewicht der Kräfte im Körper ausging. Die Therapien bestanden hauptsächlich in Ernährungsregeln, ausleitenden Maßnahmen, frühen chirurgischen Eingriffen und medikamentösen Verabreichungen.

Vier Elemente und vier Körpersäfte

Nach der griechischen Philosophie besteht die Welt aus vier Elementen – Feuer, Erde, Luft und Wasser –, aus denen sich alle Dinge auf der Erde zu unterschiedlichen Teilen zusammensetzen. Ebenso hatte man die Vorstellung, dass der menschliche Körper aus vier Säften besteht: Blut (sanguis), Schleim (phlegma), gelbe Galle (choles) und schwarze Galle (melancholes). Nach der antiken Vier-Elemente-Lehre, die zwei Jahrtausende lang das Denken des Abendlandes prägte, herrscht in jedem Menschen eines dieser Elemente vor und bestimmt dessen Temperament. Sind die Körpersäfte im Ungleichgewicht, so wird der Mensch krank. Zur Behandlung jeder Krankheit war die Harmonisierung der inneren Kräfte nötig. Dafür mussten Heilmittel mit entsprechenden Wirksamkeiten ausgewählt werden. Die Qualitäten der einzelnen Heilpflanzen wurden mit den Begriffen kalt, warm, feucht und trocken beschrieben und ihre Wirksamkeit für bestimmte Krankheiten in mehrere Grade eingeteilt.

Hippokrates

Der wichtigste Arzt der frühen griechischen Zeit war Hippokrates (ca. 460–375 v. Chr.). Er gilt als Begründer der medizinischen Wissenschaft und der rational-empirischen, also auf Vernunft und Erfahrung aufgebauten Schulmedizin. Hippokrates stammte aus einer Familie, die zu ihren Vorfahren den Heilgott Asklepios zählte und deren Mitglieder traditionell den Arztberuf ausübten. Er erweiterte sein Heilwissen auf ausgedehnten Reisen und gründete in Griechenland seine eigene Medizinschule. Er löste die althergebrachte Bindung der Medizin an die Götter und ersetzte sie durch eine wissenschaftliche Denkweise und systematische ärztliche Beobachtungen.
Bis heute legen Ärzte am Ende ihrer Ausbildung den nach ihm benannten Hippokratischen Eid ab.

Dioskurides

So wie die griechische Medizin die ägyptische Medizin fortführte, so wurde die römische wesentlich durch die griechische geprägt. Viele berühmte Heiler waren entweder selbst Griechen in römischen Diensten oder hatten in Griechenland ihre Ausbildung erhalten. Zu den eigenen Leistungen der Römer auf medizinischem Gebiet gehörte das Sammeln und Ordnen des ganzen ihnen zur Verfügung stehenden Heilwissens.

So begründete der Arzt Dioskurides (40–90 n.Chr.) die Arzneimittelkunde. Die von ihm verfasste »Materia medica« behandelt umfassend alle möglichen Heil- und Arzneimittel seiner Zeit: Heilpflanzen, Nahrungs- und Genussmittel, Getränke, Salben, Mineralien, magische Zaubermittel und Amulette. Insbesondere die Beschreibung und Abbildung von 600 Pflanzen und ihrer Wirkung ist so detailliert, dass sie noch heute Botaniker fasziniert. Die »Materia medica« blieb bis in die Neuzeit ein medizinisches Standardwerk und wird im Orient in arabischer Übersetzung noch heute geschätzt.

Galenus

Der nach Hippokrates bedeutendste und vermutlich einflussreichste Arzt der Antike war Galenus (ca. 129–199 n. Chr.). Seine Vier-Säfte-Lehre, »Humoralpathologie« genannt, führte die hippokratische Qualitäten- und Säftelehre fort. Ursache aller Krankheit ist demnach das ungleiche Mischungsverhältnis der Körpersäfte Schleim und Blut sowie gelber und schwarzer Galle. Heilung bedeutet Harmonisierung der Gegensätze.

Galenus' systematisch aufgebautes Werk enthielt komplexe Rezepturen mit zum Teil Dutzenden von Inhaltsstoffen. Seine Methoden zur Extraktion, Mischung und Verfeinerung von Drogen führten zur reproduzierbaren Qualität von Arzneimitteln. Noch heute spricht man von der »galenischen Formulierung« und meint damit die Zubereitungsform eines Arzneimittels.

Seine Lehren beherrschten über 1500 Jahre lang die westliche Medizin, und nur langsam begannen Mediziner späterer Jahrhunderte, Galenus zu hinterfragen. Seine Reputation war so groß, dass seine Irrtümer dem wissenschaftlichen Fortschritt noch lange im Wege standen.

ARABER UND PERSER

Die Araber übernahmen vieles aus dem ägyptischen und griechisch-römischen Heilwissen und erweiterten es um eigene Zubereitungen. Sie integrierten Pflanzen persischen, indischen und chinesischen Ursprungs, die heute noch eine wichtige Rolle in der → Phytotherapie spielen.

Die arabische Kultur trennte die Berufe von Arzt und Apotheker: Im 8. Jahrhundert entstanden in Bagdad die ersten privaten Apotheken. Arabische Pharmazeuten eroberten sich eine Vormachtstellung bei der Destillation von ätherischen Ölen (→ Aromatherapie) und alkoholischen Auszügen.

Als die Araber nach Spanien und Südfrankreich vordrangen, brachten sie ihr pharmazeutisches Wissen mit, das schnell aufgegriffen und in die westliche Heilkunde integriert wurde.

MITTELALTERLICHE KLOSTERMEDIZIN

Der Übergang von Antike zu Mittelalter ist geprägt vom Erstarken des christlichen Glaubens. Krankheit wurde wiederum als selbstverschuldet und gottgegeben angesehen, die antiken Medizinbücher galten als heidnisch. Doch hinter klösterlichen Mauern wurde das antike Medizinwissen bewahrt. In Europa entwickelten sich die christlichen Klöster

FORSCHUNGSGEBIET KLOSTERHEILKUNDE

In jüngster Zeit hat sich die Klostermedizin zu einem eigenständigen Forschungsgebiet entwickelt. Am Institut für Geschichte der Medizin an der Universität Würzburg entstand die Forschungsgruppe Klostermedizin. Sie hat es sich zum Ziel gesetzt, den Gebrauch einzelner Heilpflanzen im Kontext des jeweiligen Zeitalters zur untersuchen.

Diese Arbeit führt möglicherweise zur Wiederentdeckung von Heilpflanzen oder Anwendungsgebieten, die im Laufe der Zeit in Vergessenheit gerieten. Zurzeit erstellen die Wissenschaftler historische Pflanzenporträts sowie eine Datenbank aller Pflanzen, die in den alten Kräuterbüchern genannt und beschrieben werden.

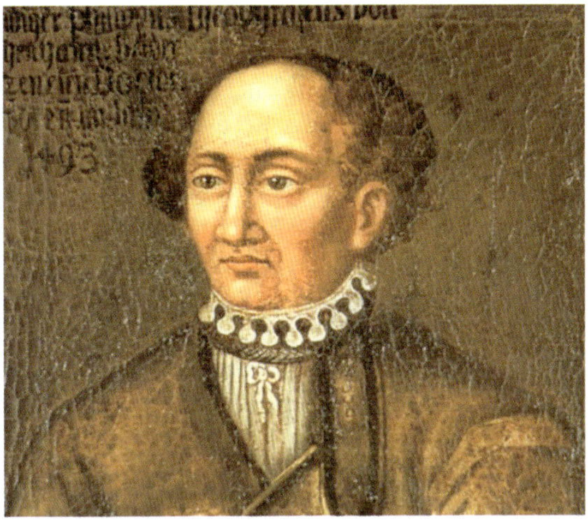

Paracelsus erneuerte die Medizin durch Experimente und logische Schlussfolgerungen.

vom 8. bis 12. Jahrhundert zu den wichtigsten Sammelpunkten medizinischen Heilwissens. Die medizinische Versorgung der Bevölkerung lag fast vollständig in den Händen der Klöster und der von ihnen ausgebildeten Mönche und Nonnen.

Heilpflanzen im Klostergarten

Um 527 gründete Benedikt von Nursia das erste Benediktinerkloster, das sich ganz besonders der Aufgabe verschrieb, Kranken und Verwundeten zu helfen. Nach den Regeln des Benedikt sollte jedes Kloster für die Pflege der Kranken einen eigenen Bruder und einen besonderen Raum bereitstellen. Daraus entwickelten sich die Berufe des Mönchsarztes, des Klosterapothekers und die Institution der Klosterspitäler.
Die Klostermedizin stützte sich vor allem auf die Kräuterheilkunde, die → Phytotherapie. Die Mönche sammelten die Heilkräuter in den Feldern und Wäldern der Umgebung und kultivierten sie in ihren Klostergärten. Neben den einheimischen Arten pflegten die Gärten aber auch fremdländische Pflanzen, die Pilger oder Mönche von ihren Reisen mitbrachten.

Von großer Bedeutung war eine Verordnung Karls des Großen, die allen kaiserlichen Landgütern und Klöstern vorschrieb, eine Liste von bestimmten Heil-, Nutzpflanzen und Obstbäumen zu kultivieren zum Nutzen der Bewohner und der Bevölkerung. Vor einigen Jahren wurde in Aachen wieder ein historischer Garten gemäß den alten Vorschriften angelegt und kann besichtigt werden.
Im 12. Jahrhundert erreichte die Klostermedizin ihren Höhepunkt im Werk von Hildegard von Bingen. Die inzwischen als heilig verehrte Hildegard war Mystikerin und vertiefte sich in so unterschiedliche Disziplinen wie Musik, Biologie und Medizin. Bis heute erfreut sich die von ihr begründete → Hildegard-Medizin großer Beliebtheit.

PARACELSUS

Von Ausnahmen wie der Klostermedizin mit ihren Fortschritten in der Kräuterheilkunde abgesehen, wurden in Europa jahrhundertelang nur antike Autoren gelesen, hauptsächlich Hippokrates, Dioskurides und Galenus. Ab dem 15. Jahrhundert begannen einige Gelehrte, diese alten Lehrmeinungen in Frage zu stellen und eigene Untersuchungen über Bau und Funktionsweise des menschlichen Körpers durchzuführen. Schließlich wurde den Medizinern von der Kirche sogar gestattet, Leichenöffnungen durchzuführen, um so ihre anatomischen Kenntnisse zu erweitern.
Eine der bedeutendsten Persönlichkeiten in der Medizin zwischen Mittelalter und Neuzeit war Paracelsus (1493–1541). Typisch für sein Werk ist das Aufbegehren gegen die klassischen antiken Autoritäten, welches in heftigen Angriffen gegen die Vier-Säfte-Lehre von Dioskurides und Galenus gipfelte. Er war der Meinung, dass Erfahrung, Experimente, Vernunft und eigene Bemühung die Grundlagen für eine neue Medizin sein sollten. Trotz seiner Bemühungen blieb die Humoralpathologie von Galenus bis ins 19. Jahrhundert die Grundlage der Forschung. Obwohl Paracelsus nicht zu den großen Entdeckern und Erneuerern gehörte, hatten seine

Forschungen und Lehren trotzdem großen Einfluss auf die Entwicklung der neuzeitlichen Medizin.

FRÜHE SCHULMEDIZIN

In allen Kulturen gipfelte die medizinische Entwicklung schließlich in der akademischen Ausbildung ihrer Wissenschaftler und Ärzte, ob im alten China, im alten Ägypten oder im mittelalterlichen Europa – jede Kultur hatte sozusagen ihre eigene »Schulmedizin«.
Im Hochmittelalter wurden an den noch jungen Universitäten medizinische Fakultäten gegründet. Es entstanden eine eigene akademische Disziplin und neue medizinische Ausbildungszentren. Die universitäre Medizin löste die Klostermedizin ab, die vom Konzil von Clermont sogar im Jahre 1130 offiziell verboten wurde.
Erst langsam beginnt in allen Kulturen wieder eine Rückbesinnung auf ursprüngliche, traditionelle Werte – nicht nur im Westen, auch in Indien und China erkennt man seit ein paar Jahrzehnten den Wert der jahrtausendealten Heilweisen und versucht, sie vor dem Vergessen zu bewahren.

ZURÜCK ZUR NATUR

Die universitäre Medizin baute ihre vorherrschende Stellung im Laufe der Jahrhunderte immer weiter aus, nichtärztliche Heilberufe wurden durch den Fortschrittsglauben immer stärker aus der Gesellschaft verdrängt. Im 19. Jahrhundert gelangen vor allem durch die rasante Entwicklung der Naturwissenschaften viele Fortschritte bei Diagnose und Therapie bei einer Vielzahl von Krankheiten. Die Theorie Rudolf Virchows, nach der die Körperzellen die Orte einer Erkrankung seien, löste schließlich die alte Vorstellung von den Körpersäften ab.
Zu Beginn des 19. Jahrhunderts begann sich als Gegenbewegung zum alles beherrschenden Fortschrittsglauben vor allem in Deutschland eine neue Naturheilkunde herauszubilden, deren Vertreter sich als erklärte Gegner der naturwissenschaftlichen Universitätsmedizin verstanden. Eine neue Lehre, die → Homöopathie Samuel Hahnemanns, fand großen Anklang und gehört bis heute zu den populärsten Naturheilverfahren. Führende Praktiker der frühen Naturheilkunde waren Vinzenz Prießnitz (1799–1851) und der Pfarrer Sebastian Kneipp (1821–1897), die die Naturheilkunde einer breiteren Öffentlichkeit zugänglich machten und gut besuchte Wasserheilanstalten betrieben.
Als Reaktion auf die wissenschaftliche Medizin hatte sich zum Ende des 19. Jahrhunderts auch die Erfahrungsheilkunde neu formiert und sich selbst das Gebot gegeben, in ihren Heilweisen den Weg der Natur nachzuvollziehen, möglichst natürlich zu behandeln und auf keinen Fall den Menschen durch Heilmittel zu schaden.

DER BERUF DES HEILPRAKTIKERS

In Deutschland bildete sich Anfang des 20. Jahrhunderts ein besonderer Berufsstand heraus: der des Heilpraktikers. Die Grundeinstellung aller Diagnose- und Behandlungstätigkeit des Heilpraktikers beruht im Gegensatz zur Schulmedizin auf einer ganzheitlichen Betrachtung des Menschen und seiner Erkrankung. Körper, Seele und Geist sind gleichberechtigte Komponenten eines Ganzen.
Man geht davon aus, dass dem Menschen von Natur aus eine Energie innewohnt, die ständig die Widerstands- und Heilkräfte in Körper und Seele erneuert, um damit Beschwerden aus eigener Kraft bekämpfen und heilen zu können. Trotz aller politischen Wirren des 20. Jahrhunderts hat sich der Beruf des Heilpraktikers bis heute behauptet. In den letzten Jahren sprießen Heilpraktikerpraxen in allen Städten förmlich aus dem Boden und werden insbesondere von Menschen besucht, die von der Schulmedizin enttäuscht sind. Auf Grund dessen stehen Ihnen im deutschsprachigen Raum mittlerweile eine Vielzahl an Therapien und Therapeuten zur Verfügung. Oft fällt die Auswahl schwer – die nächsten Kapitel wollen Ihnen dabei weiterhelfen.

Die Wahl des richtigen Therapeuten

Die Qual der Wahl – wie finde ich jemanden, der mir hilft? Soll es lieber ein Arzt sein, um »sicherzugehen«? Oder möchten Sie von einen Heilpraktiker ganzheitlich behandelt werden? Viele alternative Heilmethoden werden nur von spezialisierten Therapeuten angeboten – kann man sich auf deren Fähigkeiten verlassen? Nicht immer ganz einfach, da eine Entscheidung zu treffen!

DIE SITUATION

Es scheint in unserem Kulturkreis nur zwei getrennte Wege zu geben, um zur Heilung zu gelangen: Entweder man wählt den klassischen Weg der wissenschaftlich begründeten, etablierten Medizin und geht zu einem Arzt, oder man entscheidet sich für eine eher unkonventionelle Herangehensweise und geht zu einem Heilpraktiker oder Therapeuten. Es stimmt, dies ist eine grundsätzliche Entscheidung. Allerdings gibt es in der Zwischenzeit immer mehr fließende Übergänge: Viele Ärzte machen eine naturheilkundliche Zusatzausbildung, und Heilpraktiker müssen ihr medizinisches Wissen staatlich prüfen lassen.

Ausübung der Heilkunde

In Deutschland ist die sogenannte »freie Ausübung der Heilkunde« nur approbierten Ärzten erlaubt. Eine Approbation ist die staatliche Erlaubnis zur Berufsausübung. Mit festgelegten Einschränkungen dürfen auch Heilpraktiker Kranke behandeln. Angehörige der Heilhilfsberufe (z. B. Pflegeberufe, Physiotherapeuten oder Masseure) dürfen nur in speziellen Bereichen Diagnosen erstellen und Therapien nach Rezept eines Arztes durchführen.

ÄRZTE ...

... sind in Deutschland der wissenschaftlich und medizinisch am intensivsten ausgebildete und staatlich am stärksten kontrollierte Heilberuf. Die Approbation setzt ein sechsjähriges Studium der Humanmedizin voraus, das mit dem Staatsexamen abgeschlossen wird. Anschließend folgt die mehrjährige Assistenzarztzeit an einer Klinik, in der sich der Arzt auf einem Spezialgebiet der Medizin weiterbilden und einen Facharzttitel erwerben kann, der die Voraussetzung zur Niederlassung in einer Praxis ist.

Fachärzte

Ein Facharzt ist ein Arzt, der eine mehrjährige Weiterbildung absolviert und mit einer Facharztprüfung erfolgreich abgeschlossen hat. Fachärzte gibt es in den Bereichen Allgemeinmedizin (der klassische Hausarzt) oder in Fächern wie z.B. Gynäkologie, Hals-Nasen-Ohren-Heilkunde, Kinderheilkunde. Ein Arzt kann nach einer Weiterbildung auch Zusatzbezeichnungen führen, z. B. »Homöopathie«, »Naturheilverfahren« oder »Physikalische Therapien«. Um diese zu erwerben, muss ein Arzt nach den Empfehlungen der Deutschen Ärztekammer für Homöopathie beispielsweise 240 Stunden, für Naturheilverfahren und Physikalische Therapien je 160 Stunden an Weiterbildung absolvieren.

HEILPRAKTIKER ...

... müssen eine »Erlaubnis zur berufsmäßigen Ausübung der Heilkunde ohne Approbation« erlangen. Diese unterliegt bestimmten Zulassungsvoraussetzungen, die in einer amtsärztlichen Prüfung nachzuweisen sind. Dabei wird überprüft, ob der Anwärter »eine Gefahr für die Volksgesundheit« darstellt, wie das Heilpraktikergesetz dies so charmant ausdrückt. Das bedeutet konkret, dass bestimmte Bereiche der Schulmedizin sowie Berufs- und Gesetzeskunde abgefragt werden. Naturheilkundliches Wissen, also das, was der zukünftige Heilpraktiker tatsächlich anwenden möchte, wird gar nicht geprüft – dazu wäre der Amtsarzt auch gar nicht in der Lage.

Ein Heilpraktiker muss sowohl in Anatomie und Physiologie fit sein als auch differentialdiagnostisch abklären können, ob es sich eventuell um eine Erkrankung handelt, die er nach dem Bundesseuchengesetz nicht behandeln darf oder die er auf Grund seiner Kenntnisse und Möglichkeiten nicht behandeln kann. Letzteres ist allerdings nicht klar definiert, so dass der Heilpraktiker selbst nach bestem Wissen und Gewissen entscheiden muss, ob er einen Patienten zum Arzt schickt oder ihn selbst behandeln kann. Der Beruf des Heilpraktikers ist nur in Deutschland und einigen Kantonen der Schweiz zugelassen, in Österreich sind Heilpraktikerausbildung und -ausübung nicht gestattet.

Ausbildung

Ein Heilpraktiker muss die Berufsbezeichnung »Heilpraktiker« führen, um deutlich zu machen, dass ein »Nicht-Arzt« tätig ist. Die Ausbildung ist nicht gesetzlich geregelt, die Berufsbezeichnung ist keine Garantie für eine Qualifikation in einem bestimmten Bereich der Naturheilkunde. Da die Heilpraktikerprüfung in den letzten Jahren aber immer schwieriger geworden ist, durchlaufen fast alle Heilpraktikeranwärter eine meist 3 Jahre dauernde Privatschule zur Vorbereitung auf die Prüfung.

Die Qualität dieser Ausbildung unterliegt allerdings keiner staatlichen Aufsicht und ist sehr unterschiedlich. Es gibt Schulen, bei denen die Vorbereitung auf die medizinische Prüfung einen sehr hohen Stellenwert einnimmt und die angehenden Heilpraktiker nur einen kleinen Einblick in das große Spektrum der Naturheilkunde bekommen. Andere Schulen sind auf eine bestimmte Methode wie die Homöopathie konzentriert, so dass die Abgänger nach der Ausbildung durchaus in der Lage sind, als Homöopathen zu arbeiten.

In den meisten Fällen ist es jedoch so, dass die angehenden Heilpraktiker eine Schule für die Prüfungsvorbereitung besuchen und parallel dazu oder danach spezifische Ausbildungen in → Traditioneller Chinesischer Medizin, → Phytotherapie, → Osteopathie oder einer anderen Heilmethode absolvieren. Das kostet viel Zeit und Geld, weshalb Sie in der Regel davon ausgehen können, dass ein Heilpraktiker viel Engagement und Einsatzbereitschaft für seinen Beruf mitbringt.

THERAPEUTEN ...

... gibt es viele. Die Bezeichnung »Therapeut« ist in Deutschland nur geschützt, wenn bestimmte Begriffe ergänzt sind, z.B. Ergotherapeut, Psychotherapeut, Physiotherapeut. Mit Ausnahme der Psychotherapie, die ein echter Heilberuf ist, werden die übrigen Heilhilfsberufe genannt. Alle diese Berufe erfordern eine geregelte Ausbildung sowie eine staatliche Prüfung.

Der Begriff »Therapeut« allein ist, da er rechtlich nicht geschützt ist, keine Garantie für eine fundierte Ausbildung oder fachliche Kompetenz. Genau genommen darf ein solcher Therapeut gar keine Krankheiten direkt behandeln. Ein → Shiatsu-Therapeut zum Beispiel, der nicht auch Heilpraktiker oder Physiotherapeut ist, darf nicht Ihre Rückenschmerzen behandeln, sondern lediglich eine »Wohlfühlbehandlung« durchführen, wie dies in vielen Wellness-Hotels angeboten wird. Gleichzeitig sind die Grenzen hier natürlich fließend. Sprich: Wenn der Effekt einer solchen Behandlung der ist, dass Ihre Rückenschmerzen hinterher weg sind, hat natürlich keiner etwas dagegen. Rechtlich befinden wir uns hier sozusagen in einem Niemandsland.

UND WAS NUN?

Bei allen vorgestellten Behandlungsformen ist es wichtig, dass Sie sich in die Hände eines erfahrenen, gut ausgebildeten Praktikers begeben. Leider gera-

ten manchmal ganze Verfahren in Verruf, weil die Ausbildungen nicht geschützt sind und jeder, der mag, sich schon nach einem Wochenendseminar auf Klienten stürzen darf. Nehmen Sie Verbindung zu Fach- und Berufsverbänden auf und fragen Sie dort nach Adressen von zertifizierten Therapeuten in Ihrer Umgebung. Kontaktadressen finden Sie am Ende jedes Therapiekapitels. Scheuen Sie nicht, den Behandler, bei dem Sie gelandet sind – egal ob Arzt, Heilpraktiker oder Therapeut –, zu fragen, welche Ausbildungen er durchlaufen hat und wie lange er schon praktiziert.
Sie sollten bei der Therapeutensuche aber auch auf Ihre Intuition hören. Wenn Sie sich mit Ihrem Behandler nicht verstehen, bleibt der Therapieerfolg meist aus, denn auch der zwischenmenschliche Kontakt ist dafür entscheidend. Wenn die »Chemie« nicht stimmt und Sie kein Vertrauen entwickeln können, sollten Sie sich ohne Hemmungen einen anderen Therapeuten suchen.

Kombination von Therapiemethoden

Bei manchen Beschwerden kann Ihnen jeder einen guten Ratschlag geben. Die Freundin kennt ein altes Hausmittel, die Nachbarin empfiehlt einen Homöopathen, Sie schlagen einen Gesundheitsratgeber auf und finden eine Fülle von Anregungen und Tipps. Sollen Sie sich für eine Therapieform entscheiden, mehrere unterschiedliche ausprobieren, oder gehen Sie doch besser zum Therapeuten und lassen ihn entscheiden, was gut für Sie ist?

DER ERSTE SCHRITT: DIE RICHTIGE DIAGNOSE

Wenn Ihr Körper Ihnen signalisiert, dass etwas nicht in Ordnung ist, sei es durch Schmerzen, Unwohlsein oder Abgeschlagenheit, ist es zunächst einmal wichtig, dass Sie die Ursachen dieser Signale herausfinden. Das heißt, Sie brauchen eine Diagnose. Sie müssen wissen, woran Sie erkrankt sind.
Nun kann man, wie Sie im Kapitel »Alternative Diagnosemethoden« (→ Seite 44) nachlesen können, eine Diagnose nach westlichen, aber auch nach chinesischen, ayurvedischen, tibetischen oder vielen anderen Kriterien stellen. Die Krankheitsbilder dieser Medizinrichtungen entsprechen jedoch nicht denen der westlichen Medizin.
Auch wenn Sie sich später für eine Behandlung in einem dieser traditionellen Medizinsysteme entscheiden, ist eine schulmedizinische Diagnosestellung immer wichtig. Erst wenn Sie wissen, welche Krankheit Ihren Beschwerden zu Grunde liegt, können Sie die Entscheidung treffen, welche Therapierichtung sinnvoll ist. Manche Erkrankungen wie z.B. eine Lungenentzündung erfordern eine sofortige medikamentöse Behandlung. Sie würden unter Umständen unerkannt bleiben, wenn Sie einen Arztbesuch vermeiden.

SCHULMEDIZIN UND ALTERNATIVE THERAPIE

In vielen Fällen stellt sich gar nicht erst die Frage nach dem Entweder-oder. Einige Krankheiten lassen sich ohne schulmedizinische Therapie nicht in den Griff bekommen. Trotzdem können die alternativen Therapien einen wichtigen Beitrag zum Heilungsprozess liefern. Zum Beispiel sind viele Patienten mit chronisch entzündlichen Erkrankungen wie → Rheuma oder → Morbus Crohn immer wie-

ARZT UND THERAPEUT

- **Es ist wichtig, dass die Sie behandelnden Ärzte, Heilpraktiker und Therapeuten voneinander wissen, im Idealfall sogar miteinander in Kontakt stehen.**

der darauf angewiesen, Kortisonpräparate einzunehmen. Das sollte sie aber nicht daran hindern, die Krankheit auch begleitend mit anderen Therapiemethoden zu behandeln.

Viele Patienten mit chronischen Erkrankungen geben an, dass alternative Heilmethoden die Schulmedizin zwar nicht völlig ersetzen konnten, aber deutlich die Symptome mildern und zur Steigerung des Wohlbefindens beitragen.

In einigen Fällen kann es sinnvoll sein, eine Erkrankung zunächst nur alternativmedizinisch zu behandeln, z. B. Gelenkbeschwerden bei einer → rheumatischen Erkrankung. Doch auch dann ist die Begleitung durch einen Arzt wichtig, um den Zeitpunkt einer notwendigen schulmedizinischen Therapie nicht zu verpassen und dauerhafte Schäden am Gelenk zu vermeiden.

Konkurrenz oder Zusammenarbeit

Nicht immer stoßen Sie bei Ihrem behandelnden Arzt auf offene Ohren, wenn Sie den Wunsch nach einer alternativen Behandlung äußern. Einen aufgeschlossenen Arzt zu finden ist nicht immer einfach. Meist sind jedoch Ärzte, die selbst eine Ausbildung in einer alternativen Therapierichtung gemacht haben, die also z. B. die Zusatzbezeichnung für Homöopathie, Naturheilverfahren oder Anthroposophie führen, ein guter Anlaufpunkt. Sie sind keine reinen Schulmediziner und stehen alternativen Heilmethoden aufgeschlossener gegenüber.

Andererseits hört man hin und wieder auch von Heilpraktikern, die ihren Patienten empfehlen, die schulmedizinische Behandlung abzubrechen. Sollten Sie an einen Heilpraktiker geraten, der Ihnen von einem Arztbesuch abrät, spricht dies nicht für seine Seriosität, und Sie sollten sich nach einem anderen Therapeuten umsehen.

AUSWAHL DER THERAPIEBEREICHE

Bei vielen Beschwerden, besonders bei chronischen Erkrankungen, treten oft mehrere gesundheitliche Probleme gleichzeitig auf, die durch verschiedene Therapieansätze behandelt werden sollten. Kommen wir noch einmal auf das Beispiel einer rheumatischen Erkrankung zurück: Rheuma betrifft den gesamten Stoffwechsel, da eine autoimmunbedingte chronische Entzündung vorliegt.

- Die Entzündungsneigung des Körpers kann besonders gut mit Hilfe der Kräuterheilkunde (sowohl westliche als auch chinesische oder ayurvedische) behandelt werden.
- Dazu kommen Beschwerden im Bewegungsapparat durch die Entzündung einzelner Gelenke. Daher sollten → Manuelle Therapien oder → ganzheitliche Übungsmethoden die Kräutertherapie ergänzen.
- Falls Sie Ihre Erkrankung gleichzeitig auch medikamentös behandeln lassen, ist es sinnvoll, begleitend Therapien zur Ausleitung anzuwenden. Das können → Phytotherapeutika sein, die die Funktion von Leber und Niere anregen,

KOMBINATION VON THERAPIEN

- **Lassen Sie auf jeden Fall eine schulmedizinische Diagnose erstellen.**
- **Vergegenwärtigen Sie sich, welche Körperbereiche betroffen sind: Bewegungsapparat, Organe, Stoffwechsel, Psyche.**
- **Wählen Sie danach die passenden Therapiebereiche aus.**
- **Beschränken Sie sich auf einige wenige Therapien!**

aber auch → Reiz- und Regulationstherapien sind bei der Entgiftung hilfreich.

Wenn Sie sich einmal die Zeit nehmen, sich über Ihre Beschwerden im Einzelnen klar zu werden, sind Sie in der Lage, für sich ein sinnvolles Therapiekonzept zu erstellen. Machen Sie sich zunächst Gedanken, was Sie mit den Therapien erreichen wollen, und probieren Sie nicht blindlings alles aus, was Ihnen empfohlen wird. Und lassen Sie einer Therapie Zeit, zu wirken: Manche Therapierichtungen brauchen Wochen und Monate, bevor sie die gewünschte Wirkung zeigen. Ein zu schnelles Wechseln von einer zu einer anderen kann unter Umständen für Ihre Genesung nachteilig sein.

WELCHE ALTERNATIVEN THERAPIEN LASSEN SICH KOMBINIEREN?

Die meisten Therapien lassen sich gut miteinander kombinieren und beeinflussen sich gegenseitig nicht negativ. Besonders günstig ist es, wenn die verschiedenen Therapieansätze Bausteine eines umfassenden Heilungskonzeptes sind.

Wenn Sie sich z.B. für eine Behandlung nach den Grundsätzen der Traditionellen Chinesischen Medizin oder des Ayurveda entscheiden, liegt ein solches Gesamtkonzept meist auf der Hand. Ein TCM-Therapeut wird Ihnen nicht nur zu → Akupunkturbehandlungen raten, sondern diese durch chinesische Kräuterrezepturen ergänzen, Ihnen Vorschläge zur Ernährung machen und Ihnen gegebenenfalls Körpertherapien wie → Qi Gong, → Tuina oder auch eine → Fußreflexzonenmassage empfehlen.

Auch die → Kneipp-Therapie, die viele Menschen nur mit Wassergüssen in Verbindung bringen, bietet in Wahrheit ein umfassendes Therapiekonzept, das neben Wasseranwendungen auch Bewegungstherapie, Ordnungstherapie, Ernährungslenkung und Kräuterheilkunde umfasst. In einem solchen Fall haben Sie als Patient es leicht: Der Therapeut wird ein vollständiges Therapiekonzept auf Sie persönlich zuschneiden.

Aber auch bei der Selbstmedikation ist es wichtig, dass Sie sich überlegen, was Sie mit der Behandlung genau erreichen wollen. Wenn Sie das wissen und sich über die verschiedenen Therapieansätze informiert haben, wird Ihnen die Zusammenstellung der geeigneten Therapiemethoden leichter fallen.

Neben den Naturheilverfahren, die auf bestimmte Krankheiten und Beschwerden ausgerichtet sind, gibt es auch feinstoffliche Therapieformen mit allgemeiner Wirkung, die die Selbstheilungskräfte anregen, Körper und Geist harmonisieren und das allgemeine Wohlbefinden steigern. Dazu gehören unter anderem → Reiki, → Chakra-Therapie oder die → Bach-Blütentherapie. Sie können begleitend bei jeder Erkrankung und auch zur Prophylaxe angewendet werden.

Verlieren Sie sich jedoch nicht in dem großen Angebot verschiedener Behandlungsmethoden. Machen Sie sich erst Ihre Beschwerden und Bedürfnisse klar und wählen Sie danach gezielt die passenden Methoden aus (siehe auch Kasten Seite 34).

WELCHE THERAPIEN PASSEN NICHT ZUSAMMEN?

Einige wenige Therapieansätze haben zumindest in der klassischen Auffassung den Anspruch, nur für sich alleine wirken zu können. Ein Beispiel ist die Homöopathie. Klassische Homöopathen raten ihren Patienten, keine anderen Therapien neben der Homöopathie anzuwenden, da diese die feinstoffliche Wirkung der homöopathischen Mittel stören könnten. Lässt sich eine Kombination jedoch nicht vermeiden, wird ein seriöser Homöopath dafür eine Lösung finden. Zum Beispiel lässt sich die wiederholte Einnahme von Q-Potenzen besser mit anderen Medikamenten kombinieren als die einmalige Einnahme einer hohen C-Potenz.

Außerdem spricht natürlich absolut nichts dagegen, Manuelle Therapien, ganzheitliche Übungsmethoden, Entspannungstechniken oder eine psychotherapeutische Behandlung mit einer homöopathischen Behandlung zu verbinden.

Alternativmedizin bei Kindern

Die Schulmedizin behandelt Kinderkrankheiten symptomorientiert – Ziel ist, das Kind möglichst schnell von seiner Krankheit zu heilen. Die meisten alternativen Heilverfahren hingegen wollen die individuelle Entwicklung und Reifung einer Person unterstützen. Diese Entwicklung beginnt mit der Geburt, und Krankheiten sind ein wichtiger Teil davon.

DER SCHULMEDIZINISCHE WEG

Die Schulmedizin kuriert Krankheiten symptombezogen und hauptsächlich mit Hilfe von Medikamenten. Diese werden vom Arzt nicht nach der individuellen Konstitution des Kindes, sondern nach wissenschaftlich belegten Indikationen und Dosierungsangaben verabreicht.

Die große Mehrheit der Medikamente, die ein Kinderarzt in der Praxis regelmäßig einsetzt, ist auch für Kinder zugelassen, d. h., ihre Wirksamkeit und Sicherheit sind für die verschiedenen Altersstufen durch Studien belegt.

Dosierungsprobleme

Das Problem bei der Behandlung von Kindern mit selteneren und schwereren Erkrankungen ist jedoch, dass gerade diese Medikamente nur an Erwachsenen auf ihre Wirksamkeit und Sicherheit getestet und zur Behandlung zugelassen wurden. Studien an Kindern sind schwer durchzuführen und für die Pharmaindustrie unrentabel. Daher gibt es für viele Medikamente zur Behandlung schwerer Erkrankungen bei Kindern keine Dosierungshinweise. Der Arzt ist hier auf Berechnungen und seine eigenen Erfahrungen angewiesen.

Man vergisst jedoch oft, dass Kinder keine kleinen Erwachsenen sind, sondern einen anderen Stoffwechsel als große Menschen haben. Da oft das Körpergewicht als Berechnungsgrundlage genommen wird, kann dies zu fatalen Fehldosierungen führen, weil die Arzneistoffe in den verschiedenen Altersstufen völlig anders verstoffwechselt werden. Oft scheitert die medikamentöse Therapie auch an der äußeren Form der Medikamente: Die Tabletten sind zu groß zum Schlucken für die kleinen Patienten, zu bitter oder lassen sich nicht teilen.

Neue Studien

In Zukunft soll sich die Situation ändern: Die EU hat im Dezember 2005 eine Verordnung zur Förderung von Kinderarzneimitteln erlassen, damit in klinischen Studien vermehrt auf die speziellen Bedürfnisse im Kindesalter eingegangen wird. Der wissenschaftliche Beleg beruht dann auf Daten, die in einer klinischen Studie an einer Vielzahl von Kindern gewonnen wurden. Bei schweren Erkrankungen ist dies angebracht.

Bei leichteren Erkrankungen ist allerdings zu überlegen, ob es zur schulmedizinischen Behandlung nicht auch individuelle, kindgerechte Alternativen aus der Naturheilkunde gibt.

DIE HERANGEHENSWEISE IN DER ALTERNATIVMEDIZIN

Der Mehrheit der alternativen Heilverfahren ist gemeinsam, dass sie nicht nur Erwachsene, sondern auch Kinder als Individuen betrachten. Sie nehmen sie in ihrer Ganzheit wahr und wollen sie abhängig vom Entwicklungsstand therapieren, damit sie ihr persönliches Potential entfalten können. Nachfolgend geben wir einen kurzen Einblick in die Sichtweise einiger großer Heilsysteme in Bezug auf die Behandlung von Kindern. Viele andere alternative Verfahren sind ebenfalls gut geeignet, kranke Kinder zumindest ergänzend zu behandeln.

Für alle medizinischen Verfahren gilt: Folgen Sie nie blind irgendwelchen Empfehlungen, sondern informieren Sie sich und hören Sie auch auf Ihre innere Stimme – schließlich sind Sie verantwortlich für die gesunde Entwicklung Ihres Kindes.

Anthroposophie

Die → Anthroposophische Medizin versteht sich als eine die etablierte Schulmedizin ergänzende Therapieform und möchte diese um eine ganzheitliche und individuelle Sicht auf den Menschen erweitern.

Krankheiten durchleben

Wesentlicher Grundsatz ist, dass das individuelle Potential eines Menschen die Chance zur Entfaltung bekommen soll. Krankheit wird als Bestandteil des Lebens verstanden; Krankheiten sollen nicht unterdrückt, sondern durchlebt werden, da sie einen notwendigen Entwicklungsprozess anzeigen. Diesen zu unterdrücken trägt dazu bei, dass der persönliche Entfaltungsprozess behindert oder sogar rückgängig gemacht wird. Besonders in der seelisch-körperlichen Entwicklung von Kindern ist darauf zu achten, dass sie ihrem persönlichen Potential gemäß aufwachsen. Damit wird gewährleistet, dass viele Krankheiten vor allem im späteren Leben gar nicht erst entstehen. Die naturgemäßen Heilmittel und anthroposophischen Therapiemethoden unterstützen diese Entwicklung.
Der philosophisch-pädagogische Ansatz der Lehre gibt Anweisungen für Erziehung und Lebensführung der Kinder. Die in Deutschland inzwischen sehr populären Waldorfschulen und -kindergärten sind nach dem Konzept der Anthroposophie ausgerichtet und legen im Gegensatz zu staatlichen Einrichtungen größten Wert auf die individuelle Entfaltung und Förderung der Kinder.

Impfungsproblematik

Problematisch an der anthroposophischen Medizin ist die teilweise vehement vertretene Impfgegnerschaft. Auch Vertreter anderer Therapierichtungen sind gegen Impfungen, aber viele Anhänger der Anthroposophie lehnen Impfungen gegen Infektionskrankheiten bei Kindern (→ Kinderinfektionskrankheiten) besonders rigoros ab, da auch Kinderkrankheiten im Sinne der persönlichen Entwicklung durchlebt werden sollen.

Ayurveda

Nach ayurvedischer Auffassung (→ Ayurveda) kommt jeder Mensch mit einer ganz individuellen Mischung aus drei Konstitutionstypen zur Welt – den so genannten Doshas: Vata, Pitta und Kapha. In den ersten Lebensjahren dominiert bei allen Kleinkindern zunächst das Kapha-Dosha, aber die individuelle Dosha-Mischung ist für die weitere Entwicklung der Person entscheidend.

Zusammenspiel der Doshas

Abhängig davon, ob ein Kind im Einklang mit seiner Konstitution aufwachsen kann oder ob störende Einflüsse das Gleichgewicht beeinflussen, kön-

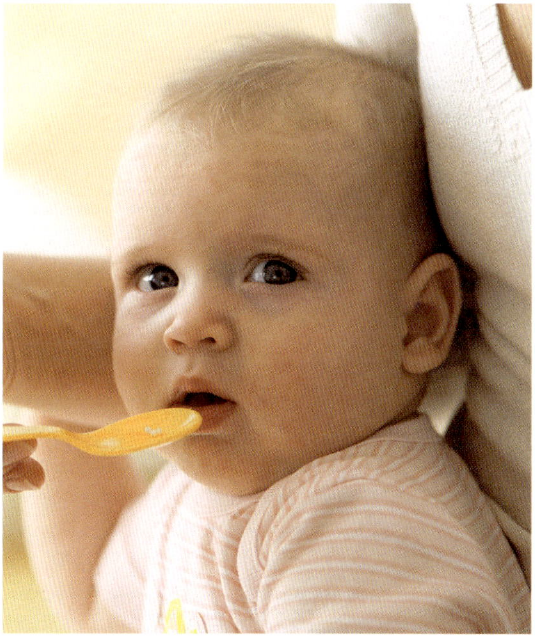

Kinder sind keine kleinen Erwachsenen, sie brauchen kindgerechte Therapieformen.

nen sich bestimmte Fehlentwicklungen einstellen und kann ein Ungleichgewicht in den Doshas Krankheiten hervorrufen. Sanfte ausgleichende Maßnahmen in altersgemäß abgestimmter Form, wie sie auch bei Erwachsenen Verwendung finden, sind geeignet, schon im Vorfeld Krankheiten zu verhindern oder deren Verlauf positiv zu beeinflussen. Besonders empfehlenswert sind die ayurvedischen Massagetechniken für Babys, die zu Recht bei uns immer populärer werden.

Homöopathie

Aus Sicht der → Homöopathie unterscheiden sich Krankheitsmechanismen von Erwachsenen und Kindern nicht grundsätzlich. Doch verlangt die homöopathische Behandlung von Kindern ein besonderes Maß an Erfahrung, da sie nicht die Möglichkeiten haben, sich wie Erwachsene verbal zu äußern. Im Gegensatz zur Vorgehensweise bei Erwachsenen kann die genaue Beschreibung der Symptome und Befindlichkeiten also nicht vom kleinen Patienten selbst vorgenommen werden. Der Homöopath ist auf seine eigenen Beobachtungen sowie die der engsten Bezugsperson angewiesen.
Wie gut eine Behandlung verläuft, ist deshalb nicht zuletzt auch von der Mitarbeit der Mutter abhängig. Etwas einfacher als bei Erwachsenen wird die Suche nach dem geeigneten Mittel, weil bestimmte auslösende Faktoren ausgeschlossen werden können. Ärger im Beruf, Liebeskummer oder Drogenmissbrauch sind im Kindesalter eher unwahrscheinlich.

Bezugspersonen mitbehandeln

Im Idealfall schafft es der Homöopath, gemeinsam mit der Mutter sofort das richtige Mittel zu finden. Da sich Kinder aber sehr schnell weiterentwickeln, ist eine langfristige, dauerhafte Betreuung wünschenswert. Eine solche vertieft das Verständnis des Homöopathen für den Charakter des Kindes, so dass er es in allen Entwicklungsphasen besser unterstützen kann. Auch für die Bezugspersonen des Kindes, besonders für die Mutter, ist es empfehlenswert, sich ebenfalls in eine konstitutionelle Behandlung bei demselben Homöopathen zu begeben. Da die Bindung von Mutter und Kind besonders eng ist, bedingen sich viele gesundheitliche Schwierigkeiten der beiden gegenseitig und können so gemeinsam angegangen werden.

Traditionelle Chinesische Medizin

Aus Sicht der → Traditionellen Chinesischen Medizin sollen bei kranken Kindern generell die Reifungsunterschiede der inneren Organe je nach Kindesalter berücksichtigt werden. Der Verdauungstrakt und die Eingeweide sind noch zart und empfindlich, Qi und Blut-Xue sind noch nicht fest und stark. Sowohl bei der Entstehung als auch bei dem Verlauf von Krankheiten stehen bei Kindern die Organsysteme der Lunge, der Leber und der Milz im Vordergrund. Eine harmonische Verdauung spielt eine entscheidende Rolle für die Gesundheit besonders im Säuglings- und Kleinkindalter.
Die Diagnose entspricht der bei Erwachsenen, allerdings ist eine → Pulsdiagnose nur bei Kindern ab dem 3. Lebensjahr sinnvoll. Bei Säuglingen und Kleinkindern werden zusätzliche Diagnosekriterien eingesetzt, z.B. Farbe und Länge der oberflächlichen Blutgefäße des Zeigefingers.

Therapie

Säuglinge und Kleinkinder werden speziell mit → Tuina, der chinesischen Massage, und chinesischer Kräuterheilkunde behandelt. Ab dem 3. Lebensjahr ist auch Akupunktur möglich, allerdings wird empfohlen, nicht Nadeln, sondern schmerzfreie Alternativen wie die → Softlasertechnik anzuwenden. Sie ist schonender, und die Kinder entwickeln keine Angst vor den Akupunkturnadeln. »Richtige« Körperakupunktur oder Ohrakupunktur sind ab einem Alter von 5 bis 6 Jahren möglich. Aber es gilt, sie bei Kindern nur wenn nötig einzusetzen und auf ein Minimum zu beschränken.
Ab der Pubertät gibt es keine Einschränkungen in der Therapie mehr. Kräuterauswahl und Dosierungen werden dem jeweiligen Lebensalter angepasst und können bei bitterem Geschmack auch mit Honig versüßt werden. Des Weiteren werden Ernährungsratschläge gegeben.

Wirksam heilen mit Placebo

Placebos sind Scheinmedikamente, die schulmedizinisch gesehen wirkungslos sein sollten, weil sie keine wirksamen Inhaltsstoffe enthalten. In vielen Untersuchungen haben sie aber häufig doch einen erheblichen positiven Effekt auf die Gesundheit der Versuchspersonen. Und das nur, weil wir unbedingt gesund werden wollen und fest an die Therapie und ihre Wirkungen glauben.

DAS PLACEBO

Placebo ist lateinisch und heißt wörtlich übersetzt »ich werde gefallen«. Im Mittelalter wurden so Totenandachten bezeichnet, da ein mit diesem lateinischen Wort beginnender Psalm zur Einleitung der Totenmesse gesungen wurde. Als man im 14. Jahrhundert dazu überging, Scheintrauernde für den Trauerchor zu bezahlen, bekam der Begriff seine Bedeutung im Sinne von Ersatz oder Substitut und bezeichnet im heutigen Sprachgebrauch Scheinmedikamente.

Bei den im Rahmen der Schulmedizin eingesetzten Placebos handelt es sich in den meisten Fällen um »Tablettenimitate« aus Milchzucker, Stärke und Kochsalzlösung – also aus Substanzen, die auf keinen Fall in irgendeiner Art und Weise medizinisch wirksam sind. Dass sie trotzdem wirken, ist nach wie vor rätselhaft.

Wann konkret das erste Mal Scheinmedikamente eingesetzt wurden, ist nicht genau bekannt. Der Begriff »Placebo« taucht erstmals 1785 in einem medizinischen Lexikon auf. Ab 1811 finden sich Belege, die darauf hindeuten, dass dieser Begriff in heutigem Sinne verwendet wurde.

Historische Entwicklung

Die Medizin ging seit der griechischen Antike davon aus, dass auch Worte eine heilende Kraft haben. Die Vier-Säfte-Lehre des Galenus (→ Wurzeln der Heilkunde) nahm körperliche und seelische Ursachen für Krankheiten an, so dass Ärzte sich auch psychologisch mit ihren Patienten auseinander setzen mussten.

Man war durchaus der Ansicht, dass eine »medizinische Lüge« legitimiert sei, wenn sie dem Kranken hilft. In diesem Zusammenhang wurden bei der Behandlung auf unterschiedliche Weise auch Scheinmedikamente verabreicht und Scheinbehandlungen durchgeführt. Da viele Ärzte bis zum Anfang des 20. Jahrhunderts ihre Medikamente noch selbst herstellten, fiel die Abgabe von Placebos an ihre Patienten niemandem auf.

Die Ärzte waren sich darüber im Klaren, dass es für viele Krankheiten keine wirksamen Medikamente gab – da half ein Scheinmedikament im Zweifelsfall besser als gar kein Medikament. Außerdem war das Wissen über die Wirksamkeit vieler Arzneimittel begrenzt. Der französische Philosoph Voltaire drückte es etwas respektlos aus:

- »Ärzte geben Medikamente, über die sie wenig wissen,
- in Menschenleiber, über die sie noch weniger wissen,
- zur Behandlung von Krankheit, über die sie überhaupt nichts wissen.«

Viele Ärzte gehen davon aus, dass in heutigen Zeiten, in denen man durch die Fortschritte in der medizinischen Forschung genügend Heilmittel zur Verfügung hat, der bewusste Einsatz von Placebos unwichtig geworden ist.

Überdies setzte sich heute die Meinung durch, dass eine bewusste Täuschung der Patienten nicht zulässig sei. Viele Ärzte glaubten und glauben außerdem, dass Placebos ausschließlich dann wirken, wenn der Patient sich seine Krankheit nur einbildet. Im Umkehrschluss bedeutet dies, dass die meisten Menschen nur »eingebildete Kranke« sind.

Moderne klinische Studien

Nach dem Zweiten Weltkrieg wurden sogenannte »Placebo-kontrollierte, randomisierte, doppelblinde klinische Studien« das Mittel der Wahl in der medizinischen Forschung. In diesen Studien erhält ein Teil der Patienten das zu testende Medikament und eine Kontrollgruppe ein äußerlich identisches Placebo. Doppelblind sind diese Studien, weil weder Arzt noch Patient wissen, wer was erhält. Randomisiert sind die Studien, weil per Zufall (z.B. durch das Los) entschieden wird, welcher Patient in welche Gruppe fällt.

All dies soll vor ungewollten, unbewussten Beeinflussungen schützen, die die Wirkung des Testmedikaments bzw. die angenommene Nichtwirkung des Placebos beeinträchtigen könnten. Anhand der Unterschiede zwischen den beiden Gruppen wird mit statistischen Berechnungen die Wirksamkeit eines Medikaments ermittelt.

DER PLACEBOEFFEKT

Allerdings haben all diese Studien auch gezeigt, dass sich nicht hundertprozentig zwischen medikamentöser Wirkung und Placeboeffekt, also der Wirkung ohne wirksame Substanz, unterscheiden lässt. Wie schon Jahrhunderte zuvor bekannt, lösen auch Medikamente ohne medizinisch wirksame Inhaltsstoffe sehr oft eine mehr oder weniger große positive Wirkung aus.

Heilung ohne Wirkstoff

Das Interesse am wissenschaftlichen Hintergrund des Placeboeffekts begann im Zweiten Weltkrieg. Dem in Italien stationierten amerikanischen Anästhesisten Henry Beecher ging wegen der hohen Zahl von verletzten Soldaten das Betäubungsmittel Morphin aus. In seiner Verzweiflung spritzte er den Verwundeten eine Kochsalzlösung, die unerklärlicherweise ebenfalls die Schmerzen linderte.

Nach dem Krieg begann Beecher, Studien zu Placebos auszuwerten. 1955 veröffentlichte er die Arbeit »The Powerful Placebo«, in der er anhand von 15 Studien zu Kopfschmerzen, Übelkeit oder Schmerzen nach Operationen zeigte, dass durchschnittlich 35 % der Patienten auf Placebos reagierten. Damit hatte Beecher den Placeboeffekt zum ersten Mal gemessen und wissenschaftlich fundiert nachgewiesen.

Im Zuge der nun einsetzenden Erforschung des Placeboeffekts entdeckten viele Wissenschaftler immer mehr messbare Veränderungen im Körper, die durch Placebos hervorgerufen wurden und zur Heilung beitrugen.

Tabletten und Spritzen

Unzählige Studien haben gezeigt, dass Placebos im Vergleich mit »echten« Medikamenten relativ gut abschneiden. Oft unterscheiden sich die Ergebnisse nur geringfügig. Beispielsweise geht es 50 von 100 Patienten besser, nachdem sie von ihrem Arzt eine echte Tablette bekommen haben. Bekommt eine andere Gruppe von ebenfalls 100 Patienten mit demselben Leiden ein Placebo, so reagieren darauf immerhin 40 positiv. Das Medikament ist zwar wirksamer als das Placebo, der Unterschied ist aber häufig relativ klein.

Ein extremes Beispiel ist die Geschichte eines amerikanischen Krebspatienten. Er nahm an einer Studie teil, die die Wirkung eines neuen Medikaments gegen Krebs im Spätstadium testen sollte. Obwohl es noch keine wissenschaftlichen Beweise für die Wirksamkeit gab, wurde es als Wundermittel angepriesen. Der Patient fühlte sich mit dem Medikament merklich besser, seine Tumoren verkleinerten sich deutlich. Alsbald las er allerdings Berichte, die die Wirksamkeit des Medikaments bezweifelten, und sein Zustand verschlechterte sich deutlich. Die Ärzte gingen davon aus, dass bei diesem Patienten die Heilung nur durch seine Überzeugung stattgefunden hatte, und teilten ihm mit, dass er bald eine neue, verbesserte Version des Medikaments erhalten würde. Allerdings wurden ihm nur Spritzen mit sterilisierter Kochsalzlösung verabreicht. Prompt ging es ihm wieder besser. Als dann allerdings das Medikament offiziell für wirkungslos erklärt wurde, verschlechterte sich sein Zustand rapide.

Placebooperationen

Dass Operationsnarben schmerzen können, ist bekannt. Sie können allerdings auch für Wohlbefinden sorgen, wie eine amerikanische Untersuchung zeigte. Ein Orthopäde bat Patienten, die sich wegen Arthrose im Knie operieren lassen wollten, bei einem Experiment mitzumachen. Ein Teil der Patienten wurde ganz normal operiert, ein anderer Teil wurde nur leicht narkotisiert und bekam oberflächliche Schnitte in das Knie, um eine Operation vorzutäuschen. Die Patienten wurden von den Kollegen des Orthopäden zufällig auf die Gruppen verteilt, damit der Arzt sich nicht bewusst oder unbewusst für die Scheinoperation diejenigen aussuchte, die die besten Heilungschancen hatten. Nach dem Erwachen aus der Narkose wurden alle Patienten mit einem Mittel gegen den Wundschmerz nach Hause geschickt. Noch zwei Jahre später waren so gut wie alle Patienten mit dem Eingriff hochzufrieden – egal, ob sie wirklich operiert worden waren oder nicht.

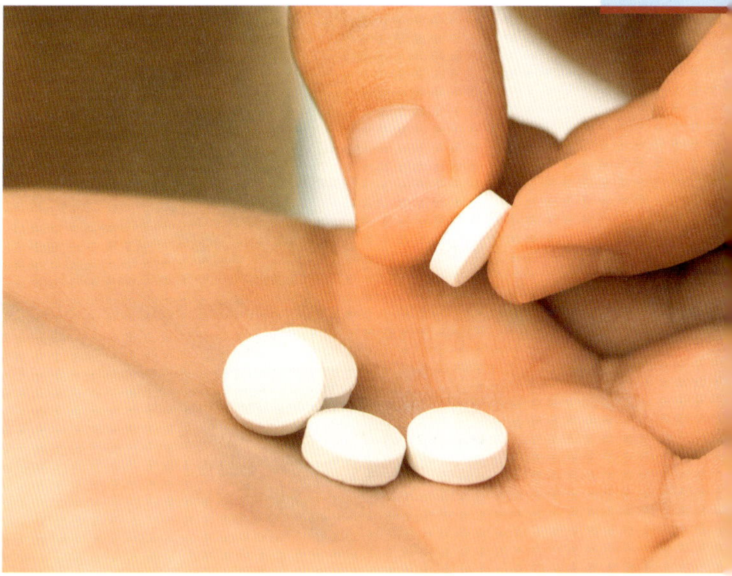

Echt – oder nicht? Auch Scheinmedikamente können eine heilende Wirkung entfalten.

Wie funktioniert ein Placebo?

Ganz einfach gesagt, funktioniert ein Placebo, weil wir an die Wirkung von Tabletten, Spritzen und Operationen glauben. Placebos wecken – wie wirksame Medikamente – die Erwartung auf Heilung. Wenn wir stattdessen die Selbstheilungskräfte unseres Körpers höher einschätzen würden, bräuchten wir wahrscheinlich keine Placebos. Wir würden dann daran glauben bzw. es erwarten, dass unser Körper fähig ist, mit Krankheiten zumindest teilweise auch alleine fertig zu werden. Das Placebo lässt den Patienten Hoffnung schöpfen, und genau das regt die Selbstheilungskräfte an. Allerdings ist das Wichtigste bei der Verabreichung eines Placebos, dass der Patient eben nicht weiß, dass er nur ein Scheinmedikament erhält.

Überall Placebo?

Inzwischen wird angenommen, dass keine Tablette, keine Spritze und keine Operation – egal wie wirksam oder nicht – völlig frei von einem Placeboeffekt ist. Der Patient möchte gesund werden, der Arzt lässt ihm eine Behandlung zuteil werden und weckt damit seine Hoffnung auf Heilung.

Selbst im Zeitalter von gentechnisch erzeugten Medikamenten und computergesteuerter Chirurgie – oder gerade deshalb? – hilft Medizin wahrscheinlich vor allem, weil sie beeindruckt. Im Gegenzug ging allerdings bei vielen Menschen das Vertrauen in ihre Selbstheilungskräfte verloren, und sie verlassen sich lieber auf die Maschinen als auf sich selbst.

ÜBERLEGUNGEN ZUR WIRKUNGSWEISE

Es gibt viele Theorien über die tatsächliche Wirkungsweise von Placebos – wahrscheinlich stimmt von allem etwas. Klar ist, dass eine Fülle von Faktoren die Genesungschancen beeinflussen:

- Psychologisch gesehen hängt die Wirkung eines Medikaments zum Teil von der Erwartungshaltung des Patienten ab.

- Hinzu kommt Konditionierung, also eine Art erlernte Reaktion: Wenn jemand z.B. erfahren hat, dass bestimmte Spritzen bei Schmerzen hervorragend helfen, so wird er eventuell Spritzen für wirksamer halten als Tabletten.
- Ebenso spielt die Einstellung der Person eine Rolle. Wer in einem gefährlichen Beruf arbeitet, lebt mit der Wahrscheinlichkeit, sich zu verletzen, kann eine tatsächliche Verletzung eher akzeptieren und empfindet den Schmerz geringer.
- Außerdem sind die Folgen einer Erkrankung individuell unterschiedlich. Für manchen bedeutet ein Krankenhausaufenthalt bedrückende Probleme: Wer betreut die Kinder? Gibt es jemanden für die Pflege zu Hause? Droht vielleicht der Verlust des Arbeitsplatzes?
- Letztendlich stellt sich auch die Frage, wie sehr der Patient überhaupt von einer Heilung profitiert. Wirkt sich die Heilung positiv auf seine Lebensqualität aus? Oder hat er vielleicht Angst, Aufmerksamkeit zu verlieren, wenn er wieder gesund ist?

Körpereigene Substanzen

Am besten untersucht sind die Effekte von Placebos auf das Schmerzempfinden. Schmerzen lassen sich medizinisch am wirksamsten mit sogenannten Opiaten bekämpfen, die ähnlich aufgebaut sind wie die körpereigenen »Schmerzmittel«, die Endorphine. Einige Untersuchungen konnten zeigen, dass manche Placebos offenbar zu einer Erhöhung der Endorphinausschüttung führen und so zur Schmerzlinderung beitragen. Allein der Glaube und die Erwartung, ein schmerzlinderndes Medikament zu bekommen, haben das Gehirn angeregt, Endorphine zu produzieren. Wie allerdings alle anderen Wirkungen von Placebos zustande kommen, ist noch nicht geklärt.

Stressgeplagte Menschen leiden besonders häufig unter bestimmten Krankheiten. Allgemein ist ein Körper, der unter Stress steht, anfälliger für Beschwerden – die Selbstheilungskräfte lassen immer mehr nach. Das körpereigene Hormon Kortisol ist ein guter Stressindikator: Ist der Körper gestresst, so ist sein Spiegel im Blut erhöht. Einige Studien haben gezeigt, dass nach der Gabe eines Placebos der Kortisolspiegel im Blut sinken kann.

Verschiedene Kulturen

Offensichtlich kann auch das kulturelle Umfeld eine Therapie beeinflussen. Placebountersuchungen haben ergeben, dass in Deutschland ca. 60 % aller Magengeschwüre mit Placebo geheilt werden können, doch in Brasilien sprechen nur die wenigsten Patienten darauf an. Andererseits helfen in vielen Ländern Placebos gegen Bluthochdruck, der in Deutschland damit nicht zu senken ist.

Diese Ergebnisse kommen vermutlich dadurch zustande, dass kulturelle Einflüsse zu unterschiedlichen Umgehensweisen mit Stress führen und die Erwartungshaltungen unterschiedlich prägen.

Männlich und weiblich

Die Geschlechtszugehörigkeit sowohl der Patienten als auch der Ärzte bestimmt ebenfalls die Wirkung von Placebos. Frauen sprechen tendenziell eher auf Placebos an als Männer, außerdem scheinen Patienten beiderlei Geschlechts eher Ärztinnen zu vertrauen als den männlichen Vertretern der Zunft.

Auch eine Zusatzausbildung wie z. B. Psychotherapie stärkt das Vertrauen der Patienten und erhöht die Wirksamkeit des Placebos. Generell spielen vor allem die Aufmerksamkeit des Arztes und sein Einfühlungsvermögen in den Patienten eine nicht zu unterschätzende Rolle.

ALTERNATIVE HEILWEISEN – ALLES NUR PLACEBO?

Der Grundtenor aller schulmedizinischen Kritik an den alternativen Heilverfahren ist, dass etwas, das sich nach wissenschaftlichen Kriterien nicht nachweisen lässt, auch nicht wirksam sein könne. Die einzige Erklärung, warum viele alternative Methoden doch zu positiven Resultaten führten, sei im Placeboeffekt zu suchen. Wenn man nun den Placeboeffekt darauf zurückführt, dass die Selbstheilungskräfte des Körpers aktiviert werden, so stimmt diese Aussage sogar, denn in den meisten der alternativen Heilverfahren spielt dieses Prinzip eine herausragende Rolle.

Zeit und Betreuung

Ein wichtiger Punkt ist, dass sich ein Heilpraktiker oder Therapeut in der Regel sehr viel mehr Zeit für seine Patienten nimmt als ein Arzt. Eine Erstanamnese kann z. B. bei einem Homöopathen gute 2 Stunden dauern, und auch die Folgebehandlungen sind mit jeweils ca. 1 Stunde wesentlich länger als alles, was Schulmediziner bieten. Dies hat ganz beträchtlichen Einfluss auf den Therapie- und Heilungsprozess: Der Homöopath kennt viel mehr Details über den Krankheitsverlauf und kann vor allem die Lebensgeschichte des Patienten mit berücksichtigen. Der Patient fühlt sich als Individuum wahrgenommen, denn gerade die persönlichen Besonderheiten seiner Beschwerden sind für die homöopathische Diagnose und Therapie von Bedeutung. Außerdem fühlt sich der Patient geborgen und als Mensch ernst genommen, denn seine Belange und Ansichten werden respektiert.

All dies trifft auf die »5-Minuten-Medizin« der meisten Schulmediziner nicht zu. Aktuelle Studien belegen, wie wichtig die persönliche Zuwendung durch den Arzt ist und wie oft sie zu kurz kommt. Auch weil die Mediziner zu sehr an die Macht der Medikamente glauben und die Wirkung des Gesprächs unterschätzen. Dies den Ärzten allgemein zum Vorwurf zu machen wäre sicherlich unfair. Viele, besonders Hausärzte, bemühen sich, ihren Patienten entgegenzukommen, scheitern aber allzu oft am etablierten System der Patientenzahlen und Kassenabrechnungen.

WER HEILT, HAT RECHT

- Allein mit dem Selbstheilungseffekt – sei es durch Placebos oder durch persönliche Zuwendung des Therapeuten – lassen sich nicht alle Behandlungserfolge der Alternativmedizin erklären. Vor allem nicht die spezifischen Wirkungen mancher Therapien, die dem Patienten oft nicht bekannt sind und er somit auch keine Erwartungshaltung aufbauen kann.
- Aber muss alles wirklich bis ins kleinste Detail erklärbar sein? Wie es Samuel Hahnemann, der Begründer der Homöopathie, schon vor zweihundert Jahren sagte:
- »Ich fordere gar keinen Glauben dafür und verlange nicht, dass dies jemandem begreiflich sei. Auch ich begreife es nicht. Genug aber, die Tatsache ist so und nicht anders. Bloß die Erfahrung sagt's, welcher ich mehr glaube als meiner Einsicht.«

Streitfall Homöopathie

Eine Analyse über die Wirksamkeit homöopathischer Arzneimittel hat in jüngster Vergangenheit für Aufruhr gesorgt. Bei einer sogenannten Metaanalyse von 110 Einzelstudien wurde kein Vorteil von homöopathischen Mitteln gegenüber Placebos gefunden. Dies sorgte für Aufsehen in den Medien und führte zu wiederholter negativer Berichterstattung über Homöopathie.

Schaut man sich diese Studien und ihre Analysemethoden aber genauer an, so sieht man, dass für die negative Aussage nur 8 groß angelegte der 110 Studien in Betracht gezogen wurden. In vielen der kleineren Studien schnitt die homöopathische Behandlung jedoch auch unter wissenschaftlichen Kriterien deutlich besser ab als die Placebogruppen.

Hier zeigen sich die Grenzen einer wissenschaftlichen, nach schulmedizinischen Gesichtspunkten ausgerichteten Denkweise. Zu Recht kritisieren viele Anhänger alternativer Heilmethoden, dass die formalen Vorgaben für wissenschaftliche klinische Studien den Besonderheiten dieser Heilverfahren nicht gerecht werden. Wenn ein objektiver Wirksamkeitsbeleg gefunden werden soll, der sich nicht allein auf die positiven Berichte der Behandelten stützt, so müssen die Studien in ihrer Form den Grundlagen der Heilmethoden angepasst werden.

Alternative Diagnosemethoden

Während sich der Schulmediziner bei seiner Diagnose auf Laboruntersuchungen und bildgebende Untersuchungsverfahren stützt, verlässt sich der naturheilkundliche Therapeut vor allem auf seine eigenen Sinne. Er betrachtet Zunge, Haut und Augen, fühlt, tastet, riecht und verschafft sich einen Gesamteindruck von der Erscheinung seines Gegenübers. Durch diese Art der Untersuchung und die ausführlichen Gespräche lernt der Therapeut seine Patienten sehr gut kennen.

UNTERSUCHUNG MIT ALLEN SINNEN

Es ist noch gar nicht so lange her, da war die körperliche Untersuchung auch bei uns der zentrale Bestandteil eines Arztbesuchs. Der Hausarzt schaute in den Hals und ließ sich die Zunge zeigen, fühlte den Puls und klopfte auf Rücken und Bauch. Die Körperzeichen, die er dabei kontrollierte, gaben ihm erste Hinweise auf die mögliche Krankheitsursache. Im Zuge des technischen Fortschritts in der Medizin wurde diese Art der Untersuchung weitgehend von Blutabnahme, Ultraschall und Röntgen abgelöst. Erst wenn der Arzt diese objektiven Untersuchungsergebnisse auf dem Schreibtisch hat, stellt er eine abgesicherte Diagnose.

Im Grunde tut der naturheilkundliche Therapeut nichts anderes als der alte Hausarzt aus früheren Zeiten, nur sind seine körperlichen Untersuchungsmethoden wesentlich ausführlicher und sensitiver und stehen in engem Zusammenhang mit der nachfolgenden Therapie. Im ältesten der Medizinsysteme, dem → Ayurveda, wird hauptsächlich mit der Puls- und Zungendiagnose gearbeitet. Beide sind auch wesentlicher Bestandteil der Diagnose in der → Traditionellen Chinesischen Medizin. Die → Tibetische Medizin verwendete neben diesen beiden hauptsächlich die Urinuntersuchung zur Diagnosestellung. Diese ist allerdings nicht mit einer Laboranalyse des Urins zu vergleichen. Die Tibeter betrachteten den Harn, schwenkten ihn, rochen daran, probierten ihn und machten sich so ein Bild über die Harnzusammensetzung, woraus sie Rückschlüsse auf eventuelle Krankheiten zogen.

Eine persönliche Beziehung

Die westliche Medizin übernahm einige der Untersuchungsmethoden der klassischen Medizinsysteme und wandelte sie im Laufe der Zeit ab. So fühlte der Arzt zwar den Puls des Patienten und betrachtete seine Zunge, nutzte aber nicht mehr die feinsinnige Diagnostik des Ayurveda oder der chinesischen Medizin. Ein erfahrener Arzt konnte auch bei uns mit Abhören, Abklopfen und Abtasten Form, Größe und Beschaffenheit eines Organs bestimmen. Doch diese Fähigkeiten sind bei den heutigen Ärzten vielfach überflüssig geworden, denn die sinnliche Diagnostik ist zunehmend den objektivierbaren Meßmethoden moderner Apparate gewichen. Leider ist dadurch aber auch der Kontakt zwischen Arzt und Patient wesentlich distanzierter geworden.

Der naturheilkundliche Therapeut verlässt sich dagegen nach wie vor bei der Diagnose auf seine Sinne. Die Naturheilkunde schätzt gerade den Kontakt zwischen Behandler und Patient als wichtigen Bestandteil der Therapie ein. Nicht zuletzt darum gehört zu einem ersten Kontakt zwischen einem naturheilkundlichen Therapeuten und seinem Patienten ein ausführliches, persönliches Anamnesegespräch. Die vertrauensvolle Beziehung erleichtert es dem Patienten, sich zu öffnen und persönliche Dinge preiszugeben, die für die Behandlung unter Umständen sehr wichtig sein können.

Augen, Hände und Füße

In der westlichen Naturheilkunde haben sich noch einige weitere Untersuchungsmethoden etabliert, bei denen über das Aussehen und die Beschaffen-

heit eines bestimmten Körperteils auf den körperlichen Gesamtzustand geschlossen wird. Dazu gehören die Irisdiagnose, die Handdiagnose und die Antlitzdiagnose.
Ebenfalls verbreitet ist die Diagnose anhand von Reflexzonen, die sich zunutze macht, dass jedes Organ Reflexzonen am Fuß bzw. auf Rücken und Bauch besitzt, die bei Störungen des betreffenden Organs Hautveränderungen zeigen oder besonders schmerzempfindlich sind.
Eine spezielle Form der Diagnose ist die → Kinesiologie, bei der anhand der Muskelspannung die Reaktion des Körpers auf bestimmte Substanzen ausgetestet werden kann. Diese Methode eignet sich besonders zur Diagnose von Allergien oder Unverträglichkeiten gegenüber Nahrungmitteln oder Umweltsubstanzen. Wenn Sie mehr zum Thema Kinesiologie wissen möchten, lesen Sie bitte auf Seite 256 weiter. Im folgenden Kapitel wollen wir Ihnen die wichtigsten alternativen Diagnosemethoden kurz vorstellen, damit Sie wissen, was Sie erwartet und worum es sich dabei handelt.

DAS ANAMNESEGESPRÄCH

In der naturheilkundlichen Praxis spielt das Anamnesegespräch eine sehr wichtige Rolle. Während die meisten Ärzte innerhalb weniger Minuten einen festgesetzten Fragenkatalog »abarbeiten«, nimmt sich ein naturheilkundlicher Therapeut wesentlich mehr Zeit für diesen ersten Kontakt mit seinem Patienten.
Generell möchte der Therapeut in einem Anamnesegespräch nicht nur Ihre derzeitigen Beschwerden erfahren, sondern er versucht sich ein Bild von Ihrer Persönlichkeit und Ihrer seelischen Verfassung zu machen. Dazu achtet er nicht nur auf Ihre Schilderungen, sondern auch auf Ihre Art, sich zu bewegen, Ihre Mimik, Gestik, Stimme und Ihre Ausdrucksweise. Den Eindruck, den er während des Anamnesegesprächs erhält, wird er in seine Diagnose mit einfließen lassen, denn für die meisten alternativen Therapieverfahren gilt der Grundsatz, dass »alles mit allem zusammenhängt«. Ein ganzheitlicher Therapeut wird Ihre Erkrankung und seine Behandlungsempfehlungen daher immer in Zusammenhang mit Ihrer persönlichen Situation sehen. Hat er zum Beispiel den Eindruck, dass Ihre Beschwerden mit psychischer Anspannung oder Niedergeschlagenheit in Verbindung stehen könnten, wird er dies im weiteren Gespräch thematisieren.
Man kann sich leicht vorstellen, dass ein solcher Kontakt mit dem Therapeuten wesentlich tiefgehender ist als ein normales Arzt-Patienten-Gespräch. Es entsteht ein persönliches Verhältnis zwischen Therapeut und Patient, das nicht unwesentlich zum Behandlungserfolg beiträgt.
Je nachdem, nach welcher Methode der Therapeut behandelt, kann sich das Anamnesegespräch deutlich unterscheiden. So ist beispielsweise die homöopathische Erstanamnese ein speziell auf die anschließende homöopathische Behandlung ausgerichtetes mehrstündiges Gespräch. Sie werden gezielt nach bestimmten Aspekten Ihrer Beschwerden gefragt, die dem Homöopathen helfen, für Sie das richtige Mittel zu finden (mehr dazu → Homöopathie, Seite 98).
Ein gutes Anamnesegespräch setzt ein vertrauensvolles Verhältnis zwischen Ihnen und Ihrem Therapeuten voraus. Darum sollten Sie bei der Wahl des Therapeuten unbedingt darauf achten, dass er oder sie Ihnen sympathisch ist und Sie sich mit all Ihren Sorgen und Nöten gut aufgehoben fühlen.

DIE PULSDIAGNOSE

Eines der ältesten Diagnoseverfahren überhaupt ist die Pulsdiagnose. Ihre Wurzeln liegen in der ayurvedischen Medizin, sie wurde aber sowohl von der chinesischen als auch der tibetischen Medizin übernommen. In China ist die Pulsdiagnose ein so grundlegender Bestandteil eines Arztbesuchs, dass der Chinese sagt »Ich gehe zum Pulsfühlen«, wenn er zum Arzt geht.
In der westlichen Medizin sind noch Relikte dieses Diagnoseverfahrens erhalten geblieben. So unter-

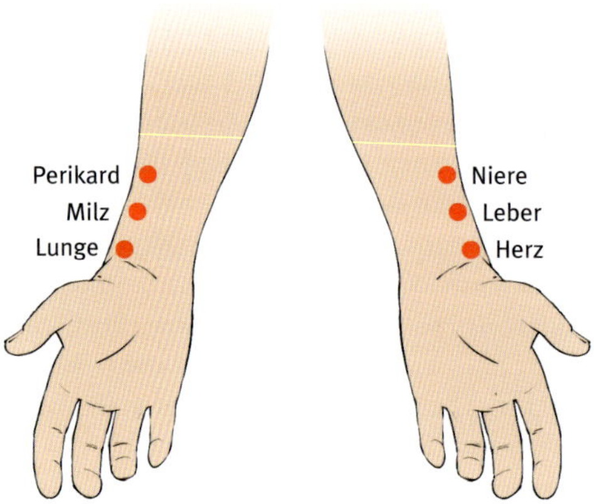

Die Pulse am rechten und linken Handgelenk sind unterschiedlichen Organen zugeordnet.

scheidet der westliche Arzt auch heute noch einen weichen von einem harten und einen schnellen von einem langsamen Puls. Allerdings werden anhand des Pulses in der westlichen Medizin nur Erkrankungen des Herz-Kreislauf-Systems diagnostiziert. Die Pulsdiagnose nach den Regeln der alten Medizinkulturen ist wesentlich ausgefeilter. An dieser Stelle soll die chinesische Pulsdiagnostik näher beschrieben werden, da diese Form in Deutschland am häufigsten angewendet wird.

Die Pulsqualitäten

Der chinesische Therapeut fühlt an beiden Handgelenken mit je drei Fingern den Puls in verschiedenen Pulsebenen. Zunächst legt er die Finger nur sanft auf, um den oberflächlichen Puls zu fühlen. Danach drückt er tiefer ins Gewebe, um den mittleren, und noch tiefer, um den tiefen Puls zu tasten. Durch das ausgiebige Tasten mit mehreren Fingern und in verschiedenen Ebenen erkennt er verschiedene Pulsqualitäten. Er beurteilt

- die Tiefe des Pulses (oberflächlich oder tief)
- die Frequenz (schnell oder langsam)
- die Form der Pulswelle (lang ausgedehnt oder drahtig knapp)
- die Strömung (kraftlos, weich, hart)
- den Rhythmus (rhythmisch und arrhythmisch).

Aus chinesischer Sicht gibt die Pulsqualität in erster Linie Auskunft, ob Sie an einer Fülle- oder einer Leereerkrankung leiden. Eine Fülle äußert sich in einem vollen, kräftigen, eventuell schnellen Puls. Leerezustände erkennt man an einem eher langsamen, schwachen, tiefen Puls. Die chinesische Medizin unterscheidet 28 verschiedene Pulse, die in der alten medizinischen Literatur beschrieben wurden. In der Praxis findet der chinesische Therapeut selten einen dieser 28 Pulse allein vor, sondern meist Kombinationen aus den verschiedenen Pulskategorien. Daher erfordert es eine gründliche Ausbildung, viel Erfahrung und gutes Einfühlungsvermögen, um eine zutreffende Pulsdiagnose zu erstellen. Die Ergebnisse der Pulsdiagnose zusammen mit der → Zungendiagnose, der körperlichen Untersuchung und einem ausführlichen Gespräch erlauben es dem TCM-Arzt, eine eindeutige Diagnose nach chinesischen Krankheitsbildern zu stellen. Sie ist die Grundlage für die chinesische Behandlung mit Ernährungsempfehlungen, Vorschlägen zur Lebensführung, Kräutermedizin und Akupunktur.

Was erwartet Sie?

Das Fühlen des Pulses gehört immer zu einer Untersuchung im Rahmen der chinesischen und tibetischen Medizin oder des Ayurveda.

BESONDERHEITEN DER PULSDIAGNOSE

- Diagnoseverfahren der ayurvedischen, tibetischen und chinesischen Medizin
- Eigenschaften des Pulsschlags geben Hinweise auf Erkrankungen
- erlaubt Diagnosen nach den Krankheitsbildern der asiatischen Heilsysteme, nicht nach westlichen Krankheitsbildern

- Der Therapeut tastet den Puls oberhalb Ihres Handgelenks an drei verschiedenen Stellen mit dem Zeige-, Mittel- und Ringfinger.
- Er fühlt ihn nacheinander an beiden Armen.
- Die Druckpunkte entsprechen bestimmten inneren Organen. So liegen beispielsweise auf dem linken Handgelenk die Punkte für Niere, Leber und Herz.

DIE ZUNGENDIAGNOSE

In den traditionellen asiatischen Heilsystemen der chinesischen und tibetischen Medizin ist die Zungendiagnose – neben der → Pulsdiagnose – das wichtigste Untersuchungsinstrument.
Die Chinesen betrachten die Zunge als eine Verbindung zwischen innen und außen, die durch ihre Form und ihr Aussehen Rückschlüsse auf die Qualität und die Zirkulation von Qi, Blut, Yin und Yang im Körper erlaubt. Sie werden sich vielleicht wundern, dass eine Zunge so viel Informationen liefern kann. Betrachten Sie einmal Ihre Zunge und vergleichen Sie sie mit der Zunge von Partner, Freunden oder Verwandten. Sie werden erstaunt feststellen, wie unterschiedlich Zungen aussehen können.
Der Zungendiagnostiker verschafft sich zunächst einen Gesamteindruck über Form und Farbe der Zunge. Danach wird er auf besondere Zeichen in bestimmten Bereichen der Zunge achten, die verschiedenen Organen zugeordnet werden (→ Abbildung rechts). Während der hintere Teil den Organen Niere, Blase und Darm entspricht, können Sie in der Mitte der Zunge Anzeichen für den Zustand von Magen, Milz, Leber und Gallenblase finden. Die Zungenspitze gibt Auskunft über die Gesundheit von Lunge und Herz.

Form der Zunge

Eine geschwollene, verdickte Zunge, die eventuell an den Seiten Eindrücke der Zähne zeigt, deutet aus chinesischer Sicht auf zu viel Feuchtigkeit in Ihrem Körper hin. Dies ist meist auf einen Mangel an Milz-Qi zurückzuführen. Dagegen ist eine auffallend dünne, schmale oder kleine Zunge im chinesischen Sinn ein Zeichen eines Blutmangels.

Farbe der Zunge

Eine gesunde Zunge ist leicht rötlich gefärbt. Eine blasse Zunge ist ein Zeichen von Kälte, während eine rote Zunge auf eine Hitze-Erkrankung hinweist. Anhand der Lage der auffälligen Färbung kann der Therapeut genauere Aussagen machen, welches Organ erkrankt ist. So zeigt eine rote Zungenspitze eine Hitze-Erkrankung des Herzens an.

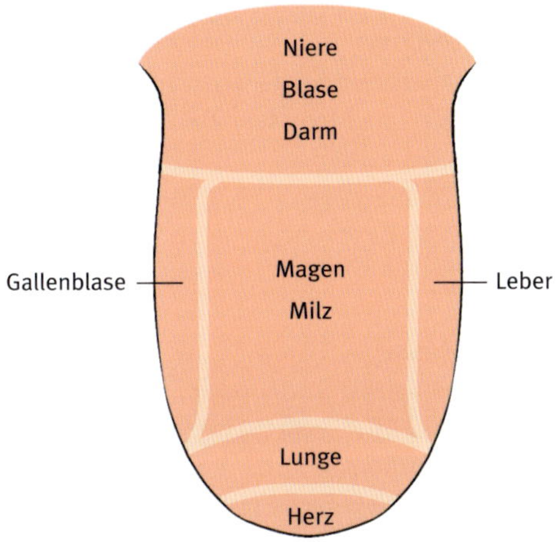

Verschiedene Bereiche der Zunge geben Auskunft über den Zustand innerer Organe.

Zungenbelag

Der Zungenbelag ist eng mit dem Verdauungssystem verbunden und spiegelt den Zustand von Milz, Magen und Darm wider. Der Therapeut achtet auf Dicke, Farbe und Konsistenz des Zungenbelages. Normalerweise sollte Ihre Zunge einen leichten, gräulich-glasigen Belag zeigen. Fehlt der Belag, ist dies ein Zeichen für einen Yin- oder Säftemangel. Ein dicker Belag ist dagegen ein Zeichen für einen Überschuss an Feuchtigkeit oder Schleim. Zur weiteren Diagnose werden die Farbe und Konsistenz des Belags mit einbezogen.

BESONDERHEITEN DER ZUNGENDIAGNOSE

- Wichtiges Diagnoseverfahren in der chinesischen und tibetischen Medizin
- Veränderungen in Farbe, Form und Belag der Zunge geben Hinweise auf Erkrankungen
- erlaubt Diagnosen nach den Krankheitsbildern der chinesischen Medizin, nicht nach westlichen Krankheitsbildern

Besondere Zeichen

Neben Form, Farbe und Belag der Zunge achtet der Therapeut auch auf besondere Zeichen, wie Risse, aufgewölbte Zungenränder, Zahneindrücke oder gestaute Unterzungenvenen. Sie geben weitere Hinweise auf eventuelle Stauungs- oder Mangelzustände Ihres Körpers.

Was erwartet Sie?

Eine Zungendiagnose kann jeder Therapeut, der sich auf Traditionelle Chinesische Medizin spezialisiert hat, durchführen.

- Vorher sollten Sie für ein bis zwei Stunden keine Nahrung zu sich nehmen, da dies zu Verfärbungen der Zunge führen könnte, die den Therapeuten in die Irre leiten.
- Eine Zungenuntersuchung geht innerhalb weniger Minuten vonstatten. Der erfahrene Zungendiagnostiker kann mit einem Blick die typischen Zeichen Ihrer Zunge erkennen und interpretieren.

DIE IRISDIAGNOSE

Dass die Iris ein individuelles, für jeden Menschen charakteristisches Muster zeigt, ist eine Tatsache, die heute z.B. zur elektronischen Identifikation an gesicherten Türen und Geldautomaten genutzt werden kann. Auch die Schulmedizin bestreitet nicht, dass sich bei bestimmten Erkrankungen die Augen verändern: Sie werden trübe, glänzend oder bekommen eine gelbliche Farbe.

Irisdiagnostiker gehen jedoch noch einen Schritt weiter: Sie sind der Ansicht, dass zwischen der Iris und den inneren Organen eine Verbindung besteht, so dass man über das Auge Hinweise auf den gesundheitlichen Zustand eines Menschen bekommen kann. Begründer der Irisdiagnostik war im 19. Jahrhundert der ungarische Arzt und Techniker Dr. Ignaz von Péczely (1826–1911). Anhand seiner Untersuchungen legte er Karten der Iris an, auf denen er jeden Bereich des rechten und linken Auges einem Organ zuordnete.

Irisdiagnostiker betrachten zunächst die Farbe der Iris und bestimmten danach den Konstitutionstyp. Dieser gibt Ihre ererbte, körperliche Verfassung wieder. Er zeigt an, für welche Krankheiten Sie besonders empfänglich sind, sagt aber nichts über tatsächliche Erkrankungen aus. Anhand des Konstitutionstyps kann der Therapeut feststellen, zu welcher Art von Reaktionen Ihr Körper neigt, ob Sie z.B. eine hohe Entzündungsbereitschaft zeigen oder eher zu Krankheiten neigen, die mit Stauung oder Steinbildung einhergehen.

Die Konstitutionstypen

Blaue Iris

Menschen mit dieser Augenfarbe besitzen aus der Sicht der Irisdiagnose eine »lymphatische« Konstitution und zeigen eine erhöhte Neigung zu Erkrankungen des Lymphsystems mit Schwellungen der Schleimhäute. Bronchien- und Lungenerkrankungen, aber auch Probleme im Verdauungstrakt sind bei diesem Konstitutionstyp häufig. Menschen mit lymphatischer Konstitution neigen zu überschießenden Reaktionen, Krankheiten verlaufen oft heftiger und akuter.

Braune Iris

Haben Sie braune Augen, zeigt das eine »hämatogene« Konstitution an. Erkrankungen des Kreislaufsystems, Krampfadern, aber auch Stauungskrankheiten wie Gallen- oder Nierensteine sind bei dieser

Konstitution häufig. Bei Menschen mit hämatogener Konstitution verlaufen Krankheiten eher langsam und weniger akut.

Grünlich-braune Iris

Eine solche Farbe der Iris zeigt eine »biliäre« Konstitution an, die häufig mit Beschwerden des Magens und der Galle und mit Verdauungs- und Stoffwechselstörungen einhergeht.

Die Dispositionstypen

Daneben unterscheidet man in der Irisdiagnose verschiedene Dispositionen: Menschen mit diesen Iriszeichen neigen häufiger zu bestimmten Erkrankungen als andere.

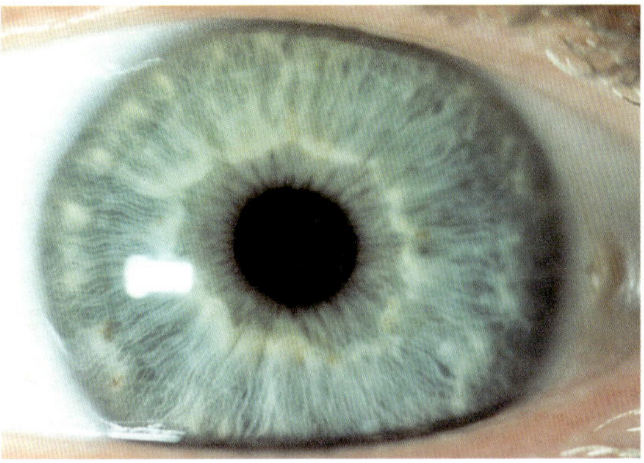

Menschen mit einer harnsauren Disposition haben häufig gelbliche Stellen in der Iris.

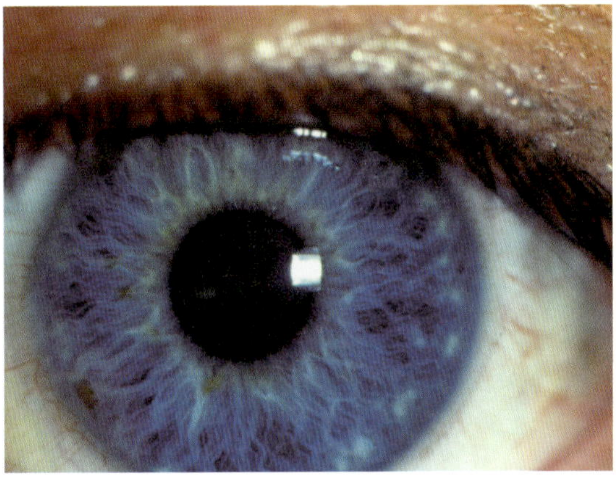

Die weißlichen Flocken auf der Iris sprechen für einen hydrogenen Dispositionstyp.

Hydrogener Typ

Der hydrogene Typ zeigt sich bei blauen Augen durch weißliche Flocken, die auf der Iris verteilt sind. Dies ist ein Hinweis auf die Neigung zu Allergien und chronisch-entzündlichen Erkrankungen.

Harnsaurer Typ

Ebenfalls bei blauäugigen Menschen tritt die harnsaure Disposition auf. Sie erkennen sie an weißlich-gelblichen flächigen Schollen in Ihrer Iris. Menschen mit dieser Disposition neigen zu Übersäuerung und Gichterkrankungen.

Bindegewebsschwacher Typ

Zeigt Ihre Iris viele Auflockerungen und unregelmäßige Strukturen, deutet dies auf eine ererbte Schwäche des Bindegewebes hin. Menschen mit dieser Disposition neigen z. B. zu Krampfadern, Hämorrhoiden und Bänderschwäche.

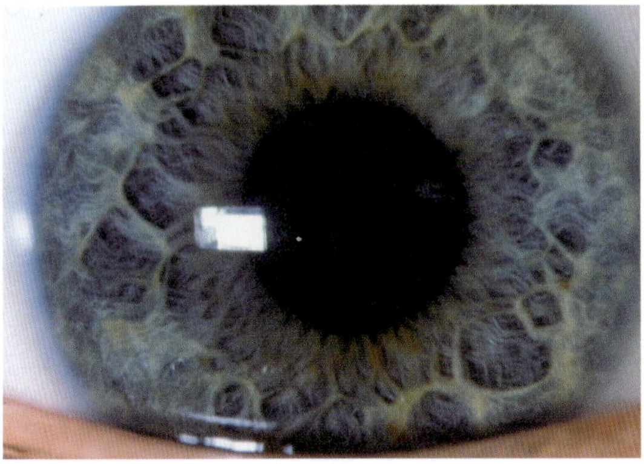

Eine bindegewebsschwache Disposition zeigt sich in einer unregelmäßig strukturierten Iris.

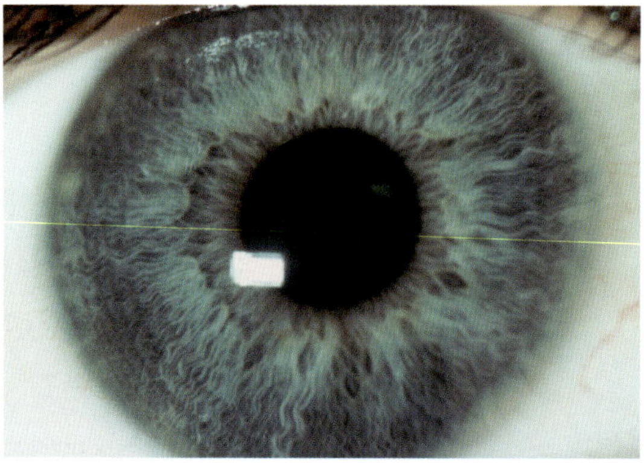

Strahlenförmige Fasern in der Iris deuten auf einen neurogenen Dispositionstyp hin.

Neurogener Typ

Typisch für den neurogenen Typ, der bei blauen und grauen Augen vorkommt, sind feine, strahlenförmig angeordnete Fasern in der Iris. Neurogene Typen sind sehr empfindsame Menschen, die zu nervös bedingten Problemen wie Kopf- und Nervenschmerzen, Reizmagen- und -darm neigen.

Tetanischer Typ

Zeigen sich bei Menschen mit welcher Augenfarbe auch immer charakteristische Ringstrukturen, so handelt es sich um den tetanischen Typ. Menschen mit dieser Disposition zeigen eine erhöhte Krampfneigung und leiden häufig unter Migräne, Darmkrämpfen, Koliken sowie Angstzuständen.

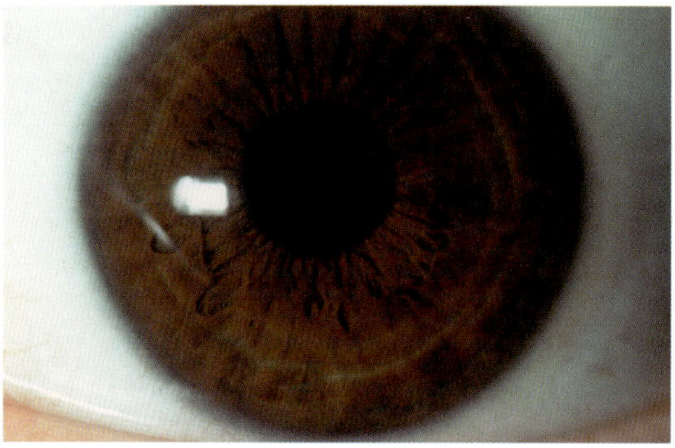

Ringförmige Strukturen in der Iris findet man bei Menschen mit tetanischer Disposition.

Früherkennung mit Iriszeichen

Im zweiten Teil der Diagnose sieht sich der Therapeut die Iris genauer an und achtet auf besondere Zeichen in bestimmten Bereichen der Iris. Dabei ist jedem Bereich ein bestimmtes Organ zugeordnet. Organe der rechten Körperhälfte bilden sich im rechten Auge ab, Organe der linken Körperhälfte im linken. Für die Zuordnung der Zeichen bedient sich der Therapeut einer sogenannten Iristopographie. Auf dieser Karte ist die Iris in verschiedene Segmente unterteilt, die mit Hilfe der Uhrzeiten benannt sind.

So wird z.B. der Niere im rechten Auge das Segment zwischen 25 und 28 Minuten, im linken Auge zwischen 32 und 35 Minuten zugeordnet. Befindet sich in diesen Segmenten ein besonderes Zeichen, z.B. eine Pigmenteinlagerung, eine Verdunkelung oder auch eine Aufhellung der Iris, so deutet dies auf eine Schwäche der entsprechenden Niere oder auf eine bisher vielleicht unbemerkt gebliebene Nierenerkrankung hin.

In der frühzeitigen Erkennung von Schwachstellen Ihres Körpers liegt die Stärke der Irisdiagnostik. Sie kann Erkrankungen oder Organschwächen erkennen, lange bevor Beschwerden einsetzen. Das erlaubt dann eine frühzeitige und darum effektivere Behandlung.

Allerdings handelt es sich bei der Irisdiagnose nur um eine Hinweisdiagnose, d. h., selbst wenn Ihre Iris Anzeichen für eine Erkrankung zeigt, ist das kein eindeutiger Beweis, dass Sie tatsächlich an dieser Krankheit leiden oder jemals leiden werden. Darum sollten Sie die Ergebnisse einer Irisdiagnostik als Anregung verstehen, auf bestimmte Organe oder Organsysteme, die eine Schwäche zeigen, besonders zu achten und sie zu stärken. Bei konkretem Krankheitsverdacht wird ein seriöser Augendiagnostiker Ihnen empfehlen, einen Arzt aufzusuchen, um eine schulmedizinische Diagnose erstellen zu lassen.

BESONDERHEITEN DER IRISDIAGNOSE

- Farb- und Strukturveränderungen der Iris geben Hinweise auf Erkrankungen
- Irisdiagnose erkennt Schwachstellen des Körpers, dient als »Frühwarnsystem«
- keine eindeutigen Diagnosen möglich

Was erwartet Sie?

Irisdiagnosen werden meist von Heilpraktikern durchgeführt, die sich auf diese Methode spezialisiert haben.

- Die meisten Irisdiagnostiker verwenden ein Mikroskop, wie Sie es von Ihrem Augenarzt kennen. Einige Therapeuten verwenden stattdessen auch eine einfache Lupe.
- In jedem Fall leuchtet der Therapeut während der Untersuchung die Iris aus, um alle Farb- und Strukturveränderungen deutlich sehen zu können.

STUDIE

- Dr. Péczely, der Begründer der Irisdiagnose, versuchte die Iriszeichen und ihren Bezug zum Zustand innerer Organe damit zu erklären, dass zwischen allen Organen und der Iris Nervenbahnen existierten. Daher könne sich der Zustand eines Organs auf der Iris abbilden. Kritiker bestreiten allerdings die Existenz dieser Nervenbahnen, die anatomisch bisher nicht nachgewiesen worden sind.
- 1954 wurden jedoch in einer Studie unter der Leitung des Arztes Prof. Volhard 640 Patienten sowohl schulmedizinisch als auch mit Hilfe der Irisdiagnose untersucht. In 74% der Fälle lieferte die Irisdiagnose eindeutige Hinweise auf bestehende Erkrankungen.

- Der Lichtstrahl kann etwas unangenehm sein, aber ein erfahrener Augendiagnostiker braucht nur wenige Minuten, um Ihr Auge genauer zu analysieren.
- Manche Therapeuten machen regelmäßig Bilder von den Augen ihrer Patienten, um langfristige Veränderungen festhalten zu können.

DIE ANTLITZDIAGNOSE

Unser Gesicht spiegelt bekanntermaßen unseren körperlichen und seelischen Zustand wider. Mit der Bemerkung »Du siehst schlecht aus« meint Ihr Gegenüber, dass Ihr Gesicht von einem Unwohlsein gezeichnet ist. Das geschulte Auge eines Antlitzdiagnostikers erkennt am Gesicht aber nicht nur Unwohlsein, sondern sieht Anzeichen für die physiologischen Ursachen Ihrer Beschwerden.
Bereits alte Medizinsysteme wie die Traditionelle Chinesische Medizin nutzten die aufmerksame Untersuchung von Gesicht und Gesichtsausdruck, um Krankheiten zu diagnostizieren. In der westlichen Welt hat Carl Huter (1861–1912) die Interpretation der Gesichtszüge unter dem Begriff Psychophysiognomie bekannt gemacht.
Er deutete Kopfform, Gesichtszüge und -farbe, aber auch Körperhaltung, Mimik und Gestik als Ausdruck eines bestimmten Charakters und besonderer Fähigkeiten. Er war der Meinung, man könne zum Beispiel einen feinsinnigen, eher introvertierten von einem aggressiven, zupackenden Menschen auf Grund seines Gesichtsausdruckes und seiner Mimik unterscheiden.

Anzeichen für Erkrankungen

Huters Ansatz bildete die Grundlage der heutigen Antlitzdiagnostik, die allerdings neben charakterlichen Eigenschaften vor allem körperliche Schwächen oder Erkrankungen aus dem Gesicht abliest. Dazu wird das Gesicht in verschiedene Bereiche eingeteilt, die bestimmten Organen entsprechen. Der Antlitzdiagnostiker achtet besonders auf Falten, Schwellungen und Verfärbungen im Gesicht.

Eine rote Verfärbung der Gesichtshaut weist auf eine Entzündung oder eine Stauung hin, während eine weißliche oder blasse Farbe eher eine Schwäche des betreffenden Organs anzeigt. Schwellungen zeigen eine Stauung in einem Organ an, und Falten sind Anzeichen einer akuten oder chronischen Fehlfunktion. Im Folgenden sind einige Beispiele für antlitzdiagnostische Zeichen bestimmter Erkrankungen aufgeführt.

Erkrankungen der Lunge und Bronchien

Veränderungen an den Nasenflügeln können auf Erkrankungen der Lunge hinweisen. Schwach ausgeprägte Nasenflügel deuten auf eine ererbte Schwäche hin, die allerdings (noch) keine Probleme bereiten muss. Zeigen sich bräunliche Verfärbungen oder Äderchen an den Nasenflügeln, kann dies ein Zeichen einer akuten oder chronischen Erkrankung der Lunge oder Bronchien sein.

Erkrankungen der Nieren und Harnblase

Charakteristische Merkmale für eine Nierenerkrankung sind ein aufgedunsenes Gesicht und geschwollene Unterlider (Tränensäcke). Nierenkranke zeigen darüber hinaus häufig eine grau-fahle Gesichtsfarbe. Anzeichen für eine Erkrankung der Harnblase zeigen sich im mittleren Teil des Unterlids. Rötliche Verfärbungen deuten auf eine Entzündung hin, blasse Haut auf eine Blasenschwäche.

Herzerkrankungen

Eine beginnende Herzschwäche kann sich in einer weißlichen Verfärbung der Nasolabialfalten (Falten zwischen Nasenflügeln und Mundwinkeln) zeigen. Auch geschwollene Augenlider deuten auf eine Herzschwäche hin. Tritt eine bläuliche Gesichtsfärbung auf, ist dies ein Zeichen einer unzureichenden Versorgung mit Sauerstoff durch eine Herz- oder Lungenerkrankung.

Erkrankungen von Leber und Gallenblase

Menschen, die zu Erkrankungen der Leber oder Gallenblase neigen, zeigen häufig eine einseitig rechts verstärkte Nasolabialfalte. Eine weitere Gesichtszone, die Auskunft über den Zustand von Leber und Galle gibt, ist der Bereich unter der rechten Unterlippe. Eine dort auftretende Schwellung kann auf eine Erkrankung der Leber hinweisen, während eine gelblich-bräunliche Verfärbung eine Stauung der Gallenflüssigkeit anzeigt. Bei einer schweren Lebererkrankung färben sich die Haut, aber auch die Augen und die Bindehaut gelblich.

Magen- und Darmerkrankungen

Probleme im Verdauungstrakt spiegeln sich häufig in einer sehr stark ausgeprägten Nasolabialfalte wider, der Falte zwischen Nasenflügeln und Mundwinkel. Auch schmale Lippen deuten auf eine Schwäche des Magen-Darm-Trakts hin.

Antlitzdiagnose für Schüßler-Salze

Eine besondere Form der Antlitzdiagnose ist die Sonnerschau. Sie wurde am Anfang des 20. Jahrhunderts von Dr. Kurt Hickethier entwickelt. Hickethier litt selbst an der Bechterew-Krankheit und machte gute Erfahrungen mit der Einnahme von → Schüßler-Salzen. Dadurch motiviert, entwickelte er eine Diagnoseform, die einen Mangel an Mineralstoffen mit besonderen Antlitzzeichen in Verbindung bringt. Die anschließende Behandlung erfolgt mit den entsprechenden Schüßler-Salzen.
Die Sonnerschau wird heutzutage von vielen Heilpraktikern zur Auswahl des richtigen Schüßler-Salzes genutzt. Dabei achtet der Therapeut besonders auf Hautverfärbungen, Falten und Schwellungen in Ihrem Gesicht. So geben z.B. verschiedene Arten von Gesichtsröte Hinweise auf das passende Schüßler-Salz: Ist Ihr Gesicht gerötet und heiß, zieht sich die Röte eventuell bis in die Ohren, könnte Ihnen das Schüßler-Salz Ferrum phosphoricum fehlen. Eine entzündliche Röte mit leichter Schwellung deutet einen Mangel an Natrium sulfuricum an. Magnesium phosphoricum benötigen Sie, wenn Ihr Gesicht eine fleckige Röte zeigt oder Sie zum Erröten neigen. Wenn sich auf Ihren Wangen feine Äderchen zeigen und Sie gerötete Lidränder und Schleimhäute haben, könnte Kalium chloratum das richtige Mittel für Sie sein.

BESONDERHEITEN DER ANTLITZDIAGNOSE

- Farb- und Strukturveränderungen des Gesichts geben Hinweise auf Erkrankungen
- Keine eindeutigen Diagnosen möglich
- Eine Sonderform der Antlitzdiagose dient zur Auswahl passender Schüßler-Salze (Sonnerschau)

Was erwartet Sie?

Von der eigentlichen Diagnosestellung werden Sie nicht viel bemerken. Während des Gesprächs wird der Therapeut auf besondere Zeichen in Ihrem Gesicht achten.

- Am Tag einer Antlitzdiagnose sollten Sie kein Make-up tragen, da dies wichtige Anzeichen in Ihrem Gesicht überdecken könnte.
- Wird Ihr Therapeut auf spezielle Merkmale aufmerksam, betrachtet er sie eventuell aus der Nähe genauer.
- Einige Therapeuten fertigen in regelmäßigen Abständen Fotos ihrer Patienten an, um Veränderungen im Gesicht besser wahrnehmen und überprüfen zu können.

DIE HANDDIAGNOSTIK

Handdiagnostik wird von vielen Menschen mit Handlesen und Wahrsagerei in Verbindung gebracht. Die medizinische Handdiagnostik, auch Chirologie genannt, hat jedoch mit der astrologischen Handdeutung oder dem Handlesen der Sinti und Roma nichts zu tun. Sie war als medizinische Untersuchungsmethode bereits im alten Ägypten und Griechenland weit verbreitet und wurde bis in das 17. Jahrhundert an den Universitäten Jena, Halle und Königsberg gelehrt.

Die moderne Chirologie ist eine Diagnosemethode, die stark auf die seelischen und charakterlichen Züge des Patienten eingeht, die der Diagnostiker aus der Form und der Linienzeichnung der Hand ablesen kann. Zwar spielt die seelische Situation des Patienten bei allen bisher vorgestellten Diagnosemethoden eine gewisse Rolle, bei der Handdiagnostik steht sie jedoch deutlich im Vordergrund. Daher eignet sich diese Diagnosemethode auch besonders als Grundlage für Therapieansätze, die auf eine Unterstützung der Psyche abzielen, wie z.B. die Bach-Blütentherapie. Die Form der Hände, die Linienführung der Handfalten, aber auch die Fingernägel geben dem Handdiagnostiker wichtige Hinweise auf die Grunddisposition.

Handform

Der Chirologe unterscheidet verschiedene Handformen, die Auskunft über Ihre ererbte Grundveranlagung geben. Das betrifft die Züge Ihres Charakters, aber auch Ihre Stärken, Schwächen, Neigungen und Talente.

- Die quadratische Hand wird als elementare Hand bezeichnet, sie weist auf einen zupackenden Charakter hin.
- Die spatelförmige Hand deutet auf eine praktische Veranlagung hin. Menschen mit dieser Handform sind häufig aktiv, fleißig und sehr bodenständig.
- Die konische Hand, auch als schöpferische Hand bezeichnet, deutet auf einen einfühlsamen, phantasievollen, kreativen Menschen hin.
- Die längliche Hand findet man häufig bei Menschen, die vergeistigt und wenig bodenständig sind. Menschen mit länglichen Händen haben häufig ein ausgeprägtes Einfühlungsvermögen und können gut zuhören und auf andere Menschen eingehen.
- Die eckige Hand deutet auf Disziplin, Pünktlichkeit und Strebsamkeit hin. Menschen mit dieser Handform sind meist Gewohnheitstiere und gute Organisatoren.

Handlinien

Die Linien Ihrer Handinnenfläche geben Hinweise auf Ihren gesundheitlichen Zustand. Chirologen gehen davon aus, dass die linke Hand die ererbten Eigenschaften oder Schwachpunkte anzeigt, während die rechte Hand eher die während des Lebens erworbenen Eigenschaften zeigt. Wenn sich in Ihrem Körper eine Krankheit manifestiert, wird sie sich also eher in der rechten als in der linken Hand zeigen. Bei Linkshändern ist dies umgekehrt.

Die Hauptlinien der Hände sind Lebens-, Herz- und Kopflinie. Die ***Lebenslinie*** verläuft von der Handwurzel am Handgelenk um den Daumenballen bis zur Mittelhand. Sie zeigt unter anderem unsere Lebenskraft an: Eine schwache Lebenslinie kann z.B. ein Hinweis auf eine geringe Abwehrstärke sein. Die Länge der Lebenslinie gibt nicht, wie häufig angenommen, Auskunft über die Länge Ihres Lebens, sondern eher über Ihre Vitalität. Eine kurze Lebenslinie kann Ausdruck eines Vitalitätsverlusts in der zweiten Lebenshälfte sein.

Die ***Kopflinie*** ist die untere der beiden Querlinien, die sich über Ihre Handfläche ziehen. Sie zeigt Ihnen, wie es um Ihr Nervensystem bestellt ist. Menschen mit einer schwachen Kopflinie haben ein erhöhtes Bedürfnis nach Ruhe und leiden häufig an nervösen Erschöpfungszuständen. Eine lange Kopflinie zeigt einen scharfen, analytischen Verstand.

Die ***Herzlinie,*** die obere der beiden Querlinien, gibt Hinweise auf Ihre emotionale Verfassung. Menschen mit einer kräftigen Herzlinie, die mit einem leichten Schwung zwischen Zeige- und Mittelfinger endet, können meist offen mit ihren Gefühlen umgehen und anderen Menschen mit Herzlichkeit begegnen. Bei einer schwach ausgeprägten oder kurzen Herzlinie können Sie mit Ihren Emotionen weniger gut umgehen, sind eher verschlossen und schlucken Ihre Gefühle herunter.

Neben den drei Hauptlinien gibt es, wie Sie an Ihren eigenen Händen sehen können, eine Vielzahl weiterer Handlinien, die dem Chirologen Aufschluss über Ihren körperlichen und seelischen Zustand geben.

BESONDERHEITEN DER HANDDIAGNOSE

- Handform und Handlinien geben Hinweise auf charakterliche Eigenschaften und Schwachpunkte in der Gesundheit
- Fingernägel geben Hinweise auf mögliche Erkrankungen
- keine eindeutigen Diagnosen möglich

Fingernägel

Normale Fingernägel sollten eine glatte Oberfläche, eine leicht rosa Färbung und am Nagelbett einen weißlichen Halbmond zeigen. Nagelveränderungen wie Rillen, Riefen oder Verfärbungen sind Hinweise auf einen krankhaften Vorgang.

Sind die Nägel z.B. bläulich oder gräulich verfärbt, ist dies ein Anzeichen für eine Herz- oder Lungenerkrankung. Weiße oder blasse Nägel dagegen weisen auf Blutarmut oder eine Nierenstörung hin. Weiße Einschlüsse in den Nägeln deuten auf Mineralstoffmangel, brüchige Nägel auf eine erhöhte Säurebelastung hin. Leicht einreißende Nägel bei Frauen sind meist ein Anzeichen für Unterleibsprobleme. Querrillen oder Furchen deuten auf eine Belastung des Körpers durch Schwermetalle oder andere Gifte hin. Längsrillen treten bei Mineralstoffmangel, aber auch bei chronischen Stoffwechselstörungen wie Diabetes auf.

Was erwartet Sie?

Eine Handdiagnose wird meist von Heilpraktikern oder Lebensberatern ausgeführt, die sich auf die Behandlung von seelisch bedingten Problemen spezialisiert haben. Für eine Handdiagnose sollten Sie etwas Zeit mitbringen.

- Bereits der Händedruck zur Begrüßung gibt dem Handdiagnostiker erste Hinweise auf Temperatur, Feuchtigkeit und Festigkeit Ihrer Hand.
- Dann sieht er sich Ihre Hand, Handlinien und Fingernägel genauer an.
- Manche Therapeuten fertigen einen Tuscheabdruck der Hände an, der den Verlauf der Handlinien dokumentiert.
- Frauen sollten für die Untersuchung der Fingernägel keinen Nagellack tragen.

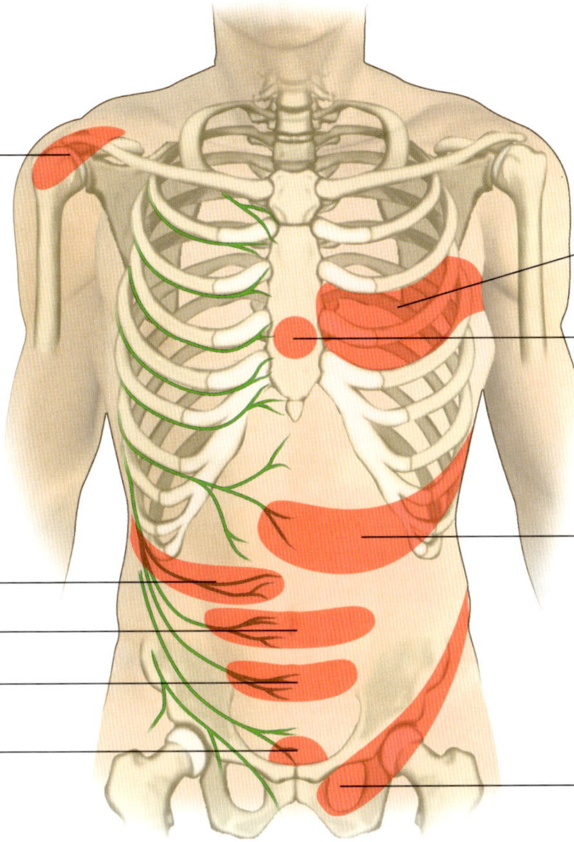

Die Head-Zonen beschreiben Hautareale, die mit inneren Organen in Verbindung stehen. Diese Reflexzonen reagieren auffällig, z. B. mit Druckempfindlichkeit, wenn das zugeordnete Organ erkrankt ist.

Eine Handdiagnose ist immer in ein ausführliches Gespräch über Ihre Lebenssituation, Ihre Vorlieben, Ängste und Sorgen eingebunden.

DIE REFLEXZONENDIAGNOSE

Hautareale, die über Nervenbahnen mit bestimmten inneren Organen in Verbindung stehen, werden als Reflexzonen bezeichnet. Die Reflexzonendiagnostik basiert auf Untersuchungen des britischen Neurologen Henry Head (1861–1940) Ende des 19. Jahrhunderts. Er fand heraus, dass innere Organe und bestimmte Hautareale über eine Verschaltung im Rückenmark miteinander verbunden sind. Diese Nervenverbindungen stammen aus der Embryonalentwicklung und sind äußerlich nicht mehr erkennbar. Die Reaktionen auf einen Nervenimpuls finden aber reflexartig (unbewusst) statt und laufen immer gleich ab. Sie sind die Erklärung dafür, dass Herzprobleme als Schmerzen im linken Arm wahrgenommen werden und bei Gallenbeschwerden die rechte Schulter schmerzen kann. Diese reflektorischen Verknüpfungen im Rückenmark werden auch als Haut-Eingeweide-Reflexe bezeichnet und sind auch in der Schulmedizin allgemein anerkannt.

BESONDERHEITEN DER REFLEXZONENDIAGNOSE

- Zwischen bestimmten Hautzonen und inneren Organen bestehen Nervenverbindungen
- Schmerzempfindungen in diesen Bereichen geben Hinweise auf Erkrankungen
- Eine Reizbehandlung dieser Hautzonen kann sich positiv auf das entsprechende Organ auswirken

Head-Zonen auf der Haut

Entsprechend den Nervenverbreitungsgebieten in der Haut lässt sich unsere Körperoberfläche in sogenannte Head-Zonen einteilen, deren anatomische Grundlagen wissenschaftlich bewiesen sind. Bei Erkrankungen der inneren Organe kann es zu einer erhöhten Schmerzempfindlichkeit der entsprechenden Hautareale kommen (→ Abbildung Seite 55). Auch Verhärtungen, Schwellungen oder Verfärbungen lassen auf organische Probleme schließen.
Umgekehrt lassen sich die Organe auch über die Behandlung der entsprechenden Hautzonen therapieren. Das macht man sich z. B. bei der → Schröpftherapie und der → Neuraltherapie zunutze.

Was erwartet Sie?

- Für die Untersuchung müssen Sie Ihren Oberkörper frei machen.
- Der Therapeut wird Ihren Rücken und Bauch betrachten und bestimmte Areale abtasten.
- Ihre Rückmeldung über Schmerzempfindungen gibt dem Reflexzonendiagnostiker wertvolle Hinweise auf mögliche Erkrankungen.

HARA-DIAGNOSE

Nach der japanischen Philosophie wird der Bauch als das Kraftzentrum des Menschen gesehen. Das Wort Hara kann mit »Bauch« übersetzt werden, umfasst aber auch Begriffe wie »Mitte« oder »Kraftzentrum«. Die Hara-Diagnose ist in Japan im Rahmen der japanischen → Kampo-Medizin entstanden und wird in Deutschland hauptsächlich durch → Shiatsu-Therapeuten ausgeführt.
Es handelt sich um eine Tastuntersuchung des Bauches, die Auskunft über den energetischen Zustand Ihres Körpers gibt.
Für die Hara-Diagnose ist der Bauch in zwölf Zonen aufgeteilt, die jeweils mit einem der zwölf den Körper durchziehenden Meridiane (Leitbahnen) in Verbindung stehen. Spürt der Therapeut eine Schwäche in einem bestimmten Bereich des Bauches, so kann er Rückschlüsse auf Energieblockaden im entsprechenden Meridian ziehen. Beispielsweise deutet ein Schwachpunkt oberhalb des Bauchnabels auf eine Schwäche des Milzmeridians hin.

Was erwartet Sie?

Eine Hara-Diagnose findet meist zu Beginn einer Shiatsu-Behandlung statt. Dazu legen Sie sich entspannt auf die Behandlungsmatte bei Ihrem Therapeuten.

- Für eine Hara-Diagnose brauchen Sie Ihren Bauch nicht frei zu machen.
- Durch schnelles, rhythmisches Eindrücken der zwölf Bauchzonen spürt der Therapeut durch die Kleidung den energetischen Zustand Ihres Haras.
- Eine Hara-Diagnose dauert wenige Minuten und geht meist in die Shiatsu-Behandlung über.

BESONDERHEITEN DER HARA-DIAGNOSE

- Die Hara-Diagnose gibt Auskunft über den momentanen, energetischen Zustand der 12 Leitbahnen
- Sie dient meist als Grundlage für eine Shiatsu-Behandlung
- Sie kann keine Krankheiten diagnostizieren, wohl aber Schwächen von bestimmten Organen oder Körperbereichen

Signale unseres Körpers

Unseren Körper richtig zu verstehen ist eine wesentliche Voraussetzung, um Beschwerden vorzubeugen, beginnende Erkrankungen zu erkennen und bei chronischen Leiden möglichst beschwerdefrei zu bleiben. Der Körper bedient sich verschiedener Alarmsignale, um uns rechtzeitig zu warnen, dass etwas nicht in Ordnung ist. Wenn Sie die Sprache des Körpers kennen, werden Sie behutsamer mit ihm umgehen und seine Grenzen nicht überschätzen.

WAS WILL DER KÖRPER UNS SAGEN?

Unser Körper teilt uns etwas mit – wenn wir ihm zuhören und darauf entsprechend reagieren, so kommt das unserer Gesundheit langfristig zugute. Ignorieren wir hingegen diese Botschaften, so mag das zwar kurzzeitig möglich sein, doch wir müssen dieses »Nicht-hören-Wollen« hinterher meist mit noch schwereren Beeinträchtigungen bezahlen. Daher steht die Naturheilkunde allen Therapien, die nur die Signale des Körpers unterdrücken, aber nicht die Ursachen der Störung behandeln, sehr kritisch gegenüber. Wenn Sie also z.B. häufig unter → Kopfschmerzen leiden, ist es immer sinnvoll, nach der Ursache zu forschen und diese zu behandeln, anstatt einfach nur ein Schmerzmittel zu nehmen.

AUF DIE SIGNALE ACHTEN

- Erst treten zunächst nur kleine Anzeichen auf, die wir oft der Einfachheit halber ignorieren.
- Doch wenn daraufhin keine Änderung der Lebensgewohnheiten stattfindet, werden daraus schnell stärkere Symptome, die bereits die Vorboten von größeren Schäden sind.
- Achten Sie darum auf Ihren Körper! Sehr viele Erkrankungen ließen sich im Vorfeld verhindern, wenn die Menschen die Signale ihres Körpers ernst nehmen und rechtzeitig gegensteuern würden.

Eltern sind in dieser Hinsicht noch weit mehr gefordert: Sie müssen anhand der Körpersignale ihrer Babys und Kleinkinder erkennen, was deren Bedürfnisse sind. Dabei übersetzen die Kleinen viele Körpersignale in die immer gleichlautende Botschaft: Weinen. Kein Baby weint völlig ohne Grund. Es ist also eine wichtige Aufgabe der Eltern, diesen Grund zu ermitteln, um dann in sinnvoller Weise helfen zu können. Im Folgenden sind verschiedene wichtige Körpersignale alphabetisch aufgeführt und erklärt. Manche dieser Signale sind so wichtig, dass wir ihnen darüber hinaus im Beschwerdenteil dieses Buches (→ ab Seite 354) ein eigenes Kapitel gewidmet haben.

APPETITLOSIGKEIT

Manchmal stellt sich auch nach längerem Nahrungsverzicht keine Lust auf Essen ein. Eine kurzzeitige → Appetitlosigkeit ist häufig ein Signal für eine beginnende Infektionserkrankung. Dann ist es sinnvoll, auf die innere Stimme zu hören und auch Kinder nicht zum Essen zu nötigen.
Dauert die Appetitlosigkeit allerdings länger an, sollten Sie nach den Ursachen forschen, denn bei langfristiger Appetitlosigkeit können Gewichtsabnahme und Mangelerscheinungen die Folge sein! Häufig ist sie die Folge von psychischen Problemen wie → Ängsten, → Depressionen oder → Stress, kann speziell bei jungen Frauen aber auch auf eine beginnende → Magersucht hindeuten. Allerdings löst auch die Einnahme von Medikamenten gele-

gentlich Appetitlosigkeit aus. Wenn Sie regelmäßig Medikamente einnehmen, lesen Sie auf dem Beipackzettel nach, ob Appetitlosigkeit eine mögliche Nebenwirkung ist. In diesem Fall verschreibt Ihnen Ihr Arzt eventuell ein anderes Arzneimittel, das diese Nebenwirkung nicht hat. Appetitlosigkeit tritt häufig auch als eine Folge eines → Mineralstoff- oder Vitaminmangels auf.

DURST

Unser Körper benötigt genügend Flüssigkeit, um alle seine Funktionen aufrechtzuerhalten. Besonders die Tätigkeit der Nieren, aber auch des Gehirns und des Herzens sind von einer ausreichenden Flüssigkeitszufuhr abhängig. Besonders ältere Menschen trinken häufig weniger, als ihr Körper eigentlich braucht, weil im Alter das Durstgefühl nachlässt.

Ein erwachsener Mensch sollte pro Tag zwei Liter Flüssigkeit zu sich nehmen. Bei starkem Schwitzen, Fieber, Erbrechen oder Durchfall müssen Sie den Flüssigkeitsverlust zusätzlich ausgleichen. Vorsicht: Alkohol entzieht dem Körper Flüssigkeit. Falls Sie also Alkohol trinken, sollten Sie Ihren Flüssigkeitsbedarf mit nichtalkoholischen Getränken, am besten mit Wasser, ergänzen.

Flüssigkeitsmangel kann sich in → Kopfschmerzen, → niedrigem Blutdruck, vor allem bei älteren Menschen auch durch Verwirrtheit äußern.

ENTZÜNDUNGEN

Viele verschiedene Erkrankungen haben als Ursache oder Begleiterscheinung eine Entzündungsreaktion, die durch eingedrungene Bakterien, Fremdstoffe, aber auch durch Autoimmunprozesse ausgelöst wird. Dabei sind viele verschiedene Botenstoffe im Spiel, die die Entzündungsreaktion koordinieren. Um die Durchblutung zu erhöhen, erweitern sich bei einer Entzündung die Blutgefäße: Es kommt zu einer Hautrötung und einer Hauterwärmung. Zugleich werden die Blutgefäße durchlässiger für Immunzellen, so dass weiße Blutkörperchen aus dem Blutstrom vermehrt in das betroffene Gewebe einwandern können. Dadurch dringt aber auch mehr Flüssigkeit ins Gewebe: Die entzündete Region schwillt an.

Eine Entzündung erscheint zwar unangenehm, ist aber in den meisten Fällen durchaus sinnvoll. So kann das Immunsystem z.B. eingedrungene Keime schneller und besser bekämpfen, weil Abwehrzellen effektiver zum Ort des Geschehens gelangen. Trotzdem sollten wir unseren Körper vor überschießenden Entzündungsreaktionen schützen. Das tun Sie, indem Sie entzündete Körperteile kühlen und bei einer bakteriellen Ursache desinfizieren. Autoimmun bedingte Entzündungen (→ Rheuma, → Morbus Crohn, → Colitis ulcerosa) lassen sich behandeln, indem die erhöhte Entzündungsneigung des Körpers gesenkt wird.

ERBRECHEN UND DURCHFALL

Erbrechen und Durchfall sind Möglichkeiten des Körpers, sich rasch von aufgenommenen Schad- und Giftstoffen zu befreien. Beides ist unangenehm, hat aber eine wichtige reinigende Funktion für den Körper. Daher sollten weder Erbrechen noch Durchfall sofort unterdrückt werden. Erst wenn bei anhaltendem Durchfall ein zu hoher Wasser- und Mineralstoffverlust droht, ist es sinnvoll, Gegenmaßnahmen zu ergreifen.

Die alternative Medizin, besonders der Ayurveda, nutzt sogar künstlich herbeigeführtes Erbrechen und Durchfall als Mittel der Reinigung.

Meist treten Erbrechen und Durchfall bei einer Infektion des Magen-Darm-Traktes auf. Unter Umständen kann anhaltender Durchfall oder wiederkehrendes Erbrechen auch auf eine Entzündung im Magen-Darm-Trakt hinweisen (→ Magenschleimhautentzündung, → Morbus Crohn, → Colitis ulcerosa). Auch psychische Ursachen wie → Angst oder → Stress und die Nebenwirkungen eines → Migräneanfalls können zu Erbrechen und Durchfall führen.

WANN SOLL MAN FIEBER SENKEN?

Ob Sie fiebersenkende Maßnahmen einsetzen sollten, hängt vom Einzelfall ab. Denn damit wird der positive Effekt der erhöhten Körpertemperatur, nämlich die Bekämpfung von Krankheitserregern, unterdrückt.

- Erhöhte Temperatur bis 38 °C bei einer Erkältung muss man nicht behandeln. Hier genügt es, den normalen Krankheitsverlauf abzuwarten.
- Auch Fieber bis 38,5 °C muss nicht unbedingt behandelt werden. Kalte Wadenwickel schaffen Erleichterung.
- Bei mäßigem Fieber über 38,5 °C , das anhält, ist eine genauere Abklärung der Ursachen nötig. Beobachten Sie weitere Krankheitszeichen und sprechen Sie mit einem Arzt darüber.
- Hohes Fieber über 39 °C ist ein ernstzunehmendes Krankheitszeichen. Bei Kindern entsteht sehr leicht hohes Fieber, das meist auch schnell zurückgeht, aber beobachten Sie genau den Verlauf. Bei älteren Menschen belastet hohes Fieber den Kreislauf, hier sollte man das Fieber mit Arzneimitteln senken.

FIEBER

Fieber ist eine Reaktion des Körpers vor allem auf bakterielle Infektionen. Gleichzeitig kommt es neben Frieren zu einem Gefühl der Schwäche, oft verbunden mit Schwindel. Diese Begleiterscheinungen sorgen idealerweise dafür, dass wir uns trotz unerledigter Aufgaben ins Bett begeben, um die Erkrankung so schnell wie möglich auszukurieren.
Der Körper erhöht die Körpertemperatur vor allem, um das Immunsystem leistungsfähiger arbeiten zu lassen. Darum sollten wir Fieber auch nicht in jedem Fall unterdrücken. Es hilft der Abwehr, schneller mit den krank machenden Erregern fertig zu werden. Nur wenn das Fieber mehrere Tage über 39 °C steigt oder bei Kindern, die eine Neigung zu Fieberkrämpfen haben, sollten Sie fiebersenkende Maßnahmen ergreifen.
Bei einigen Erkrankungen ist es sogar sinnvoll, künstlich die Körpertemperatur zu erhöhen, um das Immunsystem anzuregen. So kann ein Saunabesuch, bei dem die Körpertemperatur kurzzeitig auf über 40 °C ansteigt, Infektionskrankheiten vorbeugen. Auch bei der Hyperthermiebehandlung von → Krebserkrankungen macht man sich die abwehrsteigernde Wirkung einer hohen Körpertemperatur zunutze.

FRIEREN, SCHÜTTELFROST

Wir sind als Warmblüter darauf angewiesen, unsere Körpertemperatur in einem relativ engen Temperaturbereich (etwa 37 °C) aufrechtzuerhalten. Wenn die Körpertemperatur unter einen gewissen Schwellenwert sinkt, so beginnen wir zu frieren. Schüttelfrost oder Zittern vor Kälte entsteht, wenn die Muskeln durch schnelle Hin-und-her-Bewegung versuchen, mehr Wärme zu erzeugen. Mit dem Signal »Frieren« will uns der Körper zu verstehen geben, dass wir uns aktiv um mehr Wärme bemühen sollen, sei es durch das Anziehen zusätzlicher Kleidung, das Aufsuchen eines wärmeren Ortes, mehr Bewegung oder durch Energiezufuhr mit Nahrungsmitteln.
Plötzliches Frieren, obwohl Sie sich in einem warmen Raum aufhalten, kann das erste Anzeichen für eine fieberhafte Erkrankung sein. Neigen Sie generell dazu, schnell zu frösteln, und haben Sie ständig kalte Hände und Füße, ist dies häufig ein Zeichen für → niedrigen Blutdruck. Im Sinne der chinesischen Medizin zeigen diese Symptome einen Qi-Mangel an. Das Qi ist schwach und nicht in der Lage, Ihren Körper ausreichend zu durchströmen und zu wärmen.
Eine besondere Form der Kälteempfindlichkeit ist die Kälteallergie: Bei einigen Menschen kommt es bei Temperaturen unterhalb von 10 bis 15 °C zu ei-

ner Reaktion des Immunsystems, die zu Minderdurchblutung der Finger und Zehen (Morbus Raynaud), aber auch zu Kälte-Nesselsucht führen kann.

MANGELERSCHEINUNGEN

Unser Körper ist auf die regelmäßige Zufuhr von lebenswichtigen Vitaminen und Mineralstoffen angewiesen. Normalerweise erhalten Sie bei einer ausgewogenen Ernährung die erforderlichen Mengen an Mikronährstoffen mit Ihrer Nahrung. Jedoch können extreme Diäten, eine zu geringe Nahrungsaufnahme, falsche Ernährung, Aufnahmestörungen des Magen-Darm-Trakts oder auch ein erhöhter Bedarf an bestimmten Nährstoffen bei Erkrankungen zu Mangelerscheinungen führen.

Besonders ältere Menschen sind häufig davon betroffen, da sie auf der einen Seite einen erhöhten Bedarf an Vitaminen und Nährstoffen, auf der anderen Seite aber einen geringeren Appetit haben und oft wenig frisches Obst oder Gemüse zu sich

SYMPTOME BEI MINERALSTOFFMANGEL

Mineralstoff-mangel	Was sind die häufigsten Auslöser?	Welche Symptome treten auf?	Häufigkeit
Calcium	Ernährung, Wechseljahre, chronische Darmerkrankungen, Vitamin-D-Mangel	Muskelkrämpfe, Osteoporose, Blutgerinnungsstörungen, Herzrhythmusstörungen	häufig
Chrom	Ernährung, Diabetes, im Alter	Schwankungen des Blutzuckerspiegels	
Eisen	Blutverlust, Schwangerschaft, vegetarische Ernährung	Appetitlosigkeit, Müdigkeit, Blutarmut	häufig
Fluor	Ernährung	Karies	
Jod	Ernährung	Schilddrüsenunterfunktion, Fehlgeburten	häufig in den Alpen
Kalium	Einnahme von Diuretika, Durchfall, Erbrechen	Herzrhythmusstörungen, Verstopfung, Konzentrationsschwäche	
Kupfer	Ernährung, zu hohe Zinkeinnahme (mehr als 50 mg/Tag)	Blutarmut, Pigmentstörungen, Infektanfälligkeit	
Magnesium	Leistungssport, hoher Alkoholkonsum, Einnahme von Abführmitteln und Diuretika, chronische Darmerkrankungen	Muskelkrämpfe, Herzrhythmusstörungen, Schlafstörungen, Nervosität, Depressionen, Verdauungsstörungen	häufig
Mangan	falsche Ernährung	Knochenmissbildungen, Demenz	
Selen	hoher Alkoholkonsum, einseitige Ernährung, Einnahme von Abführmitteln und Diuretika	Nagelveränderungen, schuppige Haut, Unfruchtbarkeit	
Zink	Leistungssport, Lebererkrankungen, Diabetes, im Alter	Haarausfall, weiße Flecken auf den Nägeln, verzögerte Wundheilung, Depressionen, Lernschwäche, Unfruchtbarkeit	häufig

nehmen. Auch Raucher und Alkoholiker haben ein stark erhöhtes Risiko für einen Mangel an verschiedenen Mikronährstoffen.
Mangelerscheinungen beginnen zunächst wenig dramatisch: Veränderungen von Haut, Nägeln und Haaren sind meist die ersten Anzeichen. Aber auch eine allgemeine Leistungsschwäche kann das Symptom für eine Mangelerscheinung sein. Solche Anzeichen sollten Sie ernst nehmen und Ihrem Körper die nötigen Mineralien und Vitamine zuführen.

SYMPTOME BEI VITAMINMANGEL

Vitamin-mangel	Was sind die häufigsten Auslöser?	Welche Symptome treten auf?	Häufigkeit
Vitamin A	einseitige Ernährung	Nachtblindheit, Haarausfall, Schuppen	häufig
Vitamin B1	hoher Konsum von Alkohol, schwarzem Tee oder Kaffee, Medikamente	körperliche und geistige Leistungsminderung, Appetitlosigkeit, Gewichtsverlust, Reizbarkeit	häufig
Vitamin B2	hoher Alkoholkonsum, Schilddrüsenunterfunktion, Mangelernährung	Müdigkeit, Antriebsverlust, Depressionen, Mundwinkelrhagaden, Entzündungen von Haut und Schleimhaut	
Vitamin B3 (Niacin)	hoher Alkoholkonsum, Medikamente	Hautentzündungen, Durchfall, Demenzerscheinungen, Schlafstörungen	
Vitamin B6	hoher Alkoholkonsum, Rauchen, Diabetes	Blutarmut, Haarausfall, neurologische Störungen	selten
Vitamin B12	hoher Alkoholkonsum, chronische Erkrankungen des Magen-Darm-Trakts, streng vegetarische Ernährung	Appetitlosigkeit, Depressionen, Gedächtnisschwäche, Blutarmut	häufig
Vitamin C	hoher Alkoholkonsum, Rauchen, Medikamente, im Alter	erhöhte Infektanfälligkeit, Müdigkeit, verzögerte Wundheilung	häufig
Vitamin D	Mangel an Sonnenlicht, Einnahme von Kortison	Knochenveränderungen	häufig bei Kindern und Senioren
Vitamin E	Rauchen, Diabetes, chronische Entzündungen	Leistungsminderung, Blutarmut, Unfruchtbarkeit	selten
Vitamin K	im Alter	Blutgerinnungsstörungen	häufig bei Senioren
Biotin	hoher Alkoholkonsum, einseitige Ernährung	Dermatitis, Haarausfall, ZNS- und Fettstoffwechselstörungen	selten
Folsäure	Einnahme der Pille, Diabetes, Schwangerschaft	Appetitlosigkeit, Depressionen, Gedächtnisschwäche, Blutarmut, Abwehrschwäche, Veränderungen der Darmschleimhaut	häufigster Nährstoff-mangel
Pantothen-säure	hoher Alkoholkonsum, Lebererkrankungen	Entzündungen des Magen-Darm-Trakts, verzögerte Wundheilung	selten

Allerdings warnen immer mehr Experten vor Überdosierungen; achten Sie also auf die richtigen Mengen. Wenn Sie mehr über die Behandlung mit Mikronährstoffen wissen möchten, lesen Sie dazu die Kapitel → Orthomolekulare Medizin und → Vitalstofftherapie.

MANGEL AN OMEGA-3-FETTSÄUREN

- Unsere heutige Ernährung mit viel Fleisch, aber wenig Fisch und pflanzlichen Fetten führt bei vielen Menschen zu einem Ungleichgewicht zwischen den verschiedenen Fettsäuretypen. Da Fettsäuren eine Vielzahl von Prozessen in unserem Körper beeinflussen, führt das zu unerwünschten Reaktionen.
- So konnte nachgewiesen werden, dass ein Mangel an Omega-3-Fettsäuren Erkrankungen wie Rheuma, Arteriosklerose und Herzinfarkt begünstigt. Omega-3-Fettsäuren sind hauptsächlich in Seefisch enthalten (z.B. Hering, Makrele, Lachs). Statt regelmäßig Lachssteaks zu essen, können Sie aber auch Fischölkapseln aus Ihrer Apotheke einnehmen.
- Im Vergleich zu uns Mitteleuropäern sind die in der Arktis lebenden Inuit, die wesentlich mehr Fisch und damit die »gesunden« Fettsäuren aufnehmen, sehr viel seltener von Herzerkrankungen und Rheuma betroffen.

MÜDIGKEIT UND SCHLAFSTÖRUNGEN

Zur Regeneration unseres Körpers brauchen wir regelmäßig und genügend Schlaf. Schlafen ist gesund, weil in dieser Phase unsere Zellen neue Kraft schöpfen, der Geist Erlebtes verarbeitet und unser Immunsystem sich regeneriert. Schlafen wir zu wenig, so kann dies langfristig zu Krankheiten führen, permanenter Schlafentzug wäre lebensbedrohlich.
Müdigkeit macht uns darauf aufmerksam, dass wir Schlaf benötigen. Ist Müdigkeit allerdings ein Dauerzustand, will uns der Körper offensichtlich zu Ruhe zwingen, und wir sollten nach den Ursachen forschen. Ist der Grund eine zu hohe körperliche oder psychische Belastung (→ Burn-out-Syndrom) oder eine sich ankündigende Erkrankung (→ grippaler Infekt)? Manchmal stecken auch → Mangelerscheinungen hinter einer andauernden Müdigkeit.
Die chinesische Medizin sieht Müdigkeit als ein Anzeichen eines Mangels an der Lebenskraft Qi, während der Ayurveda einen Überschuss an Kapha für ständige Müdigkeit verantwortlich macht. Wenn Sie herausfinden, woran Ihre Müdigkeit liegt, können Sie das Übel an der Wurzel behandeln und müssen sich nicht mit Kaffee, schwarzem Tee oder anderen Muntermachern über den Tag retten!

OHNMACHT, BEWUSSTLOSIGKEIT

Bei Ohnmacht und Bewusstlosigkeit trübt sich das Bewusstsein durch eine Unterversorgung des Gehirns mit Sauerstoff. Während eine Ohnmacht nur kurzzeitig – etwa eine Minute – anhält, kann Bewusstlosigkeit auch länger andauern. Eine Ohnmacht kann psychische Auslöser haben, aber unter anderem auch durch → niedrigen Blutdruck, → Herzrhythmusstörungen oder einen Schlaganfall verursacht sein.
Bewusstlosigkeit tritt dagegen vor allem nach schweren Verletzungen auf. Die Folge ist ein Kontrollverlust über wichtige Körperfunktionen. In diesem Fall muss sofort ein Arzt gerufen werden und der Patient bis dahin mit Maßnahmen der Ersten Hilfe (Atemwege frei machen, stabile Seitenlage) versorgt werden.

SÄTTIGUNG

Das normale Sättigungsgefühl tritt ein, wenn der Magen mit einer ausreichenden Nahrungsmenge gefüllt ist. Der Nahrungsbrei dehnt die Wände des Verdauungstraktes, insbesondere des Magens. Die-

ses Dehnungssignal wird im Gehirn mit der Information »Der Magen ist voll« übersetzt. Zusätzlich löst ein erhöhter Blutzuckerspiegel durch die aufgenommene Nahrung ein Sättigungssignal aus.
Leider haben sich viele Menschen angewöhnt, das Sättigungsgefühl zu ignorieren und einfach weiterzuessen, da Essen für uns meist mit angenehmen Empfindungen verbunden ist. Häufig führt diese ungebremste Esslust zu → Übergewicht mit all seinen Folgeproblemen.
Darum sollten Sie richtiges Essen wieder einüben:

- Essen Sie in entspannter Atmosphäre und ohne Ablenkung durch Fernsehen oder Zeitschriften.
- Lassen Sie sich Zeit, Hektik überträgt sich auch auf den Magen.
- Kauen Sie jeden Bissen bewusst und genießen Sie den Geschmack.
- Reagieren Sie beim ersten Gefühl der Sättigung und lassen Sie den Rest stehen – Sie müssen den Teller nicht leer essen.

Sie werden sehen, Sie werden dadurch mehr Genuss am Essen und an Ihrer Figur haben!
Eine besonders ausgeprägte Störung des Sättigungsgefühls liegt bei der → Bulimie vor, die häufig bei Jugendlichen und jungen Erwachsenen auftritt.

SCHMERZEN

Schmerzen sind ein klassisches Alarmsignal, mit dem unser Körper uns darauf aufmerksam macht, dass etwas nicht stimmt. Schmerz hat eine Schutzfunktion für unseren Körper und sollte daher nicht einfach mit Schmerzmitteln unterdrückt werden. Wenn Sie Schmerzen empfinden, sollten sie herausfinden, was diesen Schmerz auslöst, und Abhilfe schaffen – das ist der ursprüngliche Sinn von Schmerzen. Um einem Arzt oder Therapeuten die Diagnose zu erleichtern, ist es wichtig, den Schmerz und seinen Ort genauer zu beschreiben. Dabei hilft Ihnen die nebenstehende Checkliste.
Manche Menschen leiden unter chronischen Schmerzen, was besonders schwierig ist, wenn sich nicht einmal eine Ursache finden lässt wie z.B. beim → Fibromyalgie-Syndrom. Dauerhafter Schmerz ist eine große Belastung für die Betroffenen, eröffnet aber vielleicht auch Wege, den eigenen Körper und seine Reaktionen in einem anderen Licht zu sehen. Die alternative Medizin will nicht nur Schmerzen lindern, sondern stellt immer die Frage nach dem Warum. Häufig stellen Schmerzen einen Schutzschild dar, mit dem wir uns gegen zu hohe Belastungen, Ängste, vielleicht auch gegen die Auseinandersetzung mit anderen Problemen schützen. Haben Sie den Mut und versuchen Sie zu ergründen, wo die tieferen Ursachen Ihrer Schmerzen liegen!

CHECKLISTE SCHMERZEN

Um die Ursache eines Schmerzes zu finden, sind genaue Angaben zum Ort und der Intensität hilfreich. Doch die Schmerzwahrnehmung ist individuell unterschiedlich, und es ist oft nicht ganz einfach, die passenden Wörter zu finden. Eine Reihe von Fragen, die Sie sich selbst stellen können, erleichtern die Beschreibung.

- Wo sitzt der Schmerz genau? Am Kopf z.B. vorne, hinten, seitlich rechts oder links?
- Wo sitzt der stärkste Schmerzpunkt?
- Wie stark ist der Schmerz? Nehmen Sie eine Skala von 1 bis 10 zu Hilfe, um die Stärke auszudrücken.
- Welche Eigenschaften hat der Schmerz? Dumpf und drückend – schneidend und scharf – klopfend und pochend – brennend oder stechend – wellenförmig an- und abschwellend?
- Wie traten die Schmerzen auf? Plötzlich und akut? Oder begannen sie langsam und steigerten sich?
- Wie lange dauern die Schmerzen? Kommen und gehen sie bei bestimmten Gelegenheiten, oder dauern sie seit einiger Zeit ununterbrochen an?
- Treten neben den Schmerzen auch andere Beschwerden auf?

SCHOCK

Durch plötzlich eintretende Ereignisse kann es dazu kommen, dass der Blutdruck unter einen kritischen Schwellenwert sinkt. Ursachen können starker Blut- und Flüssigkeitsverlust bei Verletzungen sein (→ Wunden, → Verbrennungen), heftige allergische Reaktionen (→ Allergien), aber auch → Herzschwäche oder ein Kreislaufzusammenbruch durch eine plötzliche schockierende Nachricht.

Als Folge davon werden viele Körperbereiche nicht ausreichend mit Blut versorgt. Symptome sind Benommenheit, beschleunigter und allmählich schwächer werdender Puls, blasse und kühle Haut, kalte Gliedmaßen und Schweißausbrüche. Es droht Bewusstlosigkeit durch einen Kreislaufkollaps. Schmerzen und Angst können die Situation verschlimmern. Ein Schockzustand signalisiert einen echten Notfall: Sie sollten umgehend einen Notarzt rufen und bis zu seinem Eintreffen je nach Auslöser sinnvolle Erste-Hilfe-Maßnahmen ergreifen, z. B. Beine hochlagern in Schocklage.

SCHWACHE KONDITION

Wenn Sie bei jedem Treppensteigen in Atemnot geraten und schon ein kleiner Sprint zum Bus Sie aus der Puste bringt, ist das ein Anzeichen dafür, dass das Herz-Kreislauf-System oder die Lunge nicht mehr so leistungsfähig sind, wie sie sein sollten.

Nicht immer liegt einer schwachen Kondition eine Erkrankung zu Grunde. Sie ist häufig ein Zeichen dafür, dass der Körper nicht genug Bewegung bekommt und deshalb nicht trainiert ist. Regelmäßige sportliche Aktivitäten lassen Ihre Kondition schnell besser werden, und eine Treppe ist bald kein Grund mehr, um aus der Puste zu kommen.

Atemnot kann allerdings auch durch eine Herzschwäche, Asthma oder eine Lungenerkrankung bedingt sein, was unbedingt einer Behandlung bedarf. Langfristig kann dieser Zustand Auslöser für eine Vielzahl von Erkrankungen sein und sollte daher ernst genommen werden.

SCHWINDEL

Schwindel ist eine normale Reaktion unseres Körpers auf Kreis- oder Drehbewegungen, bei denen die Flüssigkeit in unserem Gleichgewichtsorgan im Innenohr in Bewegung gekommen ist. In manchen Fällen kündigt Schwindel jedoch eine Krankheit an. Dazu gehören → Augenerkrankungen, Erkrankungen des Innenohrs, → Kreislauferkrankungen (insbesondere → niedriger Blutdruck oder → Bluthochdruck) oder auch → neurologische Erkrankungen. Aber auch psychische Ursachen wie → Ängste oder Unsicherheit können Schwindel auslösen. Da all diese Ursachen keine Lappalien sind, ist es ratsam, bei wiederkehrenden Schwindelgefühlen einen Arzt aufzusuchen.

SCHWITZEN

Unser Körper ist bemüht, die Körpertemperatur nicht über den festgesetzten Schwellenwert von normalerweise 37 °C steigen zu lassen. Bewirkt die Außentemperatur keine ausreichende Kühlung, so kommen wir ins Schwitzen: Die Schweißdrüsen auf der Haut produzieren vermehrt Flüssigkeit, die über den Verdunstungsvorgang dem Körper Wärme entzieht und dadurch kühlend wirkt. Gleichzeitig ist Schwitzen ein Signal an unser Bewusstsein, durch einen Ortswechsel umgehend für eine kühlere Umgebung zu sorgen.

Plötzliche Schweißausbrüche treten auch dann auf, wenn das vegetative Nervensystem überreagiert. Eine solche Reaktion kann durch Angst, Schwäche, Hormonschwankungen oder Herzprobleme ausgelöst werden. Über längere Zeit andauernder Nachtschweiß kann ein ernstes Krankheitszeichen sein und sollte ärztlich abgeklärt werden.

Therapeutisch kann das Schwitzen genutzt werden, um unseren Körper von Abfallprodukten zu befreien, die wir mit dem Schweiß absondern. Durch regelmäßige Saunabesuche und Schwitzkuren helfen Sie Ihrem Körper, Giftstoffe wie Alkohol, Nikotin oder Medikamentenrückstände auszuscheiden.

SO HELFEN SIE IHREM KÖRPER

- Wenn Sie die Signale Ihres Körpers und Ihres Geistes ernst nehmen, können Sie sehr viel Gutes für sich tun.
- Alle Erkrankungen lassen sich im Frühstadium leichter behandeln, als wenn schon ernste Schäden aufgetreten sind. Verantwortungsvolle Ärzte und Therapeuten werden Sie in diesem Bestreben immer unterstützen.
- Dieses Buch eröffnet Ihnen viele Möglichkeiten, gesundheitliche Probleme sinnvoll zu therapieren und damit Ihre Lebensqualität zu steigern.

TRAURIGKEIT UND ANTRIEBSLOSIGKEIT

Jeder Mensch kennt das Gefühl von Trauer, meist ist es mit bestimmten Situationen oder Geschehnissen verbunden wie z.B. dem Verlust eines geliebten Menschen. Manchmal breitet sich das Gefühl von Trauer aber auch ohne einen bestimmten Anlass aus: Das Leben erscheint reizlos und trist, die Freude an den kleinen Dingen ist einem alles überschattenden Kummer gewichen. Meist kommt ein Gefühl der Schwäche und Antriebslosigkeit dazu.

Diese Symptome sind typisch für eine → Depression. Viele Menschen erleiden mindestens einmal in ihrem Leben eine depressive Episode, die aber meist unbehandelt bleibt. Dabei gibt es viele alternative Therapien, die Ihnen helfen können, das Leben wieder in einem helleren Licht zu sehen.

Oft hindert die Depression und die damit verbundene Mut- und Antriebslosigkeit die Betroffenen daran, professionelle Hilfe bei einem Arzt oder Psychotherapeuten zu suchen. Hier sind Angehörige und Freunde gefragt, den Erkrankten bei den ersten Schritten zu einem Beratungsgespräch oder einer Therapie zu unterstützen.

In einigen Fällen kann eine Depression auch durch Medikamente (z. B. Blutdrucksenker) oder auch durch Mangelerscheinungen ausgelöst werden. Wird dies erkannt, lässt sich die Ursache meist schnell beheben.

VERGESSLICHKEIT, KONZENTRATIONSSCHWÄCHE

Wenn Ihnen häufig der Name Ihres Gegenübers nicht mehr einfällt, so ist dies bereits ein kleines Anzeichen von Vergesslichkeit. Verliert man ständig den Schlüssel oder vergisst, den Herd auszumachen, so besteht bereits ein echtes Problem.

Die Zunahme fehlerhafter Handlungen wird meist zuerst von Mitmenschen bemerkt und ist ein Signal: Die Denkprozesse laufen nicht mehr so, wie sie sollten. Die Ursachen hierfür können jedoch sehr unterschiedlich sein.

Bei alten Menschen wird Vergesslichkeit häufig für eine beginnende → Demenzerkrankung gehalten. Allerdings können Konzentrationsschwäche und Vergesslichkeit auch durch → Depressionen oder → Stress ausgelöst werden. Viele Hochbetagte werden von ihren Mitmenschen für dement gehalten, leiden aber in Wirklichkeit an einer Altersdepression, die in vielen Fällen gut zu behandeln wäre, wenn sie erst einmal von einem Psychiater oder Neurologen diagnostiziert wird. Auch Flüssigkeitsmangel oder ein Mangel an Vitaminen oder Mineralstoffen (z. B. Vitamin B1, B3, B12, Folsäure, Mangan und Zink) können bei Senioren für das Nachlassen der geistigen Fähigkeiten verantwortlich sein (→ Tabelle Seite 61).

Leiden Kinder unter Konzentrationsschwäche und sind körperlich sehr unruhig, wird heutzutage häufig ein Aufmerksamkeitsdefizit-Hyperaktivitätssyndrom (→ ADHS) diagnostiziert. Aber auch viele Erwachsenen leiden darunter, ohne dass die Erkrankung je erkannt würde. Ausführliche Tests helfen bei der Diagnose und eröffnen Wege zu einer Therapie, mit der Sie Ihre Lebensqualität und Leistungsfähigkeit verbessern können.

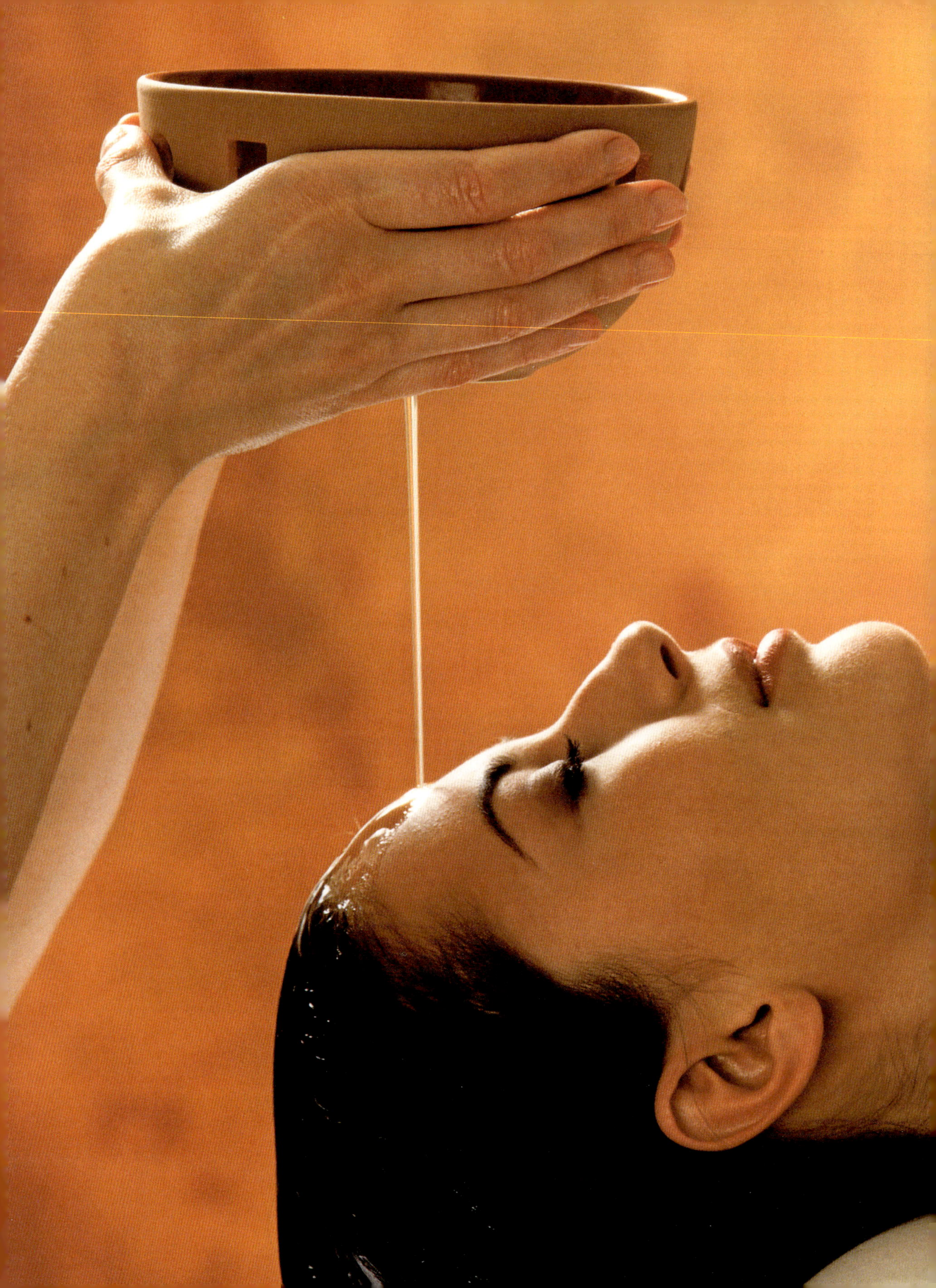

Alternative Therapien

Hier finden Sie alles Wissenswerte über die wichtigsten alternativen Therapien. Mal sehr ausführlich bei den großen Heilsystemen, mal kurz und knapp bei kleineren Methoden. Aber immer so, dass Sie nach der Lektüre wissen, ob diese Therapie bei Ihren Beschwerden hilfreich ist, und ein Gefühl dafür bekommen, ob sie auch zu Ihnen persönlich passt.

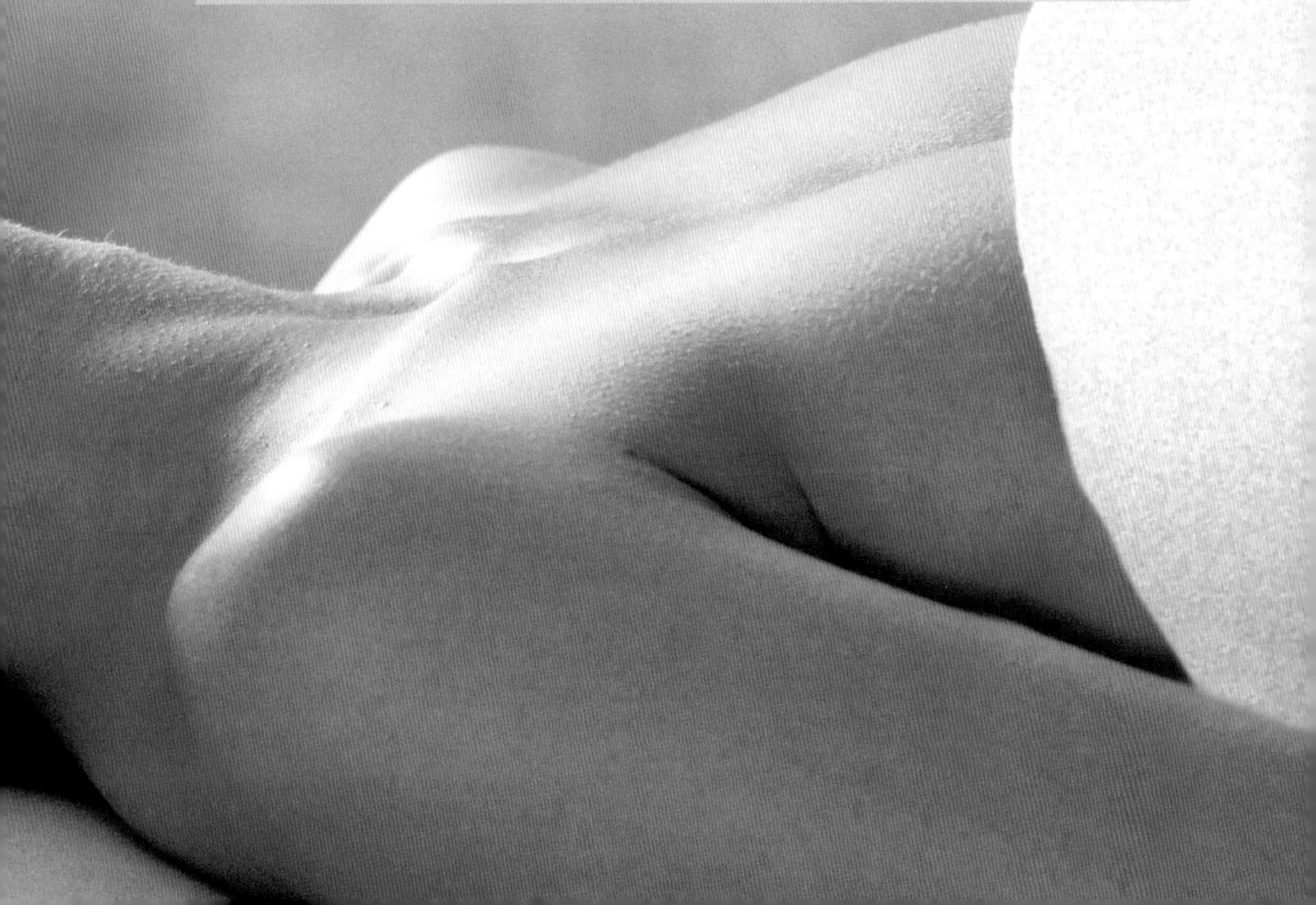

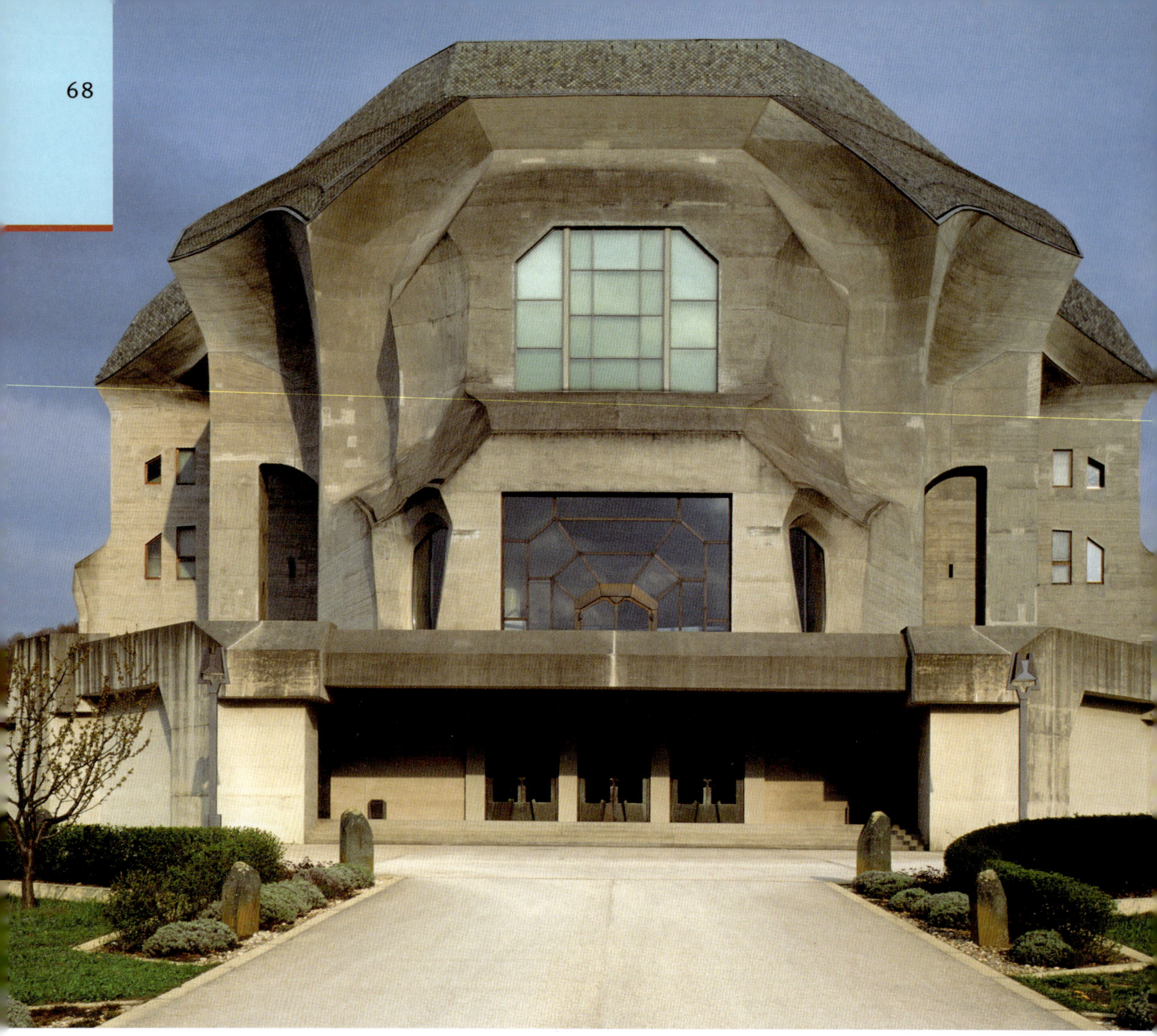

Anthroposophische Medizin

Im Mittelpunkt der anthroposophischen Medizin steht der Mensch als leiblich-seelisch-geistige Einheit. Mit Hilfe sanfter Medikamente aus dem Reich der Pflanzen, Tiere, Metalle und Mineralien werden nicht die Symptome, sondern die Ursachen der Krankheiten behandelt. Dabei verwendet die anthroposophische Medizin sowohl stoffliche als auch homöopathische Arzneimittel. Eine wesentliche Säule der anthroposophischen Therapie ist es, die Selbstheilungskräfte des menschlichen Organismus zu wecken und zu stärken. Sie ist eingebettet in die Philosophie der Anthroposophie, die auf den Lehren von Rudolf Steiner beruht.

URSPRUNG DER THERAPIE

Die Weltanschauung der Anthroposophie geht auf Rudolf Steiner zurück. Er wurde 1861 in Kraljevec im damaligen Österreich-Ungarn und heutigen Kroatien geboren. Während seiner Kindheit zog er sich in geistige Welten zurück und entdeckte an sich eine hellsichtige Gabe. Er studierte Mathematik und andere Naturwissenschaften, aber auch Philosophie, Literatur und Geschichte. 1891 promovierte Steiner an der Universität Rostock zum Dr. phil. Drei Jahre später, im Jahre 1894, begründete er die Weltanschauung der Anthroposophie.

Eine eigene Weltanschauung

Rudolf Steiner war stark von Goethe beeinflusst, daneben inspirierten ihn mystische Geheimlehren. Er arbeitete zunächst in der Theosophischen Gesellschaft mit und gründete 1913 die Anthroposophische Gesellschaft. Darüber hinaus gehörte er geheimen Freimaurerlogen an. 1923 rief Steiner die »Allgemeine Anthroposophische Gesellschaft« ins Leben, deren erster Vorsitzender er wurde.

Das Wort »anthropos« kommt aus dem Griechischen und bedeutet Mensch; »sophia«, ebenfalls griechischen Ursprungs, heißt die Weisheit. Die Anthroposophie ist also die Weisheit vom Menschen.

In insgesamt 6000 Vorträgen und über 250 Büchern stellte Rudolf Steiner seine ganzheitliche Weltsicht der Öffentlichkeit vor, die bis heute als das Grundsatzwerk anthroposophischen Denkens gilt. Nach wie vor werden seine Gedanken in der anthroposophischen Medizin, in den Waldorfschulen und -kindergärten, in der Camphill-Heilpädagogik und in der biologisch-dynamischen Landwirtschaft konsequent in die Tat umgesetzt.

Zusammen mit der in Indonesien geborenen niederländischen Ärztin Ita Wegman entwickelte Steiner in den 1920er Jahren die Grundlagen für eine anthroposophisch erweiterte Medizin, die ihre Wurzeln in den universellen Gesetzen der traditionellen ostasiatischen Heilkunde, in der antiken Mysterienmedizin und in der Homöopathie hat. Auch spirituelle Erkenntnisse wurden in die Medizin integriert und in eine eigene geisteswissenschaftliche Methodik überführt.

Die Grundlage für das Menschenbild in der Anthroposophischen Medizin sind Steiners Forschungsergebnisse über die universellen Gesetzmäßigkeiten, die sich sowohl im Menschen, als auch in der Natur und im Kosmos wider-spiegeln.

Leben und Wirken in der Schweiz

Steiner hatte sich inzwischen in Dornach bei Basel niedergelassen und dort das Goetheanum gegründet, dessen Bau er selbst entworfen hat. Dort vereinigte er die »Allgemeine Anthroposophische Gesellschaft« und die »Freie Hochschule für Geisteswissenschaften« unter einem Dach.

Zwischen 1920 und 1924 etablierte er an der Medizinischen Sektion der »Freien Hochschule für Geisteswissenschaft« seine Vorstellung einer anthroposophischen Medizin. Steiner starb 1925 in Dornach. Bis heute ist das Goetheanum ein wichtiger Ort der Forschung und Lehre für die anthroposophisch erweiterte Medizin geblieben.

Die sozial engagierte Ärztin Ita Wegman gründete 1921 die erste anthroposophische Klinik in der Schweiz. Dort wurden die Ansätze der anthroposophischen Medizin in die Praxis umgesetzt und neue Methoden wie die Misteltherapie und die rhythmische Massage entwickelt. 1922 rief Ita Wegman das Internationale Laboratorium & Klinisch-Therapeutische Institut Arlesheim AG ins Leben, das heute als Weleda AG ein wichtiger und namhafter Hersteller anthroposophischer Medikamente ist.

WAS IST ANTHROPOSOPHISCHE MEDIZIN?

Die anthroposophische Medizin versteht sich als eine die Schulmedizin ergänzende, ganzheitliche Therapieform und heißt daher auch korrekt »anthroposophisch erweiterte Medizin«. Die anthroposophische Medizin möchte die Schulmedizin um eine ganzheitliche Sicht auf den Menschen erweitern. Mit schulmedizinischen Methoden erhält man Hinweise auf Fehlfunktionen des physischen Körpers und behandelt diese dann entsprechend der Krankheitssymptomatik. Die anthroposophisch erweiterte Heilkunde dagegen sieht Krankheit als Ausdruck eines dynamischen Ungleichgewichts im Menschen, dessen Ursache körperlicher, energetischer, seelischer, geistiger oder auch karmischer Natur sein kann.

Der Patient als Individuum steht im Mittelpunkt der anthroposophischen Behandlung. Heilung wird hier nicht von außen aufgezwungen, sondern vom Patienten selbst mitgestaltet. Seine individuellen Belange haben für eine erfolgreiche Gesundung oberste Priorität. Seit 1976 ist die anthroposophische Medizin im Arzneimittelgesetz und seit 1989 im Sozialgesetzbuch V als besondere Therapierichtung neben der Homöopathie und der Phytotherapie verankert, was ihr den Status einer offiziell anerkannten Therapieform verleiht.

BESONDERHEITEN AUF EINEN BLICK

- Basiert auf dem anthroposophischen Weltbild von Rudolf Steiner
- Der Patient als Individuum steht im Mittelpunkt der ganzheitlichen Behandlung
- Ausübung durch Mediziner mit anthroposophischer Zusatzausbildung
- Therapie mit anthroposophischen Kombinationspräparaten aus pflanzlichen und tierischen Substanzen, Metallen und Mineralien

Aus eigener Kraft gesund

Die anthroposophische Behandlung ist darauf ausgerichtet, die Selbstheilungskräfte des Organismus anzuregen, um eine Krankheit aus eigener Kraft zu überwinden. Grundsätzlich gilt für alle anthroposophischen Heilmethoden, dass langfristige Gesundheit niemals durch unnatürliche Arzneistoffe oder durch ärztliche Bevormundung erreicht werden kann. Gesundungsprozesse müssen im Patienten durch naturgemäße Heilmittel und sinngebende Aktivitäten angeregt werden. Zentraler Gedanke der anthroposophischen Therapie sowie der Heilmittelherstellung ist das Wiedererlangen des natürlichen Biorhythmus. Wer in Disharmonie mit den universellen Gesetzen lebt, kann durch rhythmisierte Medikamente, rhythmische Massagen oder Heileurhythmie wieder zu seiner inneren Struktur finden. Entsprechend dem Krankheitsbild werden diese Therapien individuell miteinander kombiniert.

Im Gegensatz zu anderen alternativen Therapien ist das Studium der anthroposophischen Medizin ausschließlich Ärzten vorbehalten, die dafür an speziellen Instituten ausgebildet werden. Trotzdem gibt es häufig Kritik an dem theoretischen Fundament der anthroposophisch erweiterten Medizin, die allein auf Theorien ihres Gründers Rudolf Steiner beruht und sich damit einer objektiven wissenschaftlichen Überprüfbarkeit entzieht.

Das anthroposophische Menschenbild

Die anthroposophische Medizin geht von vier menschlichen Wesensgliedern aus, die Rudolf Steiner als physischen Leib, Ätherleib, Astralleib und Ich-Leib bezeichnete.

- Der ***physische Leib*** repräsentiert den sichtbaren Körper, der von den energetischen Kräften des Ätherleibs belebt wird. Sämliche Auf-, Ab- und Umbauprozesse im Organismus gehören zu dieser Ebene.
- Dem ***Ätherleib*** verdanken wir die Kraft für Wachstum, Erhalt und Erneuerung.
- Seelische Antriebskräfte und menschliche Instinkte entstammen dem ***Astralleib.*** Er sorgt für Beweglichkeit und beseelt den Menschen.

- Die höchste Stufe bildet das Bewusstsein vermittelnde Zentrum des Menschen im *Ich-Leib*. Das Ich vermittelt dem Menschen Ziele, Sinn und Führung und macht seine individuelle Persönlichkeit aus.

Die Kräfte dieser vier Wesensglieder sind unsichtbar, ihre Auswirkungen sind jedoch mehr oder weniger deutlich spürbar. Wird ein Mensch krank, dann geraten die normalen Prozesse aus den Fugen – die vier Wesensglieder stehen nicht mehr in einem ausgeglichenen Verhältnis zueinander.

Die vier Krankheitstypen

Je nachdem, welcher der »Leiber« gerade dominiert, entwickeln sich bestimmte Krankheitstypen. Die Anthroposophie unterscheidet zwischen Sklerose, Geschwulst, Entzündung und Lähmung. Geschwulste, auch Tumor genannt, entstehen durch eine unkontrollierte Zellteilung und Gewebswucherung im Organismus. Hier sind die ätherischen Bildekräfte so stark, dass sie von den anderen drei Wesensgliedern nicht mehr gebändigt werden können. Bei sklerotischen Erkrankungen hingegen gelingt es dem geschwächten Ätherleib nicht mehr, den physischen Leib zu durchdringen, was zu einer Anhäufung von Schlacken und Abfallprodukten in Gefäßen, Organen und Organsystemen führt. Krankheiten wie Steinleiden, Gicht und Arteriosklerose sind die Folge. Entzündliche Erkrankungen schließlich entwickeln sich durch eine verstärkte Tätigkeit des Astralleibes in der ätherisch-physischen Ebene: Zu viel seelische Aktivität kann sich in lokalen Entzündungen oder in fiebrigen Erkrankungen äußern. Verbindet sich dagegen die Ich-Kraft übermäßig stark mit den anderen Wesensebenen, so kann dies zu lähmungsartigen Erscheinungen und Erkrankungen führen.

Die drei Funktionsbereiche

Zusätzlich zu den vier Wesensgliedern unterscheidet die Anthroposophie drei Funktionsbereiche: den Kopfpol mit seiner Verbindung zum Nerven- und Sinnessystem, den mittleren Pol mit den rhythmischen Funktionen des Herz-Kreislauf- und Atmungssystems sowie den unteren Pol mit der Stoffwechsel- und Gliedmaßenfunktion. Diese grobe Unterteilung ermöglicht eine erste Beurteilung der beherrschenden Kräfte im Organismus. Eine Schwäche von einem der Pole bewirkt eine Überaktivität eines anderen.

Demnach neigt ein sehr intellektueller Mensch mit überaktivem Kopfpol oftmals zu Schwächen im Stoffwechsel-Gliedmaßen-System, die sich beispielsweise in Form von Verdauungsstörungen wie Bauchschmerzen, Durchfall oder Verstopfung äußern können. Herz- und Lungenerkrankungen gelten als Ausdruck eines geschwächten mittleren Pols, der durch Herz und Atmung stark mit den seelischen Kräften des Menschen in Verbindung steht. Da dem rhythmischen System eine Mittlerfunktion zwischen Kopf- und Bauchpol zukommt, können starke Disharmonien zu Störungen im Lungen- und Herzbereich führen. So zwingt Nachtarbeit den Organismus während der Phase stärkster Stoffwechselaktivität gleichzeitig auch geistig aktiv zu sein. Das führt längerfristig zu einem Ungleichgewicht zwischen dem oberen und dem unteren Pol und kann das rhythmische System in Mitleidenschaft ziehen.

Der anthroposophische Arzt

Diese theoretischen Grundlagen sind neben einer sehr guten Kenntnis anthroposophischer Arzneimittel und einer einfühlsamen Beobachtungsgabe das Rüstzeug des anthroposophischen Arztes. Bei jedem Krankheitsgeschehen muss die Dynamik des Patienten individuell betrachtet werden. Denn ein und dasselbe Symptom kann bei zwei verschiedenen Menschen auch zwei unterschiedliche Ursachen haben, was bei der Therapie berücksichtigt werden muss. So kann eine Entzündung die Folge eines seelischen Erlebnisses sein oder aber im Zusammenhang mit einem Tumorgeschehen auftreten. Diesem Sachverhalt muss der anthroposophische Arzt Rechnung tragen.

In Deutschland gibt es rund 6000 praktizierende anthroposophische Ärzte, die in speziellen anthroposophischen Fachseminaren ausgebildet wurden.

DIE ANTHROPOSOPHISCHEN HEILMITTEL

Die Ausgangssubstanzen zur Herstellung anthroposophischer Medikamente stammen aus dem Reich der Mineralien, der Metalle, der Pflanzen und der Tiere. Vorbild für die Herstellung ist die seit der Antike bekannte, von Paracelsus (1493–1541) in den deutschen Heilmittelschatz eingeführte spagyrische Verarbeitung von Heilpflanzen.

Herstellung

Der Gelehrte und Arzt Paracelsus verwendete die Begriffe »Alchemie« und »Spagyrik« als Synonyme für die Kunst des »Lösens und Bindens«, sprich des Trennens und Wiederzusammenfügens pflanzlicher und mineralischer Substanzen. Durch Gärung, Destillation, Veraschung, Extraktion und Filtrierung isolierte er Pflanzenstoffe und fügte sie anschließend zu Heilmitteln mit bestimmten Eigenschaften neu zusammen.

Rudolf Steiner übernahm diese alte Wissenschaft, um Heilsubstanzen gezielt nach anthroposophischen Vorstellungen modifizieren zu können. Die anthroposophische Pharmakologie vereint Elemente der Spagyrik (→ Seite 152), der Homöopathie (→ Seite 98) und der Pflanzenheilkunde (→ Seite 126). Sie orientiert sich bei der Herstellung ihrer medizinischen Substanzen an der individuellen Disharmonie zwischen den vier Wesenselementen.

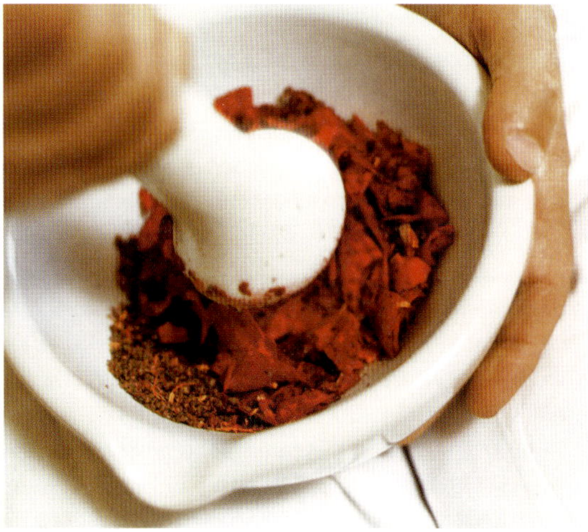

Anthroposophische Mittel werden nach den komplexen Regeln der Spagyrik hergestellt.

Die Wirkrichtung anthroposophischer Medikamente wird durch die Kombination verschiedener Stoffe (Komplexmittel) und deren Verarbeitung erzielt. In Form von Heilmittelkompositionen entstehen neue heilkräftige Substanzen, die in der Lage sind, auf unterschiedliche Aspekte einer Erkrankung heilsam einzuwirken.

Anthroposophische Heilmittel entziehen sich den üblichen Kriterien der wissenschaftlich fundierten Arzneimittelforschung, da sie auf Basis spiritueller Erkenntnisse, überlieferter Traditionen sowie auf Grund von Naturbeobachtungen entwickelt wurden (siehe dazu auch → Seite 42).

Darreichung und Dosierung

Anthroposophische Medikamente zum innerlichen Gebrauch sind in Form von Milchzuckerstreukügelchen (Globuli), Milchzuckerpulver (Triturationen), alkoholischen oder wässrigen Tropfen (Dilutionen), Sirup, Frischpflanzensäften, Tees, Injektionsampullen, Zäpfchen, Tabletten, Kapseln oder Pflanzenpulver in der Apotheke erhältlich. Die meisten Medikamente sind zwar freiverkäuflich, sollten aber nicht eigenmächtig dosiert und eingenommen werden.

Ein Großteil der anthroposophischen Arzneimittel gehört zur Gruppe der Homöopathika. Diese liegen in verschiedenen Potenzierungen vor (→ Seite 104). Die Wahl der Potenz hängt von mehreren Kriterien ab, unter anderem von der Schwere und dem Ort der Erkrankung. Bei Störungen im Stoffwechselbereich werden in erster Linie Tiefpotenzen der Ausgangssubstanz von D1 bis D6 verwendet, im Herz-Lungen-Bereich mittlere Potenzen von D8 bis D15 und im Nerven-Sinnes-Bereich hohe Potenzen von D20 bis D30. Tiefe und mittlere Potenzen müssen bei chronischen Erkrankungen über einen längeren Zeitpunkt mehrmals täglich eingenommen werden.

Bei Hochpotenzen, ab der Potenz D23, reicht oft eine einzige Gabe, um die Lebenskraft anzuregen. Hier ist kein einziges stoffliches Molekül der Ausgangssubstanz mehr enthalten.
Äußerliche Anwendung mit Salben, Öldispersionsbädern, Körperölen, Harzen und Tinkturen unterstützt die innere Medikation. So durchwärmen Einreibungen mit Malvenöl erkältete Kleinkinder, ein Bad mit Rosmarinmilch unterstützt die ganzheitliche Behandlung von Diabetespatienten.

Die medikamentöse Therapie

Die anthroposophische Medizin geht von grundlegenden Wirkprinzipien in pflanzlichen, tierischen, mineralischen und metallischen Substanzen aus, welche die Richtung für ihre Anwendung als Heilmittel vorgeben.

Pflanzliche Heilmittel

Pflanzliche Mittel wirken eher auf die seelische Sphäre des Menschen. Ihr therapeutisches Einsatzgebiet ist nach den Prinzipien der Signaturenlehre unterteilt, das heißt, Aussehen oder bestimmte Standortansprüche entscheiden über die therapeutische Anwendung beim Menschen.
Die Pflanzen aus einer Pflanzenfamilie tragen zumeist dieselben Hauptmerkmale in modifizierter Form. So gelten Doldenblütler wie Fenchel und Engelwurz als Pflanzen des Luftelements, die in der Lage sind, den Astralleib im Hinblick auf die übrigen Wesensglieder zu regulieren. Indikationen sind unter anderem Verdauungsstörungen und Gasbildungen im Darm und Verkrampfungen im Atmungs- und Zirkulationsbereich.
Die Lippenblütler Rosmarin, Thymian, Salbei mit ihren ätherischen Ölen sind als Pflanzen des Wärmeelements bei mangelnder innerer Durchblutung und Durchwärmung indiziert.
Entsprechend der funktionellen Dreigliederung des menschlichen Organismus sind die Wurzeln einer Pflanze therapeutisch mit dem Kopfpol, die Blätter und Stängel mit dem rhythmischen System und die Blüte mit dem physisch-ätherischen Pol des Menschen verbunden.

WICHTIGSTE INDIKATIONEN

SCHWERPUNKTE DER ANTHROPOSOPHISCH ERWEITERTEN MEDIZIN
Tumorerkrankungen (gutartige Geschwulste, Myome, Krebs), allergische Erkrankungen (auch Asthma, Neurodermitis), psychosomatische und psychische Erkrankungen (Depressionen, Schlafstörungen, Angstzustände, Aufmerksamkeits-Defizit-Syndrom, Hyperaktivität, Essstörungen)

WEITERE INDIKATIONEN
Herzbeschwerden, Stoffwechselstörungen, Erkrankungen im Kindes- und Jugendalter, gynäkologische Beschwerden

Tierische Heilmitttel

Arzneimittel tierischen Ursprungs oder Organpräparate sprechen die Lebensfunktionen des Ätherleibes an. Zu ihnen gehören Insekten, Spinnen, Schlangengifte, die Tinte des Tintenfisches, das Drüsensekret der Kröte, gerösteter Schwamm, Sekrete höherer Tiere wie Moschus oder Amber (vom Pottwal) und innere Organe von Rindern, Schweinen und Schafen. Insektengifte haben eine Beziehung zu entzündlichen Erkrankungen, Schlangengifte wirken dagegen stark auf die Zusammensetzung des Blutes und die Funktion der Niere. Die tierischen Sekrete Amber und Moschus, die auch in der Parfümherstellung Verwendung finden, werden in der anthroposophischen Medizin als nervenstärkende Mittel verordnet.

Edelsteine als Heilmittel

Mineralische Substanzen stehen in Beziehung zur Ich-Kraft des Menschen. Kieselbildungen wie Quarz, Onyx und Opal helfen der Sinnes- und Formkraft des Kopfpols. Schiefer und Metallbildungen unterstützen das rhythmische System. Kalkbildungen wie Muschelschalen und Korallen sind für das Stoffwechsel-Gliedmaßen-System hilfreich.

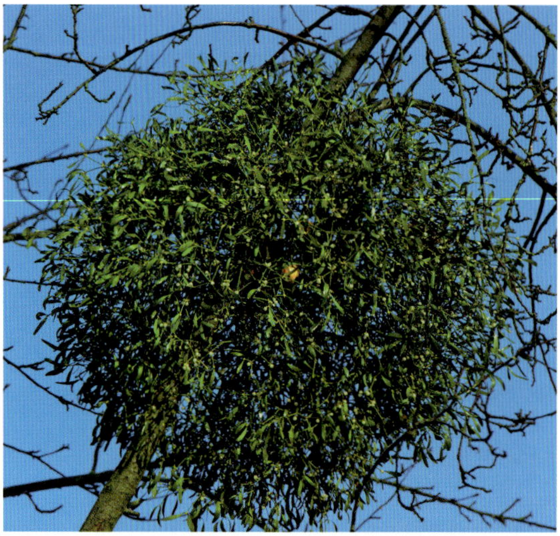

Anthroposophische Mistelpräparate sind in der Krebstherapie sehr anerkannt.

Metalle als Heilmittel

Die therapeutische Verwendung der sieben wichtigsten Metalle gilt als Kernstück der anthroposophischen Heilkunde. So entspricht das Blei der Milz, das Zinn der Leber, das Eisen der Galle, das Gold dem Herzen, das Kupfer der Niere, das Quecksilber der Lunge und das Silber dem Gehirn.

Silberprozesse sind an Aufbauvorgängen des Ätherleibes wie Haut- und Schleimhautregeneration und Reproduktionsprozessen beteiligt. Die den Silberkräften entgegengesetzten Bleiprozesse bewirken Reifung, Alterung, Mineralisierung und Abbau. Quecksilber soll Stauungen lösen, Schwellungen und Entzündungen ableiten. Zinn ist für die Bildung organischer Substanzen wie Knorpel zuständig. Eisen wird mit der Blutbildung und einer gesteigerten Abwehr und allgemein mit Aktivität verbunden, wohingegen Kupfer über das Nieren-Nebennieren-System die »lebendige Substanz« empfindungsfähig macht.

Weitere in der anthroposophischen Medizin verwendete Metalle sind Zink, Aluminium, Nickel, Kobalt, Antimon, Schwefel, Magnesium und Fluor.

Metallpräparate in tiefer Potenzierung können bei Überdosierung Gesundheitsschäden hervorrufen, deswegen empfiehlt sich insbesondere bei chronischen Erkrankungen stattdessen die Einnahme von pflanzlichen Präparaten, die Metalle enthalten. Dazu zählen der bleihaltige Eisenhut, die eisenhaltige Brennnessel, die zinnhaltige Wegwarte, das goldhaltige Johanniskraut, die kupferhaltige Kamille, das quecksilberhaltige Bryophyllum und die silberhaltige Thuja. Diese Pflanzen sind in der Lage, bestimmte Metalle zu speichern, und stellen sie dem Organismus in organischer Form zur Verfügung. Erhältlich sind diese Präparate unter Bezeichnungen wie Thuja Argento culta oder Chamomilla Cupro culta, um nur zwei Beispiele zu nennen. Hohe Qualitätsstandards der anthroposophischen Herstellerfirmen garantieren einwandfreie, nebenwirkungsarme und ökologische Produkte.

Exkurs: Misteltherapie

Eine Besonderheit der anthroposophischen Medizin ist die ganzheitliche Krebstherapie, bekannt als Misteltherapie. Rudolf Steiner betrachtete die auf Bäumen schmarotzende Mistel als pflanzliche Verkörperung des Krebsgeschehens. Sie wächst entgegengesetzt zum Sonnenrhythmus und zur Schwerkraft und fruchtet im Winter bei Kälte. Das Tumorgeschehen ist ebenfalls ein dem natürlichen Wachstum entgegengesetzter kalter Prozess mit einer runden Wachstumsform, der sich von gesundem Körpergewebe ernährt.

Entsprechend ihrem Wirtsbaum finden Mistelpräparate ihre spezielle Anwendung bei unterschiedlichen Krebsarten. Das heißt, je nachdem, wo der Tumor lokalisiert ist, werden Misteln unterschiedlicher Wirtsbäume zur Therapie eingesetzt. Mistelinjektionen bewirken oftmals fieberhafte Reaktionen des Organismus, was auf ein kurzfristiges Tätigwerden der Ich-Kraft hinweist und durchaus erwünscht ist. Nach einer Einführung durch den behandelnden Therapeuten kann der Patient die täglichen Injektionen auch selbst durchführen. Er bekommt dazu von seinem Arzt einen detaillierten Therapieplan an die Hand.

ERNÄHRUNG ALS TEIL DES THERAPIEKONZEPTS

Ergänzend zur Heilmitteltherapie empfehlen anthroposophische Ärzte eine vegetarische Ernährung mit Produkten aus biologisch-dynamischem Landbau. Vollkornprodukte, pflanzliches Eiweiß in Form von Tofu, Lupino, Linsen oder Bohnen sowie Gemüse, Obst und naturbelassene pflanzliche Öle bilden die Basisernährung.
Gemieden werden sollten dagegen konservierte Nahrungsmittel und Fertiggerichte, Weißmehlprodukte, Fleisch und Gemüsearten aus der Familie der Nachtschattengewächse wie Kartoffeln, Auberginen, Tomaten und Paprika.
Die Leber folgt in ihrer Aktivität dem Sonnenrhythmus, das heißt, bis zwei Uhr mittags kann sie eiweiß- und fetthaltige Nahrung verdauen, anschließend sollte der Patient eine leichte kohlenhydrathaltige Kost bevorzugen. Eine rhythmische Tagesgestaltung mit einem steten Wechsel zwischen Ruhe- und Aktivitätsphasen ist für eine gesunde Lebensweise ebenfalls unerlässlich.

BEGLEITENDE THERAPIEN

Anthroposophische Ärzte verordnen bei psychosomatischen Leiden oft weiterführende Therapien wie Heileurhythmie, Kunsttherapie oder rhythmische Massage, die von Kunst- oder Physiotherapeuten mit einer mehrjährigen anthroposophischen Fachausbildung ausgeübt werden.

Heileurhythmie

Mit Hilfe der Heileurhythmie soll der Patient durch Gestaltung von Lauten und bestimmten, meist fließenden Bewegungsabläufen zu seinem individuellen Rhythmus zurückfinden. Es werden Abläufe eingeübt, die dem Kranken gut tun und ihn dazu motivieren, eine aktive Rolle in seinem Gesundungsprozess einzunehmen.
Die Heileurhythmie ist angezeigt bei allen akuten, chronischen oder degenerativen Prozessen im Bereich des Nervensystems und des Herz-Kreislauf-Systems, des gesamten Stoffwechsels und des Bewegungsapparats.
Besonders hilfreich ist sie bei kindlichen Entwicklungsstörungen und Behinderungen. Auch in der Psychosomatik und in der Psychiatrie hat die Heileurhythmie ihren festen Platz. Sie wird nach einem individuell aufgestellten Therapieplan von Heileurhythmisten oder Physiotherapeuten durchgeführt und findet in der Regel als Einzeltherapie statt. Ein Behandlungszyklus umfasst in der Regel 10 bis 12 Therapieeinheiten von 10 bis 45 Minuten Dauer.

Kunsttherapie

Ein wesentlicher Bestandteil der anthroposophischen Medizin ist der Einsatz künstlerischer Mittel, um die bei einer Krankheit gestörte Einheit von Leib, Seele und Geist zurückzuerlangen. Durch spezielle Kunsttherapien wird die Eigeninitiative des Patienten angeregt, und er erhält die Möglichkeit, durch künstlerisches Gestalten neue Handlungsspielräume zu entdecken.
Die Maltherapie setzt z.B. Wasserfarbenmalen und Schwarzweißzeichnen ein. Die Plastiziertherapie ar-

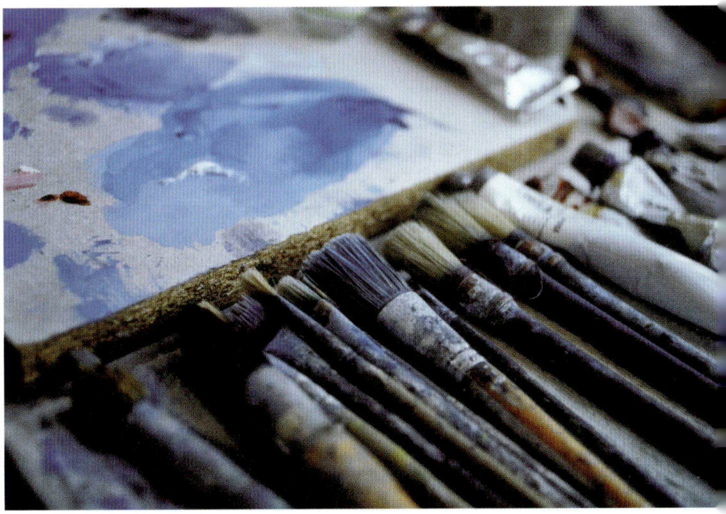

Künstlerische Ausdrucksmittel bringen die Therapie auf kreativ-spielerische Art voran.

beitet mit Ton, Holz, Stein und Gips. Die Musiktherapie mit Instrumenten und Schlagwerk, die therapeutische Sprachgestaltung mit Theaterspielen und Improvisation.

Rhythmische Massage

Die rhythmische Massage nach Dr. Ita Wegman ist eine Erweiterung der klassischen Heilmassage. Sie ist gekennzeichnet durch rhythmisch ausgeführte Massagegriffe, die fließend und harmonisch ineinander übergehen. Auf diese Weise können Spannungen und Stauungen im Organismus gelöst bzw. abgebaut werden. Der Körper wird angenehm durchgewärmt, und die Atmung kann wieder ungehindert fließen. Unterstützend wirkt dabei die Anwendung von heilenden Massageölen. Den Abschluss dieser verfeinerten Massagetechnik bildet eine halbstündige Ruhephase.

Biographiearbeit

Vor rund 20 Jahren wurde die Biographiearbeit in den Therapiekanon der anthroposophisch erweiterten Medizin eingeführt. Sie beschäftigt sich mit der Identität, der Beziehungsfähigkeit und der individuellen Lebensaufgabe des jeweiligen Patienten. Der Hintergrund: Krankheit wird in der anthroposophischen Medizin als Krisensituation verstanden, die das bisherige Leben grundlegend in Frage stellt. Mit Hilfe der biographischen Gesprächstherapie soll das Ich-Gefühl gestärkt werden.

WAS ERWARTET SIE?

Neben der schulmedizinischen Untersuchung führt der Arzt eine umfangreiche individuelle Befragung durch. Dazu gehören die komplette Krankengeschichte seit der Geburt und die aktuelle körperliche, seelische und geistige Befindlichkeit.

- Der Arzt achtet auf Gestik, Mimik, Körperhaltung sowie auf die individuelle Verhaltensweise. Ein von Steiner aufgestellter Katalog mit zwölf Fragen zu Körperbau, Wachstum und Körperfunktionen dient als Leitlinie.
- Sinn dieser intensiven Befragung ist es, nicht nur die Krankheit zu diagnostizieren, sondern die seelischen und geistigen Nöte zu erkennen, die die eigentliche Krankheitsursache sind.
- Selbst bei identischen Symptomen und Beschwerden verfahren anthroposophische Ärzte bei zwei Personen nicht nach demselben Therapieschema. Wegen der Einzigartigkeit jedes Menschen werden die Arzneimittel und Behandlungsschritte individuell festgelegt.
- Daneben gibt es auch standardisierte Heilmittelkompositionen, die zur Behandlung bestimmter Erkrankungen wie Nierensteine, Migräne, Keuchhusten, Eisenmangelanämie, Heuschnupfen und Menstruationsbeschwerden konzipiert wurden.
- Der Kranke wird stets umfassend aufgeklärt, um ihm die Möglichkeit der aktiven Mitarbeit an seiner Heilung zu geben.
- Sind Organfunktionen zerstört, z.B. bei einem aggressiven Krebsleiden, so wird zunächst die lebensnotwendige medizinische Versorgung gewährleistet. Danach findet eine individuelle Behandlung zur Stärkung der Konstitution des Patienten statt.

Schwere Erkrankungen wie Krebs, psychische und psychosomatische Leiden erfordern immer eine Kombinationstherapie aus schulmedizinischer und anthroposophischer Behandlung, Körper- und Kunsttherapien. Hier ist ein stationärer Aufenthalt in einer anthroposophisch orientierten Einrichtung empfehlenswert. In Deutschland gibt es drei anthroposophische Gemeinschaftskrankenhäuser (in Herdecke, Filderstadt und Berlin) sowie einige anthroposophisch orientierte Krankenhausabteilungen, Fachkliniken und Sanatorien. Weitere Kliniken gibt es in der Schweiz, in England, Schweden, Holland, Italien, USA und Brasilien.

Welche Kosten kommen auf Sie zu?

Die Kosten einer anthroposophischen Behandlung durch einen Arzt werden von den gesetzlichen Krankenkassen in Deutschland übernommen, sofern der Arzt eine Kassenpraxis betreibt. Therapien

wie Heileurhythmie, plastisch-therapeutisches Gestalten, Maltherapie, Musiktherapie und Sprachgestaltung sind nicht in der Grundversicherung durch die Krankenkassen enthalten und müssen daher privat bezahlt werden.
Die Kosten anthroposophischer Arzneimittel werden von den Kassen seit dem Jahre 2004 nur noch im Rahmen der Behandlung von Kindern übernommen. Eine Ausnahme bildet die Misteltherapie: Gesetzliche Krankenkassen müssen die anthroposophischen Mistelpräparate für den Einsatz in der Krebstherapie in vollem Umfang erstatten.

STUDIE

Erstmals hat eine unabhängige, von Krankenkassen finanzierte Studie entgegen aller Skepsis die Wirksamkeit anthroposophischer Therapien bestätigt. Die Studie wurde im Jahr 2004 vom Institut für Sozialmedizin, Epidemiologie und Gesundheitsökonomie der Charité in Berlin und dem Institut für angewandte Erkenntnistheorie und medizinische Methodologie e.V., Freiburg/Bad Krozingen, durchgeführt. Sie hieß Anthroposophische Medizin Outcomes-Studie (AMOS) und sollte neben der Wirksamkeit auch die Kosten anthroposophischer Therapien bei chronischen Erkrankungen untersuchen.
Die AMOS konnte eine Verbesserung der Beschwerden bei 86 % der Patienten mit chronischen Krankheiten verzeichnen. Es handelte sich dabei um psychische Beschwerden, Wirbelsäulenerkrankungen, Asthma, Kopfschmerzen und chronische Sinusitis, die seit mindestens drei Jahren bestanden.
Anthroposophische Heilmittel, Heileurhythmie, Kunsttherapie und rhythmische Massagen erzielten bereits nach sechs Monaten signifikant positive Ergebnisse und konnten die Lebensqualität der Patienten langfristig und ohne nennenswerte Nebenwirkungen verbessern. Die Behandlungskosten waren im Vergleich zur schulmedizinischen Therapie durch verkürzte Klinikaufenthalte um durchschnittlich 4,2 % niedriger.

FÜR WEN IST DIE ANTHROPOSOPHISCHE MEDIZIN GEEIGNET?

Die anthroposophische Medizin eignet sich grundsätzlich für jeden Menschen, der eine individuelle und ganzheitliche Behandlung seiner Erkrankung wünscht. Besondere Bedeutung kommt der Behandlung von Schwangeren und Kindern zu. Kinder und Jugendliche können durch die naturgemäßen Heilmittel und Therapiemethoden in ihrer seelisch-geistigen Entwicklung günstig beeinflusst werden. Heileurhythmie wirkt gerade bei Kindern und Jugendlichen mit Wachstums- und Haltungsstörungen sowie bei Fehlsichtigkeit, Schlafstörungen, Bettnässen, Pubertätsschwierigkeiten, Verhaltensauffälligkeiten, Entwicklungs- und Wahrnehmungsstörungen. Sie wird nach einem individuellen Therapieplan durchgeführt.
Generell ist die anthroposophische Konstitutionsbehandlung auch für ältere Menschen gut geeignet, um Stoffwechselerkrankungen und sklerotischen Prozessen, die gerade im Alter gehäuft vorkommen, entgegenzuwirken.
Die begleitende Behandlung von schweren Erkrankungen wie Krebs, Multipler Sklerose, HIV-Infektion, AIDS, Suchterkrankungen oder psychischen Störungen kann die Nebenwirkungen von Medikamenten mildern und die seelisch-geistigen Prozesse im Menschen unterstützen.

ADRESSEN, DIE WEITERHELFEN

Dachverband Anthroposophische Medizin in Deutschland (DAMID)
Tel.: 030 / 28877094; www.damid.de

Gesellschaft Anthroposophischer Ärzte in Deutschland (GAÄD)
Telefon-Hotline: 0711 / 7778000
www.anthroposophischeaerzte.de

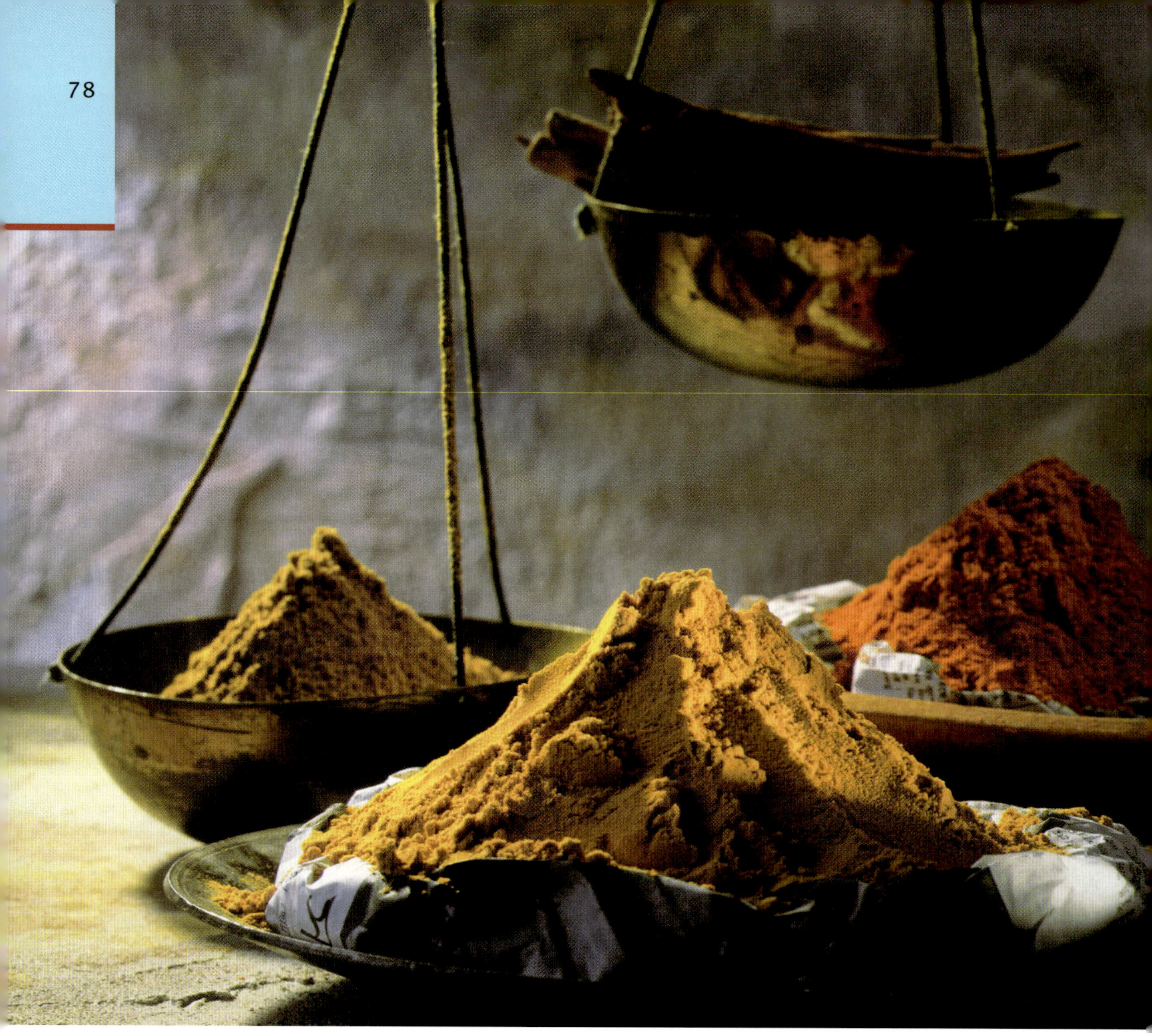

Ayurveda

Ayurveda wird die »Mutter der Medizin« genannt, da er Einfluss auf alle anderen großen Heilsysteme wie chinesische und tibetische Medizin, aber auch die abendländische Heilkunde hatte. Ein Leben nach den Grundsätzen des Ayurveda umfasst nicht nur gesunde Ernährung und regelmäßige Körperübungen, sondern auch Meditation und den bewussten Umgang mit sich selbst und anderen. Ayurveda will durch die Harmonisierung körperlicher und spiritueller Energien Krankheiten vorbeugen, hat aber auch, wenn es durch seelisches oder körperliches Ungleichgewicht zu einer Erkrankung kommt, wirkungsvolle Therapien wie Reinigungskuren, Heilkräuter und Massagen zu bieten.

URSPRUNG DES AYURVEDA

Ayurveda ist das älteste der großen Heilsysteme: Seine Wurzeln reichen weit über 9000 Jahre in die Vergangenheit zurück. Laut traditioneller indischer Vorstellung wurde den Menschen das ayurvedische Wissen von den Göttern geschenkt, damit sie einen Zustand völliger geistiger, seelischer und körperlicher Gesundheit erreichen können. Da verwundert es nicht, dass die ayurvedische Medizin auch spirituelle Aspekte besitzt.

Der Begriff Ayurveda stammt aus dem Altindischen (ayus = leben, veda = vollständiges Wissen) und bedeutet so viel wie »Lebensweisheit« oder »Wissen über das Leben«. Nach indischer Überlieferung wurde den Menschen das ayurvedische Wissen durch die Vermittlung von Sehern, sogenannten Rishis, von den Göttern übermittelt. Diese Rishis befürchteten, dass die Menschen durch Krankheiten von ihrem eigentlichen spirituellen Weg abgebracht würden, und baten daher die Götter um einen Weg, die Menschen von diesem Übel zu erlösen. Im Zustand der Meditation wurde ihnen, so sagt die indische Überlieferung, der Ayurveda in Versform von den Göttern übertragen.

Dieses »Wissen über das Leben« wurde zunächst mündlich von Meister zu Schüler weitergegeben, bis es vor ca. 5000 Jahren in den alten indischen Schriften, den Veden, festgehalten wurde. Leider stehen uns diese Schriften heute nur noch unvollständig zur Verfügung. Hier sei als Beispiel ein Vers aus dem »Rigveda« zitiert, der die Wichtigkeit des Wassers in der ayurvedischen Medizin verdeutlicht:

»Im Wasser liegt die Sterblichkeit
Im Wasser liegt die Medizin
Im Wasser liegt Ambrosia
Im Wasser liegt das Feuer, das allen Frieden bringt
Im Wasser liegt die universelle Medizin.«

Vor etwa 3500 Jahren wurde das ayurvedische Wissen in einem komplexen, medizinischen Standardwerk mit acht Fachrichtungen, den ***Samhitas***, zusammengefasst. Die beiden Hauptrichtungen aus Chirurgie *(**Sushruta samhita**)* und innerer Medizin *(**Charaka samhita**)* entwickelten etwa 1000 Jahre später in zwei Schulen einen eher wissenschaftlichen Ansatz. Diese Medizinlehre genoss in der damaligen Zeit viel Ansehen und beeinflusste über die alten Handelswege auch die Chinesen, Araber und sogar die Griechen. Dadurch finden sich Elemente des Ayurveda auch in der Traditionellen Chinesischen Medizin (→ Seite 162) und der Traditionellen Tibetischen Medizin (→ Seite 202).

Hippokrates, der bedeutendste Vertreter der griechischen Medizin, war ebenfalls von dem ayurvedischen Heilungskonzept beeinflusst. Da er wiederum die Medizin des gesamten Mittelalters in Europa prägte, muss es uns nicht wundern, wenn uns vieles aus dem Ayurveda bekannt vorkommt.

Ayurveda im heutigen Indien

Neue Ideen verdrängten auch in Indien Altbewährtes. Zunächst wurde die ayurvedische Philosophie durch den Einfluss des Islam, den die Araber im 8. Jahrhundert mit nach Indien brachten, in den Hintergrund gedrängt. Mit der Machtübernahme der Briten im 18. Jahrhundert erfuhr die ayurvedische Tradition Indiens einen deutlichen Einbruch.

Die Briten führten die westliche Medizin ein und strichen jegliche staatliche Förderung für die ayurvedische Heilkunde. Im Laufe ihrer Herrschaft wurden sämtliche Schulen, in denen Ayurveda gelehrt wurde, geschlossen, so dass das Wissen nur noch direkt von Meister zu Schüler oder innerhalb von Familien weitergegeben werden konnte. Erst als Indien unter Gandhi 1947 zu einem unabhängigen Staat fand, wurde auch der Ayurveda wiederbelebt.

Im modernen Indien existiert der Ayurveda neben der Schulmedizin. Die Entscheidung, ob man zum Schulmediziner oder zum Vaidya, dem Ayurveda-Arzt, geht, hängt in Indien schlicht davon ab, ob es überhaupt einen der beiden Ärzte in erreichbarer Nähe gibt und wie viel Geld man für den Arzt ausgeben kann. Ayurvedische Kräuter sind deutlich billiger als westliche Medikamente. Ein moderner Inder, der sich am Westen orientiert, vertraut eher der Schulmedizin. Nur langsam findet eine allgemeine Rückbesinnung auf die alten Traditionen des Ayurveda statt, so dass das überlieferte medizinische Wissen auch in Indien wieder zu der Anerkennung gelangt, die ihm gebührt.

Ayurveda im Westen

Im letzten Jahrzehnt ist Ayurveda auch im Westen immer bekannter geworden. Berichte über vierhändige Ölmassagen und Ölstirngüsse haben allerdings bei vielen Menschen zu der Vorstellung geführt, dass Ayurveda eine Form der Wellness-Behandlung sei und keine eigenständige medizinische Richtung.

Das Wissen um die Heilwirkung ayurvedischer Anwendungen setzt sich erst langsam durch. Daher gibt es zurzeit auch noch wesentlich mehr Ayurveda-Wellness-Therapeuten und Ayurveda-Kosmetikerinnen als Ärzte und Heilpraktiker, die sich auf die Heilmethoden des Ayurveda spezialisiert haben. Doch langsam haben sich auch im Westen verschiedene medizinische Ayurveda-Schulen etabliert. Besonders in Italien, aber auch in Polen, USA und Deutschland gibt es sowohl Ausbildungs- als auch Behandlungszentren für ayurvedische Medizin.

Durch eine Vielzahl von Büchern und mehrere Gesundheitszentren sind in Deutschland die Anhänger des Maharishi-Ayurveda besonders bekannt. Sie nehmen für sich in Anspruch, den authentischen, traditionellen Ayurveda wiederbelebt zu haben. Die Maharishi-Bewegung, die einen sehr spirituellen Ansatz hat, machte bereits in den 1970er Jahren die Transzendentale Meditation im Westen populär. Kritiker sehen diese Bewegung jedoch als eine Sekte und stehen ihr eher ablehnend gegenüber.

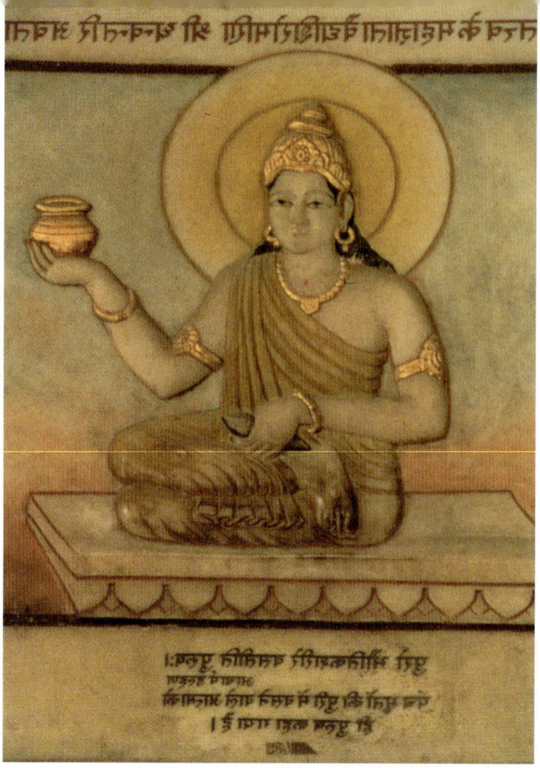

Vaidya Dhanvantari ist der große Schutzheilige der ayurvedischen Medizin.

WAS IST AYURVEDA?

Der Ayurveda beschreibt die Gesetze der Natur, die den Menschen, die Natur und den Kosmos regieren. Um das Wesen der ayurvedischen Philosophie zu begreifen, müssen wir uns etwas von unseren naturwissenschaftlichen Erkenntnissen wegbewegen.

Im ayurvedischen Weltbild besteht das gesamte Universum aus fünf einfachen Elementen: Raum, Luft, Feuer, Wasser und Erde. Man muss sich die Elemente nicht wörtlich vorstellen, sondern sie sind als Prinzipien oder Konzepte zu verstehen, die im Universum arbeiten:

- Der Raum ermöglicht erst die Entstehung und Ausbreitung aller Elemente.
- Die Luft steht für Leichtigkeit und Bewegung.
- Das Feuer ist Hitze, Zersetzung und Energie.
- Wasser symbolisiert Kälte, Flüssigkeit, Geschmeidigkeit.
- Erde bedeutet Stabilität, Mineralien und Schwere.

Auch wir selbst bestehen aus diesen fünf Urelementen. Im Körper schließen sich die Elemente zu bestimmten Energiemustern zusammen, die für den Aufbau, Abbau und den Erhalt des Körpers sorgen. Diese Energiemuster sind nicht stabil, sondern lassen sich leicht beeinflussen. Sie befinden sich in einem Fließgleichgewicht, das immer um Ausgleich bemüht ist. Im Ayurveda nennt man diese Energiemuster Dosha. Dosha bedeutet übersetzt »Das, was leicht aus dem Gleichgewicht gerät«. Die fünf Elemente schließen sich in Paaren zusammen, so dass drei Doshas entstehen: Vata, Pitta und Kapha.

Die drei Doshas

Vata, der Wind

Die Elemente Raum und Luft bilden zusammen das Vata-Dosha (sprich: Watta-Dohscha), das man am ehesten mit den Eigenschaften des Windes beschreiben kann. Es ist leicht und flüchtig, sorgt für Bewegung und ist kalt wie Alkohol, der verdampft. Es ist das einzige Dosha, das beweglich ist. Wie der kalte Wind, der über eine Ebene streicht und den Boden austrocknet, ist auch das Vata-Dosha trocken. Es sorgt für einen schlanken, hochgewachsenen Körper und für Bewegung innerhalb des Körpers, denn es verteilt alle Stoffe.

Im Geist sorgt Vata für Beweglichkeit und Flexibilität. Viele unterschiedliche Dinge können schnell miteinander verknüpft werden und produzieren neue Ideen. Vata-Menschen können neue Situationen schnell erfassen und viele Dinge fast gleichzeitig bearbeiten. Menschen mit viel Vata in ihrem Bauplan sind sehr kreativ, lieben volle Terminkalender und mögen es, stets Neues kennen zu lernen. Sie haben einen großen Freundeskreis, sind unglaublich kommunikativ und arbeiten gerne im Team.

Der Begriff Luftikus trifft den Charakter dieser Menschen ausgezeichnet. Sie planen gerne, überlassen die Ausführung und Umsetzung ihrer Ideen aber lieber anderen Menschen. Manchmal fehlt ihnen die Bodenhaftung, und so bleiben viele Luftschlösser nur Phantasie. Nur gut, dass Vata-Menschen genügend Freunde haben, die ihnen tatkräftig zur Seite stehen.

Menschen mit einem Überschuss an Vata neigen zu Nervosität, Konzentrationsstörungen und Überempfindlichkeit. Auf der körperlichen Ebene führt zu viel Vata zu Blähungen, trockenem Mund, Krämpfen, Verstopfung, Appetitlosigkeit und Herzrhythmusstörungen.

Pitta, das Feuer

Feuer wird durch das Element Wasser im Körper gebunden und erzeugt so das Pitta-Dosha (sprich Pitta-Dohscha). Es ist das einzige der Doshas, das warm ist. Pitta sorgt für einen kräftigen, muskulösen Körper und bringt Energie in den ganzen Organismus. Pitta hilft dem Magen die Nahrung, unseren Brennstoff, aufzuspalten und im Feuer der Körperwärme zu verbrennen. Aber auch in jeder Zelle arbeitet Pitta und sorgt dafür, dass der Stoffwechsel reibungslos funktioniert.

Pitta im Geist sorgt für Mut und Tatendrang. Pitta-Menschen sind neugierig und oft sehr intelligent. Sie ruhen nicht eher, bis sie ein Problem genau verstanden haben, und geben sich nie mit unlogischen Erklärungen zufrieden. Kennen Sie Kinder, die ihr Spielzeug zerlegen, um zu sehen, wie es funktioniert? Pitta-Menschen arbeiten gerne allein und am liebsten als Teamchef oder als Leiter einer Gruppe. Sie erkennen und zerlegen ein Problem in seine Teile, wissen, welcher Mitarbeiter welchen Bereich gut bearbeiten kann, und weisen dann die Aufgaben zu. Wozu also noch mit anderen diskutieren?

BESONDERHEITEN AUF EINEN BLICK

- Ältestes Heilsystem, das viele andere Medizinsysteme beeinflusst hat
- Grundlage sind die Lehren von den drei Doshas und den fünf Elementen
- Prävention durch Körperübungen, Körperpflege, richtige Ernährung und spirituelle Lebensweise
- Therapie mit Hilfe von Kräutermedizin, Heilkuren, Massagen

Häufig kommt bei Pitta-Menschen noch ein treibender Perfektionismus hinzu, der sie nicht ruhen lässt, bis alles makellos erledigt ist. Ein Anspruch, den Pitta-Menschen leider auch an ihre Mitarbeiter haben. Ein ungeduldiger Pitta-Chef ist sicherlich nicht einfach zu ertragen. Oft steht jedoch die tiefe Angst dahinter, sich selbst und den anderen nicht gerecht zu werden. Häufig erkennt der logische Pitta-Mensch sogar dieses Problem und sucht sich einen Ruhepol, sportlichen Ausgleich oder einen verständnisvollen Menschen, um das Feuer etwas abzukühlen.

Ein Überschuss an Pitta macht den Menschen aggressiv, streitsüchtig und rechthaberisch. Körperlich äußert sich ein Pitta-Überschuss in einer erhöhten Neigung zu Entzündungen, brennenden Schmerzen, Durchfällen, Fieber, Haarausfall, Hautrötungen oder Ausschlägen.

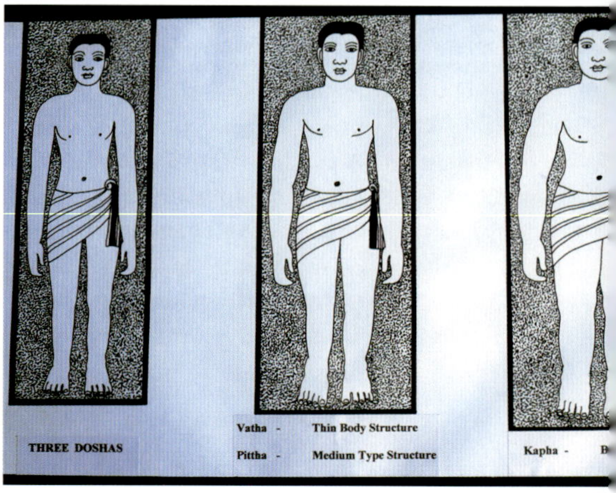

Die drei Doshas bestimmen nicht nur unsere Körperformen, sondern auch unseren Charakter.

Kapha, das Wasser

Jeder, der schon mal eine Sandburg gebaut hat, weiß, dass der Sand erst dann formbar und stabil wird, wenn er nass ist. Auf dieselbe Weise formen Wasser und Erde das Kapha-Dosha (sprich Kaffa-Dohscha). Es schafft einen stabilen, stämmigen Körper und sorgt für dessen Erhalt. Es baut die Knochen auf, findet sich in allen Körperflüssigkeiten und gibt dem Körper seine Geschmeidigkeit und seine runden Formen.

Kapha-Menschen sind der Fels in der Brandung und der ruhende Pol in einem Team. Sie haben eine sehr hohe emotionale Intelligenz und können sich empathisch in andere Menschen hineinversetzen. Sie sind nicht unbedingt der Mittelpunkt einer Party, sondern stehen eher schüchtern am Rand. Menschenmassen sind sowieso nicht ihr Ding, lieber verbringen diese Genussmenschen einen gemütlichen Abend mit ausgesuchten Freunden bei einem gemütlichen Abendessen zu Hause.

Kapha-Menschen sind methodisch, manchmal grüblerisch und durchdenken ein Problem wirklich umfassend, bis sie eine endgültige Entscheidung treffen. Zu Unrecht wirken sie deshalb nach außen langsam und unentschlossen. Fragen Sie nie einen Kapha-Menschen ohne Vorbereitung, ob er Lust hat, spontan mit ins Kino zu kommen. Geben Sie ihm Zeit, nachzudenken. Man will schließlich wissen, was es für ein Film ist, welche Kritiken er bekommen hat, wer ins Kino mitkommt, welches Kino man besucht, wie man dorthin kommt, welche Knabbereien dort angeboten werden, ob man nachher noch etwas trinken geht. Wenn allerdings eine Entscheidung getroffen ist, ist diese endgültig. Kaphas sind nicht stur, sondern sie haben einfach alle möglichen Alternativen durchdacht.

Die Gefahr liegt bei Kapha-Menschen in ihrer Behäbigkeit. Sie neigen zu Antriebsschwäche und Schwermut und sind anfällig für Übergewicht und Depressionen. Da sie aber sehr tiefgehende Freundschaften haben, finden sie oft die Gelegenheit, zusammen mit einem Freund etwas zu unternehmen und an die frische Luft zu kommen.

Das Gleichgewicht der Doshas

Jeder Mensch, ja jede einzelne Zelle, enthält immer alle drei Doshas, aber sie sind in einem Menschen nie in gleicher Menge vorhanden. Ein oder zwei Doshas stehen meist im Vordergrund und bilden dann typische Charaktere und Körperformen aus.

So hat jeder Mensch sein individuelles Gleichgewicht der Doshas, seine Konstitution, die die Inder *Prakriti* nennen.
Viele Bücher über Ayurveda bieten Fragebögen an, mit denen man seinen Dosha-Typ ermitteln soll, und raten dann zu einer Lebensweise, die dieses eine Dosha reduziert. Das ist leider ziemlicher Unfug. Denn wenn Sie z.B. ein Vata-Mensch sind, dann ist dies Ihre persönliche Konstitution, die Sie bereits von Geburt an besitzen, und es besteht zunächst kein Grund, das zu beeinflussen.
Ein Mensch, der vom Vata-Dosha geprägt ist, braucht auch viel Vata in seinem Körper, damit er gesund ist. Dieser Mensch ist sehr aktiv, liebt es mit Freunden wegzugehen und spontan etwas Verrücktes zu tun. Das will der Ayurveda auch gar nicht ändern. Ihr Ziel sollte es sein, Ihr individuelles Gleichgewicht – z.B. etwas mehr an Vata im Verhältnis zu Pitta und Kapha – beizubehalten. Erst wenn dieses Gleichgewicht aus den Fugen gerät und es zu einem störenden Übergewicht eines der Doshas kommt, was sich durch körperliche oder seelische Probleme äußert, sollten Sie ausgleichend eingreifend und das überhand nehmende Dosha reduzieren.
Man sollte nicht vergessen, dass ein Vata-Mensch zwar zu Vata-Störungen neigt, aber durchaus auch Pitta- oder Kapha-Störungen entwickeln kann. Besteht z.B. eine Pitta-Störung, überdeckt diese den eigentlichen Vata-Typ des Menschen, was von einfachen Fragebögen nicht erfasst werden kann.

Agni, das Verdauungsfeuer

Mindestens ebenso wichtig wie die Dosha-Konstitution eines Menschen ist im Ayurveda ein funktionstüchtiges Verdauungsfeuer. Das *Agni* spaltet im Magen, Darm und in der Leber unsere Nahrung in Bestandteile auf, die der Körper direkt verwerten kann. Je mehr brauchbare Anteile durch Agni aus der Nahrung herausgelöst werden, desto mehr Brennstoff steht dem Körper nach einer Mahlzeit zur Verfügung.
Auf dem Weg durch den Darm nach draußen bilden sich durch Agni weniger Schlackenstoffe oder *Ama* (sprich: Ahma), die dem Körper schaden könnten. Ein funktionierendes Agni sorgt dafür, dass mit jeder Mahlzeit möglichst viele Nährstoffe und möglichst wenig Schlackenstoffe aufgenommen werden.
Darüber hinaus wirkt das Agni auch noch in jeder einzelnen Zelle des Körpers. Funktioniert dort das Agni ähnlich gut wie im Verdauungstrakt, können dort Schlackenstoffe im Feuer des Zellstoffwechsels verbrannt werden. Der Körper reinigt sich durch sein eigenes Feuer selbst.

Folgen eines schwachen Agni

Kommt dieses funktionierende System nun aus dem Gleichgewicht, sind die negativen Folgen für die Gesundheit sehr schnell zu spüren. Nach dem Essen sollte man satt und zufrieden sein. Wenn man danach aber unbefriedigt nach etwas Leckerem sucht, ist das ein Zeichen dafür, dass das Verdauungsfeuer zu schwach war, um die Nahrung ordentlich aufzuspalten.
Als Folge davon belastet das noch unverdaute Essen den weiteren Verdauungstrakt. Die Verdauung wird träge, Schlackenstoffe entstehen und sammeln sich im Körper an. Die Verbrennungsöfen in den Zellen sind überlastet oder arbeiten bei einem schwachen Agni auch dort nur mit verringerter Kraft.
Reichert sich Ama im Körper an, kann es sich mit den Doshas vermischen und deren Funktion nachhaltig beeinträchtigen. Die Funktionsweise des gesamten Organismus wird gestört und die Selbstheilungskräfte des Körpers geschwächt. Gerät der Körper aus seinem inneren Gleichgewicht, können sich viele unterschiedliche Symptome zeigen. Ein wichtiger Hinweis auf eine Anhäufung von Ama ist eine belegte Zunge. Besteht der Ama-Zustand des Körpers über eine längere Zeit, können sich daraus ernsthafte Krankheiten, z.B. Rheuma oder Gicht entwickeln.

Das Agni stärken

Der Ayurveda-Therapeut wird zunächst immer darauf bedacht sein, den Zustand des Agni eines Patienten zu kennen und gegebenenfalls dafür zu sorgen, dass es wieder optimal funktioniert. Erst dann

wird er dafür sorgen, dass Schlackenstoffe ausgeleitet werden und die Doshas wieder in eine harmonische Grundschwingung zurückgelangen.
Das können Sie für Ihr Agni tun:

- Scharfe und saure Speisen, die gekocht oder blanchiert wurden, regen das Agni an.
- Essen Sie erst dann, wenn die vorherige Mahlzeit völlig verdaut ist.
- Nehmen Sie Nahrung immer in Ruhe zu sich. Vermeiden Sie es beim Essen zu arbeiten, fernzusehen oder auch zu viel zu sprechen.
- Zu den Mahlzeiten sollten Sie nur warme Getränke zu sich nehmen, und diese auch nur in geringer Menge. Trinken Sie lieber eine Stunde vor oder nach dem Essen.
- Heißes Wasser, eventuell mit einigen Scheiben frischem Ingwer, ist ein gutes Mittel, um Ihr Agni anzuregen.
- Es gibt auch verdauungsfördernde Kräutermischungen in Tablettenform, die z.B. Kreuzkümmel, Ingwer, Pfeffer, schwarzes Steinsalz und Bockshornkleesamen enthalten.

VIER VERHALTENSREGELN

Aus dem 7. Jahrhundert sind vier Verhaltensregeln für die Gesunderhaltung überliefert worden:

- Gehe nur mit angenehmen Dingen um und begib dich nur in Umstände, die für deine Organe und deinen Geist gewohnt und wohltuend sind.
- Tue alle Dinge gründlich und nur dann, wenn du darüber nachgedacht hast, ob sie dir entsprechen.
- Gewöhne dir an, deinen eigenen Handlungen selbstkritisch gegenüberzustehen.
- Verwende immer Dinge, die einen Ausgleich zwischen deiner Konstitution und der Jahreszeit herstellen; so erhältst du dir die Unbeschwertheit deines Körpers.

(Astanga-Samgraha)

DIE ERHALTUNG DER GESUNDHEIT

Die Vorbeugung oder Prävention von Krankheiten spielt in der ayurvedischen Medizin eine sehr wichtige Rolle. Der Zustand von Gesundheit umfasst nicht nur ein gut funktionierendes Agni und das Gleichgewicht der Doshas, sondern auch Zufriedenheit und seelische Ausgeglichenheit. Hier wird deutlich, dass es sich beim Ayurveda um eine ganzheitliche Medizinrichtung handelt, die neben dem Körper auch Geist und Seele mit einbezieht. Entsprechend sind auch die Ratschläge, die der Ayurveda zur Gesunderhaltung gibt, nicht nur auf die körperliche Ebene beschränkt.
Die vier Verhaltensregeln (→ Kasten links) zeigen, dass zu einem gesunden Leben nicht nur eine gesunde Ernährung und körperliche Betätigung gehören, sondern dass die geistige und spirituelle Ebene ebenfalls eine wichtige Rolle spielen. Der bewusste Umgang mit sich selbst und den Mitmenschen ist nach der ayurvedischen Philosophie eine der Voraussetzungen für das Erreichen der vollkommenen Gesundheit.
Ein westlicher Arzt wird in der Regel erst dann aktiv, wenn eine Krankheit bereits aufgetreten ist. Im Gegensatz dazu wird im Ayurveda Prävention groß geschrieben. Dabei gilt der Grundsatz: Alles, was Gleichgewicht und Harmonie fördert, unterstützt die Gesundheit, alles, was die Harmonie stört, kann zu Krankheiten führen.
Die Arbeit des ayurvedischen Arztes umfasst daher Beratungen und Empfehlungen, die dem Erhalt der Gesundheit dienen, und dies wesentlich mehr, als das bei westlichen Ärzten üblich ist. Ayurvedische Gesundheitsvorsorge umfasst:

- gesunde Ernährung
- ausgiebige Körperpflege
- Anpassung an die Jahres- und Tageszeiten
- Körperübungen
- ethisch-moralisch einwandfreies Verhalten.

Die ayurvedische Ernährung

Die Ernährung dient im Ayurveda der Erhaltung, aber auch der Wiederherstellung der Gesundheit.

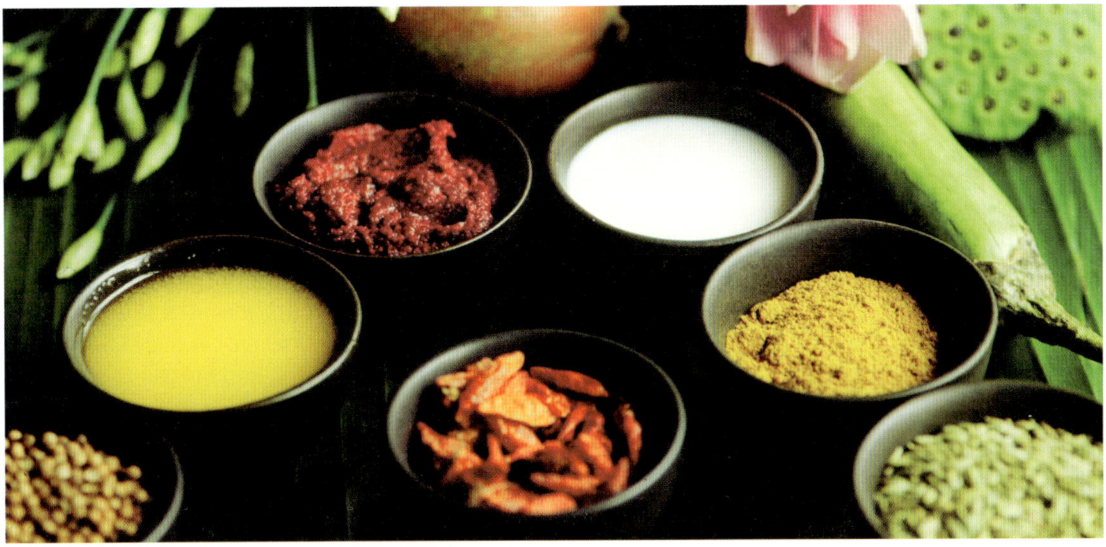

Eine ausgewogene Ernährung, die sich an der individuellen Konstitution orientiert, gehört im Ayurveda zur Vorbeugung, aber auch zur Behandlung von Krankheiten.

Die richtige Ernährung wird als eine Quelle der Lebenskraft – nicht nur im körperlichen, sondern auch im geistigen Sinne – betrachtet. Nahrungsmittel haben nach ayurvedischer Vorstellung nicht nur Einfluss auf den Körper, sondern auch auf die Psyche. Die richtige Ernährung gewährleistet eine starke Ausstrahlung, Klarheit, eine kräftige Stimme, Langlebigkeit, Zufriedenheit und Stärke.

Frisch und gekocht

Bei der Auswahl der Nahrungsmittel sollten Sie besonders auf die Verträglichkeit achten. Ein Völlegefühl nach dem Essen ist ungünstig und deutet darauf hin, dass Ihr Agni, das Verdauungsfeuer, mit der Nahrung überlastet war. Im Allgemeinen empfiehlt der Ayurveda – genau wie die chinesische Medizin – eher gekochte als rohe Nahrungsmittel, da diese leichter verdaulich sind.

Eine ayurvedische Mahlzeit sollte immer frisch zubereitet sein, Fertiggerichte sind nicht empfehlenswert, da sie keine Lebensenergie mehr enthalten und zu einer Anhäufung von Ama (Schlacken) führen können. Generell empfiehlt der Ayurveda eine vegetarische Ernährung, nicht zuletzt aus ethischen Erwägungen. Die Nahrhaftigkeit von Fleisch ist allerdings auch im Ayurveda anerkannt, und in einigen Fällen, wie zum Beispiel nach einer langen zehrenden Krankheit, wird der Verzehr von Fleisch empfohlen.

Individuelle Lebensmittel

Im Gegensatz zur westlichen Ernährungslehre gibt es im Ayurveda keine allgemein gültigen Empfehlungen, z.B. bestimmte Tagesmengen an Nährstoffen, Vitaminen oder Mineralien. Die Nahrungsmittel werden vielmehr nach ihrer Energetik bewertet. Dabei spielt ebenfalls die Einteilung nach den drei Doshas Kapha, Pitta und Vata eine wichtige Rolle. So sind Vata-Lebensmittel kalt, trocken, leicht und vom Geschmack eher bitter, Pitta-Nahrung ist scharf und heiß, und Kapha-Lebensmittel sind süß, schwer und feucht. Wenn Sie zu viel eines Dosha besitzen, sollten Sie die entsprechenden Nahrungsmittel meiden.

DIE DREI DOSHAS

Dosha	Elemente	Eigenschaften	Nahrungsmittel
Vata	Luft Raum	leicht trocken kalt lebhaft	Salate Knäckebrot Müsli Rohkost
Pitta	Feuer Wasser	warm scharf aggressiv	Chili scharfe Gewürze Alkohol
Kapha	Wasser Erde	schwer kalt feucht süß ruhig	Milchprodukte Fette Fleisch Zucker

Bei einem gesunden Menschen ist eine gute Ernährung immer individuell angepasst an die jeweilige Konstitution – das individuelle Verhältnis der drei Doshas. So sollte ein Vata-Typ nicht übermäßig viel Vata-Lebensmittel zu sich nehmen, sondern eher Pitta- und Kapha-Nahrung, um einem Ungleichgewicht der Doshas vorzubeugen. Unterstützt wird eine konstitutionsgerechte Ernährung durch die entsprechende Zubereitung der Speisen. So sollte z.B. ein Apfel von einem Vata-Menschen eher gekocht, von einem Pitta-Menschen roh und von einem Kapha-Typen in getrockneter Form zu sich genommen werden.

Treten krankhafte Störungen des Dosha-Gleichgewichts auf, so leistet die Ernährung einen wichtigen Beitrag, um die Doshas wieder zu harmonisieren.

Körperpflege

Die Körperpflege spielt bei der Vorbeugung von Krankheiten eine wichtige Rolle. Besonders für die Reinigung von Mund und Nase hat der Ayurveda eine tägliche Routine entwickelt. Zur Reinigung des Mundes nimmt man täglich einen Teelöffel Sesamöl und bewegt ihn einige Minuten im Mund hin und her, bevor man ihn wieder ausspuckt. Diese Prozedur hält Zähne und Zahnfleisch gesund und beugt Hals- und Nebenhöhlenerkrankungen vor. Zur Reinigung der Zunge wird mit einem Schaber der Zungenbelag von der Zungenwurzel bis zur Zungenspitze abgeschabt. Auch die Nase sollte täglich gereinigt werden, indem man Sesamöl in die Nasenschleimhaut einmassiert oder einige Tropfen davon hochschnupft.

Zur ayurvedischen Körperpflege gehört auch das regelmäßige Einölen des gesamten Körpers, wobei Sie ein Öl verwenden sollten, das Ihrer Konstitution entspricht. Passende Ölmischungen können Sie kaufen oder selbst zusammenmischen.

- Ein wärmendes und nährendes Vata-Öl hat Jojoba- oder Mandelöl als Basis, dem Sie Rosmarin, Zimt, Kardamom oder Muskatnuss als ätherische Öle zusetzen können (insgesamt 10 Tropfen ätherisches Öl auf 30 ml Basisöl).
- Ein kühlendes Pitta-Öl besteht aus Kokos- oder Sonnenblumenöl mit Sandelholz, Jasmin, Rose oder Koriander als ätherischem Zusatz.
- Ein wärmendes, anregendes Kapha-Öl ist Sesamöl, dem Sie Moschus, Zimt, Orange oder Zitronenmelisse zusetzen können.

Ausgleich der Tages- und Jahreszeiten

Verhaltensempfehlungen sind im Ayurveda immer individuell, nämlich angepasst an den Menschen und an die Jahreszeit, in der er sich befindet. Der Ayurveda nennt das ständige Ineinander-Übergehen der Tages- und Jahreszeiten »Tanz der Doshas«, auf den es sich einzustellen gilt.

Versuchen Sie, das jeweils gerade dominierende Dosha im Zaum zu halten und die beiden anderen zu stärken. Gönnen Sie sich z.B. Ruhe in den Pitta-Zeiten Sommer und Mittag bzw. Mitternacht. Richten Sie sich dabei aber nicht stur nach einem Schema. Besser ist es, einmal innezuhalten und sich zu fragen, was man momentan empfindet. Bin ich müde oder aufgekratzt? Ist mir heiß oder kalt? Was möchte ich wirklich gerne essen? Habe ich Lust auf Menschen oder auf ein gutes Buch? Mit einiger Übung erspürt man so seinen eigenen momentanen Zustand und weiß dann, was zu tun ist.

Herbst

Wenn es im Herbst nasskalt und windig wird, kommen alle Doshas aus dem Gleichgewicht. Vata ist durch die Trockenheit des Sommers aufgeladen und wird durch den kalten Wind noch verstärkt, wodurch das im Sommer geschwächte Agni weiter reduziert wird. Pitta ist durch die Sommerhitze verstärkt und normalisiert sich jetzt langsam. Kapha nimmt nun durch das feuchtkalte Wetter stetig zu. Es ist Schnupfenzeit, die Nase läuft, man fühlt sich wie erschlagen. Instinktiv tut man genau das Richtige, um nicht krank zu werden: Man geht in die Sauna, trinkt warmen Tee und sorgt für ausreichend Obst in der Ernährung.

In dieser Übergangszeit von sommerlicher Hitze zu winterlicher Kälte sind alle Doshas in Bewegung. Dies ist eine gute Zeit, um überschüssige Doshas auszuleiten und speziell Pitta und Vata zu normalisieren. Es ist der perfekte Zeitpunkt für eine effektive Ayurveda-Kur.

Winter

Wenn sich der Wind legt und es richtig kalt wird, kommen die Doshas zur Ruhe. Kapha gewinnt stetig an Kraft und stabilisiert den Körper. Pitta kühlt sich ab, und Vata normalisiert sich, was sich in einem kräftigen Agni (Verdauungsfeuer) zeigt. Eine gute Zeit für deftiges und schweres Essen.

Frühjahr

Auch im Frühjahr geraten die Doshas nochmals in Bewegung, oder die Säfte kommen in Wallung, wie man altertümlich sagen würde. Wiederum ein guter Zeitpunkt für eine Ayurveda-Kur.

Sommer

In der Sommerhitze normalisiert sich Kapha, während Pitta und vor allem Vata stark ansteigen. Ein starkes Vata trocknet das Agni, und man spürt im Sommer – speziell zur Mittagszeit – keinen großen Hunger. Ein Blick in die Mittelmeerländer zeigt uns die perfekte Sommerdiät: kühle, gut gewürzte und leicht verdauliche Speisen mit viel Obst und Gemüse. Keine körperlich anstrengenden Arbeiten und ein entspanntes In-den-Tag-Leben können hier nur von Vorteil sein. Die Sommerhitze setzt nicht nur unserem Agni zu, sondern auch unserer Lebensenergie ***Prana*** (sprich: Prahnah). Wasserplanschen und lange Waldspaziergänge laden uns im Sommer wieder mit Energie auf.

Tageszeiten

Wie das Jahr, so hat auch der Tag seinen Einfluss auf den »Tanz der Doshas«. Wer Schwierigkeiten hat, früh um sieben aus dem Bett zu kommen, sollte es vielleicht mal gegen halb sechs Uhr versuchen. Was scheinbar paradox klingt, hat einen nachvollziehbaren Hintergrund. Das Vata-Dosha nimmt gegen zwei Uhr nachts immer weiter zu, erreicht um vier Uhr seinen Höhepunkt, um bis gegen sechs Uhr morgens wieder bedeutungslos zu werden. Vata gibt uns einen guten Start in den Tag, bringt Aktivität und Schwung mit sich und sorgt dafür, dass wir leichter aus den Federn kommen.

Gegen sechs Uhr morgens steigt das Kapha-Dosha an, erreicht gegen acht seinen Höhepunkt, um bis zehn Uhr wieder abzufallen. Aufstehen in der Kapha-Zeit fällt besonders schwer. Man ist eigentlich schon beim Aufstehen müde.

Ab zehn Uhr baut sich dann das Pitta-Dosha auf. Es erreicht zusammen mit unserem Agni um zwölf Uhr seinen Höhepunkt, um bis zwei Uhr wieder langsam abzufallen. Das spricht für ein ausgiebiges Essen zur Mittagszeit.

Dann beginnt der Zyklus aufs Neue. Vata macht uns nachmittags leistungsfähig und kommunikativ. Gegen Abend stimmt uns Kapha wieder müde und entspannt. Die beste Zeit, um zu Bett zu gehen, ist gegen 22 Uhr, wenn das Pitta wieder stärker wird. Diesmal verdaut es allerdings nicht unser Essen, sondern wir verdauen in unseren Träumen die Erlebnisse des Tages. Wenn wir zu spät ins Bett gehen, können wir unter Umständen nicht gut einschlafen. Gegen zwei Uhr morgens beginnt Vata uns allmählich wieder zu aktivieren. Dieser Rhythmus erklärt z.B., warum Menschen mit einer Vata-Störung zwischen zwei und vier Uhr erwachen und erst in den frühen Morgenstunden wieder Schlaf finden.

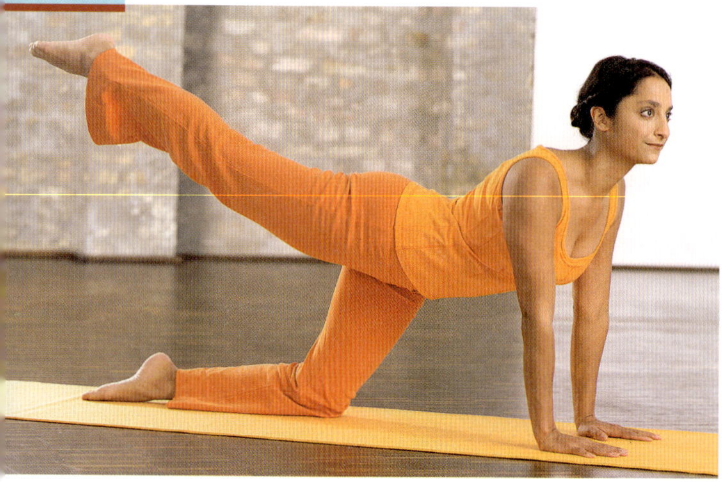

Tägliche Yoga-Übungen lassen die Energie im Körper fließen und beugen Blockaden vor.

Yoga

Yoga ist Teil des Ayurveda und hilft nicht nur auf dem Weg der Körperübungen, sondern auch spirituell, das innere Gleichgewicht aufzubauen und zu erhalten. Tägliche Yoga-Übungen harmonisieren den Energiefluss im Körper und heben Blockaden auf. Sie finden ein Yoga-Kapitel auf Seite 277.

Ethisches Verhalten

Der Ayurveda sieht eine enge Verbindung zwischen Körper und Geist, und somit auch zwischen körperlicher und geistig-ethischer Gesundheit. Dazu seien noch einmal aus der alten Schrift ***Charakasamhita*** zitiert:

- »Man soll weder ungeduldig noch zu forsch an die Dinge herangehen,
- für einen angemessenen Unterhalt von abhängigen Personen sorgen,
- seine Freude mit anderen teilen,
- keinen unbequemen Charakter, schlechtes Benehmen oder Erkrankung pflegen,
- weder von anderen abhängig, noch allen gegenüber misstrauisch und nicht ständig zu pedantisch sein.«

KRANKHEIT IM AYURVEDA

Krank zu werden ist im Ayurveda ein längerer Prozess: Man wird nicht plötzlich krank, sondern Krankheiten sind die Folge von sich immer weiter verstärkendem Ungleichgewicht, das im schlimmsten Fall sechs Phasen durchlaufen kann. Je länger man wartet, bevor man ausgleichend eingreift, desto stärker wird das Ungleichgewicht und desto schwieriger wird es, wieder einen harmonischen Zustand zu erreichen.

Ansammlung eines Dosha

Es beginnt mit der übertriebenen Zunahme eines Dosha auf Kosten der beiden anderen. Verstärkt sich Vata, macht sich das zunächst im Dickdarm bemerkbar. Der Dickdarm ist sozusagen das Zuhause von Vata, sein Stammsitz im Körper. Was macht also zu viel Vata, der trockene, bewegliche Wind? Er trocknet den Körper aus. Der Stuhl wird trocken und fest, im Darm sammeln sich Winde, die Haut wird spröde, und Augen und Zunge trocknen aus. Das Vata hält den Geist auf Trab und sorgt für Nervosität, Gedankenkreisen und Schlafstörungen.

Ein Anstieg des Pitta-Dosha macht sich bemerkbar, indem das Feuer Körper und Geist in Ungleichgewicht bringt. Man ärgert sich über jede Kleinigkeit und nimmt alles persönlich. Man wird zunehmend aggressiver, aber eigentlich sehnt man sich nach Ruhe und Einsamkeit, fühlt sich ausgebrannt. Pitta schlägt auch auf den Magen und führt zur Übersäuerung. Dadurch kann das Verdauungsfeuer angefacht werden und plötzlichen Heißhunger hervorrufen. Die Haut neigt zu roten Flecken, und vielleicht brennen auch die Augen.

Verstärkt sich das Kapha-Dosha, entwickelt sich eine körperliche und geistige Trägheit. Der Magen ist der Hauptsitz von Kapha, wo es das Verdauungsfeuer schwächt. Die Folge ist eine träge Verdauung, die Anhäufung von Schlackenstoffen und eine Blockierung des Energieflusses im Körper. Man fühlt sich schwer und aufgedunsen, schläft lange und ist morgens doch nicht erholt. Das Essen liegt wie Blei im Magen, und man hat auf gar nichts Lust.

BESCHWERDEN AUS DER SICHT DES AYURVEDA

VATA-STÖRUNGEN
Psychosen, Chronic Fatigue Syndrome, Obstipation, Osteoporose, Rückenschmerzen

PITTA-STÖRUNGEN
Magen- oder Dünndarmgeschwüre, Morbus Crohn, Colitis ulcerosa, Hypertonie, Akne, Burn-out-Syndrom

KAPHA-STÖRUNGEN
Depressionen, erhöhte Blutfettwerte, Fettleibigkeit, Diabetes, Ödeme, Erkrankungen der Atemwege wie Asthma, Bronchitis und Sinusitis

Verstärkung des Dosha

Bleibt das Ungleichgewicht bestehen, nehmen die oben beschriebenen Beschwerden mehr und mehr zu und werden nachdrücklicher spürbar. Vata kann nun durch die zunehmende Verstopfung Bauchkrämpfe verursachen, die Haut wird rissig, und man quält sich mit sinnlosen Gedanken durch die Nacht. Pitta führt zu einer dauerhaften Übersäuerung des Magens, Sie sind zunehmend schon bei Kleinigkeiten gereizt und reagieren aggressiv auf Ihre Umwelt. Nimmt Kapha weiter zu, verlieren Sie den Appetit, und Sie kommen fast nicht mehr aus dem Bett. Sie fühlen langsam, dass etwas nicht stimmt, aber so richtig krank sind Sie noch nicht.

Übertretung des Dosha

Kann der Stammplatz eines Dosha die ständige Zunahme nicht mehr aufnehmen, schwappt das Dosha über, und seine Energie durchflutet den gesamten Organismus. Symptome können nun im ganzen Körper auftreten. Insbesondere machen sich Stellen im Körper bemerkbar, die durch Veranlagung, Unfall oder Vorschädigung bereits geschwächt und dadurch nicht gut gegen ein Ungleichgewicht der Doshas geschützt sind.

Hält man jetzt inne und sorgt dafür, dass das überwiegende Dosha nicht noch weiter angeregt wird, kann der Körper durch seine Selbstheilungskräfte noch dafür sorgen, dass die Doshas wieder ins Gleichgewicht kommen. Ignoriert man jedoch die Warnsignale des Körpers, werden sich die Beschwerden verstärken und sich nun auch an anderen Körperstellen bemerkbar machen.

Einnisten einer Störung

Es gibt Organe, die grundsätzlich stärker mit einem der Doshas versehen sind, um ihre spezifische Arbeit zu erledigen. Das Nervensystem braucht z.B. viel Vata, um die Nervenimpulse zu leiten, viel Pitta ist in der Leber, um die Verdauung zu fördern, und Kapha sitzt in allen Körpersäften, speziell im Schleim, um dort für gute Feuchtigkeit zu sorgen.
Verständlicherweise nistet sich eine Dosha-Störung gerne in den Organen ein, in denen es sowieso stark vertreten ist. Daraus ergeben sich typische Störungsmuster, die ein im Ayurveda ausgebildeter Therapeut erkennen kann. In diesem Stadium ist es noch relativ gut möglich, das Ungleichgewicht wieder zu harmonisieren. Man muss aber schon deutliche Maßnahmen ergreifen, um einen Ausgleich zu schaffen. Ruhe und Entspannung allein werden nicht mehr ausreichend sein.
Die Schulmedizin hat den Begriff »Befindlichkeitsstörungen« geprägt, um zum Ausdruck zu bringen, dass hier schon echte Beschwerden, aber noch keine ernsthafte Erkrankung vorliegen. Man spürt schon, dass etwas nicht in Ordnung ist, und kränkelt, ohne die Ursache klar benennen zu können.

Klinische Symptome

Verstärkt sich das Ungleichgewicht weiterhin, treten nun deutliche Symptome auf, die auch von der Schulmedizin wahrgenommen werden. Jetzt ist man richtig krank, und der Mediziner kann auch die Krankheiten benennen. Einige Beispiele für westliche Diagnosen, die den verschiedenen Dosha-Störungen entsprechen stehen im Kasten links.
Greift man nun zu einer schulmedizinischen Behandlung, kann man zwar z.B. mit einem Säure-

blocker die Magengeschwüre zum Abheilen bringen, die eigentliche Ursache dahinter wird aber nicht erfasst. In der Folgezeit wird ein derartiges Beschwerdebild immer wieder auftreten.

Eine Behandlung mit Pitta-reduzierenden Kräutern und Anwendungen geht jedoch die Ursache der Beschwerden an. Daher werden nicht nur die Magengeschwüre abheilen, sondern auch die Hautirritationen verschwinden und die Aggression wieder ein normales Maß erreichen. Aus Sicht des Ayurveda gehören diese drei Symptome zusammen und können auf eine Ursache zurückgeführt werden. Somit ist eine ursächliche Therapie möglich.

Chronifizierung der Krankheit

Wird die Störung nicht ausreichend, nicht richtig oder womöglich gar nicht behandelt, kommt es zu einer weiteren Verschlimmerung. Begleitsymptome können sich verstärken und ihrerseits neue Krankheiten oder Komplikationen verursachen. Das Krankheitsbild wird nun in allen seinen Schattierungen deutlich.

Die erweiterte Diagnostik ist im Ayurveda deutlich feiner als in der Schulmedizin. Ein Dosha-Ungleichgewicht zieht häufig weitere Dosha-Störungen mit sich. Manchmal kommt eine Ama-Belastung dazu und kompliziert die Erkrankung. Oder es werden durch das Ungleichgewicht feine Körperkanäle blockiert, so dass es zu Stauungen an der einen Stelle und Mangelerscheinungen an anderen Stellen im Körper kommt. Um all dies auszugleichen, wird eine sehr aufwändige und lang andauernde Therapie nötig werden.

Grundsätzlich dauert eine Heilung ebenso lange, wie die Dauer der Erkrankung bereits anhielt. Mit anderen Worten: Wenn eine Erkrankung seit mehreren Jahren besteht, wird es auch wieder mehrere Jahre dauern, bis sie vollständig ausgeheilt ist.

STUDIE

In einer Studie zur Behandlung von Heuschnupfen erhielten 75 Patienten über acht Wochen entweder einen Extrakt der Pflanze Tinospora cordifolia (hier auch unter dem Namen Guduchi bekannt) oder ein Placebo. Die ayurvedische Pflanze verbesserte in der einen Gruppe eindeutig die Symptome bei guter Verträglichkeit: Über 60 % der Patienten wurden von Niesen, Nasenlaufen, verstopfter Nase und Juckreiz befreit. In der Placebogruppe tat sich dagegen wenig: Nur 20 % fühlten sich besser.

DIE AYURVEDISCHE DIAGNOSE

Um im Ayurveda zu einer sauberen Diagnose zu kommen, verlässt der Therapeut sich auf seine fünf Sinne. Auf den ersten Blick kann der Therapeut den Körpertyp und das Auftreten eines Patienten bewerten. Wie groß ist der Patient, welche Form hat sein Gesicht, die Augen, wie klingt seine Stimme, wie ist die Haut beschaffen?

Ein langes Anamnesegespräch steht im Mittelpunkt der Diagnostik. Welche Probleme beschreibt der Patient? Wie klappt es mit der Verdauung? Wie ist seine persönliche Situation im Leben, in Beruf und Familie? Im Gespräch wird der Therapeut weitere Fragen stellen, die es ihm ermöglichen, den ersten Eindruck zu korrigieren oder zu bestätigen.

Durch Abtasten verschafft sich der Therapeut einen Eindruck über die Beschaffenheit der Haut und Größe und Gestalt der inneren Organe. Anschließend wird der Therapeut Sie abhören, und zwar nicht nur Herz und Lunge, sondern auch den Bauch, um sich ein Bild von Ihrer Darmaktivität zu machen. So bekommt er Hinweise auf Blähungen oder einen trägen Darm. Auch der Geruchssinn spielt bei der ayurvedischen Diagnose eine Rolle: Mund- und Körpergeruch und der Geruch von Ausscheidungen können Aufschluss über krankhafte Störungen geben.

Anhand der Pulsdiagnose verschafft sich der Therapeut einen guten Einblick in die Harmonie der drei Doshas. Eine vollständige Erstuntersuchung um-

WICHTIGSTE INDIKATIONEN

CHRONISCHE ERKRANKUNGEN
wie Magen-Darm-Erkrankungen, Stoffwechselerkrankungen, Hauterkrankungen, Allergien, Herz-Kreislauf-Erkrankungen, einige neurologische Erkrankungen, Migräne, Hypertonie, Rheuma, Gelenkentzündungen

AKUTE ERKRANKUNGEN
bei vielen funktionellen Störungen und zur Vorbeugung

fasst neben den bisher genannten Punkten auch die Betrachtung der Zunge, Hände und Fingernägel und gegebenenfalls die Untersuchung von Stuhl und Urin. Daneben gibt es noch eine Fülle weiterer Diagnosemöglichkeiten, die ein erfahrener Therapeut einsetzen kann, sollte dies erforderlich sein.
Die ayurvedische Diagnostik ist viel feinsinniger und differenzierter als die der westlichen Medizin. Entstehende Krankheiten werden oft schon erfasst, bevor sich erste schulmedizinisch erkennbare Symptome ausbilden.

DIE THERAPIE

Ist die Diagnose gestellt, kann Ihr Therapeut einen Therapievorschlag für Sie erarbeiten. Er wird mit Ihnen besprechen, ob sich in Ihrem Tagesablauf und in der Ernährung einige Dinge umstellen lassen. Er wird Ihnen vielleicht vorschlagen, eine Entspannungstechnik wie Yoga, Tai Ji Quam oder Qi Gong zu erlernen.
Es geht immer darum, Möglichkeiten zu finden, die bestehenden Störungen auszugleichen. Dabei spielt die Aufklärung eine wichtige Rolle. Oft weiß ein Patient nicht, dass eine vermeintlich gesunde Ernährung mit viel Müsli und Rohkost für eine Vata-Störung verantwortlich sein kann.

Ein guter Therapeut wird die Vorschläge zu Verhaltensänderungen und Ernährungsumstellungen immer so gestalten, dass Sie nicht überfordert sind. Er weiß, dass Gewohnheiten, die über Jahrzehnte entstanden sind, nicht innerhalb weniger Wochen einfach durch neue ersetzt werden können. Dabei kennt der Ayurveda-Therapeut keine starren Regeln, sondern für jeden Patienten wird ein individueller Plan entwickelt.

Störungen der Doshas

Wenn Sie an einer Dosha-Störung leiden, gibt es viele Möglichkeiten, das überaktive Dosha zu reduzieren. Wenn Sie diese Empfehlungen rechtzeitig beachten, werden Sie gar nicht erst krank.

Vata-Störungen

Sorgen Sie für genügend Ruhe in Ihrem Tagesablauf und gehen Sie früh ins Bett. Essen Sie regelmäßig und bewusst, vermeiden Sie unregelmäßige, hektische Mahlzeiten, die scharf gewürzt sind. Warmes, öliges und nahrhaftes Essen der Geschmacksrichtungen süß, sauer und salzig ist für Sie günstig. Suchen Sie sich eine entspannende Tätigkeit, wie Musikhören oder Spazierengehen. Vermeiden Sie geistige und körperliche Überlastung und unterdrücken Sie Ihre Bedürfnisse nicht.

Pitta-Störungen

Vermeiden Sie Stimulanzien wie Kaffee, schwarzen Tee oder Alkohol. Essen Sie kühlende, erfrischende, nicht zu scharf gewürzte Speisen. Trinken Sie Mineralwasser ohne Kohlensäure, Milch und süße oder bittere Kräutertees. Und ärgern Sie sich nicht zu viel! Ärger und Wut vermehren Pitta.

Kapha-Störungen

Stehen Sie morgens schon früh auf und nehmen Sie eine erfrischende Dusche. Nehmen Sie leichte, kalorienarme Nahrung zu sich und verzichten Sie auf Süßigkeiten. Trinken Sie mehrmals am Tag heißes Wasser oder Kräutertees. Suchen Sie sich eine Sportart, die Ihnen Spaß macht, denn Bewegung ist gut für Sie.

AYURVEDISCHE PHYTOTHERAPIE

Zusätzlich zum eigenen Tun können Heilkräuter oder Heiltees dafür sorgen, Störungen auszugleichen. Ayurveda kennt etwa 4000 Pflanzen. Im modernen Ayurveda setzt man nicht nur Heilpflanzen aus Indien ein. In den alten Texten steht die Anregung, Pflanzen zu nutzen, die im eigenen Land wachsen. Und so wundert es nicht, dass bei uns auch europäische Heilkräuter Anwendung finden.

Wichtige Heilpflanzen im Ayurveda

Die Stärke der ayurvedischen Medikation liegt in der individuellen Kombination von Heilkräutern, die auf die Person und deren Beschwerden abgestimmt ist. Im Folgenden stellen wir Ihnen einige Kräuter vor, die auch als Einzelmittel sehr wirksam sind und sich daher für eine Selbstbehandlung eignen. Einen Arztbesuch bei Krankheit ersetzen sie freilich nicht.

Ashvagandha – Winterkirsche

Die Winterkirsche war auch den alten Ägyptern bekannt. Ashvagandha setzt man speziell bei schwer kranken Kindern oder alten Menschen zur Stärkung ein. Bei gesunden Erwachsenen fungiert sie als verblüffend wirksames Aphrodisiakum.

Brahmi – Kleines Fettblatt

Brahmi ist manchem Aquarianer vielleicht unter dem Namen Kleines Fettblatt bekannt. Die tropische Wasserpflanze hat eine stärkende Wirkung auf das menschliche Gehirn. Studenten und alte Menschen benutzen gerne Brahmi, weil die Gedächtnisleistung damit verbessert werden kann. Eine Kombination mit Shallaki kann diese Wirkung noch erhöhen. Brahmi wirkt außerdem angstlösend und beruhigend. Bei großem Stress ist eine Kombination mit Tulsi sinnvoll.

Ingwer

Ingwer reinigt den Körper und die Körperkanäle und aktiviert das Verdauungsfeuer. Am besten trinkt man warmes Ingwerwasser zum Essen und über den Tag verteilt. Dazu schneidet man einige Scheiben frischen Ingwer ab, wirft sie in eine Thermoskanne – sowieso unverzichtbares Utensil aller Ayurveda-Anhänger – und überbrüht sie mit heißem Wasser. Fertig. Dieses Getränk ist hilfreich bei Ama-Zuständen, träger Verdauung und liefert viel Energie für den Tag. Hat man sich erst an den frischen, scharfen Geschmack von Ingwerwasser gewöhnt, möchte man es wegen der anregenden Wirkung nicht mehr missen.

Karela – indische Bittermelone

Die indische Bittermelone findet man immer öfter in asiatischen Spezialitätengeschäften. Wer an Stoffwechselstörungen und Diabetes leidet, sollte Karela unbedingt auf seinen Speiseplan setzen. Zusammen mit gerösteten Bockshornkleesamen und Zimt kann die indische Bittermelone den Blutzuckerspiegel normalisieren. Für diejenigen, die den bitterherben Geschmack nicht mögen, gibt es Kapseln aus getrockneten Früchten.

Shallaki – indischer Weihrauch

Der indische Weihrauch hat nicht nur einen wunderbar balsamischen Geruch, wenn er als Räuchermittel eingesetzt wird, sondern zeigt eine stark entzündungshemmende Wirkung auf alle Arten von Entzündungen. Eine Wirkungsverstärkung erreicht man in der Kombination mit Triphala. Neuerdings interessiert sich die Schulmedizin für die Wirksam-

STUDIE

Die Universität Mannheim führte eine klinische Studie an Morbus-Crohn-Patienten durch, bei der 50 Patienten mit einem ayurvedischen Weihrauchextrakt und 52 Patienten mit dem in der Schulmedizin üblichen Mesalazin behandelt wurden. Der Weihrauchextrakt wirkte genauso entzündungshemmend wie das Mesalazin, wobei die Nebenwirkungen deutlich geringer waren.

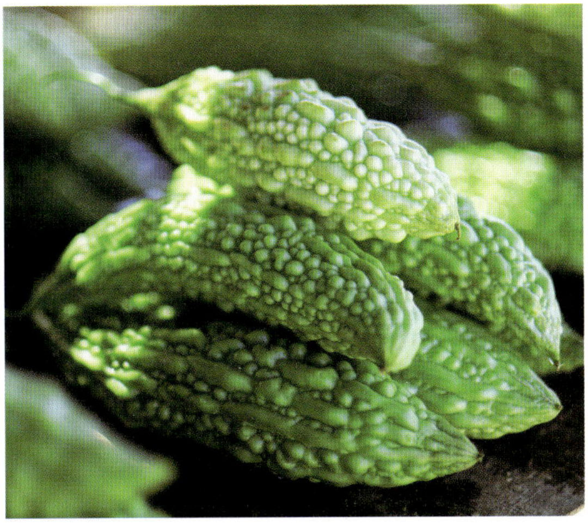

Karela, die indische Bittermelone, wirkt gut bei Stoffwechselstörungen wie Diabetes.

keit von Shallaki. Einige Forschungsarbeiten zeigen eine sehr gute Wirksamkeit von Shallaki bei entzündlichen Allgemeinerkrankungen wie Arthritis, Morbus Crohn und Colitis ulcerosa.

Triphala

Streng genommen ist Triphala kein Heilkraut, sondern eine Mischung aus Früchten drei verschiedener Myrobalane-Bäume. Die Einsatzmöglichkeiten von Triphala sind beeindruckend und zeichnen sich durch drei wesentliche Eigenschaften aus: Triphala gleicht die Doshas aus und hilft, Dosha-Ungleichgewichte wieder zu harmonisieren. Besonders bei Verdauungsproblemen und Ama-Zuständen ist Triphala eine echte Hilfe. Durch die Anregung des Agni in den Zellen führt Triphala zu einer Entgiftung des Körpers. Darüber hinaus ist Triphala stark entzündungshemmend. Aus diesem Grund gibt es sehr viele Kombinationspräparate, in denen Triphala enthalten ist, in Pulverform oder als Kapseln.

Tulsi – Heiliges Indisches Basilikum

Das indische Basilikum ist nicht nur als Tee mit Milch ausgesprochen wohlschmeckend, sondern hat eine Wirkung, die der des Ginseng vergleichbar ist: Es stärkt den Geist, und Sie können besser mit Stress umgehen. Außerdem aktiviert Tulsi Ihr Immunsystem. Zur Behandlung von Schnupfen und Atemwegserkrankungen wird es häufig auch als Dampfinhalation eingesetzt. Die Wirksamkeit von Tulsi ist in Indien legendär: »Wer Tulsi im Garten hat, wird niemals krank«, so die Aussage der Inder. Tulsi wird sogar als göttliche Pflanze verehrt und gerne in der Nähe von Tempeln kultiviert. Der Tee eignet sich gut als Getränk vor der Meditation.

Die Anwendung der Heilkräuter

Heilkräuter werden in der ayurvedischen Medizin häufig miteinander kombiniert, um eine Wirkungsverstärkung oder eine Abschwächung von Nebenwirkungen zu erreichen. Diese Kräutermischungen werden in den unterschiedlichsten Darreichungsformen eingesetzt.

Pulver und Kapseln

Die einfachste Form, Heilkräuter zu sich zu nehmen, ist in Form von Pulver (Churna, sprich Tschurnah). Über den Geschmack der Pulver kommt schon ein Teil der Heilwirkung zustande. Allerdings hat man nach der Einnahme den oft unangenehmen Geschmack noch lange auf der Zunge. Daher greifen westliche Patienten lieber zu den geschmacksneutralen Kapseln.

Heiltees

Eine andere einfache Art der Kräuterzubereitung ist ein Aufguss oder eine Abkochung der Kräuter, die mit Milch, Sahne oder Honig verfeinert wird. Einige der Heilkräuter, wie beispielsweise das Tulsi, ergeben einen schmackhaften Milchtee, den man auch einfach im Alltag genießen kann (Hinweise zur Teezubereitung → Seite 135).

Inhalationen

Aufgüsse, speziell auch mit frischen Kräutern, werden als Inhalation genutzt. Da frische indische Kräuter hier fast nicht zu bekommen sind, kann man sich gelegentlich mit ätherischen Ölen behelfen, oder man verwendet Kräuter, die auch in getrocknetem Zustand noch aromatisch sind. Dazu gehören Eukalyptus, Zimt, Kampfer, Kalmus, Salbei, 10-Wurzel-Pulver (Dashmula), Minze, Zitronenmelisse und Rosmarin.

Medizinierte Öle

Medizinierte Öle herzustellen ist fast schon eine Wissenschaft für sich. Dafür werden Kräuter mit Wasser und Ölen langsam erhitzt. Je holziger und fester die Kräuter sind, desto mehr Wasser wird verwendet. Man wählt dazu immer Mischungsverhältnisse, die ein Vielfaches von 8 betragen, also 1:8, 1:16 bis hin zu 1:64. Nicht selten verwendet man bis zu einem Kilo Kräuter pro Liter Öl. Die Mischung kocht dann einige Stunden oder sogar Tage, bis das Wasser vollständig verkocht ist. Das zurückbleibende Öl hat dann alle Wirkstoffe der Kräuter aufgenommen. Es wird mehrfach gereinigt, filtriert und weiterverarbeitet. Gelegentlich werden frische Pflanzensäfte zum Öl dazugegeben, deren Wirkstoffe den Kochprozess nicht überstanden hätten. Einige Öle werden bis zu 108 Mal gereinigt, eine symbolische Zahl im Ayurveda. Mit jedem Arbeitsschritt, der mit innerer Ruhe und Widmung gemacht wird, steigt die Heilwirkung der Medikamente. Hier wird deutlich, dass die Zuwendung und die Liebe am Tun ein wichtiger Aspekt im Heilungsprozess sind.

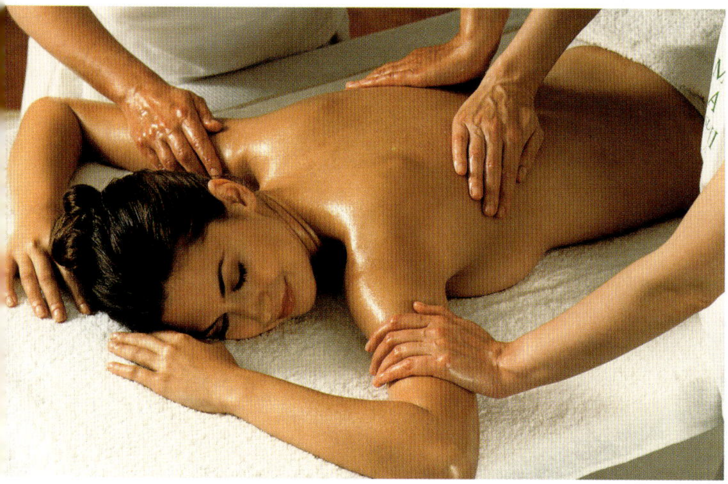

Eine ayurvedische Ölmassage ist ein sehr angenehmes und entspannendes Erlebnis.

Einkochungen

Wenn eine Abkochung filtriert und das Filtrat lange genug eingekocht wird, entsteht ein weitgehend fester Rückstand, der mit Palmzucker noch mal angedickt wird. Das Ergebnis ist eine Art Marmelade. Chayavanprash ist wohl die beliebteste Einkochung. Sie besteht aus der Amlafrucht, der indischen Stachelbeere, die einen hohen Gehalt an Vitamin C hat und mit 40 verschiedenen Heilkräutern zu Chayavanprash verarbeitet wird. Der Geschmack erinnert am ehesten an gepfefferte Pflaumenmarmelade. Chayavanprash hat eine merklich positive Wirkung auf den Körper. Wenn Sie sich müde und ausgelaugt fühlen, sollten Sie einige Teelöffel davon zu sich nehmen.

Fermentierte Arishtas

Eine Besonderheit ist die Zubereitung der Heilkräuter als fermentiertes Getränk. Die Bestandteile werden mit Palmzucker versetzt und gären einige Tage oder Monate, bis sie fertig sind. Die Wirkstoffe von Arishtas können besonders leicht vom Körper aufgenommen werden und verbessern dabei das Agni. Sie eignen sich besonders für geschwächte Patienten, denen es schwer fällt, Kapseln zu schlucken.

MASSAGEN

Ein Highlight der Therapie sind die wohltuenden Massagen und ayurvedischen Anwendungen wie warmes Öl, medizinische Pulvermassagen, Schwitzbehandlungen und vieles mehr. Ölmassagen aktivieren nicht nur den Körper, sondern beruhigen auch den Geist. Warmes Sesamöl wird in unterschiedlichen Güssen über den Körper verteilt und mit sanften Bewegungen tief ins Gewebe massiert. Heilöle, die mit einer Vielzahl von Kräutern hergestellt werden, verstärken die Wirkung der Massage.

Die menschliche Nähe bei allen Anwendungen und das Gefühl, sich geborgen und angenommen in den Händen eines erfahrenen Therapeuten zu wissen, ist für den Heilerfolg nicht zu unterschätzen. Ein Mensch, der sich wohl fühlt, wird schneller wieder gesund werden als ein Mensch, der unter Stress steht und einsam ist.

DIE PANCHAKARMA-KUR

Sollten alle diese Methoden nicht den gewünschten Therapieerfolg bringen, kann Ihnen Ihr Therapeut zu einer Panchakarma-Kur (sprich: Panscha Karma) raten. Sie sollten diese Kur allerdings nicht mit einer entspannenden Ayurveda-Wellness-Kur verwechseln! Panchakarma bedeutet wörtlich so viel wie »Fünf Handlungen« und bezieht sich auf fünf ausleitende Behandlungsmethoden.
Nach einer Vorbereitungszeit mit Schwitzbehandlungen und der Einnahme von Ölen oder Butterschmalz (Ghee) erfolgt die Reinigung der Doshas.

STUDIE

Seitdem Ayurveda Einzug in die westliche Welt gehalten hat, mehren sich die Studien, die die Wirksamkeit ayurvedischer Behandlungsmethoden testen. So wurden in einer Studie der Poliklinik Bonn 44 Patienten mit rheumatoider Arthritis für 10 Monate mit ayurvedischen Panchakarma-Reinigungskuren und Kräuterpräparaten behandelt. Während der Behandlung konnten 41 Patienten ganz auf schulmedizinische Antirheumatika verzichten, die übrigen die Dosis reduzieren. Nach Beendigung der Behandlung zeigten über die Hälfte der Patienten eine deutliche Besserung der Gelenksentzündungen. Leider musste diese Studie in Indien durchgeführt werden, da die verwendeten Medikamente in Deutschland nicht zugelassen sind.

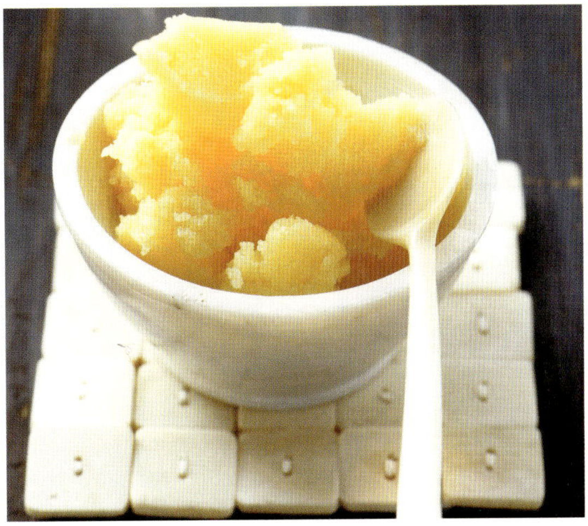

Ghee, geklärtes Butterfett, reinigt innerlich und stärkt das Verdauungsfeuer Agni.

Zur Reinigung des Kapha-Dosha wird der Patient zum Erbrechen gebracht. Ein Abführtag reinigt das Pitta-Dosha, und Kräuter und Öleinläufe säubern den Körper von einem Vata-Überschuss. Störungen im Kopfbereich werden mit Nasya (sprich: Nassja) behandelt, bei dem medizinierte Öle oder Pulver in die Nase des Patienten geblasen oder Heilkräuterdämpfe inhaliert werden. Begleitende Anwendungen runden die Panchakarma-Kur ab.
Zwar entspricht eine derartige Kur einer Generalüberholung und Grundreinigung des Körpers, aber Sie sollten sich nur sehr bewusst darauf einlassen. Die erste Hälfte der Kur ist durchaus anstrengend; sie hat auch einen reinigenden Effekt auf den Geist, der nicht immer nur angenehm ist.
In der zweiten Hälfte der Kur wird der Körper wieder aufgebaut und gekräftigt, so dass Sie am Ende der Kur wieder fit und einsatzbereit sind. Eine sinnvolle Panchakarma-Kur braucht Zeit. Mindestens zwei, besser jedoch drei Wochen sollten Sie dafür einplanen. In Indien laufen diese Reinigungskuren in schweren Fällen sogar einige Monate lang – ein Zeitraum, der in unserer westlichen Welt kaum umsetzbar ist. Vielleicht macht das aber deutlich, dass

eine ambulante Panchakarma-Kur über eine Woche, wie sie in Europa und den USA gelegentlich angeboten wird, nicht sinnvoll ist.

EIN PRAXISBEISPIEL

Ein 29-jähriger Mann leidet seit seinem 8. Lebensjahr an Colitis ulcerosa, einer chronisch entzündlichen Darmerkrankung. Der Dickdarm ist ständig entzündet, und mehrere blutige Durchfälle pro Tag sind die Regel. Der Patient nimmt ständig entzündungshemmende Medikamente, in besonderen Stressphasen muss er zusätzlich Kortison einnehmen. Durch die ständige Medikamenteneinnahme hat sich die Haut des Patienten bereits verändert, er ist außerdem deutlich abgemagert. Zum Zeitpunkt seines ersten Besuchs in der ayurvedischen Praxis sind pro Tag 4500 mg entzündungshemmende Medikamente notwendig, um die Krankheit leidlich in den Griff zu bekommen. Das entspricht etwa 9 Aspirin-Tabletten pro Tag.

Die Annäherung an Ayurveda ist für diesen Patienten nicht einfach. Der stark Pitta-geprägte Mann ist – seinem Naturell entsprechend – skeptisch, etwas Neues zu probieren. An ayurvedische Anwendungen ist zunächst nicht zu denken. Also wird eine Kräutertherapie als Ergänzung zur schulmedizinischen Medikation durchgeführt. Einen stark Pitta-reduzierenden Tee trinkt der Patient nur, wenn er Schmerzen hat. Nach einigen Monaten Therapie verbessert sich der Allgemeinzustand merklich. Das Kortison kann in Absprache mit dem behandelnden Gastroenterologen abgesetzt werden. Die ayurvedischen Kräuter werden noch einmal neu zusammengestellt. Innerhalb einiger Wochen können auch die anderen schulmedizinischen Medikamente langsam reduziert werden. Bei Rückfällen werden sie zwar zusätzlich angewendet, nun aber in geringerer Dosierung, bis sie schließlich komplett abgesetzt werden. Nebenwirkungen sind seit den drei Jahren ayurvedischer Therapie nicht aufgetreten.

Ein Versuch, die Kräuterkapseln abzusetzen, führte zu einem erneuten Auftreten von Symptomen, so dass bis heute die ayurvedischen Kräuter täglich eingenommen werden müssen. Der Allgemeinzustand hat sich deutlich verbessert, und das Gewicht hat sich normalisiert. Heute ist der Patient weitgehend beschwerdefrei.

Die gesetzlichen Krankenkassen haben die Kosten der Behandlung nicht übernommen, und auch die ayurvedischen Kräuter muss der Patient weiterhin aus eigener Tasche bezahlen. Mehrere klinisch-wissenschaftliche Studien zeigen indes deutlich, dass Ayurveda nicht nur eine Wellness-Behandlung ist, sondern eine kraftvolle und wirksame medizinische Therapierichtung.

STUDIE

Die Universität Illinois untersuchte an 60 Parkinson-Patienten die Wirkung der indischen Juckbohne (Mucuna pruriens), die den Wirkstoff Levodopa enthält. Dieser wird in synthetischer Form auch schulmedizinisch bei Parkinson-Patienten eingesetzt. Das pflanzliche Präparat führte zu einer deutlichen Linderung der Symptome, bei nur geringen Nebenwirkungen (in Form von leichter Übelkeit). Man nimmt an, dass die gute Verträglichkeit im Gegensatz zum synthetischen Präparat auf der Kombination der verschiedenen Inhaltsstoffe im Pflanzenextrakt beruht. Tierversuche deuten darauf hin, dass der pflanzliche Wirkstoff unter Umständen sogar wirksamer ist als der synthetische Stoff.

WIE FINDE ICH EINEN AYURVEDA-THERAPEUTEN?

Ayurveda und Schulmedizin ergänzen sich

Einer ayurvedischen Behandlung sollte immer eine schulmedizinische Abklärung vorausgehen. Das ist deshalb wichtig, damit keine Krankheit übersehen wird, die durch die Schulmedizin gut behandelt werden kann. Aus Sicht des Ayurveda ist dies kein Widerspruch, denn beide Medizinrichtungen ergänzen sich sehr gut. Im Ayurveda ist Vorbeugung sehr wichtig, die Schulmedizin ist dagegen in der Behandlung akuter Krankheiten überlegen. Niemand würde ernsthaft auf die Idee kommen, eine akute Blinddarmentzündung nur mit ayurvedischen Methoden zu behandeln. Andererseits kennt der Ayurveda erstaunlich gute Behandlungsmethoden bei chronischen Krankheiten. Oft lindert die Schulmedizin in diesen Fällen nur die Symptome, ohne einen echten Heilansatz zu kennen.

Wenn Sie noch keine schulmedizinische Diagnose für Ihre gesundheitlichen Probleme haben, ist ein ayurvedisch ausgebildeter Schulmediziner sicherlich eine gute Wahl. Leiden Sie jedoch an einer chronischen Krankheit und haben Sie bereits die schulmedizinischen Methoden ausgereizt, ist ein Besuch bei einem ayurvedisch arbeitenden Heilpraktiker eine gute Alternative.

Es gibt in Deutschland nur wenige Ärzte, die sich auf klassischen Ayurveda spezialisiert haben. Ein Anruf bei Ihrer Landesärztekammer kann hilfreich sein. Den Titel »Arzt für Ayurveda« gibt es in Deutschland nicht, ein Arzt kann also höchstens die Bezeichnung »Therapieschwerpunkt Ayurveda« auf seinem Praxisschild haben. Auch Heilpraktiker, die sich auf ayurvedische Heilkunde spezialisiert haben, sind noch eher selten. Daran sieht man, dass diese therapeutische Richtung erst langsam auf dem Vormarsch ist. Entsprechend gibt es bisher auch keine Richtlinien für eine Ayurveda-Ausbildung. Da es viele Schnellkurse mit dem gut klingenden Abschluss »Ayurveda-Therapeut« oder »Ayurveda-Gesundheitsberater« gibt, sollten Sie sich vor einer Behandlung über die Ausbildung des Therapeuten informieren. Seriöse Heilpraktiker machen diese Information leicht zugänglich.

Lassen Sie keine therapeutischen Behandlungen und Reinigungskuren in einem ayurvedischen Wellness-Hotel durchführen. Diese Kuren sind eine tiefgreifende, therapeutische Maßnahme und sollten unbedingt von gut ausgebildeten Ärzten oder Heilpraktikern begleitet werden.

Wo bekomme ich ayurvedische Produkte?

In den letzten Jahren gingen häufiger Berichte durch die Presse, dass ayurvedische Heilmittel, die in Indien hergestellt wurden, stark mit Schwermetallen belastet seien. Da die meisten ayurvedischen Heilmittel in Deutschland nicht als Arzneimittel zugelassen sind, unterliegen sie auch nicht den strengen Qualitätskontrollen der Apotheken. Viele Patienten beziehen die Produkte meist im Internet, nicht selten direkt aus Indien. Dadurch sind diese Mittel keinerlei Qualitätskontrollen unterworfen. Es ist daher empfehlenswert, ayurvedische Heilmittel auf dem europäischen Markt zu beziehen. Im Folgenden finden Sie Bezugsquellen, die eine Qualitätssicherung bei ihren Produkten garantieren.

ADRESSEN, DIE WEITERHELFEN

Mahindra-Institut
Europäische Akademie für Ayurveda
Tel.: 06054 / 913111
www.mahindra-institut.de
(Gesundheits- und Kurzentrum, Ausbildungsinstitut für Ärzte und Heilpraktiker)

Deutsches Ayurveda Institut
Tel.: 030 / 53215123
www.deutsches-ayurveda-institut.de
(unter ärztlicher Leitung)

Habichtswald-Klinik Kassel
Tel.: 0561 / 310899
www.ayurveda-klinik.de

AHG Ayurveda Handels GmbH
Tel.: 04131 / 409833
www.ayurveda-handel.de
(geprüfte ayurvedische Produkte)

AYURPHARM Europe Ltd., London
Tel.: (0044) 020 / 71276385
www.ayurtheke.com
(geprüfte ayurvedische Produkte)

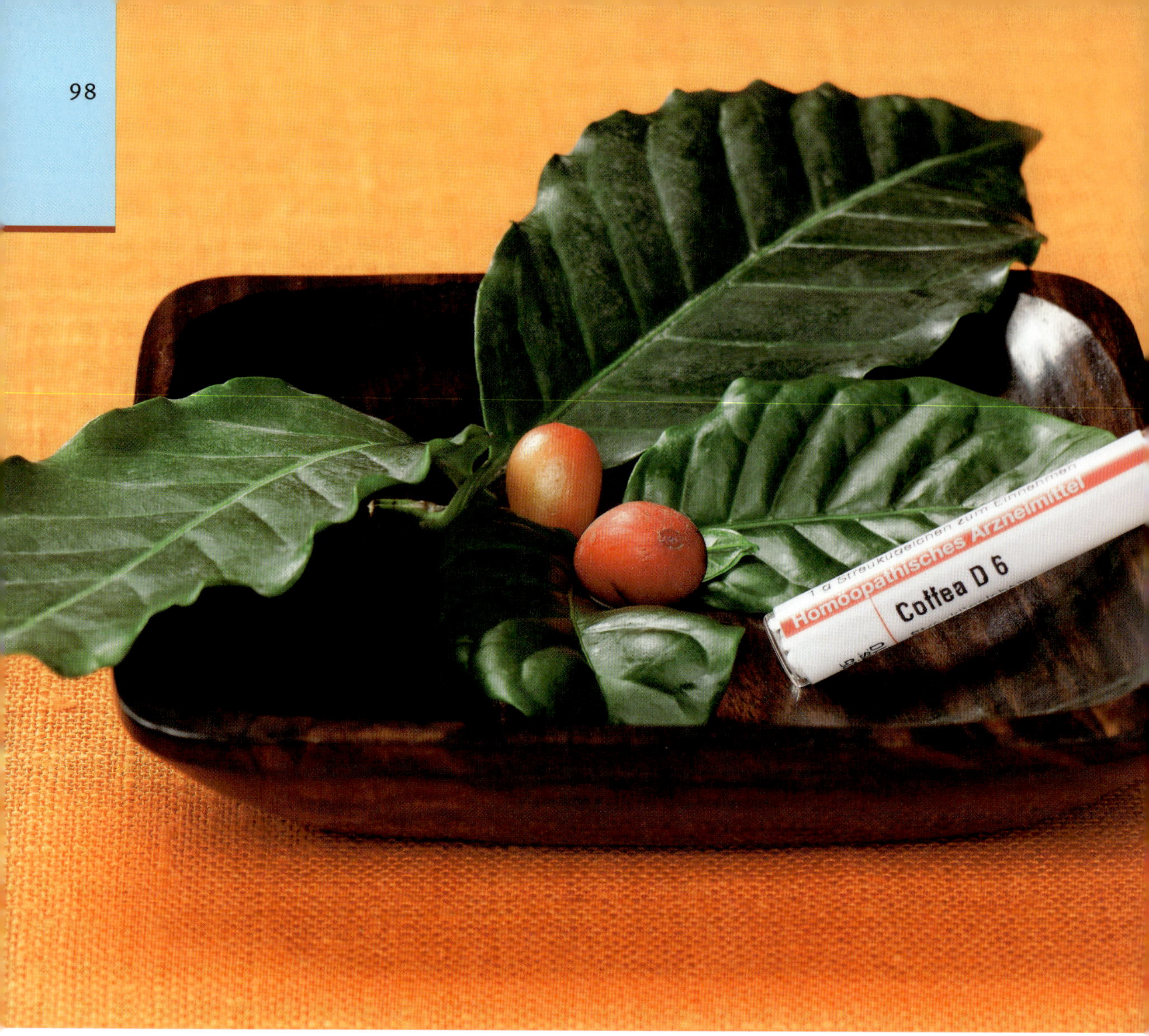

Homöopathie

Die Homöopathie ist eine der bekanntesten und zugleich erfolgreichsten Methoden innerhalb der Alternativmedizin. Auf Grund ihrer sanften, aber trotzdem tiefgreifenden Wirkung wird sie von Ärzten und Heilpraktikern sowie von Patienten gleichermaßen geschätzt und angewandt. »Similia similibus curentur« – Ähnliches möge durch Ähnliches geheilt werden, so lautet das universelle Heilungsgesetz, auf dem die Homöopathie basiert. Sie ist ein Kind des 18. Jahrhunderts und wurde von dem deutschen Arzt Samuel Hahnemann entwickelt, der die Medizin seiner Zeit reformieren wollte. Seitdem hat sie ihren Siegeszug rund um den Globus angetreten.

URSPRUNG DER THERAPIE

Die Geschichte der Homöopathie ist eng mit der Biographie ihres Begründers Samuel Hahnemann verknüpft. Hahnemann wurde am 10. April 1755 in Meißen/Sachsen, einem Zentrum der Textil- und Porzellanmanufaktur, geboren. Schon als Schüler zeichnete sich der junge Hahnemann durch seine außergewöhnliche Intelligenz aus. Nach dem Abitur begann er im Jahre 1775 sein Medizinstudium in Leipzig und setzte es in Wien und später in Erlangen fort. Im Alter von 22 Jahren hospitierte Hahnemann beim Leibarzt der österreichischen Kaiserin Joseph von Quarin, der ihn auf Grund seiner menschlichen und fachlichen Qualitäten stark beeindruckte und prägte. Quarin hatte seinerzeit in Wien bei dem Reformmediziner Anton Störck studiert, einem Pionier der experimentellen Pharmakologie. Bereits vor Hahnemann hatte Störck Giftpflanzen wie Herbstzeitlose, Bilsenkraut, Stechapfel, Eisenhut und Schierling an Tier und Mensch geprüft und damit der Homöopathie den Weg gebahnt. Wie Hahnemann lehnte auch Störck die damals in der Medizin verbreiteten Substanzgemische ab, die bis zu 400 Zutaten enthielten. Er arbeitete mit Einzelsubstanzen.

Die Medizin im 18. Jahrhundert

Zu Hahnemanns Zeit wurde Krankheit in erster Linie als Blutüberfülle oder als Vergiftung der Säfte (Blut, gelbe und schwarze Galle, Schleim) gedeutet. Die Therapien umfassten demzufolge oft drastische Ausleitungsmaßnahmen wie Aderlässe sowie Brech- und Abführmittel. Aber auch Zugpflaster, Schröpfverfahren und Blutegel wurden eingesetzt. Darüber hinaus verordneten die damaligen Ärzte hochgiftige Substanzen wie Quecksilber oder Blei. In vielen Fällen waren die Patienten nach einer solchen Therapie so geschwächt, dass sie die Behandlung oft nicht überlebten. Aus tiefstem Zweifel an den damals üblichen Methoden der Medizin wandte Hahnemann sich zwischen 1781 und 1790 verstärkt der wissenschaftlichen Forschung zu und gab seine ärztliche Tätigkeit vorübergehend auf.
Zudem interessierte sich Hahnemann für die universellen Gesetze des Lebens, so dass ihn insbesondere die medizinischen Schriften der berühmten Ärzte Hippokrates und Paracelsus inspirierten. Sie bestärkten seinen Glauben an die Heilkraft der Natur und an das Ähnlichkeitsprinzip im Sinne eines universellen Heilgesetzes.

Die Geburtsstunde der Homöopathie

Als er im Jahre 1790 die Arzneimittellehre des renommierten schottischen Arztes William Cullen übersetzte, stieß Hahnemann auf dessen Erklärungen zur Wirkungsweise von Heilmitteln. Hahnemann zog diese in seinen Augen vereinfachten Erklärungen in Zweifel. So behauptete Cullen unter anderem, die Wirksamkeit der Chinarinde bei Malaria beruhe einzig auf den enthaltenen Bitterstoffen. Demnach, so Hahnemanns Kritik, müssten alle Bitterstoffdrogen eine heilende Wirkung bei Malaria aufweisen, was zweifelsfrei nicht der Fall ist. Um die spezifische Wirkung der Chinarinde zu verstehen, beschloss er, das Mittel am eigenen Leib zu testen. Dazu nahm Hahnemann mehrmals hintereinander eine Dosis des Chinarindenextraktes ein. Nach jeder Einnahme bekam er Symptome, die typischerweise bei Malaria auftreten: Fieber, Schüttelfrost und Schwächeanfälle.
Das Heilmittel rief also beim Gesunden genau die Symptome hervor, die es beim Kranken heilen sollte – eine bahnbrechende Entdeckung. Damit läutete der Chinarindenversuch die Geburtsstunde der Homöopathie ein.

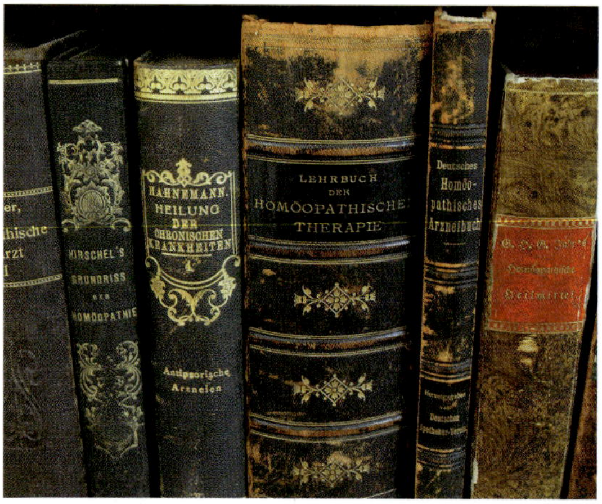

Die ersten Werke zur Homöopathie führten zu heftigen Kontroversen in der Ärzteschaft.

WAS IST HOMÖOPATHIE?

In den Jahren nach dem legendären Chinarindenversuch forschte Hahnemann mit unterschiedlichen Substanzen, die er an sich und seiner Familie testete. Und immer wieder stellte er fest, dass die Mittel, die eine bestimmte Krankheit heilen konnten, beim Gesunden die Symptome ebendieser Krankheit hervorriefen. Diese Erfahrung fasste Hahnemann in dem Satz »Similia similibus curentur« – Ähnliches werde durch Ähnliches geheilt – zusammen. 1796 veröffentlichte er erstmalig die Ähnlichkeitsregel (das Simile-Prinzip) als universelle Grundlage der Heilkunst, die er selbst Homöopathik nannte. Daraufhin nahm Hahnemann seine Tätigkeit als praktischer Arzt wieder auf und begann, seine Theorie am Patienten zu erproben.

Das Phänomen der Potenzierung

In einigen Fällen musste er jedoch feststellen, dass die Gabe seiner Arzneien zu einer kurzzeitigen Verschlimmerung der Symptome führte, bevor die Besserung einsetzte. Um dieses Phänomen der Erstverschlimmerung zu vermeiden, begann Hahnemann, seine Tinkturen zu verdünnen: Er fügte 99 Teile Weingeist zu einem Teil der Ausgangstinktur. Um die Flüssigkeiten zu vermischen, schlug er das Röhrchen mit der Mixtur 10-mal auf eine feste Unterlage. Dann nahm er einen Tropfen der Verdünnung, gab wiederum 99 Tropfen Weingeist hinzu und so fort. Auf diese Weise verdünnte er seine Arzneien schrittweise immer stärker. Die C-Potenzen waren erfunden.

Der Erfolg gab Hahnemann Recht: Die Erstreaktion der Patienten auf diese Verdünnungen war nicht mehr so stark wie vorher. Aber noch etwas Erstaunliches beobachtete er: Obwohl die Ausgangssubstanz höher verdünnt war, verstärkte sich ihre Heilwirkung mit jedem Verdünnungsschritt. Hahnemann nannte diese Wirkungssteigerung Potenzierung, nach dem lateinischen Wort »potentia« für Kraft. Das Verfahren der Potenzierung machte aus Kochsalz, Eisen, Gold und Kupfer wirksame Arzneimittel und nahm Arsen, Phosphor, Tollkirsche oder Quecksilber durch die mit eingebrachte Verdünnung ihre Giftigkeit.

Der Mensch im Zentrum

Nachdem Hahnemann das universelle Gesetz zur Bereitung und Auswahl einer spezifischen und individuellen Medizin gefunden hatte, testete er insgesamt 100 verschiedene Substanzen an sich und seiner Familie. Mit seiner Methode konnte Hahnemann außerordentliche Heilerfolge bei seinen Patienten erzielen. Durch genaue Beobachtung und Befragung seiner Patienten und ihrer Symptome fand er das Heilmittel, das dem Leiden der Patienten am ähnlichsten war.

Die Krankheitsnamen interessierten ihn dabei ebenso wenig wie Spekulationen über die Entstehung der Krankheiten. Hahnemann ärgerte sich vielmehr über die kausal-analytischen Erklärungen seiner ärztlichen Zeitgenossen, die nicht den Menschen, sondern nur seine Krankheiten betrachteten. Nach seiner Ansicht waren alle individuellen seelischen, geistigen und körperlichen Symptome Ausdruck der verstimmten Lebenskraft, die durch eine ihr ähnliche Arzneikrankheit wieder harmonisiert werden konnte.

Das Organon der rationellen Heilkunde

1810 verfasste Samuel Hahnemann sein wichtigstes Werk, das »Organon der rationellen Heilkunde«, in dem er die Homöopathie als die einzig wahre Heilkunst präsentiert. Der Schulmedizin hingegen gibt Hahnemann die Schuld für die Entstehung zahlreicher Krankheiten und bringt damit die gesamte Ärzteschaft Deutschlands gegen sich auf. In seinen Schriften entwirft Hahnemann den Begriff der Allopathie in Opposition zur Homöopathie (»allos« ist griechisch und bedeutet anders, entgegengesetzt; »pathos«, ebenfalls griechisch, heißt Leiden). Damit fasst er die Methoden der klassischen Schulmedizin zusammen, die gesundheitliche Störungen mit Mitteln entgegengesetzter Wirkung behandelt, aber nicht heilt, wie Hahnemann immer wieder betont.

Die Selbstheilungskräfte anregen

Hahnemann betrachtete Krankheitssymptome wie Durchfall oder Fieber nicht als ein Übel, das es zu unterdrücken gilt, vielmehr sah er darin die unsichtbar im Menschen waltende Lebenskraft, die durch geeignete homöopathische Arzneien unterstützt werden muss. Diese Unterstützung der Selbstheilungskräfte war seiner Meinung nach durch kleine, geschüttelte oder verriebene Gaben eines Stoffes zu erreichen, welcher beim Gesunden ähnliche Symptome der jeweiligen Krankheit auslöst. Hahnemann nannte ein solches Mittel Simile (ähnliches Mittel) oder Simillimum (das allerähnlichste Mittel).

Die Entdeckung der Miasmen

Trotz sorgfältiger Mittelwahl passierte es leider immer wieder, dass Krankheitsfälle nicht heilbar waren. Diese Erfahrung trieb den Forschergeist Hahnemann zu weiteren Studien über das Wesen der Krankheit. Er entwickelte die Theorie der chronischen Krankheiten, die nur mit spezifischen Mitteln zu behandeln sind. Demnach bringt jeder Mensch ererbte oder erworbene Vorbelastungen mit, auf deren Boden sich charakteristische Erkrankungen entwickeln, die durch das passende Simile nicht dauerhaft geheilt werden können. Hahnemann nannte eine solche Vorbelastung Miasma. In seiner Zeit wurde dieses Wort benutzt, um Absonderungen von Patienten zu beschreiben, von denen man annahm, dass sie Krankheiten auslösten. Im Hahnemann'schen Sinne bedeutet Miasma eine (häufig ererbte) Vorbelastung durch bestimmte Leiden, die zu einer Empfänglichkeit für bestimmte Krankheitstypen führt. In diesem Zusammenhang beschrieb Hahnemann drei »Grunderkrankungen«, die bei unzureichender Ausheilung zu einer miasmatischen Belastung des Patienten führen können: die Krätze (psorisches Miasma), die Syphilis (syphilitisches Miasma) und die Feigwarzenkrankheit (sykotisches Miasma). Laut Hahnemann kann das Auftreten einer dieser Krankheiten auch dann zu einer Belastung späterer Nachkommen führen, wenn das Krankheitsereignis bereits mehrere Generationen zurückliegt.

Eine entsprechende miasmatische Belastung macht den Patienten anfällig für eine zu seinem Miasma passende Krankheit. So erkranken Träger des psorischen Miasmas häufig an Erkrankungen, die mit Schwäche- oder Mangelzuständen einhergehen, wie zum Beispiel Rachitis oder Asthma. Hahnemann stellte fest, dass er zur Behandlung von Krankheiten, die auf Grund einer Vorbelastung entstanden sind, oftmals ein oder mehrere dem Miasma entsprechende Mittel verabreichen musste, um eine Heilung zu erzielen. Diese Erkenntnisse fasste er 1828 in seinem mehrbändigen Werk »Die chronischen Krankheiten« zusammen.

Homöopathie kontra Schulmedizin?

Als Hahnemann im Juli 1843 starb, konnte er auf ein erfülltes Leben zurückblicken, das er in erster Linie der Entwicklung der »Homöopathik« gewidmet hatte. Auf Grund der aufsehenerregenden Erfolge Hahnemanns während einer Choleraepidemie um 1830 wurde er zu einem der berühmtesten Ärzte sowohl in Deutschland als auch im Ausland. Obwohl Hahnemanns fachliche Kompetenz geachtet war, stießen seine unkonventionellen Ansichten bei seinen ärztlichen Kollegen jedoch überwiegend auf Ablehnung. Zu seinen Lebzeiten tat sich die Kluft zwischen einer materialistisch orientierten Schul- und einer ganzheitlich ausgerichteten Alternativmedizin auf, die zum Teil auch heute noch besteht. Dieser ideologische Schulstreit breitete sich sogar in den eigenen Reihen der Homöopathie aus. Innerhalb des 1829 ins Leben gerufenen Leipziger Vereins Homöopathischer Ärzte formierte sich eine Gruppe, die Homöopathie und Schulmedizin in Form einer naturwissenschaftlich-kritischen Homöopathie zu verbinden versuchte, wodurch es zu heftigen Auseinandersetzungen zwischen den Anhängern der reinen Lehre Hahnemanns und den sogenannten »Halbhomöopathen« kam.

Homöopathie nach Hahnemanns Tod

Nach dem Tod Samuel Hahnemanns wurde die reine Lehre der Homöopathie durch seine berühmtesten Schüler Klemens von Bönninghausen und Constantin Hering weiterverbreitet. Hering wanderte nach Philadelphia aus und gründete dort die erste homöopathische Lehranstalt der Welt. Er entwickelte die D-Potenzen, die bis heute insbesondere in der klinischen Homöopathie Verwendung finden. In Nordamerika erlebte die Homöopathie Ende des 19. Jahrhunderts einen großen Aufschwung, der allerdings später wieder abflachte.

In Deutschland trat insbesondere die naturwissenschaftlich orientierte Homöopathie in den Mittelpunkt, die dementsprechend mit klinischen Diagnosen und mit bewährten schulmedizinischen Indikationen arbeitete. Der Großindustrielle Robert Bosch setzte sich zu Beginn des 20. Jahrhunderts für die medizinische Anerkennung der Homöopathie ein und unterstützte ihre Weiterentwicklung mit Millionenbeträgen. Mit seinen Geldern konnte unter anderem ein homöopathisches Krankenhaus in Stuttgart gebaut werden, das 1970 wieder geschlossen wurde.

Homöopathie heute

In Deutschland ist die Homöopathie als »besondere Therapierichtung« offiziell anerkannt. Dennoch gibt es Grabenkämpfe zwischen der wissenschaftlichen Medizin einerseits und der Homöopathie andererseits. Dagegen ist die Homöopathie in England, Indien, Mexiko und Brasilien fester Bestandteil des dortigen Gesundheitssystems und findet eine breitere Akzeptanz in der Öffentlichkeit als im Ursprungsland. Ähnliches kennen wir aus der Psychoanalyse; auch sie wurde von einem Österreicher entwickelt, aber zunächst im Ausland praktiziert. So ist auch die klassische Homöopathie Hahnemanns in Ländern wie Amerika, England und vor allem in Indien stetig weiterentwickelt worden, während sie im Mutterland eher ein Schattendasein führte und zum Teil auch noch führt. Klassische Homöopathen müssen aus diesem Grund neben den Werken Hahnemanns und seiner Nachfolger auch englische, amerikanische und indische Fachliteratur konsultieren. Inzwischen gibt es jedoch auch in Deutschland eine stetig wachsende Zahl von Heilpraktikern und Ärzten, die klassische Homöopathie nach den Gesetzen Hahnemanns beherrschen und auch praktizieren. Immer häufiger werden die Kosten für homöopathische Behandlungen und Heilmittel auch von den gesetzlichen Krankenkassen übernommen. Bei Kindern werden die ärztlichen Behandlungskosten in jedem Fall erstattet.

WIE WIRKT HOMÖOPATHIE?

Samuel Hahnemann war der Ansicht, dass jeder Mensch über eine alles durchdringende, unsichtbare Energie oder Schwingung verfügt, die unseren Organismus seelisch und körperlich im Einklang hält. Diese Energie nannte er »Dynamis« oder Lebenskraft.

Die Lebenskraft stimulieren

Wird diese Lebenskraft verstimmt oder geschwächt, so kann sich dies durch Symptome und Beschwerden sowohl auf der körperlichen als auch auf der seelisch-geistigen Ebene zeigen. Normalerweise ist der Körper zur Selbstheilung fähig, das heißt, er kann die verstimmte Lebenskraft wieder harmonisieren – der Mensch bleibt gesund. Ist die Dynamis jedoch zu stark geschwächt, um das gestörte Gleich-

BESONDERHEITEN AUF EINEN BLICK

- Ziel der homöopathischen Behandlung ist die Stärkung der Lebenskraft und Anregung der Selbstheilungskräfte
- Auswahl der Heilmittel nach dem Grundsatz: Ähnliches werde mit Ähnlichem geheilt
- Durch Verdünnung und Potenzierung der Arzneimittel wird ihre Wirkung verstärkt

gewicht wiederherzustellen, so wird der Mensch krank. In diesem Fall braucht die Lebenskraft einen Anstoß, eine feine Stimulierung. Diesen Anstoß erhält sie von einem zu dem jeweiligen Menschen bzw. zu dessen Leiden passenden homöopathischen Mittel. Durch die Gabe des »Simile« oder, noch idealer, des »Simillimums« wird die Lebenskraft wiederhergestellt, und der Mensch gesundet. Ein wichtiges Grundprinzip der Homöopathie ist, dass die Krankheit nicht durch das Mittel geheilt wird, sondern durch die körpereigenen Selbstheilungskräfte. Das Mittel versetzt den Patienten lediglich in die Lage, sich selbst zu heilen. Das unterscheidet die Homöopathie deutlich von der Allopathie, die den Patienten häufig in eine passive Rolle drängt: Er wird behandelt. Der homöopathische Patient hingegen heilt sich selbst.

Die Ähnlichkeitsregel – das Simile-Prinzip

Die Selbstheilungskraft kann durch ein homöopathisches Mittel angeregt werden, welches im Körper einen Reiz setzt, der der bestehenden Krankheit möglichst ähnlich ist. Ein passendes homöopathisches Medikament muss also in der Lage sein, eine der ursprünglichen Krankheit ähnliche »künstliche« Krankheit hervorzurufen. Ein eindrucksvolles Beispiel für das Simile-Prinzip liefert die Küchenzwiebel (Allium cepa). Aus eigener Erfahrung kennen Sie sicher die Wirkung frisch geschnittener Zwiebeln auf die Schleimhäute: Die Dämpfe der Zwiebel lassen die Augen tränen, und die Nase beginnt zu laufen. Typisch ist auch ein unwillkürlicher Niesreiz. In der homöopathischen Behandlung bekämen Sie Allium cepa bei entsprechenden Symptomen verschrieben: Potenzierter Zwiebelsaft wird verabreicht bei Erkältung oder Heuschnupfen mit Augenbrennen und Fließschnupfen. Und hier noch einige weitere Beispiele für das Simile-Prinzip: Coffea (Kaffee) hilft bei Schlaflosigkeit und nervöser Unruhe, Urtica urens (Brennnessel) kann bei leichten Verbrennungen und allergischen Reaktionen der Haut wirkungsvoll sein. Tabacum (Tabak) wird eingesetzt bei Übelkeit und Schwindel, Symptomen, die häufig nach der ersten Zigarette auftreten. Wie bereits erwähnt, umschrieb Hahnemann dieses Heilungsprinzip mit dem lateinischen Satz »Similia similibus curentur« – »Ähnliches werde durch Ähnliches geheilt«.

DIE HOMÖOPATHISCHEN HEILMITTEL

Homöopathische Arzneien sind in verschiedenen Darreichungsformen erhältlich: Globuli, Tropfen, Tabletten und Verreibungen. Die klassischen Homöopathen verwenden meist Tropfen oder Globuli, stecknadelkopfgroße Kügelchen aus Saccharose (Rohrzucker), die mit dem jeweiligen Wirkstoff benetzt werden. Daneben gibt es Salben, Augen- oder Nasentropfen, Zäpfchen und Injektionen. Der lateinische Begriff für die Ausgangssubstanz gibt dem Mittel seinen Namen. Auf diese Weise können alle Homöopathen der Welt ein Mittel anhand des Namens und seiner Abkürzung identifizieren.

Große und kleine Mittel

Bei den homöopathischen Mitteln wird zwischen »großen« und »kleinen« Mitteln unterschieden. Erstere weisen ein breites Wirkungsspektrum auf, sie werden auch als Polychreste bezeichnet. Das Wort »Polychrest« kommt aus dem Griechischen und bedeutet »viel, zahlreich«. Unter diesem Oberbegriff fasst man Mittel zusammen, zu denen umfangreiche Arzneimittelbilder mit Symptomen zu allen Organsystemen vorliegen. Deswegen können diese Mittel in der homöopathischen Praxis häufig verwendet werden. In der Homöopathie existieren zahlreiche Polychreste, die vor allem bei der chronischen Behandlung (Konstitutionstherapie) eingesetzt werden. Zu ihnen gehören Sulfur, Pulsatilla, Lachesis, Phosphor, Sepia, Calcium carbonicum, Silicea und Lycopodium, um nur einige wenige zu nennen. Die »kleinen« Mittel sind nicht weniger wirksam, werden jedoch seltener verwendet. Auch zeichnen sie sich oftmals durch einen enger gefassten therapeutischen Wirkungsbereich aus. Zu ihnen zählen viele pflanzliche Mittel wie Drosera, der Sonnentau, oder Bellis perennis, das Gänseblümchen. Auch bislang unzureichend geprüfte Stoffe werden dieser Gruppe zugerechnet.

Pflanzliche, mineralische und tierische Substanzen

Ausgangssubstanzen der rund 1500 verschiedenen homöopathischen Mittel sind Pflanzen (z.B. Chamomilla: Kamille), Metalle (z.B. Aurum, Gold) oder Mineralien (z.B. Natrium chloratum, Kochsalz). Einige Mittel werden aus Tieren (z.B. Apis, Biene) oder Tiergiften (z.B. Lachesis, Schlangengift) hergestellt. Mittlerweile gibt es auch Chocolate (Schokolade) sowie andere Stoffe, mit denen wir heute häufig Kontakt haben. Auch Krankheitserreger oder sonstige Krankheitsprodukte, sogenannte Nosoden, werden als homöopathische Mittel eingesetzt. Ein Beispiel hierfür ist Medorrhinum, das Trippersekret. Für Nosoden gelten wie für alle in Deutschland hergestellten homöopathischen Arzneimittel spezielle gesetzlich verbindliche Herstellungsvorschriften. Hiermit wird z.B. sichergestellt, dass keine Infektionsgefahr durch das homöopathische Arzneimittel besteht.

Die Wirkungsstärke eines homöopathischen Arzneimittels wird durch die Ausgangssubstanz und die jeweilige Potenz definiert. Für die Tauglichkeit einer Arznei zur Behandlung einer bestimmten Krankheit ist vor allem der Ausgangsstoff verantwortlich. Die Potenz ist das Maß für die in dem Mittel enthaltene Arzneikraft. Von ihr hängt die optimale Wirkung der Arznei ab. So sollte der Reiz, den das Mittel auf den Organismus ausübt, immer etwas stärker sein als der Reiz der Ursprungskrankheit. Nur auf diese Weise werden die Selbstheilungskräfte angeregt und der Kranke geheilt.

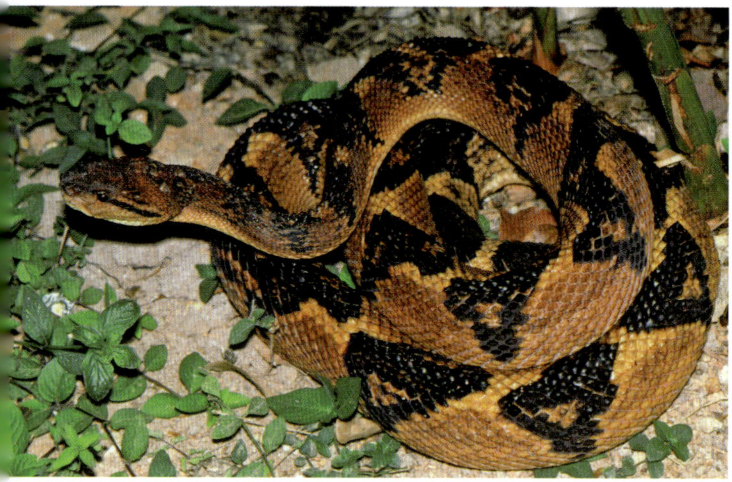

Lachesis, ein Mittel aus Schlangengift, wird unter anderem bei Vergiftungen eingesetzt.

Die Potenzierung der Mittel

Ein Arzneimittel zu potenzieren bedeutet, durch Verdünnung und Verschütteln seine heilende Wirkung zu verstärken, so dass es im Körper den für die Anregung der Selbstheilungskräfte nötigen Reiz ausüben kann. Zu diesem Zweck schlug Hahnemann seine Mischungen nach jedem Verdünnungsschritt 10-mal kräftig auf eine feste Unterlage. Er nannte diesen Vorgang »Dynamisierung«. Erstaunlicherweise verstärkt sich die Wirkung einer Substanz mit jedem Verdünnungsschritt, obwohl die stoffliche Konzentration dabei stetig abnimmt. Dieser Umstand hat immer wieder zu erbitterten Diskussionen über die Wirksamkeit der Homöopathie geführt, da dieses Phänomen mit den gängigen naturwissenschaftlichen Ansätzen nicht zu erklären ist. Die Wirkung vor allem der höheren Potenzen beruht auf der durch die Verschüttelung hervorgerufenen Dynamisierung der Arzneikraft des Ausgangsstoffes. Zur Erklärung der Wirkweise von Hochpotenzen werden heute auch quantenphysikalische Erkenntnisse herangezogen.

Die Potenzen D, C und LM

Auf den ersten Blick mag das System der verschiedenen Potenzen verwirrend erscheinen. Bei näherer Betrachtung ist es aber ganz einfach: Es gibt D-, C- und LM-Potenzen. Der Name richtet sich nach den Verdünnungsschritten, mit denen die jeweilige Ausgangssubstanz verdünnt wird. So werden D-Potenzen immer im Verhältnis 1:10 verdünnt, C-Potenzen im Verhältnis 1:100 und so weiter (→ Kasten rechts). Jede homöopathische Verdünnung wird in mehreren Schritten durchgeführt. Zur Herstellung einer D1 nimmt man 1 Tropfen der Ausgangssubstanz, vermischt diesen mit 9 Tropfen eines Alkohol-Wasser-Gemisches und verschüttelt die Mischung. Nimmt man von dieser Mischung 1 Tropfen und gibt wiederum 9 Tropfen Alkohol-Wasser-Gemisch hinzu, erhält man eine D2. Damit ist die Ausgangssubstanz bereits 100-fach verdünnt.

Für die Wirkung der Arznei ist es von Bedeutung, wie häufig diese verschüttelt/potenziert wurde. In einer Kette von Verdünnungsschritten werden teilweise sehr hohe Verdünnungen hergestellt. Ab einer Verdünnung von D24 oder C12 ist rein rechnerisch kein Molekül der Ausgangssubstanz mehr vorhanden, eine Tatsache, die die Kritiker der Homöopathie an ihrer Wirksamkeit zweifeln lässt.

HOMÖOPATHISCHE POTENZEN

Bezeichnung	Verdünnung	Gebräuchliche Potenzen
D-Potenzen	1:10	D2 (2X) D4 (4X) D6 (6X) D8 (8X) D12 (12X) D30 (30X) D200 (200X)
C-Potenzen	1:100	C6 C12 C30 C200 C1000 (M) C10000 (XM) C50000 (LM) C100000 (CM) C1000000 (MM)
LM-Potenzen (auch als Q-Potenzen bezeichnet)	1:50000	LM6 LM12 LM18 LM24 LM30 LM45 LM60 LM90 LM120

Herstellung und Verarbeitung

Wie bereits erwähnt, werden homöopathische Arzneimittel vorwiegend aus pflanzlichen, tierischen, mineralischen und metallischen Ausgangsstoffen hergestellt. Bei den Pflanzenmitteln dient eine Urtinktur (Ø) als Basis. Sie wird durch Ansetzen eines Pflanzenauszuges (Extrakt) mit Alkohol und anschließendes Abfiltern hergestellt. Die genaue Herstellung der Urtinkturen sowie deren Potenzierung sind im Homöopathischen Arzneibuch (HAB) festgelegt. Es schreibt z.B. verbindlich vor, dass bei jedem Potenzierungsschritt ein neues Gefäß verwendet werden muss. Im Gegensatz zu dieser Mehrglasmethode nach Hahnemann werden die nach ihrem Erfinder benannten Korsakoff-Potenzen in der einfacheren Einglasmethode hergestellt. Sie entsprechen in ihrem Verdünnungsverhältnis den C-Potenzen und werden vor allem in Frankreich angewendet. Zu erkennen sind sie an dem Kürzel CK, K oder ausschließlicher Zahlenangabe.

Wasser- oder alkoholunlösliche Stoffe wie z.B. verschiedene Mineralien oder Metalle werden zunächst mit 9 bzw. 99 Teilen Milchzucker im Mörser verrieben – im ersten Verdünnungsschritt mindestens eine Stunde. Die Verreibung gilt auch bei löslichen Ausgangssubstanzen als eine wirksame Methode der homöopathischen Herstellung.

Welche Potenz wofür?

Die Höhe der Potenz und die Art der Potenzierung gelten als Maßstab für die Tiefe und die Nachhaltigkeit der Wirkung, wobei LM-Potenzen besonders sanft wirken. Sie eignen sich jedoch nicht zur Selbstbehandlung.
Je höher die Potenz, umso stärker wirkt das Mittel auf der energetisch-geistigen Ebene und umgekehrt: Je niedriger die Potenz, desto stärker macht sich die homöopathische Gabe auf der körperlichen Ebene bemerkbar.

Niedrige und mittlere Potenzen

So enthalten niedrige D- und C-Potenzen arzneiliche Bestandteile in materieller Form, weswegen diese ähnlich wie Phytotherapeutika organbezogen (organotrop) eingesetzt werden. Die niedrigen Potenzen bis zur D12/C12 lassen sich auch ohne fundierte Kenntnis der homöopathischen Arzneimittellehre symptombezogen zur Therapie leichterer akuter Beschwerden einsetzen und können von Laien zur Selbstbehandlung verwendet werden. Von klassischen Homöopathen werden niedrige Potenzen dagegen meistens bei Akuterkrankungen eingesetzt und hohe Potenzen eher bei chronischen Erkrankungen. Die folgenden Dosierungshinweise sind lediglich Leitlinien und können individuell angepasst werden.
Niedrige Potenzen (bis D10/C10) und mittlere Potenzen (D12/C12) eignen sich zur Behandlung akuter Erkrankungen und können auch in der Selbstmedikation eingesetzt werden. Da die Auswahl der geeigneten Potenz nicht einfach ist, ist es für den Anfang ratsam, sich auf wenige Potenzen zu beschränken, um mit ihnen Erfahrungen zu machen.
Die niedrigen Potenzen können bei akuten Erkrankungen stündlich oder halbstündlich eingenommen werden. Eine Besserung zeigt sich bei der richtigen Mittelwahl innerhalb von wenigen Stunden. Daraufhin wird das Mittel seltener eingenommen, beispielsweise 1- bis 3-mal täglich. Bei erfolgreicher Therapie, also wenn die Symptome vollständig verschwunden sind, wird das homöopathische Arzneimittel abgesetzt.

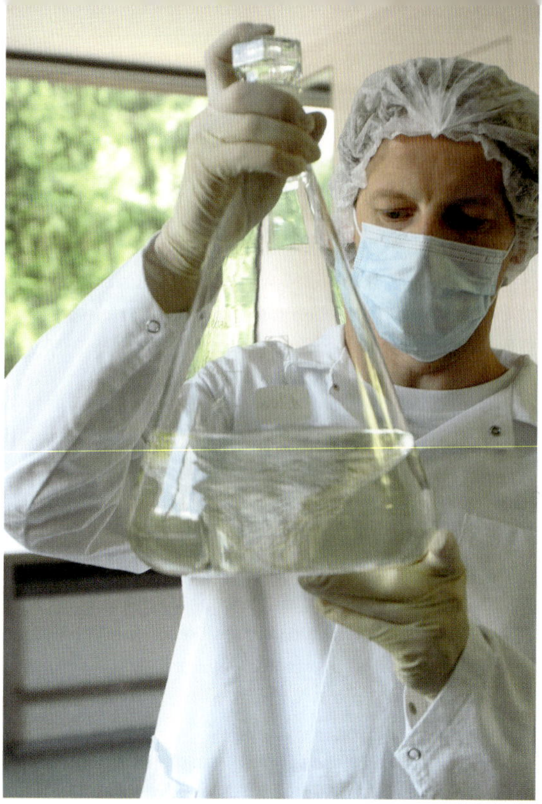

Bei der Herstellung werden homöopathische Mittel verdünnt und per Hand verschüttelt.

Bessern sich akute Beschwerden trotz mehrmaliger Gabe nicht deutlich, ist das Mittel möglicherweise nicht richtig gewählt und darf dann nicht weiter eingenommen werden.
Auch wenn ein homöopathisches Arzneimittel schon eine lange Zeit erfolgreich angewandt wird, dann aber die behandelten Symptome wieder auftreten, der Zustand stagniert oder sich der Zustand weiter verschlechtert, wird das homöopathische Arzneimittel abgesetzt. Eventuell ist dies ein Zeichen dafür, dass nun ein anderes homöopathisches Arzneimittel benötigt wird.

Hohe Potenzen

Hochpotenzen (ab D30/C30) werden von Therapeuten vor allem in der Konstitutionstherapie und zur Behandlung chronischer Erkrankungen eingesetzt. Da sie tiefgreifender und langanhaltender wirken als niedrige Potenzen, sind sie für die Selbstbehandlung nicht geeignet. Die Behandlung mit einem falsch gewählten Mittel kann im Falle einer Hochpotenz auch zu unangenehmen und langan-

haltenden Symptomen führen. Je sicherer das Mittel richtig gewählt ist, desto höher kann der erfahrene Therapeut die Potenz wählen.
Auch die Reaktionslage des Patienten wird bei der Wahl der Potenz berücksichtigt. Bei sehr geschwächten Patienten mit langer Vorerkrankung kann eine zu hohe Potenz die Kräfte des Kranken überfordern. Die »Lebenskraft«, wie Hahnemann es nannte, ist dann möglicherweise zu schwach, um auf den starken Reiz dieser Hochpotenz angemessen zu reagieren und eine Heilung herbeizuführen.
LM- oder Q-Potenzen, die im Verhältnis 1:50000 verdünnt werden, vereinen die sanften Eigenschaften mittlerer Potenzen mit den therapeutischen Fähigkeiten der Hochpotenzen. Anders als die hohen D- und C-Potenzen werden sie täglich eingenommen und stellen somit einen sich wiederholenden, sanften Reiz dar. LM-Potenzen werden häufig zur Behandlung schwerer chronischer Krankheitszustände eingesetzt, die den Patienten bereits sehr geschwächt haben, da sie meist keine oder nur eine schwache Erstverschlimmerung (→ Seite 112) hervorrufen. Aus diesem Grund eignen sich LM-Potenzen besonders gut zur Behandlung von Patienten, die übersensibel auf Hochpotenzen reagieren. Viele Therapeuten setzen sie gerne bei Kindern ein.
Zur Einnahme der LM-Potenzen gibt es kaum allgemein gültige Regeln. Die Einnahmeempfehlungen sind bei diesen Potenzen besonders abhängig von der Erfahrung des jeweiligen Therapeuten. Die meisten Therapeuten sammeln erst genug Erfahrung mit D- und C-Potenzen, bevor sie LM-Potenzen einsetzen. Für die Selbstbehandlung sind die LM-Potenzen nicht geeignet.

DOSIERUNG VON D-POTENZEN

Potenz	Dosierung	Wirkungsdauer
Ø –D6	1- bis 3-mal täglich 2 bis 3 Globuli (1 Gabe)	3 Stunden
D12	1- bis 2-mal täglich 2 bis 3 Globuli (1 Gabe)	1 Tag
D15	1-mal täglich 2 bis 3 Globuli (1 Gabe)	1 Woche
D30	alle 2 Tage 2 bis 3 Globuli (1 Gabe)	4 Wochen

BEHANDLUNG MIT HOHEN POTENZEN

Potenz	Wirkungsdauer
D30/C30	2 bis 4 Wochen und länger
ab D200/C200	6 Wochen bis 6 Monate
C1000 (M)	3 Monate bis 12 Monate
C10000 (XM)	6 Monate bis 24 Monate
C100000 (CM)	1 Jahr
C1000000 (MM)	1 bis 3 Jahre

Die Arzneimittelprüfung am Gesunden

Die Wirkung homöopathischer Mittel wird nach wie vor anhand von Arzneimittelprüfungen an Gesunden getestet. Um ein möglichst umfassendes Arzneimittelbild von dem zu testenden Homöopathikum zu erhalten, nehmen grundsätzlich mehrere Menschen unterschiedlichen Alters und Geschlechts an einer Prüfung teil. Nach mehrmaliger Gabe des Mittels in einer C30 oder C200 wird über mehrere Wochen Protokoll über die individuell wahrgenommenen Veränderungen geführt. Die Gesamtheit der niedergeschriebenen Symptome *aller* Prüflinge führt schließlich zu dem Arzneimittelbild des getesteten Mittels. Dabei werden seelische und körperliche Aspekte gleichberechtigt berücksichtigt. So kann zum Beispiel die Gabe des Mittels Belladonna, Tollkirsche, bei dem einen Prüfling klopfende Kopfschmerzen auslösen, bei einem anderen erweiterte Pupillen und bei einem dritten leichte Reizbarkeit. Nicht jeder Proband erlebt Prüfungssymptome während einer Arzneimittelprüfung. Das hängt von der individuellen Empfänglichkeit für die Arznei ab. Aus diesem Grund lässt sich die Wirkung eines homöopathischen Mittels nicht verallgemeinern und auch nicht zuverlässig vorhersagen, was die Überprüfung der Wirkung von Homöopathika in klinischen Studien erschwert (→ Seite 114).

Materia medica und Repertorium

Seit Hahnemann wurden unzählige Arzneimittelprüfungen vorgenommen. Die dabei erhobene Informationsfülle wurde im Laufe der Zeit derart umfangreich, dass es erforderlich wurde, Arzneimittellehren anzulegen – Kompendien, in denen die Ergebnisse der Prüfungen nach Mitteln zusammengefasst wurden. Diese Sammlungen, man nennt sie Materia medica, enthalten mehr als 1500 individuelle Wirkprofile der getesteten Arzneien, auch Arzneimittelbilder genannt.

Daneben gibt es auch homöopathische Repertorien. Im Gegensatz zur Materia medica sind diese nicht nach Mitteln, sondern nach Symptomen geordnet. Hier kann der Homöopath ein bestimmtes Symptom, z.B. Magenschmerzen während der Schwangerschaft, nachschlagen und findet dort sämtliche Mittel aufgeführt, die einen Bezug zu dieser Beschwerde haben.

Arzneimittelbilder

Hierunter versteht man das Wirkprofil eines homöopathischen Arzneimittels. Das Arzneimittelbild wird aus Ergebnissen der homöopathischen Arzneimittelprüfung am gesunden Menschen, aus Erkenntnissen der Toxikologie und Pharmakologie und der über 200-jährigen Erfahrung von Ärzten aus der ganzen Welt erstellt. Die einzelnen Symptome sind meist nach dem Kopf-zu-Fuß-Schema geordnet, beginnend mit den Geistes- und Gemütssymptomen, gefolgt von Allgemein- und Lokalsymptomen und endend mit den Modalitäten. Die Geistes- und Gemütssymptome beschreiben die Veränderungen im geistigen und seelischen Bereich, hierunter fallen auch die Beschreibungen von Temperament und Charakter. Unter Allgemeinsymptomen versteht man Beschwerden, die den gesamten Organismus betreffen wie beispielsweise Fieber oder auch Frösteln. Lokalsymptome sind auf ein bestimmtes Organ bzw. auf eine abgegrenzte Körperregion beschränkt. Die Modalitäten beschreiben die näheren Umstände (z.B. Wärme, Kälte), unter denen sich Symptome bessern (gekennzeichnet mit >) oder verschlimmern (gekennzeichnet mit <). In umfassenden Arzneimittellehren (Materiae medicae) sind die Arzneimittelbilder der homöopathischen Arzneien gesammelt.

WAS ERWARTET SIE BEI EINER HOMÖOPATHISCHEN BEHANDLUNG?

Art und Umfang der Behandlung durch einen klassischen Homöopathen hängen maßgeblich davon ab, ob Sie wegen akuter Beschwerden Rat suchen oder ob Sie wegen einer chronischen Erkrankung in die Praxis kommen. Die Behandlung chronischer Erkrankungen dauert wesentlich länger als die Akutbehandlung. Sie erfordert die Auswahl des individuell auf den jeweiligen Patienten passenden Mittels (Konstitutionsmittel), was häufig mehr als eine Konsultation erfordert.

- Grundsätzlich dauert die homöopathische Anamnese länger, als Sie das aus der Schulmedizin gewöhnt sind. Im Falle einer chronischen Erkrankung müssen Sie für die erste Sitzung 2 Stunden einrechnen (→ Erstanamnese, Seite 109). Akutbehandlungen nehmen weniger Zeit in Anspruch und werden häufig telefonisch vorgenommen, vorausgesetzt, der Homöopath kennt Sie bereits persönlich.
- Neben den Symptomen interessiert sich der Homöopath für die Umstände der Erkrankung: Wann haben die Beschwerden begonnen? Was ging dem voraus? Sind die Beschwerden neu, oder treten sie öfter auf? Was bessert oder verschlechtert die Beschwerden? Wie ist Ihr Allgemeinbefinden? Welche Abweichungen erleben Sie gegenüber dem Normalzustand? Usw.
- Nach der eingehenden Befragung sollte eine körperliche Untersuchung erfolgen. Das ist allerdings nicht immer der Fall.

- Ist die Anamnese beendet, führt der Homöopath die Repertorisation durch, um im anschließenden Studium der Arzneimittellehre das für Sie passende homöopathische Arzneimittel zu finden.
- Nach der Einnahme des verordneten Mittels halten Sie regelmäßig Rücksprache mit dem Homöopathen, um die Wirkung des Mittels verfolgen zu können und, falls das erste Mittel nicht den erhofften Erfolg bringt, nach einem passenderen zu suchen.
- Nicht immer tritt nach der Einnahme sofort eine Besserung der Beschwerden ein. Selbst wenn das Mittel richtig gewählt ist, kann es zunächst zu einer vorübergehenden Verschlechterung (Erstverschlimmerung oder Erstreaktion genannt) kommen. Das sollte Sie nicht irritieren, sondern es bedeutet eher, dass das für Sie richtige Mittel ausgewählt wurde. Im Zweifelsfall halten Sie Rücksprache mit Ihrem behandelnden Homöopathen.

Während einer homöopathischen Therapie müssen in Absprache mit dem Homöopathen gewisse Verhaltensregeln berücksichtigt werden. So können manche Mittel durch Kaffee, schwarzen Tee oder durch ätherische Öle in ihrer Wirkung gestört werden. Der Homöopath wird Ihnen genau sagen, wie Sie das Mittel einnehmen müssen und auf welche Genussmittel Sie gegebenenfalls verzichten sollten, damit das Arzneimittel nicht beeinträchtigt wird und seine volle Wirkung entfalten kann.

Die konstitutionelle Behandlung

Patienten mit einer chronischen Erkrankung haben häufig bereits einen jahrelangen Leidensweg hinter sich, bevor sie den Weg zum Homöopathen finden. Die vorausgegangene symptomorientierte schulmedizinische Behandlung hat die Krankheit oftmals auf eine tiefere Ebene verschoben und zusätzlich neue Symptome erzeugt, wodurch das Erkennen des ursprünglichen Erkrankungsbildes oft schwierig ist. Je länger eine Krankheit allopathisch behandelt wurde, desto schwieriger ist die homöopathische Heilung nach dem Simile-Prinzip.

Eine homöopathische Konstitutionsbehandlung erfordert viel Zeit und eine fundierte Kenntnis der homöopathischen Arzneimittellehre. Daher ist sie eine Domäne der klassisch homöopathisch ausgebildeten Heilpraktiker und Ärzte.

Erstanamnese

Die Grundvoraussetzung für eine konstitutionelle Behandlung ist ein umfangreiches Patientengespräch: die homöopathische Erstanamnese. Im Gegensatz zu den 10- bis 15-minütigen Gesprächen beim Hausarzt kann die erste Konsultation beim klassisch arbeitenden Homöopathen bis zu 3 Stunden dauern. Eventuell wird Ihnen Ihr Homöopath vor dem ersten Gespräch ein Informationsblatt und einen Fragebogen zuschicken, damit Sie sich auf seine Fragen vorbereiten können. Während des Gesprächs versucht der Homöopath sich ein Bild von Ihnen und der Gesamtheit Ihrer Beschwerden zu machen, um das Ihrer Krankheit ähnlichste Mittel (Simillimum) zu finden. Dabei geht es ihm nicht nur um Ihre Krankheitssymptome, sondern auch um Ihre individuellen Wesenszüge und um Ihre Vorlieben und Abneigungen. Der Homöopath behandelt nicht nur die Krankheit, sondern den Menschen als Ganzes.

WICHTIGSTE INDIKATIONEN

CHRONISCHE ERKRANKUNGEN
wie rheumatische Erkrankungen, Allergien, Neurodermitis, Migräne, Kopfschmerzen, Nasennebenhöhlenentzündung, Verdauungsbeschwerden, Menstruationsbeschwerden, PMS, Schlaflosigkeit, depressive Verstimmungen u.v.m.

AKUTE ERKRANKUNGEN
wie Infektionskrankheiten (z.B. Husten, Schnupfen, grippale Infekte), Fieber, Schmerzen, Entzündungen, leichte Verletzungen, Zerrungen, Prellungen, bei Babys: Zahnen und Blähungen u.v.m.

Spontanbericht

Zunächst wird der Therapeut Sie ermutigen zu erzählen, warum Sie eine homöopathische Behandlung wünschen. Dabei achtet er sowohl auf die Beschwerden, die Sie äußern, als auch auf die Art, wie Sie dies tun. Er beobachtet, ob Sie ruhig oder nervös sind, laut oder leise sprechen, Gefühle zeigen oder eher abgeklärt wirken. Mimik, Gestik und Körperhaltung geben ihm weitere wichtige Hinweise. Dieser vom Homöopathen als Spontanbericht bezeichnete Teil der Anamnese ist besonders wichtig, da der Patient in diesem Abschnitt des Gesprächs in seiner Individualität erkennbar ist. Der erfahrene Homöopath ist in der Lage, das Beobachtete in die Sprache des Repertoriums zu übertragen, um dort eine Auswahl möglicher Mittel zu finden. Beugt sich ein Patient zum Beispiel so weit zu seinem Gegenüber vor, dass dieser sich bedrängt fühlt, so kann das als raumgreifend bezeichnet werden. Wirkt der Patient bei der Schilderung seiner Beschwerden extrem angstvoll, wortkarg oder aggressiv, so ist dies ein Indikator für die Wahl des passenden Mittels. Gefühlsausbrüche während der Anamnese bieten oft einen wertvollen Anknüpfungspunkt, um zum Kern oder zur Ursache eines Leidens vorzustoßen.

Ausführliche Befragung

Nach Beendigung des Spontanberichts wird Sie der Homöopath sehr detailliert nach den Umständen (Modalitäten) Ihrer Beschwerden befragen. Er möchte wissen, wie, wann und wo die Beschwerden auftreten. Leiden Sie beispielsweise unter Migräne, wird er genau wissen wollen, wie sich der Kopfschmerz anfühlt, wann er auftritt (eher morgens oder eher abends) und wodurch er sich verschlimmert oder verbessert. Diese Informationen liefern ihm wichtige Hinweise für die Wahl des Similes.

Außerdem interessieren ihn Dinge, die zunächst scheinbar nichts mit Ihrer Erkrankung zu tun haben. So fragt er nach Ihrer Stimmung, nach Gefühlen, Träumen, Vorlieben und Abneigungen beim Essen und Trinken. Oft finden sich in der Erstanamnese Fragen zum Thema Urlaub, weil dies ein Gradmesser für die Sehnsüchte und Vorlieben eines Menschen sein kann. Am Schluss jeder Anamnese steht die genaue Abfrage aller körperlichen Erkrankungen und Beschwerden von Kopf bis Fuß. Hierzu gehören auch Kinderkrankheiten, Impfungen, Operationen und Medikamenteneinnahmen. Die Erkrankungen von unmittelbaren Familienmitgliedern wie Großeltern, Eltern oder Geschwister geben Aufschluss über vererbte Problematiken (Miasmen). Letztere ziehen sich oftmals wie ein roter Faden durch die Anamnese und sind bei der Bewertung des Krankheitsfalls besonders wichtig.

Die Wahl des richtigen Mittels

Alle diese Informationen sind Puzzleteilchen, aus denen der Homöopath das Bild der passenden Arznei zusammensetzt. Dazu braucht er allerdings Zeit. Er wird Sie in der Regel nach der Erstanamnese erst einmal nach Hause schicken, ohne Ihnen ein Mittel zu verabreichen, und Sie bitten, in wenigen Tagen wiederzukommen. Während dieser Zeit erstellt er aus der Fülle der Informationen ein detailliertes Porträt Ihrer Erkrankung, aus dem er die wichtigsten Symptome herausfiltert. Dies ist die größte Herausforderung des klassischen Homöopathen. Er muss die Spreu vom Weizen trennen, das heißt, er muss erkennen, welche Informationen für die Auswahl des richtigen Mittels ausschlaggebend sind und welche er zunächst vernachlässigen kann. Bei der chronischen Behandlung kommt den Gemütsmerkmalen ein besonderer Stellenwert zu. Nun wird der Homöopath »repertorisieren« – er schlägt die 6 bis 8 wichtigsten Symptome im Repertorium nach und überprüft, welche Mittel die meisten Übereinstimmungen zu Ihren Symptomen haben. Anschließend liest er sich die Arzneimittelbilder der in Frage kommenden Mittel in der Materia medica durch und entscheidet sich für das Mittel, das sowohl Ihren Beschwerden als auch Ihnen als Mensch am ähnlichsten ist.

Die Akutbehandlung

Die Behandlung akuter Beschwerden ist weniger zeitintensiv als die chronischer Leiden. Bei der Akutbehandlung interessieren den Therapeuten in

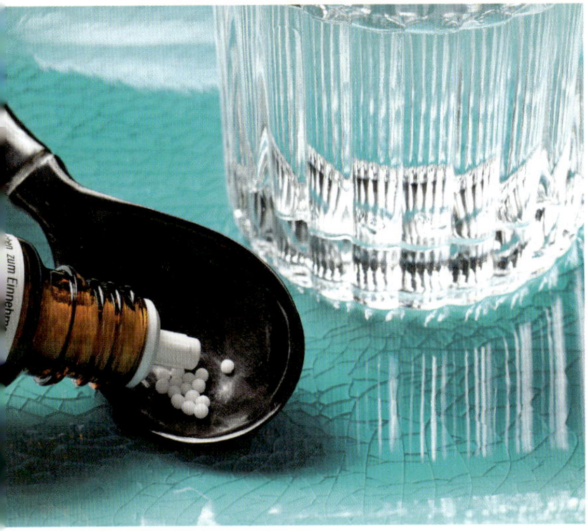

Verwenden Sie für die Einnahme von Globuli besser einen Plastik- statt einen Metalllöffel.

erster Linie einige wenige charakteristische Veränderungen, die die Krankheit bei Ihnen hervorgerufen hat. Anhand deren sucht er die passende Arznei aus einer Palette von Mitteln heraus, die zu dem jeweiligen Krankheitsbild passen. Dies ist wesentlich einfacher als die Auswahl eines Konstitutionsmittels, bei dem viel mehr verschiedene Faktoren berücksichtigt werden müssen. Daher ist die Auswahl eines passenden Akutmittels unter Umständen auch dem erfahrenen Laien möglich.

Akute Erkrankungen erfordern anders als chronische schnelles Handeln, das heißt, der Homöopath muss über eine fundierte Arzneimittelkenntnis verfügen, um in kürzester Zeit zum Simile zu finden. Ein Kind, das vor Ohrenschmerzen schreit, muss sein Mittel sofort erhalten und nicht erst am nächsten oder übernächsten Tag.

Die Gabe des homöopathischen Mittels erfolgt in so einem Fall daher meist noch in der Praxis. Häufig werden zur Akutbehandlung niedrige oder mittlere Potenzen (D6/C6 bis D12/C12) gegeben, deren Einnahme dann unter Umständen mehrmals täglich erfolgen muss.

Die Einnahme homöopathischer Arzneien

Da homöopathische Mittel auf einer subtilen, energetischen Ebene wirken, kann ihre Wirkung unter Umständen gestört oder aufgehoben werden. Der Homöopath nennt eine Wirkungsaufhebung Antidotierung. Um eine ungestörte Wirkung des Mittels zu garantieren, sollte der Patient möglicherweise während einer homöopathischen Behandlung auf Kaffee, Alkohol und die Verwendung ätherischer Öle verzichten. Ungünstig können beispielsweise auch mentholhaltige Zahnpasta, Kaugummi und Pfefferminztee sein. Viele Apotheken und Drogeriemärkte führen inzwischen mentholfreie Zahnpasta. Diese Einschränkungen gelten nicht für alle Mittel im gleichen Maß und sollten daher im Einzelnen mit dem behandelnden Homöopathen abgesprochen werden. Viele Homöopathen empfehlen ihren Patienten, eine halbe Stunde vor und nach der Einnahme eines Mittels nichts zu essen oder zu trinken, um eine Antidotierung zu vermeiden. Auch mit dem Zähneputzen sollte man einige Zeit warten. Diese Vorsichtsmaßnahmen gelten im Besonderen für Hochpotenzen, die nur einmalig gegeben werden. Grundsätzlich werden diese auf Therapeutenerfahrung beruhenden Vorsichtsmaßnahmen in Homöopathiekreisen jedoch nicht einheitlich gehandhabt.

Wenn Ihnen Ihr Homöopath Globuli verordnet hat, so legen Sie sich die erforderliche Anzahl unter die Zunge und lassen diese langsam im Mund zergehen – die Aufnahme des Mittels erfolgt über die Mundschleimhaut. Wenn Sie Globuli oder Tropfen in Flüssigkeit einnehmen möchten, benutzen Sie dafür ein sauberes Glas und lösen das Mittel in Wasser auf, nicht in Säften oder Tee: Verunreinigung kann die Wirkung des Mittels stören. Vor jedem Schluck rühren Sie die Lösung mit einem Plastiklöffel mehrmals um.

Der behandelnde Homöopath wird Ihnen mitteilen, in welchen Abständen Sie das Mittel nehmen sollen. Grundsätzlich gilt aber: Je heftiger die Beschwerden, desto öfter muss das Mittel genommen werden. Klingen die Beschwerden allmählich ab, vergrößern sich auch die Abstände der Einnahme.

Der homöopathische Heilungsverlauf

Nach der Einnahme eines homöopathischen Mittels kann es zunächst zu einer vorübergehenden Verstärkung der krankhaften Symptome kommen. In der Homöopathie nennt man dieses Phänomen Erstverschlimmerung. Diese in der Regel kurzfristige Verschlimmerung gilt als positive Reaktion der Lebenskraft auf die durch das Simile erzeugte Kunstkrankheit. Eine optimal gewählte Potenz erzeugt zumeist kaum Erstverschlimmerungen, da sie genau auf die körperliche Verfassung des Patienten abgestimmt ist. Dies erfordert allerdings eine große Erfahrung mit dem Umgang unterschiedlicher Potenzen und eine gute Einschätzung des Patienten.

Um die Behandlung richtig weiterführen zu können, muss der Homöopath zwischen einer homöopathischen Erstverschlimmerung und einer Verschlimmerung der Erkrankung unterscheiden können. Wobei die Erstverschlimmerung von kurzer Dauer ist und in der Regel auf die körperlichen Symptome beschränkt bleibt. Die Gemütsverfassung muss sich auch unter einer körperlichen Erstverschlimmerung bessern. Nach dieser Phase sollte eine deutliche Verbesserung der Symptome einsetzen. Wichtig ist, dass die Heilung nach der Hering'schen Regel erfolgt, das heißt, sie muss von innen nach außen, von oben nach unten bzw. von wichtigen Organen zu unwichtigen Organen vonstatten gehen. Dabei sollen die Symptome in der umgekehrten Reihenfolge ihres Erscheinens verschwinden. Wird ein Patient auf Grund rheumatischer Beschwerden homöopathisch behandelt, so würden folgende Fakten für einen positiven Heilungsverlauf sprechen: Zunächst tritt eine kurze Erstverschlimmerung in Form von starken Gelenkschmerzen auf. Kurze Zeit darauf verbessern sich die Schmerzen, und ein Hautausschlag zeigt sich im Gesicht des Patienten (von innen nach außen). Während die Gelenkschmerzen langsam verschwinden, wandert der Ausschlag vom Gesicht zu den Armen (von oben nach unten), bis er schließlich abheilt. Während des Heilungsprozesses können auch alte, längst vergessene Beschwerden wieder auftauchen. Auch das wird als positives Heilungszeichen gewertet. Das Simillimum ist in der Lage, alle Schichten nacheinander abzutragen, um zu einem Grundproblem der Kindheit vorzustoßen, das dann möglicherweise mit einem anderen Mittel behandelt werden muss. Geht trotz eines gut gewählten Similes der Gesundungsprozess nicht voran, so ist oftmals die Gabe eines miasmatischen oder auch eines Reaktionsmittels notwendig, um die Lebenskraft zu aktivieren.

HOMÖOPATHISCHE BEHANDLUNG

- Wird von klassisch homöopathisch ausgebildeten Ärzten und Heilpraktikern ausgeübt
- Das Erstgespräch dauert 1 bis 3 Stunden
- Während der Einnahme homöopathischer Mittel Verzicht auf störende Substanzen wie Kaffee und Menthol
- Möglicherweise tritt zu Beginn eine Erstverschlimmerung der Beschwerden auf

Was passiert bei der Einnahme eines falschen Mittels?

In den meisten Fällen ist die Einnahme homöopathischer Mittel frei von Nebenwirkungen und daher ungefährlich. Sollten Sie ein falsches Mittel einnehmen, passiert vermutlich gar nichts, da hier nicht der auf Ihre Symptome passende Reiz gesetzt wird. Im ungünstigen Fall treten neue Symptome auf, die zu diesem Mittel gehören, das heißt, Sie machen eine unfreiwillige Arzneimittelprüfung durch. Dies geschieht meist nur, wenn ein nicht passendes homöopathisches Arzneimittel wiederholt oder in Hochpotenz eingenommen wird. In der Regel ist diese Wirkung jedoch von kurzer Dauer.

Im ungünstigsten Fall kann die Erkrankung durch ein Akutmittel unterdrückt, das heißt in eine tiefere Ebene verschoben werden. Unter diesen Umständen kommt es häufig zu einer raschen Verbesserung der Symptome, aber nicht zur vollständigen Heilung. Eine solche Unterdrückung ist auch häufig

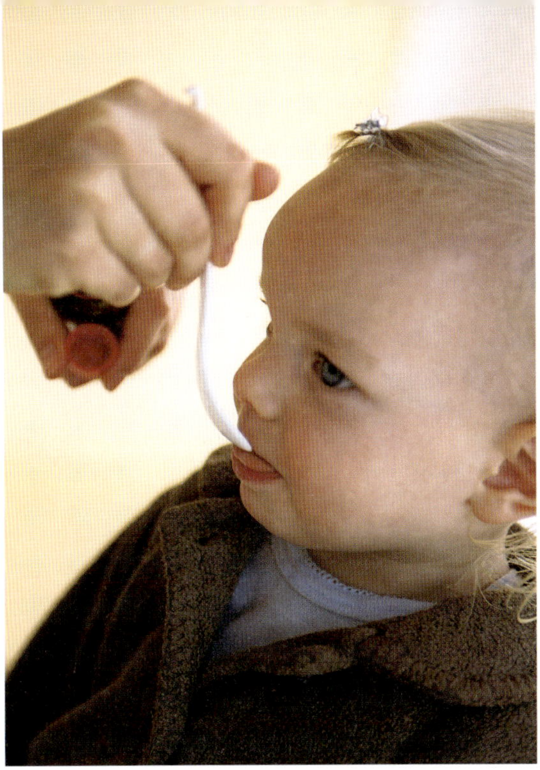

Viele Eltern vertrauen auf eine homöopathische Behandlung, wenn ihr Kind krank ist.

nach einer allopathischen, schulmedizinischen Therapie zu beobachten, kann aber auch bei der homöopathischen Behandlung eintreten. Ein typisches Beispiel für eine Unterdrückung ist das Auftreten von Asthma nach scheinbar erfolgreicher Neurodermitisbehandlung z.B. durch die Gabe von Kortison. Die Krankheit verlagert sich von außen (Haut) nach innen (Bronchien). In einem solchen Fall wird durch ein geeignetes Konstitutionsmittel die alte Krankheit vollständig geheilt. Hierbei kommen vor der vollständigen Heilung häufig alte Symptome wieder zum Vorschein.
Immer wieder kommt es vor, dass homöopathische Arzneimittel zu lange eingenommen werden, beispielsweise bei zahnenden Kleinkindern, die von ihren Müttern Chamomilla verabreicht bekommen. Generell gilt: Ein homöopathisches Arzneimittel sollte nur so lange eingenommen werden, bis eine Besserung des Zustandes erreicht wird bzw. bis die Symptome weg sind. Daher sollten Sie als Laie homöopathische Medikamente nicht über einen zu langen Zeitraum ohne Rücksprache mit einem Homöopathen einnehmen.

Grenzen der Homöopathie

Die Homöopathie kann bei der Behandlung vieler akuter und chronischer Erkrankungen gute Erfolge erzielen. Eine Wiederherstellung bereits zerstörter Organe oder die Heilung angeborener Missbildungen kann mit den Mitteln der Homöopathie leider nicht erreicht werden. Voraussetzung für eine erfolgreiche homöopathische Therapie ist, dass die Lebenskraft des Patienten ausreicht, um eine Regeneration zu bewirken. Dies ist bei schweren Krankheiten im Endstadium oftmals nicht der Fall. Hier kann die Homöopathie nur noch begleitend (palliativ) eingesetzt werden, was aber immer noch von großem Nutzen für den Patienten ist.

FÜR WEN IST HOMÖOPATHIE GEEIGNET?

Die Homöopathie eignet sich grundsätzlich für alle Menschen. Voraussetzung ist allerdings die Bereitschaft, sich dem Therapeuten anzuvertrauen. Je mehr dieser von dem Menschen weiß, der vor ihm sitzt, desto eher kann er ihm helfen. Der Glaube an die Homöopathie ist zwar nicht zwingend notwendig, aber sicher hilfreich, zumal die Mitarbeit des Patienten gefordert ist. Je effektiver die Zusammenarbeit zwischen Therapeut und Patient ist, desto besser sind die Aussichten auf einen raschen und nachhaltigen Heilerfolg.
Besonders gute Ergebnisse erzielt die Homöopathie bei der Behandlung von Kindern, wobei zahlreiche Impfungen und die häufige Gabe von schulmedizinischen Medikamenten wie Kortison oder Antibiotika die Therapie erschweren. Das Gleiche gilt für Menschen mit schweren Krankheiten, deren Lebenskraft bereits stark geschwächt ist.

Wie finden Sie den richtigen Homöopathen?

Homöopathische Arzneien dürfen von jedem Arzt und jedem Heilpraktiker auch ohne spezielle homöopathische Zusatzausbildung verordnet werden. Ärzte, die das Therapieverfahren »Homöopathie« offiziell anbieten dürfen, müssen eine Weiterbil-

dung von mindestens einem halben Jahr an einem homöopathisch arbeitenden Krankenhaus oder einer homöopathischen Praxis absolvieren. Dazu kommt die Teilnahme an speziellen Ausbildungsseminaren mit insgesamt 160 Unterrichtsstunden.
Heilpraktiker müssen rein rechtlich keine homöopathische Ausbildung nachweisen, um diese Therapierichtung anbieten zu dürfen. Sie sollten daher darauf achten, dass Ihr Therapeut Mitglied des Verbands klassischer Homöopathen Deutschlands (VKHD) ist. Dieser Fachverband verlangt von seinen Mitgliedern eine fundierte Ausbildung in klassischer Homöopathie und kann Ihnen einen Therapeuten in Ihrer Nähe empfehlen.

HOMÖOPATHIE – EIN PLACEBOEFFEKT?

Seit ihren Anfängen ist die klassische Homöopathie mit dem Vorwurf der Unwissenschaftlichkeit und damit der Unwirksamkeit behaftet. Der Grund: Sie entzieht sich den Grundsätzen der naturwissenschaftlich orientierten Schulmedizin, da sie zum größten Teil mit rein energetischen Heilmitteln arbeitet, in denen chemisch kein einziges Molekül der Ausgangssubstanz nachweisbar ist. Sowohl diese Tatsache als auch die nicht reproduzierbare Arzneimittelprüfung am Gesunden und der ausschließlich an individuellen Symptomen orientierte Einsatz der Homöopathika lässt die Kritik aus den Reihen der Naturwissenschaftler nicht versiegen.
Das Grundproblem der ideologischen Kämpfe zwischen den Vertretern der Homöopathie und denen der Schulmedizin sind die unterschiedlichen Weltbilder beider Systeme. Die Vorstellungen Hahnemanns über das Wesen der Krankheit und ihre medikamentöse Behandlung erscheinen dem analytisch denkenden naturwissenschaftlichen Geist als hoffnungslos antiquiert. Hinzu kommt, dass Hahnemann weder Krankheitserreger kannte noch bahnbrechende Untersuchungsmethoden zur Verfügung hatte wie das Elektronenmikroskop oder die Röntgenstrahlen.

Eine Wissenschaft ohne wissenschaftlichen Nachweis

Der wissenschaftliche Nachweis zur Wirksamkeit der klassischen Homöopathie, wie er immer wieder von Seiten der Schulmedizin gefordert wird, lässt sich schwerlich erbringen. Homöopathische Heilung findet ausschließlich nach dem Ähnlichkeitsgesetz statt, welches auf einer energetischen Resonanz zwischen dem Heilmittel und dem erkrankten Menschen beruht, das heißt, für verschiedene Menschen mit derselben Erkrankung werden verschiedene homöopathische Arzneimittel benötigt.
Es ist folglich bei der Homöopathie nicht möglich, eine Gruppe von Patienten, die alle an der gleichen Krankheit (z.B. Asthma) leiden, mit ein und demselben Mittel zu behandeln. Damit entzieht sich die Homöopathie den in der klinischen Forschung anerkannten Doppelblindstudien. Nur bei wenigen akuten Erkrankungen, die nach »bewährten Indikationen« zu therapieren sind, kann die Wirkung homöopathischer Mittel in wissenschaftlichen Tests bewiesen werden.
Vor diesem Hintergrund muss das Ergebnis einer aktuellen großen Studie zur Bewertung der Wirksamkeit der Homöopathie verstanden werden. Nur bei 32 gesundheitlichen Störungen gibt es laut dieser Bewertung Hinweise auf eine therapeutische Wirkung der Homöopathie. Je wissenschaftlicher eine Studie zur Wirksamkeitsüberprüfung der Homöopathie gestaltet ist, desto weniger lässt sich der Effekt einer homöopathischen Behandlung nachweisen. Zu diesem Ergebnis kam auch eine Analyse von 110 wissenschaftlichen Studien zur Wirksamkeit homöopathischer Mittel, die im Jahr 2005 in der britischen Fachzeitung »The Lancet« veröffentlicht wurde. Während einige Wissenschaftler dieses Ergebnis zum Anlass nahmen, die Homöopathie als Placebo abzutun, bestätigen homöopathisch arbeitende Ärzte und Heilpraktiker, dass die Wirkung der Homöopathie eben nicht mit den gängigen klinischen Testverfahren messbar sei.
Gegen die Theorie des reinen Placeboeffekts sprechen darüber hinaus auch Versuche, bei denen die Wirkung homöopathischer Mittel an Tieren und

auch an isolierten Zellen festgestellt werden konnte. So belegte eine Studie an Mäusen, denen im Rahmen eines Experiments kleinere Verletzungen zugefügt wurden, dass Silicea, gegeben in verschiedenen Potenzen, zweifelsfrei zu einer schnelleren Wundheilung beiträgt.

Bereits zu Hahnemanns Zeiten konnte die Homöopathie beachtliche Heilerfolge verzeichnen. So lag die Sterblichkeitsrate bei der Londoner Choleraepidemie im Jahre 1854 in den konventionellen Krankenhäusern bei 53 %. Im Gegensatz dazu starben nur 16 % der Patienten, die homöopathisch behandelt wurden. Hahnemann selbst hatte 1813 bei der Behandlung von 183 Typhuspatienten nur eine Sterblichkeitsrate von unter 1 % zu verzeichnen, während von den konventionell behandelten Patienten 50 % verstarben.

Die homöopathischen Arzneimittellehren liefern einen objektiv definierten Katalog für das Erkennen der passenden Arznei. Der Erfolg der homöopathischen Behandlung hängt von der Erfahrung und den Fähigkeiten des Therapeuten sowie dessen fundierten Kenntnissen ab. Nicht die Homöopathie heilt, sie hilft, sich selbst zu heilen.

Zwölf wichtige homöopathische Mittel

Die Homöopathie eignet sich bei leichten akuten Erkrankungen auch zur Selbstbehandlung. Voraussetzung ist, dass Sie sich mit der etwas anderen Art der Arzneimittelwahl und -einnahme vertraut gemacht haben. Im Folgenden stellen wir Ihnen 12 wichtige Arzneien vor, die in keiner homöopathischen Hausapotheke fehlen sollten.

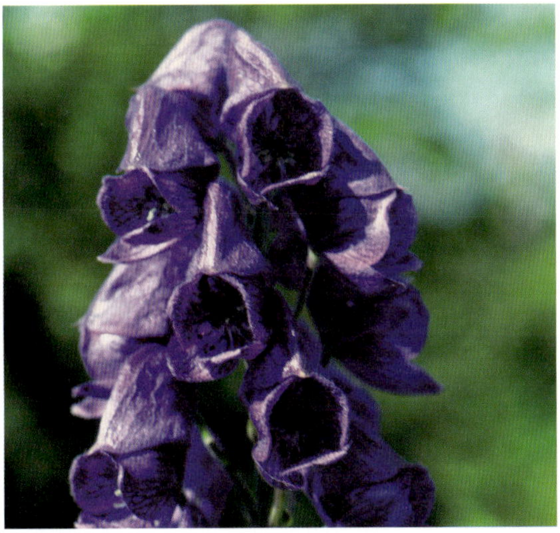

Der schöne, aber giftige Eisenhut liefert ein wichtiges homöopathisches Mittel gegen Fieber.

ACONITUM – EISENHUT

Der blau blühende Eisenhut, Aconitum napellus, ist eine der giftigsten Pflanzen Europas. Früher tauchten die Jäger ihre Pfeilspitzen in den hochgiftigen Saft, bevor sie auf die Jagd gingen. Im Mittelalter war die anmutige Pflanze Bestandteil der Hexensalben. Die halluzinogene Wirkung des Eisen- oder Sturmhuts sowie das durch die Salbe hervorgerufene Hautkribbeln ließen den Anwender glauben, ihm wüchsen Flügel.

Als homöopathische Arznei ist Aconitum ein wichtiges Notfall- und Fiebermittel und sollte in Betracht gezogen werden, wenn gesunde, starke Menschen plötzlich heftig erkranken. Auslöser ist oft ein trockener, kalter Nordostwind.

Das Mittel ist angezeigt bei allen akuten, fieberhaften Erkrankungen oder Entzündungen, sofern eines oder mehrere der folgenden Symptome vorliegen:

BEWÄHRTE INDIKATIONEN FÜR ACONITUM

- Heftige, fiebrige Infekte
- Mittelohrentzündung
- neuralgische Schmerzen
- Zahnschmerzen
- berstende Kopfschmerzen

- Heftige, brennende Schmerzen
- plötzlich ansteigendes Fieber
- Unruhe
- Angst, allein zu sein (bei Kindern)
- Todesangst mit Herzklopfen und Atembeklemmungen
- großer Durst auf kalte Getränke
- heiße, trockene Haut
- blasses Gesicht beim Aufsitzen.

Bei eitrigen Entzündungen und bei heißer, feuchter Haut sollten andere Homöopathika eingenommen werden. Im Akutfall nehmen Sie Aconitum als D12 alle 1 bis 4 Stunden ein, bei Abklingen der Beschwerden 1- bis 2-mal täglich.

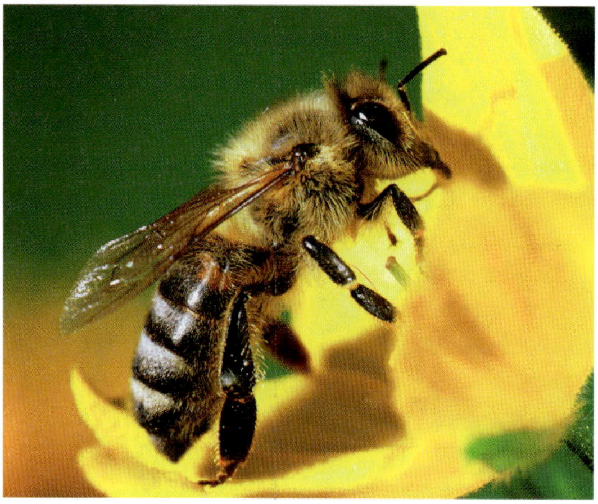

Apis, die Honigbiene, heilt Erkrankungen, die mit heißen, roten Schwellungen einhergehen.

APIS MELLIFICA – HONIGBIENE

Die Honigbiene ist für ihre schmerzhaften Stiche bekannt, die sich häufig röten, sich heiß anfühlen und stark anschwellen. Entsprechend der Ähnlichkeitsregel deuten Rötung und Schwellung auf eine Indikation des homöopathischen Mittels Apis mellifica hin. Damit ist Apis mellifica ein wichtiges Mittel zur Behandlung von lokalen allergischen Reaktionen. Bei den folgenden Symptomen sollten Sie an Apis mellifica denken:

BEWÄHRTE INDIKATIONEN FÜR APIS MELLIFICA

- Insektenstiche
- ödematöse Hautausschläge
- allergische Reaktionen (lokal begrenzt)
- Sonnenstich
- entzündliche Gelenkbeschwerden
- Halsentzündung
- stechende Kopfschmerzen

- Röte, Hitze, Schwellung
- brennende und stechende Schmerzen
- Empfindlichkeit bei Berührung
- kein Durst
- Ruhelosigkeit
- Die Symptome verschlechtern sich durch Wärme und werden an der frischen Luft und durch kalte Bäder oder Auflagen besser.

Apis wird bevorzugt als D12 alle 1 bis 6 Stunden eingenommen.

ARNICA – ARNIKA

Arnika wird in der Volksheilkunde auch Bergwohlverleih, Fallkraut oder Bruchkraut genannt, was auf ihren phytotherapeutischen Gebrauch bei Sportverletzungen, Prellungen und stumpfen Traumen hinweist. Daneben wird die gelb-orange blühende

BEWÄHRTE INDIKATIONEN FÜR ARNICA

- Prellungen, Quetschungen
- Verstauchungen
- Blutungen, Hämatome
- Muskelkater
- Verletzungsschock

Staude aus der Familie der Korbblütler seit Jahrhunderten bei Herzmuskelentzündungen, Arteriosklerose und Angina pectoris eingesetzt.

In der Homöopathie ist Arnica eines der bekanntesten Verletzungsmittel und kann in niedriger Potenz (D6/C6 bis D12/C12) als Sofortmaßnahme bei jeder behandlungsbedürftigen Verletzung gegeben werden.

Arnica wird auch begleitend bei Operationen verordnet, da es abschwellend, blutstillend und schmerzlindernd wirkt. Als Hochpotenz verabreicht, kann Arnica Beschwerden heilen, die durch eine lange zurückliegende Verletzung hervorgerufen wurden. Grundsätzlich sollte Arnica nur gegeben werden, wenn die Beschwerden eine Behandlung erfordern. Arnica ist nur angezeigt, wenn folgende Symptome zutreffen:

- Verletzungen durch Sturz oder Schlag
- Zerschlagenheitsgefühl
- Blutungen und Hämatome.

Dosierung und Potenz richten sich nach der Heftigkeit der Beschwerden.

ARSENICUM ALBUM – WEISSES ARSENIK

Arsen – den Krimifreunden ein Begriff als wirkungsvolles Mordinstrument – ruft beim Opfer heftige Magenbeschwerden, Übelkeit und Durchfall hervor, bis es schließlich zum Tod führt. In der Homöopathie wird es entsprechend bei Verdauungsbeschwerden mit Durchfall und nach leichter Lebensmittelvergiftung gegeben. In früheren Zeiten war es üblich, dass sich Könige durch die Einnahme geringer Mengen Arsens gegen eine Vergiftung zu immunisieren versuchten.

Arsen ist angezeigt, wenn die folgenden Symptome mit einem schnellen Kräfteverfall gekoppelt sind:

- Angst und Ruhelosigkeit
- Todesfurcht
- starke Erschöpfung
- Kältegefühl
- großer Durst (Wasser schmeckt bitter)
- brennende Schmerzen.

Arsenicum album wird als D12 bei akuten Beschwerden alle 1 bis 4 Stunden, sonst 1- bis 2-mal täglich eingenommen.

BEWÄHRTE INDIKATIONEN FÜR ARSENICUM ALBUM

- Lebensmittelvergiftungen
- Übelkeit, Erbrechen
- Brechdurchfall
- auch als Begleitmittel bei brennenden Schmerzen

BELLADONNA – TOLLKIRSCHE

Die Tollkirsche, Atropa belladonna, ist eine stark halluzinogene Staude aus der Familie der Nachtschattengewächse. Wegen ihrer starken Giftigkeit benannten die Griechen sie nach der Schicksalsgöttin Atropas, die den Lebensfaden durchschneidet. Der in der Homöopathie verwendete Name heißt wörtlich übersetzt »schöne Frau«: Italienische Damen des 16. Jahrhunderts träufelten sich Tollkirschensaft als pupillenerweiterndes Schönheitsmittel in die Augen. Das in den schwarzroten Früchten enthaltene Alkaloid Atropin ruft starke Vergiftungserscheinungen hervor, die schließlich zum Tod führen können. Belladonna ist neben Aconitum das zweite große Fiebermittel in der Homöopathie. Es

BEWÄHRTE INDIKATIONEN FÜR BELLADONNA

- Fieber
- klopfender Kopfschmerz
- Mittelohrentzündung
- trockener Husten, Pseudokrupp
- Halsentzündung
- Scharlach
- Sonnenbrand, Sonnenstich

wird allerdings bei anderen Symptomen angewendet. Der Belladonna-Patient zeigt folgende Krankheitszeichen:

- Plötzliches hohes Fieber mit Schweiß an bedeckten Körperteilen (Aconitum: trockene Haut)
- klopfende Schmerzen (Aconitum: berstende Schmerzen)
- roter Kopf (Aconitum: blasses Gesicht beim Aufrichten)
- erweiterte Pupillen (Aconitum: verengte Pupillen)
- Hitzegefühl am Kopf, starkes Frostgefühl an den Extremitäten
- leichte Reizbarkeit (Aconitum: Angst und Panik)
- wenig Durst (Aconitum: viel Durst auf kalte Getränke).

Belladonna sollten Sie als D12 im Akutfall alle 1/2 bis 4 Stunden, ansonsten 1- bis 2-mal täglich einnehmen.

CANTHARIS – SPANISCHE FLIEGE

Die Spanische Fliege ist eigentlich ein Käfer, der den Giftstoff Cantharidin absondert. Dieses Gift ruft bei Hautkontakt brennende Blasen hervor. Entsprechend wird Cantharis in der Homöopathie vorwiegend bei Verbrennungen und brennenden Schmerzen eingesetzt. Der Patient zeigt:

- Unruhe, Rastlosigkeit
- Neigung zu Wutausbrüchen
- heftige, brennende Schmerzen
- Die Symptome verbessern sich in Ruhe und verschlechtern sich durch Trinken, besonders von Kaffee.

Cantharis gehört in jede Notfallapotheke! Bei Verbrennungen sollte es sofort angewendet werden, um die Bildung von Blasen zu verhindern. Nehmen Sie Cantharis als D12 alle 2 bis 6 Stunden ein.

BEWÄHRTE INDIKATIONEN FÜR CANTHARIS

- Verbrennungen
- Sonnenbrand
- Bisse von Spinnen oder Ameisen
- Harnwegsinfektionen mit brennenden Schmerzen

CHAMOMILLA – ECHTE KAMILLE

Die Echte Kamille oder Matricaria chamomilla ist in der Pflanzenheilkunde als bewährtes Mittel bei Magenschleimhautentzündungen und als antibakterielle Arznei z.B. bei Erkältungserkrankungen bekannt. In zahlreichen Arzneimittelprüfungen zeigte Chamomilla folgende Gemütssymptome: Es wirkt bei Reizbarkeit, heftigen Zornesanfällen und schlechter Laune! Chamomilla in der Homöopathie

BEWÄHRTE INDIKATIONEN FÜR CHAMOMILLA

- Zahnungsbeschwerden
- Zahnschmerzen
- kolikartige Bauchschmerzen
- Durchfall
- Mittelohrentzündung

ist ein wichtiges Mittel zur Behandlung von Kindern. Es beruhigt vor Wut schreiende Kinder. Ein ruhiges, sanftes und gelassenes Kind braucht niemals Chamomilla. Typische Symptome für Chamomilla sind:

- Extreme Reizbarkeit und Wut
- Röte und Hitze der einen Wange, Blässe der anderen
- Kind wirft das, was es soeben haben wollte, wütend von sich
- zahnende Kinder mit wässrigem, grünlichem Durchfall (wie gehackter Spinat), der nach faulen Eiern stinkt
- großer Durst auf kaltes Wasser und Verlangen nach sauren Getränken.

Das Mittel wird als D6 oder D12 bei akuten Beschwerden alle 1/4 bis 2 Stunden, später 2-mal täglich gegeben.

CIMICIFUGA – TRAUBENSILBERKERZE

Der ursprünglich aus Nordamerika und Kanada stammende Wurzelstock der Traubensilberkerze war bereits in der indianischen Medizin zur Behandlung von Frauenleiden und Rheumatismus bekannt. Auch in der Homöopathie wird Cimicifuga vorwiegend als Frauenmittel eingesetzt, vor allem bei Wechseljahresbeschwerden. Eine Cimicifuga-Patientin kann z.B. folgende Symptome zeigen:

- Depressionen, häufiges Seufzen
- unaufhörliches Reden
- Nervosität
- Angst vor dem Tod
- krampfartige Schmerzen
- Alle Symptome verschlimmern sich morgens, bei Kälte und während der Menstruation. Wärme und Essen bessern die Beschwerden.

Bei körperlichen Symptomen sollten Sie Cimicifuga als D12 2-mal täglich einnehmen. Bei psychischen Beschwerden empfiehlt sich eine Einmalgabe in der C30, die bei Bedarf vom Therapeuten wiederholt werden kann. Alternativ kann 1- bis 2-mal täglich die D12 gegeben werden.

BEWÄHRTE INDIKATIONEN FÜR CIMICIFUGA

- Menstruationsbeschwerden
- Wechseljahresbeschwerden
- Depressionen
- Kopf- und Nackenschmerzen

HYPERICUM – JOHANNISKRAUT

Das gelb blühende Johanniskraut gilt heute in der Phytotherapie und in der als bewährtes Mittel bei leichten Depressionen. Homöopathisch verabreicht, heilt Hypericum Verletzungen an nervenreichem Gewebe. Damit ist Hypericum eines der wichtigsten Verletzungsmittel in der Homöopathie. Es wird besonders bei folgenden Symptomen eingesetzt:

- Reißende und stechende Schmerzen
- kribbelnde, vibrierende und brennende Schmerzen mit Taubheitsgefühl
- Nervenschmerz
- Berührungsempfindlichkeit
- Verlangen nach heißen Getränken.

Hypericum sollte als D12 alle 1/4 bis 6 Stunden eingenommen werden.

BEWÄHRTE INDIKATIONEN FÜR HYPERICUM

- Erste-Hilfe-Mittel bei Schnitt- oder Quetschwunden an Händen und Fingern
- Gehirnerschütterung
- Verletzungen mit Nervenbeteiligung
- Zahnwurzelextraktion
- Neuralgien
- Zosterneuralgie (Gürtelrose)
- Stauchung der Wirbelsäule, besonders Steißbeinprellung

NUX VOMICA – BRECHNUSS

Die Früchte der in Indonesien beheimateten Brechnuss enthalten das hochgiftige Strychnin. Im Mittelalter wurde Strychnin zur Behandlung Pestkranker eingesetzt. Bei Überdosierung führt es zu Krämpfen, Atemstillstand und schließlich zum Tod. Homöopathisch wird Nux vomica unter anderem als Konstitutionsmittel bei Menschen eingesetzt, die unter beruflichem Stress leiden:

- Nervosität
- Versagensangst
- neigt zu Missbrauch von Nikotin, Kaffee und Medikamenten
- überempfindlich gegen Licht, Lärm, Gerüche
- frisst Ärger in sich hinein
- Workaholic.

Nux vomica sollten Sie als D6 einnehmen. Nach einer durchzechten Nacht haben sich 5 Globuli vor dem Einschlafen und 5 weitere nach dem Aufwachen bewährt. Das vertreibt den Kater!

BEWÄHRTE INDIKATIONEN FÜR NUX VOMICA

- Nervöse Magenbeschwerden
- Verstopfung
- Beschwerden durch verdorbene Nahrung
- Übelkeit mit Bedürfnis zu erbrechen
- Beschwerden nach übermäßigem Alkoholkonsum (»Kater«)
- Kopfschmerzen

PHOSPHORUS – PHOSPHOR

Der Phosphor ist uns allen bekannt als hell aufleuchtendes Streichholzköpfchen, das allerdings schnell wieder erlischt. Genauso kann man sich die typischen Phosphor-Patienten vorstellen: aufgeweckte, strahlende Menschen, die sehr sensibel sind und schnell mit Niedergeschlagenheit und Erschöpfung reagieren. Phosphor passt zu offenen, kontaktfreudigen Menschen, die Gefühle zeigen. Folgende Symptome lassen an Phosphor denken:

- Angst vor dem Alleinsein
- schnelle Erschöpfung
- großer Durst auf kalte Getränke
- brennende Schmerzen bei Entzündungen oder Reizungen
- wiederkehrende helle Blutungen
- Die Symptome verbessern sich durch kalte Getränke, kalte Mahlzeiten und nach Schlaf.

Bei akuten Beschwerden sollten Sie Phosphorus als D12 2-mal täglich einnehmen.

BEWÄHRTE INDIKATIONEN FÜR PHOSPHORUS

- Trockener Husten
- Heiserkeit
- Kehlkopfentzündung
- Sodbrennen
- Erbrechen
- Blutungen (z.B. Nasenbluten, Zahnfleischbluten)

SULFUR – SCHWEFELBLÜTE

Sulfur ist eines der bekanntesten und bestgeprüften Mittel der Homöopathie. Schwefel kommt natürlicherweise in Vulkanen und Thermalquellen vor. Er hat eine antiseptische Wirkung auf die Haut, weswegen er in vielen konventionellen Aknesalben und

BEWÄHRTE INDIKATIONEN FÜR SULFUR

- Hautausschläge
- Akne
- Durchfall

-pudern enthalten ist. Fast jeder Konstitutionstyp besitzt einige typische Merkmale von Sulfur, weswegen er auch als Reaktionsmittel bekannt ist, das bei unklaren chronischen Erkrankungen Klärung in einen Fall bringen kann. So ist Sulfur oft angezeigt, wenn eine homöopathische Behandlung trotz sorgfältiger Mittelwahl nicht fruchtet oder wenn Rückfälle in der Behandlung auftreten. Es ist eines der großen miasmatischen Mittel. Als Akutmittel wird Sulfur bei Hautkrankheiten und bei Beschwerden des Verdauungstraktes eingesetzt. Wegen einer möglichen Erstreaktion sollte man beim Einsatz in der Selbstmedikation allerdings vorsichtig sein (→ Seite 112).

Folgende Symptome sprechen für Sulfur:

- Unruhe
- Hitze, Jucken und Brennen
- übelriechende (nach faulem Ei) Absonderungen
- Durst, Verlangen nach Süßem
- morgendlicher Durchfall
- Nachtschweiß besonders am Kopf
- gelblicher Gesichtsteint mit kleinen Äderchen an der Nase.

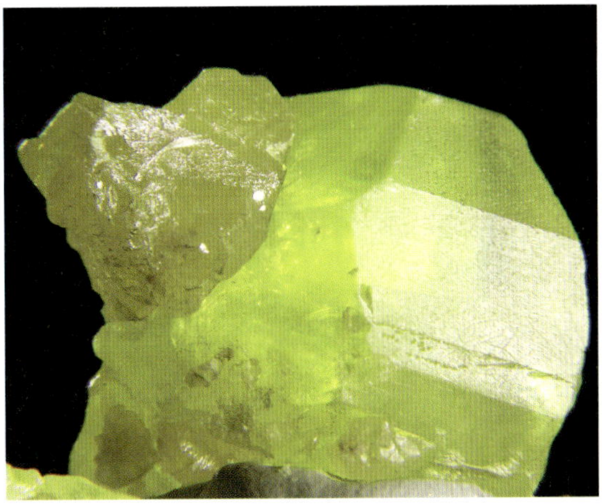

Sulfur, der Schwefel, ist ein bedeutendes Reaktionsmittel bei chronischen Erkrankungen.

Sulfur kann als Erstreaktion Hautausschläge hervorrufen, daher sollten Sie es vorsichtig dosieren. Beginnen Sie mit einem Globulus einer D6 und warten Sie die Reaktion ab, bevor Sie die Dosis nach einem Tag erhöhen.

Verschiedene Richtungen in der Homöopathie

Seit Hahnemanns Zeiten haben sich verschiedene Richtungen innerhalb der Homöopathie etabliert. Sie alle bauen auf den klassischen Grundlagen Hahnemanns auf, erweitern diese aber durch moderne Arzneimittelprüfungen und ergänzende Theorien. Im Folgenden sollen unterschiedliche Therapieformen vorgestellt werden, die dem Umfeld der Homöopathie zugeordnet werden.

Die klassische Homöopathie arbeitet präzise nach den Vorschriften und Vorgaben Hahnemanns. Sie bildet das Fundament aller anderen Homöopathierichtungen und ist daher im vorangegangenen Kapitel ausführlich behandelt worden. Klassische Homöopathen haben zumeist eine langjährige Ausbildung und ein aufwändiges Studium der Schriften Hahnemanns absolviert. Hahnemann verlangte bereits 1796 von seinen Schülern: »Macht's nach, aber macht's genau nach.« Zwischen den einzelnen Vertretern neuerer Richtungen und der klassischen Homöopathie gibt es mitunter erbitterte Grabenkämpfe um das Recht auf die richtige Methode. Fundamentalistische Hahnemann-Anhänger sehen in den neuen Homöopathierichtungen einen Angriff gegen die klassische Homöopathie.

ORGANOTROPE ODER KLINISCHE HOMÖOPATHIE

Die klinische Homöopathie entwickelte sich aus dem Versuch einiger Ärzte, die Homöopathie in die bestehende Schulmedizin zu integrieren. Auf dieser Grundlage formierte sich die naturwissenschaftlich-kritische Richtung innerhalb der Homöopathie, die von homöopathischen Ärzten wie z.B. Otto Leeser oder Julius Mezger praktiziert wurde. Homöopathische Arzneien wurden nicht vorrangig nach dem Simile-Prinzip, sondern anhand klinischer Diagnosen und der Symptomenähnlichkeit des erkrankten Organs mit dem jeweiligen Arzneimittelbild ausgewählt. Die Anhänger der reinen Lehre nach Hahnemann bezeichneten diese Form der Homöopathie als Halbhomöopathie und lehnten sie entschieden ab.

Klinische Diagnose statt Menschenbild

Dadurch, dass die Auswahl des in Frage kommenden Mittels hauptsächlich durch die klinische Diagnose bestimmt wird, fehlt in den Augen der klassischen Homöopathen die Offenheit für eine ganzheitliche Wahrnehmung des Patienten. Statt der Gesamtheit der Symptome wird lediglich ein Teilaspekt des Leidens, die lokale Symptomatik, in die Mittelfindung einbezogen. Aus diesem Grund bezeichnet man die klinische Homöopathie auch als organotrope (organbezogene) Homöopathie, da Substanzen hauptsächlich auf ihre lokalen Wirkungen reduziert werden. Vor diesem Hintergrund erscheint die ausschließliche Gabe der niedrigen Potenzen D1/C1 bis D12/C12 logisch, da der Heilwirkung der Mittel- und Hochpotenzen misstraut wird. Ähnlich wie in der Phytotherapie werden alle verwendeten Homöopathika klar umrissenen Indikationen zugeordnet. Um zwischen unterschiedlichen Mitteln zu differenzieren, werden die wesentlichen Leitsymptome herangezogen. Bei akuten Erkrankungen ist die klinische Homöopathie oft erfolgreich, bei chronischen dagegen weniger.

KOMPLEXMITTEL-HOMÖOPATHIE

Die Komplexmittelhomöopathie basiert ebenso wie die klinische Homöopathie auf klinischen Diagnosen, allerdings mit dem Unterschied, dass in diesem Fall ein fertiges Gemisch homöopathischer Tiefpotenzen verabreicht wird. Ein Komplexmittel ist demnach eine Zusammenstellung verschiedener Homöopathika, die sich als Einzelmittel bei der Behandlung einer bestimmten Krankheit besonders bewährt haben. Ein Komplexmittel gegen trockenen Reizhusten beispielsweise vereint mehrere homöopathische Einzelmittel in der gleichen oder auch in unterschiedlichen Potenzen, die einen Bezug zu trockenem Husten haben.
Gegenüber homöopathischen Einzelmitteln, die von einem Homöopathen individuell verschrieben werden müssen, kann die Komplexmittelhomöopathie unabhängig von den klassischen Gesetzen zur Arzneimittelfindung und vom Simile-Prinzip angewendet werden. Diese Arzneimittel sind speziell für ein bestimmtes Krankheitsbild entwickelt worden und können auch ohne tiefgreifende Kenntnisse in Homöopathie angewendet werden. Sie können für Ärzte und Therapeuten ein Einstieg in die Homöopathie sein oder einen Kompromiss bieten, wenn der Behandler nicht die Möglichkeit hat, die ausführliche Anamnese durchzuführen, die für die Verschreibung des passenden Einzelmittels nötig wäre. Komplexmittel werden von klassischen Homöopathen in der Regel abgelehnt, da sie nicht streng homöopathisch angewendet werden und in ihrer Wirkung zu unspezifisch sind. Komplexmittel liegen meist in niedrigen D-Potenzen vor. Bei wiederholter Einnahme eines nicht passenden Komplexmittels kann es auch hier zu unerwünschten Prüfsymptomen und Verwischungen des ursprünglichen Krankheitsbildes kommen.

Schüßler-Salze

Neben der klassischen Homöopathie und den verschiedenen Richtungen innerhalb der Homöopathie gibt es auch Verfahren, die der Homöopathie verwandt sind. Dazu zählen die Mineralstoffe nach Dr. Schüßler, auch Schüßler-Salze genannt. Wilhelm Heinrich Schüßler wollte zunächst nur die Homöopathie etwas vereinfachen, entwickelte aber schließlich eine eigenständige Heilmethode.

AUF DER SUCHE NACH EINER ÜBERSCHAUBAREN HEILWEISE

Die biochemische Therapie nach Dr. Schüßler ist eine der Homöopathie verwandte Behandlungsform, die von dem homöopathischen Arzt Wilhelm Heinrich Schüßler (1821–1898) entwickelt wurde. Er studierte zu einer Zeit, als sich ein grundlegender Wandel innerhalb der Medizin vollzog. Die Medizin erhob nunmehr den Anspruch, Naturwissenschaft zu sein: Empirische Experimente, exakte Beobachtungen und Messungen wurden Grundlage medizinischer Erkenntnisse. Justus von Liebig und Rudolf Virchow waren Zeitgenossen Schüßlers und beeinflussten seine Forschungen.
Am 2. Januar 1858 erhielt Schüßler die Approbation als homöopathischer Arzt in Oldenburg. Zunächst widmete er sich ausschließlich der Homöopathie. Die Hinwendung zur Biochemie erfolgte bei ihm erst 15 Jahre später.

DIE HINWENDUNG ZUR BIOCHEMIE

Zu Schüßlers Zeit umfasste die Homöopathie rund 200 Heilmittel, das war dem jungen Arzt zu viel. Er suchte nach einer Vereinfachung der Homöopathie und beschränkte sich auf 12 Mineralstoffe. Diese Reduzierung trug ihm viel Kritik aus den Reihen der klassischen Homöopathen ein. Schüßler ließ sich jedoch nicht beirren und widmete sich fortan ausschließlich der Biochemie.

Beeinflusst von Professor Virchow, begann er, sich für die Baustoffe der menschlichen Zelle zu interessieren. So analysierte er menschliche Asche und fand heraus, dass in den verschiedenen Organen und Geweben unterschiedliche Mineralsalze vorherrschen. Im Muskelgewebe beispielsweise überwiegen Kalium- und Magnesiumphosphat, im Blut und in der Milz Eisenverbindungen und in Haut, Haaren, Bindegewebe, Bändern, Knochen und Knorpeln Silizium.
Im Jahre 1874 erschien eine Broschüre, in der Dr. Schüßler seine Forschungsergebnisse publizierte. Er

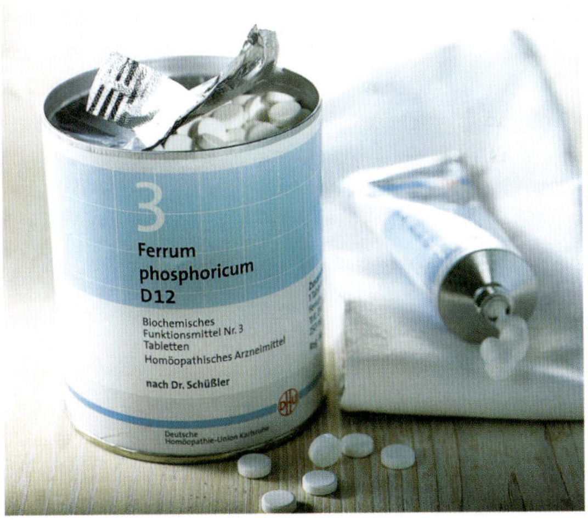

Schüßler-Salze bekommen Sie als Tabletten oder Salben rezeptfrei in der Apotheke.

konnte nachweisen, dass eine funktionelle Organstörung oftmals auf einen Mangel an einem oder mehreren Mineralien zurückzuführen ist. Als Homöopath verordnete er seinen Patienten die jeweiligen Mineralstoffe nicht hochdosiert, sondern feinstofflich in homöopathischer Potenz. Der Grund: Er hatte erkannt, dass der menschliche Körper den betreffenden Stoff trotz eines offensichtlichen Mangels nicht aufnehmen kann, wenn er in grobstofflicher Form vorliegt. Daher verrieb Schüßler die Mineralstoffe und potenzierte sie in Dezimalschritten, so dass sie vom Patienten bereits mit der Mundschleimhaut aufgenommen werden können. Diese minimalen Dosen eines Minerals sollten nach Schüßlers Theorie auf den Körper eine Signalfunktion, einen Reiz, ausüben und ihn anregen, die Aufnahme und Transportprozesse dieses Minerals anzukurbeln.

12 HAUPTMITTEL UND 12 ERGÄNZUNGSMITTEL

Dr. Schüßler nannte seine Mittel Funktionsmittel, da sie den gestörten Haushalt eines Minerals wieder normalisieren sollten. In diesem Sinne stellte er 12 biochemische Funktionsmittel zur Heilung akuter und chronischer Erkrankungen her. Sie sind als Tiefpotenzen in der D3, D6 und D12 erhältlich. Nach Schüßlers Tod wurden neben den 12 Hauptmitteln 12 weitere Funktionsmittel entdeckt, die ebenfalls eine wichtige Rolle im Mineralstoffhaushalt spielen. Sie sind als Ergänzungsmittel bekannt und tragen die Nummern 13 bis 24.

Die Wahl des richtigen Mittels

Die Auswahl des passenden Schüßler-Salzes erfolgt zum einen nach dem Konstitutionstyp, der sich durch Antlitzdiagnostik bestimmen lässt (→ Sonnerschau, Seite 52). Nach Schüßlers Ansicht zeigt sich ein Mineralstoffmangel an typischen Zeichen wie Farbe und Hautbeschaffenheit im Gesicht des Patienten. Bei akuten Erkrankungen erfolgt die Mittelwahl jedoch eher symptombezogen. Mittlerweile wird die Biochemie nach Dr. Schüßler von vielen Menschen zur Selbstbehandlung genutzt, da sie durch ihre überschaubare Anzahl von Medikamenten leichter anzuwenden ist als die klassische Homöopathie.

Die Einnahme von Schüßler-Salzen

Schüßler-Salze werden in erster Linie in Tablettenform eingenommen, seltener als alkoholische Tinktur. Für die äußerliche Anwendung stehen Salben zur Verfügung, wie zum Beispiel Ferrum-phosphoricum-Salbe zur Behandlung von Entzündungen.

DIE 12 HAUPTMITTEL

Mittel	Anwendungsbereich
Nr. 1 Calcium fluoratum	für Haut-, Nagel- und Knochenprobleme
Nr. 2 Calcium phosphoricum	für Heilung und Wachstum
Nr. 3 Ferrum phosphoricum	bei Entzündungen und Verletzungen
Nr. 4 Kalium chloratum	Heilmittel für die Schleimhäute
Nr. 5 Kalium phosphoricum	für Muskeln und Nerven
Nr. 6 Kalium sulfuricum	bei chronischen Entzündungen und Hauterkrankungen
Nr. 7 Magnesium phosphoricum	bei Schmerzen und Krämpfen
Nr. 8 Natrium chloratum	für den Flüssigkeitshaushalt
Nr. 9 Natrium phosphoricum	für den Stoffwechsel
Nr. 10 Natrium sulfuricum	für die Ausscheidung und Entgiftung
Nr. 11 Silicea	für Sehnen, Knorpel und Knochen
Nr. 12 Calcium sulfuricum	lässt Eiter abfließen

Je nach Empfehlung des Therapeuten werden 3 bis 6 Tabletten pro Tag eingenommen, manchmal auch deutlich mehr. Mitunter werden auch zwei oder drei Salze gleichzeitig verordnet. In diesem Fall sollten Sie ein Salz morgens, das zweite mittags und das dritte abends einnehmen. Oder Sie nehmen die Mittel abwechselnd an verschiedenen Tagen.

Da die Salze über die Mundschleimhaut aufgenommen werden, wird empfohlen, die Tabletten langsam im Munde zergehen zu lassen. Eine Ausnahme bildet die »Heiße Sieben«. In diesem Fall lösen Sie 10 Tabletten des Schüßler-Salzes Nr. 7 (Magnesium phosphoricum) in heißem Wasser auf und trinken die Lösung schluckweise. Dieses Rezept ist angezeigt bei kolik- oder krampfartigen Schmerzen.

Abgrenzung zur Homöopathie

Die biochemischen Funktionsmittel sind zwar stark verdünnt, damit sie von der Zelle aufgenommen werden können, sie sind jedoch nicht verschüttelt. Ihnen fehlt die Dynamisierung – darin liegt der große Unterschied zur Homöopathie. Das erklärt auch, warum homöopathische Mittel zum Teil nur einmal eingenommen werden, während Schüßler-Salze über einen längeren Zeitraum und in häufigen Gaben verabreicht werden. Mit letzteren soll ein Mangel ausgeglichen werden, der auf organischer Ebene für ein bestimmtes Krankheitsbild verantwortlich ist. In der Homöopathie spielt die Materie keine tragende Rolle, da bei den meisten Mitteln kein Molekül der Ausgangssubstanz mehr nachweisbar ist. Auch werden die Schüßler-Salze nicht nach dem Simile-Prinzip ausgewählt, sondern nach Mangelerscheinungen. Während in der Homöopathie auch körperfremde Stoffe gegeben werden, umfassen die Funktionsmittel ausschließlich Substanzen, die im menschlichen Organismus vorkommen. Schüßler selbst bezeichnete sein Heilsystem nicht als homöopathisch.

DIE 12 ERGÄNZUNGSMITTEL

Mittel	Anwendungsbereich
Nr. 13 Kalium arsenicosum	Entzündungen der Haut und Schleimhäute, chronische Hauterkrankungen
Nr. 14 Kalium bromatum	Entzündung der Rachen- und Lungenschleimhaut, bei psychischer Erregung und Erschöpfung
Nr. 15 Kalium jodatum	Störung der Schilddrüsentätigkeit, Gelenkerkrankungen, Fettsucht, Bluthochdruck
Nr. 16 Lithium chloratum	bei Depressionen, Gicht, Abwehrschwäche
Nr. 17 Manganum sulfuricum	Allergien, Abwehrschwäche, Haut-, Haar-, Gelenk- und Nagelerkrankungen
Nr. 18 Calcium sulfuratum Hahnemanni	Asthma, bei eitrigen Entzündungen, Gelenkerkrankungen
Nr. 19 Cuprum arsenicosum	Abwehrschwäche, Gelenk-, Haar-, Haut- und Nagelerkrankungen, unterstützend bei Krämpfen
Nr. 20 Kalium Aluminium sulfuricum	leichte Depressionen, chronische Katarrhe, übermäßiges Schwitzen
Nr. 21 Zincum chloratum	Abwehrschwäche
Nr. 22 Calcium carbonicum	Knochen- und Zahnerkrankungen, Entwicklungsförderung bei Kindern, Haut- und Schleimhauterkrankungen, Krämpfe
Nr. 23 Natrium bicarbonicum	Sodbrennen, Magenübersäuerung
Nr. 24 Arsenum jodatum	chronische Entzündungen, Gelenkerkrankungen, Funktionsstörungen der Schilddrüse

ADRESSEN, DIE WEITERHELFEN

Verband klassischer Homöopathen Deutschlands
Tel.: 0731 / 9314040
www.vkhd.de

Deutsche Gesellschaft für Klassische Homöopathie
Tel.: 08241 / 911680
www.dgkh-homoeopathie.de

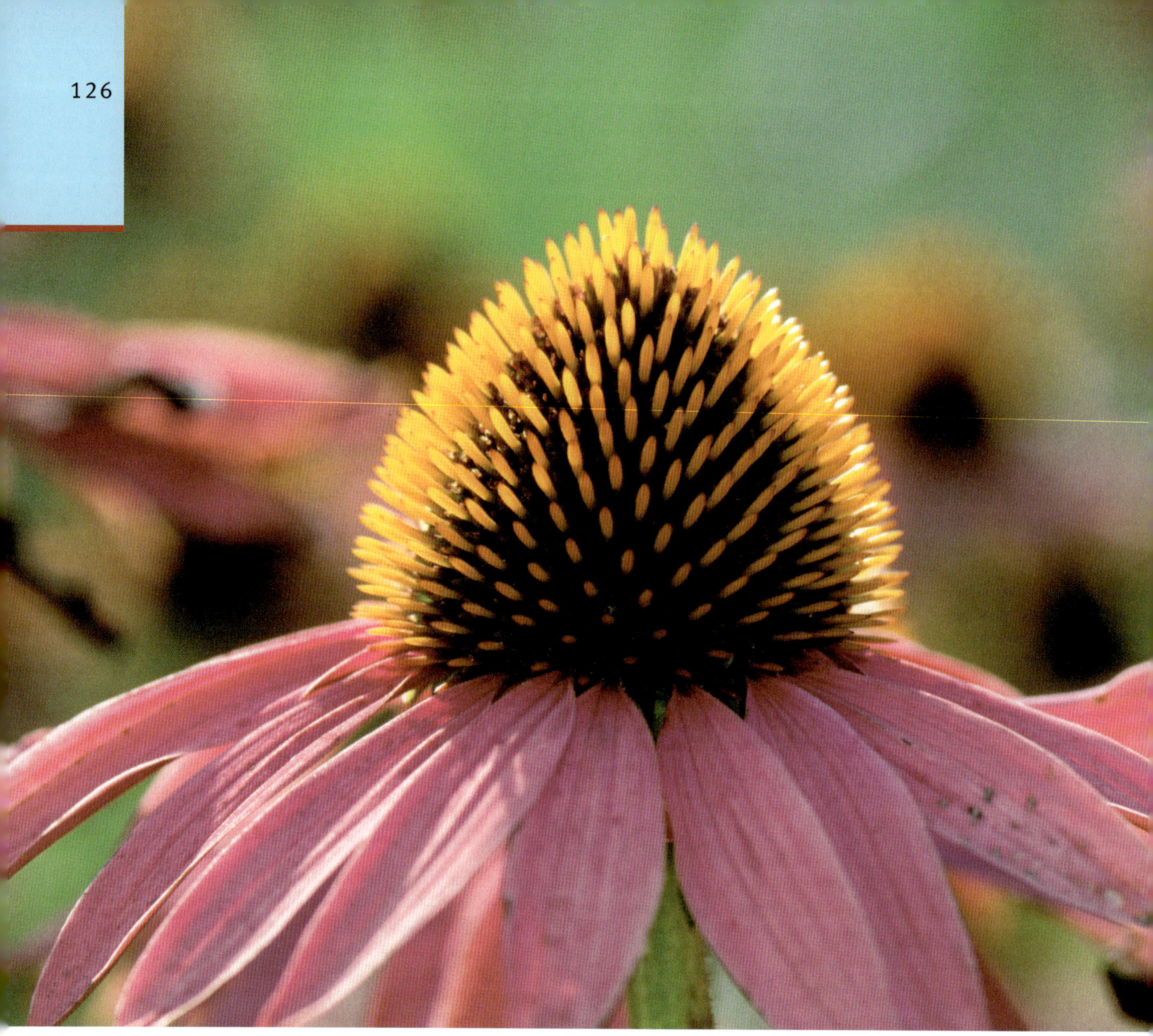

Phytotherapie

Die Geschichte der Pflanzenheilkunde ist viele tausend Jahre alt. Angefangen von den ägyptischen Hochkulturen, ging das medizinische Wissen an die Griechen und Römer über. Durch die Schriften islamischer Gelehrter und die umfassenden Kenntnisse aus den europäischen Klostergärten des Mittelalters wurde das Wissen von der Heilkraft der Pflanzen bis in unsere Zeit überliefert. Pflanzliche Fertigarzneimittel, Tinkturen und Teezubereitungen sind aus der modernen Therapie nicht wegzudenken. Vor allem leichte und chronische Beschwerden sind eine Domäne der Phytotherapie.

URSPRUNG DER PHYTOTHERAPIE

Seit Anbeginn der Menschheit werden Pflanzen zu Heilzwecken eingesetzt. Aus Mangel an eigener oder tradierter Erfahrung orientierten sich unsere Vorfahren zunächst am Verhalten der Tiere. So konnten sie beobachten, dass kranke Tiere instinktiv diejenigen Kräuter fressen, die zu ihrer Heilung beitragen. Auf Grund dieser Beobachtungen und der menschlichen Intuition entwickelte sich die frühe, schamanistisch geprägte Kräuterheilkunde (→ Schamanismus, Seite 156). Über Jahrtausende wurden Kräuterwirkungen und spezielle Zubereitungsmethoden von einer Generation zur nächsten mündlich weitergegeben. Erst viel später floss dieser reiche Wissens- und Erfahrungsschatz in die Medizinsysteme der Hochkulturen ein.

Babylonien

Die Geschichte der Phytotherapie (vom griechischen phytos = die Pflanze) nimmt ihren Anfang im Zweistromland zwischen Euphrat und Tigris, dem heutigen Irak. Aus dieser Region stammt auch der erste schriftliche Beleg über die Verwendung von Heilpflanzen. Ein etwa 5000 Jahre altes, in Keilschrift verfasstes Tontafelwerk beschreibt die Anwendungsbereiche und Herstellungsmethoden von 250 verschiedenen Heilmitteln, darunter: Zedern- und Zypressenöl, Myrrhe, Tollkirsche, Sennesblätter, Cannabis, Thymian, Weide, Süßholz, Schlafmohn und Honig. Zur damaligen Zeit wurde die Heilkunde hauptsächlich von Priestern ausgeübt, die, neben religiösen Ritualen und Beschwörungen, Heilkräuter nach astrologischen Gesichtspunkten sammelten und anwendeten. Entsprechend dem Prinzip »Wie im Großen, so im Kleinen« wurden die sieben damals bekannten Planeten dem menschlichen Organsystem zugeordnet, die zwölf Sternzeichen verschiedenen Körperregionen. Diese astrologisch orientierte Kräutermedizin der Babylonier verbreitete sich sowohl in der orientalischen als auch in der abendländischen Welt. Parallel dazu existierte die mittlerweile über 7000 Jahre alte ayurvedische Medizin Indiens (→ Seite 78), aus der sich auch die Heilpflanzenlehren der Traditionellen Tibetischen Medizin (→ Seite 202) und der Traditionellen Chinesischen Medizin (→ Seite 162) entwickelten.

Ägypten

Etwa zur gleichen Zeit entstand die altägyptische Heilkunde, deren medizinische Erkenntnisse unter anderem auf dem »Ebers-Papyrus« dokumentiert sind, der uns in Teilen erhalten blieb. Auch im alten Ägypten behandelten ausschließlich Priester die Kranken, indem sie die Götter mit Hilfe religiöser Zeremonien um Heilung baten. Die Arzneipflanzen wurden in tempeleigenen Kräutergärten angebaut und später in einem speziellen Tempelraum zu Abkochungen, Salben und Auflagen auf der Basis von Bier, Milch, Wein und Honig verarbeitet. Durch die Überlieferungen von Homer, Herodot und Plinius fand das reiche altägyptische Wissen Eingang in die Medizinsysteme der Hebräer, Araber, Perser und Griechen. Der Gebrauch von Meerzwiebel, Rizinus, Leinsamen, Sennesblättern, Schlafmohn oder Wacholder im Rahmen der modernen Phytotherapie geht auf diese frühe Zeit zurück.

Griechenland

In Griechenland wurde die ägyptische Pflanzenheilkunde weiterentwickelt. So verwendeten griechische Heilpriester ab dem 6. Jahrhundert v.Chr. viele der ägyptischen Heilpflanzen im Rahmen ihrer Heilrituale, die sie dem Heilgott Äskulap weihten. Der schlangenumwundene Stab Äskulaps symbolisiert bis heute den Heilberuf. Parallel dazu entwickelte sich im antiken Griechenland eine weltliche Heilkunst, die sich an wissenschaftlichen und philosophischen Ideen orientierte. Der berühmteste Vertreter dieser »modernen« griechischen Medizin war der Arzt Hippokrates (460–377 v.Chr.). Er berief sich auf die Säftelehre der griechischen Naturphilosophen, deren Ansätze bis in das alte Ägypten und nach Indien zurückverfolgt werden können. Gemäß dieser Lehre führt ein Ungleichgewicht der vier Körpersäfte (Schleim, Blut, gelbe und schwarze Galle) zu Erkrankungen des Körpers und der Seele. Dieses Ungleichgewicht konnte durch bestimmte Verhaltensregeln, aber auch durch Brechkuren, Diäten, pflanzliche Heilmittel und Aderlässe wieder harmonisiert werden.

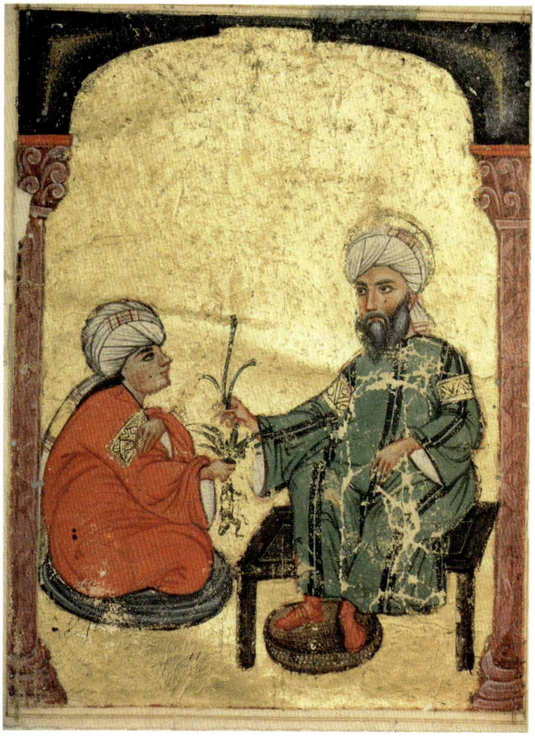

Der altgriechische Arzt Dioskurides erklärt einem Schüler die Heilpflanze Alraune.

Am Beginn der Behandlung stand eine eingehende Diagnostik. Dann folgte die Therapie mit Heilpflanzen. Diesen wurden verschiedene Qualitäten wie warm, feucht, kalt und trocken zugeschrieben. Gegen eine kalte und feuchte Krankheit setzte man demnach wärmende und trocknende Kräuter wie Thymian oder Melisse ein. Ein als feucht und warm charakterisiertes Leiden wie Durchfall kurierte man durch kühlende und trocknende Pflanzen wie Sennesblätter oder Rhabarberwurzel.

Hippokrates glaubte an die Selbstheilungskräfte des Menschen, die er durch Heilpflanzen und spezielle Rezepturen wie Honigwasser oder Honig mit Essig anregen wollte. Seine Lehren sind im historischen »Corpus Hippocraticum« niedergeschrieben. Dort kann man auch die hohen moralischen Anforderungen an den Arzt nachlesen, denen sich auch heute noch junge Ärzte durch den »hippokratischen Eid« verpflichten.

Römisches Reich

Es waren vor allem griechische Ärzte wie Dioskurides (40–90 n.Chr.) oder Galenus (ca. 130–200 n.Chr.), die die Heilpflanzenkunde im Römischen Reich zur Blüte brachten. Bis dahin hatten die Römer vor allem Kohl, Salat, Sellerie, Mangold, Pastinaken, Zwiebeln und Knoblauch zu Heilzwecken eingesetzt. Dioskurides, Militärarzt unter Kaiser Nero, veröffentlichte 70 n.Chr. das erste praktische Kräuterbuch des Abendlandes. Das Werk beschreibt 600 Heilpflanzen sowie deren praktische Anwendung, Erntezeit und Zubereitung. Dieses wichtige Grundlagenwerk prägte die abendländische Medizin bis in die frühe Neuzeit.

Im 2. Jahrhundert entwickelte der griechische Arzt Claudius Galenus die legendäre Säftelehre weiter und schuf ein Medizinsystem mit komplexen Arzneirezepturen. Der Arzt wurde angehalten, die Eigenschaften einer Pflanze genau zu kennen, um sie sinnvoll einsetzen zu können. Wie Hippokrates legte auch Galenus größten Wert auf eine individuelle und konstitutionelle Behandlung des Kranken mit ausgefeilten Kräuterrezepturen. Solche Zubereitungen enthielten bis zu 100 Zutaten.

Mittelalterliche Klostermedizin

Durch den Zerfall des römischen Weltreiches ging ein großer Teil des medizinischen Wissens der damaligen Zeit verloren. Dass die Tradition der antiken Pflanzenheilkunde nicht völlig unterging, verdanken wir unter anderem den europäischen Klöstern. In Europa behandelten Mönche ihre Patienten in klostereigenen Spitälern. Dazu verwendeten sie Kräuter aus eigenem Anbau. Die sich seit dem 8. Jahrhundert entwickelnde Klostermedizin vereinte die Erfahrungen der germanischen Volksheilkunde mit den Grundlagen der griechisch-römischen Schulmedizin. Der starke Einfluss der Kirche führte dazu, dass die göttliche Heilkraft der Pflanzen nur vom Klerus angewendet werden durfte. Bauern war der Heilpflanzenanbau streng untersagt. Entsprechend einer Verordnung Karls des Großen wurde ein Kanon von 89 Pflanzen festgelegt, die in allen kaiserlichen Gärten und Klöstern angepflanzt werden sollten. Dazu zählten neben Rose, Mariendistel, Rosmarin und Johanniskraut auch viele mediterrane Heilkräuter wie Salbei, Fenchel und Lavendel. Durch Pilger und Kaufleute floss arabisches, indisches, persisches und chinesisches Heilpflanzenwissen in die abendländische Kräuterheilkunde ein, welches jedoch hinter den Klostermauern geheim gehalten wurde. Viele berühmte klösterliche Essenzen, Liköre, Branntweine und Tinkturen gehen auf alte arabische Rezepte zurück.

Hildegard von Bingen

Im 12. Jahrhundert erlebte die Klosterheilkunde durch das medizinische Grundlagenwerk der Äbtissin Hildegard von Bingen (1098–1179) ihren Höhepunkt. In ihrem »Almanach der Heilmittel« sind zwei Bände der Pflanzenheilkunde gewidmet. Erstmalig wurden hier auch die im Volk gebräuchlichen Pflanzennamen genannt. Als Kräuter mit bedeutender Heilkraft beschrieb Hildegard von Bingen Gewürzpflanzen wie Zimt, Pfeffer, Galgant, Süßholz und Ingwer, daneben aber auch Zubereitungen wie Tannencreme, Beifußsaft oder Edelkastanienmehl. Die Äbtissin entwickelte in ihrem medizinischen Grundlagenwerk »Causae et curae« eigene Vorstellungen von der Körperlichkeit des Menschen, einschließlich der Sexualität – für das Mittelalter einmalig (mehr zur Hildegard-Medizin, → Seite 154)

Heilkunde der weisen Frauen

Parallel zur Klosterheilkunde existierte in Europa die heidnische Kräuterheilkunde der weisen Frauen, Hebammen und der Knocheneinrichter. Ihre Erfahrungen gingen auf das mündlich überlieferte schamanische Wissen der germanischen und keltischen Heiler zurück.

Die Kenntnisse der heilkundigen Frauen, welche auch Aphrodisiaka und halluzinogen wirkende Kräuter umfassten, galten als Teufelswerk. Wer mit solchen Kräutern oder unchristlichen Ritualen arbeitete, wurde geächtet und im späten Mittelalter als Hexe verfolgt und auf dem Scheiterhaufen verbrannt. Durch die Verfolgung der weisen Frauen wurde ein Großteil des Wissens um die Wirkung der Kräuter vernichtet.

Arabien

Während in Europa die Pflanzenheilkunde einer klerikalen Zensur unterworfen war, schufen die Araber ein neues medizinisches System. Sie adaptierten und verfeinerten das phytotherapeutische Wissen, das sie während ihrer Eroberungsfeldzüge in Ägypten, Nordafrika, Mittelasien und Südeuropa erworben hatten. Im 8. und 9. Jahrhundert entstanden erste Apotheken in Bagdad und Damaskus, in denen pflanzliche Drogen aus Ostasien erhältlich waren. Die Araber entwickelten das Destillationsverfahren weiter und stellten verschiedene Zubereitungen wie Sirupe, alchemistische Elixiere, Harze und Essenzen her.

Neuzeit

Zu Beginn der Neuzeit erfuhr die europäische Klosterheilkunde eine entscheidende Wende: Die Zeit der akademischen Medizin war angebrochen. Das Klosterspital in Salerno entwickelte sich zu einem Ort, an dem arabische Gelehrte sowie junge Ärzte und Mönche ihr Wissen austauschten und alte Quellen studierten. So war die Schule von Salerno die erste medizinische Universität, in der die Kleriker keine tragende Rolle mehr spielten. Hier waren vor allem Laien tätig.

Ein einschneidendes Ereignis für die weitere Entwicklung der Medizin war die Pestepidemie im 14. Jahrhundert, der ein Drittel der europäischen Bevölkerung zum Opfer fiel. Das damalige Medizinsystem war nicht in der Lage, diese Epidemie zu bekämpfen, was zu einem Wiedererstarken der Volksheilkunde führte. Parallel zum akademischen Arztberuf entwickelte sich der Berufsstand der Wundärzte, zu denen auch Paracelsus (Theophrastus Bombastus von Hohenheim, 1493–1541) gehörte. Er beeinflusste die Medizin des 16. Jahrhunderts grundlegend, indem er sich an volkstümlichem Kräuterwissen sowie an den Schriften des Altertums orientierte.

Paracelsus verbreitete sein Wissen in der Sprache des einfachen Volkes: in Deutsch, was zur damaligen Zeit fast schon revolutionär war. Dabei kombinierte er Kräuterwissen, Signaturenlehre und Astrologie mit einer neuen Form der Arzneimittelherstellung. So verwendete er neben Heilpflanzen auch Verbindungen aus Schwefel, Blei, Antimon und Quecksilber. Daraus stellte er mittels spagyrischer Extraktionsmethoden wirksame Elixiere nach arabisch-ägyptischem Vorbild her. Die Essenz einer Pflanze sollte durch Alkohol, Essig, Wasser und Zucker unter Kochen, Destillieren, Gären, Zerreiben oder Fermentieren herausgelöst werden. Das Konzept der Spagyrik (→ Seite 152) beruht auf der Annahme, dass alle existierenden Stoffe aus einem gemeinsamen Urstoff hervorgehen, der sich wiederum in die vier Elemente differenziert. Danach galt jede Pflanze als eine unreine Mischung, die erst mit Hilfe der Spagyrik zum Universalheilmittel gekürt werden konnte.

Mit Beginn des Buchdrucks erschienen zwischen dem 15. und dem 17. Jahrhundert umfangreiche phytotherapeutische Nachschlagewerke, die sich sowohl an antikem als auch an volkstümlichem Wissen orientierten. Diese Kräuterbücher waren oftmals in deutscher Sprache verfasst und mit exzellenten Grafiken und Zeichnungen versehen.

Durch die Kolonialisierung Amerikas wurden Heilpflanzen der indianischen Volksmedizin wie Chinarinde, Schlangenwurzel, Blutwurzel und Maiapfel nach Europa gebracht. Diese Pflanzen werden in der → Homöopathie bis heute angewendet.

Moderne

Anfang des 19. Jahrhunderts setzte sich eine wissenschaftlich orientierte Medizin durch, die mit extrahierten Pflanzenwirkstoffen anstatt mit der gesamten Heilpflanze arbeitete. Diese pflanzlichen Substanzen boten eine gleichbleibende Qualität und waren besser dosierbar. Die Entdeckung der Wirkstoffgruppe der Alkaloide beispielsweise machte die Herstellung von Morphium, Strychnin und Chinin möglich und revolutionierte die Medizin. Aspirin war das erste synthetisch hergestellte Medikament. Im Jahre 1899 wurde es zum Patent angemeldet. Etwa 40 Jahre später kamen die ersten Antibiotika auf den Markt. Die Phytotherapie bekam somit starke Konkurrenz. In dieser Zeit setzten sich Naturheilkundler und Reformmediziner für die Bewahrung der Pflanzenheilkunde ein. Zu ihnen gehörten Pfarrer Kneipp (1821–1897), der Heilpflanzen vorwiegend in Form von Bädern und Wickeln anwendete, und Rudolf Steiner (1861–1925), der Begründer der → anthroposophischen Medizin. Der Wissenschaftler Gerhard Madaus gründete eine der ersten Einrichtungen zur Erforschung von Phytochemie und Pharmakologie.

Naturheilkunde boomt

Das Interesse an ganzheitlichen, natürlichen Behandlungsmethoden nimmt in unserer Bevölkerung stetig zu. Der Trend hin zur Naturmedizin zeigt sich auch in einer Umfrage des Meinungsforschungsinstituts Allensbach aus dem Jahr 2002. Danach verwenden 73 % der Bundesbürger Naturheilmittel bei leichteren Erkrankungen und bei Befindlichkeitsstörungen. Infolge der Gesundheitsreform aus dem Jahre 2004 ist die Liste der erstattungsfähigen Phytopharmaka auf ein Minimum zusammengestrichen worden. Seither verschreiben Ärzte deutlich weniger pflanzliche Präparate als

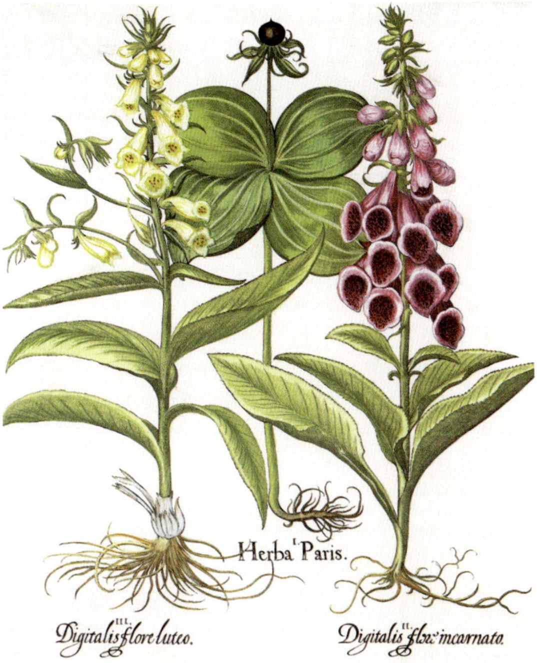

In alten Nachschlagewerken findet man exzellente farbige Pflanzenabbildungen.

vorher. Zwei Drittel aller verkauften Phytopharmaka beruhen allerdings ohnehin auf Selbstmedikation. Das zeigt, dass viele von uns bei leichten bis mittleren Beschwerden eine phytotherapeutische Therapie bevorzugen.

WAS IST PHYTOTHERAPIE?

Innerhalb der Phytotherapie gibt es zwei Richtungen, die sich von ihrem Ansatz und von ihrer Arbeitsweise sehr stark unterscheiden: die klassische Pflanzenheilkunde und die rationale, moderne Phytotherapie. Während Erstere auf den jahrtausendealten Erfahrungen unserer Vorfahren aufbaut, arbeitet die Rationale Phytotherapie nach streng wissenschaftlichen Kriterien. Ihr Ziel ist die Verwendung von Wirkstoffen, die aus Pflanzen stammen, als vollwertige Arzneimittel.

Was sind Heilpflanzen?

Mit dem 2. Arzneimittelgesetz aus dem Jahre 1978 wurde die Heilung mit Pflanzenwirkstoffen als selbst- und eigenständige Therapierichtung offiziell anerkannt. Seitdem unterliegen Heilpflanzen sowie pflanzliche Präparate einer ständigen Kontrolle auf Wirksamkeit und Unbedenklichkeit. Bis heute sind ca. 3000 Heilpflanzen bekannt, von denen etwa 500 für die Herstellung pflanzlicher Arzneimittel genutzt werden. Heilkräuter, Pflanzenteile oder isolierte Bestandteile werden dann als Arzneimittel bezeichnet, wenn sie in der Lage sind, in bearbeitetem oder unbearbeitetem Zustand, krankhafte Beschwerden zu heilen oder zu lindern.

KLASSISCHE PFLANZENHEILKUNDE

Die klassische Pflanzenheilkunde ist eine Erfahrungsheilkunde, die an den Traditionen der weisen Kräuterfrauen und der Pflanzenkundigen früherer Jahrhunderte anknüpft. Hier wird die Pflanze in ihrer Gesamtheit betrachtet. Nicht nur ihre Inhaltsstoffe, auch Aussehen, Wachstumsverhalten und Standort spielen dabei eine große Rolle.

Die Signaturenlehre

Vor dem Zeitalter des wissenschaftlichen Wirkstoffnachweises war der Mensch auf seine Intuition und auf die Fingerzeige der Natur angewiesen. Auch die menschlichen Sinne wie Riechen, Schmecken, Fühlen und Sehen waren dabei von Bedeutung. Aus dieser Zeit stammt auch die Signaturenlehre. Nach dieser Lehre, die auf Paracelsus zurückgeht, wird anhand von Form, Farbe, Geruch, Geschmack, Wachstumszeit und Standort einer Pflanze auf deren mögliche Heilwirkung geschlossen. Dabei soll die Signatur der jeweiligen Pflanze mit der Signatur des Leidens übereinstimmen. Eine Pflanze, die feuchte Böden bevorzugt, galt demnach als Heilmittel bei rheumatischen Erkrankungen, die ebenfalls im feuchten Milieu gedeihen. Dazu zählen Mädesüß, Weide, Sumpfporst und andere, die auch nach wissenschaftlichen Kriterien für entzündliche Be-

schwerden am Bewegungsapparat eingesetzt werden. Obwohl die Signaturenlehre aus heutiger Sicht kein zuverlässiges Zuordnungssystem darstellt, wird sie nach wie vor angewendet, zumindest als erstes Auswahlkriterium und um das Wesen der Pflanzen zu erfassen sowie zur Erstellung von Mischrezepturen. Auch in der Homöopathie spielt die Signaturenlehre eine gewisse Rolle.
In der alten europäischen Kräuterkunde erhielt jede Heilpflanze auch eine astrologische Zuordnung. So wie der Mondrhythmus einen starken Einfluss auf den Wasserhaushalt und das Wurzelwachstum der Pflanzen hat, so ist die Sonne für die Blüten-, Blätter- und Fruchtbildung zuständig.

- Typische Mondpflanzen waren an ihren wässrig aufgedunsenen Früchten (z.B. Mistel) und an den Milchsaft führenden Stängeln zu erkennen. Sie wurden unter anderem bei Erkrankungen des Magens oder der weiblichen Genitalien angewendet – Beschwerden, die ihrerseits dem Mond zugeordnet wurden.
- Sonnenpflanzen, deren Blüten sich im Rhythmus der Sonne öffnen und schließen, wurden bei mangelnder Vitalität oder bei Herzerkrankungen verwendet.

Zuordnung zu den vier Elementen

Früher war es üblich, die einzelnen Pflanzen den vier Elementen zuzuordnen. Dabei entschieden vor allem der Geschmack und der Geruch, ob eine Pflanze bzw. eine Pflanzenfamilie dem Element Feuer, Wasser, Luft oder Erde angehörte. So zählten bitterstoffhaltige Kräuter zum Element Feuer, Schleimstoffdrogen zum Wasser, ätherische Öldrogen zur Luft und kohlenhydrathaltige Pflanzen zur Erde. In der Praxis zeigt sich, dass viele Pflanzen Qualitäten unterschiedlicher Elemente in sich vereinen. Die Meisterwurz beispielsweise ist ein Universaltherapeutikum: Ihre Wurzeln sind erdhaft, die Dolden luftig und der Geschmack feurig.
Auf der anderen Ihre unterteilte man auch die Beschwerden entsprechend ihrer Zugehörigkeit zu den einzelnen Elementen und konnte so das passende Heilmittel für jedes Leiden ermitteln.

BESONDERHEITEN AUF EINEN BLICK

- **Die klassische Pflanzenheilkunde basiert auf den jahrtausendealten Erfahrungen der Volksmedizin verschiedener Länder**
- **Selbstbehandlung mit den originalen Kräutern auf traditionelle Weise, z.B. in Form von Tees, Tinkturen, Bädern**
- **Moderne Phytotherapeutika sind pflanzliche Arzneimittel, die viele wissenschaftlichen Anforderungen heutiger Pharmaka erfüllen**

Der Einfluss des Mondes

Viele Menschen schwören auf den Pflanzenanbau nach Mondphasen. Dahinter steht die Überzeugung, dass nur Pflanzen ihre volle Heilwirkung entfalten, die zur richtigen Tages- und Jahreszeit und bei der passenden Mondphase geerntet werden.

- Wurzeln sollten vorwiegend im Winter bei abnehmendem Mond ausgegraben werden, wenn der Saft nach unten absteigt.
- Blätter erntet man bei zunehmendem Mond, und zwar morgens, wenn sie am saftigsten sind, sprich wenn der Saft nach oben steigt.
- Blüten werden morgens geerntet, nachdem der Tau abgetrocknet ist.
- Rinden können zu jeder Jahreszeit gesammelt werden, sie besitzen aber im Frühjahr und Herbst die stärkste Heilkraft.

RATIONALE PHYTOTHERAPIE

Mit der systematischen Erforschung der Medizinalpflanzen ab Mitte des 19. Jahrhunderts wurde der Grundstein zur Herstellung moderner pflanzlicher Arzneimittel gelegt, der Phytopharmaka. Die moderne Phytotherapie orientiert sich an den neuesten wissenschaftlichen Erkenntnissen zu Pflanzeninhaltsstoffen und ihren Wirkungen auf den menschlichen Organismus.

Qualitätskriterien

Phytopharmaka garantieren eine gleichbleibende Wirksamkeit. Die Voraussetzung dafür ist die standardisierte Herstellung mit einem gleichbleibenden Anteil der wirksamen Inhaltsstoffe. Um die wichtigsten Inhaltsstoffe aus den verschiedenen Drogen zu extrahieren, werden unterschiedliche Auszugsmittel (Lösungsmittel) verwendet. Zu den häufigsten zählen: Wasser, Wasser-Ethanol-Gemische oder Ethanol. Mit Wasser und stark wässrigen Lösungsmitteln können polare Inhaltsstoffe – das sind Substanzen, die wasserliebend sind – herausgezogen werden. Unpolare – oder fettliebende – Substanzen werden in der Phytotherapie mit Aceton, Isopropanol oder mit Ethanol extrahiert.

Standardisierung und Normierung

Um einen standardisierten Extrakt zu erhalten, muss bei der Herstellung eines Phytopharmakons darauf geachtet werden, dass Methode, Mengenverhältnisse und Extraktionsmittel bei jeder neuen Charge exakt übereinstimmen.

Bei einigen Heilpflanzen sind die wirksamkeitsbestimmenden Inhaltsstoffe bekannt, und es wird auf einen festgelegten Normwert eingestellt. Der Begriff »Normierung« ist nur in Deutschland gebräuchlich, international wird von Standardisierung gesprochen. Das Ziel der Normierung ist es, einen gleichbleibenden Gehalt an wirksamkeitsbestimmenden Inhaltsstoffen zu garantieren – unabhängig von Ernte- und Herstellungsbedingungen.

Bei einer Vielzahl von Pflanzen sind mehrere Inhaltsstoffe für die Wirksamkeit verantwortlich. In diesem Fall wird der Gesamtextrakt als wirksamer Bestandteil betrachtet. Denn nur wenn ein isolierter Inhaltsstoff genauso wirksam ist wie der Gesamtextrakt, wird von einem wirksamkeitsbestimmenden Inhaltsstoff gesprochen. Die anderen Stoffe werden pharmazeutisch relevante Inhaltsstoffe genannt, da sie die Wirksamkeit mitbestimmen. Für diese Stoffe wird in der Regel eine Mindestangabe gemacht. Darüber hinaus gibt es Leitsubstanzen, die zwar zu den charakteristischen Inhaltsstoffen der entsprechenden Pflanze zählen, aber vermutlich keinen Beitrag zu der pharmakologischen Wirksamkeit leisten. Auch diese werden jedoch zur Qualitätskontrolle herangezogen.

Das Arzneibuch

Zum Qualitätsnachweis von Phytopharmaka existieren umfangreiche Vorschriften, die erfüllt werden müssen. Das Herstellungsverfahren und die Methoden zur Qualitätskontrolle sowie die Ergebnisse der Qualitätsprüfung müssen stets dokumentiert werden. Die Anforderungen sind im Arzneimittelgesetz festgelegt. Arzneimittel dürfen nur in den Verkehr gebracht werden, wenn sie allgemein anerkannten pharmazeutischen Regeln entsprechen. Diese sind im Arzneibuch festgehalten – einer Sammlung von Monographien mit Vorschriften über Qualität, Prüfung, Lagerung und Bezeichnung von Arzneimitteln und deren Ausgangsstoffen. In Deutschland gelten sowohl das Deutsche Arzneibuch (DAB) als auch das Europäische. Es liegen jedoch nicht für alle Drogen Monographien im Arzneibuch vor. In diesem Fall ist der Hersteller des Ausgangsstoffes angehalten, zusätzliche Daten direkt bei der Behörde einzureichen bzw. eigene Monographien vorzulegen.

Qualitätskontrolle

Um sicherzugehen, dass nur qualitativ hochwertige Heilkräuter bzw. therapeutisch wirksame pflanzliche Zubereitungen verordnet werden, erfolgen von staatlicher Seite eingehende Qualitätsüberprüfungen. Apotheken dürfen nur solche Phytopharmaka abgeben, die für den deutschen Markt als offizinelle Drogen zugelassen wurden. Eine Pflanzendroge gilt als offizinell (lateinisch officina = Apotheke), wenn sie im Deutschen Arzneibuch beschrieben ist.

Wissenschaftliche Prüfung

Die zentrale Aufgabe der Rationalen Phytotherapie ist der wissenschaftliche Nachweis zur Wirksamkeit und Unbedenklichkeit von pflanzlichen Bestandteilen. Dies erfolgt nach internationalen Standards sowie nach europäischen Richtlinien. Diese legen fest, welche Untersuchungen erforderlich sind, um die Wirksamkeit, den Wirkmechanismus und die Ver-

ARZT

- Bei den meisten pflanzlichen Arzneimitteln wird von der Einnahme während der Schwangerschaft und Stillzeit abgeraten. Dies ist nur eine Vorsichtsmaßnahme, weil keine Untersuchungen an Schwangeren durchgeführt worden sind bzw. keine ausreichenden Erfahrungen diesbezüglich vorliegen.

teilung der zu untersuchenden Substanzen und ihrer Abbauprodukte im Körper nachzuweisen.
Die wissenschaftlichen Untersuchungen werden zunächst experimentell an isolierten Zellen und am Tier durchgeführt, bevor erste Studien am Menschen erfolgen können. Erst wenn die Wirksamkeit und die Sicherheit ausreichend belegt sind, kann für das Arzneimittel die Zulassung beantragt werden. Dafür sind umfangreiche Berichte nötig.

Bewertung von Phytopharmaka

Mit der Bewertung pflanzlicher Heilmittel sind verschiedene Gremien befasst. Der Ausgang einer solchen Qualitäts- und Wirksamkeitsbeurteilung entscheidet letztlich über die Zulassung eines neuen Phytotherapeutikums.

Kommission E

Als Expertengremium für pflanzliche Arzneimittel wurde 1978 vom damaligen Bundesgesundheitsamt die Kommission E gegründet. Diese trug in den folgenden zwei Jahrzehnten wissenschaftliche Daten zu 330 Arzneipflanzen zusammen, bereitete diese auf und bewertete sie kritisch. Es entstanden

- positive Monographien (empfehlenswerte Heilpflanzen) und
- negative Monographien (Wirksamkeit oder Sicherheit der entsprechenden Heilpflanze ist unzureichend),

die über die Zulassung pflanzlicher Arzneimittel in Deutschland entschieden. Diese Monographien sind als Wirksamkeits- und Unbedenklichkeitsnachweis heutzutage nicht mehr ausreichend. Zusätzlich müssen Erkenntnisse aus der veröffentlichten wissenschaftlichen Literatur angeführt werden sowie klinische Studien zum Nachweis der Wirksamkeit.

ESCOP

Die Fortsetzung der Kommission E auf europäischer Ebene ist die ESCOP (European Scientific Cooperative on Phytotherapy). Insgesamt wurden dort bisher 80 Positivmonographien erstellt, die wesentlich aussagekräftiger sind als die früheren Monographien der Kommission E. Da die Aufbereitung des wissenschaftlichen Erkenntnismaterials aktueller und umfangreicher ist, haben sie einen höheren Stellenwert, was die Bewertung der Heilpflanzen betrifft.

Behörde für Arzneimittelzulassung

Für die Arzneimittelzulassung in Deutschland ist das Bundesinstitut für Arzneimittel und Medizinprodukte, kurz BfArM, zuständig. Dessen Mitarbeiter überprüfen die Wirksamkeit, Sicherheit und Qualität zuzulassender Arzneimittel. Zudem wachen sie über die Sicherheit derjenigen Arzneimittel, die sich bereits am Markt befinden. Nachdem ein Arzneimittel zugelassen wurde, wird es von vielen Patienten eingenommen. Dabei können Nebenwirkungen auftreten, die vor der Zulassung noch nicht bekannt waren und während der klinischen Prüfung nicht aufgetreten sind. Diese werden dem BfArM gemeldet. Wenn die Nebenwirkungen den Nutzen des Medikaments übersteigen, wird es aus dem Verkehr gezogen.

SELBSTBEHANDLUNG MIT HEILKRÄUTERN

Es gibt eine Vielzahl von Zubereitungsformen für pflanzliche Drogen. Die meisten davon haben Sie mit Sicherheit selbst schon einmal ausprobiert. Hier sollen nur die wichtigsten kurz beschrieben werden.

LAGERUNG VON KRÄUTERN

WIE LANGE WERDEN DROGEN AUFBEWAHRT?

- Gepulverte Drogen mit leicht flüchtigen Bestandteilen: 2 Wochen
- Gepulverte Drogen ohne flüchtige Bestandteile: 6 Monate
- Geschnittene Drogen mit leicht flüchtigen Bestandteilen: 1 Jahr
- Geschnittene Drogen ohne flüchtige Bestandteile: 3 Jahre

Für die Selbstbehandlung werden meist frische oder getrocknete Pflanzenteile verwendet. Die Drogenbezeichnungen auf den Verpackungen und Rezepten sind üblicherweise in lateinischer Sprache angegeben. Häufig verwendete Pflanzenteile sind Rinde (cortex), Blätter (folia), Früchte (fructus), Wurzel (radix) oder Kraut (herba) und Samen (semen).

Teezubereitung

Die Zubereitung eines Tees hängt von der Beschaffenheit der Ausgangsdroge ab. So macht es einen Unterschied, ob Sie einen Tee aus Blütenblättern oder aus Wurzelbestandteilen herstellen möchten. Hier die einzelnen Zubereitungsarten:

- Beim ***Tee-Aufguss*** (Infus) sollen ätherische Öle sowie Schleim- und Bitterstoffe freigesetzt werden. Diese Zubereitungsform eignet sich für ***Blüten*** und ***Blätter***. Sie übergießen die Teemischung mit heißem oder kochendem Wasser und lassen sie 5 bis 10 Minuten ziehen, am besten mit einem Deckel drauf. Bei Pflanzen, die ätherische Öle enthalten, sollte das Wasser beim Aufgießen nicht mehr kochen. Zum Schluss die Blätter abseihen – fertig.
- ***Wurzel-*** und ***Rinden***-Bestandteile werden durch eine ***Tee-Abkochung*** (Dekokt) aufgeschlossen, um schwer lösliche mineralische Bestandteile zu gewinnen. Hierzu wird die Teemischung zusammen mit dem Wasser erhitzt und für einige Zeit (manchmal für Stunden, je nach Angaben auf der Packung) geköchelt. Nach dem Abseihen wird der abgekühlte Tee getrunken.
- Bei einem ***Kaltauszug*** (Mazerat) wird die Droge mit kaltem Wasser angesetzt und mehrere Stunden stehen gelassen. Diese Zubereitungsform eignet sich bei ***schleimhaltigen Drogen*** wie Eibischwurzel oder Islandflechte. Schleimdrogen sind hitzeempfindlich, d.h., wirksame Bestandteile würden bei einem Heißwasserauszug verloren gehen.

Teemischungen

Teemischungen werden teils industriell gefertigt, teils in der Apotheke zusammengestellt, z.B. nach Standardzulassung. Bei der Herstellung von Teemischungen unterscheidet man zwischen:

- Leitdrogen – sie sind für die Indikation am wichtigsten.
- Ergänzungsdrogen – sie sind zwar auch in Hinblick auf die Indikation wirksam, aber nicht so bedeutend wie die Leitdroge.
- Hilfsdrogen – sie sind für Aroma und Aussehen verantwortlich und runden die Rezeptur ab.

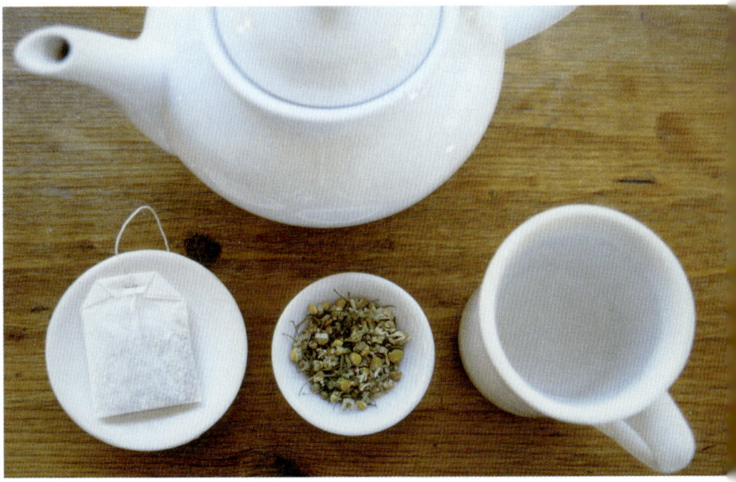

Wie der Tee zubereitet wird, ist auch von der Art der pflanzlichen Wirkstoffe abhängig.

Tinkturen und Flüssigextrakte

Tinkturen werden entsprechend dem Deutschen Arzneibuch (DAB) aus getrockneten Pflanzendrogen hergestellt, deren Inhaltsstoffe mit Alkohol extrahiert werden. Alkoholhaltige Tinkturen sind meist Fertigarzneimittel zur äußeren Anwendung. So dient Arnikatinktur pur oder in Salbenform zur Behandlung von Prellungen.

Flüssigextrakte, auch als Fluidextrakte bezeichnet, sind meist Fertigarzneimittel zur inneren Anwendung. Zur Herstellung eines Flüssigextraktes wird 1 Teil Pflanzendroge mit 1 Teil Wasser oder Alkohol extrahiert. Thymianflüssigextrakt beispielsweise ist ein bewährtes Mittel bei Bronchitis. Er wird in Form von Tropfen oder Saft eingenommen.

Salben und allerlei Bäder

Salben werden als Einreibungen lokal angewendet oder auch Dampfbädern zugesetzt. Als Basis für die Herstellung dienen Tinkturen, Extrakte oder Mazerate. Salben aus Kamillenblütenextrakt lindern Hautentzündungen, als Zusatz von Dampfbädern helfen sie bei Erkältungskrankheiten.

Bei ***Dampfbädern*** atmet man die heißen, aufsteigenden Dämpfe mit den gelösten ätherischen Ölen ein. In das heiße Wasser werden dazu Salben, Fertigmischungen oder die originalen Kräuter verwendet, z.B. Kamilleblüten. Zum Inhalieren decken Sie Kopf und Schüssel mit einem großen Handtuch ab, oder Sie verwenden einen Inhalator. Bei Atemwegsentzündungen z.B. 1/2 TL Anisfrüchte zerstoßen und mit 150 ml Wasser überbrühen. Diese Inhalation 2-mal täglich durchführen.

Vollbäder mit pflanzlichen Badezusätzen werden insbesondere bei Schlafstörungen, Nervosität, rheumatischen Leiden, Erkältungskrankheiten und bei Hauterkrankungen empfohlen. Dazu geben Sie die entsprechenden Pflanzenzusätze in Form von Badeöl, Badesalz oder auch reinem Pflanzenextrakt in das Badewasser. Kräuterbäder lassen sich gut selbst herstellen, indem man 5 bis 10 Tropfen ätherisches Öl (→ Aromatherapie, Seite 238) zunächst mit 1/4 Liter Vollmilch vermischt, damit die ätherischen Öle sich im heißen Badewasser nicht sofort verflüchtigen, sondern gleichmäßig verteilen.

Die Phytotherapie kennt eine ganze Reihe weiterer äußerlicher Anwendungen wie Teilbäder, Arm- und Fußbäder, Umschläge, Wickel und Packungen (→ Physikalische Therapie, ab Seite 302).

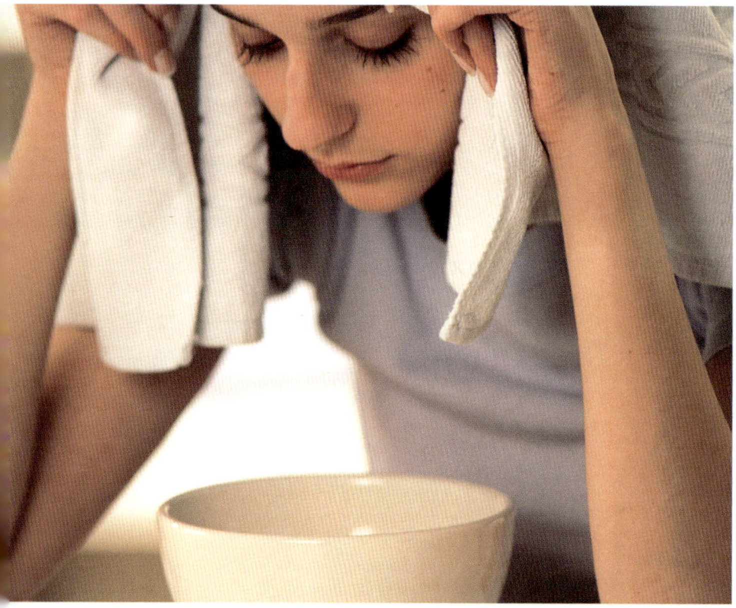

Inhalationen mit pflanzlichen Wirkstoffen sind ein bewährtes Mittel gegen Erkältungen.

WAS ERWARTET SIE BEI DER PHYTOTHERAPEUTISCHEN BEHANDLUNG?

Pflanzliche Arzneimittel bekommen Sie entweder auf Rezept oder im Falle freiverkäuflicher Präparate rezeptfrei in Apotheken oder Drogeriemärkten. Eine Behandlung mit Phytopharmaka eignet sich sowohl zur organ- als auch zur symptomspezifischen Therapie. Bestimmt wissen Sie bereits, dass die Wirkung von pflanzlichen Präparaten, im Vergleich zu chemisch-synthetischen Medikamenten, zwar zeitlich verzögert einsetzt, dafür aber meist nebenwirkungsärmer ist. Gängige Darreichungsformen sind

Tabletten, Kapseln, Dragees, Tropfen oder Saft zum Einnehmen. Für die äußere Anwendung gibt es Cremes, Salben, Gels, Tinkturen und Öle.

- Heilpraktiker und Ärzte, die auf Phytotherapie spezialisiert sind, nehmen sich in der Regel länger Zeit für die Anamnese. Sie werden zu Ihren gesundheitlichen Problemen, Ihrem Lebensstil und Ihren Ernährungsgewohnheiten befragt. Anschließend werden Sie gründlich untersucht.
- In Naturheilpraxen erhalten Sie üblicherweise Rezepte für Tees, Tinkturen oder auch für Standardpräparate, die zu Ihrem individuellen Beschwerdebild passen.
- Der Behandlungszeitraum differiert je nachdem, ob es sich um eine akute oder um eine chronische Krankheit handelt. Akute Erkrankungen sollten innerhalb von 2 bis 3 Wochen auskuriert sein.
- Wenn Sie unter chronischen Beschwerden leiden, kann eine phytotherapeutische Behandlung auch erst nach einigen Wochen oder Monaten erfolgreich sein.

Eine gesunde Lebensführung und diätetische Maßnahmen unterstützen und beschleunigen den Therapieerfolg.

FÜR WEN IST DIE PHYTOTHERAPIE GEEIGNET?

Besonders hilfreich ist die Pflanzenheilkunde bei der Prophylaxe chronischer Leiden – sie eignet sich hervorragend zur vorbeugenden kurmäßigen Anwendung. Dazu zählen die Blutreinigung und die Stärkung der Ausscheidungs- und Entgiftungsorgane Leber und Niere. Daneben leistet die Phytotherapie gute Dienste bei der Behandlung leichterer Beschwerden wie Erkältungskrankheiten, Verspannungen, Magen-Darm-Infekte und dergleichen. Mit großem Erfolg werden pflanzliche Mittel auch zur begleitenden Therapie eingesetzt, beispielsweise um die Dosis schulmedizinischer Präparate zu minimieren und damit die Nebenwirkungen zu reduzieren. Auch das Altersherz reagiert dankbar auf pflanzliche Mittel wie Weißdorn oder Digitalis. Eine weitere Domäne der Phytotherapie ist die Kinderheilkunde.

Da pflanzliche Präparate oft nicht so schnell wirken wie schulmedizinische, ist eine gewisse Geduld erforderlich. Zudem müssen diese Mittel über einen längeren Zeitraum eingenommen werden.

WICHTIGSTE INDIKATIONEN

SCHWERPUNKTE DER PHYTOTHERAPIE

- Prophylaxe: Stütztherapie zur Vorbeugung gegen chronische Erkrankungen (Leber, Niere, Lunge, Herz)
- Begleittherapie: zur Unterstützung einer schulmedizinischen Behandlung bei chronischen Leiden, z.B. Rheuma
- Behandlung von leichteren Beschwerden wie Erkältungskrankheiten, einfache Harnwegsinfekte, Verspannungen etc.

WAS SIE BEIM KAUF VON PHYTOPHARMAKA BEACHTEN SOLLTEN

Grundsätzlich sind Phytotherapeutika kostengünstiger als synthetische Präparate. Da diese Mittel aber fast ausnahmslos aus eigener Tasche bezahlt werden müssen, stellen sie doch eine gewisse finanzielle Belastung für den Patienten dar, wobei Teedrogen preisgünstiger sind als Fertigpräparate.

Seit der Gesundheitsreform aus dem Jahre 2004 sind nur noch wenige pflanzliche Medikamente rezeptpflichtig. Hierzu zählen Präparate aus Mistelkraut, Johanniskraut und Ginkgoblättern. Die große Mehrheit der Phytopharmaka (98 %) sind freiverkäuflich und damit auch nicht erstattungsfähig – zumindest was die gesetzlichen Kassen angeht. Eine Ausnahme bildet die Verordnung bei Kindern und Jugendlichen bis zum 12. Lebensjahr. Beim Kauf eines pflanzlichen Mittels in der Apotheke ist gewährleistet, dass Sie ein standardisiertes, qualitativ hochwertiges Präparat mit belegter Wirksamkeit erhalten. Dies ist beim Kauf von Produkten aus dem Reformhaus, Bioladen oder gar aus dem Supermarkt nicht unbedingt der Fall. Vom Apotheker erhalten Sie eine kompetente Beratung rund um das gewünschte Präparat. Pflanzliche Arzneimittel, die in Apotheken angeboten werden, müssen den Qualitätsansprüchen des Deutschen Arzneibuches (DAB) genügen. Ein Beispiel: Kamillentee aus dem Beutel kann einen relativ hohen Anteil an Stängeln aufweisen, was die Heilkraft des Tees erheblich schmälert, denn die Hauptinhaltsstoffe sitzen in den Kamillenblüten. Bei einem Kamillentee nach DAB ist der maximale Anteil von Fremdbestandteilen definiert, er darf nicht überschritten werden. Das Gleiche gilt für alle anderen losen Drogen.

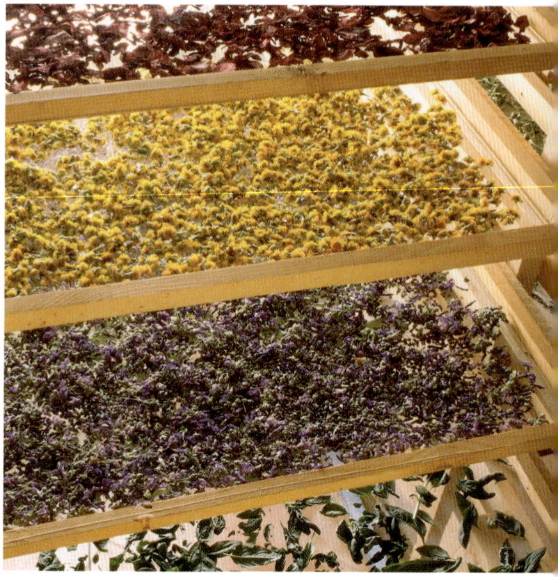

Die geernteten Heilpflanzen werden zum Trocknen luftig gelagert oder aufgehängt.

HEILKRÄUTER SELBER SAMMELN

Wenn Sie selber Heilkräuter sammeln, sollten Sie einige Regeln beachten:

- Pflücken Sie keine geschützten Pflanzenarten – Arnika beispielsweise steht unter Naturschutz.
- Grundsätzlich ist das Sammeln in Naturschutzgebieten verboten, das Gleiche gilt auch für Privatgrundstücke (auf Bauernhöfen fragen).
- Reißen Sie die Pflanzen nicht ganz heraus, sondern pflücken Sie nur die relevanten Bestandteile wie Blüten oder Blätter. So können sie jederzeit nachwachsen.
- Sammeln Sie nur solche Kräuter, die Sie wirklich kennen, und beschränken Sie sich auf die Menge, die Sie tatsächlich verarbeiten möchten.
- Die Heilkraft der Pflanzen hängt auch von der Erntezeit ab. Am günstigsten ist es, Heilkräuter vormittags zu sammeln, wenn es am Tag zuvor nicht geregnet hat.
- Ernten Sie keine Pflanzen, die in der Nähe viel befahrener Straßen wachsen, der Schadstoffgehalt ist zu hoch.

Nach dem Sammeln sollten Sie die Kräuter möglichst schnell verarbeiten. Zum Trocknen hängen Sie sie an einen schattigen, luftigen Ort. Nach dem Trocknen werden die zerkleinerten Pflanzen in Braungläsern kühl gelagert.

ARZNEIMITTELSTATUS

WELCHE MITTEL WERDEN WO VERKAUFT?

- Verschreibungspflichtige Arzneimittel: Diese erhalten Sie nur in der Apotheke und nur auf Rezept von Ihrem Arzt.
- Apothekenpflichtige Arzneimittel: Diese erhalten Sie nur in der Apotheke, aber Sie brauchen kein Rezept dafür.
- Freiverkäufliche Arzneimittel: Der Verkauf dieser Präparate ist nicht an die Apotheke gebunden. Sie können auch in Supermärkten, Drogerien oder Reformhäusern angeboten werden.

Bedeutende Heilpflanzen

Im folgenden Abschnitt stellen wir Ihnen einige bedeutende Heilpflanzen vor. Die meisten der einheimischen Pflanzen sind Ihnen sicher schon gut bekannt, andere z.B. aus Asien können Sie hier kennen lernen und für sich neu entdecken. Allen gemeinsam ist ihre wissenschaftlich nachgewiesene Heilkraft. Doch Sie erfahren hier auch etwas über deren traditionelle Anwendung in der Volksheilkunde.

ARNIKA

Arnika ***(Arnica montana)*** ist eine mehrjährige Staude, die zur Familie der Korbblütler gehört. Die 20 bis 60 cm hohe Pflanze hat rosettenförmige Blätter und gelbe, etwas zerzauste Blüten. Arnika wächst wild in mitteleuropäischen Gebirgslagen, aber auch in Sibirien und in Teilen der USA und Kanadas. Da es sich bei der Arnika um eine Gebirgspflanze handelt, trägt sie die lateinische Bezeichnung »montana«. Volkstümliche Namen sind Bergwohlverleih, Fallkraut oder Bruchkraut. Die letzten beiden geben einen direkten Hinweis auf die Heilwirkung der Pflanze bei Sportverletzungen, Prellungen und stumpfen Verletzungen. In der europäischen Volksheilkunde wurde Arnika auch bei Gebärmutterblutungen, Herzmuskelentzündungen, Arteriosklerose und Angina angewendet. Teezubereitungen oder Tinkturen aus Arnikablüten dienten zur Anregung der Herztätigkeit und des Kreislaufs. Seit dem 17. Jahrhundert wird Arnika vermehrt in der Phytotherapie angewendet, sodass sie fast ausgerottet wurde. Auch heute noch zählt die echte Gebirgsarnika zu den gefährdeten Pflanzenarten. Da sie schwer zu kultivieren ist, ist in Deutschland auch die nordamerikanische Wiesenarnika zur Arzneimittelgewinnung offiziell zugelassen. Verwendet werden jeweils die getrockneten Arnikablüten, daher auch der lateinische Drogenname »Flores arnicae«. Zu den pharmakologisch wichtigen Inhaltsstoffen zählen Sesquiterpenlactone, Cumarine, Kaffeesäurederivate und ätherisches Öl.

Wissenschaftlich belegt

In Tierversuchen wurde der wundheilende Effekt von Arnika nachgewiesen. Weitere pharmakologische Studien bestätigen die entzündungshemmende und antiödematöse Wirkung des Inhaltsstoffes Helenalin. In verschiedenen Studien wurde die Wirksamkeit von Arnika bei äußerlicher Behandlung von stumpfen Verletzungen sowie bei Muskel- und Gelenkschmerzen belegt. Für Helenalin und weitere Sesquiterpenlactone wurde eine antimikrobielle Aktivität gegenüber verschiedenen Bakterien und Pilzen bestätigt.

Darreichungsformen

Arnikapräparate werden in Form von Tinkturen, Salben oder Gels angeboten. Oft werden vom Arzt wohltuende Umschläge, Einreibungen oder Mundspülungen empfohlen. Arnikatinktur wird vor jeder

STUDIE

Patienten, die an einer chronischen Venenschwäche und Krampfadern litten, erhielten zusätzlich zu einer Bäderbehandlung auch Einreibungen mit Arnikatinktur. Eine Kontrollgruppe erhielt ein Placebo. Nach 3 Wochen ergaben sowohl Venenmessungen als auch Befragungen der Patienten nach den Schmerzen eine stärkere Verbesserung in der Arnikagruppe.

Anwendung in einem Verhältnis von 1 : 10 mit Wasser verdünnt. Soll Arnika äußerlich in Form von Umschlägen angewendet werden, übergießen Sie 2 TL Blüten mit 150 ml kochendem Wasser. Diese Teezubereitung lassen Sie 10 Minuten ziehen und verwenden sie nach dem Abkühlen mehrmals täglich für Umschläge.

Anwendungsbeschränkungen

Zubereitungen aus Arnikablüten dürfen nicht innerlich eingenommen werden, da Vergiftungen mit starker Schleimhautreizung und Herzmuskellähmung auftreten können. Äußerliche Anwendungen vor allem mit unverdünnter Arnikatinktur können Hautreizungen und allergische Erscheinungen hervorrufen. Daher sollte Arnika nicht auf offene Wunden aufgetragen werden.

BALDRIAN

Der aus der Familie der Baldriangewächse stammende Baldrian *(Valeriana officinalis)* ist eine kräftige ausdauernde Pflanze mit gegenständigen Blättern. Die 50 bis 100 cm hohe Staude hat doldenartige rosa bis weiße Blüten, die zwischen Mai und September erscheinen. Baldrian war ursprünglich in Europa und im Norden Asiens beheimatet. Auch bei uns wird Baldrian angebaut. Er gedeiht sowohl auf feuchten als auch auf trockenen Böden. Der botanische Name »valeriana« verweist auf das lateinische Wort Valere, was gesund sein bedeutet. Der deutsche Begriff Baldrian wird mit dem nordischen Gott Baldur in Verbindung gebracht, der als Sinnbild für Hilfe und Wohltätigkeit gilt.
In der Phytotherapie wird vor allem die Wurzel verwendet. Diese enthält als wichtigste Inhaltsstoffe die hochwirksamen Valerensäuren. Schon in der Volksheilkunde galt die Baldrianwurzel als wirksames Mittel bei Schlaflosigkeit, Erschöpfung, Konzentrationsschwäche, Angstzuständen und Stress. Früher wurde Baldrian auch als Pestmittel, Aphrodisiakum, bei Kopfschmerzen, nervösen Herzleiden und Krämpfen aller Art eingesetzt.

Wissenschaftlich belegt

Wissenschaftlich belegt ist die Anwendung der Baldrianwurzel bei Unruhezuständen und nervös bedingten Einschlafstörungen. Vermutlich beeinflussen die verschiedenen Inhaltsstoffe die Stoffwechselaktivität der Nervenzellen. Im Tierversuch konnte für Baldrianextrakt eine beruhigende, entspannende, angst- und krampflösende Wirkung nachgewiesen werden. Beim Menschen führt die Einnahme von Baldrian zu einer leichten Veränderung im Ruhe-EEG (Messung des Gehirnstroms), die allerdings nicht mit der Veränderung, die durch Valium hervorgerufen wird, vergleichbar ist.

Darreichungsformen

Bei uns wird Baldrianwurzel als Fertigpräparat in Form von Tropfen, Tabletten oder als Tee angeboten. Die empfohlene Tagesdosis liegt bei 2 bis 3 g getrockneter Baldrianwurzel. Um einen Baldriantee zuzubereiten, übergießen Sie 1 TL Wurzel mit 150 ml kochendem Wasser. Nach dem Abseihen sollte der Tee etwa 1 Stunde vor dem Schlafengehen getrunken werden. Sie können Baldrian auch als Badezusatz verwenden. Hierzu übergießen Sie 100 g Baldrianwurzel mit 2 Liter Wasser und bringen dieses zum Kochen. Nach 10 Minuten wird der Sud abgeseiht und die Zubereitung zum Badewasser gegeben. Das Baldrianbad wirkt entspannend und schlaffördernd.

Anwendungsbeschränkungen

Während der Schwangerschaft und Stillzeit sollte Baldrian nicht angewendet werden, da bislang keine ausreichenden wissenschaftlichen Erkenntnisse über eventuelle Risiken vorliegen. Sie sollten auch bedenken, dass nach der Einnahme von Baldrian die Reaktionsfähigkeit eingeschränkt ist. Vom Autofahren wird deshalb dringend abgeraten, insbesondere wenn zusätzlich Alkohol konsumiert wurde. Im Gegensatz zu synthetischen Schlafmitteln wurde nach der Einnahme von Baldrian kein »Hang-over-Effekt« am nächsten Morgen beobachtet. Allerdings können Überdosierungen zu Müdigkeit, Zittern und Magenkrämpfen führen.

GINKGO

Der Ginkgobaum *(Ginkgo biloba)* ist eine Art lebendes Fossil. Seine Urform existierte bereits vor 300 Millionen Jahren. Auch in Mitteleuropa war der Ginkgo bis vor 30 Millionen Jahren heimisch, allerdings überlebte er hier die Eiszeit nicht. Anders hingegen in Südasien, wo er vor 900 Jahren von buddhistischen Mönchen als Gartenpflanze kultiviert wurde. Der deutsche Name Ginkgo geht auf einen Schreibfehler des Arztes Engelbert Kaempfer zurück, der den »Ginkyo« im Jahre 1750 in die deutsche Parkkultur einbrachte.
Ginkgo zählt zur Familie der Ginkgogewächse und wird auch als Tempelbaum bezeichnet. Der mächtige Baum kann 30 bis 40 Meter hoch werden. Er weist dabei einen Stammumfang von bis zu 4 Meter auf. Ginkgobäume können 1000 Jahre alt werden und sind an ihrer kräftigen Baumkrone mit den charakteristischen zweigeteilten fächerförmigen Blättern zu erkennen. Frühestens ab einem Alter von 30 Jahren beginnt ein Ginkgobaum Blüten und Früchte zu tragen.
In der europäischen Volksheilkunde wurde Ginkgo zwar nicht angewendet, aber in Asien zählt der Tempelbaum zu den wichtigsten Heilpflanzen. In der Traditionellen Chinesischen Medizin (→ Seite 162) werden Ginkgosamen als auswurfförderndes Hustenmittel sowie bei Blasenschwäche eingesetzt. In Sesamöl eingelegte Ginkgofrüchte gelten in China als ein wirksames Mittel gegen Tuberkulose. Ginkgoblätter werden traditionell gegen Asthma verwendet. Die gekochten oder gerösteten »Ginkgonüsse« gelten in Japan als Delikatesse.
Phytotherapeutisch wirksam sind die Inhaltsstoffe der getrockneten Ginkgoblätter. Hierzu zählen verschiedene Flavonglycoside und Terpenlactone. Arzneilich verwendet werden hoch konzentrierte Trockenextrakte aus den getrockneten Laubblättern.

Wissenschaftlich belegt

Studien mit Extrakten aus Ginkgoblättern bzw. aus isolierten Inhaltsstoffen zeigten, dass Ginkgo nachweislich die Gehirndurchblutung verbessert. Deshalb werden Fertigpräparate aus Ginkgoextrakt zur Behandlung von Gedächtnis- und Konzentrationsschwäche, bei Demenz, Schwindel und bei Ohrgeräuschen empfohlen. Eine regelmäßige Einnahme von Ginkgopräparaten kann auch das Fortschreiten der Alzheimer-Krankheit verlangsamen. Auf Grund der durchblutungsfördernden Wirkung eignet sich Ginkgo auch zur Therapie von Venenerkrankungen. Bei der Behandlung von Altersdemenz kann eine spürbare Wirkung frühestens nach 12 Wochen festgestellt werden.

Darreichungsformen

Fertigpräparate aus Ginkgoextrakt enthalten 22 bis 27 % Flavonoide und 5 bis 7 % Terpenlactone. Die Tagesdosis entspricht 120 bis 140 mg eines solchen Extraktes, die auf drei Tagesportionen verteilt wird. Ginkgoblätterextrakte sind bei uns im Handel als Tabletten oder Tropfen erhältlich. Ginkgo gehört zu den wenigen nicht verschreibungspflichtigen Phytopharmaka, die auch nach der Gesundheitsreform im Jahre 2004 von den Krankenkassen erstattet werden. Im Bedarfsfall sollten Sie deshalb Ihren Arzt darauf ansprechen.

Anwendungsbeschränkungen

In der Schwangerschaft und Stillzeit sollte Ginkgoblätterextrakt nicht angewendet werden, da bisher keine ausreichenden wissenschaftlichen Erkenntnisse dazu vorliegen. Wenn Sie Medikamente zur Hemmung der Blutgerinnung einnehmen, sollten Sie sich vor der gleichzeitigen Einnahme von Ginkgo von Ihrem Arzt beraten lassen. In seltenen Fällen kann die Einnahme von Ginkgopräparaten Magen-Darm-Beschwerden, Kopfschmerzen oder allergische Reaktionen auslösen.

GINSENG

Ginseng *(Panax ginseng)* kommt aus dem Chinesischen und bedeutet Menschenwurzel. Der Name bezieht sich auf das menschenähnliche Aussehen der Wurzel. Der Gattungsname Panax leitet sich aus

dem griechischen »panacea« ab, was mit »die allheilende Göttin« übersetzt werden kann.
Die ausdauernde Staudenpflanze von etwa 50 cm Höhe wächst aus einer fleischigen gewundenen Wurzel. Sie hat dunkelgrüne fingerähnliche gefiederte Blätter, kleine doldenartige weiße Blüten und rote Beeren, die erst im dritten Jahr erscheinen. Ursprünglich entstammt Ginseng den Urwäldern Nordkoreas, Nordostchinas und dem pazifischen Küstengebiet. Auf Grund ihrer besonderen Heilwirkung wird die Wurzel heute weltweit angewendet. Sie ist eine der teuersten Pflanzendrogen.
Die Ginsengwurzel (Ren Shen) wird seit 7000 Jahren in der Traditionellen Chinesischen Medizin (→ Seite 162) als Heilmittel bei Durchblutungsstörungen, niedrigem Blutdruck, Appetitlosigkeit, Gewichtsverlust, Angstzuständen, Impotenz, Unfruchtbarkeit, Nervenschmerzen und Schlaflosigkeit eingesetzt. In Nord- und Zentralchina wird Ginseng traditionell eingenommen, um die langen harten Winter ohne gesundheitliche Schäden zu überstehen. Da Ginseng schwer zu kultivieren ist und nur langsam wächst, wird die Pflanzendroge hoch geschätzt. Die Ginsengwurzel darf erst nach sieben Jahren geerntet werden. Wegen ihrer Kostbarkeit war es lange Zeit nur Königen und Kaisern erlaubt, die Heilpflanze zu nutzen. Durch holländische Seefahrer gelangte die Ginsengwurzel im 17. Jahrhundert zu uns nach Europa.
Auch heute wird in der Phytotherapie nur die Wurzel verarbeitet. Sie enthält ein komplexes Gemisch aus Triterpensaponinen, den Ginsenosiden. Die einzelnen Ginsenoside haben sehr unterschiedliche, teilweise auch gegensätzliche Wirkungen.

Wissenschaftlich belegt

Verschiedene Studien belegen die Wirksamkeit der Ginsengwurzel bei Müdigkeits- und Schwächegefühl, bei nachlassender Leistungs- und Konzentrationsfähigkeit sowie in der Rekonvaleszenz. Herausragend ist die Fähigkeit des Ginsengs zur Stärkung der körpereigenen Widerstandskraft. Leichte funktionelle Störungen werden dabei sofort und ohne Nebenwirkungen normalisiert. In Studien konnte die immunstärkende Wirkung der Ginsengwurzel nachgewiesen werden, indem einer Gruppe Freiwilliger zusätzlich zur Grippeschutzimpfung 12 Wochen lang Ginseng oder ein Placebo verordnet wurde. Die Teilnehmer der Ginsenggruppe erkrankten deutlich seltener an Grippe und hatten mehr Antikörper und eine deutlich höhere Aktivität der Killerzellen aufzuweisen als die Placebogruppe.

Darreichungsformen

Angewendet wird die reine gepulverte Ginsengwurzel oder ein alkoholisch-wässriger Trockenextrakt in Form von Pastillen, Kapseln oder Tropfen. Die empfohlene Tagesdosis beträgt 1 bis 2 g Wurzelpulver. Bei standardisierten Trockenextrakten hängt die empfohlene Dosis von der Extraktkonzentration ab. Prinzipiell empfiehlt es sich, Ginsengwurzel über einen längeren Zeitraum einzunehmen. Sie können Ginseng auch als Teezubereitung zu sich nehmen. Hierzu wird 1 TL Wurzelpulver mit 150 ml kochendem Wasser übergossen und 5 bis 10 Minuten ziehen gelassen. Um seine volle Wirkung entfalten zu können, sollte dieser Tee für mindestens 4 Wochen 3-mal täglich getrunken werden.

Anwendungsbeschränkungen

Während der Schwangerschaft und Stillzeit sollte Ginseng wegen mangelnder wissenschaftlicher Erkenntnisse nicht eingenommen werden. Wenn Sie an Diabetes leiden oder blutgerinnungshemmende Arzneimittel einnehmen, lassen Sie sich von Ihrem Arzt vor der Einnahme eines Ginsengpräparates beraten. Vor Operationen sollte Ginseng abgesetzt werden. Bei starker Überdosierung kann es zu Schlaflosigkeit, Bluthochdruck und zur Bildung von Ödemen kommen. Vereinzelt berichten Frauen auch über ein Spannungsgefühl in den Brüsten.

INGWER

Ursprünglich stammt Ingwer *(Zingiber officinalis)* aus Indien. Die mehrjährige, 60 cm große Pflanze wächst aus einem dicken knolligen Wurzelstock. Sie hat schmale Blätter und entwickelt direkt aus der Wurzel eine weiße oder gelbe Blüte. Heute wird Ingwer in Asien, Afrika, Brasilien und in der Karibik angebaut. Die beiden Namen Ingwer und Zingiber gehen auf den altindischen Namen »shringavera« zurück, der bereits in jahrtausendealten Sanskritschriften auftauchte.

In der Traditionellen Chinesischen, in der tibetischen und in der ayurvedischen Medizin nimmt der Ingwer schon lange eine wichtige Stellung als Medizinalpflanze ein. Die Ingwerwurzel wurde dort als Kreislauftonikum und Heilmittel bei Fieber, Schüttelfrost, chronischen Magen-Darm-Geschwüren, bei Unterleibsbeschwerden, rheumatischen Erkrankungen, Muskelschmerzen, Migräne, Übelkeit und bei Krämpfen geschätzt.

Durch die arabischen, griechischen und römischen Schriften des Altertums wurde die Heilwirkung der Pflanze in Europa überliefert. Auch im Mittelalter war Ingwer ein geschätztes Heilmittel. Als appetitanregendes und verdauungsförderndes Mittel wendete man ihn erfolgreich bei Blähungen und nervösen Magenproblemen an. Seefahrende Kolonialmächte verkauften den teuren Ingwer als Gewürz, aus dem unter anderen die Engländer im 19. Jahrhundert ihr bekanntes Getränk Ginger-Ale (Ingwerbier) brauten.

Als Droge dient der faserige Wurzelstock der Ingwerpflanze. Er enthält verschiedene Scharfstoffe wie Gingerol und und Shoagol. Weiterhin werden Diarylheptanoide und Bestandteile seiner ätherischen Öle (Zingiberen und Zingiberol) phytotherapeutisch genutzt.

Wissenschaftlich belegt

Die Anwendung von Ingwer bei Magen-Darm-Beschwerden und zur Vorbeugung gegen Reiseübelkeit sowie zur Verhütung von Erbrechen nach kleineren operativen Eingriffen gilt als wissenschaftlich belegt. Die Wirkung als Antibrechmittel auch während der Schwangerschaft beruht auf den Scharfstoffen des Ingwers, die sowohl verschiedene Botenstoffe des zentralen Nervensystems beeinflussen als auch die Produktion von Speichel und Magensaft

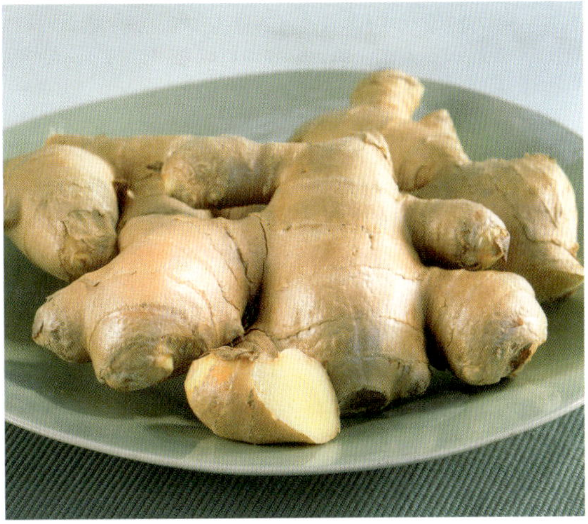

Ingwer ist in allen Kulturen ein geschätztes Mittel bei Übelkeit und Verdauungsproblemen.

anregen. Ingwer verhindert die Bildung von Geschwüren und wirkt Entzündungen entgegen.

Darreichungsformen

Ingwerwurzel wird als Fertigarzneimittel oder als loses Pulver angewendet. Als Mittel zur Verhütung von Reisekrankheit sollte Ingwer etwa 30 Minuten vor Beginn der Reise eingenommen werden. Für die Zubereitung eines Tees wird 1/3 TL Ingwerpulver in 150 ml Wasser aufgelöst. Davon sollten Sie täglich 2 bis 4 Tassen trinken. In der klassischen Pflanzenheilkunde wird frischer Ingwer in Kombination mit grünem Tee und Zimtrinde als Erkältungstee verabreicht. Ein Ingwerwickel wirkt wohltuend bei Verkrampfungen und Erkältungen. Dazu köcheln Sie 500 g Ingwerwurzel in 2 Liter Wasser. Dann tränken Sie ein Baumwolltuch in dem Sud und legen es 6-mal täglich auf Nacken, Rücken, Kreuzbein oder Lunge. Zum Schluss decken Sie das feuchte Tuch mit einer Wolldecke ab.

Anwendungsbeschränkungen

Bei Gallensteinen oder bei der Einnahme von blutgerinnungshemmenden Medikamenten sollten Sie vor der Einnahme von Ingwer Ihren Arzt befragen. Aus Sicherheitsgründen wird von der Einnahme während der Schwangerschaft abgeraten. In einigen Fällen kann Ingwer Sodbrennen verursachen.

JOHANNISKRAUT

Johanniskraut ***(Hypericum perforatum)*** aus der Familie der Hartheugewächse wird bis zu 1 Meter hoch und gedeiht auf Trockenwiesen und Kalkböden in Europa, Vorderasien, Australien und Neuseeland. Die Pflanze hat einen aufrechten rötlichen Stängel, ovale Blätter und goldgelbe Blüten. Die Blätter sind durch ihre Öldrüsen durchscheinend punktiert. Dadurch sehen sie, wenn man sie gegen das Licht hält, wie durchlöchert aus. Dieser Umstand trug der Staude den lateinischen Beinamen »perforatum« ein.
Der Name Johanniskraut rührt daher, dass die Medizinalpflanze um den Johannistag am 24. Juni in voller Blüte steht. Nach vorchristlicher Tradition sollte Johanniskraut am Tag der höchsten Lichtkräfte zur Sommersonnenwende noch vor der Mittagszeit gesammelt werden. In Kränze gebunden, galt es als Schutz- und Erneuerungspflanze, die Fruchtbarkeit und positive Kraft bringen sollte. Wenn man die Blüten zerreibt, tritt ein roter Farbstoff aus. Im Mittelalter symbolisierte dieser Blütenfarbstoff das Blut Jesu. Die klassischen Ärzte Griechenlands und Roms verwendeten Johanniskraut zur Wundheilung. Erst im 18. Jahrhundert entdeckte man die nervenstärkende Wirkung, die heute im Vordergrund der medizinischen Verwendung steht. In der Volksheilkunde wurde Johanniskraut bei Wurmbefall, Bronchitis, Asthma, Gallenblasenerkrankungen, Bettnässen, Gastritis, Durchfall, Gicht und Rheuma eingesetzt.
Äußerlich angewendet galt früher das Kraut als bewährtes Mittel bei Muskelschmerzen und Sonnenbrand. Heute wird das rötliche Johanniskrautöl als Hautpflegemittel bei trockener, schuppiger oder unreiner Haut sehr geschätzt. Arzneiliche Verwendung findet das während der Blütezeit gesammelte Kraut, genannt »Herba hyperici«.

JOHANNISKRAUTÖL

ROTÖL SELBST HERSTELLEN

Sammeln Sie in der zweiten Junihälfte Johanniskrautblüten, geben Sie diese in ein Glas und gießen Sie so viel Oliven- oder Sonnenblumenöl hinzu, bis die Blüten vollständig bedeckt sind. Das Glas sollte 6 bis 8 Wochen an einem sonnigen warmen Ort stehen. Wenn sich das Öl rubinrot verfärbt hat, filtern Sie es ab und füllen das »Rotöl« in Braunflaschen ab. Da Johanniskraut die Empfindlichkeit der Haut für Sonne erhöht, sollten Sie das Öl nicht im Gesicht auftragen.

Wissenschaftlich belegt

Wissenschaftliche Studien bestätigen die positive Wirkung von Johanniskraut bei leichten bis mittelschweren Depressionen. Die antidepressive Wirkung wird auf die Beeinflussung von Botenstoffen im Bereich des Gehirns durch verschiedene Inhaltsstoffe zurückgeführt. Kommission E und ESCOP befürworten die äußerliche Anwendung bei Verletzungen und Verbrennungen. Die entzündungshemmende Wirkung beruht vermutlich auf dem Flavonoidgehalt der Pflanze.

Darreichungsformen

Für die innerliche Anwendung steht eine große Anzahl von Fertigarzneimitteln wie Dragees, Kapseln, Filmtabletten oder Saft auf der Basis alkoholischer Johanniskrautextrakte zur Auswahl. Johanniskrautpräparate gegen Depressionen gehören zu den wenigen, nicht verschreibungspflichtigen Arzneimitteln, die von der Krankenkasse erstattet werden. Sprechen Sie Ihren Arzt darauf an. Für die Behandlung von leichten bis mittelschweren Depressionen werden Tagesdosen von 3,0 bis 4,5 ml Tinktur oder von 450 bis 1050 mg Extrakt empfohlen.

Anwendungsbeschränkungen

Von der Einnahme während der Schwangerschaft oder Stillzeit wird abgeraten, da die Unbedenklichkeit von Johanniskraut noch nicht ausreichend wissenschaftlich belegt ist. Nach einer Organtransplantation oder nach der Einnahme von Proteasehemmern (zur Behandlung einer HIV-Infektion) darf Johanniskraut nicht eingenommen werden. Bei der gleichzeitigen Einnahme von Medikamenten zur Hemmung der Blutgerinnung sollten Sie sich vor der Anwendung von Johanniskraut von Ihrem Arzt beraten lassen.

Nebenwirkungen

Johanniskraut kann zu einer erhöhten Lichtempfindlichkeit der Haut führen. Bei gleichzeitiger Einnahme von Antidepressiva, Immunsuppressiva, Proteasehemmern, Antikoagulanzien, Theophyllin und Digoxin sind Wechselwirkungen möglich.

KAMILLE

Die Kamille ***(Matricaria recutita)*** ist eine der bekanntesten westlichen Heilpflanzen, vielleicht sogar die populärste. Kamille zählt wie Arnika, Löwenzahn oder Distel zur Familie der Korbblütlergewächse. Die charakteristischen weißen Blüten mit dem gelben Knopf in der Mitte wachsen an einem aufrechten Stängel mit zwei- bis dreifach gefiederten Blättern. Kamille gedeiht in unseren Gefilden überall auf Äckern und an Wegrändern. Die Medizinalpflanze fand bereits bei den großen medizinischen Gelehrten des Altertums Beachtung. Nordischen Völkern war die sonnengelbe Blütenscheibe der Kamille heilig, sie wurde dem Sonnengott Baldur geweiht. Kamillenblüten, die am Johannistag, dem Festtag Baldurs, geerntet werden, sollen besondere Heilwirkung besitzen. Der lateinische Name Matricaria leitet sich vom lateinischen »mater« bzw. »matrix« (Gebärmutter) ab, was auf ihre volksheilkundliche Anwendung bei Menstruationsbeschwerden verweist. Traditionell wird Kamille innerlich bei Durchfall, Blähungen, Erbrechen und bei krampfartigen Magen-Darm-Infekten angewendet. Jeder kennt sicher die magenberuhigende Wirkung von Kamillentee. Äußerlich wurde Kamille traditionell zur Hautpflege bei Akne, Furunkeln, Abszessen, Hämorrhoiden oder auch zur Inhalation bei Erkältungen eingesetzt. Kamille ist ein beliebtes Kindermittel bei Bauchschmerzen und Erbrechen.

Arzneiliche Verwendung finden die getrockneten Blütenköpfchen. Sie enthalten als charakteristische Wirkstoffe neben Azulen, Bisabololoxid A und B, Flavonoiden, Cumarinen und Schleimstoffen vor allem ätherische Öle mit der Hauptkomponente α-Bisabolol. Bedeutsame Inhaltsstoffe sind außerdem Flavonglykoside wie Apigenin und Apigenin-7-O-glykosid, auf das auch viele Fertigpräparate standardisiert sind.

Wissenschaftlich belegt

Wissenschaftliche Studien bestätigen die Wirksamkeit von äußerlich angewendeten Kamillepräpara-

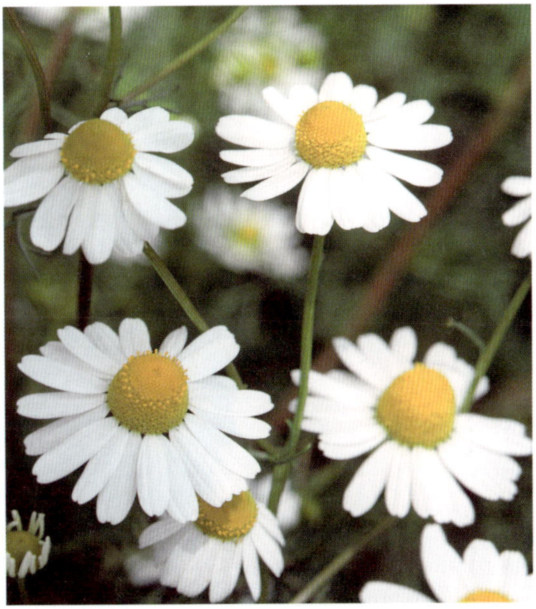

Kamille ist eine der populärsten Arzneipflanzen zur inneren und äußeren Anwendung.

ten bei der Wundheilung. Innerlich verabreicht sind Zubereitungen aus Kamille wirksam bei krampfartigen Magen-Darm-Beschwerden und bei Koliken. Sie können auch bei Kindern angewendet werden. Kommission E und ESCOP empfehlen die äußerliche Anwendung von Kamillenblüten bei Haut- und Schleimhautentzündungen und bei bakteriellen Hauterkrankungen einschließlich der Mundhöhle und des Zahnfleisches. Des Weiteren wird Kamille zur Inhalation bei Atemwegserkrankungen als auch als Sitzbad oder Salbe bei Wunderkrankungen im Intimbereich empfohlen.

Darreichungsformen

Neben den standardisierten Fertigpräparaten wie Tinkturen oder Fluidextrakten werden häufig auch lose Kamillenblüten (z.B. für Tee oder Aufgüsse) verwendet. Für einen Tee benötigen Sie 3-mal täglich 1 EL (bei Kindern 1 TL) getrocknete Blüten und gießen diese mit 150 ml kochendem Wasser auf.

Bei Trockenextraktpräparaten liegt die empfohlene Tagesdosis bei 3-mal täglich 50 bis 300 mg, bei Fluidextrakten (gemischt mit 50 % Ethanol im Verhältnis 1 : 2) sind es 3 bis 6 ml täglich.

Für Kompressen, Gurgellösungen oder Spülungen sollten Sie 3 bis 10 g Kamillenblüten oder 1 % Fluidextrakt bzw. 5 % Tinktur auf 100 ml siedendes Wasser verwenden.

Sitz- und Vollbäder werden entweder mit 5 g Droge oder mit 0,8 g Alkoholextrakt auf 1 Liter heißes Wasser zubereitet.

Bei Hautunreinheiten oder Atemwegserkrankungen können Dampfbäder oder Inhalationen mit 10 bis 20 ml Tinktur oder 2 bis 3 EL Kamillenblüten auf 1 Liter siedendes Wasser hergestellt werden.

Anwendungsbeschränkungen

Bei einer Allergie gegen Korbblütler sollten Sie keine Zubereitungen aus Kamille verwenden. In einigen Fällen sind Kontaktallergien beschrieben worden. Allerdings gingen diese nur selten auf die echte Kamille zurück. In den beschriebenen Fällen lagen meist Verunreinigungen mit anderen Pflanzen aus der Korbblütler-Familie vor.

KNOBLAUCH

Knoblauch *(Allium sativum)* gehört zu den Lauchgewächsen und ist eine 25 bis 70 cm hohe krautige Pflanze, die im Frühjahr aus einer Zwiebel hervorwächst. Die langstieligen, rötlich-weißen Blüten bilden eine aufrechte Dolde, die von Juli bis August blüht. Knoblauch war bereits in der altindischen Medizin als Allheilmittel bekannt. Die Ägypter leisteten ihre Eide unter Anrufung der heiligen Knoblauchpflanze und machten sich die antiseptische Wirkung des Knoblauchs beim Mumifizieren ihrer Pharaonen zunutze. Im Mittelalter galt er als Stärkungsmittel und als Aphrodisiakum. Hildegard von Bingen verwendete Knoblauch sogar bei Gelbsucht. In der Volksheilkunde wird Knoblauch bei Bluthochdruck, entzündlichen Atemwegserkrankungen, Keuchhusten sowie bei Wechseljahresbeschwerden eingesetzt. Äußerlich wurde Knoblauch bei Hühneraugen, Warzen, Ohrenentzündungen, Arthritis, Ischias sowie bei Muskel- und Nervenschmerzen angewendet. Als Gewürz hat Knoblauch seit Jahrtausenden in der ostasiatischen, orientalischen und in der mediterranen Küche seinen festen Platz. In der Heilkunde wird die Knoblauchzwiebel eingesetzt, die mit mehreren eiförmigen Nebenzwiebeln von einer Haut umschlossen ist. Bedeutsame Inhaltsstoffe sind schwefelhaltige Verbindungen wie Alliin, das beim Schneiden oder Trocknen durch ein Enzym in Alicin übergeht.

STUDIEN

In einer Metaanalyse wurden 16 klinische Studien zur Cholesterinsenkung von Knoblauchpräparaten ausgewertet. Dabei wurden insgesamt 952 Patientendaten zusammengetragen. Im Durchschnitt konnte der Cholesteringehalt durch die Einnahme des Präparates um 12 % gesenkt werden. Die Dosierung betrug 600 bis 900 mg Knoblauchpulver.

Wissenschaftlich belegt

Knoblauch senkt den Blutdruck und trägt zur Verbesserung der Durchblutung bei. In neueren Studien konnte wissenschaftlich nachgewiesen werden, dass Wirkstoffe von Knoblauch erhöhte Cholesterinwerte senken, die nicht durch die Ernährung allein gesenkt werden können. Kommission E und ESCOP befürworten die Anwendung von Knoblauchpräparaten zur Vorbeugung von Herz-Kreislauf-Erkrankungen, Arteriosklerose und bei erhöhten Cholesterinwerten.

Darreichungsformen

Als Fertigpräparate sind Knoblauchpulver, -extrakt oder -öl erhältlich. Diese werden in Form von Dragees, Kapseln oder Tabletten angeboten. Die empfohlene Tagesdosis beträgt 900 mg Knoblauchpulver, was etwa 4 g frischer Knoblauchzwiebel bzw. 8 mg Knoblauchöl entspricht. In der klassischen Pflanzenheilkunde wird frischer Knoblauch auch als Antiseptikum bei Ohrenschmerzen eingesetzt. Hierzu hüllen Sie eine frisch geschälte Knoblauchzehe in Watte und führen diese vorsichtig in das betroffene Ohr ein. Schon nach kurzer Zeit wird der Schmerz spürbar gelindert.

Anwendungsbeschränkungen

Bei sehr hohen Dosen können Magen-Darm-Beschwerden auftreten. Kontaktallergien wurden beim Umgang mit frischem Knoblauch beobachtet. Wenn Sie Medikamente zur Blutgerinnungshemmung einnehmen, sollten Sie vor der Einnahme von Knoblauchpräparaten Ihren Arzt befragen. Direkt nach einer Operation sollte ebenfalls kein Knoblauch eingenommen werden, da dieser die Fließeigenschaften des Blutes verbessert und dadurch die Blutgerinnung beeinträchtigen kann.

PFEFFERMINZE

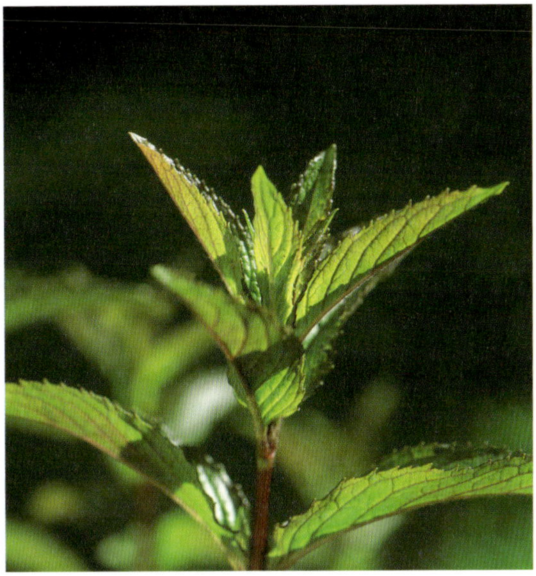

Pfefferminze wurde schon in alten Kräuterbüchern als Heilpflanze beschrieben.

Die Pfefferminze ***(Mentha piperita)*** gehört zu den Lippenblütlergewächsen und ist ein ausdauerndes Kraut, das etwa 1 Meter hoch wächst. Die verzweigten, kahlen Stängel sind oft violett überlaufen mit länglich-eiförmigen Laubblättern. Die Blütenkrone der Pfefferminze ist violett. Die echte Pfefferminze ist eine Kreuzung, die aus der Krauseminze und der Wasserminze gezüchtet wurde. Pfefferminze ist eine uralte Medizinalpflanze, die sich in jahrtausendealten ägyptischen Gräbern als Grabbeigabe findet. Lonicerus erwähnt in seinem »Kreutterbuch« aus dem Jahr 1564 die Pfefferminze als magenstärkendes, verdauungsförderndes, wurmtreibendes und herzstärkendes Mittel. In der Volksheilkunde wurden Pfefferminzblätter bei Übelkeit, Brechreiz, Zyklusschwankungen, Schwangerschaftserbrechen und bei Erkältungen eingesetzt. Phytotherapeutisch verwendet werden die getrockneten Pfefferminzblätter (Foliae menthae piperitae) oder das durch Wasserdampfdestillation aus den frisch geernteten blühenden Zweigspitzen gewonnene ätherische Pfefferminzöl (Aetheroleum menthae piperitae). Der Hauptinhaltsstoff der Pfefferminze ist das ätherische Öl mit Menthol als wichtigstem Bestandteil.

Wissenschaftlich belegt

Kommission E und ESCOP empfehlen die Anwendung von Pfefferminzblättern bei Verdauungsstörungen, Blähungen und bei Gastritis; die Kommission E zusätzlich bei krampfartigen Beschwerden der Gallenblase und der Gallenwege. Die Einnahme von Pfefferminzöl zur symptomatischen Behandlung von Reizdarm, Verdauungsbeschwerden, Husten und Erkältung wird ebenso empfohlen wie die äußere Anwendung bei Husten, Erkältung, rheumatischen Beschwerden, Spannungskopfschmerz, Juckreiz und Nesselsucht. Der krampflösende und antibakterielle Effekt von Pfefferminzöl und Pfefferminzblätterextrakt ist experimentell bestätigt worden. Im Tierversuch konnte die Steigerung der Gallensekretion durch die Einnahme von Pfefferminzöl und Menthol nachgewiesen werden.

Darreichungsformen

Bei Verdauungsbeschwerden sollten Sie 3-mal täglich 1 bis 4 Tropfen Pfefferminzöl einnehmen. Bei Reizdarm werden magensaftresistente Kapseln empfohlen. Zur Inhalation geben Sie 3 bis 4 Tropfen Pfefferminzöl in heißes Wasser. Bei Hautproblemen werden Lösungen oder Salben mit einem Mentholgehalt von 0,1 bis 1,0 % bzw. von 1,25 bis 16 % bei Schmerzen empfohlen. Spannungskopfschmerzen sollten mit einer 10 %igen Lösung behandelt werden. Für einen Tee gießen Sie 2 bis 3 TL Pfefferminzblätter mit 150 ml heißem Wasser auf und lassen den Aufguss 10 Minuten bedeckt ziehen. Trinken Sie 3 Tassen täglich. Alternativ können Sie 3-mal täglich 1 bis 3 ml Tinktur (1 : 5,45 % Ethanol) in einem Glas Wasser aufgelöst zu sich nehmen. Bei Kindern ab 4 Jahren sollte die Tagesdosis maximal 3 bis 5 g Droge betragen, bei Kindern zwischen 10 und 16 Jahren 3 bis 6 g.

Anwendungsbeschränkungen

Verboten ist die Anwendung von Pfefferminzöl bei Säuglingen und Kleinkindern, da es hier zu einem Glottiskrampf (Kehlkopfkrampf) bis hin zum Atemstillstand kommen kann. Bei bekannter Kontaktallergie, bei Gallenblasenentzündungen, Verschluss der Gallenwege oder bei schweren Leberschäden sollte Pfefferminze ebenfalls nicht angewendet werden.

Nebenwirkungen

Bei der inneren Einnahme von Pfefferminzöl (gilt nicht für die magensaftresistenten Kapseln) kann es zu Sodbrennen kommen. Nach der äußeren Anwendung können Hautreaktionen auftreten. In seltenen Fällen verursacht die Inhalation von Menthol Atembeschwerden.

PURPURSONNENHUT

Ein weiterer Vertreter der Korbblütlergewächse ist der Purpursonnenhut *(Echinacea purpurea)*, ein ausdauerndes Kraut mit einer maximalen Höhe von 180 cm. Der botanische Gattungsname Echinacea stammt vom griechischen »echinos« (Igel) ab, da der mit Röhrenblüten und stacheligen Spreublättern besetzte Fruchtboden der Blüten an einen Igel erinnert. Der Blütenboden ist mit rosa bis purpurroten Zungenblüten besetzt. Der Purpursonnenhut blüht den ganzen Sommer hindurch. Seine ursprüngliche Heimat ist Nordamerika. Dort war er eine der wichtigsten Heilpflanzen der nordamerikanischen Ureinwohner. Sie setzen die Wurzel äußerlich bei Wunden, Verbrennungen, Drüsenschwellungen und zur Linderung von Insektenstichen ein. Innerlich verabreicht gilt die Pflanze als bewährtes Mittel zur Stärkung des Immunsystems. In der Volksheilkunde wurde das Kraut des Purpursonnenhuts innerlich bei Erkältungen, Magenkrämpfen und Vergiftungen angewendet, äußerlich als Antiseptikum bei schlecht heilenden Wunden, Abszessen und bei Furunkeln. Die ersten schriftlichen Überlieferungen von amerikanischen Siedlern über die Anwendung von Echinacea finden sich in dem Werk »Flora Virginica« aus dem Jahre 1762. Der Deutsche Dr. Gerhard Madaus beschäftigte sich zu Beginn des 20. Jahrhunderts eingehend mit der Heilkraft des Purpursonnenhuts. Er begann mit dem Anbau von Echinacea-Arten und machte den

Sonnenhut als Heilpflanze in Europa bekannt. Phytotherapeutisch genutzt werden sowohl die Wurzel, als auch das Kraut. Charakteristische Inhaltsstoffe sind langkettige Kohlenhydrate, die für die immunstimulierende Wirkung verantwortlich gemacht werden, sowie ätherische Öle und Flavonoide.

Wissenschaftlich belegt

Kommission E und ESCOP empfehlen Fertigpräparate oder Extrakte aus dem frischen Kraut des Purpursonnenhutes zur unterstützenden Therapie bei grippeartigen Infekten und bei Harnwegsinfekten. Die ESCOP rät auch zur Einnahme von Echinacea-Präparaten als Prävention bei Erkältungskrankheiten. Die stimulierende Wirkung auf das Immunsystem sowie gegen Bakterien und Viren konnte in zahlreichen klinischen und experimentellen Studien gezeigt werden. In mehreren kontrollierten Studien mit über 300 Patienten konnte klar nachgewiesen werden, dass durch die Einnahme von Purpursonnenhutkraut charakteristische Erkältungssymptome schneller besser wurden. Patienten, die ein Placebo einnahmen, litten wesentlich länger unter vergleichbaren Symptomen.

Darreichungsformen

Verwendet werden ausschließlich Fertigpräparate, in der Regel Tropfen, Tabletten oder Lutschpastillen. Die Tagesdosis beträgt 6 bis 9 ml Presssaft bzw. 250 bis 350 mg des getrockneten Presssafts. Bei der Dosierung sollten Sie sich an den Angaben der Packungsbeilage orientieren. Bei äußerer Anwendung sind halbfeste Zubereitungen wie Salben mit mindestens 15 % Presssaft üblich.

Anwendungsbeschränkungen

Bei bekannter Allergie gegen Korbblütler oder bei chronischen Erkrankungen wie Tuberkulose, AIDS, Multipler Sklerose und Autoimmunerkrankungen sollten Sie keine Echinacea-Präparate anwenden. Das Gleiche gilt bei der Einnahme von Medikamenten, die die Immunabwehr herabsetzen. Grundsätzlich sollten Sie Präparate aus Purpursonnenhut nicht länger als 8 Wochen einnehmen, da bisher keine Langzeitstudien vorliegen. In seltenen Fällen wurden bei der inneren Einnahme Hautausschlag, Juckreiz, Gesichtsschwellung, Atemnot, Schwindel und Blutdruckabfall beobachtet.

SALBEI

Salbei *(**Salvia officinalis**)* gehört zur Familie der Lippenblütler und ist ein winterharter immergrüner Halbstrauch mit grau-grünen filzigen Blättern. Salbei blüht ab dem Frühsommer in verschiedenen Farbtönen wie hellblau, blau-violett, rosa und weiß. Der im Mittelmeerraum beheimatete Salbei wird inzwischen weltweit an sonnigen Standorten kultiviert. Mittlerweile zählt man insgesamt etwa 900 Salbeiarten.

Der botanische Name Salvia leitet sich von dem lateinischen »salvare« (heilen) ab. Bereits in der Antike galt der Salbei als Lebenselixier. In Mitteleuropa war er als Heil- und Gewürzpflanze bekannt und

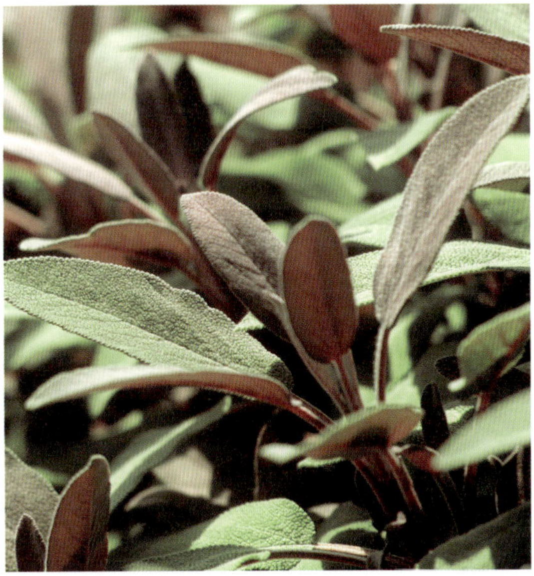

Früher wurden durch das Räuchern von Salbeiblättern böse Geister vertrieben.

wurde von Karl dem Großen zum Anbau in Klostergärten empfohlen. Salbei ist bei vielen Kulturvölkern als Schutzpflanze bekannt, die als Räuchermittel zum Vertreiben böser Geister verwendet wird. Während der Inquisition wurde oft, als Schutz vor Hexen, ein Sträußchen Salbei an der Tür befestigt. Wie viele andere Gewürzpflanzen fand man Salbei später eher in den Kochtöpfen als in ärztlichen Rezepturen wieder. In der Volksheilkunde hat sich die Verwendung von Salbei bei übermäßigem Schwitzen, bei Appetitlosigkeit, Blähungen, Durchfall, Darmentzündungen und bei Halsschmerzen etabliert. Als Spül- oder Gurgelmittel wird die Pflanze bei Zahnfleischbluten, kleineren Entzündungen der Haut und bei Kehlkopfentzündungen angewendet. In der Pflanzenheilkunde setzt man die frischen oder getrockneten Salbeiblätter und deren Zubereitungen ein. Die pharmakologisch wichtigsten Bestandteile sind Gerbstoffe, Triterpene sowie ätherisches Öl mit den Hauptinhaltsstoffen Cineol, Thujon und Campher.

Wissenschaftlich belegt

Für die Behandlung von Mund- und Rachenraumentzündungen ergänzen sich die Wirkungen des antimikrobiell wirksamen ätherischen Öls, des entzündungshemmenden Triterpens Ursolsäure und der Gerbstoffe in optimaler Weise. Die Gerbstoffe sind auch für die schweißhemmende Wirkung des Salbeis verantwortlich. Die enthaltenen Bitterstoffe bewirken die verdauungsfördernden Eigenschaften. Kommission E und ESCOP befürworten die Anwendung von Salbeiblättern als Tee, ätherisches Öl sowie in Form von standardisierten Extrakten. Empfohlene Anwendungsgebiete sind Funktionsstörungen des Magen-Darm-Traktes, vermehrte Schweißproduktion sowie die äußerliche Anwendung bei Entzündungen des Mund- und Rachenraumes.

Darreichungsformen

Zur inneren Anwendung bei vermehrter Schweißproduktion (z.B. bei Hitzewallungen in den Wechseljahren) und bei Magen-Darm-Beschwerden wird eine Tagesdosis von 4 bis 6 g Salbeiblättern oder 0,1 bis 0,3 g des ätherischen Öls empfohlen. Fertigarzneimittel sollten Sie entsprechend den Angaben auf dem Beipackzettel dosieren. Für Gurgellösungen oder Mundspülungen bereiten Sie mehrmals täglich ein Infus aus 1 EL Droge, oder Sie geben 2 bis 3 Tropfen ätherisches Öl bzw. 5 g alkoholischen Auszug in 150 ml warmes Wasser.

Anwendungsbeschränkungen

Salbeiblätter und ihre Zubereitungen sollten während der Schwangerschaft nicht innerlich angewendet werden. Auch in der Stillzeit wird von der Einnahme abgeraten, da Salbei die Milchbildung reduziert. Zudem enthalten Salbeiblätter Thujon, ein Nervengift, das insbesondere in alkoholischen Extrakten angereichert ist. Es kann bei längerer Einnahme oder Überdosierung zu Hitze- und Schwindelgefühlen, Herzrasen und epileptischen Krämpfen führen. Fertigpräparate müssen in Bezug auf die zulässige Obergrenze für Thujon streng überwacht werden. Bei Anwendungen mit ätherischem Öl sollte man besonders vorsichtig sein. Aus Tees oder Gurgelmitteln mit Wasser kann kein Thujon freigesetzt werden.

TRAUBENSILBERKERZE

Die Traubensilberkerze ***(Cimicifuga racemosa)*** gehört zu den Hahnenfußgewächsen. Sie ist eine 1 bis 1,5 Meter hohe, krautige Staude mit einer kräftigen, schwarzen Rhizomwurzel und einer weißen kerzenartigen Blütentraube von 30 bis 90 cm Länge. Neben der C. racemosa gibt es weitere Cimicifuga-Arten, die vor allem in der Traditionellen Chinesischen Medizin (→ Seite 162) angewendet werden. Die westliche Traubensilberkerze stammt aus den Wäldern Nordamerikas und Kanadas, wo sie bereits von den Ureinwohnern zur Geburtserleichterung und bei Schlangenbissen eingesetzt wurde Im 18. Jahrhundert wurde die Traubensilberkerze in die westliche Frauenheilkunde als Pflanzendroge eingeführt. Man verordnete die Wurzel bei Gebärmutter-

und Eierstocksbeschwerden, bei Zyklusstörungen, bei anhaltenden starken Blutungen und als wehenförderndes Mittel. Die Cimicifuga-Wurzel wurde auch als nervenstärkendes und schmerzlinderndes Mittel bei Bronchialkatarrhen, Rheuma, Neuralgien und bei Schlafstörungen angewendet. Arzneiliche Verwendung findet der getrocknete Wurzelstock. Die in der Wurzel vorhandenen Triterpene (Actein und Cimigosid), Chinolizidinalkaloide, Phenylpropanabkömmlinge, Cimicifuga-Säuren und Flavonoide sind die wichtigsten Wirkstoffe der Pflanze.

Wissenschaftlich belegt

Die Kommission E empfiehlt die Einnahme von Traubensilberkerze bei prämenstruellen Beschwerden (PMS), bei Menstruationsbeschwerden sowie bei Problemen während der Wechseljahre. Die ESCOP befürwortet ihre Anwendung bei Wechseljahresbeschwerden wie Hitzewallungen, starkem Schwitzen, Schlafproblemen und nervöser Gereiztheit. Die Extrakte der Traubensilberkerze sowie isolierte Inhaltsstoffe zeigen Wirkungen auf Botenstoffe des Nervensystems und Bindungen an den Östrogenrezeptor. Cimicifuga-Extrakte gelten deshalb auch als natürliche Alternative zur Hormonersatztherapie bei Wechseljahresbeschwerden.

STUDIEN

Seit Ende der 50er Jahre wurde in zahlreichen klinischen Untersuchungen an über 2000 Patientinnen der therapeutische Nutzen der Traubensilberkerze bei gynäkologischen Erkrankungen untersucht. Dabei wurden ihre Wirksamkeit und ihre gute Verträglichkeit bei Wechseljahres- und Menstruationsbeschwerden sowie bei PMS dokumentiert. Das gilt vor allem für die gute Wirksamkeit bei körperlichen, psychischen und neurovegetativen Symptomen wie Hitzewallungen, Schwitzen oder Angstzuständen während der Wechseljahre.

Darreichungsformen

Traubensilberkerze wird in Form isopropanolischer Extrakte (40 %) und alkoholischer Extrakte (40 bis 60 %) angewendet, entsprechend 40 bis 160 mg Droge täglich. Als typische Darreichungsformen der Fertigpräparate sind Filmtabletten erhältlich.

Anwendungsbeschränkungen

Während der Schwangerschaft und der Stillzeit darf Traubensilberkerze nicht eingenommen werden. Bei Frauen mit östrogenabhängigen Tumoren wie Brust- oder Gebärmutterkrebs sollte die Einnahme von Cimicifuga-Präparaten sorgfältig abgewogen werden. Aus klinischen Studien ergeben sich bislang keine eindeutigen Hinweise auf den tumorstimulierenden Einfluss der Traubensilberkerze. Die experimentellen Untersuchungen dazu sind jedoch widersprüchlich. Die Wissenschaftler vermuten, dass Traubensilberkerze eher einen schützenden Effekt ausübt. Allerdings liegen zu dieser Annahme bislang keine ausreichenden toxikologischen Daten vor. Deshalb sollte eine Einnahme bei Tumorpatientinnen sicherheitshalber nur unter ärztlicher Kontrolle erfolgen.

ADRESSEN, DIE WEITERHELFEN

Gesellschaft für Phytotherapie
Tel.: 0221 / 4201915
www.phytotherapy.org

Kooperation Phytopharmaka
Tel.: 0228 / 365640
www.koop-phyto.org

Österreichische Gesellschaft für Phytotherapie
Tel.: (0043) 01 / 427755201
www.phytotherapie.at

Schweizerische Medizinische Gesellschaft für Phytotherapie
Tel.: (0041) 044 / 7899980
www.smgp.ch

Spagyrik

Ein besonderes Gebiet innerhalb der klassischen Phytotherapie ist die Spagyrik. Das Wort Spagyrik stammt aus dem Griechischen und setzt sich aus zwei Wortstämmen zusammen: spaein = trennen und gyrein = vereinigen. Diese alchemistische Methode der Arzneimittelherstellung geht auf Paracelsus zurück, wobei die Wurzeln im alten Ägypten zu suchen sind. Es geht darum, natürliche Prozesse, welche zur Verwandlung von Substanzen führen, gezielt nachzuahmen.

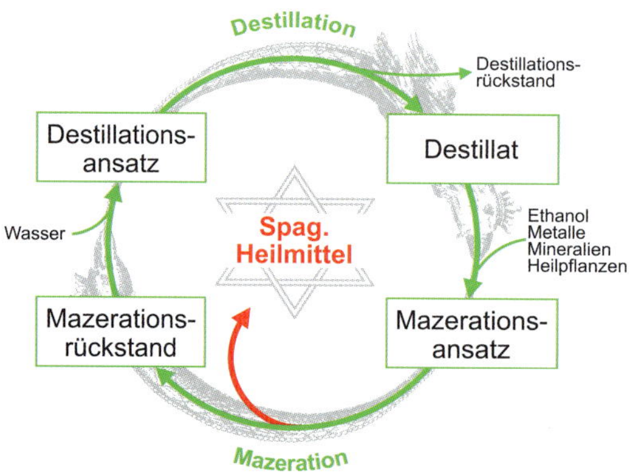

Spagyrische Mittel werden nach den alchemistischen Prinzipien des Paracelsus hergestellt.

WAS IST SPAGYRIK?

Anders als bei der klassischen Pflanzenheilkunde verbirgt sich hinter der Spagyrik eine ganze Philosophie vom »Leben in der Materie«. Sie beruht auf der Annahme, dass alle existierenden Stoffe aus einem gemeinsamen Urstoff hervorgegangen sind. Danach gilt jede Pflanze als eine unreine Mischung, die erst mit Hilfe der Alchemie zum Heilmittel werden kann. Die Herstellung der Heilmittel ist lediglich das Ergebnis bzw. die praktische Umsetzung dieser Weltanschauung, bei der auch die Astrologie eine große Rolle spielt.

Auf den sorgsamen Anbau der Heilpflanzen wird größter Wert gelegt. So werden die verwendeten Pflanzen in kontrolliertem Wildwuchs angebaut und nicht in Plantagen. Zudem wird auf den richtigen Erntezeitpunkt und auf schonende Verarbeitung geachtet. Die angesetzten Tinkturen werden dem Wechsel von Tag und Nacht ausgesetzt, die Rhythmisierung erfolgt durch Umrühren per Hand.

Spagyrische Heilmittel

Verwendet werden nicht nur pflanzliche Ausgangsstoffe, sondern auch nichtpflanzliche Metalle, Mineralien und Spurenelemente. Besonderen Wert wird auf die ganzheitliche Herstellung der Heilmittel nach alchemistischen Prinzipien gelegt: Durch Gärung, schonende Destillation des vergorenen Pflanzenmaterials und Veraschung des pflanzlichen Rückstandes werden unterschiedliche Bestandteile extrahiert und zu einem kräftigen Heilmittel zusammengefügt. Durch die Destillation soll das Feinstoffliche verstärkt und die Materie reduziert werden. Die Herstellung spagyrischer Arzneimittel erfolgt in folgenden Arbeitsschritten:

- Zerschneiden der frischen Pflanze
- Vergären der geschnittenen Pflanze unter Beimischung von Wasser und Hefe
- Destillieren, wobei das Destillat den ersten Bestandteil des Heilmittels bildet
- Veraschung der getrockneten Destillationsrückstände
- Wiedervereinigung der Asche mit dem Destillat

- Filtrieren von Asche und Destillat ergibt das fertige spagyrische Heilmittel.

Als letzter großer Spagyriker und Alchemist widmete sich Alexander von Bernus (1880–1965) der Herstellung spagyrischer Arzneimittel. Er gründete das Laboratorium Soluna, in dem seit 1921 Spagyrika, Solunate genannt, nach dem Vorbild von Paracelsus hergestellt werden.

SPAGYRISCHE BEHANDLUNG

Üblicherweise werden Spagyrika als Einzel- oder Komplexmittel entsprechend der therapeutischen Wirkung der Medizinalpflanzen angewandt. Die Herstellung von spagyrischen Mitteln nach Carl Friedrich Zimpel gilt heute als eines der ältesten Verfahren. Spagyrische Arzneimittel werden in verschiedenen Darreichungsformen angeboten: Tropfen, Tabletten, Kapseln, Linimente, Salben, Sprays und Injektabilia. Ähnlich wie in der anthroposophischen Medizin (→ Seite 68) enthalten die Präparate eine Mischung aus reinen und potenzierten (Tiefpotenzen) Pflanzenauszügen sowie Mineralien und Metalle, zum Teil in der Potenz D30.

Darüber hinaus bestehen keine Gemeinsamkeiten mit der Homöopathie, speziell mit der klassischen Homöopathie. Ihr Heilansatz ist sogar gegensätzlich: Während die Homöopathie (→ Seite 98), nach dem Ähnlichkeitsprinzip vorgeht, setzt die Spagyrik auf das allopathische Prinzip der Behandlung nach klinischen Symptomen. Eine Kombination mit der klassischen Homöopathie ist daher nicht sinnvoll.

Neben der Behandlung akuter Beschwerden spielt die kurmäßige Anwendung eine bedeutende Rolle. So gibt es spezielle Mittelkombinationen zur Entgiftung von Leber, Nieren oder Lymphsystem.

Wer sich für eine Behandlung mit Spagyrika interessiert, sollte bereit sein, sich mit den Hintergründen der Therapie zu beschäftigen, da es nicht mit der Einnahme von ein paar Tropfen getan ist. Die Medikation erfordert die Auseinandersetzung mit dem eigenen Körper und etwas Zeit und Durchhaltevermögen.

BESONDERHEITEN AUF EINEN BLICK

- Geht auf die mittelalterliche Lehre der Alchemie des Paracelsus zurück
- weltanschaulich geprägte Heilmethode
- komplizierter Herstellungsprozess, in dem die Inhaltsstoffe der Pflanzen erst aufgetrennt und dann neu zusammengefügt werden

SPAGYRISCHE ENTGIFTUNGSKUR

Die Reinigung des Organismus von Stoffwechselendprodukten spielt auch in der Spagyrik eine wichtige Rolle. Viele vor allem chronische Leiden haben ihren Ursprung in Ablagerungen im Gewebe. Dazu zählen Hauterkrankungen sowie Darm- und Gelenkbeschwerden.

Aus diesem Grund sieht das spagyrische Behandlungskonzept regelmäßige Reinigungskuren vor, wobei die Nieren morgens zur Ausleitung anregt werden und die Leber abends. Der ideale Beginn einer solchen Kur ist das Frühjahr und der Herbst. Dazu werden entsprechende spagyrische Essenzen über einen Zeitraum von vier Wochen täglich eingenommen. Zur Unterstützung einer solchen Entgiftungskur ist es erforderlich, ausreichend Flüssigkeit zu sich zu nehmen – am besten in Form von Kräutertees (z.B. Brennnessel) und Wasser.

Da die Haut eines unserer wichtigsten Kommunikationsorgane zwischen innen und außen ist, kann es im Laufe einer Ausleitungskur zu Hautunreinheiten kommen. Dies ist eine physiologische Reaktion des Organismus, sie ist erwünscht und darf nicht unterdrückt werden.

ADRESSEN, DIE WEITERHELFEN

Soluna Heilmittel
Tel.: 0906 / 706060
www.soluna.de

Hildegard-Medizin

Die ganzheitliche Medizin der Äbtissin, Heilkundigen und Mystikerin Hildegard von Bingen (1098–1179) erlebte vor einigen Jahren einen wahren Boom und ist auch heute noch sehr gefragt. Neben ihren glaubensphilosophischen Schriften hat die »prophetissa teutonica«, wie Hildegard von Bingen zu ihrer Zeit genannt wurde, zahlreiche Werke zu den Themen Gesundheit, Kräuterheilkunde und Ernährung verfasst.

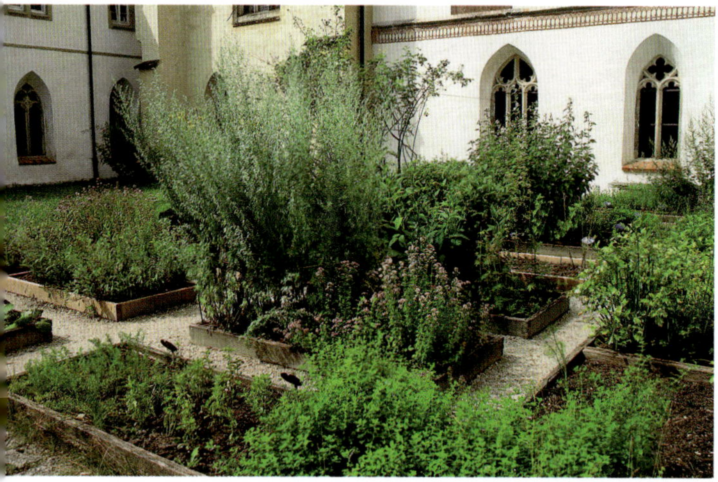

Die Hildegard-Rezepturen basieren auf dem Wissen der mittelalterlichen Klostermedizin.

WAS IST HILDEGARD-MEDIZIN?

Das ganzheitliche Heilsystem der Hildegard-Medizin basiert auf der Einheit von Körper, Seele und Geist. Die Ursache aller Krankheiten vermutete die Äbtissin und Mystikerin Hildegard von Bingen in einem gestörten Verhältnis des Menschen zu Gott, woraus ein Ungleichgewicht zwischen Körper, Seele und Geist resultierte, welches durch falsche Lebensführung zusätzlich geschürt wurde. Auch die Vier-Säfte-Lehre aus der Antike spielte eine tragende Rolle (→ Seite 27).

Zu den Säulen der Hildegard-Medizin gehören:

- Ernährungslehre
- Kräuterheilkunde
- ausleitende Verfahren
- Edelsteintherapie
- gesunde Lebensführung
- spirituelle Psychotherapie.

Ernährungslehre

Auf Grund der großen Heilkräfte, die gesunden Nahrungsmitteln innewohnen, legte Hildegard von Bingen enormen Wert auf die Ernährung. Dabei setzte sie vor allem auf Gewürze wie Galgant, Bertram, Quendel und Dill. Als bestes Getreide empfahl sie den Dinkel, der auch heute wieder verwendet wird. Von dem Verzehr von rohem Gemüse oder Salat riet sie eher ab und lobte stattdessen den gesundheitlichen Wert von gedünstetem Gemüse, vor allem von Fenchel. Zur körperlichen und seelischen Entgiftung riet Hildegard von Bingen zu regelmäßigen Fastenkuren. Einmal im Jahr sollte für mindestens eine Woche gefastet werden.

Kräuterheilkunde

In ihren Rezepten vereinigte Hildegard von Bingen die traditionelle Klostermedizin mit dem volkstümlichen Heilwissen ihrer Zeit. In der »Physica« widmete sie den Heilpflanzen über 200 Kapitel und nannte, was damals revolutionär war, ihre deutschen Bezeichnungen. Besondere Heilkraft maß sie folgenden Pflanzen zu: Akelei, Alant, Andorn, Bachbunge, Beifuß, Brennnessel, Fenchel, Galgant, Liebstöckel, Muskat, Petersilie, Quendel (Feldthymian), Ringelblume, Salbei, Schafgarbe, Veilchen, Wermutkraut und Zimt. Die Brennnessel beispielsweise empfahl sie zur Blutreinigung, bei Magenverstimmungen, Lungenbeschwerden, Müdigkeit und Vergesslichkeit.

Eine typische Darreichungsform der damaligen Zeit war der »Heilwein«. Von Hildegard von Bingen stammt ein Rezept für einen »gelöschten Wein«, der keinen Alkohol mehr enthält und bei nervlicher Überlastung eingesetzt wurde. Dazu musste der Wein zunächst gekocht und dann mit warmem Wasser vermischt werden.

Ausleitende Verfahren

Neben der Pflanzenheilkunde setzte Hildegard von Bingen auch auf ausleitende Therapien, welche zu ihrer Zeit weit verbreitet waren. Auf der Grundlage der Vier-Säfte-Lehre sollten die schlechten Säfte aus dem Körper verbannt werden. Dazu dienten diverse Verfahren wie Aderlass und Schröpfen (→ Reiz- und Regulationstherapien, Seite 338) und Moxibustion (→ Seite 188).

Bei der Moxibustion wurde eine kleine Kugel aus getrocknetem Beifußkraut angezündet und über die schmerzende Körperregion gehalten. Die Hitze förderte eine Steigerung der Durchblutung und damit eine Schmerzlinderung. Heute wird dazu eine Beifußzigarre verwendet. Hildegard von Bingen empfahl diese Methode zur Ausleitung allgemein und zur Entschleimung.

BESONDERHEITEN AUF EINEN BLICK

- Basiert auf den mittelalterlichen Lehren der Äbtissin Hildegard von Bingen
- Umfasst neben Gesundheits- und Ernährungslehre vor allem Anleitungen zur Lebensführung und Spiritualität
- Die Originalrezepturen der Heilmittel sind heute zum Teil umstritten

Edelsteintherapie

Zur Heilung diverser Leiden verwendete die Äbtissin auch Edelsteine und Metalle. So empfahl sie Gichtkranken eine Goldkur. Gold wird sowohl in der Homöopathie als auch in der anthroposophischen Medizin und in der Spagyrik eingesetzt.

HILDEGARD-MEDIZIN HEUTE

Die »moderne« Hildegard-Medizin wurde von den Ärzten Dr. Gottfried Hertzka und Dr. Wighard Strehlow zu Beginn der 1970er Jahre entwickelt. Als Grundlage dienten ihnen die Schriften der Hildegard von Bingen. Die Therapie von Hertzka und Strehlow basiert auf den fünf Säulen: Ernährungslehre, Pflanzenheilkunde, Edelsteintherapie, Ausleitungsverfahren und geregelter Wechsel zwischen Ruhe und Aktivität. Dr. Hertzka testete 2000 Hildegard-Rezepturen auf ihre Wirksamkeit.

In der Praxis erweist es sich als schwierig, die Originalrezepturen auf unsere heutigen Verhältnisse zu übertragen, zumal Hildegard von Bingen die Anwendung von mitunter giftigen Pflanzen empfahl. Unter den Verfechtern der Hildegard-Medizin gibt es solche, die sich exakt an die Anweisungen Hildegards halten, daneben gibt es aber auch eine Vielzahl von Therapeuten, die die Originalrezepturen als Anregungen verstehen und diese entsprechend unseren Erfordernissen und Erkenntnissen interpretieren und verändern. Die Hildegard-Medizin eignet sich zur Begleittherapie oder auch zur Prävention sogenannter Zivilisationskrankheiten, da gesunde Ernährung sowie Ausleitung und Entgiftung im Vordergrund der Behandlung stehen.

ADRESSEN, DIE WEITERHELFEN

Benediktinerabtei St. Hildegard
Tel.: 06722 / 4990
www.abtei-st-hildegard.de

Hildegard Naturheilmittel
Tel.: 07531 / 31487
www.hildegard.de

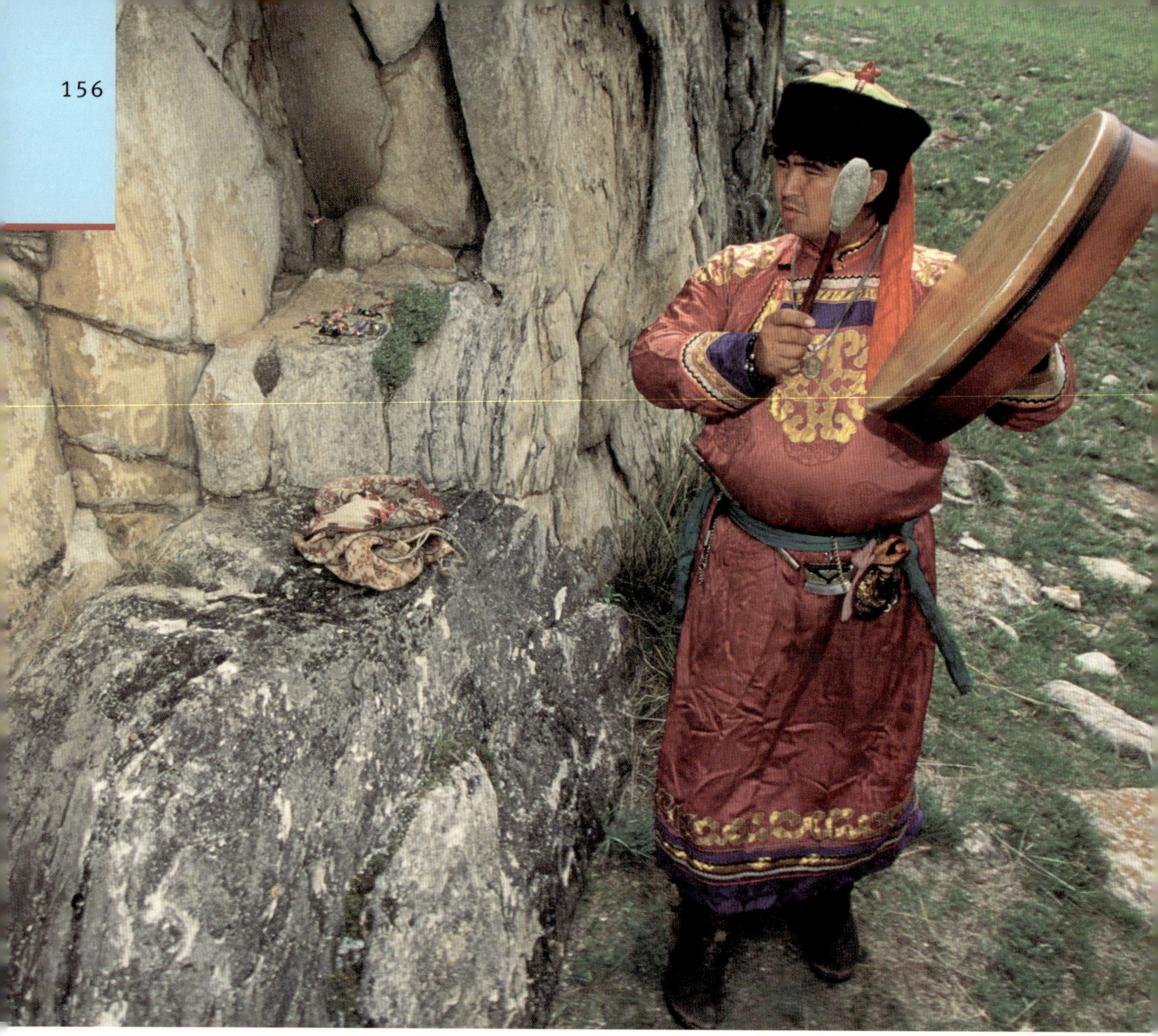

Schamanismus

Der Schamanismus reicht zurück bis zu den Ursprüngen der Menschheit. Höhlenmalereien dokumentieren, dass schamanische Heilrituale schon vor über 100 000 Jahren praktiziert wurden. Lange Zeit verfolgt, missachtet und Opfer von Missionierungen verschiedener Religionen, ist das schamanische Wissen im Zusammenhang mit der Suche nach ganzheitlichen Betrachtungsweisen und Naturverbundenheit wieder interessant geworden. Traditionelle Schamanen finden gar Anerkennung von Seiten der Wissenschaft. Neo-Schamanen versuchen, schamanisches Wissen an unsere heutige Zeit anzupassen und für jeden verfügbar zu machen.

URSPRUNG DES SCHAMANISMUS

Schamanismus umfasst das älteste Wissen der Welt und die älteste Praxis des Heilens. Die Ursprünge des Schamanismus sind dokumentiert durch Höhlenmalereien und Felszeichnungen aus jungpaläolithischen Kultstätten. Der Begriff Schamanismus stammt von dem sibirischen Wort »schaman« für »Seher in der Dunkelheit«. Schamanen haben in allen Stammesgemeinschaften vielfältige Aufgaben und Rollen. Diese Frauen und Männer sind nicht nur Heiler, sondern gelten als Bindeglied und Mittler zum Göttlichen. Naturvölker leben in unmittelbarem Bezug zu Natur und Erde und sind daher eingebunden in den Gesamtzusammenhang des Lebendigen überhaupt.

WAS IST SCHAMANISMUS?

Der Schamanismus stammt aus der Welt der Jäger, Nomaden, Tiergeister und Dämonen, in der es noch keine großen Religionen gab. Der Schamane vermittelt zwischen den Welten – zwischen den Menschen, den Geistern und den Göttern – und gibt praktische Lebenshilfe.

Krankheit und Naturkatastrophen werden als Ausdruck einer Störung des persönlichen Gleichgewichts und der Beziehung zur nichtsichtbaren Welt verstanden.

Immer gab es Menschen, die besondere Begabung und Wissen hatten, diesem Ungleichgewicht nachzuspüren und Wege aufzuzeigen, die Balance wiederherzustellen. Doch es kann nicht jeder Schamane werden. Meist sind es harte Grenzerfahrungen oder die Familientradition, die dem Betreffenden keine Wahl lassen. Häufig wird diese Berufung nicht als Auszeichnung, sondern als Bürde betrachtet, da es nicht leicht ist, mit den Energieformen der geistigen Welten umzugehen. Hauptmerkmal des Schamanismus ist der willentliche Eintritt in einen veränderten, erweiterten Bewusstseinszustand. Schamanen überschreiten so die Grenze unserer sichtbaren alltäglichen Welt und reisen in die geistigen Welten der für uns verborgenen Wirklichkeit.

Das schamanische Weltbild

In den meisten schamanischen Kulturen besteht eine Einteilung in drei Welten, die sich gegenseitig durchdringen und beeinflussen: eine obere, eine mittlere und eine untere Weltebene. Die mittlere Ebene bezeichnet dabei die Welt, in der wir Menschen leben, eine alltägliche, uns bewusste und sichtbare Wirklichkeit, während die obere und untere Ebene die nichtalltägliche Wirklichkeit darstellen, für die meisten Menschen verborgen, aber nicht getrennt von unserer physischen Welt.

Die Dreiteilung findet sich später auch in der griechischen Mythologie wieder (die Erde, der Hades für die Unterwelt und der Olymp für die Oberwelt), aber auch in der christlichen Religion (Himmel, Erde, Hölle). Im Schamanismus sind die Ober- und Unterwelt jedoch weder positiv noch negativ besetzt. Die Verbundenheit der Welten miteinander

BESONDERHEITEN DES SCHAMANISMUS

- Uraltes Heilsystem, das weltweit bei allen Naturvölkern vertreten war
- Heilzeremonien als Impuls zur Selbstheilung
- Zu den Methoden gehören Orakeltechniken, Trancezustände, schamanische Reise, Kräuterkunde und Seelenrückholung

wird in vielen schamanischen Kulturen durch einen Baum als vertikale Achse symbolisiert. So ist es z.B. auch Brauch, dass ein angehender Schamane auf einen Baum klettert, um damit zu zeigen, dass er nun fähig ist, in die verschiedenen Welten zu reisen.

Alles ist mit allem verbunden

Obwohl der Schamane in der physischen Welt fest verankert ist, spielt sich das Wesentliche für ihn in der nichtalltäglichen Wirklichkeit ab. Durch die schamanische Reise, auch innere Reise, Seelenreise oder Seelenflug genannt, ist er in der Lage, sich zwischen den verschiedenen Welten hin und her zu bewegen. Von den dort lebenden Geistwesen oder Energieformen bringt er Informationen zur Heilung mit, oder er vermittelt zwischen den Ebenen, um wieder ein Gleichgewicht herzustellen.

Ein weiterer wesentlicher Aspekt des schamanischen Weltbildes ist, dass alles beseelt ist. Das gilt nicht nur für Menschen, sondern auch für Tiere, Pflanzen, Steine usw. Ein weiteres Grundprinzip ist, dass alles miteinander verbunden ist, zusammenhängt und sich gegenseitig beeinflusst. Das gilt sowohl für Belebtes als auch Unbelebtes.

So ist auch der Mensch ein Teil des Ganzen (Universums), beeinflusst es mit seinen Gedanken und Taten und wird selbst beeinflusst. Auch Zeit und Raum sind im schamanischen Weltbild relativ und existieren nebeneinander. In der oberen und unteren Weltebene sind jegliche Gesetze von Zeit und Raum aufgehoben.

TRADITIONELLE FORMEN DES SCHAMANISMUS

Auch wenn es »den« Schamanismus nicht gibt, zeigen sich trotz Kulturunterschieden und räumlicher Trennungen einige wesentliche Gemeinsamkeiten in allen schamanischen Traditionen. So gehören zur Behandlung und Heilung von Kranken beispielsweise das »Sehen«, die schamanische Reise, Trancetechniken, Rituale und Heilzeremonien, die Arbeit mit den Elementen, Extraktion (Entfernung wesensfremder Energien und Rückführung in die Natur), Seelenrückholung sowie die Kräuterkunde, die Sterbebegleitung und Orakeltechniken (Astrologie, Runen oder Tarot, aber auch die Deutung von Träumen oder Naturereignissen).

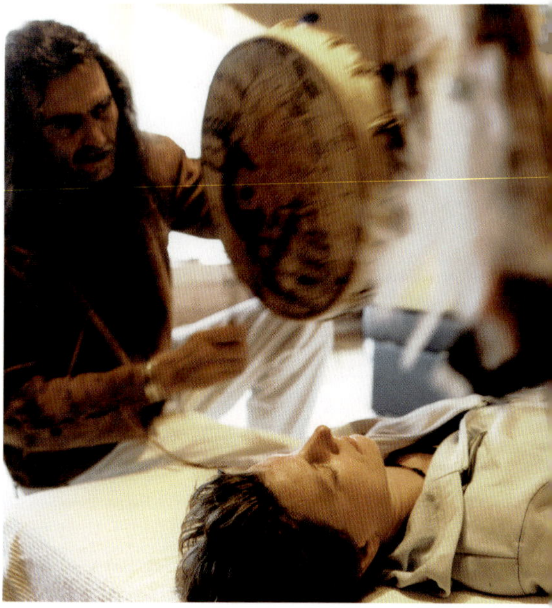

Der Schamane schickt seine Patientin zur Klärung ihrer Probleme auf eine Traumreise.

Verändertes Bewusstsein – Trance

Der Eintritt in den veränderten und erweiterten Bewusstseinszustand ist ein wesentlicher Aspekt in der schamanischen Diagnostik. Mit Hilfe des veränderten Bewusstseins versucht der Schamane, die Ursachen für eine Krankheit oder Unglück von den Energieformen der geistigen Welten zu erfahren.

Wir kennen Bewusstseinsveränderungen von Tagträumen, von der Meditation oder vom sehr konzentrierten Arbeiten: Ohne jegliches Zutun lösen sich Zeit und Raum sowie die Gesetzmäßigkeiten unserer materiellen Welt für eine gewisse Zeit auf. Wir arbeiten mit großer Klarheit und Weitsicht, alles scheint in diesem Zustand möglich.

Der Schamane jedoch begibt sich ganz bewusst in diesen Zustand und behält auch stets eine gewisse Kontrolle. Der Übergang in den veränderten Bewusstseinszustand geschieht mit Hilfe von verschiedenen physischen, psychologischen und psychoaktiven Stimulanzien: mit Hilfe von rhythmischer Musik (Trommeln, Rasseln, Flöten), Tanz, Gesang, Schlafentzug oder Fasten, in einigen Kulturen auch durch halluzinogen wirkende Pflanzen (Tees, Pilze, Wurzeln). Die Einnahme der Drogen hat dabei den Sinn, sich mit dem Geist der jeweiligen Pflanze zu verbinden und hieraus Erkenntnis und Wissen zu erhalten. Das veränderte Bewusstsein hilft dem Schamanen, seine Sinne zu schärfen, die Verbindung zur geistigen Welt zu intensivieren und die Dinge dort klarer wahrzunehmen.

BEHANDLUNGSMETHODEN

Je nachdem, welche Fragen, Situationen oder Krankheiten an den Schamanen herangetragen werden, wendet er bestimmte Behandlungsmethoden an. Durch Techniken wie das Sehen von Energieformen im Körper, Aurasehen oder eine erste schamanische Reise versucht er zunächst, die Ursache zu ergründen und eine Diagnose zu stellen. Entweder schließt sich die Behandlung gleich an, oder er bespricht zunächst mit dem Kranken, was zu tun ist. Bei schamanischen Behandlungen ist die aktive Mitarbeit des Kranken unabdingbar. Er muss sich mit seiner Situation auseinander setzen und mit der Behandlung einverstanden sein.

Schamanische Reise

Eine schamanische Reise tritt zwar häufig der Schamane selbst an, um eine Diagnose zu stellen. Er kann aber auch seinen Patienten auf eine solche Reise begleiten. Sie können sich die schamanische Reise als Traumreise vorstellen, mit dem Unterschied, dass Sie sich am Ende noch an alle Bilder und Botschaften erinnern können, denn Sie nehmen alles bewusst wahr. Hier ein Beispiel, wie so etwas verlaufen könnte:

- Die genauen Schritte werden Ihnen vor der Reise, die ca. 15 bis 30 Minuten dauert, beschrieben. Während der Reise liegen Sie ganz entspannt auf einer weichen Unterlage.
- Bevor Sie die Reise beginnen, formulieren Sie für sich eine Frage oder ein Ziel, z.B. Ihr persönliches Krafttier zu finden, das Ihnen dabei helfen kann, wieder gesund zu werden.
- Sodann stellen Sie sich einen Platz in der Natur vor, an dem Sie gerne sind. Von dort können Sie sich als Einstieg in die untere Welt eine Höhle, ein Loch in der Erde oder eine Baumwurzel vorstellen, als Aufstieg in die obere Welt einen Baum oder ein Seil usw.
- Der Schamane beginnt nun mit langsamen Trommelschlägen und wird dann immer schneller. Vor Ihrem geistigen Auge taucht vielleicht eine Art Tunnel auf, aber auch andere Bilder sind möglich. Die Reise hat begonnen. Der Trommelschlag lässt niemanden unberührt.
- Neben Bildern können auch Gefühle auftauchen, die Sie einfach zulassen sollten, ohne sie zu bewerten. Vielleicht fällt Ihnen ein Tier besonders auf, das könnte Ihr Krafttier sein. Krafttiere sind Helfer, Führer und Verbündete des Menschen, die Sie auf Ihrem Entwicklungsweg, aber auch im Alltag unterstützen, z.B. die Kraft eines Bären, die Flinkheit einer Maus, die Schnelligkeit und Stärke eines Gepards.
- Diesem Krafttier können Sie Fragen stellen. Die Antwort kann verschieden ausfallen und sich

WICHTIGSTE INDIKATIONEN ✓

UNTERSTÜTZT BEI

- allen akuten und chronischen physischen, psychischen und psychosomatischen Erkrankungen
- Selbsterfahrung und dem Bemühen, Altes zu überwinden und Neues zuzulassen
- Entscheidungsfindung und Visionssuche

durch Worte, Bilder oder Gefühle ausdrücken. Lassen Sie einfach alles zu.

- Nach einer Weile ändert sich der Trommelschlag. Ein bestimmter Rhythmus, der Ihnen vorher erklärt wurde, ist für Sie das Zeichen, den Rückweg anzutreten.
- Nach der Reise bespricht man im Allgemeinen die Bedeutung der gemachten Erfahrungen.

Heilzeremonien

Schamanische Heilzeremonien dienen dazu, Impulse zur Selbstheilung zu setzen und damit das innere Gleichgewicht wiederherzustellen. Es können auf diese Weise auch Lebenssituationen geklärt oder abgeschlossen werden. Es gibt zahlreiche Heilzeremonien, die je nach Kultur und Anlass variieren.

- Jede Zeremonie beginnt mit einer Reinigung und einer Einladung der Kräfte und Seelenqualitäten, die z.B. den Elementen, Himmel und Erde zugeordentet werden. Dabei werden reinigend wirkende Kräuter wie Salbei verbrannt und mit dem aufsteigenden Rauch negative Energien aufgelöst.
- Danach beginnt die eigentliche Zeremonie, die Sie zu der Ursache Ihres Problems führt. Das können alte Glaubenssätze oder Gedankenmuster sein, aber auch traumatische Erlebnisse, unterdrückte Gefühle usw.
- Heilzeremonien können Bewusstwerdungsprozesse in Gang setzen und den Impuls zur Heilung alter Wunden geben. Das Problem erscheint lösbar oder verschwindet vielleicht ganz. Auf diese Weise kann Altes los- und Neues zugelassen werden.
- Am Ende der Heilzeremonie erfolgt stets der Dank an alle beteiligten Kräfte.

Seelenrückholung

In Situationen der starken psychischen Belastung wie Unfall, Tod eines geliebten Menschen, Missbrauch, schwere Krankheit usw. kann es passieren, dass sich ein Teil der Seele abspaltet. Sie versteckt sich, geht auf Reisen, damit der Mensch diesen Schmerz überleben kann. Doch dieser Mensch fühlt sich nicht ganz, ihm fehlt etwas, er ist emotional kalt, fühlt sich einsam, ausgegrenzt und eher als Beobachter. In einer schamanischen Reise lässt sich der Schamane zu diesem Seelenanteil führen und versucht, ihn zu locken und zu überreden, wieder zu diesem Menschen zurückzukehren. Gelingt es ihm, so bringt der Schamane den Seelenanteil zurück in die physische Welt und bläst ihn dem Klienten in den Scheitel und ins Herz.

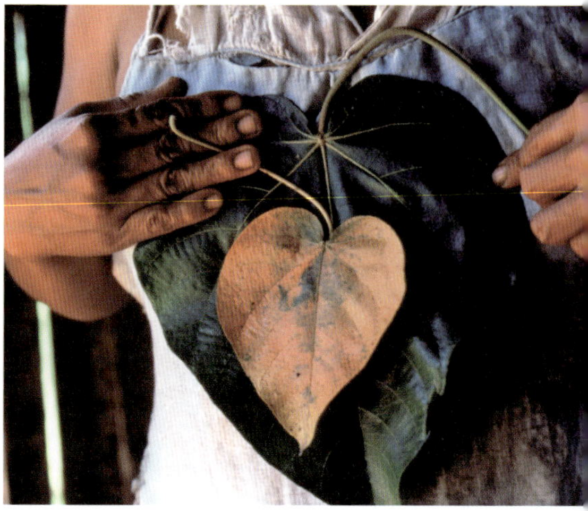

Schamanische Heilpflanzen heilen auf einer geistigen und einer körperlichen Ebene.

Heilen mit Pflanzen

Den Pflanzen kommt im Schamanismus eine besondere Bedeutung zu. Sie werden als geistige Lehrer und Verbündete betrachtet, deren Fähigkeiten mit der Einnahme übernommen werden und eine Heilung auf körperlicher und geistiger Ebene möglich machen. Wichtig ist dabei die Nutzung von einheimischen Pflanzen, da sie mit uns denselben Lebensraum teilen und ihre Heilkraft von der geistigen Ebene her dadurch stärker ist als bei importierten Pflanzen. Auch der Umgang mit der Pflanze, die Art und Weise der Anpflanzung, der Zeitpunkt der Ernte sind entscheidend für ihre anschließende heilende Wirkung.

WIE WIRD SCHAMANISMUS HEUTE PRAKTIZIERT?

Traditionelle Schamanen gibt es heutzutage noch in Süd- und Mittelamerika, in Afrika, Australien und in einigen Teilen Asiens. Einerseits gibt es immer weniger Schamanen, die in ihrer alten Tradition praktizieren. Andererseits wird es im Rahmen internationaler Schamanismus-Kongresse immer häufiger möglich, sich von reisenden traditionellen Schamanen behandeln zu lassen.
Westliche Wissenschaftler, die den Schamanismus noch vor nicht allzu langer Zeit als Scharlatanerie abtaten, beschäftigen sich nun ernsthaft mit schamanischen Methoden. Vor allem in Lateinamerika gibt es Versuche an Universitätskliniken, schamanisches Heilen ergänzend zur Schulmedizin einzusetzen. Die WHO gesteht dem traditionellen Schamanismus bei der Behandlung psychischer und psychosomatischer Erkrankungen gar eine vergleichbare Bedeutung und Wirksamkeit zu wie der westlichen Medizin.
Gleichzeitig gibt es Versuche, die Techniken und Philosophie des Schamanismus für unsere heutige, westliche Lebenswelt zu adaptieren und davon nicht nur bei Krankheit, sondern auch bei Fragen des Alltagslebens oder zur Unterstützung des Selbstfindungsprozesses zu profitieren.

Neo-Schamanismus

Der Neo-Schamanismus versucht, die schamanische Denk- und Lebensweise auf unsere moderne Welt zu übertragen. Ausgehend von dem Gedanken, dass im Grunde in jedem Menschen ein Heiler steckt, ist auch jeder in der Lage, schamanische Techniken zu erlernen, sich mit diesen Methoden selbst zu entdecken und schließlich sich und andere zu heilen. Unter diesem Gesichtspunkt gibt es auch keine Initiation oder Berufung, sondern eine Ausbildung, die jedem zugänglich ist.
Schamanische Techniken werden oft verbunden mit anderen ganzheitlichen Heilweisen. Das Spektrum des Neo-Schamanismus ist groß, daher kann er als Oberbegriff für jede an die westliche Welt angepasste schamanische Tätigkeit angesehen werden.

BESONDERHEITEN DES HEUTIGEN SCHAMANISMUS

- Traditionelle schamanische Methoden werden westlichen Menschen zugänglich gemacht
- Anpassung der Techniken an heutige Gegebenheiten
- Verbindung mit anderen ganzheitlichen Heilweisen möglich

Core-Schamanismus

Core-Schamanismus bezieht sich auf die wesentlichen Kerninhalte und Methoden schamanischer Traditionen, die interessierten westlichen Menschen zugänglich gemacht werden sollen.
Geprägt wurde dieser Begriff von dem Anthropologen Michael Harner, der sich seit über 20 Jahren mit Schamanismus in den verschiedensten Kulturkreisen beschäftigt, selbst eine Initiation erlebt hat und Ende der 1980er Jahre in Kalifornien das schamanische Ausbildungszentrum »Foundation for Shamanic Studies« ins Leben rief. Europäische Zweigstellen befinden sich inzwischen in Österreich, Schweiz, Dänemark und England.
Als Kern sieht er vor allem die schamanische Reise an, durch die der Schamane im Kontakt zu den verborgenen Kräften viel lernt und von ihnen Unterstützung erhält. Als weitere wichtige Kernmethoden nennt er die Seelenrückholung, die Extraktion (Entfernung wesensfremder Energien), Orakeltechniken und Sterbebegleitung.

ADRESSEN, DIE WEITERHELFEN

The Foundation for Shamanic Studies Europe
Tel.: (0043) 01 / 4801753
www.fss.at

Schamanism & Healing Association
Tel.: 089 / 2715588
www.schamanismus-und-heilen.de

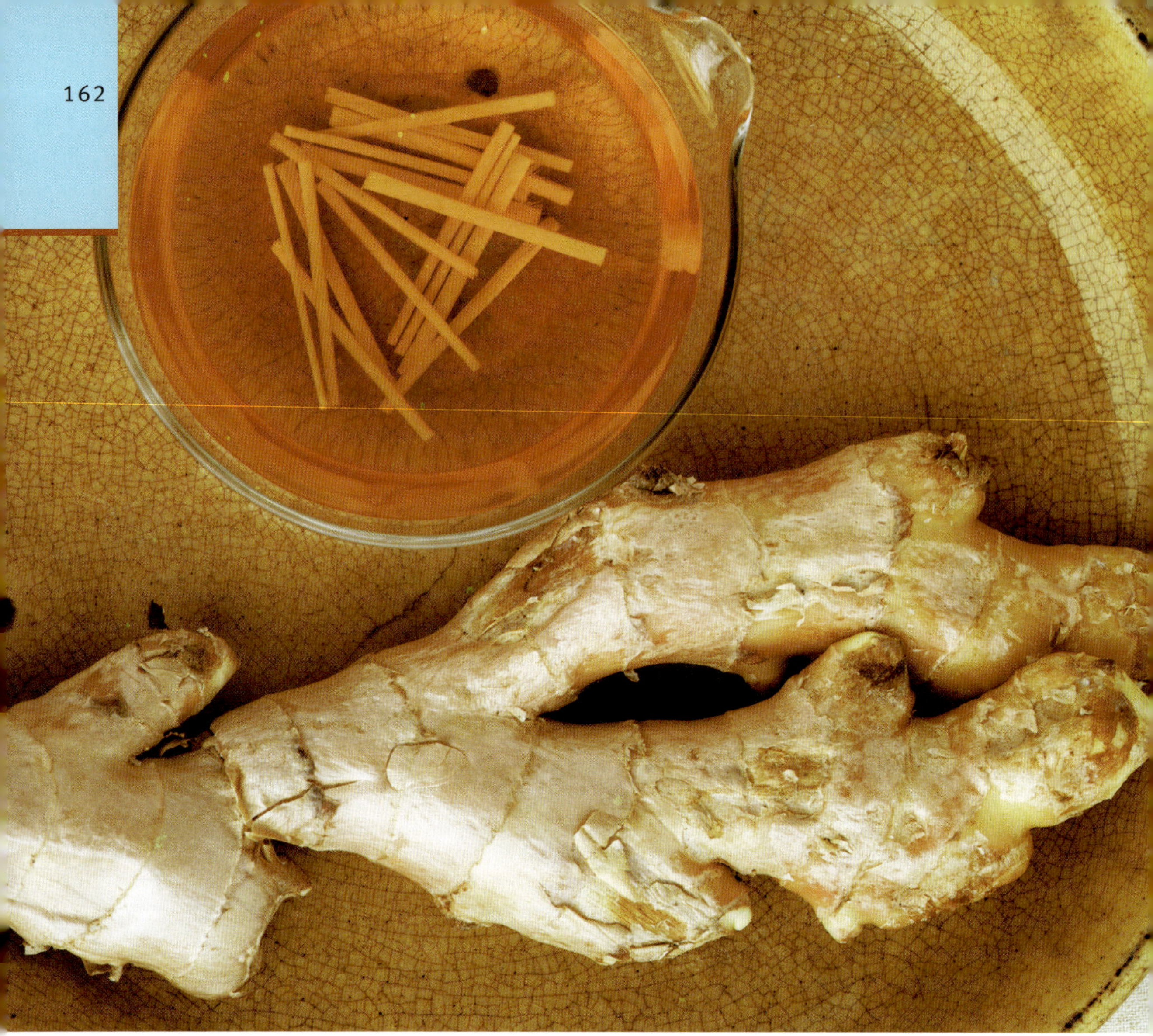

Traditionelle Chinesische Medizin

Durch die große Popularität, die die Akupunktur seit Mitte des 20. Jahrhunderts im Westen gewann, interessieren sich immer mehr Menschen auch für die übrigen Elemente der Traditionellen Chinesischen Medizin (TCM) und praktizieren ganzheitliche Übungsmethoden wie Qi Gong oder Tai Ji Quan. Da die chinesische Medizin den Menschen als Einheit mit der Natur und seiner Umwelt sieht, wird zunächst die Ernährungs- und Lebensweise des Patienten einer Prüfung unterzogen, bevor man ihn mittels Kräutermedizin und Akupunktur behandelt. Heute gilt die TCM als das am weitesten verbreitete und anerkannte Heilsystem aus dem Fernen Osten.

URSPRUNG DER CHINESISCHEN MEDIZIN

Die Anfänge der chinesischen Medizin liegen mehr als 3000 Jahre zurück und sind tief verwurzelt mit den beiden wichtigsten philosophischen Denkansätzen der chinesischen Geschichte: dem Konfuzianismus und dem Daoismus.
Archäologische Funde deuten darauf hin, dass es schon im zweiten Jahrtausend v.Chr. ein den Akupunkturnadeln ähnelndes Verfahren gab, bei dem die Haut zu medizinischen Zwecken mit spitzen Gegenständen eingeritzt wurde. Die ersten Akupunkturnadeln wurden vermutlich aus Knochen und Steinen hergestellt. In der Shang-Dynastie (1800–1600 v.Chr.) glaubte man, dass Krankheiten auf einen Fluch der Familienvorfahren zurückgehen. Die Aufgabe der schamanischen Priester war es, die bösen Geister zu vertreiben und dadurch Krankheiten zu heilen. Eine übliche Methode war das Nadelstechen in den Körper des Kranken, um die eingedrungenen Dämonen zu vernichten.
Um den Ursprung der Kräutermedizin ranken sich ebenfalls verschiedene Mythen. Als einer der bedeutendsten Begründer gilt Shen Nong, der »göttliche Landmann«. Er erprobte viele chinesische Kräuter und unterteilte sie nach Geschmack und Wirkung.

Harmonie durch Ordnung und Tugend

Durch Kong Fu Zi, bei uns als Konfuzius bekannt (551–479 v.Chr.), wurde der Dämonenglaube vom Konzept des Qi, der Lebensenergie, abgelöst. Das Bestreben nach einem harmonischen, freien Qi-Fluss stellt auch heute noch die Grundlage für die vielen verschiedenen Ansätze und Methoden der chinesischen Medizin dar. Unter Konfuzius entwickelte sich eine straffe Organisationsform, in der die Gesundheit eines jeden Einzelnen in Verbindung gesetzt wurde mit der Einhaltung gewisser Verhaltensvorschriften. Dazu zählte das korrekte Verhalten gegenüber der Familie und dem Staat. Fehlverhalten wurde als eine mögliche Krankheitsursache interpretiert. Ziel des Konfuzianismus ist es, durch eine geordnete, hierarchisch organisierte Sozialstruktur Harmonie herzustellen. Diese Denkweise bzw. das Bestreben nach einem harmonischen Gleichgewicht findet sich bis heute in der chinesischen Medizin wieder.

Gesundheitsvorsorge im Einklang mit der Natur

Der Daoismus hat das medizinische Denken ebenfalls nachhaltig beeinflusst. Für die Daoisten und ihren Begründer Laozi (6. Jahrhundert v.Chr.) war es wichtig, sich vor allem auf spiritueller Ebene weiterzuentwickeln. Zwei Ziele standen im Vordergrund: ein Leben im Einklang mit der Natur sowie der Wunsch nach Unsterblichkeit.
Um das Ziel zumindest eines sehr hohen Lebensalters zu erreichen, suchten sie nicht nur nach lebensverlängernden Kräutern, sondern entwickelten auch verschiedene gesundheitsfördernde Praktiken. Hierzu zählen Atemtechniken, tägliche Übungen wie Qi Gong und eine spezielle Ernährungsweise. Die Suche nach gesund erhaltenden Kräutern und die Entwicklung von energetischen Übungen haben insbesondere zum prophylaktischen Aspekt der chinesischen Medizin beigetragen. Auch in der heutigen TCM steht nicht die Behandlung von Beschwerden, sondern die Gesunderhaltung im Vordergrund.

Die Han-Dynastie

In der Zeit der Han-Dynastie (206 v. Chr.–220 n. Chr.), die fast viereinhalb Jahrhunderte andauerte, wurde die chinesische Medizin zunehmend auf

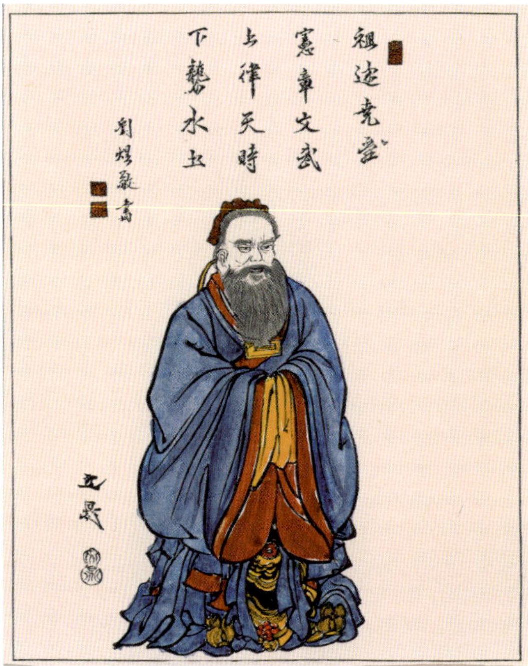

Auf Konfuzius geht das Konzept der alles durchfließenden Lebensenergie Qi zurück.

eine naturwissenschaftliche Basis gestellt. So folgten auf die schamanistischen Heiler die ersten Ärzte, und auch Wissenschaften und Philosophie formierten sich. In dieser Zeit entstand ein größeres, allumfassendes Verständnis für die Struktur des Körpers. Die Funktionsweisen der Organe wurden in Zusammenhang mit dem Prinzip der Fünf Wandlungsphasen gebracht. Die ersten Darstellungen über den Verlauf der Leitbahnen (Meridiane) und die darauf liegenden Akupunkturpunkte sind ebenfalls aus dieser Epoche erhalten.

Während der Han-Dynastie wurde das medizinische Wissen erstmalig auch in Büchern wie dem bedeutenden Klassiker »Huangdi Nejing« festgehalten. Das Buch enthält das gesammelte Wissen aus mehreren Jahrhunderten und dient auch heute noch als Grundlagenwerk für das Studium der Traditionellen Chinesischen Medizin.

Blütezeit der chinesischen Medizin

Während der Tang-Dynastie (618–906) expandierte China enorm und wurde zum ökonomisch und kulturell am weitesten entwickelten Reich weltweit. Auch die chinesische Medizin erlebte eine Glanzperiode während dieser Zeit. Zu den bedeutendsten Ärzten zählte Sun Simiao, der sich vor allem als Arzt des einfachen Volkes verstand. Im Laufe seines Schaffens stellte er einen noch engeren Zusammenhang zwischen Medizin und Ernährung her. Sun Simiao entwickelte maßgeblich die Zungen- und Pulsdiagnose.

Die folgende Sung-Dynastie (960–1279) brachte einschneidende Veränderungen ins Leben des chinesischen Volkes, aber auch für das chinesische Medizinsystem. Durch die zunehmende Urbanisierung wurden staatliche Hygienemaßnahmen notwendig. Ein öffentliches Gesundheitswesen sowie die Ausbildung von Ärzten wurden vorangetrieben.

Die Perioden der Ming- und Ching-Dynastien (1368–1911) entwickelten die chinesische Medizin weiter und brachten wichtige wissenschaftliche Werke und große Ärzte hervor. Insbesondere der Arzt Li Shi Zhen vollbrachte Bedeutendes: In mehr als 20 Jahren systematisierte er 1892 Arzneimittel und dokumentierte 10 000 Kräuteranwendungen.

Ende des 19. Jahrhunderts führten jedoch verschiedenste Faktoren wie Seuchen und Epidemien zu schlimmen Zuständen und dem allmählichen Untergang der traditionellen Heilkunde. Von der Abdankung des letzten Kaisers im Jahre 1911 bis hin zur Gründung der Volksrepublik China unter Mao Zedong im Jahr 1949 wurde das chinesische Gesundheitssystem nicht ausreichend gefördert. Besonders in den ländlichen Regionen waren die Verhältnisse katastrophal.

Chinesische Medizin während der Kulturrevolution

Erst unter Maos Herrschaft wurde der medizinische Sektor erneuert und um westliche Methoden bereichert. Die Bezeichnung Traditionelle Chinesische Medizin (TCM) etablierte sich unter Mao Zedong und ist somit erst knapp 60 Jahre alt.

Barfußärzte für die Landbevölkerung

Während der Kulturrevolution war das Gesundheitssystem gerade auf dem Lande sehr vernachlässigt worden. Mao hatte die Ärzte als Intellektuelle angeprangert, die sich zu fein waren, wie die Bauern auf dem Feld zu arbeiten. Viele Ärzte wurden während der Kulturrevolution verfolgt und ermordet oder waren gezwungen, aus China zu flüchten. Um den entstandenen Mangel an medizinischer Versorgung zu beheben, veranlasste Mao, in kürzester Zeit viele Ärzte auszubilden. Diese sogenannten »Barfußärzte« erlernten nur die wichtigsten Akupunkturtechniken und kleine chirurgische Eingriffe und wurden im Schnellverfahren in die Verabreichung allopathischer Arzneimittel eingewiesen. Anschließend wurden sie in entlegene Regionen des Landes geschickt, um dort die Gesundheitsversorgung aufrechtzuerhalten.

Eine Öffnung zum Westen

In den 1970er Jahren ließ Mao Krankenhäuser bauen und ordnete die Einrichtung von Schulen an, in denen die Traditionelle Chinesische Medizin unterrichtet wurde. Allerdings presste man das chinesische Medizinsystem ohne Umschweife in Maos ideologisches Denkschema. Man entfernte einfach sämtliche metaphysischen und feinstofflichen Aspekte und systematisierte sie derart, dass die chinesische Medizin gut mit westlichen schulmedizinischen Therapieansätzen kombiniert werden konnte.

In Taiwan entwickelte sich eine eigenständige TCM-Richtung. Diese ist vor allem durch alte Ärztefamilien geprägt, die unter Maos Herrschaft aus der Volksrepublik China geflüchtet waren. Die TCM Taiwans beinhaltet mehr spirituelle Aspekte und ist weniger standardisiert als die TCM in der Volksrepublik China.

TCM in der VR China heute

Die TCM-Praxis im heutigen China unterscheidet sich auf den ersten Blick sehr deutlich von der bei uns in Westeuropa praktizierten Medizin. Ein chinesisches TCM-Hospital ist geprägt durch überfüllte Warteräume und laute Betriebsamkeit. Die bei uns übliche Intimsphäre sowie tadellose hygienische Verhältnisse wird man kaum antreffen.

Besonders in den Akupunkturambulanzen herrscht meist ein reges Treiben. Gerade bei Schmerzzuständen gehen viele Chinesen zunächst einmal zu einer Akupunkturbehandlung und kommen dann meist einmal pro Tag in die Ambulanz. Für neue Patienten nimmt der behandelnde Arzt sich mehr Zeit als für Patienten, die zum wiederholten Male kommen. Auf Grund von Personal- und Zeitmangel ist eine eingehende Befragung nicht bei jeder Konsultation möglich.

Patienten mit organischen Erkrankungen behandelt man mit chinesischen Kräutern. Der behandelnde Arzt wird nur alle 2 bis 4 Wochen aufgesucht, da bei vielen pflanzlichen Mitteln die Wirkung erst mit einer gewissen zeitlichen Verzögerung eintritt.

Chinesische und westliche Medizin

Doch höchstens ein Drittel der Chinesen unterzieht sich einer reinen TCM-Behandlung. Ein Großteil der chinesischen Ärzte befürwortet eine Kombination aus chinesischer und westlicher Medizin. In der Praxis kann das bedeuten, dass eine Tumorerkrankung chemotherapeutisch behandelt wird, die dabei auftretenden Nebenwirkungen jedoch durch Kräuterzubereitungen gelindert werden.

Nur noch wenige der praktizierenden TCM-Ärzte haben ihr Wissen auf dem traditionellen Weg erlangt, d.h., es wurde innerhalb der Familie über die Generationen hin weitergegeben. Diese Ärzte arbeiteten gleichberechtigt neben wissenschaftlich ausgebildeten Ärzten, obwohl sie nie ein akademisches Studium absolviert hatten.

Die moderne TCM-Ausbildung in China dauert üblicherweise 5 Jahre, im Anschluss folgt eine dreijährige Fachausbildung z.B. in Akupunktur. Obwohl ihr Qualifizierungsgrad durchaus vergleichbar ist mit dem unserer Ärzte, genießen sie bei weitem nicht das gleiche Ansehen wie ihre westlichen Kollegen. Die Kulturrevolution hat daran maßgeblichen Anteil, indem sie den Status eines Arztes als nicht besonders hoch einstufte.

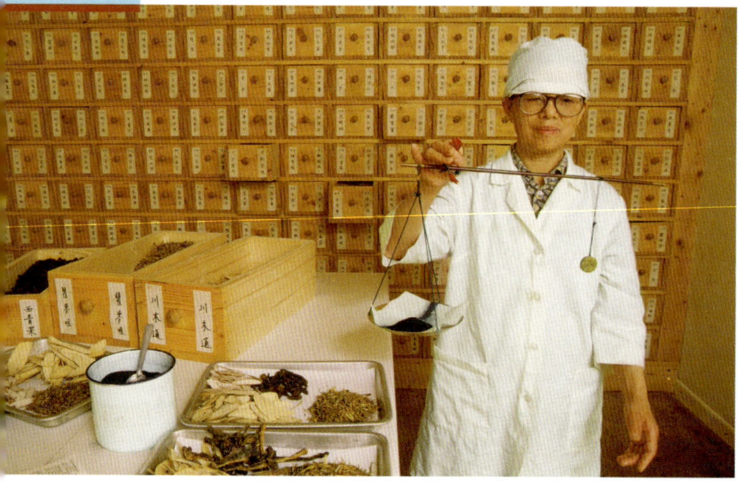

Chinesische Krankenhäuser unterhalten meist eine eigene Apotheke nur für die Heilkräuter.

TCM im Westen

Durch Aufzeichnungen in China lebender Jesuiten wurde das Wissen über die Akupunktur zum ersten Mal nach Europa gebracht. Ihren Schriften ist zu entnehmen, dass die Missionare auch von der Pulsdiagnose stark beeindruckt waren. Im 17. Jahrhundert erlangte die chinesische Akupunktur bereits einen gewissen Bekanntheitsgrad durch die medizinischen Berichte eines Arztes der holländischen Ostindienkompanie.

Von der Mode zur ernsthaften Heilmethode

In Frankreich beschäftigte man sich Ende des 18., Anfang des 19. Jahrhunderts intensiver mit der chinesischen Heilkunde. Vermutlich spielte die Aufbruchstimmung im nachrevolutionären Frankreich dabei eine entscheidende Rolle. So war die Akupunktur in Frankreich eine Weile groß in Mode und wurde besonders bei der Behandlung rheumatischer Erkrankungen und Neuralgien angewendet. Mit den großen medizinischen Entdeckungen im Westen geriet die chinesische Heilkunde zunächst in Vergessenheit, wurde aber im 20. Jahrhundert – erneut von einem Franzosen – wieder belebt. George Soulié de Morant begann chinesische Klassiker zu übersetzen und Akupunktur in Frankreich zu unterrichten. Das Interesse an den chinesischen Behandlungsformen verbreitete sich in ganz Europa und führte im Jahr 1951 zur Gründung der ersten Gesellschaft für Akupunktur in Deutschland.

Die Schriften de Morants bildeten in den 1950er Jahren die theoretische Grundlage für die wenigen in Deutschland praktizierenden TCM-Ärzte und Heilpraktiker. Man studierte also französische Übersetzungen und nicht die chinesische Originalliteratur. Die Übersetzungen hatten jedoch oft schon einige Umwege hinter sich: Sie wurden zuerst vom Chinesischen ins Vietnamesische und anschließend ins Englische, dann erst ins Französische übersetzt. Zudem enthielten die Dokumente kaum Hintergrundwissen, sondern waren ausschließlich an der Praxis orientiert.

Erst mit der Öffnung der VR China zu Beginn der 1970er Jahre veränderte sich die Situation. Die chinesische Medizin erlebte einen regelrechten Boom im Westen. Insbesondere die Artikel des amerikanischen Journalisten James Reston über die bei ihm erfolgreich vorgenommene Anästhesie nur mit Akupunktur erregten weltweites Interesse.

TCM in Deutschland

Die letzten 20 Jahre sind insbesondere durch eine Hinwendung zu ganzheitlichen Therapieansätzen gekennzeichnet. Neben der Akupunktur gewannen weitere Elemente der klassischen TCM an Bedeutung wie Qi Gong, die chinesische Kräuterheilkunde und die chinesische Massagetechnik Tuina. In Deutschland werden an verschiedenen Instituten seit einiger Zeit auch mehrjährige Studiengänge in chinesischer Medizin angeboten.

Mittlerweile finden chinesische Behandlungsformen zunehmend Anerkennung seitens der westlichen Schulmedizin. So zählt die Akupunktur seit 2003 zur durch die Bundesärztekammer anerkannten Therapieform.

Die Qualifikation der TCM-Ärzte ist jedoch sehr unterschiedlich. Um in Deutschland TCM praktizieren zu können, ist ein Minimum von 200 Trainingsstunden vorgeschrieben. In manchen Heilpraktikerschulen werden während der TCM-Ausbildung immerhin 700 Stunden absolviert. Allerdings gibt es immer mehr Ärzte, die ihre Fachausbildung in der Volksrepublik China oder in Taiwan abgeschlossen haben. Diese unterschiedlichen Qualifizierungsgrade machen die Wahl des Arztes für den Patienten nicht immer einfach. Eine Festlegung auf bestimmte Ausbildungsstandards im deutschsprachigen Raum wäre daher eine wünschenswerte Entwicklung.

WAS IST TRADITIONELLE CHINESISCHE MEDIZIN?

Ganzheitlich und prophylaktisch

Ärzte und Heilpraktiker, die sich an den traditionellen Prinzipien der chinesischen Medizin orientieren, betrachten den Menschen in seiner Ganzheit und nicht nur seine Erkrankung im Speziellen. Das therapeutische Ziel besteht immer darin, das energetische Gleichgewicht von Körper, Geist und Seele wiederherzustellen. Krankheit wird auf ein gestörtes Zusammenspiel von Mensch und Umwelt, innen und außen zurückgeführt.

Gerade wegen dieser ganzheitlichen Perspektive interessieren sich im Westen immer mehr Menschen für die chinesische Medizin. Viele sind auf der Suche nach neuen Denkansätzen bzw. nach Sichtweisen, die den Menschen in einem größeren Gesamtzusammenhang betrachten.

Ein wichtiger Bereich, in dem wir viel von den Chinesen lernen können, ist die Prävention. Die Gesundheitsvorsorge ist bei uns seit vielen Jahren vernachlässigt worden. Erst durch unser kostenintensives, reformbedürftiges Gesundheitssystem sind präventive Maßnahmen wieder ins Licht des Interesses gerückt. In der chinesischen Medizin geht es vor allem darum, dem Patienten die Verantwortung für seine Gesundheit zu übertragen und nicht erst tätig zu werden, wenn die ersten Krankheitssymptome bereits aufgetreten sind.

Die Ärzte geben in der Sprechstunde Ernährungsanweisungen und Ratschläge, wie der Patient seine Lebensgewohnheiten so verändern kann, dass das innere Gleichgewicht erhalten bleibt. Im Krankheitsfall ist das Ziel der Behandlung, dass die ärztlichen Maßnahmen und die Eigenaktivitäten des Patienten sinnvoll ineinander greifen und so die Genesung voranbringen.

In Europa werden Teile der TCM auch einzeln und symptomorientiert angewendet. So wird die Akupunkturbehandlung mit viel Erfolg in der Schmerztherapie eingesetzt. Mit Hilfe der Kräutermedizin konnte bei HIV-Infizierten und AIDS-Erkrankten eine spürbare Verbesserung der Befindlichkeit erzielt werden. Zudem ist die TCM oft die kostengünstigere Alternative zur westlichen Medikation.

BESONDERHEITEN AUF EINEN BLICK

- Über mehrere tausend Jahre dokumentiertes Heilwissen
- Grundlage sind die Lehren von Yin und Yang und dem Fluss der Lebensenergie Qi
- Prävention durch tägliche Übungen, richtige Ernährung und Lebensgewohnheiten
- Therapie mit Hilfe von Kräutermedizin, Akupunktur, Akupressur, Moxibustion und Tuina-Heilmassage

Yin und Yang

Dem traditionellen daoistischen Yin-Yang-Symbol ist sicherlich jeder schon einmal begegnet. Die schwarze Hälfte steht für Yin, den dunklen, kalten, weichen Aspekt aller Phänomene. Die weiße Hälfte steht für Yang, den hellen, heißen, harten Aspekt aller Phänomene. Der kleine weiße Punkt im Yin bzw. der schwarze Punkt im Yang verdeutlichen, dass jedes Yin immer auch etwas Yang enthält und umgekehrt. Die ineinander geschmiegten Hälften verdeutlichen, dass weder Yin noch Yang für sich allein existieren können.

Es ist wichtig, zu betonen, dass die Beziehung zwischen Yin und Yang dynamisch ist, also die Begriffe beweglich sind und nicht feststehend. Anhand zweier Beispiele soll kurz das Charakteristische der Wechselwirkungen erläutert werden.

- Ein und dieselbe Sache kann sowohl Yin als auch Yang sein. So ist z.B. ein warmes Gericht im Vergleich zu einem heißen Gericht Yin. Vergleicht man es aber mit einer Kaltspeise, so ist das warme Gericht Yang.
- Alles hat sowohl einen Yin- als auch einen Yang-Aspekt. Der Sommer hat z.B. überwiegend Yang-Qualitäten. Allerdings wird es abends dunkel und mitunter empfindlich kalt, beides sind Yin-Phänomene. Ähnlich gibt es im Winter (Yin) auch angenehm warme, helle Tagesstunden (Yang).

Laut chinesischem Denken können alle natürlichen Lebensprozesse als Wandel von Yin und Yang verstanden werden.

Yin und Yang in der chinesischen Medizin

Die Gesundheit des Menschen wird als harmonisches Miteinander der beiden Phänomene Yin und Yang begriffen. Krankheit dagegen bedeutet, dass dieses harmonische Zusammenspiel auf irgendeine Weise gestört ist. Man spricht auch von einer Yin-Yang-Disharmonie. Jede therapeutische Maßnahme in der chinesischen Medizin zielt auf eine Wiederherstellung oder auf die Erhaltung des Yin-Yang-Gleichgewichts ab.

Einzelne Körperpartien können auch beiden Aspekten zugeordnet werden. So ist der Kopf (oben) Yang, während die Füße (unten) Yin sind. Der Brustkorb allerdings befindet sich in Bezug zum Kopf weiter unten (ist also Yin) und liegt in Relation zu den Füßen weiter oben (ist also Yang). Es gilt auch hier wieder: Ein und dieselbe Sache kann sowohl Yin als auch Yang sein.

Um sich besser klar zu machen, was Yin und was Yang ist, hilft das anschauliche Bild vom »Bauern im Reisfeld«: Stellen Sie sich einen Bauern in gebückter Arbeitshaltung auf dem Reisfeld vor. Die Sonne steht am Himmel und scheint auf den arbeitenden Bauern. In diesem Augenblick sind alle Körperteile, die von der Sonne erreicht werden (Wirbelsäule, Rückseite der Beine, Nieren), Yang. Alle im Schatten befindlichen Gliedmaßen und Organe (Füße, Bauch, Gesicht) sind Yin.

Alle inneren Organe bzw. Funktionskreise des Körpers sind ebenfalls Yin und Yang zugeordnet. Treten Beschwerden auf, so werden sie nach den »8 Leitkriterien« gegliedert:

- Fülle, Hitze, außen, Yang
- Leere, Kälte, innen, Yin.

Letztlich ist also die Diagnose des Praktikers nichts anderes als die genaue Bestimmung des Yin-Yang-Verhältnisses.

DIE GEGENSÄTZLICHEN ASPEKTE VON YIN UND YANG

Yin	Yang
Erde	Himmel
Mond	Sonne
Tal	Berg
Nacht	Tag
Winter	Sommer
Ruhe	Bewegung
kalt	heiß
dunkel	hell
unten	oben
innen	außen
passiv	aktiv

Yin-Yang-Disharmonien

Wie bereits erwähnt, lassen sich alle Krankheiten und Beschwerden als eine Störung der Yin-Yang-Harmonie interpretieren. Die Disharmonien werden auf vier Grundmuster zurückgeführt, zu denen entsprechende Behandlungsstrategien gehören:

- Bei einem Überschuss an Yin muss die Yin-Fülle beseitigt werden.
- Analog muss bei einem Überschuss an Yang die Yang-Fülle beseitigt werden.

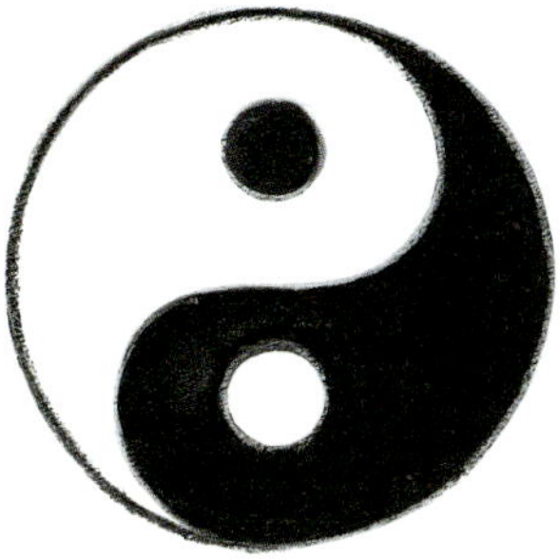

Das Gleichgewicht zwischen Yin und Yang ist die Voraussetzung für unsere Gesundheit.

Hierzu ein Beispiel: Während einer fieberhaften Erkrankung (Yang) leiden Sie zusätzlich unter Verstopfung (Yang). Infolgedessen wird Ihnen eine chinesische Kräuterzubereitung verabreicht, die abführend wirkt. So kann die Yang-Fülle beseitigt werden.

- Liegt jedoch ein Yin-Mangel mit gleichzeitigem Überschuss an Yang vor, muss das Yin gestärkt werden.
- Gleiches gilt bei Yang-Mangel mit relativem Überschuss an Yin; hier wird das Yang gestärkt.

Noch ein Beispiel: Sie haben tagsüber körperlich schwer gearbeitet und zu wenig gegessen. Ihre Kraft und Energie hat abgenommen (Yang), Sie fühlen sich müde und schwach (Yin). Eine warme Mahlzeit (Yang) bringt Sie schnell wieder auf die Beine.
Die Beispiele zeigen, dass beide Aspekte gleich wichtig und gleich wertvoll sind. Sie sind nicht gleichzusetzen mit »gut und böse«, sondern müssen beide im richtigen Maß vorhanden sein.

Lebensdynamik Qi

Der Begriff »Qi« (sprich: tschi) ist aus der chinesischen Philosophie und Heilkunde nicht wegzudenken. Über die Übersetzung des Begriffes ist schon viel diskutiert und geschrieben worden. Am häufigsten wird er umschrieben mit »Lebensenergie«, »Energie«, »Atem« oder »bewegende Kraft«. Das Qi ist die Bewegung aller Dinge. Es ist ein Strom, der pulsiert, der ernähren und auch zerstören kann. Im Gegensatz zu uns haben die Chinesen sich nicht sehr darum bemüht, Qi als Begriff exakt zu definieren. Man hat eher versucht, es auf Grund seines Wirkens und seines natürlichen Erscheinungsbilds zu verstehen. In einem frühen Klassiker der chinesischen Philosophie heißt es:

> »Was Qi hat, lebt; was kein Qi hat, stirbt. Leben entsteht mittels Qi.«

Das Fließen des Qi kann man normalerweise nicht spüren, da es einfach ein Teil von uns ist. Wir spüren ja in der Regel auch leider nicht, dass wir gesund sind. Allerdings werden uns die Blockaden des Qi sehr wohl bewusst. Eine Qi-Blockade kann zur Folge haben, dass wichtige Funktionen wie Bewegungsabläufe, Verdauungsvorgänge oder geistige Tätigkeiten gestört sind.
Das Qi verbraucht sich ständig und wird immer aufs Neue gebildet. Deshalb ist die Kräftigung des Qi oder auch die Produktion von Energie von zentraler Bedeutung in der chinesischen Heilkunde.

Die »drei Schätze« Qi, Jing und Shen

Zwei weitere Begriffe sind eng mit der Energie Qi verbunden:

- Jing (Essenz) und
- Shen (Geist).

Alle drei sind unverzichtbare Bausteine des Lebens und werden von den Chinesen auch die »drei Schätze« genannt.
Jing ist die Basis für unser Leben oder »Lebensessenz«, die sich aus zwei Quellen nährt: dem vorhimmlischen (pränatalen) Qi und dem nachhimmlischen (postnatalen) Qi. Das pränatale Qi trägt die genetische Energie in sich, die uns von unseren Eltern mitgegeben wurde. Das postnatale Qi wird fortlaufend erneuert, indem man es mit der Atmung und Nahrung aufnimmt.
Verantwortlich für die Nahrungsverarbeitung sind wiederum die Milz und der Magen. Beide Organe gelten als Wurzel der postnatalen Essenz. Ihre Kräftigung ist wichtig, z.B. durch Atemübungen, eine vernünftige Ernährungsweise oder Qi Gong. Jing beeinflusst die Willens- und Lebenskraft. In der chi-

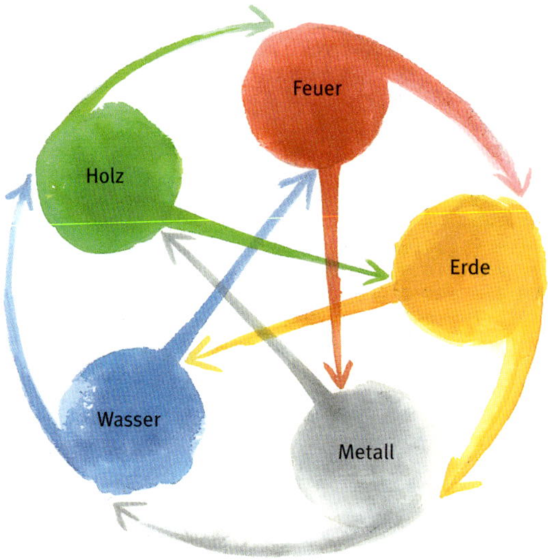

Die fünf Elemente Holz, Feuer, Erde, Metall und Wasser beeinflussen sich gegenseitig.

nesischen Medizin geht man davon aus, dass sich das Jing im Laufe des Lebens verbraucht.

Shen bestimmt das äußere Erscheinungsbild, unsere Gemütsverfassung und Persönlichkeit. Am ehesten kommt Shen unseren Begriffen »Geist« und »Seele« nahe.

Qi fließt ständig durch die Leitbahnen (Meridiane) unseres Körpers und aktiviert somit alle Körperfunktionen. Qi und das Blut (Xue) sind stark miteinander verbunden, beide werden im Brustraum gebildet. Das Blut hat in der chinesischen Heilkunde eine etwas andere Aufgabe als in der westlichen Schulmedizin. Xue soll die Haut befeuchten und Augen, Sehnen und Bänder ernähren. Somit kann sich ein Blutmangel in brüchigem Haar, trockener Haut und hartem Stuhl manifestieren.

Das Grundprinzip der chinesischen Medizin ist es, die »drei Schätze« in einem harmonischen Gleichgewicht zu halten. Die wichtige Aufgabe der Diagnostik besteht darin, die Dynamik des ***Qi,*** die Qualität des ***Jing*** und die Kraft des ***Shen*** zu analysieren und zu stärken.

Die Fünf Wandlungsphasen

Neben der Yin-Yang-Philosophie ist die Lehre von den Fünf Wandlungsphasen der bekannteste Denkansatz der chinesischen Medizin. Die Fünf ist laut chinesischer Philosophie die Zahl des Lebens. Die Zwei ist die Zahl der Erde und des Yin, und die Drei die Zahl des Himmels und des Yang.

Das dynamische Zusammenwirken der Fünf Wandlungsphasen steht im Vordergrund. Sie verdeutlichen den Zusammenhang von Mensch und Natur sowie von Körper, Geist und Seele. Der Mensch soll diese Naturgesetzmäßigkeiten erkennen und danach leben, andernfalls schadet er seiner Gesundheit und seinem Wohlbefinden. Im Folgenden werden die Wandlungsphasen kurz vorgestellt.

Holz

Die Wandlungsphase Holz steht für ein hohes Energiepotential. Unsere Fähigkeiten, Visionen zu haben, Pläne zu entwickeln und Entscheidungen zu treffen, werden hiermit in Verbindung gebracht. Aber auch Emotionen wie Frust, Zorn oder Ärger gehören zu dieser Wandlungsphase. Die beiden zugeordneten Organe sind Leber und Gallenblase. Nun können Sie sicher auch Bemerkungen wie »Mir ist was über die Leber gelaufen« oder »Da kommt einem ja die Galle hoch« viel besser deuten. Zu den Beschwerdebildern der Wandlungsphase Holz zählen Muskelverspannungen, Migräne, Menstruations- und Verdauungsbeschwerden.

Feuer

Die Wandlungsphase Feuer wird mit der individuellen Entfaltung in Verbindung gebracht. Dem Feuer zugeordnet sind die Sprache und die Zunge. Dementsprechend stehen Sprachstörungen und Artikulationsprobleme in Verbindung mit dieser Wandlungsphase. Aber auch hysterisches und überschwängliches Verhalten werden ihr zugeteilt.

Erde

Zur Wandlungsphase Erde gehören auf geistiger Ebene das Nachdenken, Reflektieren und Lernen. Im positiven Sinne zählt das praktische Denken hier auch dazu, im negativen Sinn der Hang zum Grübeln. Die dazugehörigen Organe sind der Magen und die Milz, die beiden wichtigsten Verdauungsorgane. Die damit in Relation stehenden körperlichen Beschwerden sind Magenbeschwerden, Übergewicht, Verdauungsstörungen und eine Schwäche des Bindegewebes.

Metall

Die Wandlungsphase Metall steht im Kontext mit dem In-sich-Kehren oder auch der Trauer. Lunge und Dickdarm sind die mit dem Metall assoziierten Organe. Beide sind entscheidend an Aufnahme- und Ausscheidungsprozessen beteiligt. Psychosomatische Beschwerden, Asthma und Neurodermitis sind Indikationen, die im Zusammenhang mit dem Metall stehen.

Wasser

Die Wandlungsphase Wasser hat einen starken energetischen Aspekt und steht für Meditation und Weisheit, aber auch für Angst und Furcht. Dem Wasser zugeordnet sind die Niere und Blase. Der Ausspruch »sich vor Angst in die Hose machen« kann auch in diesem Kontext interpretiert werden.

Der Niere wird ein besonders wichtiger Platz in der chinesischen Medizin zugeteilt. Sie ist der Sitz unseres Lebenswillens und aller Yin-Yang-Energien. Mit ihr in Zusammenhang stehende Beschwerden sind Angstzustände, aber auch Blasenschwäche und Nierenleiden.

Je nach Grundkonstitution und je nach aktueller Situation ist die eine oder andere Wandlungsphase bei einem Menschen stärker oder weniger stark ausgeprägt, während eine andere eher schwach ist.

DIE LEHRE VON DEN FÜNF WANDLUNGSPHASEN UND IHRE WICHTIGSTEN ENTSPRECHUNGEN IM ALLTAG

Wandlungphase	Holz	Feuer	Erde	Metall	Wasser
Jahreszeiten	Frühling	Sommer	Spätsommer	Herbst	Winter
Tageszeit	Morgen	Mittag	Nachmittag	Abend	Nacht
Lebenszyklus	Geburt, Wachstum	Blütezeit	Reife, Wechsel	späte Reife, Alter	hohes Alter, Tod
Himmelsrichtung	Osten	Süden	Mitte	Westen	Norden
Klima	Wind	Hitze	Feuchtigkeit	Trockenheit	Kälte
Farbe	Grün	Rot	Gelb, Braun	Weiß	Schwarz, Blau
Geschmack	sauer	bitter	süß	scharf	salzig
Geruch	ranzig	verbrannt	süßlich	verrottend	faulig
Yin-Organ	Leber	Herz	Milz	Lunge	Niere
Yang-Organ	Gallenblase	Dünndarm	Magen	Dickdarm	Blase
Emotionen	Güte, Wut, Zorn	Freude, Hass	Mitgefühl	Mut,Trauer	Milde, Angst
Verhalten unter Stress	Kontrolle, Selbstbeherrschung	Traurigkeit, Überdrehtheit	Grübeln, Essstörungen	Verlustangst	Zittern
Stimmlicher Ausdruck	Schreien	Lachen	Singen	Weinen	Stöhnen
Sinne	Augen	Zunge	Mund	Nase	Ohren
Gewebe	Sehnen	Adern	Muskeln	Haut	Knochen

Diagnostisch und therapeutisch macht man sich die verschiedenen Zyklen, nach denen die Wandlungsphasen sich gegenseitig nähren, kontrollieren oder auch überwältigen, zunutze. Auch hier wird deutlich, dass Beschwerden immer im Zusammenhang mit dem großen Ganzen betrachtet werden.

Zang-Fu-Funktionskreise

Die Lehre von den Speicherorganen (Zang) und den Hohlorganen (Fu) ist sozusagen die Physiologie der chinesischen Medizin. Das Zang-Fu-Konzept ist wesentlich jünger als die philosophisch ausgerichteten Fünf Wandlungsphasen und auch mehr klinisch orientiert. Da die einzelnen Organe hierbei nicht isoliert, sondern immer in Relation zu anderen Organen und emotionalen Aspekten betrachtet werden, bezeichnet man sie als Funktionskreise.

- Zu den Speicherorganen zählen Leber, Herz, Milz und Niere. Sie speichern, bilden und transportieren das Blut (Xue), Qi und Jing.
- Die Hohlorgane sind u.a. Magen, Dünndarm, Gallenblase. Sie speichern nicht, sondern sind für die Aufnahme, Trennung und Ausscheidung verantwortlich.

Funktionskreis Niere

Der Funktionskreis Niere gehört zur Wandlungsphase Wasser. Die beiden Basisenergien Yin und Yang sind in der Niere verwurzelt. Deshalb wird die Niere in den chinesischen Klassikern auch als Ursprung des Lebens angesehen. Sowohl Nieren-Yin als auch Nieren-Yang versorgen den Körper mit Grundenergien. Auftretende Symptome bei einem Mangel an Nieren-Yang können Schwindel, Schlafstörungen, Müdigkeit und Impotenz sein. Die Niere ist auch Sitz der Willenskraft und somit eng verbunden mit Tatendrang und Zielstrebigkeit. Das Burn-out-Syndrom ist beispielsweise ein Anzeichen für eine geschwächte Nierenenergie.

Funktionskreis Herz

Das Herz wird der Wandlungsphase Feuer zugeordnet. Es kontrolliert die Zirkulation des Blutes und anderer Körperflüssigkeiten. Das Herz ist der Ort der Freude und des Shen, der emotionalen und spirituellen Kraft. Eine gesunde Ernährung und ein kräftiges Herz stärken Shen. Ist Shen geschwächt, können Konzentrationsmangel, Depressionen, Herzklopfen, Schlafstörungen und mangelnde Lebensfreude auftreten.

Funktionskreise Milz und Magen

Milz und Magen zählen zur Wandlungsphase Erde. Die Milz ist der wichtigste Ort der Qi-Erzeugung. Ein Milz-Qi-Mangel manifestiert sich in Appetitlosigkeit, Müdigkeit und blasser Zunge. Der Magen gilt als Ursprung der Körpersäfte. Zu wenig Flüssigkeit kann das Magen-Yin schädigen und zu Sodbrennen, roter Zunge und Oberbauchschmerzen führen.

Funktionskreis Leber

Die Leber gehört zur Wandlungsphase Holz und ist der Speicherplatz des Blutes. Sie wird daher oft mit gynäkologischen Beschwerden wie PMS in Verbindung gebracht. Die Leber ist auch für einen freien Qi-Fluss zuständig. Meist korrespondiert eine Leber-Qi-Stagnation mit emotionalen Problemen, aber auch Verdauungs- und Menstruationsbeschwerden sind darauf zurückzuführen.

Funktionskreis Lunge

Die Lunge gehört zur Wandlungsphase Metall und kontrolliert die Atmung. Ein geschwächtes Lungen-Qi kann Erkältungskrankheiten verursachen. Die Lunge ist auch ein wichtiger Feuchtigkeitsspender der Haut. Deshalb werden Hautkrankheiten und erhöhter Juckreiz oft mit einer Lungendisharmonie in Verbindung gebracht.

Die Meridiane als Leitbahnsystem

Es wurde bereits betont, wie wichtig ein harmonischer Qi-Fluss für die Gesundheit ist. Das Qi wird über ein weit vernetztes Leitbahnsystem – die Meridiane – transportiert, das sich wie ein großes Verkehrsnetz verhält. Auf diesem System basieren sowohl die Akupunktur als auch die chinesische Kräuterheilkunde.

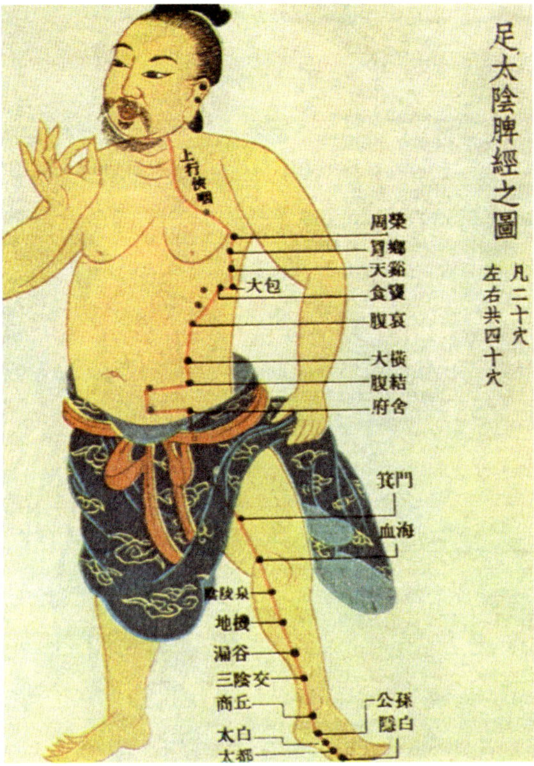

Die alte Darstellung zeigt den Milzmeridian, der vom großen Zeh bis hinauf zur Brust verläuft.

Die Leitbahnen sind nicht mit den Blutbahnen gleichzusetzen. Sie sind vielmehr ein System, das die Organfunktionskreise sowie Blut, Qi, Körpersäfte und Jing miteinander verbindet. Da das Qi auch in tiefer gelegene Ebenen fließen kann, werden nicht nur die Haut, sondern auch Organe und Muskelgewebe ausreichend mit Qi versorgt. Da durch den Fluss des Qi in den Meridianen das Körperinnere mit den äußeren Körperpartien verbunden ist, können Akupunktur und Akupressur überhaupt erst funktionieren.

Der Körper wird von 12 Hauptleitbahnen und 2 Nebenleitbahnen durchzogen. Sie werden zusätzlich nach inneren und äußeren Ästen unterschieden. Für Akupunkturnadeln ist hauptsächlich der äußere Anteil der Meridiane zugänglich. Oft kommt es an Verknüpfungsstellen zu Blockaden, und das Qi kann nicht mehr frei fließen. Vor allem im Bereich der Schulter- und Hüftgelenke treffen viele Leitbahnen aufeinander. Deshalb sind in diesen Regionen auch viele wichtige Akupunkturpunkte zu finden. Das Wissen um die Meridiane beruht auf jahrtausendealter Erfahrung.

KRANKHEITSURSACHEN AUS DER SICHT DER TCM

Die chinesische Medizin unterscheidet traditionell drei Gruppen von Krankheitsursachen:

- äußere Ursachen (klimatische Faktoren)
- innere Ursachen (Emotionen)
- sonstige Ursachen.

Auch wenn die Behandlung mit Heilkräutern oder Akupunktur auf der Diagnose der energetischen Disharmonie aufbaut, ist es für prophylaktische Maßnahmen, aber auch generell für die Beratung des Patienten unumgänglich, sich mit den Ursachen für seine Beschwerden auseinander zu setzen. Steht doch für die Chinesen traditionell vor der Behandlung stets eine ausführliche Befragung mit der Überprüfung der allgemeinen Lebensweise und der Ernährung eines Menschen.

Äußere Krankheitsursachen

Auch wenn heutzutage klimatische Faktoren für den Menschen eine wesentlich geringere Rolle spielen, als dies früher der Fall war und in vielen Ländern noch der Fall ist, haben sie doch immer noch eine Bedeutung. Außerdem haben die Chinesen, wie im System der Fünf Wandlungsphasen besonders deutlich sichtbar, schon immer in Analogien gedacht. So gibt es Erkrankungen, die tatsächlich durch äußere Kälte oder äußeren Wind entstehen können. Es gibt aber auch solche, bei denen das Krankheitsgeschehen sich so äußert, als ob Kälte oder Wind eingedrungen wären. Man spricht in diesen Fällen auch von »innerer Kälte« oder »innerem Wind«.

Wind

Alle plötzlich und schnell auftretenden Symptome werden dem Wind zugeordnet. Typisch dafür sind z.B. Migräneattacken, Nacken- und Kopfschmerzen insbesondere bei windigem Wetter, Schwindelgefühle, Zittern oder Reizbarkeit. Außerdem trocknet der Wind aus, d.h., die Erkrankungen sind oft mit Trockenheit verbunden, wie juckende Hauterkrankungen mit trockener Haut. Typisch wäre auch die wechselnde Lokalisation von Beschwerden, z.B. wandernde Schmerzen.

Bei Erkältungen unterscheidet man zwischen Wind-Hitze und Wind-Kälte. Während der Wind in Verbindung mit Kälte zu Frösteln, Gliederschmerzen, akutem Husten oder Fließschnupfen führt, bewirkt die Kombination mit Hitze Fieber, Schwitzen, Durst, Husten oder Schnupfen mit gelbem Schleim.

Hitze

Durch Hitze wird das Yin geschädigt. In der extremsten äußeren Form führt Hitze zum Hitzschlag, aber auch hohes Fieber und stark beschleunigte Pulsfrequenz zeigen Hitzegeschehen im Körper an. Was in der Schulmedizin als akute Entzündung diagnostiziert wird, sieht die chinesische Medizin häufig als Hitze oder auch Wind-Hitze.

Feuchtigkeit

Äußere und innere Feuchtigkeit blockieren den Energiefluss und sind oft für chronische Beschwerden verantwortlich. Symptome sind Schweregefühle im Kopf und allgemein im Körper, geschwollene Gelenke, Völlegefühl im Oberbauch, Ausfluss oder breiige Stühle. Feuchtigkeit greift die Funktionskreise Milz und Magen an, kann auch zu hartnäckigem Übergewicht führen.

DIAGNOSTISCHE METHODEN IN DER TCM

- Befragung
- Geruch und Gehör
- Antlitzdiagnose
- Zungendiagnose
- Pulsdiagnose und Palpation

Trockenheit

Äußere Trockenheit fügen wir uns in unseren Breitengraden meist selbst zu in Form von Klimaanlagen und stark beheizten Räumen. Sie kann zu trockenem Hals, trockener Haut, trockenen Schleimhäuten und trockenem Husten führen.

Kälte

Kälte verlangsamt und blockiert den Fluss von Qi, insbesondere der Abwehrenergie. Sie kann jeden Teil des Körpers, die Muskeln, die Gelenke und die Leitbahnen befallen, aber auch die inneren Organe. Insbesondere Gelenk- und Muskelschmerzen bessern sich oft rapide bei einem Klimawechsel in wärmere Gefilde.

Innere Krankheitsursachen

Unter inneren Krankheitsursachen versteht man in der TCM traditionell die Emotionen. Im ganzheitlichen Verständnis der Chinesen können Emotionen – wie in der westlichen Psychosomatik – Ursache für körperliche Beschwerden sein. Ebenso können aber umgekehrt bestimmte Emotionen durch energetische Disharmoniemuster ausgelöst werden, die körperlichen Ursprungs sind, so dass hier ein Teufelskreis entstehen kann, der schwer zu durchblicken ist. Zu Krankheitsursachen können Emotionen dann werden, wenn sie besonders stark sind oder aber über einen längeren Zeitraum unterdrückt werden. (Zuordnung der Emotionen zu den Fünf Wandlungsphasen und Funktionskreisen → Tabelle Seite 171).

Sonstige Krankheitsursachen

Zu den sonstigen Krankheitsursachen zählt man die Konstitution, Erschöpfung und Überanstrengung, übermäßige sexuelle Aktivität, Ernährung, Traumata, epidemische Erkrankungen, Parasiten, Vergiftungen und durch falsche medizinische Behandlung hervorgerufene Krankheiten.

DIAGNOSEMETHODEN IN DER TCM

Zu Beginn der Behandlung geht es dem Arzt in erster Linie darum, den energetischen Zustand des Patienten festzustellen. Es gilt herauszufinden, ob das Qi ohne Blockaden durch den Körper fließt. Wie bereits erwähnt, stehen in der chinesischen Medizin viele Symptome in engem Zusammenhang zum Qi-Fluss. Tritt z.B. bei einer Person bei Aufregung und nervöser Anspannung Durchfall auf, so kann das auf eine Störung im Funktionskreis Herz-Dünndarm hinweisen. Neigt jemand dagegen bei Aufregung eher zu Verstopfung, kann hierfür eine Dysfunktion des Leber-Qi verantwortlich sein.

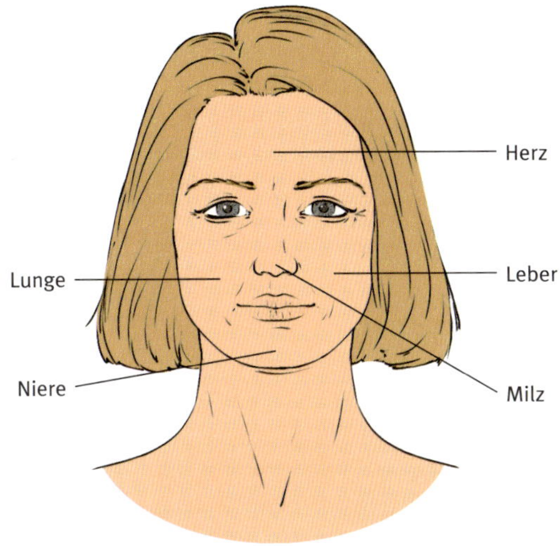

Hautveränderungen im Gesicht deuten auf Störungen von inneren Organen hin.

Befragung

Am Anfang jeder Untersuchung steht eine ausführliche Befragung. Bei einem grippalen Infekt sind beispielsweise eingehende Fragen in Bezug auf Fieber und Frösteln für die richtige Therapiestrategie äußerst wichtig.

Wenn der Patient trotz Fieber nicht schwitzt, so ist er auf Grund von Unterkühlung an einer Erkältung erkrankt. Hat er dagegen Fieber und schwitzt auch sehr stark, so deutet dieser Hitzefaktor auf eine akute Reaktion hin. Der Arzt wird deshalb eher eine kühlende Behandlung vornehmen. Der Zeitpunkt des Schwitzens kann ebenfalls wichtige Hinweise geben.

Bei Schmerzzuständen muss der Arzt herausfinden, wo der Schmerz genau auftritt. Ist er z.B. auf der Stirn lokalisiert, so kann dies mit einer Dysfunktion der Magenenergie zusammenhängen. Auch das Ess- und Trinkverhalten sind aufschlussreich für den Behandler. Appetitlosigkeit deutet auf einen Mangel an Milz-Qi hin, Heißhunger dagegen ist charakteristisch für Magen-Hitze.

Stuhlgang und Urin sind ebenfalls für den behandelnden Arzt von Interesse. Nachgefragt werden Konsistenz, Geruch, Farbe und Häufigkeit von Urin und Stuhl.

Es folgen Fragen zum Schlaf, Hör- und Sehvermögen. Müdigkeit tagsüber kann ein Zeichen für einen Nieren-Yang-Mangel sein. Tinnitus wiederum wird häufig durch eine Fülle im Funktionskreis Leber-Gallenblase verursacht. In der Frauenheilkunde stehen Fragen zur Menstruation im Mittelpunkt. Die Farbe und Konsistenz der Blutung werden ebenfalls bei der Diagnose berücksichtigt.

Diagnose durch Geruch und Gehör

Ein erfahrener TCM-Arzt kann anhand der Stimme, des Atems, Hustens und des Körpergeruchs Störungen in bestimmten Funktionskreisen feststellen. Eine singende Stimme deutet z.B. auf eine Dysfunktion im Milzfunktionskreis hin. Eine weinerliche hingegen auf eine Störung des Lungenfunktionskreises.

Durch die Diagnose des Körpergeruchs kann man wiederum das Fülle- und Leeremuster bestimmen. Stark riechende Körperausscheidungen wie Schweiß oder Mundgeruch deuten auf Fülle-Zustände hin.

Antlitzdiagnose

Hier wird die gesamte Erscheinung einer Person betrachtet, um Rückschlüsse auf die physische und psychische Konstitution zu erhalten. Sowohl der

Körperbau als auch das Gebaren, der Zustand von Haut und Haaren und die Gesichtsfarbe spielen eine Rolle. Gesichtsfalten weisen auf Dysbalancen innerhalb eines Funktionskreises hin. So können zwei vertikale Falten über der Nasenwurzel zwischen den Augenbrauen eine Störung des Leberfunktionskreises anzeigen (→ Seite 51).

Zungendiagnose

Die Zungendiagnose (→ Seite 47) spielt eine besonders wichtige Rolle in der chinesischen Medizin. Die Zunge ist das Organ, das Sprache erst möglich macht – damit wird sie zum Bindeglied zwischen der Innen- und der Außenwelt. In der chinesischen Heilkunde ist sie ein bedeutendes diagnostisches Hilfsmittel, da der Arzt über die Beurteilung der äußeren Zungenmerkmale auf den Energiefluss der Funktionskreise im Inneren schließen kann.

Bei der Betrachtung der Zunge werden ihre Form, Farbe, Konsistenz, Feuchtigkeit sowie der Belag beurteilt. Da die meisten Hauptleitbahnen die Zunge durchfließen, können die Zungenmerkmale über den Zustand des Qi, des Blutes und die Yin-Yang-Energie im Körper Auskunft geben.

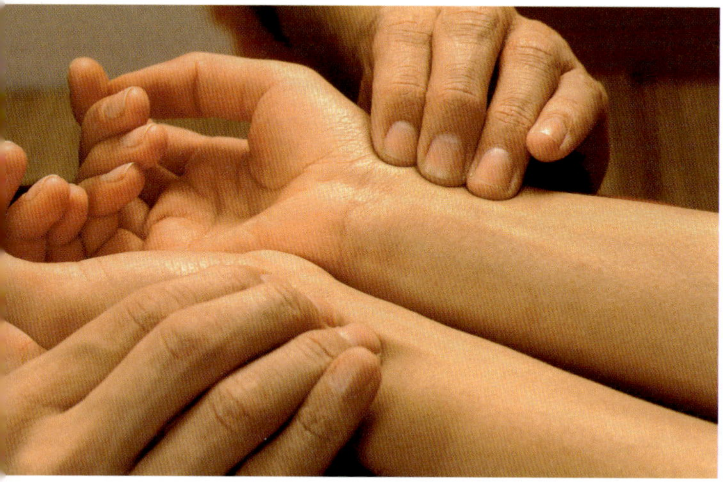

Die Pulsdiagnose liefert dem chinesischen Arzt ein umfassendes Bild der Erkrankung.

Der Zungenbelag ist vor allem für die Beurteilung des Krankheitsverlaufs wichtig. Gerade bei akuten Erkrankungen gibt er wertvolle Hinweise: Ändert sich der Befund des Zungenbelags, muss der Arzt die Behandlungsmethode unter Umständen entsprechend anpassen. Wenn z.B. bei einer Erkältung der Belag dünn und weiß ist, so steht die Krankheit am Beginn und ist noch nicht tief eingedrungen – die Disharmonie betrifft erst den äußeren Bereich. Ist am folgenden Tag der Belag gelblich und dicker, so ist die Erkrankung und mit ihr die Disharmonie nun tiefer ins Innere eingedrungen.

Pulsdiagnose

Die Pulsdiagnose (→ Seite 45) ist das Herzstück der chinesischen Diagnostik. Weder die Akupunkturbehandlung noch die chinesische Kräuterheilkunde kommen ohne die Pulsdiagnose aus. Allerdings braucht man nicht nur Übung, sondern auch eine gewisse Begabung, um die Pulsqualität richtig beurteilen zu können. Der Puls wird an 3 Punkten an jedem Handgelenk genommen und nicht nur die Geschwindigkeit und Tiefe beurteilt, sondern auch Pulsqualitäten wie weich, hart, rau und schlüpfrig unterschieden.

Der Puls reagiert schnell auf Veränderung, und genau das macht ihn zu einem wichtigen diagnostischen Hilfsmittel. Eine erfolgreiche Akupunkturbehandlung führt z.B. unmittelbar zu einer Reaktion des Pulses. Verändert er sich jedoch nicht, werden langfristige Therapieerfolge ausbleiben.

Ein normaler Pulsschlag entspricht vier bis fünf Pulsschlägen während des Ein- und Ausatmens. Treten nur drei Schläge auf, besteht eine Kälte-Disharmonie, bei sechs oder mehr Pulsschlägen leidet der Patient an einer Hitze-Disharmonie.

Der Puls verändert sich auch mit dem Lauf der Jahreszeiten: Im Sommer (Yang) sollte er eher oberflächlich sein, im Winter (Yin) hingegen tief und stark. Traditionell wird in China bei jedem Jahreswechsel eine Pulsdiagnose empfohlen. Durch regelmäßige Kontrolle können so rechtzeitig energetische Störungen festgestellt werden, die auf das frühe Stadium einer Erkrankung hinweisen.

Die klassische TCM

Die chinesische Medizin sieht in einem harmonischen Qi-Fluss und dem ausgewogenen Verhältnis von Yin und Yang den Schlüssel zu einem gesunden, langen Leben. Das Verhältnis der Yin-Yang-Energien bezieht sich auf alle Bereiche des Lebens: Arbeit, Erholung, Ernährungsweise, Sexualleben und vieles mehr. Jede Unausgewogenheit kann zu einer energetischen Disharmonie führen und eine Erkrankung verursachen.

TÄGLICHE ÜBUNGEN

Für einen harmonischen Qi-Fluss muss das Qi in Bewegung gehalten und die körperliche Konstitution gestärkt werden. Tägliche Atem- und Bewegungsübungen mit Qi Gong oder Tai Ji Quan (→ Seite 273) aktivieren den Qi-Fluss und kräftigen den Organismus. Viele Chinesen machen deshalb ihre Körperübungen jeden Morgen – sogar auf öffentlichen Plätzen. Qi Qong und Tai Ji Quan werden ausführlich im Kapitel »Ganzheitliche Übungsmethoden« beschrieben.

CHINESISCHE ERNÄHRUNGSLEHRE

Schon für die Daoisten war die allgemeine Lebensführung zur Erhaltung der Gesundheit von zentraler Bedeutung. Neben den gesundheitsfördernden Qi-Gong-Übungen hielten sie vor allem diätetische Maßnahmen für besonders wichtig.
Man sagt, dass im alten China die Ärzte in erster Linie dafür bezahlt wurden, dass sie ihre Patienten gesund erhielten, und nicht dafür, dass sie sie von Krankheiten heilten. Traditionell beginnt die Behandlung damit, dass ein Arzt seinen Patienten zunächst nur in puncto Lebensführung und Ernährung berät. Erst wenn sich auf diese Weise keine Besserung der Beschwerden einstellt, sollte der Arzt mit Akupunktur oder einer Kräuterbehandlung fortfahren.

Die Bedeutung der richtigen Ernährung

Bei uns im Westen wird eine bewusste Ernährungsweise meist im Zusammenhang mit dem Anvisieren eines Idealgewichts gesehen. Erst in den letzten Jahren ist der gesundheitliche Aspekt von bewusstem Essverhalten mehr in den Vordergrund gerückt. Dennoch wird die Ernährung meist getrennt von der medizinischen Behandlung als eigenständiger Bereich angesehen.
Für die chinesische Medizin ist Ernährung dagegen ein bedeutender Grundpfeiler, sowohl als Möglichkeit, seine Energiebilanz zu optimieren, als auch als Krankheitsursache. Man unterscheidet zwischen Präventiv- und Heildiät. Die Präventivdiät wird rein prophylaktisch empfohlen, wenn also noch keine Erkrankung diagnostiziert wurde und man Fehlentwicklungen vorbeugen möchte. Die Heildiät hingegen ist auf ein spezielles Disharmoniemuster bzw. auf eine Erkrankung abgestimmt.
Den Chinesen ist bewusst, dass die Verbindung des Menschen mit der ihn umgebenden Natur sich auch in einer angemessenen Ernährung widerspiegelt. Wie die Natur ist auch der Mensch Teil eines sich fortlaufend verändernden Prozesses, und das Essverhalten muss sich diesem Wechsel anpassen.
Jeder hat diese Erfahrung schon einmal gemacht: Gerichte, die einem im Winter gut bekommen, können während heißer Sommertage schwer verdaulich sein. Was in der einen Jahresphase Kraft bringt, kann in einer anderen Jahreszeit Beschwerden hervorrufen. Jeder Mensch verwertet die Nahrung auch

auf unterschiedliche Weise. Für eine Person mit Milz-Qi-Mangel ist eine bewusste Ernährung von viel größerer Bedeutung als für jemanden, der keinen Mangel hat. Durch die Nahrung nehmen wir Energien zu uns. Die Qualität dieser Energien können wir durch die Auswahl der Nahrungsmittel bewusst steuern.

Thermische Wirkung der Nahrungsmittel

In der chinesischen Heilkunde wurde früher kaum zwischen Nahrung und Medizin unterschieden, da ihre energetische Wirkung auf den Körper prinzipiell ähnlich ist. Auch heute noch werden Nahrungsmittel und chinesische Kräuter ähnlich klassifiziert, nämlich nach

- ihren thermischen Eigenschaften
- ihrem Geschmack
- der Richtung, in die sich ihre Energie bewegt
- ihrem Bezug zu den Funktionskreisen, Wandlungsphasen und Leitbahnen.

Das Wissen um die thermische Wirkung der Nahrungsmittel ist besonders wichtig. Nur so ist es möglich, das Essverhalten den natürlichen klimatischen Bedingungen und der eigenen Befindlichkeit anzupassen.

Natürlich werden alle Nahrungsmittel auch in ihrem Verhältnis zu Yin und Yang unterschieden. Flüssigkeit wird prinzipiell eher Yin zugeordnet und wirkt oft kühlend. Nahrungsmittel mit einem niedrigen Wassergehalt sind eher Yang und aus energetischer Sicht oft warm oder heiß.

Heiß

Heiße Nahrungsmittel wie scharfe Gewürze oder getrockneter Ingwer sind in der Lage, körpereigene Abwehrkräfte zu mobilisieren. Personen mit Yang-Mangel wird empfohlen, regelmäßig kleine Portionen heißer Nahrungsmittel zu sich zu nehmen.

Warm

Thermisch warme Nahrungsmittel wie Knoblauch, Koriander, frischer Ingwer, Rotwein, Kaffee und verschiedene Fleisch- und Fischsorten kräftigen die Yang-Energie. Personen mit Yin-Mangel sollten allerdings nicht zu viel davon verzehren, da sonst Symptome der Yang-Fülle wie Schlafstörungen und Hyperaktivität auftreten können.

Neutral

Neutrale Nahrungsmittel regenerieren das Qi und sollten den Großteil der Nahrung ausmachen. Sie wirken ausgleichend auf den ganzen Körper und stärken den Verdauungstrakt. Neutrale Nahrungsmittel sind Mais, Roggen, Hülsenfrüchte, Nüsse und Milch. Fast alle Vollwertgetreide zählen hierzu, wobei die meisten vorzugsweise im gekochten Zustand verwendet werden.

Kühl

Kühle Nahrungsmittel fördern besonders die Bildung von Blut und Körpersäften. Sie sollten zwar das ganze Jahr über verzehrt werden, aber an heißen Sommertagen ist deren Einnahme besonders wichtig. Hierzu gehören Salate, verschiedene Früchte und Gemüse sowie vergorene Milchprodukte.

Kalt

Die thermisch kalten Nahrungsmittel reduzieren die Yang-Fülle und kühlen den Organismus prinzipiell ab. Schwarzer Tee, Mineralwasser, Bananen, Tomaten, Gurken und Eis gehören ebenfalls dazu. Sie werden (in moderaten Mengen) eher im Sommer empfohlen. Bei uns im Westen ist der Verzehr kalter Nahrungsmittel weit verbreitet, was zu Qi- oder Yang-Mangel führen kann.

Geschmacksrichtungen

Die fünf Geschmacksrichtungen werden sowohl den Fünf Wandlungsphasen als auch den Fünf Funktionskreisen zugeordnet. Eine präventive Ernährung bedeutet im Sinne der chinesischen Medizin, dass alle fünf Geschmacksrichtungen gleichermaßen in der Nahrung enthalten sein sollten. Bei Beschwerden oder energetischen Disharmonien werden sowohl bestimmte thermische Wirkungen als auch Geschmacksrichtungen bevorzugt beziehungsweise vermieden. Viele Nahrungsmittel können mehrere Geschmacksrichtungen aufweisen,

DIE THERMISCHE WIRKUNG VON NAHRUNGMITTELN

	direkt	indirekt
heiß	wirkt gegen Kältezustände	mobilisiert Abwehrenergie
warm	erwärmt den Körper	unterstützt Yang-Energie
neutral	baut Qi auf	stärkt die Mitte
kühl	befeuchtet Schleimhäute und Gewebe	unterstützt Körpersäfte und Blut
kalt	kühlt den Körper ab	wirkt gegen Yang-Fülle

z.B. Pfefferminze kann süß und scharf sein. Bei der Einteilung der Nahrungsmittel orientiert man sich deshalb am dominierenden Geschmack.

Süßer Geschmack

Der süße Geschmack zählt zur Wandlungsphase Erde und zu den Funktionskreisen Milz und Magen. Süße Nahrung wirkt befeuchtend, tonisierend auf den Organismus und ist allgemein beliebt. Für viele Menschen ist süße Nahrung besonders in Stresssituationen wichtig, da Süßes entspannt und spürbar neue Energie bringt.

Allerdings wird bei uns im Westen zu wenig natürliche Süße in Form von Obst, Gemüse oder Getreide zu sich genommen. Bei uns stehen eher Produkte auf der Basis von raffiniertem Zucker im Vordergrund. Weißer Zucker bewirkt zwar auch eine spürbare Energiezufuhr, aus chinesischer Sicht schädigt er jedoch auf Dauer die Milz und das Nieren-Yang. Bei den Chinesen gelten vor allem Getreidesorten als Lieferanten für den süßen Geschmack.

Gekochtes Vollwertgetreide hat einen hohen Stellenwert in der chinesischen Küche und ist unverzichtbar für eine gesunde Ernährung. Sowohl Getreide als auch süß schmeckende Gemüsesorten dürfen in großen Mengen gegessen werden. Hingegen können süßes Obst, Honig oder Süßungsmittel wie Ahornsirup auf Dauer das Milz-Qi schädigen. Besonders Menschen, die zu einer Yin-Fülle neigen, sollten diese Nahrungsmittel nur in geringen Mengen zu sich nehmen.

Fleisch zählt auf Grund seines süßen Geschmacks ebenfalls zur Wandlungsphase Erde. Der Verzehr von Fleisch wird insbesondere bei Qi- oder Blutmangel empfohlen. Allgemein wirken alle Fleischsorten tonisierend auf das Blut und das Qi. Da Fleisch aber oft schwer verdaulich ist, wird der Verzehr von kleinen Mengen oder in Form von Kraftsuppen empfohlen.

Auch viele Milchprodukte haben aus chinesischer Sicht einen süßen Geschmack. Milch und Milchprodukte eignen sich für Menschen mit Yin-Mangel und mit einem Hang zu innerer Hitze, was sich in Verstopfung oder trockener Haut zeigen kann. Pasteurisierte oder homogenisierte Milcherzeugnisse sollten jedoch nicht übermäßig verzehrt werden, da sie die Schleimbildung fördern.

Scharfer Geschmack

Der scharfe Geschmack gehört zur Wandlungsphase Metall und wird mit den Funktionskreisen Lunge und Dickdarm in Verbindung gebracht. Scharfe Nahrungsmittel werden von den Chinesen genutzt, um Blockaden und Stagnationen zu lösen. So wird z.B. Ingwertee bei Erkältungskrankheiten angewendet, um Poren zu öffnen und so die eingedrungene Kälte wieder hinausleiten zu können. Zu viel Schärfe schadet jedoch dem Körper, da zu heftiges Schwitzen zu Dehydrierung und Hitzezuständen führt. Menschen mit einer Leber-Qi-Stagnation haben oft das Bedürfnis nach viel Schärfe, da diese die Stagnation kurzfristig löst. Langfristig schaden hier jedoch scharfe Nahrungsmittel, da die bereits angestaute unterdrückte Hitze noch verstärkt wird.

Salziger Geschmack

Der salzige Geschmack steht in Verbindung mit der Wandlungsphase Wasser und den Funktionskreisen Niere und Blase. Salzige Nahrungsmittel wirken abführend, schleimlösend und aufweichend. Ein angemessener Salzkonsum tonisiert das Nieren-Yin, ein zu hoher Salzverbrauch schwächt hingegen die Nierenenergie. Menschen mit Tendenz zu Ödembildung, Herz- und Nierenerkrankungen oder Bluthochdruck sollten deshalb ihren Salzkonsum auf ein Minimum reduzieren.

Saurer Geschmack

Der saure Geschmack zählt zur Wandlungsphase Holz und den Funktionskreisen Leber und Gallenblase. Saure Nahrungsmittel halten die Körpersäfte zusammen und wirken erfrischend. Hierzu zählen Früchtetees und Obst, da sie Hitzezuständen entgegenwirken und gleichzeitig die Körpersäfte bewahren. Aus Sicht der chinesischen Ernährungslehre wirken sich saure Nahrungsmittel bei Erkältungen ungünstig aus. So wird die bei uns berühmte (und bewährte) heiße Zitrone nicht empfohlen, da sie den in Hitze geratenen Organismus noch verstärkt. Die Chinesen empfehlen hier bei Wind-Kälte einen heißen Ingwertee auf Grund seiner schweißtreibenden Wirkung.

Bitterer Geschmack

Der bittere Geschmack wird mit der Wandlungsphase Feuer und den Funktionskreisen Herz und Dünndarm in Verbindung gebracht. Bittere Nah-

DIE WIRKUNG DER GESCHMACKSRICHTUNGEN

Geschmack	sauer	bitter	süß	scharf	salzig
Wandlungsphase	Holz	Feuer	Erde	Metall	Wasser
allgemeine therapeutische Wirkung	bewahrt die Körpersäfte, zieht zusammen	entzündungshemmend, austrocknend, ausleitend, absenkend	befeuchtend, tonisierend, harmonisierend für den gesamten Organismus	löst Stagnationen, öffnet die Poren, bringt die Energie nach außen	wirkt abführend, schleimlösend, aufweichend, in großen Mengen jedoch austrocknend
speziell zu empfehlen	sauer-kühl entspannt in Stresssituationen, die mit Hitze und Stagnation verbunden sind, bei starkem Schwitzen	bitter-warm in Maßen bei klimatischer Feuchtigkeit oder bei Flüssigkeitsansammlung	spürbare Energiezufuhr bei allen Leerezuständen	scharf-warm als Schutz gegen Kälte, zur Abwehrstärkung im Winter, gut für Vegetarier, denen oft kalt ist	für Sportler bei Hitze kühlend und anfeuchtend
	sauer-warm erhitzt (Vorsicht bei bestehender innerer Hitze)	bittere Kräuter führen ab und unterstützen die Verdauung nach fetten Speisen	entspannt bei Stress (gilt für Vollkorngetreideprodukte, gilt nicht für weißen Zucker)	scharf-heiß bei akuten Erkältungskrankheiten	stets nur maßvoll!
speziell zu vermeiden	bei Erkältungen, da die pathogenen Faktoren sonst im Körper gehalten werden	bei Schlafstörungen, Unruhezuständen (insbesondere Kaffee und Schwarztee)	bei Feuchtigkeitsansammlungen und Schleimbildung im Körper	bei Beschwerden, die mit Hitze und Trockenheit einhergehen	bei Bluthochdruck, Ödemen, Herz- oder Nierenerkrankungen

rungsmittel wirken entzündungshemmend, ausleitend, absenkend und austrocknend. Insbesondere bitter-warme Nahrungsmittel wie Kaffee, schwarzer Tee, Rotwein oder Thymian und Oregano sind stark austrocknend. Kaffee und Tee wirken anregend und stärken das Herz-Yang. Auf Grund der Wasser ausleitenden (diuretischen) Eigenschaften kommt es zu einer Verminderung des Yin. Übermäßiger Genuss beider Getränke führt somit zu Yin-Mangel und Hitze des Herzens, was sich in Schlafstörungen und Unruhezuständen niederschlägt.

Auf den ersten Blick wirkt die Einteilung der Nahrungsmittel laut chinesischer Ernährungslehre etwas verwirrend. Wenn man sich jedoch mit diesem Denkansatz etwas vertraut macht, fällt es einem nach kurzer Zeit nicht schwer, die Nahrungsmittel zuzuordnen. Die persönliche Wahrnehmungsfähigkeit wird geschult und das eigene Empfinden dafür, was gut für einen ist und was nicht.

Ernährung und körperliche Verfassung

Prinzipiell sollten die Nahrungsmittel an die körperliche Konstitution angepasst werden. Die Nahrungsanpassung ist den bei uns gebräuchlichen Nahrungsempfehlungen ähnlich, jedoch unterscheidet sich der theoretische Ansatz.

Laut chinesischer Sichtweise sollten übergewichtige Menschen, die unter erhöhter Schleimakkumulation leiden, möglichst auf süße, befeuchtend wirkende Nahrungsmittel verzichten. Bei älteren Personen mit Yang-Mangel kann die regelmäßige Einnahme von Alkohol von therapeutischem Nutzen sein, da Alkohol das Yang erwärmt. Besteht im Alter ein Yin-Mangel, sollte man dagegen Mineralwasser zu sich nehmen.

Ernährung und Jahreszeiten

Während der warmen Jahreszeiten sollte die Zirkulation von Blut und Qi angeregt und die Ausscheidung unterstützt werden. Frühling und Sommer sind die Zeit der Sekretion. In den kälteren Monaten sind dagegen Speisen empfehlenswert, die sowohl die Energie ins Zentrum führen als auch die Niere tonisieren. Herbst und Winter gelten als Jahreszeiten, in denen die Nahrung gespeichert wird. Prinzipiell ist es sinnvoll, sich beim Zubereiten einer Mahlzeit nach dem saisonalen Angebot zu richten. Durch die jeweilige Zubereitungsart sollte möglichst die thermische Wirkung eines Nahrungsmittels unterstützt werden. Hier einige Beispiele zu den einzelnen Jahreszeiten:

Frühling

Während der Frühlingszeit werden süß-warme Speisen empfohlen, die Leber und Galle unterstützen. Süßes tut der Milz gut und entlastet die während der Jahreszeit tendenziell angespannte Leberenergie. Man sollte möglichst nicht zu viel essen, da sonst der Qi-Fluss blockiert wird, was wiederum die Leber beeinträchtigt. Während der ersten warmen Frühlingstage sind leicht gekochtes Gemüse, Salat und leicht verdauliche Getreidegerichte am bekömmlichsten.

Sommer

In den heißen Sommermonaten sollte man schwer verdauliche, scharfe Speisen vermeiden. Stattdessen rücken kurz gegarte Gemüsegerichte und Obst in den Vordergrund. Auch abkühlende Nahrungsmittel wie Melonen, Gurken und Tofugerichte sind empfehlenswert. Allerdings sollte man nicht zu viel Eis oder tiefgekühlte Getränke konsumieren, da sie den Verdauungstrakt zu sehr abkühlen.

Herbst

In der kalt-feuchten Herbstzeit isst man wieder verstärkt scharf-warme Gerichte, da sie den Qi-Fluss stimulieren und die Abwehrkräfte stärken. Jetzt ist die Zeit der kräftig gewürzten Suppengerichte. Gemüsesorten wie Kohl, Kürbis und Karotten sollten Sie jetzt zu sich nehmen.

Winter

Während der Winterzeit sind nahrhafte (Fleisch-) Gerichte und lange gekochte Eintöpfe empfehlenswert. Heiße Gewürze wie Ingwer stärken das Nieren-Qi. Auch Lauchgemüse, Hülsenfrüchte und Nüsse geben die jetzt benötigte Energie.

Chinesische Kochkunst

Das Kochen spielt in der chinesischen Ernährungslehre eine bedeutende Rolle. Im Gegensatz zu vielen westlichen Ernährungsmodellen wird nicht dazu geraten, ständig viel Rohkost zu sich zu nehmen. Um dies zu verstehen, muss man sich etwas genauer mit dem Verdauungsprozess (im Sinne der chinesischen Ernährungslenkung) befassen.

Zubereitung

In der Ernährungslehre der Chinesen wird die Verdauung als eine Art Kochvorgang angesehen. Wer oft kühle Nahrungsmittel zu sich nimmt, benötigt viel körpereigene Energie, um sie zu verdauen. Es muss umso mehr Yang-Wärme aus der Milz bereitgestellt werden, um aus diesen Nahrungsmitteln Qi, Blut und andere Körpersäfte herauszuziehen.

Eine warme Mahlzeit hingegen unterstützt das Milz-Yang und Milz-Qi. Dabei sollten die Speisen schonend zubereitet, d.h. mit nur wenig Wasser kurz angedünstet werden. Eine Ausnahme bilden Zubereitungen für Kinder, ältere und kranke Menschen – hier wird mit mehr Wasser und bei längeren Garzeiten gekocht.

Es werden Zubereitungsarten unterschieden, die Yang-Wärme bzw. Yin-Kühle zuführen, was man sich abhängig von der individuellen Konstitution zunutze macht. Der Yang-Aspekt kann beispielsweise durch langsames Anbraten oder Backen im Herd verstärkt werden. Durch scharfes Anbraten oder Grillen wird dem Nahrungsmittel sehr viel Yang-Energie zugeführt. Um der Nahrung möglichst viel Yin-Aspekt zu geben, sollte vor allem in Wasser gekocht werden. Außerdem lassen sich heiße Gerichte wie Fleischzubereitungen durch die Zugabe von Obst, Sprossen oder Champignons thermisch ausgleichen.

Tägliche Ernährung

In der chinesischen Ernährungslehre wird besonders viel Wert auf regelmäßiges Essen gelegt. Die Portionen sollten auch stets ähnlich groß sein, da es dem Körper zu viel Energie abfordert, an einem Tag sehr viel und am nächsten sehr wenig zu essen.

Wie viel Flüssigkeit man zu sich nimmt, ist von der individuellen Konstitution abhängig. Hier unterscheidet sich die chinesische Sichtweise entscheidend von der westlichen. Bei uns wird stets proklamiert, der Mensch solle 2 bis 3 Liter Flüssigkeit täglich zu sich nehmen, was vielen Menschen recht schwer fällt. Die Chinesen sind der Auffassung, die Flüssigkeitsmenge ist von der Tätigkeit, dem Klima und den Essgewohnheiten abhängig. Wer viel wasserhaltige Speisen (Gemüse und Obst) zu sich nimmt und keine körperlich anstrengende Arbeit verrichtet, muss nicht zusätzlich noch viel trinken. Hingegen braucht jemand, der viele scharfe Gerichte oder geräucherte Fisch- und Fleischgerichte konsumiert, wesentlich mehr Flüssigkeit.

Entscheidend für eine wohltuende Kost sind natürlich auch die Rahmenbedingungen, unter denen das Essen eingenommen wird. Sie sollten sich für jede Mahlzeit Zeit nehmen und in einem ruhigen, harmonischen Umfeld essen. Für alles gibt es einen richtigen Zeitpunkt – das gilt auch fürs Essen.

Chinesische Heildiät

Eine Heildiät ist eine begleitende Therapie, die in Kombination mit Kräuterzubereitungen und Akupunktur durchgeführt wird. Es gibt nicht »die« allgemein wirksame Heildiät, sondern verschiedene Diätempfehlungen, die auf den Patienten individuell abgestimmt werden.

Wie bereits erwähnt, gleicht die chinesische Heilkunde in erster Linie Disharmonien aus, d.h., Fülle wird ausgeleitet, Trockenheit befeuchtet usw. Die Disharmoniemuster sind natürlich bei jedem Menschen verschieden, insofern können zwei Personen mit ähnlichem Beschwerdebild unterschiedliche Diätempfehlungen erhalten. Die Grundprinzipien der Heildiät hören sich zwar simpel an, dennoch bedarf es viel Erfahrung und einer fundierten Ausbildung, um den richtigen Diätplan zusammenzustellen. Wer mittels angelesener Kenntnisse und Nahrungsmitteltabellen versucht, seinen eigenen Diätplan zu entwerfen, wird nur wenig Erfolge erzielen. Sie sollten sich besser von einem ausgebildeten TCM-Arzt beraten lassen.

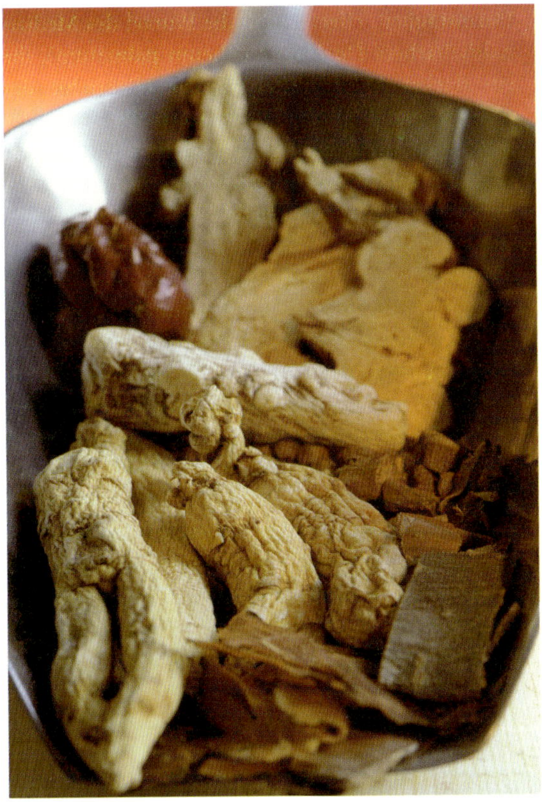

Getrocknete Kräuter, Früchte und Wurzeln sind die Basis der chinesischen Kräutermedizin.

Kraftsuppen

Kraftsuppen werden traditionell einmal in der Woche aus Kräutern und Lebensmitteln zubereitet und sind auf Grund ihrer therapeutischen, kräftigenden Wirkung sehr geschätzt. Kraftsuppen sind ein gutes Beispiel dafür, dass chinesische Kräuterheilkunde und Ernährungslehre nicht etwas Verschiedenes sind, sondern den gleichen Grundlagen folgen. Eine Kraftsuppe besteht z.B. aus Reis, einem Suppenhuhn sowie Gemüse und Kräutern. Häufig verwendete Kräuter sind die Tragantwurzel ***Huang Qi*** (Astragalus membranaceus), chinesische Engelswurzel ***Dang Gui*** (Angelica sinensis) und Lotussamen ***Lian Zi*** (Nelumbinis spec.).

Die Suppe lässt man vier bis sechs Stunden köcheln, mitunter sogar einige Tage. Die Gemüse- und Fleischeinlagen werden normalerweise nicht mitgegessen, sondern lediglich der Suppenauszug (Extrakt). Jeden Tag der Woche nimmt man davon eine kleine Menge zu sich. Nach wenigen Wochen führen die Kraftsuppen zu einer spürbaren Kräftigung des Körpers. So wird beispielsweise jungen Müttern kurz nach der Entbindung der Verzehr von Kraftsuppen empfohlen.

CHINESISCHE KRÄUTERHEILKUNDE

Die Behandlung mit Kräutern hat innerhalb der chinesischen Medizin einen ganz besonderen Platz. Der Name »Kräuterheilkunde« ist eigentlich nicht korrekt, da neben Pflanzen auch mineralische und tierische Bestandteile für die Herstellung der Arzneimittel verwendet werden. Wie bereits zu Beginn erläutert, gilt Shen Nong, der »göttliche Landmann«, als ein Begründer der chinesischen Kräutermedizin. In dem von ihm geschriebenen Klassiker werden über 350 Zubereitungen beschrieben und klassifiziert, basierend auf Kräutern, Mineralien und Tierprodukten. Die Entwicklung der chinesischen Pflanzenheilkunde ist ein ständig sich weiter wandelnder Prozess. In einem Nachschlagewerk, das vor 30 Jahren veröffentlicht wurde, sind über 5700 traditionelle Arzneimittel erwähnt.

Wie die Nahrungsmittel werden auch die Heilkräuter auf Grund ihres Temperaturverhaltens und Geschmacks charakterisiert. Die Kräuter und ihre therapeutische Wirkung werden in drei Hierarchien eingeteilt: Herrscher-, Minister- und Hilfskräuter. Allerdings kann ein Kraut in einer Rezeptur ein Herrscher-Kraut sein, in einer anderen Rezeptur hingegen ein Minister-Kraut.

Herrscher-Kräuter

Die Kräuter der oberen Hierarchie, auch Herrscher-Kräuter genannt, werden eingesetzt, um Alterserscheinungen vorzubeugen und ein beschwerdefreies Leben zu garantieren. Hier zeigt sich der klassische, im Daoismus tief verwurzelte Ansatz der chinesischen Medizin. Für die Daoisten war das Bestreben nach Unsterblichkeit bzw. einem gesunden, langen Leben von großer Bedeutung. Diese Kräuter haben eher einen stärkenden als einen heilenden Charakter. Sie gelten auch bei einer Einnahme über einen längeren Zeitraum als unbedenklich und sind nicht giftig.

Zu den bekanntesten Pflanzen gehört die Ginsengwurzel ***Ren Shen*** (Panax ginseng), die auch in die europäische Phytotherapie Eingang gefunden hat. Sie wird besonders wertgeschätzt, da sie sowohl einen Qi-Mangel als auch eine Yin-Leere ausfüllen kann. Ginseng fördert die Lungenfunktion und stärkt die Milz- und Magenenergie. Weitere Beispiele für Herrscher-Kräuter sind die Süßholzwurzel ***Gan Cao*** (Glycyrrhiza glabra) und die Spargelwurzel ***Tian Men Dong*** (Asparagus officinalis). Süßholz wird ebenfalls in anderen naturheilkundlichen Therapien wie der Phytotherapie (→ Seite 126) oder dem indischen Ayurveda (→ Seite 78) therapeutisch genutzt. Beide Heilkräuter werden bevorzugt als Tonikum eingesetzt, da sie verschiedene Energieaspekte im Körper ansprechen.

Minister-Kräuter

Die Kräuter dieser mittleren Hierarchie werden bei Beschwerden eingesetzt, die durch negative Emotionen hervorgerufen wurden. Sie wirken prinzipiell tonisierend und werden auch zur Prävention empfohlen. Sie können ohne Bedenken auch über längere Zeit eingenommen werden. Eine typische Heilpflanze ist das Langblättrige Hasenohr ***Chai Hu*** (Bupleurum longifolium), das Qi-Blockaden auflöst. Das Speichelkraut ***Bai Zhu*** (Atractylodes macrocephala) hat bittere und warme Aspekte und stärkt das Milz-Qi. Es wird bei Verdauungsstörungen und rheumatischen Beschwerden verwendet.

Hilfskräuter

Die Pflanzen der unteren Klasse besitzen eine spezifische medizinische Wirkung und werden zur Behandlung von akuten Beschwerden verschrieben. Sie wirken z.B. bei Erkältungskrankheiten und Darmträgheit. Hierzu zählt die Wurzel des Medizinalrhabarbers ***Da Huang*** (Rheum palmatum), die ein starkes Abführmittel ist. Die Hierarchie der Kräuter zeigt deutlich, dass die wertvollsten Kräuter diejenigen sind, die der Gesunderhaltung dienen. Dagegen wird die symptomorientierte Behandlung nur den Hilfskräutern überlassen.

Rezepturen

Zusätzlich zur oben genannten Einteilung wird jedem Kraut eine Hauptwirkung zugeschrieben, auf Grund derer es in einer Zubereitung enthalten ist. Zusätzlich werden sogenannte Botschafter-Kräuter in die Rezeptur aufgenommen, um die einzelnen Arzneibestandteile besser in die Meridiane und Organe zu leiten.

Bevor eine Kräuterrezeptur verschrieben wird, ist eine eingehende Diagnostik notwendig. Bei akuten Infektionskrankheiten werden z.B. Rezepturen verschrieben, die das Schwitzen einleiten und fördern. Bei Beschwerden des Verdauungstraktes setzt man kräftigende Arzneimittelrezepturen ein. Eine wirksame chinesische Rezeptur ist sowohl auf das ther-

IDENTITÄTSPRÜFUNG VON TCM-KRÄUTERN

Verschiedene Fälle von Nierenschäden traten 1992 in Belgien im Zusammenhang mit der Einnahme eines TCM-Schlankheitstees ein. Dabei war es zu einer Verwechslung zweier Drogen gekommen, so dass der Tee fälschlicherweise die toxisch wirkende Aristolochiawurzel enthielt. Daraufhin wurden auch in Deutschland Forderungen nach Identitätsprüfungen laut. Heute ist jede Apotheke aufgefordert, bei TCM-Arzneidrogen eine Identitätsuntersuchung durchzuführen. Viele der traditionellen chinesischen Kräuter sind auch im Deutschen und im Europäischen Arzneibuch beschrieben. Zusätzlich liegen bereits mehr als 30 TCM-Drogen-Monographien in deutscher Übersetzung vor.

mische Verhalten als auch auf die Wirkungsrichtung des Disharmoniemusters abgestimmt. Es gibt also kein Standardrezept gegen Husten. Bei Husten mit viel weißlichem Auswurf werden andere Kräuter verschrieben als bei Husten mit viel gelblichem Auswurf.
Eine Rezeptur besteht üblicherweise aus 10 bis 12 Kräutern. Rezepturen, die zur Vorbeugung von Erkrankungen verschrieben werden, können bis zu 20 Kräuter enthalten. Bei der Zusammenstellung der Rezeptur spielen die Erfahrung und das Wissen des TCM-Praktikers eine große Rolle.
Die Kräuterrezepturen müssen nicht unbedingt kostspielig sein. Der Kauf einer Packung Zigaretten kann mitunter teurer sein als eine traditionelle chinesische Verschreibung.
Problematisch bei der Verwendung der TCM-Kräuter sind die oftmals mangelnde Qualität der pflanzlichen Zubereitung und der geringe Reinheitsgrad der verwendeten Einzeldrogen. Eine Überprüfung der eingesetzten Rohdrogen auf Herbizid- und Düngemittelrückstände findet meist nicht statt. Die importierten chinesischen Arzneipflanzen entsprechen folglich oft nicht den bei uns gültigen Qualitätsstandards. Deshalb ist es ratsam, die TCM-Drogen in der Apotheke zu kaufen und nicht über (zweifelhafte) Quellen im Internet zu bestellen. Denn Apotheken, die TCM-Drogen verkaufen, sind verpflichtet, Qualitätsprüfungen durchzuführen.

Pflanzendekokte, Pillen und Pulver

Im Gegensatz zur europäischen Phytotherapie werden in der chinesischen Heilkunde nur selten Einzelkräuter verschrieben. Die Chinesen verwenden eher Mixturen aus verschiedenen Kräutern, da sich deren Wirkungen sinnvoll ergänzen sollen.
Die Kräuter werden meist in Form von Suppen oder ***Dekokten*** eingenommen. Beides sind zeitaufwändige Abkochungen von Kräutermixturen. Die meisten dieser Darreichungen haben einen unangenehmen, bitteren Geschmack. Ein Vorteil der Dekokt-Zubereitung ist, dass wichtige energetische Aspekte des Patienten mit berücksichtigt werden. Entsprechend dem individuellen Disharmoniemuster wird die Dosis eines Krautes erhöht oder verringert, oder Pflanzenbestandteile werden zur Originalrezeptur hinzugefügt.
Pillen eignen sich vor allem zur Therapie von chronischen Beschwerden. Sie sind in ihrer Wirkung milder, die Wirkung tritt nicht so schnell ein, und sie sind auf Dauer preiswerter als die Dekokte. Hergestellt werden die Pillen aus pulverisierten Bestandteilen der Kräuter, denen Honig, Stärke oder Wachs zugefügt wird.
Pulver liegen in ihrem therapeutischen Wirkungspotential zwischen den Dekokten und den Pillen. Sie werden aus dem gekochten Sud gemahlener Kräuter hergestellt.
Bei uns werden chinesische Verschreibungen auch als ***Granulat*** angeboten. Es handelt sich dabei um Kräuter, die nach der Aufreinigung und Extraktion in einer »Instant«-Form vorliegen und nur in heißem Wasser aufgelöst werden müssen.
In der Volksrepublik China sind auch Kräuterextrakte in flüssiger Form sehr beliebt. Diese gelösten Konzentrate sind in kleinen Mengen abgefüllt im Handel erhältlich.

WICHTIGSTE INDIKATIONEN

CHRONISCHE ERKRANKUNGEN
Immunschwäche, erhöhte Infektanfälligkeit, funktionelle Erkrankungen innerer Organe, Stoffwechselerkrankungen, gynäkologische Beschwerden, Hauterkrankungen, Rheuma und Arthritis, Kopfschmerzen

AKUTE ERKRANKUNGEN
Grippe, Schnupfen, Husten, Harnwegsinfekte, Verdauungsstörungen

Einsatz zur Behandlung

Die Indikationen für Kräuterzubereitungen umfassen sowohl chronische als auch akute Beschwerden. Bei chronischen Erkrankungen werden die Zubereitungen oft über mehrere Wochen bis hin zu einigen Monaten eingenommen. Bei akuten Infekten hingegen werden hochdosierte Dekokte verschrieben, um möglichst schnell einen therapeutischen Effekt zu erzielen. Dem prophylaktischen Ansatz der chinesischen Heilkunde entsprechend werden die Kräuter auch zur allgemeinen Stärkung und zur Vorbeugung von Krankheiten verordnet. Für diese konstitutionelle Behandlung ist die eingehende chinesische Diagnostik besonders wichtig, um genaue Aufschlüsse über die energetischen Aspekte und die individuelle Konstitution des Patienten zu erhalten.

AKUPUNKTUR

Eine Akupunkturbehandlung wird in erster Linie bei Schmerzzuständen und funktionellen Störungen eingesetzt. Sie kann aber auch, ergänzend zur Kräuterheilkunde, bei der Behandlung von Organbeschwerden praktiziert werden. Ein weiteres wichtiges Einsatzgebiet ist die Gesundheitsvorsorge. Ein Akupunkteur empfiehlt deshalb seinen Patienten regelmäßig zu erscheinen, auch wenn sie keine Krankheitssymptome zeigen.

Die Akupunktur beruht auf dem Konzept der Meridiane (Leitbahnen) als Energietransportsystem. Durch die Leitbahnen fließt Qi und kann auf diesem Weg zu allen Organen und Geweben gelangen. Die Hauptmeridiane versorgen die Organe mit Qi, die kleineren Leitbahnen die Haut und Muskeln. Im gesamten Körper gibt es 71 unterschiedliche Leitbahnen, die alle im Schädeldach zusammengeführt sind.

Entlang den Hauptleitbahnen befinden sich 361 Akupunkturpunkte, die wiederum als Öffnung oder Zu- und Abfluss von Qi charakterisiert sind. An diesen Punkten kann der Energiefluss durch Stimulation mit der Akupunkturnadel verlangsamt oder beschleunigt werden. Wenn man alle Akupunkturverfahren zusammennimmt, ergeben sich sicher über 1000 Akupunkturpunkte. Denn die verschiedenen Techniken wie Schädel- oder Ohrakupunktur arbeiten auch mit verschiedenen Punkten. Und es ist denkbar, dass wir noch gar nicht alle Punkte kennen, denn auch die Akupunktur ist eine dynamische Behandlungsmethode, die sich ständig weiterentwickelt.

Die Akupunkturpunkte

Benennung der Punkte

Jeder Punkt hat seine eigene Bezeichnung und wird im Chinesischen nach seiner anatomischen Lage oder auf Grund seiner Funktion benannt. So heißt ein Punkt auf der Dickdarm-Leitbahn ***Wen Liu,*** »wärmende Strömung«, da er zum Schwitzen anregt. Bei uns hat es sich jedoch durchgesetzt, die Punkte entlang der zugehörigen Leitbahn zu nummerieren, so heißt bei uns der gleiche Punkt »Dickdarm 7«.

Die Lage der Punkte

Jeder Punkt ist durch seine anatomische Lage charakterisiert. Als relatives Maß zum Auffinden gilt die individuelle Fingerbreite des Patienten, z.B. »zwei Fingerbreit über dem Bauchnabel«. Ein kompetenter Akupunkteur orientiert sich zwar an solchen Angaben, aber viel wichtiger sind seine Erfahrung und sein Tastsinn, um die jeweilige Stelle richtig zu lokalisieren. Oft ist das Gewebe um den Punkt herum verhärtet, angespannt oder schmerzempfindlich.

Stimulation mit vielfältigen Wirkungen

Alle Akupunkturpunkte werden den Fünf Wandlungsphasen zugeordnet, was für die richtige Auswahl von Punkten bei der Behandlung sehr wichtig ist. So besitzen z.B. Erdpunkte eine befeuchtende Wirkung und werden bei trockenem Reizhusten eingesetzt (z.B. Milz 6). Feuerpunkte wirken reduzierend, an ihnen wird Wärme entzogen. Sie werden z.B. bei stressinduzierter Migräne genadelt. Metallpunkte hingegen besitzen einen trocknenden Effekt, kühlende Wasserpunkte wiederum wirken zu großer Hitze im Körper entgegen.

Die Akupunkturpunkte im Rumpfbereich sind bedeutend, da sie die Speicherorgane (Zang) und

Hohlorgane (Fu) stimulieren. Der Energiefluss ist hier wesentlich ruhiger als in den Extremitäten. Da in der Rumpfregion verschiedene Leitbahnen aufeinander treffen, ist das Wirkspektrum der Punkte in dieser Stelle sehr vielfältig. So kann die Stimulation eines Punktes drei Leitbahnen beeinflussen und somit bei verschiedenen Indikationen wirken.
Bedeutende Akupunkturpunkte der Körperrückseite sind die auf dem Blasen-Meridian. Einige dieser Punkte wirken direkt auf die Zang-Fu-Organe und stärken z.B. die Nieren-Energie. Andere Punkte beeinflussen stärker die psychischen und mentalen Fähigkeiten des Menschen. Geringe Konzentrationsfähigkeit, mangelndes Durchhaltevermögen und nervöse Unruhe können an diesen Akupunkturpunkten behandelt werden.

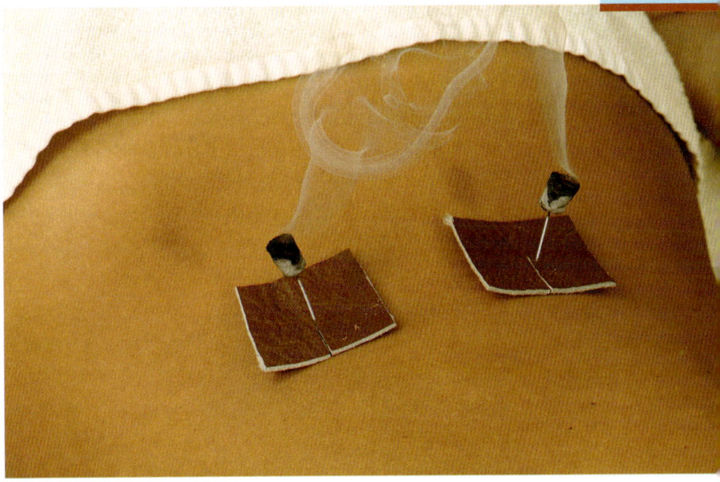

Bei der »heißen Nadelung« dringt die Wärme tief in den betreffenden Akupunkturpunkt ein.

Was erwartet Sie bei einer Akupunkturbehandlung?

Zuerst die wohl häufigste Frage: Tut Akupunktur weh? Die ehrliche Antwort lautet: Jedes Nadeln piekst ein ganz klein wenig, allerdings ist der »Schmerz« wesentlich geringer als bei Blutabnahmen oder Injektionen. In China sind gelegentlich dickere Nadeln und tiefere Stichtiefen üblich, demzufolge kann die Akupunktur dort schmerzhafter sein. Die taiwanesische Akupunkturtechnik ist dafür bekannt, die Nadelung sehr tief unter die Haut zu bringen. Die Japanische Akupunktur ist so gut wie schmerzlos und erfreut sich deshalb auch immer größerer Beliebtheit.
Während der Behandlung liegen Sie in Unterwäsche bekleidet auf einer Behandlungsliege. Sie sollten ausreichend Zeit für das Akupunktieren mitbringen, eine Behandlung dauert etwa eine Stunde.

Die Nadeln

Die bei uns verwendeten Einmalnadeln sind meist aus rostfreiem Stahl und werden oberflächlich eingestochen. Sie haben einen Griff, der aus Stahl- oder Kupferdraht besteht. Es gibt verschiedene Nadeln, die in der Stärke und Länge variieren. Einige Nadeln, wie die sogenannten Flaumnadeln, sind sehr dünn, und nur die ganz dünnen Nadeln sind für die Behandlung von Kindern geeignet. Soll ein starker Reiz ausgeübt oder festes Gewebe genadelt werden, können auch dickere Nadeln angewandt werden. Ansonsten hängen die Wahl und die Anzahl der Akupunkturnadeln von der persönlichen Konstitution des Patienten und vom Behandlungsstil des Akupunkteurs ab.

Die Nadelung

Beim Einstechen der Nadel kann ein leichtes Druckgefühl um die Einstichstelle herum auftreten. Das ist durchaus erwünscht und zeigt an, dass der richtige Punkt getroffen wurde. Neben der exakten Lokalisation ist auch die Nadeltechnik entscheidend. In Abhängigkeit von der Nadelstimulation ist die Wirkung stärkend (Qi-aufbauend) oder beruhigend (Qi-zerstreuend).
Hierzu ein Beispiel: Schmerzzustände wie akute Rückenschmerzen weisen auf eine Qi-Blockade in diesem Bereich hin. Um das Qi wieder zum Fließen zu bringen, wird auf der Blasen-Leitbahn und z.B. in der Mitte der Kniekehle akupunktiert. Da hier ein Füllezustand vorliegt, wird mittels beruhigender Nadelstimulation gearbeitet. Dazu wird die Nadel

schnell eingestochen und oftmals in raschem Tempo an diesem Punkt bewegt. Durch diese kräftige Stimulation wird die Blockade gelöst, und eine schnelle Schmerzlinderung tritt ein. Die Nadel wird dann für maximal dreißig Minuten belassen. Nach dem Entfernen der Nadel bleibt das winzige Einstichloch für kurze Zeit offen, so dass gestautes Qi heraustreten kann.
Auch die Atmung hat Einfluss auf den Erfolg der Behandlung. Um eine tonisierende, also anregende Wirkung hervorzurufen, wird die Nadel während des Ausatmens eingeführt und beim Einatmen wieder entfernt. Um einen sedierenden Effekt zu erzielen, wird genau umgekehrt vorgegangen. Bei einer stärkenden Stimulation verbleiben die Nadeln durchschnittlich eine halbe Stunde, bei beruhigender Wirkung bis zu einer Stunde.
Im Fall von akuten Beschwerden kann bei Bedarf täglich akupunktiert werden, wobei immer die gleichen Punkte genadelt werden. Bei chronischen Erkrankungen wird meist im wöchentlichen Abstand genadelt, wobei meist zehn bis zwölf Behandlungen notwendig sind, um einen dauerhaften Therapieerfolg zu gewährleisten.

INDIKATIONEN FÜR AKUPUNKTUR

AKUTE ERKRANKUNGEN
Atemwegsinfektionen (Grippe, Husten, Schnupfen, Asthma, Bronchitis, Mandelentzündung), Erkrankungen des Bewegungsapparates (Kreuz- und Rückenschmerzen, Wirbelsäulenprobleme, rheumatische Arthritis, Gelenkbeschwerden, Tennisarm)

CHRONISCHE ERKRANKUNGEN
Schmerzzustände aller Art, Kopfschmerzen, Migräne, Zahnschmerzen, Verdauungsbeschwerden, Magenbeschwerden, Menstruationsbeschwerden, Fertilitätsstörungen, neurologische und psychosomatische Erkrankungen

MOXIBUSTION

Die Moxibustion ist eine Form der Wärmetherapie, die oft unterstützend zur Akupunkturbehandlung eingesetzt wird. Der Begriff Moxa leitet sich aus dem Japanischen »mogusa« ab und bedeutet »brennendes Heilkraut«. Das Moxakraut besteht aus den getrockneten Blättern des Beifußkrautes (Artemisia vulgaris). Die Moxibustion wird angewendet bei Schwächezuständen, hervorgerufen durch Yang-Leere, und bei Kälteerkrankungen auf Grund von Qi-Stagnation. Ein Mangel an Yang verursacht nicht nur Kälte, sondern auch Müdigkeit und eine Steifheit in den Gelenken. Durch die Moxibustion gelangt wieder Wärme in eine bestimmte Leitbahn, die Kälteregion kann sich so auflösen, und das Yang wird wieder aktiviert.

Was erwartet Sie bei der Moxibustion?

Es gibt verschiedene Moxatechniken; bei allen wird zunächst das Moxakraut zu kleinen Kegeln gedreht und dann über bestimmten Akupunkturpunkten abgeglüht. Bei der direkten Moxibustion liegen die Kegel direkt auf den Akupunkturpunkten. Diese Technik ist bei uns aber nicht sehr gebräuchlich.
Die indirekte Moxibustion ist wesentlich stärker verbreitet. Hierbei wird zwischen den glühenden Moxakegel und die Haut eine Ingwer- oder Knoblauchscheibe gelegt. Es kann auch Salz auf die Haut gestreut und der Kegel auf die Salzschicht gelegt werden. Es gibt unterschiedliche Größen von Moxakegeln, sie reichen von Reiskorn- bis zu Murmelgröße.
Eine weitere Technik ist die sogenannte »heiße Nadel«. Hierzu wird auf dem Griff der Akupunkturnadel eine große Moxakugel angebracht und abgebrannt. Das glimmende Moxa erwärmt die Nadel, und die so erzeugte Wärme dringt tief in den zu behandelnden Akupunkturpunkt ein.
Bekannt sind bei uns auch die sogenannten Moxazigarren. Sie bestehen aus Moxakraut, das zu festen Stangen gepresst und mit dünnem, leicht brennbarem Papier umwickelt ist. Sie sehen wie normale Zigarren aus und sind etwa zwanzig Zentimeter

lang. Die angezündete Zigarre wird vom Behandler in kreisförmiger Bewegung oberhalb eines Akupunkturpunktes dicht über die Haut des Patienten gehalten, bis dieser ein angenehmes Gefühl der Wärme empfindet.

SCHRÖPFEN

Die Schröpftechnik *(Ba Guan)* wird in China seit vielen Jahrhunderten als ausleitendes Verfahren geschätzt. Im 2. Jahrhundert wurde in China bereits mit Rinderhörnern geschröpft. Das chinesische Schröpfen ist der europäischen Schröpfmethode (→ Seite 352) zwar sehr ähnlich, aber der theoretische Hintergrund ist verschieden.

Durch das Schröpfverfahren wird eine Reizwirkung ausgelöst, die Qi-Blockaden auflöst, die Selbstregeneration aktiviert und den Heilungsprozess in Gang bringt. In der chinesischen Medizin wird der Schmerz auch als Blutstau interpretiert: Schröpfen verschafft daher vor allem bei Schmerzzuständen schnelle Linderung. Zusätzlich können Verspannungen abgebaut und Stoffwechselprodukte ausgeleitet werden. Schröpfen wird meist in Kombination mit Akupunktur oder Kräuterbehandlung angewendet. Als Einzeltherapie kommt es bei akuten Beschwerden wie Grippe, Muskelverspannungen und Magen-Darm-Problemen zum Einsatz.

In Abhängigkeit von der Reflexzone, auf der die Schröpfgläser aufgesetzt werden, kann die Reizwirkung verschiedene Aspekte haben. Es können z.B. physiologische, immunologische oder energetische Prozesse stimuliert werden.

Was erwartet Sie beim Schröpfen?

Die Schröpfgläser haben einen Durchmesser von maximal fünf Zentimetern. Der Unterdruck wird erzeugt, indem man einen alkoholgetränkten Zellstoffballen entzündet und tief in den Schröpfkopf hält. Nach einer Sekunde wird er herausgenommen und der Schröpfkopf sofort auf die Haut gebracht. Der Rand des Glases darf nicht erhitzt sein, um eine Verbrennung der Haut zu vermeiden.

INDIKATIONEN FÜR DAS SCHRÖPFEN

WIRKT DIREKT BEI
Schmerzen im Schulter- und Rückenbereich, Verspannungen, Rheuma

WIRKT INDIREKT BEI
Erkältungskrankheiten, Allergien, Bluthochdruck, Magen-Darm-Erkrankungen

- Wie bei jeder chinesischen Therapie wird vor der Schröpfbehandlung die Diagnose mit Hilfe der Zungen- und Pulsdiagnostik gestellt.
- Dann legen Sie sich mit nacktem Oberkörper auf einer Liege auf den Bauch.
- Die Schröpfgläser werden auf dem Rücken meist entlang den Leitbahnen auf den Schröpfreflexzonen aufgesetzt. Sie verbleiben üblicherweise für 5 bis 10 Minuten auf der Haut.
- Geschröpft wird meist ein- bis zweimal pro Woche. Es sind etwa 10 Behandlungen notwendig, bevor sich ein dauerhafter Therapieerfolg einstellt.

Aus Sicht der chinesischen Medizin werden durch das Schröpfen die Yin-Fülle ausgeleitet, das Blut bewegt sowie Wind und Feuchtigkeit ausgetrieben. Die Technik eignet sich daher sehr gut zur Behandlung von Grippesymptomen. Hierzu werden die Schröpfgläser am Rücken in Höhe der Lungenorgane aufgesetzt. Um eine Reizwirkung auf innere Organe auszuüben, setzt man die Schröpfgläser auf die entsprechende darüber befindliche Rückenpartie.

Beim Schröpfen kann man im Grunde nichts falsch machen, weshalb das Verfahren auch ohne Probleme von Laien – also auch vom Patienten selbst bzw. von einem Partner – durchgeführt werden kann.

Schröpf-Varianten

Bei Blutfülle, Hitzezuständen, Allergien und starken Schmerzen wird das ***blutige Schröpfen*** angewendet. Hierzu sticht man zunächst mit kleinen Nadeln ent-

lang den Akupunkturmeridianen einige Millimeter tief in die Haut ein. Darauf werden dann die Schröpfgläser aufgesetzt. Durch den erzeugten Unterdruck tritt eine geringe Blutmenge aus.
Bei der ***Schröpfkopfmassage*** wird zuerst der Rücken des Patienten mit einer Fettsalbe eingerieben. Anschließend setzt der Behandler die Schröpfgläser auf und zieht sie dann auf dem Rücken entlang. Diese Technik ist bei hartnäckigen Rückenverspannungen sehr wirksam.
Schröpfen kann auch dazu dienen, den Effekt der Akupunktur zu steigern. Dazu werden über die eingestochenen Akupunkturnadeln noch zusätzlich Schröpfgläser gesetzt. Der Unterdruck entzieht dem Körper vermehrt Yang- oder Yin-Fülle. Die Methode wird bei akuten Beschwerden wie fieberhaften Erkrankungen, Schmerzzuständen oder Muskelverspannungen praktiziert.

AKUPRESSUR

Akupunktur und Akupressur haben beide eine sehr lange Tradition innerhalb der chinesischen Medizin. In der TCM gilt die Akupressur als ein Teilbereich der chinesischen Heilmassage Tuina. Sie ist zur Selbstbehandlung gut geeignet und wird daher hier ausführlicher besprochen.
Die Akupressur (lateinisch: acus = Punkt, pressum = gedrückt) zählt zu den Reiztherapien, sie ist jedoch viel leichter anzuwenden als die Akupunktur. So ist auch die Lage, Bedeutung und Wirkung der Akupressurpunkte wesentlich einfacher zu erlernen. Ziel der Akupressur ist es, durch eine Druckpunktmassage Qi-Stagnationen aufzulösen und wieder eine energetische Balance herzustellen.

INDIKATIONEN FÜR AKUPRESSUR

WIRKT DIREKT BEI
Kopfschmerzen, Migräne, Schmerzen des Bewegungsapparates, Erkältungskrankheiten, Verdauungsproblemen, gynäkologischen Problemen

WIRKT INDIREKT BEI
Stress, Erschöpfung, Konzentrationsschwäche, Angstzuständen, Bettnässen bei Kindern

Akupressurpunkte

Die Akupressur kommt zur Behandlung mit verhältnismäßig wenigen Punkten aus. Jeder Akupressurpunkt hat einen anderen Effekt: Es können sowohl aktivierende, aufbauende Wirkungen als auch ein beruhigender, sedierender Effekt hervorgerufen werden.
Harmonisierungspunkte liegen am Anfang und Ende der Leitbahnen und stehen in Verbindungen mit den Funktionen der inneren Organe.
Anregungspunkte befinden sich auf allen Meridianen und helfen neue Kräfte zu aktivieren. ***Beruhigungspunkte*** wirken Energie ableitend und werden bei Füllezuständen gedrückt. Die sogenannten ***Alarmpunkte*** werden zur Diagnose herangezogen und gelten auch als Erste-Hilfe-Punkte.
Die Akupressur ist nicht nur als Schmerztherapie oder zur Beruhigung geeignet, sondern wird auch oft zur Überbrückung in kritischen Situationen angewendet (z.B. bis der Arzt erscheint). Das wichtigste Einsatzgebiet der Akupressurtechnik ist jedoch die Gesundheitsvorsorge. Schon wenige Minuten Druckpunktmassage am Tag helfen, die körpereigene Energie zurückzugewinnen und Stresssituationen besser zu bewältigen.

So behandeln Sie sich selbst

- Setzen Sie sich während der Behandlung auf einen bequemen Stuhl.
- Akupressiert wird mit der Kuppe des Zeige- oder Mittelfingers oder mit dem Daumen. Setzen Sie den Finger ins Zentrum des Punktes und machen Sie langsame kreisende Bewegungen, mit nicht zu starkem Druck.
- Fast alle Akupressurpunkte sind spiegelbildlich auf der rechten und linken Körperseite angeordnet. Akupressieren Sie immer beide Punkte!

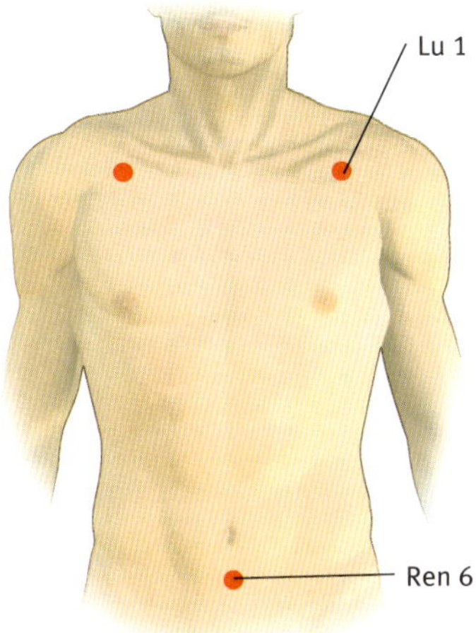

Lunge 1 (Lu 1) – unter dem äußeren Ende des Schlüsselbeins, 1 Daumenbreit unter der Grube, die in Erscheinung tritt, wenn man die Hand auf die Taille legt
Konzeptionsgefäß 6 (Ren 6) – 3 Fingerbreit unterhalb des Bauchnabels

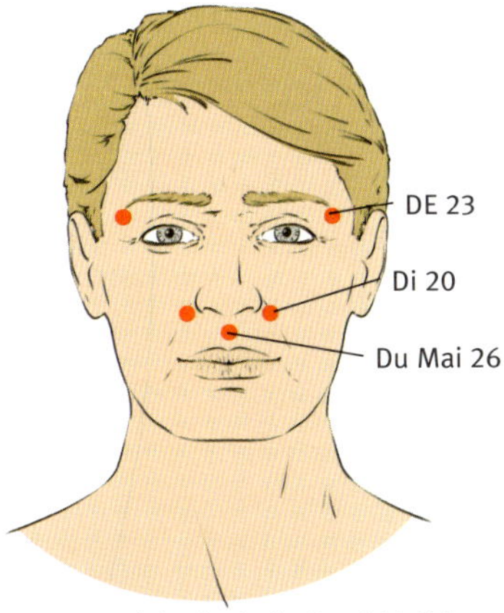

Dickdarm 20 (Di 20) – in der Nasolabialfalte neben der Basis des Nasenflügels
Lenkergefäß 26 (Du Mai 26) – etwas oberhalb der Mitte der Furche zwischen Nase und Oberlippe
Dreifacher Erwärmer 23 (DE 23) – direkt neben dem äußeren Ende der Augenbraue

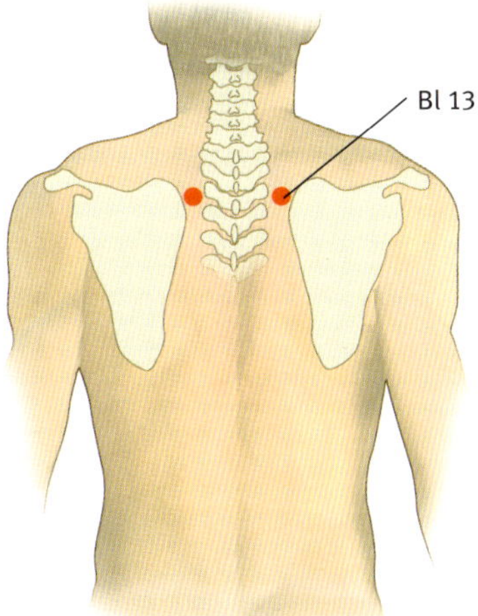

Blase 13 (Bl 13) – in der Mitte zwischen der Wirbelsäule und der Innenkante des Schulterblatts in Höhe des 3. Brustwirbels

Dickdarm 4 (Di 4) – zwischen Daumen und Zeigefinger auf der höchsten Stelle des Muskelbauches
Dreifacher Erwärmer 5 (DE 5) – in der Mitte zwischen Elle und Speiche 2 Fingerbreit vom Handgelenk entfernt
Dickdarm 11 (Di 11) – bei gebeugtem Arm 1 Fingerbreit entfernt vom äußeren Ende der Ellenbogenfalte

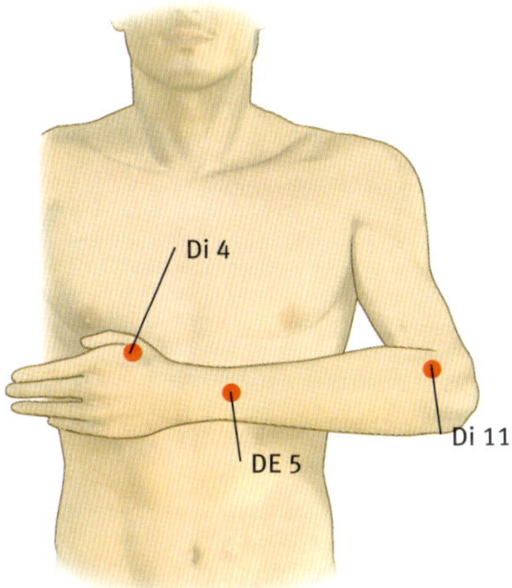

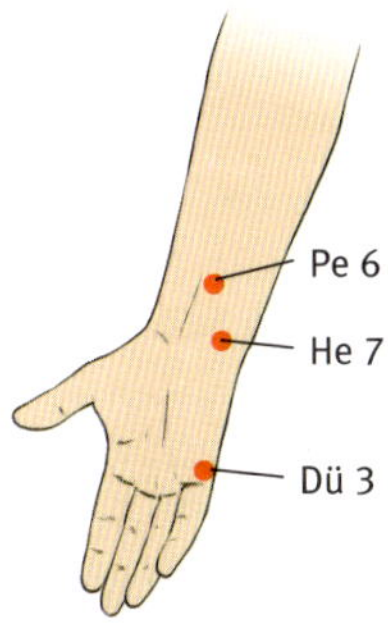

Dünndarm 3 (Dü 3) – an der Handkante über dem Köpfchen des fünften Mittelhandknochens, wo der kleine Finger beginnt
Herz 7 (He 7) – auf der Innenseite des Handgelenks am Innenrand der Sehne auf der Handfalte
Perikard 6 (Pe 6) – auf der Innenseite des Unterarms zwischen den beiden Sehnen, 2 Fingerbreit vom Handgelenk entfernt

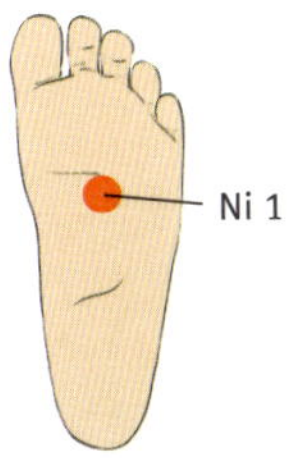

Niere 1 (Ni 1) – auf der Fußsohle auf der Grenze zwischen dem ersten und dem zweiten Drittel der Fußsohlenlänge

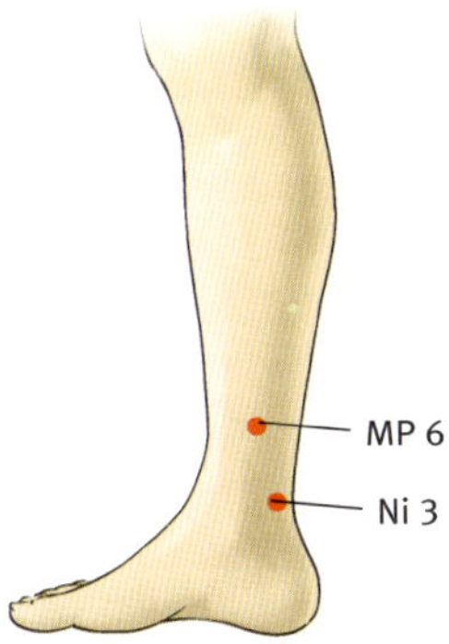

Niere 3 (Ni 3) – direkt vor der Achillessehne in Höhe des inneren Fußknöchels
Milz 6 (MP 6) – 4 Fingerbreit über dem höchsten Punkt des inneren Fußknöchels direkt hinter dem Schienbein

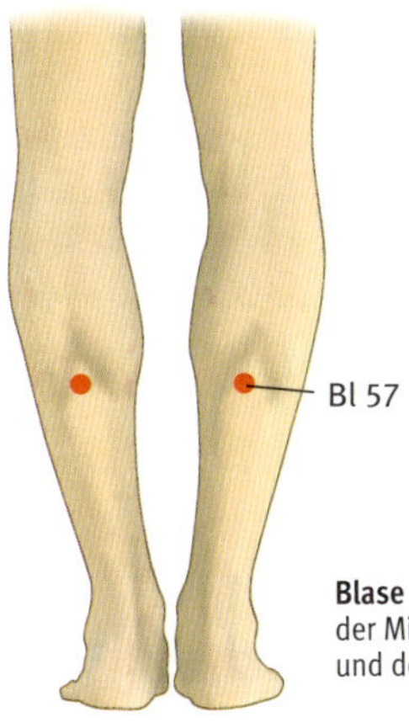

Blase 57 (Bl 57) – auf der Wade in der Mitte zwischen der Kniekehle und der Achillessehne

- Die Akupressur eines Punktes dauert im Durchschnitt 3 bis 5 Minuten. Bei älteren Menschen können sich im Laufe des Lebens Energieblockaden stärker manifestiert haben, so dass deren Auflösung etwas länger dauert als bei Kindern. Kleinkinder sollten dagegen maximal 1/2 Minute behandelt werden.
- Da die Reizübertragung auf den Körper einige Zeit dauern kann, warten Sie in Ruhe die Wirkung der Akupressur ab. Für die Schmerzlinderung oder das Abklingen einer Beschwerde kann es mitunter eine halbe Stunde dauern, bis Sie einen Effekt spüren.
- Es sollten nie zu viele Behandlungspunkte auf einmal akupressiert werden. Die meisten Indikationen können mit 2 bis 3 Akupressurpunkten pro Körperseite behandelt werden.
- Wie häufig akupressiert wird, hängt vor allem vom Beschwerdebild ab. Ein Behandlungserfolg stellt sich schnell ein, wenn Sie mindestens zweimal täglich akupressieren.

TUINA

Die heilende Wirkung einer Massage spielt in vielen Therapiesystemen wie im indischen → Ayurveda oder der deutschen → Kneipptherapie eine bedeutende Rolle. Die Heilmassage Tuina ist eine wichtige Behandlungsform innerhalb der chinesischen Medizin. Viele TCM-Kliniken Chinas haben sogar eine eigene Tuina-Abteilung. Wahrscheinlich haben Akupunktur und Tuina den gleichen theoretischen Ursprung, denn beide Behandlungsformen arbeiten mit dem Meridiansystem.

Zu Beginn setzte sich die chinesische Massage aus zwei Grundtechniken zusammen: dem Drücken *(An)* und dem Streichen *(Mo)*. Deshalb wurde diese frühe Form auch als ***Anmo*** bezeichnet. Daraus entwickelten sich andere Formen, die um verschiedene Massagetechniken erweitert wurden, z.B. das Schieben *(Tui)* und das Greifen oder Kneten *(Na)*. Noch heute ist die daraus zusammengesetzte Bezeichnung ***Anmo-Tuina*** durchaus gebräuchlich.

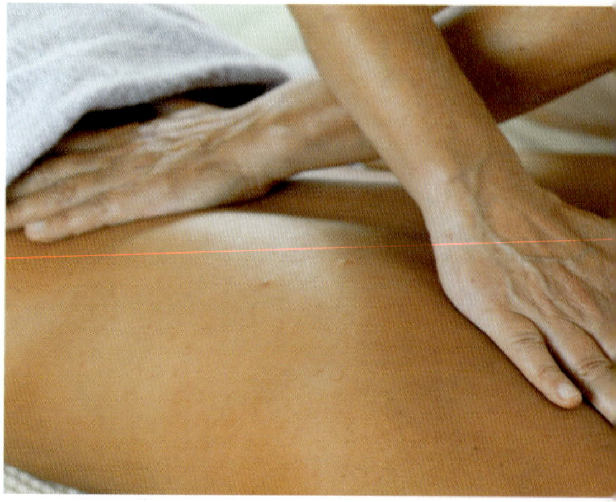

Eine kräftige Tuina-Massage mit Händen und Ellenbogen regt die Zirkulation des Qi an.

Im Vordergrund der Tuina-Massage steht die Betrachtung der energetischen Konstitution des Patienten. Hierzu wird eine eingehende Untersuchung nach den Regeln der chinesischen Diagnostik durchgeführt. Der behandelnde Arzt (in der TCM werden die Massagen nicht von medizinischem Hilfspersonal, sondern von Ärzten durchgeführt) kann so herausfinden, welche Leitbahn bzw. welches Organ von einer Störung betroffen ist.

Durch die Massagegriffe wird die Qi-Zirkulation wieder mobilisiert. Das Streichen und Drücken erwärmt die Leitbahnen und zerstreut Kältezonen. So kann etwa ein Schmerzgefühl, das durch einen Qi- und Blutstau hervorgerufen wird, mit Tuina gelindert werden.

Was erwartet Sie bei Tuina?

Auch bei der Tuina-Heilmassage werden die Akupunkturpunkte entlang der Meridiane benutzt, jedoch erfolgt hier die Stimulation mit den Händen und Ellenbogen. Oft beginnt die Behandlung mit Basistechniken, die das Gewebe lockern und auf tiefer gehende Griffe vorbereiten. Alle Tuina-Massagegriffe können den folgenden acht Grundtechniken zugeordnet werden:

- Schieben und Streichen
- Kneten, Greifen und Zwicken
- Drücken
- Reiben
- Zirkeln mit dem Handballen
- Klopfen und Klatschen
- Kreisen
- Vibrieren.

Unter Tuina sollten Sie sich keine sanfte, entspannende Behandlung vorstellen. Es handelt sich viel eher um eine sehr kräftige Massage, bei der man richtig durchgewalkt wird. Bei einer der Grundtechniken, dem Vibrieren, ist es durchaus möglich, dass der gesamte Körper in Bewegung versetzt wird. Die Massagetechnik kann unterschiedliche energetische Aspekte erfüllen. Bei Menschen mit Leerezuständen wird mit sanften Griffen von außen nach innen gearbeitet. Bei Personen mit Energiefülle verwendet man dagegen kraftvolle Grifftechniken, die vom Zentrum an die Peripherie führen, um so die Fülle abzuleiten.

Bei Beschwerden des Bewegungsapparates werden spezielle Grifftechniken angewendet, um die Muskulatur zu lockern. Hierzu zählen auch chiropraktische Anwendungen (→ Seite 283), bei denen verschobene Wirbelsegmente wieder in ihre richtige Lage gebracht werden.

Wie bei jeder Massage sind mehrere Anwendungen erforderlich, doch können schon nach 2 bis 3 Sitzungen Behandlungserfolge eintreten.

INDIKATIONEN FÜR TUINA

WIRKT AUF DEN BEWEGUNGSAPPARAT
bei Muskelverspannungen, Gelenkschmerzen, Wirbelsäulenproblemen

WIRKT BEI WEITEREN BESCHWERDEN
wie allgemeinen Schmerzzuständen, Magen-Darm-Erkrankungen, urologischen Erkrankungen, Asthma, Atembeschwerden

Für wen ist Tuina geeignet?

Die Heilmassage wird in Ergänzung z.B. zu einer kräutermedizinischen Behandlung individuell auf jeden Patienten abgestimmt. Es werden nicht nur das Beschwerdebild und der Allgemeinzustand, sondern auch die Ernährungsweise, Alter und Geschlecht mit in Betracht gezogen.

- Bei Massagen mit vorbeugendem Charakter wird der gesamte Körper für etwa eine Stunde bearbeitet.
- Bei Beschwerden des Bewegungsapparates wird meist die betroffene Körperregion für etwa eine halbe Stunde massiert.
- Bei inneren Erkrankungen liegt der Patient auf dem Bauch, und es wird entlang der Blasenleitbahn massiert, die auf der Körperrückseite verläuft.
- Bei akuten Beschwerden empfiehlt sich eine Heilmassage an mehreren aufeinander folgenden Tagen
- Bei chronischen Erkrankungen wird wöchentlich behandelt, doch treten deutliche Therapieerfolge hier erst nach 2 bis 3 Monaten auf.

Tuina ist eine wertvolle Alternative zur Akupunktur und den dort verwendeten Akupunkturnadeln. Insbesondere bei Kindern ist die Heilmassage oft die beste Lösung, wenn man eine Nadelung und eine medikamentöse Behandlung vermeiden will.

ADRESSEN, DIE WEITERHELFEN

Arbeitsgemeinschaft für Klassische Akupunktur und Traditionelle Chinesische Medizin e.V.
Tel.: 08651 / 690919
www.agtcm.de

TCM-Klinik, Kötzting
Tel.: 09941 / 6090
www.tcm-klinik-koetzting.de

Klinik am Steigerwald
Tel.: 09382 / 9490
www.tcmklinik.de

Abwandlungen der klassischen TCM

Im Laufe der Zeit entwickelten sich, ausgehend von der TCM, abgewandelte Behandlungsansätze in anderen asiatischen Ländern und auch im Westen. Die Kräuterrezepturen der japanischen Kampo-Medizin gewinnen auch bei uns zunehmend an Bedeutung. Neben der klassischen Akupunktur haben sich verschiedene Sonderformen der Nadeltherapie etabliert, wie Ohr- und Schädelakupunktur, und technisch gestützte Formen wie Elektro- und Laserakupunktur.

KAMPO – DIE KRÄUTERMEDIZIN JAPANS

Die Kampo-Medizin hat ihren Ursprung in der chinesischen Medizin. Der Name Kampo steht für zwei Schriftzeichen: ***Kan*** ist ein Synonym für die Zeit der Han-Dynastie und steht für »Richtung« oder »Methode«. Hieraus entwickelte sich die Bezeichnung ***Kampo***, mit der die Japaner ihre traditionelle Pflanzenheilkunde bezeichnen.

Ursprung der Kampo-Medizin

Das erste chinesische Arzneibuch von Zhang Zhongjing, dem berühmten chinesischen Arzt der Han-Dynastie, bildete auch die Basis für die japanische Kräutermedizin. Koreanische und chinesische Gelehrte brachten das Wissen über die Arzneipflanzen nach Japan. Insbesondere buddhistische Priesterärzte behandelten die Kranken in den Tempeln. Auf Grund der guten Behandlungserfolge war Kampo bald populärer als die japanische Volksmedizin. Im 16. Jahrhundert gewannen zunehmend auch japanische Medizinschulen an Einfluss.

Die meisten der heute verwendeten Rezepturen beziehen sich auf zwei klassische Werke, die »Abhandlungen über schädigende Kälte« aus dem Han-Zeitalter und das Werk des legendären Arztes Chang Chung-Ching aus dem 3. Jahrhundert. In beiden Werken wird jeder Rezeptur ein Beschwerdebild zugeordnet sowie eine genau festgelegte Mischung der enthaltenen Einzelsubstanzen. Auch heute noch werden zwei Drittel aller Kampo-Drogen nach diesen alten Rezepten hergestellt.

Ihre Blütezeit hatte die Kampo-Heilkunde in der Edo-Zeit, im 17. bis 19. Jahrhundert. Während dieser Epoche war Japan politisch und wirtschaftlich stark isoliert. Einer der bedeutendsten Kampo-Praktiker, Todo Yoshimasu, lebte zu dieser Zeit. Er gilt als Begründer der noch heute praktizierten Kampo-Bauchdiagnostik.

Während der Meiji-Zeit im 19. Jahrhundert öffnete sich Japan nach außen hin und erlebte eine Phase der Modernisierung. Auf Grund des wachsenden Einflusses westlicher Medizinschulen (insbesondere durch deutsche Ärzte) verlor die traditionelle Kampo-Heilkunde immer mehr an Bedeutung. Zu dieser Zeit studierten nur noch einige wenige Botaniker, Ärzte und Pharmazeuten die japanischen Arzneipflanzen.

BESONDERHEITEN DER KAMPO-MEDIZIN

- Japanische Kräuterheilkunde auf der Basis der TCM
- Therapiekonzepte und Diagnostik ähnlich wie in der TCM, jedoch mit einer geringen Anzahl an Kräutern
- höherer Wirkungsgrad der Arzneien auf Grund moderner Qualitätsstandards

Kampo im heutigen Japan

Nach Ende des Zweiten Weltkrieges stieg zunächst der Einfluss der westlichen Medizin, und Kampo konnte diesem rasanten Vormarsch kaum standhalten. Doch seit Mitte des 20. Jahrhunderts erlebte Kampo eine Renaissance, da viele Japaner ein neues Bewusstsein für die traditionelle Heilkunde entwickelten. Auch die gesundheitspolitische Relevanz der Kampo-Medizin nahm zu.

1950 wurde in Japan eine Gesellschaft zur Förderung der Kampo-Medizin gegründet, die heute etwa zehntausend Mitglieder zählt. Die Kampo-Ausbildung wird mittlerweile an verschiedenen Instituten und Universitäten Japans gelehrt.

Etwa zwei Drittel der japanischen Ärzte verordnen ihren Patienten regelmäßig Kampo-Arzneien. Seit 40 Jahren werden etwa 120 Kampo-Rezepturen von der japanischen Krankenversicherung an die Patienten zurückerstattet.

Die pharmazeutische Grundlagenforschung widmete sich in den letzten Jahren intensiv dem Studium von Kampo-Drogen. Für einen Großteil der klassischen Rezepturen konnte deren Wirksamkeit wissenschaftlich belegt werden.

Auch in Europa steigt der Bekanntheitsgrad der japanischen Kräutermedizin stetig. Allerdings gibt es bisher nur wenige fundierte Ausbildungsmöglichkeiten, da meist nur mehrtägige Fortbildungskurse angeboten werden.

MODERNER QUALITÄTSSTANDARD

Im Gegensatz zur TCM wird in Japan bei der Auswahl der Heilpflanzen sowie deren Aufbereitung ein hoher Wert auf die pharmazeutische Qualität gelegt. Die Kontrolle auf schädliche Drogenrückstände und andere Qualitätsstandards ist in Japan staatlich verordnet. Mittels moderner, hocheffektiver Extraktionsverfahren können so in den pflanzlichen Mitteln ein hoher Gehalt an Wirkstoffen angereichert und Verunreinigungen entfernt werden.

Auf Grund dieses erhöhten Reinigungsgrades ist in der heutigen Kampo-Medizin die Dosierung der Einzeldrogen wesentlich geringer als bei vergleichbaren Rezepturen aus China. Auch die Gefahr von Drogenverwechslungen und Verunreinigungen, wie sie bei chinesischen Drogen gelegentlich vorkommen, ist somit nicht gegeben.

Unterschiede zwischen Kampo-Medizin und TCM

Auf den ersten Blick scheinen beide Medizinsysteme sehr ähnlich, dennoch gibt es vor allem in der Praxis bedeutende Unterschiede. Das theoretische Konzept der Kampo-Medizin gleicht der chinesischen Heilkunde in vielen Aspekten. Auch bei Kampo wird eine Krankheit als ein energetisches Ungleichgewicht und eine harmonische Dysfunktion charakterisiert. Insbesondere den scheinbar banalen Erstsymptomen wie Müdigkeit, Abgeschlagenheit oder Kälteempfindlichkeit misst auch ein Kampo-Arzt große Aufmerksamkeit bei. Ähnlich wie in der chinesischen Medizin steht auch in der japanischen Heilkunde die Prävention von Krankheiten im Vordergrund der ärztlichen Behandlung. Im Krankheitsfall besteht das Therapieziel in der Wiederherstellung des energetischen Gleichgewichts. Dies wird erreicht, indem pflanzliche Arzneimittel die körpereigenen Selbstheilungskräfte reaktivieren.

Die Kampo-Phytotherapie benötigt bedeutend weniger Arzneipflanzen zur Herstellung aller Präparate als die chinesische Kräuterheilkunde. So sind in einer Kampo-Apotheke nur etwa 250 Einzeldrogen zu finden, eine chinesische Apotheke hingegen hat meist einen Vorrat von etwa 500 Rohdrogen.

Behandlungskonzepte

Ein wichtiges Konzept der Kampo-Medizin ist der blockadefreie Fluss der Lebensenergie Ki, die dem chinesischen Qi entspricht. Wie bereits erwähnt, fließt Ki normalerweise frei durch den menschlichen Organismus. Auftretende Ki-Blockaden werden als Erstsymptome für mögliche Erkrankungen

und lokale Stauungen als Füllezustände interpretiert. Neben dem Ki-Konzept spielen das Blut und die Körperflüssigkeiten sowie die Orientierung anhand von acht Leitkriterien eine wichtige Rolle.
Kampo kann gut mit anderen Behandlungstechniken wie Akupunktur oder Moxibustion kombiniert werden. Hauptsächlich bei chronisch Kranken und sogenannten therapieresistenten Patienten wurden auch im Westen bemerkenswerte Erfolge durch die kombinierte Behandlung von Kampo mit Akupunktur und Moxibustion erzielt.

Diagnostik

Die diagnostischen Verfahren der Kampo-Medizin sind denen der chinesischen Heilkunde sehr ähnlich. Am Beginn der Behandlung steht eine eingehende Befragung des Patienten, bei der jede kleinste Abweichung vom Normalzustand festgehalten wird. Im Laufe des Gespräches erkundigt sich der Arzt nach dem Kälte- und Hitzeempfinden, Mundgeschmack, Schlafvermögen, Stuhlgang und vielem mehr. Anschließend führt er eine Zungen- und Pulsdiagnose durch (→ Seite 45 und 47).
Die Palpation der Bauchdecke, die so genannte Hara-Diagnose (→ Seite 56), ist in der Kampo-Medizin ein ganz besonders wichtiges diagnostisches Hilfsmittel. Vom Befund der Bauchuntersuchung wird mitunter direkt auf die Verordnung einer traditionellen Kräuterrezeptur geschlossen. Die Bauchdeckenpalpation gilt als eine besondere Errungenschaft der japanischen Kampo-Medizin, da sie innerhalb der chinesischen Heilkunde nicht praktiziert wird.

Kampo-Rezepturen

Charakteristisch für die Kampo-Arzneien ist ihre Wirkung als Einheit. Würde man versuchen, eine Kräuterrezeptur in ihre Einzelkräuter zu zerlegen, würde das zu einem Verlust an Wirksamkeit führen. Die Mischung ist so gewählt, dass sich die therapeutischen Effekte aller verwendeten Pflanzen in der Rezepturmischung ergänzen und sogar gegenseitig verstärken. In einer klassischen Kampo-Rezeptur sind 5 bis 10 Kräuter, manchmal jedoch bis zu 20 Arzneipflanzen enthalten. Einzelkräuter werden nur sehr selten verordnet.

Dekokte, Pillen, Pulver, Granulate

Wird vom Arzt ein ***Dekokt*** verordnet, erhält der Patient in der Apotheke eine Mischung aus getrockneten, zerkleinerten Pflanzenteilen. Aus dieser Kräutermischung bereitet er zu Hause selbst eine Abkochung:

- Die Pflanzenteile für eine halbe Stunde in Wasser köcheln lassen
- über ein Sieb abgießen
- den Sud, das fertige Dekokt, über 24 Stunden verteilt trinken, jeweils geringe Mengen davon.

Die Rezeptur kann auch in Form von ***Pillen*** verschrieben werden. Hierzu wird das Pflanzengemisch pulverisiert und Honig oder Reisstärke hinzugefügt. Das zähe Konzentrat wird dann zu Pillen geformt.
Eine weitere traditionelle Zubereitungsform sind ***Pflanzenpulver***. Das fein gemahlene Arzneipulver wird unter die Nahrung oder ins Getränk gemischt und so eingenommen.
Besonders modern ist es heutzutage, die Extrakte als ***Granulate*** zu verabreichen. Diese Instant-Extraktpulver sind in Einzelportionen abgepackt, werden nur in heißem Wasser aufgelöst und getrunken. Auf Grund der einfachen Handhabung sind die Granulate bei Japanern besonders populär.

INDIKATIONEN FÜR KAMPO-MEDIZIN

WIRKT BEI CHRONISCHEN ERKRANKUNGEN
wie Herz-Kreislauf-Erkrankungen, Magen-Darm-Erkrankungen, Stoffwechselstörungen, erhöhte Infektanfälligkeit, Allergien, Neurodermitis

WIRKT BEI WEITEREN BESCHWERDEN
wie Menstruationsstörungen, allgemeine Schmerzzustände, Stresssymptome, Tinnitus, Entwicklungsstörungen bei Kindern

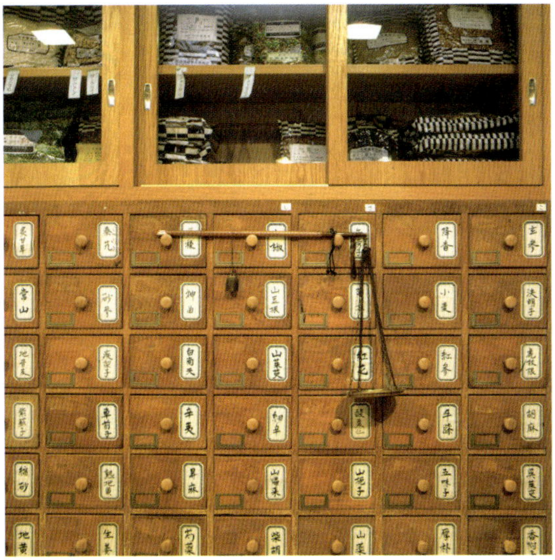

Bis zu 20 verschiedene Heilpflanzen werden in einer Kampo-Rezeptur zusammengestellt.

Kampo-Pflanzen

Zu den gebräuchlichen Pflanzen in Kampo-Kräutermischungen zählt ***Meerträubelkraut*** (Ephreda herba). Die Arzneipflanze beruhigt den Atem und stärkt das Lungen-Ki. Ephreda wird Rezepturen zugefügt, die zur Behandlung von Atemwegserkrankungen verordnet werden. Da die Heilpflanze ausschließlich in Mischungen verwendet wird, können keine Nebenwirkungen auf Grund des in der Pflanze enthaltenen toxischen Ephedrins auftreten. Meerträubelkraut wird den Funktionskreisen Lunge-Blase und den Geschmacksrichtungen scharf-bitter zugeordnet.

Selbstverständlich ist die Ginsengwurzel ***Ninjin*** (Panax ginseng) auch ein wichtiger Bestandteil vieler Kampo-Rezepturen. Ginseng regt das Ki allgemein an und wirkt speziell auf das Lungen- und Magen-Ki stimulierend. Die Arzneipflanze wird den Funktionskreisen Milz-Lunge zugeteilt und hat einen süß-bitteren Aspekt. Ginseng wird beispielsweise bei allgemeiner Erschöpfung, Schwindelgefühl und Tinnitus verschrieben.

Der chinesische Enzian ***Long Dan Cao*** (Gentianae radix) zählt zu den Hitze ableitenden Kräutern. Das Enziandekokt hat einen ausgeprägten Bittergeschmack und wird bei Fieber und Hals-Nasen-Ohren-Beschwerden verwendet. Enzian regt den Appetit an und aktiviert die Magensäfte.

Zu den »befreienden«, scharfen Kräutern gehört die chinesische Ackerminze ***Bo He*** (Mentha arvensis). Das Minzekraut wird vorrangig zur Behandlung von Erkältungen verwendet. Die Heilpflanze hat kühlende Eigenschaften und treibt Hitze-Fülle aus. Deshalb wird die Ackerminze zur Therapie von Hitzewallungen und dem Prämenstruellen Syndrom eingesetzt.

Für wen ist Kampo-Medizin geeignet?

Die Kampo-Medizin wird erfolgreich sowohl zur Behandlung immer wiederkehrender, chronischer Beschwerden als auch zur Gesundheitsvorsorge eingesetzt. Besonders wirksam sind die Rezepturen zur Stärkung der körpereigenen Abwehrkräfte. Auf Grund der krampflösenden und schmerzlindernden Wirkung von Kampo-Pflanzen reicht das Einsatzgebiet von rheumatischen Erkrankungen über gynäkologische Beschwerden bis hin zu grippalen Infekten. Auch Migräneattacken können durch Kampo-Rezepturen gemildert werden. Um chronische Schmerzzustände dauerhaft zu lindern, wird die Kampo-Kräuterheilkunde auch oft mit Akupunkturverfahren kombiniert. Die Bedeutung von Kampo-Mitteln in der Therapie von altersbedingten Beschwerden nimmt nicht nur in Japan, sondern auch bei uns im Westen stetig zu.

ADRESSEN, DIE WEITERHELFEN

EuroKAMPO, Europäische Akademie für Kampomedizin, Wien
Tel.: (0043) 01 / 3308562
www.eurokampo.at

Deutsche Ärztegesellschaft für Akupunktur
Tel.: 089 / 7100511
www.daegfa.de

JAPANISCHE AKUPUNKTUR

Obwohl bei uns im Westen vor allem die chinesische Akupunktur bekannt ist, gibt es in Japan, Korea und Taiwan eine bedeutende Vielfalt an verschiedenen Akupunkturstilrichtungen. Sie alle haben ihren Ursprung zwar in der TCM, sind aber jeweils eng mit der Tradition und Kultur des eigenen Landes verbunden.

Ursprung der Japanischen Akupunktur

Die Akupunktur wurde in Japan vor ca. 1400 Jahren von buddhistischen Mönchen eingeführt. Im Laufe der Jahrhunderte entwickelten die Japaner eigene Akupunkturmethoden und neue Behandlungsansätze. Schon im Jahr 718 wurde die erste Akupunkturschule Japans gegründet. Die Akupunkturbehandlung ist in Japan ein traditioneller Blindenberuf. Der für die Akupunktur notwendige feine Tastsinn zum Auffinden der Punkte und zum Setzen der Nadeln führte zu dieser Entwicklung. Auch heute noch sind viele der erfahrenen japanischen Akupunkteure Blinde. Eine Besonderheit besteht darin, dass in Japan die Berufe des Kräuterheilkundigen und des Akupunkteurs klar getrennt sind. Ein TCM-Arzt hingegen übt beide Behandlungsformen aus.

Was ist Japanische Akupunktur?

Die theoretische Grundlage der Japanischen Akupunktur bilden die traditionellen chinesischen Modelle des Meridiansystems und der Fünf Wandlungsphasen. Neben der Puls- und Zungendiagnose gehört außerdem die Palpation der Bauchdecke, die Hara-Diagnose (→ Seite 56), zu den wichtigsten Untersuchungsmethoden.

Das besondere Merkmal der Japanischen Akupunktur besteht in der Verwendung besonders dünner Nadeln, die auch nur oberflächlich eingestochen werden. Deshalb sind diese Akupunkturbehandlungen überhaupt nicht schmerzhaft und werden dadurch auch bei uns immer populärer.

BESONDERHEITEN DER JAPANISCHEN AKUPUNKTUR

- Japanische Variante, basiert auf den gleichen theoretischen Grundlagen wie TCM
- besonders feine Akupunkturnadeln, die nur oberflächlich eingestochen werden
- so gut wie schmerzlos, daher gut für Kinder und empfindliche Personen geeignet

Reiskorn-Moxa

Zusätzlich zur Akupunktur werden abhängig vom Beschwerdebild verschiedene Moxatechniken (→ Seite 188) praktiziert.

Eine japanische Besonderheit ist die Reiskorn-Moxa, eine sehr schonende Methode, weil die Moxas so winzig sind: Moxawolle wird zu reiskorngroßen Kegeln geformt, diese werden auf die Akupunkturpunkte gelegt und abgebrannt. Der Vorgang wird mehrmals wiederholt, auch wenn der Patient bereits eine deutliche Erwärmung der Haut spürt.

Mit dieser Moxibustion werden insbesondere ständig wiederkehrende Beschwerden wie Erschöpfungszustände, chronisches Asthma, Bronchitis und Durchfallerkrankungen behandelt.

OHRAKUPUNKTUR

Ursprung der Ohrakupunktur

Sowohl in Europa als auch in China waren schon vor Jahrhunderten Reflexzonen am Ohr bekannt, die man durch Reizung z.B. zur Schmerzbehandlung nutzte. In China war eine frühe Form der Ohrakupunktur während der Tang-Dynastie gebräuchlich. Damals waren den chinesischen Ärzten etwa 20 Ohrpunkte bekannt.

Die heute verbreitete Ohrakupunktur wurde Anfang des 20. Jahrhunderts von dem französischen Arzt Paul F. M. Nogier maßgeblich entwickelt. Es handelt sich um ein eigenständiges Therapieverfahren, das jedoch oft ergänzend zur klassischen Körperakupunktur angewendet wird.

Was ist Ohrakupunktur?

Durch systematische Untersuchungen an der Ohrmuschel stellte Paul Nogier Reflexzonen am Ohr fest, die in Bezug zu körpereigenen Geweben und Organen stehen. In den 1950er Jahren veröffentlichte er die ersten topographischen Karten mit mehr als 120 Ohrpunkten. Nach Nogier entspricht die Lage der Organe und Körperabschnitte in etwa der Projektion eines umgedrehten Fötus auf die Ohrmuschel, wobei das Ohrläppchen den Kopfbereich mit den Reflexpunkten für Zähne, Augen und Kiefer darstellt.

Da die Ohrakupunktur verhältnismäßig schnell zu erlernen ist, hat sie sich im Westen rasch verbreitet.

Was erwartet Sie?

- Zur Behandlung werden eine oder mehrere feine Akupunkturnadeln in die Ohrmuschel gestochen. Sie werden nur sehr oberflächlich gesetzt, so dass der Knorpel nicht von der Nadelung betroffen ist.
- Üblicherweise verbleibt eine Nadel etwa zwanzig Minuten im Punkt.
- Durch eine kurze Rechts- oder Linksdrehung der Nadel im Akupunkturpunkt kann der therapeutische Effekt noch gesteigert werden.
- Durch die Akupunktur im Ohr kommt es zur Freisetzung von Endorphinen (körpereigenen Botenstoffen) und zu einer gleichzeitigen Blockade der Schmerzübertragung.
- Chronische Beschwerden werden mit Hilfe einer »Dauernadel« behandelt, die der Patient für zwei Wochen im Ohr behält. Während dieses Zeitraumes muss die Nadel mehrmals täglich leicht bewegt werden, um so den Akupunkturpunkt zu stimulieren.

BESONDERHEITEN DER OHRAKUPUNKTUR

- Sanfte Akupunkturtechnik an der Ohrmuschel
- Reflexpunkte am Ohr sind mit inneren Organen und Körpergeweben verbunden
- besonders erfolgreich bei der Therapie von Schmerzzuständen und Suchterkrankungen

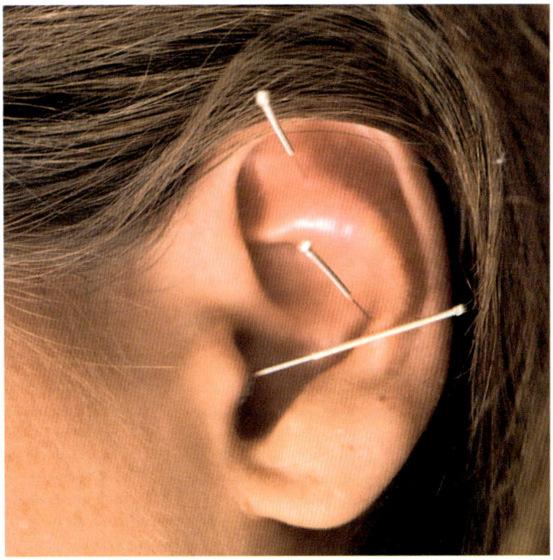

Besonders feine Nadeln stimulieren die Organreflexpunkte an der Ohrmuschel.

Die Ohrakupunktur wird bevorzugt eingesetzt bei Gelenk- und Nackenschmerzen, Ischias, Atemwegserkrankungen wie Asthma und Bronchitis, aber auch bei Allergien und funktionellen Erkrankungen. Seit einiger Zeit wurden mittels Ohrakupunktur bemerkenswerte Therapieerfolge bei der Behandlung von Suchterkrankungen erzielt.

Suchttherapie mit Ohrakupunktur

Seit den 1970er Jahren wird Ohrakupunktur erfolgreich in Drogenentzugskliniken zur Unterstützung der Suchtentwöhnung angewendet. Akupunktiert werden 5 Ohrpunkte, die Nadeln verbleiben etwa 45 Minuten im Ohr. Während der ersten Phase des Entzugs wird täglich akupunktiert.

Therapieerfolge wie Schmerzlinderung und verbesserte Schlafqualität stellen sich bereits nach wenigen Tagen ein. Entzugssymptome wie Übelkeit, Erbrechen und Krampfanfälle treten in deutlich abgeschwächter Form auf. Die Patienten erleben die Akupunkturbehandlung mitunter sehr intensiv. Der Übergang von einer körperlichen Dysbalance zum neu gefundenen physischen und mentalen Gleichgewicht wird oftmals deutlich gespürt.

SCHÄDELAKUPUNKTUR

Die Schädelakupunktur wurde in den 1960er Jahren von dem chinesischen Neurologen Jiao Shuenfa entwickelt. Die therapeutische Wirkung beruht auf neurologischen Verbindungen zwischen streifenförmig über den Kopf verlaufenden Schädelreflexzonen und Arealen der Hirnrinde.
Die chinesische Schädelakupunktur hat sich in den letzten Jahren zu einem eigenständigen und bedeutenden Akupunkturverfahren entwickelt. Durch sie werden bestimmte Gehirnareale beeinflusst, weshalb sie sich vor allem zur Behandlung von zentralnervösen Erkrankungen eignet. So wird die Schädelakupunktur erfolgreich als Primärtherapie bei Schlaganfallpatienten mit Lähmungen und Sprachstörungen eingesetzt. Neben der Schmerztherapie dient sie auch zur Behandlung z.B. von Tinnitus und Gleichgewichtsstörungen.
Die Nadeln werden relativ flach gestochen und unter der Kopfhaut in Verlaufsrichtung der Behandlungszone vorgeschoben. Dort verbleiben sie für ca. 20 Minuten. Die Stimulation ist sehr wirksam, weshalb sie bei bestimmten Erkrankungen wie Bluthochdruck und Herz-Kreislauf-Erkrankungen nicht durchgeführt werden sollte. Der Behandlungszeitraum und die Behandlungsintervalle – täglich oder alle paar Tage – richten sich nach der Erkrankung.

BESONDERHEITEN DER SCHÄDELAKUPUNKTUR

- Akupunkturverfahren, bei dem über den Schädel bestimmte Bereiche der Hirnrinde beeinflusst werden
- besonders geeignet zur Therapie von Schlaganfall und neurologischen Erkrankungen

ELEKTROAKUPUNKTUR

Diese Sonderform der Akupunktur wurde in den 1950er Jahren von dem Arzt Reinhold Voll etabliert (Elektroakupunktur nach Voll, kurz EAV).

BESONDERHEITEN DER ELEKTROAKUPUNKTUR

ZUR DIAGNOSE
- Auffinden von Allergenen und Schadstoffen im Körper durch EAV-Messung
- Ermittlung von geeigneten Heilmitteln

ZUR BEHANDLUNG
- Stimulation der Akupunkturpunkte durch elektrische Schwachstromreizung

Stimulation durch Reizstrom

Das Grundkonzept ist dem der klassischen Akupunktur sehr ähnlich: Die Energie im Körper soll in einem harmonischen Fluss gehalten werden. Die Besonderheit der Elektroakupunktur besteht darin, den Akupunkturpunkten eine elektrische Reizung über die Nadel zuzuführen.
Hierzu wird mittels eines elektrischen Schwachstromgeräts bei einer Impulsfrequenz von 10 000 bis 20 000 Hertz dem Körper geringfügig Strom zugeführt (null bis fünf Milliampere). Dadurch ist die Nadelstimulation wesentlich höher, als wenn die Nadel von Hand manipuliert wird. Die Elektroakupunktur ist völlig schmerzfrei, der Patient spürt nur ein leichtes Kribbeln.

Testung von Schadstoffen

Durch einen Zufall wurde entdeckt, dass manche Substanzen die Messwerte des EAV-Gerätes verändern, wenn sie in den Messkreis geschaltet werden. Das führte zu der Überzeugung, dass man mit dem EAV-Gerät feststellen kann, welche Stoffe dem Patienten schaden oder nützen.

Daher ist heute das wichtigste Anwendungsgebiet der EAV das Aufspüren von Allergenen, toxischen Belastungen und Unverträglichkeiten. Das Auffinden und Beseitigen von Schadstoffen ist auch für die Homöopathie (→ Seite 98) von Bedeutung, da diese die Regulationsfähigkeit des Organismus blockieren und einen Therapieerfolg verhindern können. Gleichzeitig ermöglicht eine EAV-Messung auch das Auffinden eines geeigneten homöopathischen Heilmittels.

SOFTLASER-AKUPUNKTUR

Einsatz zur Akupunktur

Die Lasertherapie wurde in den 1970er Jahren entwickelt und ist eine weitere nadelfreie Sonderform der Akupunktur. Bei dieser Technik werden die Akupunkturpunkte durch die Zufuhr von niedriger Laserenergie stimuliert.

Der Softlaser gibt rotes Licht im Nanometerbereich mit einer Leistung von etwa einem Milliwatt pro Quadratzentimeter ab. Während der Behandlung muss darauf geachtet werden, dass keine Laserstrahlen direkt ins Auge gelangen.

Sowohl die Auswahl der Punkte als auch die Diagnose entsprechen den Regeln der klassischen Akupunktur. Bei der Lasertherapie können jedoch nicht, wie bei der Nadelakupunktur, mehrere Punkte gleichzeitig behandelt werden. Die Punkte werden nacheinander stimuliert.

Speziell in der Schmerztherapie hat sich die Methode als wirksam erwiesen. Da die Softlasertherapie völlig schmerzlos ist, wird sie besonders gern bei Kindern angewendet.

Einsatz zur Hautbehandlung

Durch die Energiezufuhr des Softlasers erhöht sich leicht die Temperatur im Gewebe. Dadurch wird der Stoffwechselprozess in den Hautzellen aktiviert, die Zellteilung angeregt und die Geweberegeneration gefördert. Diesen Effekt macht man sich besonders bei kosmetischen Behandlungen zunutze. Mit Hilfe des Lasers können insbesondere Falten, Narben, Aknespuren, Muttermale, Tätowierungen, Haut- und Altersflecken im Gesicht verringert oder beseitigt werden. Die Anwendung im Gesicht ist sehr erfolgreich, da keine Spuren zurückbleiben.

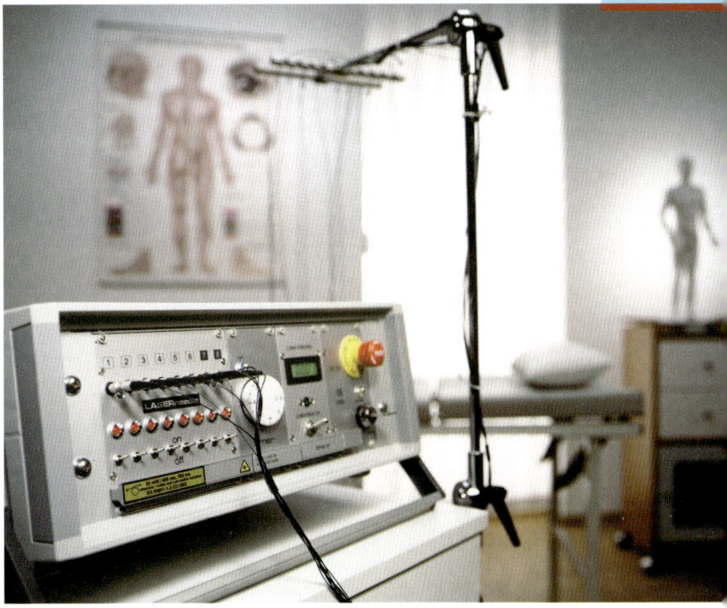

Das rote Licht des Softlasers erwärmt und stimuliert die Akupunkturpunkte schmerzlos.

BESONDERHEITEN DER SOFTLASER-AKUPUNKTUR

- Stimulation der klassischen Akupunkturpunkte durch Bestrahlung mit Laserenergie
- schmerzloses, risikoarmes Verfahren, daher für Kinder geeignet
- weitere Anwendung des Softlasers im kosmetischen Bereich

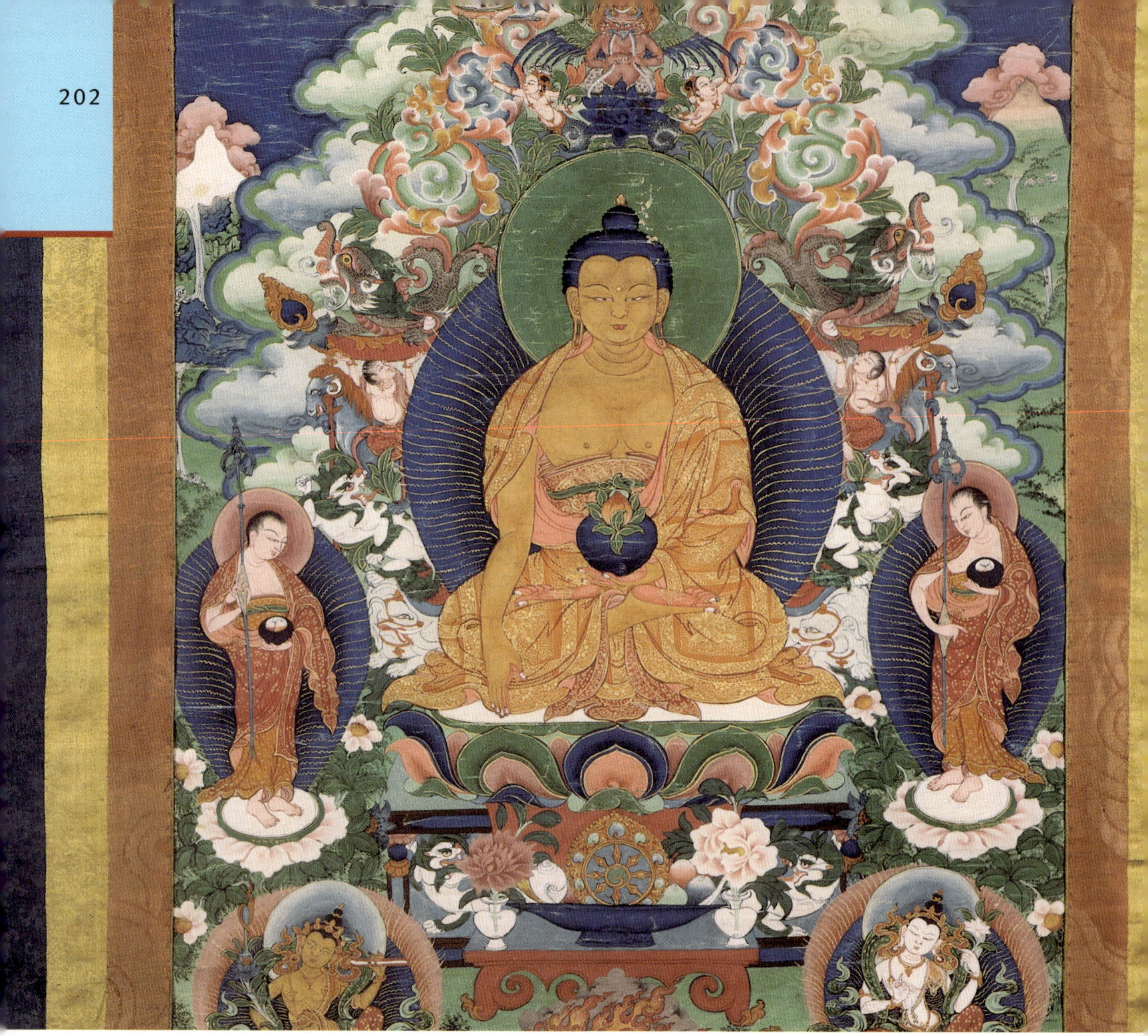

Traditionelle Tibetische Medizin

Die Traditionelle Tibetische Medizin (TTM) ist eines der ältesten Medizinsysteme der Welt. Durch die chinesische Annexion Tibets droht sie fast gänzlich in Vergessenheit zu geraten. Dem Engagement des Dalai Lama ist es zu verdanken, dass die heilkräftigen Kräuterrezepturen aus dem Himalaya zunehmend Interesse in den westlichen Ländern gefunden haben. Viele der etwa 2300 tibetischen Kräutermischungen werden derzeit mit modernster Technologie erforscht. Die TTM bietet mit verhaltenstherapeutischen und diätetischen Anweisungen, Kräuterrezepturen, Massagen und ausleitenden Verfahren ein holistisches Therapiekonzept auf der Basis des buddhistischen Glaubens.

URSPRUNG DER THERAPIE

Die tibetische Medizin entwickelte sich in der vorbuddhistischen Zeit aus dem 2000 Jahre alten schamanistischen Heilwissen der Bön-Religion, welches ausschließlich mündlich überliefert worden war. Seit dem 8. Jahrhundert n.Chr. wurde die tibetische Medizin zunehmend vom Buddhismus geprägt und Einflüsse der indischen Heilkunst Ayurveda (→ Seite 78) und der Traditionellen Chinesischen Medizin (→ Seite 162) aufgenommen.

Wissen aus vielen Quellen

In der tibetischen Stadt Lhasa fanden erste medizinische Zusammenkünfte statt, bei denen Heiler und Ärzte aus Indien, Kaschmir, Nepal, China, Afghanistan, Persien und Griechenland ihr Wissen austauschten. Zu dieser Zeit entstanden auch erste medizinische Schriften zur tibetischen Heilkunst, die allerdings erst im 11. Jahrhundert öffentlich zugänglich wurden.

Die beiden Grundlagenwerke der tibetischen Medizin sind die »Vier Tantras der Heilkunde« (rgyud-zhi) und »Der Blaue Beryll« – beide Schriften gelten bis heute als Basis für die Ausbildung tibetischer Ärzte. Die »Vier Tantras« gehen auf die mehrere tausend Jahre alten vedischen Schriften Indiens zurück, die im 8. Jahrhundert aus dem Sanskrit in die tibetische Sprache übersetzt wurden. Sie bestehen aus vier Büchern mit 156 Kapiteln und enthalten detaillierte Angaben zu Krankheitsbildern, Diagnosemethoden und den verschiedenen Behandlungsmöglichkeiten. Die Schrift »Der Blaue Beryll« ist ein Kommentar zu den »Vier Tantras« und wurde im 17. Jahrhundert verfasst.

Seit dem 18. Jahrhundert wurden in Lhasa Ärzte nach einem geregelten Studienplan in tibetischer Medizin unterrichtet. Die buddhistische Religion ist so eng mit der tibetischen Medizin verbunden, dass buddhistische Mönche gleichzeitig den Status von Ärzten innehatten.

Gegen das Vergessen

Mit dem Einmarsch der chinesischen Truppen in die tibetische Hauptstadt Lhasa im Jahr 1951 begann eine Periode der systematischen Zerstörung der tibetischen Kultur. In den darauf folgenden Jahren wurden tibetische Klöster zerstört, medizinische Schriften vernichtet und tibetische Ärzte verbannt. Hunderttausende Tibeter verloren in diesen Jahren ihr Leben.

Es ist dem derzeitigen 14. Dalai Lama, Tenzin Gyatso, zu verdanken, dass die tibetische Kultur und Medizin nicht für immer aus unserem Bewusstsein verschwunden sind. Er gründete nach seiner Flucht aus Tibet 1961 im indischen Dharamsala ein Lehrseminar für tibetische Medizin, wo Ärzte während eines sechsjährigen Studiums unterrichtet werden. Auch an dem wieder aufgebauten Institut in Lhasa

BESONDERHEITEN AUF EINEN BLICK

- Stark vom buddhistischen Glauben geprägte ganzheitliche Heilkunst
- Definition von Krankheit als Ungleichgewicht zwischen den fünf Elementen und drei Körpersäften
- Diagnostik und Therapie enthalten viele Elemente des indischen Ayurveda und der Traditionellen Chinesischen Medizin (TCM)
- Berühmt sind die 2300 verschiedenen Mischungen von Heilkräutern aus dem Himalaya

bzw. in ausländischen Lehrinstituten werden heutzutage Grundzüge der tibetischen Medizin gelehrt, allerdings wird der spirituelle Ansatz dabei leider meist vernachlässigt. Exiltibeter und ausländische Initiatoren fördern viele Projekte in Tibet, Indien und Nepal, um so das traditionelle Wissen vom Heilen auch nachfolgenden Generationen überliefern zu können.

WAS IST TRADITIONELLE TIBETISCHE MEDIZIN?

Die Traditionelle Tibetische Medizin (TTM) hat viele therapeutische Ansätze und Behandlungstechniken anderer Therapiesysteme integriert, repräsentiert aber dennoch ein eigenständiges Medizinsystem. In den »Vier Tantras der Heilkunde« sind 1600 verschiedene Krankheiten klassifiziert und 2293 Heilkräutermischungen dargestellt. Die hochdifferenzierte tibetische Medizin kennt 84 000 Störungen bei 404 Krankheitstypen, die in vier Großgruppen eingeteilt werden.

Der Baum der Medizin

Im ersten Buch der »Vier Tantras« (dem »Wurzeltantra«) wird das medizinische Konzept anhand eines Baumes erläutert:

Drei Wurzeln münden in neun Stämme, die sich in 47 Äste teilen, welche 224 Blätter hervorbringen. Die drei Wurzeln stehen für die Physiologie und Anatomie des Menschen, für die Diagnosemethoden und die Therapieverfahren.

Die neun Stämme stehen für die neun medizinischen Fachgebiete der tibetischen Medizin: die Hauptmerkmale des gesunden und des kranken Körpers, Kinderheilkunde, Gynäkologie, Geriatrie, Erkrankungen durch schädliche Einflüsse, Kriegsverletzungen, Toxikologie und Fruchtbarkeit.

Die vielen Äste und Blätter verweisen auf das detaillierte Einzelwissen innerhalb der neun verschiedenen Fachgebiete.

Die außergewöhnliche Kunst des tibetischen Arztes basiert auf seiner minutiösen Wahrnehmungs- und Beobachtungsfähigkeit. Auf Grund einer genauen Kenntnis der Grundlagenwerke sowie seiner langjährigen Erfahrung ist er in der Lage, sich einen Überblick über den Gesamtzustand des Patienten zu machen. Nur eine exakt gestellte Diagnose führt zur richtigen Therapie. Diese ist durch Verhaltensänderungen, diätetische Maßnahmen, Kräutermedizin, manuelle Techniken und spirituelle Übungen charakterisiert.

Grundlagen der TTM

Bevor wir uns genauer mit Diagnostik und Therapie in der TTM beschäftigen, richten wir zunächst einen Blick auf die philosophischen Grundlagen und darauf, wie die Tibeter die Entstehung von Krankheiten betrachten.

Fünf Elemente und drei Körpersäfte

Die tibetische Medizin basiert auf dem philosophischen Ansatz, dass der Mikrokosmos ein Abbild des Makrokosmos ist. So bestehen nicht nur die äußere Welt und der Kosmos aus den fünf Elementen Erde, Wasser, Feuer, Wind und Äther, sondern auch der menschliche Körper. Hier bestehen Parallelen zur Fünf-Elemente-Lehre der Traditionellen Chinesischen Medizin. Diese fünf Elemente bringen im Organismus die drei Körpersäfte Schleim ***(bad kan),***

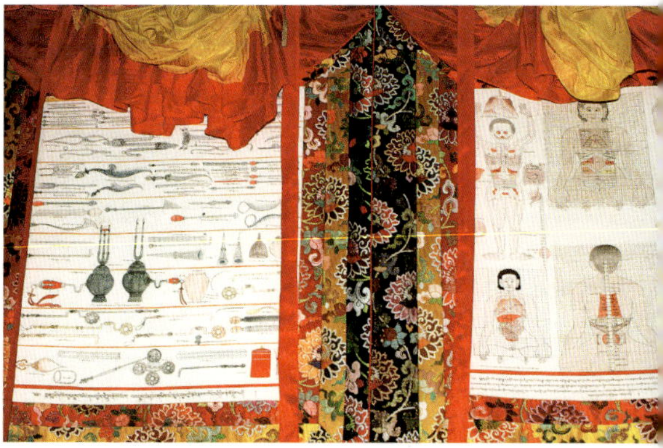

Die alten medizinischen Schriften bilden noch heute die Basis der tibetischen Medizin.

Galle *(mkhris pa)* und Wind *(rlung)* hervor, die als feinstoffliche Prinzipien Einflüsse auf den physischen, emotionalen, geistigen und spirituellen Menschen haben. Sie stehen bei einem gesunden Menschen im Gleichgewicht zueinander und repräsentieren entsprechend ihrer individuellen Verteilung seine körperliche und geistige Konstitution. Geraten die drei Säfte durch schädliche Einflüsse in eine Dysbalance, so wird der Mensch krank. Hier sind große Ähnlichkeiten mit der Typenlehre des indischen Ayurveda vorhanden.

Der Wind-Typ – *rlung*

Er gehört dem Windelement an, das das Bewusstsein mit dem Körper verbindet. Das Windelement spielt deshalb bei allen geistig-seelischen Störungen eine Rolle. Es hat auch einen direkten Bezug zum Nerven-, Hormon- und Immunsystem. Der Wind-Typ lacht, diskutiert und streitet gerne und bevorzugt bittere, saure und heiße Speisen. Windkrankheiten sammeln sich im Frühjahr, brechen im Sommer aus und klingen im Herbst wieder ab.

Der Galle-Typ – *mkhris pa*

Er repräsentiert das Wärmeelement, dem die Verdauungs- und Stoffwechselvorgänge, das Willensprinzip und die Energetik aller Lebensvorgänge zugeordnet sind. Menschen mit dem Galleaspekt sind schon nach kleinen Nahrungsmengen satt, aber auch sehr schnell wieder hungrig und durstig. Sie haben oft einen mittelschweren Körperbau und essen gerne süße und bittere Speisen.

Der Schleim-Typ – *bad kan*

Er korrespondiert mit den Elementen Wasser und Erde. Der Schleimaspekt steuert die Körperflüssigkeiten und ist beteiligt an Atemwegserkrankungen. Personen mit diesem Aspekt mögen saure Nahrung und essen gerne. Sie gelten als hilfsbereit, können jedoch sehr nachtragend sein.

Jeder der drei Aspekte kann sich entsprechend den fünf Elementen an jeweils fünf Orten des Körpers manifestieren und dort zu spezifischen Dysfunktionen führen:

KRANKHEITSURSACHEN AUS DER SICHT DER TTM

PRIMÄRE METAPHYSISCHE KRANKHEITSURSACHEN
die drei Geistesgifte Gier, Hass und Verblendung

SEKUNDÄRE ÄUSSERLICHE KRANKHEITSURSACHEN
falsche Ernährung, falsches Verhalten, belastende Klima- und Umweltfaktoren

MEDIZINISCH NICHT BEEINFLUSSBARE FAKTOREN
schlechtes Karma, unheilvoller Einfluss von Planeten, Geistern und Dämonen

- Schleimerkrankungen finden sich bevorzugt in der Brust, im Verdauungstrakt, auf der Zunge, am Kopf und in den Gelenken.
- Winderkrankungen manifestieren sich im Bauchraum, in der Herzregion und im Nasen-Rachen-Bereich.
- Gallenerkrankungen sind in Magen, Darm, Herz, Galle und der Haut lokalisiert.

Im Verlauf der Tages-, Mond-, Jahres- und Alterszyklen kann sich die Konstitution des Menschen verändern: In der Kindheit überwiegen Schleimerkrankungen wie Bronchitis und Magen-Darm-Erkrankungen, im Alter dagegen eher Winderkrankungen, die Herz und Lunge betreffen.

Innere und äußere Krankheitsursachen

Nach der buddhistischen Lehre kann unethisches Verhalten für die Entstehung von Krankheiten verantwortlich sein. Vor allem falsches Denken, das zu den drei sogenannten »Giften des Geistes« Gier, Hass und Verblendung führt, gilt als wesentliche Ursache für menschliches Leiden überhaupt und als primäre Ursache jeder Krankheit.

So stört Gier das ***rlung*** und verursacht zum Beispiel Herz- und Kreislauferkrankungen. Aggressionen

DIAGNOSEVERFAHREN IN DER TTM

- Ausführliche Befragung
- körperliche Untersuchung
- Pulsdiagnose
- Urindiagnose
- Zungendiagnose

können die ***mkhris-pa***-Funktion stören und beispielsweise zu Leber- und Gallenerkrankungen führen. Verblendung wirkt sich nachteilig auf das ***bad kan*** aus, was Atemwegs- und Stoffwechselerkrankungen zur Folge haben kann.

Die Geistesgifte können jedoch überwunden werden, indem man sich dieser Emotionen bewusst wird und sie gezielt in Großzügigkeit, Nächstenliebe und Weisheit umwandelt. Wer Mitgefühl empfinden kann, bescheiden in seinen Ansprüchen bleibt und sich auf das Wesentliche konzentriert, bringt die besten Voraussetzungen für ein gesundes Leben mit.

Aber auch äußere Faktoren werden als Krankheitsauslöser berücksichtigt. Als weitere schlechte Einflüsse gelten falsche Ernährung, unangemessenes Verhalten wie zum Beispiel zu viel Stress, zu viel oder zu wenig Bewegung, Schlaf oder Sex sowie unsachgemäße Medikamenteneinnahme.

Die Krankheitsdiagnose

Die tibetische Diagnostik ist den Verfahren in der TCM (→ Seite 162) sehr ähnlich. Schon in den frühen tibetischen Schriften werden die drei wichtigsten diagnostischen Vorgehensweisen beschrieben: (zu)hören, sehen und fühlen.

- Der Patient wird gebeten, über seine Krankengeschichte und Lebensumstände zu berichten.
- Währendessen verschafft sich der Arzt einen detaillierten Eindruck vom Krankheitsbild, indem er die Gestik, Mimik und Körperhaltung beobachtet und anschließend die Zunge und den Urin seines Patienten untersucht.
- Die wichtigste Technik ist jedoch das Fühlen des Pulses, woran Art und Lokalisation der Erkrankung genau abgelesen werden können. Der Puls wird mit drei Fingern bei der Radialarterie an beiden Handgelenken getastet. Dabei werden insgesamt zwölf Punkte untersucht, die einen Gesamteindruck über den Zustand der inneren Organe geben.

Die Therapieformen

Der therapeutische Ansatz der tibetischen Medizin liegt vor allem in einer sanften Umstimmung des Organismus. Zuallererst wird versucht, das harmonische Gleichgewicht von Körper, Geist und Seele durch eine gezielte Ernährungsumstellung und eine gesündere Lebensweise wiederzuerlangen.

Die Lebensweise überprüfen

Zunächst werden – entsprechend der Diagnose und dem persönlichen Konstitutionstyp – Maßnahmen zur Änderung des Verhaltens und der Lebensgewohnheiten verordnet. Mentale Ausgewogenheit kann durch Entspannungstechniken wie Yoga- und Atemübungen und Meditation erlangt werden. Man wird ausgeglichener, gewinnt mehr Gelassenheit, ist entspannter und lebt somit auch gesünder.

Individueller Ernährungsplan

In einem nächsten Schritt wird ein individuell abgestimmter Ernährungsplan ausgearbeitet. Wie die Heilkräuter (→ Seite 211) besitzen auch die einzelnen Nahrungsmittel bestimmte Eigenschaften (heiß, kalt, ölig, scharf etc.), die man sich in der Therapie zunutze macht. Nahrungsmittel auf pflanzlicher Basis als Bestandteil einer Heildiät wirken sanft auf das energetische Gleichgewicht ein.

Verdauungsstörungen gelten in der TTM als Ursache vieler chronischer Erkrankungen, weshalb das Verdauungsfeuer durch geeignete Nahrung ausbalanciert werden muss. Gekochte Getreidezubereitungen besitzen eine warme und leichte Energie, die durch Gewürze und Öl erhöht wird. Getrocknetes oder geräuchertes Fleisch hilft bei Winderkrankungen und verbessert die Verdauung.

Bestimmte Kombinationen sollten jedoch nicht zusammen gegessen werden – z.B. Eier und Fisch oder heiße Milch und saure Früchte –, da sich ihre energetischen Eigenschaften gegenseitig stören.

Vielfältige therapeutische Möglichkeiten

Bleibt der therapeutische Effekt nach der Ernährungsumstellung aus, werden Massagen eingesetzt, Kräuterpillen verschrieben sowie Reiz- und Ausleitungsverfahren durchgeführt.

Im Rahmen einer ***Massage*** mit Ölen werden die Meridiane (Energieleitbahnen) bearbeitet, um den Energiefluss zu fördern.

Die berühmten Kräuterrezepte

Kräuterrezepturen, die die Körpersäfte harmonisieren, werden individuell entsprechend der Diagnose und der Konstitution des Patienten verabreicht (→ Seite 210). Zur inneren Reinigung können Abführmittel und Einläufe eingesetzt werden, die überschüssige Körpersäfte ausleiten. Unterstützend wirken bei Atemwegserkrankungen Inhalationen und Einreibungen.

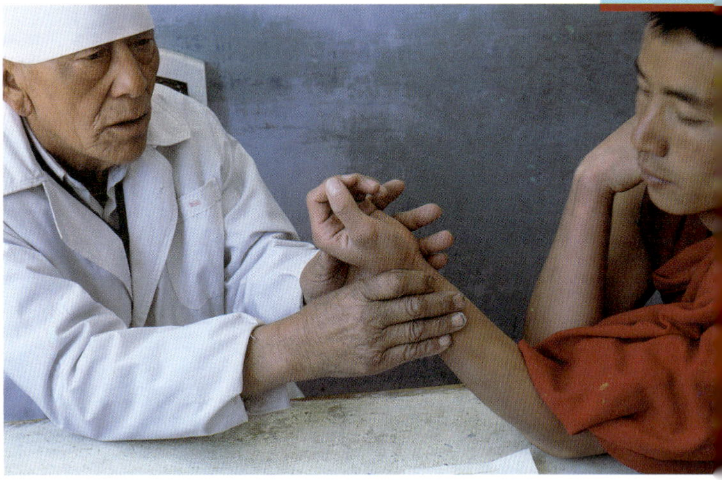

Ein wichtiges Diagnosemittel für den tibetischen Arzt ist das Fühlen des Pulses.

THERAPEUTISCHE ANSÄTZE DER TTM IM ÜBERBLICK

INNERE HEILMETHODEN

- Ernährung
- Kräuterheilkunde

ÄUSSERE HEILMETHODEN

- Tibetische Massage (San Nye)
- Schröpfen
- Moxibustion und »Golden Moxa«
- Tibetische Akupunktur (nur zur Ausleitung)
- Aderlass

SPIRITUELLE HEILMETHODEN

- Yoga, Atemübungen und Meditation
- Chakra-Heilung
- Handauflegen
- Gebete und Mantras
- Visualisation des Medizinbuddhas
- Kum Nye (Entspannungstechnik)

Reiz- und Regulationstherapien

Zeigen diese Maßnahmen nicht die gewünschte Wirkung, so werden zusätzlich Reiz- und Ausleitungsverfahren wie Moxibustion, Aderlass und Schröpfen angewendet.

Bei Hitzeerkrankungen wie Fieber wird für einen ***Aderlass*** mit einer Nadel leicht in die Nasenspitze oder die Stirnader eingestochen, um die Hitze mittels Blutung auszuleiten.

Bei Kältekrankheiten und Energiemangel werden getrocknete Kräuterzigarren aus Beifuß (***Moxa***) über bestimmten Meridianpunkten abgebrannt, um Hitze in den Körper einzubringen.

Das ***Schröpfen*** fördert dagegen die Heilung von Schmerzzuständen und die Ableitung von Hitze bei Wind- und Gallestörungen. Hierzu setzt man kupferne Metallbecher auf die befeuchtete Haut, die mit brennendem Beifuß oder Papier gefüllt sind.

Im Gegensatz zur Traditionellen Chinesischen Medizin wird innerhalb der tibetischen Medizin ***Aku-***

punktur nur zum Ausleiten angewendet, wobei spezielle goldene Nadeln zum Einsatz kommen.
Die ***spirituelle Heilkunde*** gilt als höchste Stufe der Behandlung, in der neben Gebeten und Meditationen auch das Handauflegen und die Chakra-Behandlung (→ Seite 250) eine wichtige Rolle spielen. Die Chakra-Heilung darf nur von einem hohen Lama bzw. tibetischen Mönch ausgeübt werden.

Tibetische Kräuterbehandlung

Bei uns im Westen wird vor allem die Wirksamkeit der tibetischen Kräutermedizin bei chronischen Erkrankungen hoch geschätzt. Die Kräutermedizin Tibets weist ca. 2300 verschiedene Kräuterrezepturen auf, die vor mehr als 250 Jahren niedergeschrieben wurden. Auf Grund der politischen Situation Tibets und der begrenzten Zugänglichkeit aller Himalayaregionen können derzeit nur etwa 300 der Kräuterrezepturen hergestellt werden.
Die Besonderheit tibetischer Heilpflanzen liegt in den speziellen klimatischen Bedingungen des Himalaya. Einerseits gibt es dort viele Kräuter, die an anderen Orten der Erde nicht wachsen, andererseits unterscheiden sie sich in Wuchshöhe und Wirkstoffgehalt erheblich von verwandten Pflanzenarten aus anderen Ländern. Sie enthalten häufig höhere Konzentrationen der therapeutisch wichtigen Pflanzeninhaltsstoffe.
Die Kräuterpillen werden aus Primärextrakten hergestellt, die wiederum zumeist aus 8 bis 35 verschiedenen Pflanzenarten bestehen. Da es keine Qualitätsuntersuchungen nach westlichem Standard gibt, können Kräuterpillen gleicher Zusammensetzung durchaus in ihrer therapeutischen Wirkung unterschiedlich sein. Der Grund dafür ist, dass die Kräuter zu unterschiedlichen Jahreszeiten geerntet bzw. in verschiedenen Höhenlagen angebaut wurden. Je nach klimatischen Voraussetzungen können wirksame Inhaltsstoffe dann mehr oder weniger stark in der Pflanze angereichert sein.
Außer als Pillen werden tibetische Kräuter auch in Form von Abkochungen, Pulvern, als Sirup, Salben, Aschen, Zäpfchen, medizinische Öle und Räucherwerk verschrieben.

STUDIE

Im Jahr 1998 wurde im Rahmen einer randomisierten Doppelblindstudie nachgewiesen, dass das tibetische pflanzliche Präparat PADMA 28 bei arteriellen Durchblutungsstörungen nicht nur das schmerzfreie Gehen erleichtert, sondern auch den Blutfluss nachweislich verbessert. Von 59 Probanden, die an Durchblutungsstörungen erkrankt waren, erhielt eine Gruppe über sechs Monate zweimal täglich 303 mg PADMA 28, wohingegen die Kontrollgruppe ein Placebopräparat erhielt. In der PADMA-Gruppe verbesserte sich die Durchblutung im Durchschnitt um 52 % gegenüber 19 % der Kontrollgruppe.

Juwelenpillen und andere Kostbarkeiten

Besonders hoch im Ansehen stehen die kostbaren sogenannten Juwelenpillen, die aus vielen Pflanzen und geringen Mengen an Metallen, Mineralien und Edelsteinen hergestellt werden. Auf Grund der besonders wertvollen Zusammensetzung haben die Juwelenpillen natürlich auch ihren Preis. Ein Tibeter kann sich in seinem Heimatland höchstens eine Juwelenpille pro Monat leisten. Westeuropäer dagegen können auch höhere Dosierungen der teuren Pillen bezahlen. Allerdings hat sich hier gezeigt, dass viel nicht immer auch viel hilft: Da die Juwelenpillen neben Kräutern auch Schwermetalle wie Quecksilber, Blei und Kupfer enthalten, können bei höheren Dosierungen Vergiftungserscheinungen auftreten.
Jede der vielen Kräuterrezepturen besteht aus einer einzigartigen Mixtur, die die Synergien zwischen den einzelnen Komponenten berücksichtigt. Ein Kräuterpräparat ist meist aus einer Hauptgruppe mit zwei weiteren Subelementen aufgebaut, wovon das eine die Wirkung der Basissubstanzen verstärkt und das zweite unerwünschte Nebeneffekte dämpft. Den tibetischen Medikamenten liegt ein ganzheitliches Verständnis von Beschwerden zu Grunde,

weshalb viele Wissenschaftler an der Erforschung tibetischer Präparate interessiert sind. Allerdings genügen die Arzneien oftmals nicht den westlichen Qualitätsvorschriften, weshalb die Mehrzahl der tibetischen Präparate in vielen EU-Ländern nicht zugelassen ist. Ein Züricher Unternehmen stellt seit über 30 Jahren pflanzliche Arzneimittel auf der Basis tibetischer Rezepturen her. Hierbei ist man bemüht, westliche Qualitätsstandards einzuhalten und die Erforschung der tibetischen Medizin voranzutreiben.

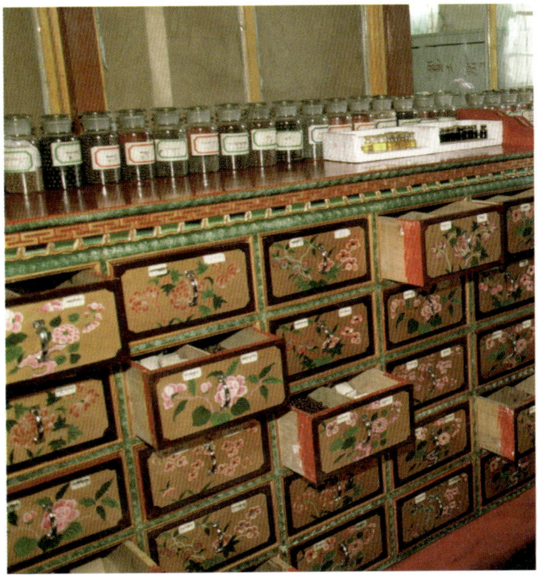

Die tibetische Medizin kennt mehr als 2000 verschiedene Kräuterrezepturen.

Wirkungsweise der Heilpflanzen

Die Heilwirkung einer Pflanze erschließt sich dem tibetischen Arzt durch die Sinneswahrnehmung. Eine Pflanze wirkt anders, wenn sie in einem schattigen und kalten Lebensraum wächst, als jene Gewächse, die aus sonnigen und warmen Gegenden kommen.

Zunächst gibt es wärmende, kühlende oder neutrale Pflanzen, die bei Hitze- und Kältezuständen eingesetzt werden. Außerdem haben auch die Geschmacksrichtungen sauer, salzig, süß, bitter, herb und scharf eine erhitzende oder kühlende Wirkung und damit einen Einfluss auf die drei Konstitutionen Wind, Galle und Schleim.

Eine weiterer wichtiger Aspekt sind die verschiedenen äußeren Eigenschaften der Pflanzen, wie z.B. schwer/leicht, ölig/rau, stabil/beweglich usw. Diese Charakteristika bilden eine der Grundlagen für die komplexen tibetischen Kräuterrezepturen.

Pflanzen mit ***kühlenden*** Eigenschaften wirken besonders auf ***mkhris pa*** (Galle) und bei heißen Erkrankungen. Diese kühlenden Pflanzen sollten im Schatten, auf schneebedeckten Bergen und an kühlen Orten, die nach Norden ausgerichtet sind, gesammelt werden. Eine kühlende Pflanze, die an einem warmen Ort gepflückt wurde, besitzt nach tibetischer Auffassung eine geringere Heilwirkung.

Allgemein werden Kräuter mit ***wärmenden*** Eigenschaften bei Wind- oder Schleimerkrankungen eingesetzt und sollten nicht an kühlen Orten gesammelt werden.

DIE WIRKUNG DER GESCHMACKSRICHTUNGEN

Geschmack	Elemente	thermische Wirkung
sauer	Feuer/Erde	erhitzend
salzig	Feuer/Wasser	erhitzend
scharf	Feuer/Wind	erhitzend
süß	Wasser/Erde	kühlend
bitter	Wasser/Wind	kühlend
herb	Erde/Wind	kühlend

Herstellung der Kräuterpillen

Wie auch in der europäischen Kräuterheilkunde (→ Seite 126) werden die tibetischen Pflanzen jeweils zu bestimmten Jahreszeiten gesammelt, um ihre medizinische Wirksamkeit zu garantieren. So werden z.B. Wurzeln mit abführender Wirkung im

Herbst ausgegraben, wenn die Erd- und Wasserkraft sich »zurückzieht« und in den Wurzeln konzentriert. Emetika (Brechmittel) werden dagegen im Frühjahr geerntet, wenn die Feuer- und Luftkraft ansteigt.

Nach dem Sammeln werden die Kräuter getrocknet, gemahlen und gemischt. Heute werden die Kräuter allerdings nicht mehr von Hand gemahlen, sondern Maschinen für das Mahlen und Mischen eingesetzt. Die richtige Mischung der Heilkräuter ist die größte Kunst des Pflanzenheilkundigen. Hier müssen entsprechend der überlieferten Tradition die passenden Elemente zu wirksamen Medikamenten zusammengestellt werden. Alle in der tibetischen Medizin angewendeten Arzneien bestehen ausschließlich aus einer Zusammenstellung natürlich vorkommender Materialien wie Pflanzen, Mineralien, Metallen sowie tierischen Substanzen.

WICHTIGSTE INDIKATIONEN ✓

HERZ-KREISLAUF-ERKRANKUNGEN
periphere arterielle Verschlusskrankheit, Arteriosklerose, Thrombosen, Durchblutungsstörungen, Bluthochdruck, funktionelle Herzbeschwerden, Koronare Herzkrankheit

STOFFWECHSELERKRANKUNGEN
Diabetes, Gicht

WEITERE ERKRANKUNGEN
Beschwerden des Bewegungsapparates, Tumorerkrankungen, psychische Beschwerden, Allergien, Migräne, Tinnitus

Ginseng

Die Ginsengwurzel (Panax ginseng) wird auch in Tibet hoch geschätzt und gehört zum typischen Verschreibungsrepertoire. Ginseng wächst jedoch nicht im rauen Klima des tibetischen Hochlandes, sondern muss aus China, Nordkorea oder der Mandschurei importiert werden. Ginseng aktiviert die körpereigenen Abwehrkräfte und erhöht somit auch die persönliche Belastbarkeit im Alltag. Eine regelmäßige Einnahme stärkt den Herzmuskel und verbessert die Blutzufuhr des Gehirns. Dadurch steigert Ginseng die Gedächtnisleistung, beugt Müdigkeit vor und wirkt auch bei einem morgendlichen »Kater«.

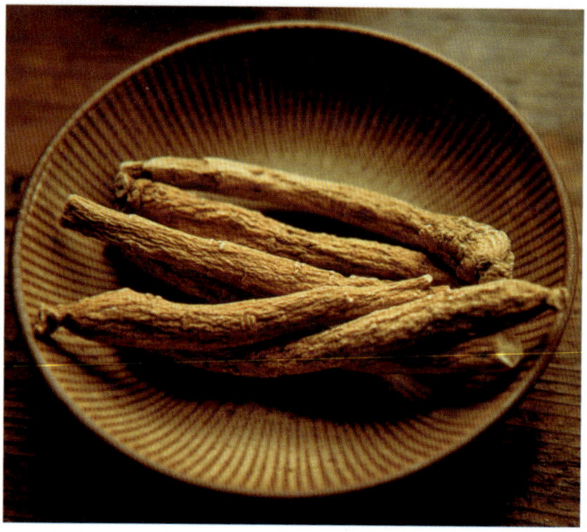

Ginsengwurzel ist ein zentraler Bestandteil vieler tibetischer Kräuterzubereitungen.

Ingwer

Auch in Tibet gilt die Ingwerwurzel (Zingiber officinalis) nicht nur als Heilpflanze, sondern wird auch als Gewürz hochgeschätzt. Mit Ingwer werden vor allem kalte Krankheiten wie Wind- oder Schleimstörungen behandelt. Ingwer hilft bei Durchfall, Magen- und Lebererkrankungen.

Myrobalan

Myrobalan ist die Königspflanze der tibetischen Medizin. Die Myrobalan-Früchte gelten als Allheilmittel und werden zur Behandlung von allgemeinen energetischen Dysfunktionen eingesetzt. Es werden verschiedene Arten verwendet, z.B. Myrobalan emblica (Emblica officinalis) und Myrobalan chebula (Terminalia chebula). Teilweise sind diese Früchte auch in den Juwelenpillen enthalten. Spezielle Einzelindikationen für Myrobalan sind Gelenkerkrankungen und Augenbeschwerden.

WAS ERWARTET SIE?

Tibetische Medizin wird im Westen noch sehr selten praktiziert. Deshalb stellt sich zunächst die Frage: Wie findet man am besten einen kompetenten tibetischen Arzt? Dies ist nicht so einfach, da in Deutschland keine tibetischen Ärzte niedergelassen sind, jedoch in der Schweiz und in Italien.
Inzwischen gibt es aber eine Reihe westlicher Ärzte, die eine Zusatzausbildung in Traditioneller Tibetischer Medizin absolviert haben. Es sind außerdem regelmäßig Ärzte aus Tibet in Europa zu Gast und bieten Fortbildungen und Konsultationen an. Sie werden von Institutionen zur Förderung der tibetischen Heilkunde und von buddhistischen Kreisen eingeladen. Über sie kann man auch Adressen von Ärzten erhalten (→ Adressen, die weiterhelfen).

- Der Behandlung gehen eine ausführliche Befragung zu Lebensumständen, Alltagsgewohnheiten und eine körperliche Inspektion voraus.
- Der Arzt führt neben der Pulsdiagnose auch eine Zungendiagnose durch. Er wird außerdem eine gründliche Untersuchung des Morgenurins auf Farbe, Geruch und Konsistenz vornehmen. Anschließend stellt er die Diagnose.
- Bei leichten Beschwerden beschränkt sich der Arzt zunächst darauf, entsprechend dem persönlichen Konstitutionstyp Empfehlungen für Änderungen der Lebens- und Ernährungsgewohnheiten zu geben.
- Eventuell wird er Ihnen bestimmte Yoga-, Atem- oder Entspannungstechniken vorschlagen.
- Bei schwerwiegenderen oder chronischen Beschwerden werden je nach Indikation Reinigungskuren, Massagen und Kräuterrezepturen (als Pillen, Abkochungen, Pulver, Sirup, Salben, Aschen, Zäpfchen, medizinische Öle oder Räucherwerk) verschrieben.

Die Erstanamnese dauert ungefähr eine Stunde. Für eine Behandlung mit Moxibustion, Massage oder eine Akupunktur mit goldenen Nadeln sollten Sie eine weitere Stunde einplanen. Insgesamt ist eine Abfolge von mindestens 10 Sitzungen empfehlenswert. Die Dauer der Behandlung richtet sich letztendlich nach der Art der Erkrankung.

FÜR WEN IST DIE TTM GEEIGNET?

Die tibetische Heilkunde kann bei vielen Beschwerdebildern angewendet werden. Ein bedeutendes therapeutisches Potential besitzt die TTM bei der Behandlung von chronischen Erkrankungen, psychischen und psychosomatischen Störungen. Das umfangreiche Spektrum der Diagnose- und Therapiemöglichkeiten bietet auch eine adäquate Behandlung von Erkrankungen mit mehreren Krankheitsfaktoren.
Falls Sie eine tibetische Behandlung beginnen, sollten Sie Ihren Hausarzt über Ihre Wahl informieren. Insbesondere bei Allergikern ist es wichtig, das allergische Risikopotential der Kräuterrezepturen abzuschätzen.

ADRESSEN, DIE WEITERHELFEN

Institut für Ost-West-Medizin
Tel.: 06172 / 2103
www.ostwestmedizin.de

Kailash-Institut für Traditionelle Tibetische Heilkunde
Tel.: 0761 / 66814
www.tibet-kailash-haus.de (Kailash-Institut)

Informationszentrum für Tibetische Medizin – Österreich
Tel.: (0043) 05262 / 61111
www.tibetischemedizin.org

Interessensgemeinschaft Tibetische Medizin
Tel.: (0041) 044 / 3215231
www.ig-tibetische-medizin.ch

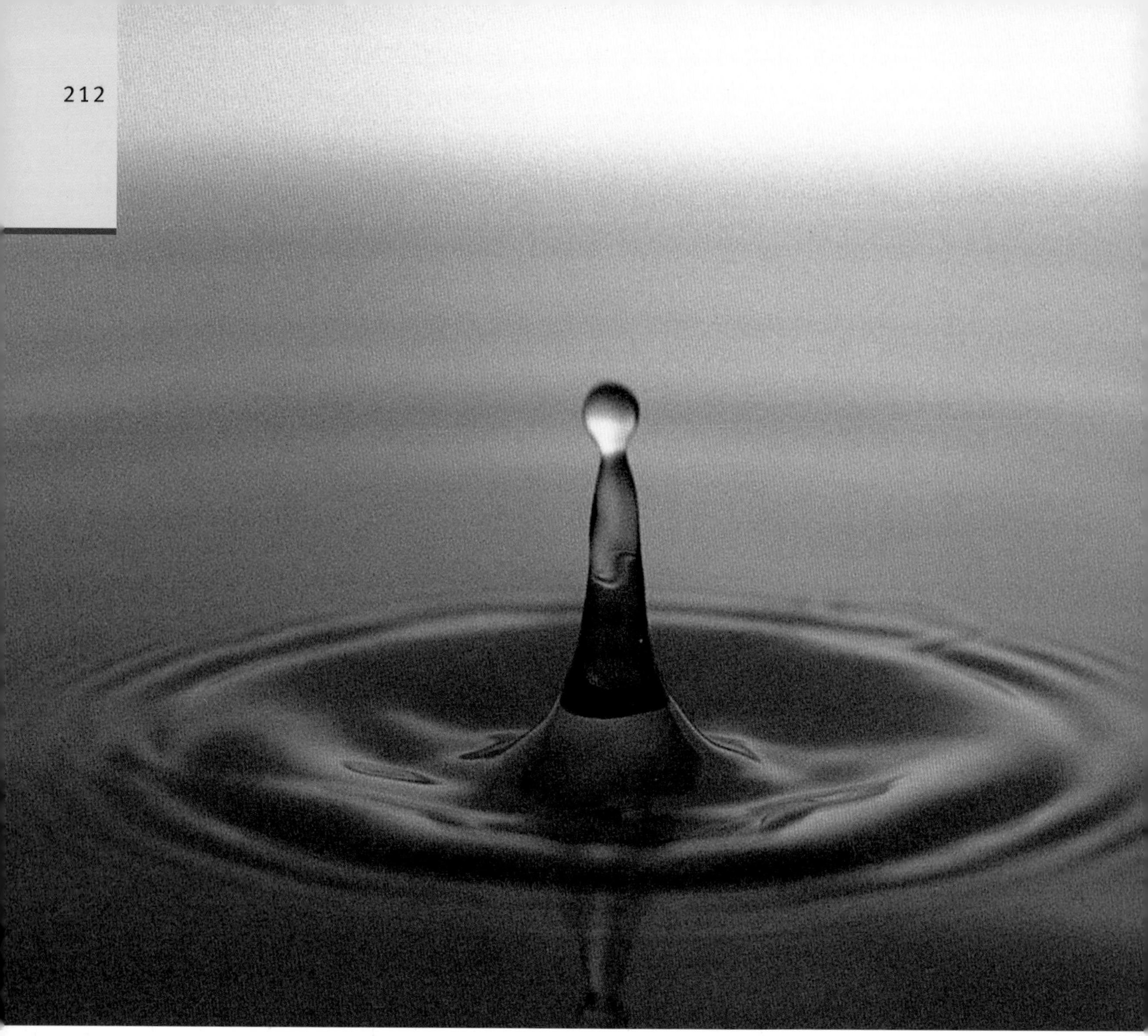

Entspannung und Meditation

Leistungsdruck, chronischer Zeitmangel und Reizüberflutung in unserer modernen Zeit fordern ihren Tribut: Immer mehr Menschen leiden unter Schlafstörungen, Erschöpfung, depressiven Verstimmungen und psychosomatischen Beschwerden. Kein Wunder, dass da bei vielen der Wunsch nach Entspannung wächst, nach »Loslassen« und Auftanken. Innere Ruhe, körperliche und seelische Balance, mehr Gelassenheit im Alltag, all dies lässt sich mit Entspannungstechniken erreichen. Egal, für welche der vielfältigen Methoden Sie sich entscheiden, regelmäßig praktiziert, gewinnen Sie neue Lebensfreude, Energie und Leistungskraft.

RELIGIÖSE TRADITIONEN

Meditation hat eine jahrtausendealte Tradition in vielen Kulturen und Religionen. Im ursprünglichen Sinn dienen diese Konzentrationsübungen dem Sichversenken, der Selbstwahrnehmung und -erkenntnis sowie einer Veränderung des Bewusstseinszustandes (Erleuchtung). Heute werden die zahlreichen Meditationsformen von vielen Menschen auch zur geistigen, psychischen und körperlichen Entspannung genutzt.
Daneben haben sich bei uns reine Entspannungstechniken etabliert. So wurden beispielsweise in den 1920er Jahren das Autogene Training und die Progressive Muskelentspannung entwickelt. Sie sind heute weltweit anerkannte und beliebte Methoden, da sie einfach und relativ rasch zu erlernen sind.

FÜR KÖRPER, GEIST UND SEELE

Auch wenn die einzelnen Entspannungstechniken ganz unterschiedlich sind, so zielen sie alle nicht nur auf eine muskuläre Entspannung ab, sondern auch auf eine Beruhigung des Geistes und Harmonisierung der Seele. Dieser ganzheitliche Ansatz zeigt sich auch in der Wirkung: So können sich Stressfolgen wie Kopfschmerzen, hoher Blutdruck oder Schlafstörungen bessern oder gar verschwinden. Als Prophylaxe sind Entspannungstechniken ebenfalls hervorragend geeignet, denn sie bauen schon im Vorfeld Stress ab, so dass es gar nicht erst zu gesundheitsschädlichen Folgen kommt.

Westliche Entspannung

Mittlerweile gibt es eine Vielzahl an Entspannungstechniken, die leider nicht alle Platz in diesem Kapitel finden können. Wir beschränken uns daher auf eine Auswahl an Techniken, die sich bei uns durchgesetzt haben und großer Beliebtheit erfreuen.
Die Progressive Muskelrelaxation nach Jacobson ist eine rein körperliche Entspannungsmethode. Hierbei wird durch sekundenlange Anspannung und eine anschließende längere Entspannungsphase der ganze Körper gelockert. Damit gelingt es, muskulären Anspannungen gezielt entgegenzuwirken und dabei auch geistig zu entspannen.
Einen anderen Ansatz hat das Autogene Training. Hierbei geht es um Autosuggestion: Mittels einfacher Leitsätze versetzt man sich selbst in einen Zustand tiefer Entspannung. Die Kontemplation und das Gebet sind Meditationsformen, bei denen die innere Versenkung und die Verbindung mit dem Göttlichen eine wesentliche Rolle spielen. Hierbei werden seelische Kraft und Urvertrauen gestärkt.

Östliche Meditation

Entspannung durch Konzentration des Geistes bieten auch die östlichen Meditationsformen. Bei der in Japan beheimateten Zen-Meditation steht die Erfahrung der Verbundenheit mit allem, was ist, im Vordergrund. Bewusstes Erleben jedes einzelnen Augenblicks und jeder Handlung sind dabei das Hauptanliegen.
Bei Vipassana, der ältesten buddhistischen Meditationsform, geht es um Einsicht, Erkenntnis sowie Achtsamkeit. Alles wird mit einem gewissen Abstand betrachtet und nichts davon gewertet oder festgehalten.
Mit Entspannungsübungen gewinnen Sie psychische und körperliche Energien und damit mehr Gelassenheit, innere Kraft und Lebensfreude. Bei der Auswahl der Methode kommt es darauf an, dass sie Ihnen Spaß macht und zu Ihnen passt. Denn nur so haben Sie den nötigen Elan, regelmäßig zu üben, und das ist die Voraussetzung für den Erfolg!

Autogenes Training

Es ist möglich, sich selbst mit Hilfe von Autosuggestion (auto = selbst, suggestio = Eingebung) in einen Zustand tiefer Entspannung zu versetzen. Das Autogene Training vermittelt diese Technik auf relativ einfache Weise. So ist es möglich, sich bei Erschöpfung, Stress und damit zusammenhängenden körperlichen Beschwerden in nahezu jeder Lebenslage selbst zu behandeln. Bereits wenige Minuten Übung täglich führen zum Ziel.

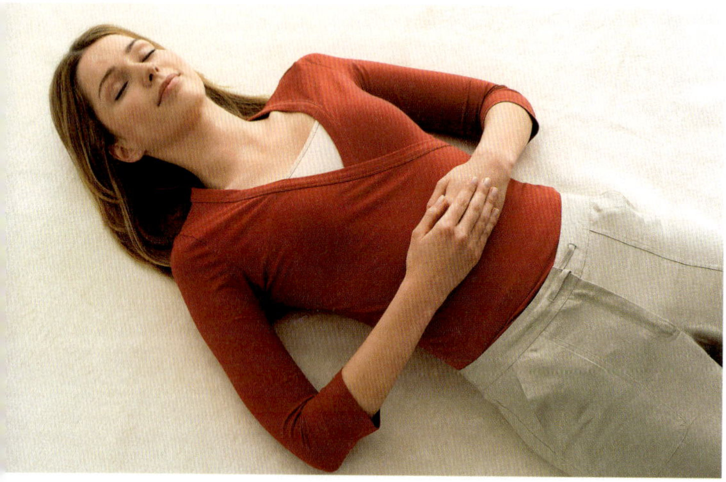

Sie atmen tief ein und aus und geben dabei die Schwere Ihres Körpers an den Boden ab.

URSPRUNG DES AUTOGENEN TRAININGS

Der Berliner Arzt und Neurologe Johannes Heinrich Schultz (1884–1970) behandelte seine Patienten zunächst erfolgreich mit Hypnosetherapie. In den 1920er Jahren entwickelte er eine Technik, mit der die Patienten eine Form von Tiefenentspannung selbst herbeiführen können, und nannte sie Autogenes Training.

Eine Vielzahl wissenschaftlicher Studien belegt heute die positive Wirkung des Autogenen Trainings.

WAS IST AUTOGENES TRAINING?

In der Grundstufe des Autogenen Trainings erlernt man Leitsätze, die Schwere, Ruhe und Wärme vermitteln. Die Konzentration auf einfache Formeln wie »Mein linker Arm wird ganz schwer« oder »Ich bin ganz ruhig« führt während einer Übungseinheit zu muskulärer und geistiger Entspannung. Belastungen, Stress und unangenehme Gefühle treten in den Hintergrund.

In weiteren Übungsstunden werden körperliche Entspannungsvorgänge bewusst gemacht und dadurch ein Zustand hervorgerufen, der dem der Einschlafphase ähnelt. Hierbei können sich Körper und Geist beruhigen und erholen. Diese Übungen beeinflussen positiv das vegetative Nervensystem und somit auch körperliche Prozesse wie Hormonproduktion, Blutdruck, Herzschlag und Verdauung. Sie führen zu einem ruhigen und gleichmäßigen Atemrhythmus, zu bewusster Wahrnehmung des Herzens, zur Entspannung des Bauchraumes sowie zur Wahrung eines »kühlen« Kopfes.

BESONDERHEITEN AUF EINEN BLICK

- Tiefe Entspannung durch Autosuggestion
- relativ leicht zu erlernen
- mit etwas Übung selbstständig und an jedem Ort durchführbar

WAS ERWARTET SIE?

Autogenes Training ist relativ leicht zu erlernen. Bereits in der Grundstufe erlangt man die Fähigkeit, die autosuggestiven Übungen eigenständig durchzuführen. Dafür ist jedoch erforderlich, die Übungen für einige Zeit täglich zu wiederholen.

- Ein Einführungskurs mit maximal 12 Teilnehmern umfasst 8 bis 10 Termine von jeweils 60 oder 90 Minuten Dauer.
- Während des Kurses liegt man in bequemer Kleidung auf einer Gymnastikmatte, oder man sitzt im »Droschkenkutschersitz« entspannt auf einem Stuhl. Hierbei ist der Körper leicht nach vorne gebeugt, die Unterarme ruhen auf den Oberschenkeln. Die Augen sind geschlossen.
- Die Übungsformeln – z.B. »Mein rechter Arm wird warm« – werden vom Leiter des Kurses monoton und rhythmisch vorgesprochen, während die Teilnehmer sich die Wärme vorstellen. Nach dem rechten Arm folgen der linke Arm und dann das rechte sowie das linke Bein. Ziel ist, dass die Übenden das Wärmegefühl tatsächlich wahrnehmen.
- In jeder Kursstunde erlernt man einen neuen Leitsatz, der mit den vorangegangenen Sätzen verknüpft wird, wie etwa »Ich bin ganz warm«, »Mein Atem fließt ruhig und gleichmäßig«, »Ich bin ganz ruhig«.
- Wichtig ist, dass Sie das Erlernte zunächst täglich 2- bis 3-mal für 5 bis 10 Minuten üben, um sich an die Umsetzung der Übungsformeln zu gewöhnen.
- Im Laufe der Zeit genügen dann schon wenige Minuten, um sich mit Hilfe der Formeln tief entspannen zu können.

Mit etwas Übung sind Sie in der Lage, Autogenes Training eigenständig anzuwenden und gezielt einzusetzen. Sie können die Methode fast überall praktizieren, ob zu Hause, im Büro oder unterwegs. Auf diese Weise stärken Sie Ihre Selbstheilungskräfte, verbessern die Konzentrationsfähigkeit und finden die innere Balance wieder. In fortgeschrittenen Kursen kann das Autogene Training mit körperorientierten Leitsätzen um gezielte Vorsatzbilder erweitert werden, wie etwa »Rauchen gleichgültig« zur Raucherentwöhnung.

WICHTIGSTE INDIKATIONEN

WIRKT DIREKT
bei Stress, Nervosität, Schlafstörungen, Muskelverspannungen, Kopfschmerzen, Migräne, chronischen Schmerzen, psychischen Problemen, Ängsten

WIRKT INDIREKT AUF INNERE ORGANE
bei Magen-Darm-Erkrankungen, Herz-Kreislauf-Erkrankungen, Bluthochdruck

FÜR WEN IST AUTOGENES TRAINING GEEIGNET?

Diese Entspannungsmethode eignet sich sowohl für Erwachsene als auch für Kinder, und sie kann problemlos begleitend zu anderen Therapien eingesetzt werden. Ein umfangreiches Kursangebot bieten vor allem Volkshochschulen sowie Krankenkassen an, wobei es für Kinder spezielle Kurse gibt. Aber auch Psychotherapeuten und manche Ärzte bieten Unterricht in Autogenem Training an.
Im Fall einer schweren psychischen Erkrankung wie etwa einer Psychose oder Neurose ist von Autogenem Training abzusehen.

ADRESSEN, DIE WEITERHELFEN

Deutsche Gesellschaft für Ärztliche Hypnose und Autogenes Training
Tel.: 02131 / 463370
www.dgaehat.de

Schweizerische Gesellschaft für Autogenes Training
Tel.: (0043) 061 / 7516555
www.sgat.ch

Kontemplation und Gebet

Viele Religionsgemeinschaften kennen und praktizieren verschiedene Formen der meditativen Versenkung, der inneren Einkehr und bewussten Stille. Wird im Fernen Osten die Meditation ausgeübt, so ist dies im Westen die Kontemplation. Neben dem Zustand innerer Versenkung stehen Gebete als wichtige Handlungen im Zentrum, sowohl des christlichen Glaubens als auch aller anderen Weltreligionen.

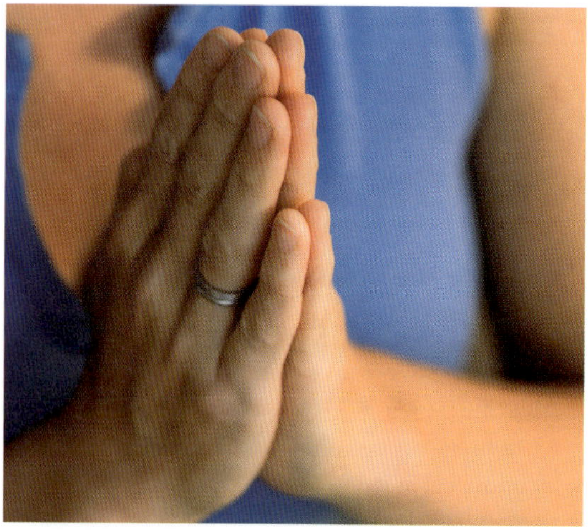

Gebete stärken die innere Kraft und beruhigen Körper, Geist und Seele.

URSPRUNG VON KONTEMPLATION UND GEBET

Christliche Mystik und damit auch die Kontemplation sind so alt wie die Kirche. Der Weg der Mystiker unterschied sich allerdings in der Hinwendung zu Gott stark von den dogmatischen Meinungen der Kirchen. Sie sahen Gott nicht als Person, sondern vielmehr als eine umfassende, universelle Verbindung, die sich in der Natur und im Menschen selbst erfahren lässt. Der Weg dorthin war für sie die Kontemplation: ein Zustand der Versenkung, in dem das Ich so weit zurücktritt, dass der Mensch den Grund des Seins erkennt und schließlich das Wesen Gottes erfährt.

Das Gebet gehört zu den wichtigsten Ausdrucksformen des Glaubens. Bereits im Neuen Testament werden mehrere Gebetsformen erwähnt: Fürbitte, Bitte, Dank, Psalmen, Anbetung sowie das »Vaterunser«. Die christlichen Religionen nutzen Gebete als Kommunikationsmittel mit Gott. Je nach Religion spielt auch die Körperhaltung beim Gebet eine wichtige Rolle, wie zum Beispiel das Beten im Stehen oder Knien, das Niederwerfen, den Kopf senken, die Hände zum Herzen oder zum Himmel erheben bzw. falten. Heute finden Gebet und Kontemplation zunehmendes Interesse. Wichtige zeitgenössische Lehrer sind die Benediktiner-Patres Willigis Jäger (*1925) und Anselm Grün (*1945).

BESONDERHEITEN AUF EINEN BLICK

- Gebete können jederzeit unabhängig von Konfession, Hilfsmitteln, Zeit und Ort, für sich, mit anderen oder für andere praktiziert werden
- Bereits wenige Minuten der Versenkung beruhigen und stärken Geist und Seele
- Kontemplation benötigt Geduld und stetige Übung, um einen erweiterten Bewusstseinszustand zu erreichen

WAS SIND KONTEMPLATION UND GEBET?

Die ***Kontemplation*** ist eine christliche Tradition. Das Wort stammt vom lateinischen »contemplatio« (Anschauung) und meint die Betrachtung sowohl des eigenen Ichs als auch des Göttlichen in uns und um uns herum. Ziel ist dabei das Erfahren eines erweiterten Bewusstseinszustandes und einer tieferen inneren Wahrnehmung.

Die Kontemplation ist von Ruhe und gelassener Passivität geprägt, also einem Zustand des Empfangens. Allerdings erfordert es viel Geduld, denn diese Erfahrungen können nur durch stetes Üben gemacht werden. Unterschieden werden dabei vier ineinander fließende Phasen: die Gebetsübung als Weg in die Kontemplation, die Wahrnehmung des eigenen Ichs, die Erleuchtungserfahrung sowie die Personalisierung dieser Erleuchtungserfahrung. Während sich die ersten beiden Schritte durch Übung erreichen lassen, kann der eigentliche »mystische« Zustand der beiden letzten Phasen nur unwillentlich eintreten: Man erfährt eine grenzenlose Verbindung zum Universum und findet so zurück zu seiner inneren Kraft und seinem Urvertrauen.

Ebenso können ***Gebete*** die innere Kraft eines Menschen stärken, Geist und Seele beruhigen und ganzheitliche Änderungen bewirken. Wer betet, kann dadurch neuen Antrieb und neue Erkenntnisse erlangen. Das Christentum kennt zahlreiche Gebetsformen wie Liturgien im Gottesdienst, Gebetsgruppen, Gebetslieder, Bitt- und Dankgebete.

WAS ERWARTET SIE?

Als Anfänger sollte man sich zunächst einen erfahrenen Lehrer suchen, um unter Anleitung in die Kontemplation eingeführt zu werden. Gut geeignet sind Kurse, die über mehrere Tage gehen:

- Sie tragen bequeme Kleidung, der Raum ist ruhig, die Augen sind geschlossen.
- Sie erlernen die richtige Körperhaltung und bewusstes Atmen.

WICHTIGSTE INDIKATIONEN

DIREKTE WIRKUNG

fördert innere Ruhe und Selbsterkenntnis, verringert Anspannung, Angst und Stress, unterstützt bei der Bewältigung von belastenden Situationen

INDIREKTE WIRKUNG

positive Auswirkung auf Blutdruck, Herz-Kreislauf-System und Psyche, verbessert den Umgang mit chronischen Erkrankungen und Schmerzen

- Sowohl Atemtechnik und Sitzhaltung als auch die kontemplativen Übungen brauchen Zeit. Körper und Geist müssen sich erst umstellen. Üben Sie daher täglich 10 bis 15 Minuten.

Im Gebet dagegen sind Ihrer Kreativität keine Grenzen gesetzt: Sie können still oder laut beten, Ihre Gebete singen oder im Tanz ausdrücken.

FÜR WEN SIND KONTEMPLATION UND GEBET GEEIGNET?

Kontemplative Übungen und Gebete sind für alle Menschen geeignet, denn sie wirken harmonisierend und beruhigend auf Körper, Geist und Seele. Darüber hinaus sind Gebete besonders für Menschen hilfreich, die Unterstützung bei der Bewältigung schwieriger Lebenssituationen benötigen. Zahlreiche Klöster bieten heute Meditations- und Kontemplationsseminare an.

ADRESSEN, DIE WEITERHELFEN

Verein für Kontemplation und Meditation
Tel.: 08031 / 62804
www.schweigemeditation.de

Spirituelle Wege
Tel.: 0931 / 3291198
www.spirituelle-wege.de

Progressive Muskelentspannung

Die Progressive Muskelentspannung nach Jacobson gilt als eines der einfachsten und effektivsten Entspannungsverfahren. Durch kurzes Anspannen und Entspannen einzelner Muskelgruppen erreicht man mit etwas Übung zunächst eine körperliche, dann auch tiefe geistige Entspannung. Die Methode ist nicht nur leicht erlernbar, sie lässt sich vor allem problemlos im Alltag – selbst in unruhigen Situationen – durchführen.

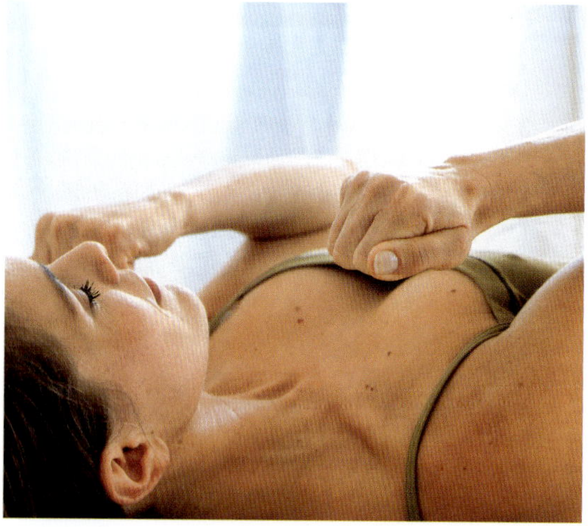

Auf die heftige Anspannung bestimmter Muskelgruppen folgt eine tiefe Entspannung.

URSPRUNG DER THERAPIE

Die gezielte tiefe Entspannung der Muskulatur – auch Progressive Muskelrelaxation (PMR) oder Jacobson-Entspannungstraining genannt – wurde von dem amerikanischen Arzt und Physiologen Edmund Jacobson (1885–1976) in den 1920er Jahren entwickelt. Er entdeckte, dass eine Anspannung der Muskulatur häufig Zeichen von Angst, Unruhe, Nervosität oder psychischen Beschwerden ist. Je größer die seelische Anspannung, desto ausgeprägter die Muskelanspannung. Daraus können Blockaden entstehen, die schließlich nicht nur Schmerzen und andere körperliche Beschwerden verursachen, sondern auch auf die Seele zurückwirken.

Jacobson entwickelte ein systematisches Training, das auf konzentrierter Anspannung und Entspannung bestimmter Muskelgruppen beruht. Progressiv bedeutet dabei »steigernd«, »zunehmend« und zielt auf die mit jeder Übungseinheit intensiver spürbare tiefenmuskuläre Entspannung. Die Wirksamkeit dieser Methode ist durch zahlreiche Studien belegt und von der Schulmedizin anerkannt.

WAS IST PROGRESSIVE MUSKELENTSPANNUNG?

Eine Körpertechnik

Bei der Progressiven Muskelentspannung handelt es sich um eine rein körperliche Technik der muskulären An- und Entspannung. Das Basisprogramm umfasst vom Kopf bis zu den Füßen 16 Muskel-

BESONDERHEITEN AUF EINEN BLICK

- Konzentrierte An- und Entspannung einzelner Muskelgruppen
- Auf die Entspannung des Körpers folgt auch innere Ruhe
- Besonders effektiv, schneller Erfolg

gruppen, die nacheinander für wenige Sekunden an- und wieder entspannt werden. Nach etwa zwei bis vier Wochen, wenn man diese Übungen sicher beherrscht, werden die Muskeln in sieben und später dann in vier Gruppen zusammengefasst und trainiert. Ziel der Übungen ist es, ein Gefühl für den Spannungszustand der eigenen Muskulatur zu bekommen, um deren Anspannung frühzeitig zu erkennen und aktiv gegenzusteuern.

Ganzheitliche Wirkung

Durch die Progressive Muskelentspannung werden auch die Herz- und Atemfrequenz gesenkt und die Durchblutung insgesamt gesteigert. Körper, Geist und Seele finden zur Ruhe, ein Zustand der Ausgeglichenheit kann sich einstellen.
Die Progressive Muskelentspannung ist besonders leicht zu erlernen und auch für Kinder oder Kranke geeignet. Zudem ist die Technik besonders effektiv, so dass sich schon nach kurzer Zeit erste Erfolge einstellen. Kurse werden heute unter anderem von Heilpraktikern, Psychologen und Ärzten durchgeführt. Außerdem bieten Volkshochschulen und auch einige Krankenkassen Kurse an.

WAS ERWARTET SIE?

Zum Üben sind bequeme Kleidung und eine angenehme Unterlage ratsam, da sie meist im Liegen erfolgen; sie sind jedoch auch im Sitzen möglich.

- Konzentrieren Sie sich mit geschlossenen Augen. Ihr Therapeut sagt jeweils, welche Muskelgruppe an- beziehungsweise entspannt werden soll. Die kräftige Anspannung wird dabei 2 bis 4 Sekunden gehalten.
- Die anschließende Phase der Entspannung dauert 10 bis 40 Sekunden. Entscheidend ist, dass Sie der Entspannung und deren körperlichen Auswirkungen genau nachspüren. Wichtig ist auch eine langsame und regelmäßige Atmung.
- Häufig beginnt man mit der rechten Hand, Linkshänder mit der linken. Sie ballen die Hand kräftig zu einer Faust und entspannen wieder.

WICHTIGSTE INDIKATIONEN

WIRKT KÖRPERLICH BEI
Muskelverspannungen, Schmerzen, Schlafstörungen, Bluthochdruck, Kopfschmerzen, Migräne

WIRKT SEELISCH BEI
innerer Unruhe, psychischer Anspannung, Stress, Nervosität, Angstzuständen

- Sie arbeiten weiter über Arme, Hals, Nacken, Schultern, Brust, Bauch, Ober- und Unterschenkel bis zu den Füßen.

Wie bei den meisten Methoden ist auch bei der Muskelentspannung das regelmäßige Üben wichtig. Deshalb sollten Sie die Übungen spätestens jeden dritten Tag wiederholen.

FÜR WEN IST PROGRESSIVE MUSKELENTSPANNUNG GEEIGNET?

Progressive Muskelentspannung ist für Menschen jeden Alters geeignet. Die Methode hilft besonders denjenigen, die sich unter Stress anspannen, an innerer Unruhe, Schlafstörungen und Angstzuständen leiden. Außerdem ist das Entspannungstraining bei allgemeinen Muskelverspannungen, Bluthochdruck, funktionellen Herzbeschwerden, Kopfschmerzen, Migräne und anderen Schmerzzuständen empfehlenswert.

ADRESSEN, DIE WEITERHELFEN

Informationen im Internet:
www.aok.de
(Gesundheitswissen / Alternative Therapien)

Bund Deutscher Heilpraktiker
Tel.: 02581 / 61550
www.bdh-online.de

Vipassana-Meditation

Die Vipassana-Meditation ist eine der ältesten Meditationstechniken. Man lernt zu erkennen, dass Gefühle und Gedanken kommen und gehen, also keine unverrückbaren Wahrheiten darstellen, sondern subjektive Bewertungen, mit denen wir uns oft genug selbst Probleme bereiten. Mit der Zeit wird man so zu einem gelassenen Beobachter seiner Selbst, und es entsteht ein Gefühl innerer Klarheit und Freiheit.

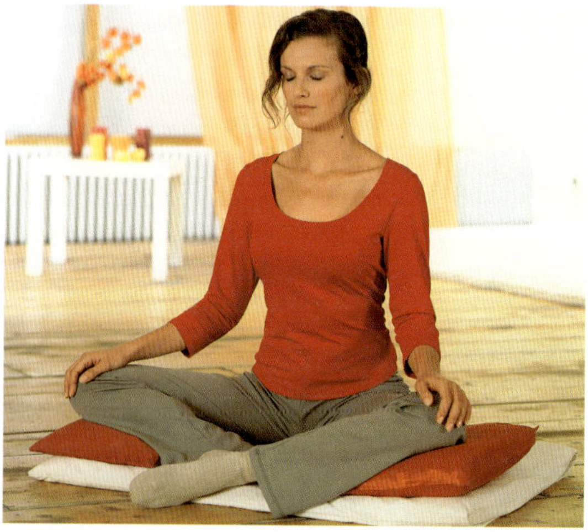

Während der Meditation sitzen Sie entspannt, aber aufrecht, ohne sich anzulehnen.

URSPRUNG DER VIPASSANA-MEDITATION

Vipassana ist die ursprünglichste Meditation und geht auf Buddha selbst zurück, der sie vor über 2500 Jahren lehrte. Das Wort Vipassana kommt aus dem Sanskrit, bedeutet intuitives oder inneres Wissen, die Dinge so zu sehen, wie sie sind (= Klarblick). Sie wird auch als Einsichts- oder Erkenntnismeditation bezeichnet.

Vipassana wird vor allem in Burma, Sri Lanka, Thailand und Kambodscha praktiziert, wo der Theravada-Buddhismus beheimatet ist. Inzwischen gibt es aber auch etliche anerkannte westliche Lehrer in den USA und in Europa.

WAS IST VIPASSANA-MEDITATION?

Bei der Vipassana-Meditation geht es im Wesentlichen um die Selbstbeobachtung beziehungsweise Innenschau. Wichtig ist dabei die aufrichtige Bereitschaft zur Selbsterforschung und zur Aussöhnung mit all dem, was man in sich vorfindet.

Die Schulung der Achtsamkeit geschieht durch aufmerksames Beobachten des Körpers, der Gefühle und des Geistes während abwechselnder Sitz- und Gehmeditationen.

Um den steten Gedankenfluss zu unterbrechen und die Konzentrationsfähigkeit zu vertiefen, wird die Aufmerksamkeit auf einen bestimmten Punkt ge-

BESONDERHEITEN AUF EINEN BLICK

- Die Achtsamkeit wird auf Körper, Gefühle und Denken gelenkt, wobei die Atmung ein wichtiges Bindeglied darstellt
- wird im Sitzen und Gehen praktiziert, kann aber auch in den Alltag integriert werden
- Ziel ist es, sich von konditionierten Gefühls-, Denk- und Handlungsmustern zu befreien

lenkt, zu dem man auch bei Ablenkungen immer wieder zurückkehren kann. Am einfachsten geht dies zunächst mit der Atmung. Die Aufmerksamkeit gilt der Stelle, an der der Atem am besten zu spüren ist. Das können zum Beispiel die Nasenlöcher oder der Rachen sein. Gehen einem beispielsweise viele Gedanken durch den Kopf, so registriert man das, sagt zu sich »Denken, Denken« und kehrt zur Atmung zurück. Spürt man Beschwerden etwa im Rücken, nimmt man sie bewusst wahr, sagt zu sich »Schmerzen, Schmerzen« und kehrt wieder zum Beobachten des Atems zurück.

So wandert man mit Aufmerksamkeit Stück für Stück durch den gesamten Körper. Die jeweiligen Empfindungen werden dabei lediglich registriert. Wichtig ist, nichts zu unterdrücken, sondern alles einfach wahrzunehmen, wie es erscheint.

Durch gesteigerte Achtsamkeit erfahren Sie sich selbst und lernen negative Gefühle wie Abneigung, Wut, Hass, Illusionen, Stolz, Selbsttäuschungen oder Minderwertigkeitsgefühle zu durchschauen und Zweifel, Erwartungen und Sorgen zu überwinden. Sie gelangen so zu mehr Gelassenheit und Lebensfreude, zu Ausgeglichenheit und innerem Frieden. Liebe, Aufmerksamkeit und Mitgefühl zu allen Lebewesen sind das Ziel.

WAS ERWARTET SIE?

Vipassana-Meditationen werden in entsprechenden Zentren wöchentlich, aber auch als 10- oder 14-tägige Kurse angeboten.

- Begonnen wird meist mit einer Sitzmeditation. Dabei sind bequeme Kleidung sowie eine für Sie angenehme Sitzposition wichtig.
- So können Sie entweder mit gekreuzten Beinen am Boden sitzen, vielleicht unterstützt durch ein Meditationskissen oder eine Meditationsbank, oder aber auf einem Stuhl, wobei Sie aufrecht sitzen, ohne sich anzulehnen. Den Lotussitz zu beherrschen ist absolut unnötig, und Sie sollten unbedingt eine Position wählen, die Ihnen keine Beschwerden bereitet.

WICHTIGSTE INDIKATIONEN

DIREKTE WIRKUNG
fördert innere Ruhe und Selbsterkenntnis, verringert Anspannung, Angst und Stress

INDIREKTE WIRKUNG
positive Auswirkung auf Psyche, Blutdruck, Herz-Kreislauf-System und alle Organe, verbessert den Umgang mit chronischen Erkrankungen und Schmerzen

- Bei der Sitzmeditation wird zunächst die Achtsamkeit des Atems geübt. Später erstreckt sich die Aufmerksamkeit auf den gesamten Körper.
- An die Sitzmeditation schließt sich eine Meditation im Gehen an. Hier liegt die Aufmerksamkeit zunächst auf dem Fuß, der gerade bewegt wird. Zum Schluss gilt die Aufmerksamkeit dem gesamten Gehen.

FÜR WEN IST VIPASSANA-MEDITATION GEEIGNET?

Die Vipassana-Meditation richtet sich an alle, die ihr eigentliches Selbst kennen lernen und durch Befreiung von negativen Gefühlen wie Hass, Neid, Angst, Wut, Ablehnung, Beharren und Selbsttäuschung zu mehr Lebensfreude und Herzenswärme gelangen wollen.

ADRESSEN, DIE WEITERHELFEN

Vipassana-Vereinigung
Tel.: 037434 / 79770
www.german.dhamma.org

Deutsche Buddhistische Union
Tel.: 0700 / 28334233
www.dharma.de

Zen-Meditation

Zen heißt so viel wie »Selbstversenkung« und meint absichtslose Selbstbeobachtung, bei der alles ohne Wertung so wahrgenommen wird, wie es ist. Ziel des Zen ist es, eins zu werden mit dem, was man gerade tut, und dies geschieht durch hellwache Präsenz im Augenblick, nach dem Zen-Motto: »Wenn du sitzt, dann sitze, wenn du gehst, dann gehe, wenn du arbeitest, dann arbeite.«

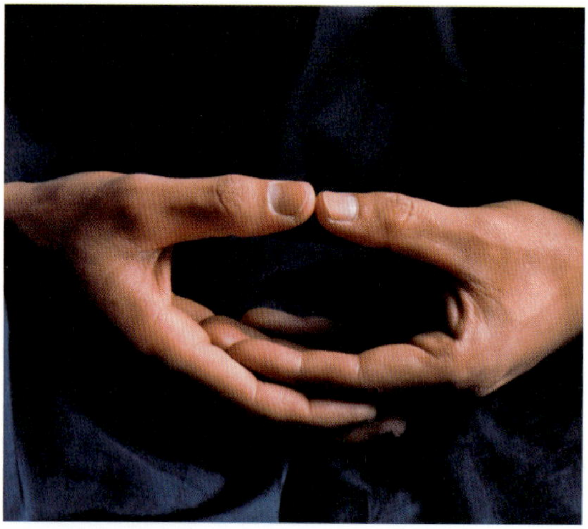

Durch die Zen-Meditation erwächst ein Gefühl tiefer Verbundenheit mit allem.

URSPRUNG DER ZEN-MEDITATION

In China war Zen (chinesisch ***Chan***) als Gegenbewegung gegen die festgefahrenen buddhistischen Theorien des 6. Jahrhunderts entstanden, wie sie aus Indien nach China gekommen waren. Zen war also eine Erneuerungsbewegung, in der die alte Lehre Buddhas, aber auch alltägliche Laienpraktiken betont wurden. So zeigt ein Bild, wie der 6. chinesische Zen-Patriarch Hui-Neng heilige Schriften zerreißt als Zeichen dafür, dass es nicht um Gelehrsamkeit, sondern um Erfahrung im Hier und Jetzt, um das Wachsein in jedem Augenblick geht. Im 12. Jahrhundert kam Zen von China nach Japan. Wenngleich die traditionellen japanischen Zen-Klöster sehr genaue Vorschriften entwickelten, wie Zen-Meister und Zen-Schüler sich zu verhalten haben, so sind es doch dieses Moment der Einfachheit und die Konzentration auf das Alltägliche, die heute sehr viele westliche Menschen zum Zen-Buddhismus ziehen.

WAS IST ZEN-MEDITATION?

Die Zen-Meditation dient dazu, sich jeden Augenblick und jede Handlung bewusst zu machen. Indem man versucht, jegliches Denken auszuschalten und wertfrei zu beobachten, was immer auch kommt, entstehen innere Stille und Ruhe. Daraus erwächst mit der Zeit ein Gefühl tiefer Verbundenheit mit allem.

Wesentlicher Bestandteil der Zen-Meditation ist das ***Zazen*** (za = sitzen, zen = Meditation). Besonderer Wert wird dabei auf eine aufrechte Körperhaltung, die Atmung, aber auch die innere Haltung gelegt. Die äußere Haltung wird dabei als Voraussetzung für einen guten Energiefluss durch den Körper gesehen, der wiederum notwendig ist, um zu Einsicht oder gar Erleuchtung zu gelangen.

Um zur rechten inneren Haltung – dem Nicht-Denken – zu gelangen, gibt es zwei Techniken: Zum einen ***Rinzai-Zen,*** die Konzentration auf den Atem. Die Zen-Schüler beschäftigen sich während Zazen

zudem mit sogenannten ***Koans***, kleinen Geschichten, die paradox klingen, solange man versucht, sie durch logisches Denken zu lösen. Sie können nur intuitiv erfasst werden und zu Einsicht und Erleuchtung führen, wenn es gelingt, eingefahrene Betrachtungsweisen hinter sich zu lassen.
Zum anderen ist da das einfache, absichtslose Sitzen ***Shikantaza*** (***Soto-Zen,*** »Sitzen ist Erleuchtung«). Hierbei werden aufkommende Gedanken, Geräusche oder andere Dinge wahrgenommen, beobachtet und wieder losgelassen mit dem Ziel, eins zu werden mit allem, was ist. Geübte können diese Haltung der Zen-Meditation nach einiger Zeit auch in ihren Alltag integrieren.

WAS ERWARTET SIE?

Auch wenn der genaue Ablauf einer Zen-Meditation von der Zen-Schule oder dem Meditationszentrum abhängt, gibt es dennoch wesentliche Gemeinsamkeiten:

- Meditiert wird in bequemer Kleidung.
- Sie sitzen auf einer Matte oder Decke, wobei Sie ein kleines Kissen oder ein Meditationsbänkchen als Sitzhilfe benutzen können.
- Die Sitzhaltung ist aufrecht, das Becken leicht vorgeschoben und der Kopf leicht geneigt. Die halb geschlossenen Augen blicken zu Boden, ohne etwas zu fixieren.
- Beim »Meditationsmudra« zeigen die Handflächen nach oben, wobei die linke Hand in der rechten ruht; die Mittelfinger liegen aufeinander. Die Daumen, die sich leicht berühren, bilden mit den Zeigefingern ein Oval, das sich vor dem Bauchnabel befindet.
- Geatmet wird stets ruhig und tief durch die Nase in den Bauch hinein.

Da es zunächst schwer fällt, sich an die Sitzposition zu gewöhnen, reichen bei der Zen-Meditation anfangs 5 bis 15 Minuten aus. Allmählich sollte man diese dann auf etwa 25 Minuten ausdehnen.

BESONDERHEITEN AUF EINEN BLICK

- Absichtslose Selbstbeobachtung und Loslassen des logischen Denkens
- bewusste Wahrnehmung jedes Augenblicks, d.h. volle Konzentration auf das, was gerade ist oder was man gerade tut

WICHTIGSTE INDIKATIONEN

DIREKTE WIRKUNG
fördert innere Ruhe und Selbsterkenntnis, verringert Anspannung, Angst und Stress

INDIREKTE WIRKUNG
positive Auswirkung auf Psyche, Blutdruck, Herz-Kreislauf-System und alle Organe, verbessert den Umgang mit chronischen Erkrankungen und Schmerzen.

FÜR WEN IST ZEN-MEDITATION GEEIGNET?

Die Zen-Meditation ist an kein Alter gebunden. Sie hilft, wann immer Hektik und Stresssituationen überhand nehmen. Das Zur-Ruhe-Kommen und Abschalten des Geistes wirkt sich positiv auf alle Organe sowie das Herz-Kreislauf-System aus. Es schenkt außerdem neue Kraft und Energie.

ADRESSEN, DIE WEITERHELFEN

Kwan Um Zen Schule Deutschland
Tel.: 030 / 46605090
www.kwanumzen.de

Tao Chan Zentrum
Tel.: 0611 / 9406231
www.tao-chan.de

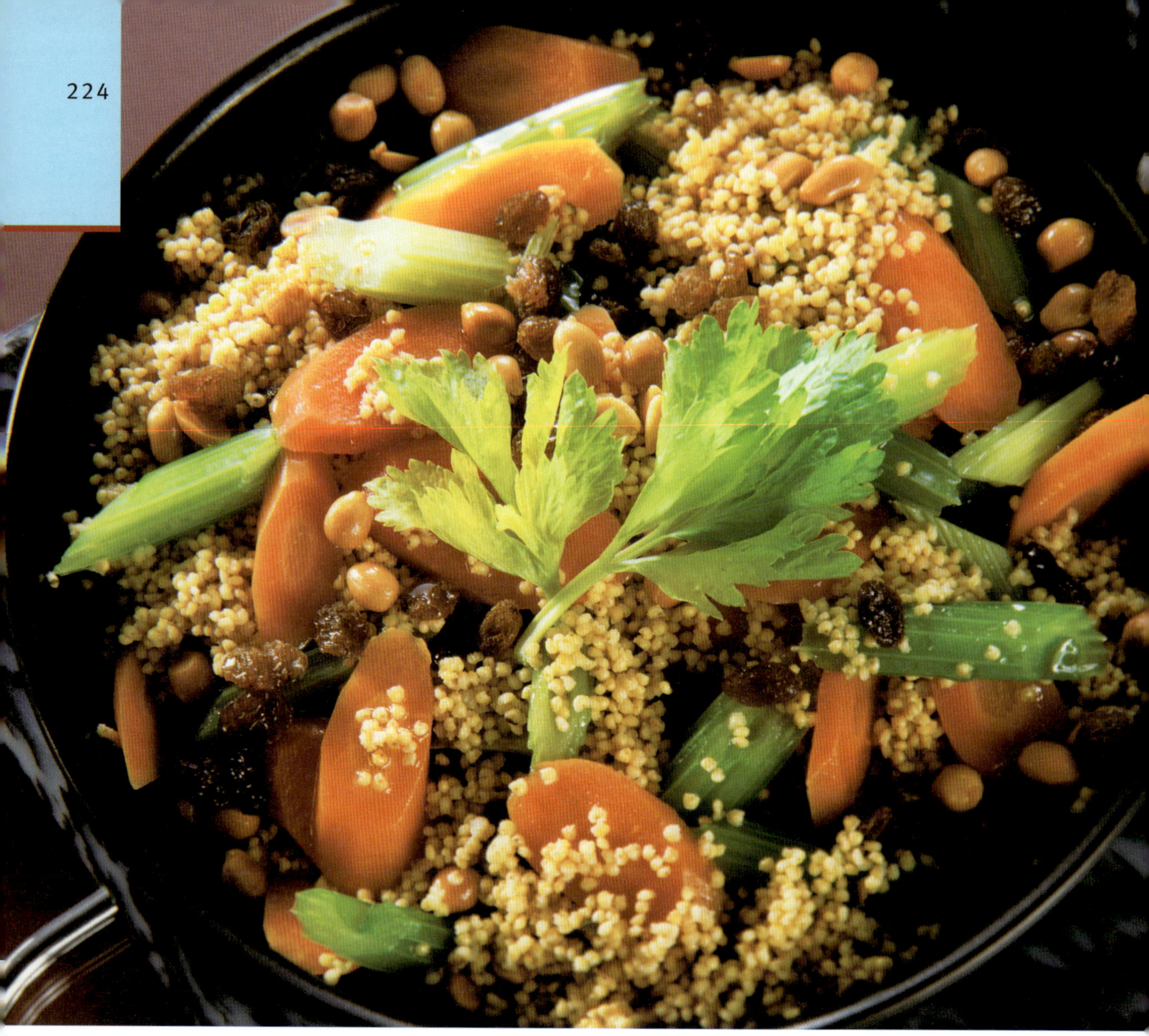

Ernährungstherapien

Nahrung ist für den Menschen lebenswichtig. Ihre Qualität und Zusammensetzung hat großen Einfluss auf unser Befinden und unseren Gesundheitszustand. Noch nie war es so leicht, sich ausgewogen und richtig zu ernähren, wie heute. Unsere Supermärkte bieten alles, was der Mensch braucht und noch viel mehr. Doch trotz – oder vielleicht gerade wegen – dieses Überflusses scheint es vielen Menschen schwer zu fallen, sich gesundheitsbewusst zu ernähren. Denn das Ernährungsverhalten des Menschen ist nicht geprägt von Instinkt, sondern in erster Linie erlernt, beeinflusst durch soziale, kulturelle, regionale oder religiöse Faktoren.

ESSEN SIE SICH GESUND

Grundsätzlich kann der Körper sich mit allem, was er zur Gesunderhaltung benötigt, über die Ernährung versorgen. Das bedeutet, dass ein Mensch, der sich ausgewogen ernährt, eine spezielle Ernährungstherapie nicht braucht und darüber hinaus Erkrankungen vorbeugt.
In der Regel wird ausgewogene Ernährung definiert als Vollwertkost, bestehend aus frischem Obst und Gemüse, Vollkorn- und Milchprodukten, Pflanzenölen, Fisch, Geflügel und magerem Fleisch.
Doch leider ernähren sich nur die wenigsten Menschen richtig. Die häufigsten »Sünden« sind zu viel Fett, zu viel Zucker, zu viel Alkohol und zu wenig Ballaststoffe. Zwar wissen wir heute mehr denn je über gesunde Ernährung, dennoch hapert es an der Umsetzung. Alltagsstress und Hektik, kurze Mittagspausen, ein immer weiter wachsendes Angebot an Fertiggerichten, aber auch der Diätenwahn sind nur einige Gründe dafür, warum in einer Gesellschaft des Überflusses trotzdem ernährungsbedingte Erkrankungen und Mangelerscheinungen keine Seltenheit sind.

KRANK TROTZ ÜBERFLUSS

Falsche Ernährung spielt nach heutigen Erkenntnissen eine nicht unwesentliche Rolle bei der Entstehung von Krankheiten. Heute sind nicht mehr Mangelerkrankungen wie Rachitis oder Skorbut, sondern die Spätfolgen falscher Ernährung von Bedeutung, dazu gehören Übergewicht, Arteriosklerose, Magen-Darm-Erkrankungen, Leberfunktionsstörungen und möglicherweise ein erhöhtes Krebsrisiko. Darüber hinaus können bestimmte Erkrankungen und deren Therapie bzw. die Einnahme mancher Medikamente einen Mangel an wichtigen Nährstoffen bewirken, der ausgeglichen werden muss. Therapien wie die Enzym- und Vitalstofftherapie sowie die Orthomolekulare Medizin bieten in beiden Fällen Hilfe: Sie sind sowohl auf Vorbeugung als auch auf Heilung mittels der Zufuhr speziell ausgewählter Nährstoffe ausgerichtet.

GANZHEITLICHE ERNÄHRUNGSTHERAPIE

Die ganzheitlichen Ernährungstherapien haben einen umfassenderen Ansatz. So ist bei der Heilfastenkur die Entschlackung und Reinigung des Körpers eng verbunden mit einer inneren Einkehr, dem Zur-Ruhe-Kommen der Seele. Es gibt noch weitere Fastenkonzepte wie z.B. die F.-X.-Mayr-Kur, deren ausführliche Beschreibung hier jedoch den Rahmen sprengen würde.
Während das Heilfasten als zeitlich begrenzte Maßnahme lediglich Möglichkeiten eröffnet, ist die Makrobiotik ein dauerhaftes Ernährungskonzept. Ausgehend von der Einheit von Körper und Geist, wird das Prinzip der Ausgewogenheit von Yin und Yang auch auf die Nahrung angewandt, um so Gesundheit und persönliche Weiterentwicklung zu ermöglichen. Ganzheitliche Ernährungskonzepte sind auch wesentlicher Bestandteil der Traditionellen Chinesischen Medizin (→ Seite 162) und des indischen Ayurveda (→ Seite 78). Sie werden in den entsprechenden Kapiteln ausführlich beschrieben.
Bei einer Ernährungsumstellung sollten jedoch die Freude am Essen und der soziale Aspekt nicht zu kurz kommen, denn sonst wird es dauerhaft nicht funktionieren. Schließlich gibt es kaum etwas Schöneres, als schmackhafte Gerichte zu kochen und gemeinsam zu essen – das ist in allen Kulturen so.

Enzymtherapie

Enzyme sind Eiweißmoleküle, die im Organismus aller Lebewesen unzählige Prozesse steuern. Die Enzymtherapie macht sich die Wirkung pflanzlicher und tierischer Enzyme zunutze. Nimmt man sie mit der Nahrung oder als konzentrierte Präparate zu sich, so gelangen sie über die Darmschleimhaut direkt ins Blut und können in den Geweben ihre Wirkung entfalten. Als wirksam haben sich Enzyme vor allem bei der Behandlung von entzündlichen Prozessen im Körper erwiesen.

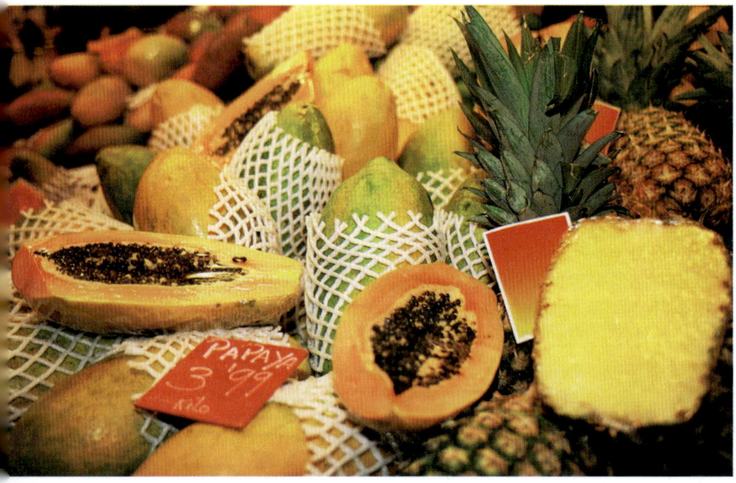

Papaya und Ananas enthalten die entzündungshemmenden Enzyme Papain und Bromelain.

URSPRUNG DER ENZYMTHERAPIE

Den Grundstein für die Enzymtherapie legte der Schotte John Beard (1857–1924), der bei seiner Suche nach einer geeigneten Krebstherapie auf die Wirkung von Enzymen aufmerksam wurde. Nachdem er Tumorpatienten tierische Enzyme injiziert hatte, konnte er einen Stillstand, gelegentlich auch einen Rückgang, des Tumorwachstums beobachten. In den 1950er Jahren gelang es dem Arzt Max Wolf in Zusammenarbeit mit der Zellbiologin Hellen Benitez aus Ananas und Papaya Enzyme zu gewinnen und diese mit Fermenten aus der Bauchspeicheldrüse von Tieren zu kombinieren. Diese Enzymkombination wird seit Jahrzehnten erfolgreich unter der Bezeichnung »WoBe« eingesetzt.
Inzwischen sind zahlreiche therapeutisch wirksame Enzyme entdeckt worden, von denen einige mittlerweile auch in der Schulmedizin ihren festen Platz haben. So ist z.B. das Enzym Streptokinase aus der Lysetherapie bei Gefäßverschlüssen nicht mehr wegzudenken.

WAS IST ENZYMTHERAPIE?

Enzyme sind Eiweißmoleküle, die nahezu alle biologischen Prozesse steuern, sei es bei Pflanze, Tier oder Mensch. Jedes Enzym (ca. 2500 sind inzwischen identifiziert) hat eine bestimmte Aufgabe.

BESONDERHEITEN AUF EINEN BLICK

- Einnahme von konzentrierten Enzympräparaten bei bestimmten Beschwerden und Erkrankungen
- in Form von Tabletten, Kapseln, Dragees oder Salben in der Apotheke rezeptfrei erhältlich
- in der Regel hohe Dosierungen notwendig

Dementsprechend wirken Enzyme u.a. entzündungshemmend, fördern die Wundheilung, verbessern die Fließeigenschaften des Blutes oder verstärken den Wirkeffekt verschiedener Medikamente. Um ein sinnvolles Behandlungsspektrum zu ermöglichen, bestehen die Präparate deshalb oft aus Kombinationen verschiedener Enzyme, die sich in ihrer Wirkung ergänzen.
Es gibt auch Enzyme, die besonders das Immunsystem stärken. Sie werden bei bestimmten Autoimmunerkrankungen, aber auch bei Krebs eingesetzt. Ebenso können Enzyme die Nebenwirkungen der Krebstherapie lindern.
Sehr häufig werden Enzyme auch in der Zahnmedizin eingesetzt, z.B. um Schwellungen und Hämatomen nach dem Ziehen eines Zahnes vorzubeugen und die Wundheilung zu unterstützen.

WAS ERWARTET SIE?

Enzympräparate werden Ihnen in der Regel vom Arzt oder Heilpraktiker verordnet, da er am besten entscheiden kann, welches Präparat für die Behandlung am sinnvollsten ist. Hierzu wird er Sie eingehend hinsichtlich Beschwerden, Grunderkrankungen, regelmäßiger Medikamenteneinnahme und Allergien befragen.

- Enzyme werden vorwiegend als Kombinationspräparate in Form von Tabletten, Dragees oder Kapseln verabreicht und sind in der Apotheke rezeptfrei erhältlich.
- Enzyme sollten Sie mit viel Wasser eine halbe bis eine Stunde vor den Mahlzeiten einnehmen.
- Die Einnahme erfolgt in der Regel zwei- bis dreimal täglich.
- Die Dauer der Therapie ist abhängig von der Grunderkrankung bzw. den Beschwerden; bei Entzündungen kann mit 3 bis 4 Wochen gerechnet werden.

Zur Wundheilung werden enzymhaltige Salben aufgetragen. Bei Gefäßverschlüssen (z.B. Thrombosen) können Enzyme auch lokal per Injektion verabreicht werden.

WICHTIGSTE INDIKATIONEN

WIRKT INSBESONDERE BEI
Entzündungen, Gefäßerkrankungen, rheumatischen Erkrankungen; unterstützt die Wundheilung

WIRKT AUSSERDEM BEI
Verdauungsstörungen, Ödemen, stumpfen Verletzungen, Autoimmunerkrankungen; therapiebegleitend bei Krebserkrankungen und HIV bzw. AIDS

FÜR WEN IST DIE ENZYMTHERAPIE GEEIGNET?

Die Enzymtherapie ist als nebenwirkungsfreie und sanfte Behandlungsmethode für jeden geeignet – auch Kinder und ältere Menschen profitieren davon. Enzyme können im Prinzip mit allen anderen Medikamenten (Homöopathika, Antibiotika) und Therapieformen (z.B. Chemotherapie) kombiniert werden, doch fragen Sie vorsichtshalber Ihren Therapeuten. Nur sehr selten treten Wechselwirkungen mit Medikamenten, allergische Reaktionen oder Verfärbungen des Stuhlgangs auf. Blähungen, Völlegefühl oder leichte Übelkeit sind möglich.
Bei Blutgerinnungsstörungen, Allergie gegen Eiweiß, Leberfunktionsstörungen oder eingeschränkter Nierenfunktion sollten Sie jedoch keine Enzyme einnehmen. Während Schwangerschaft und Stillzeit muss wie bei allen anderen Medikamenten eine sorgfältige Abwägung vorgenommen werden.

ADRESSEN, DIE WEITERHELFEN

Verband Freier Heilpraktiker und Naturärzte
Tel.: 0221 / 1700725
www.heilpraktikerverband.de
(unter: Naturheilverfahren/Sonstiges)

Heilfasten

Fasten hatte schon immer eine religiös-spirituelle Bedeutung im Sinne von Reinigung, Innenschau und Erleuchtung. Beim Heilfasten steht dazu der medizinisch-therapeutische Aspekt der Reinigung und Entgiftung des Körpers im Vordergrund. Eine Heilfastenkur kann nicht nur den Beginn einer Ernährungsumstellung oder Änderung der Lebensweise erleichtern, es hat sich auch bei der Linderung und Prävention von Erkrankungen bewährt.

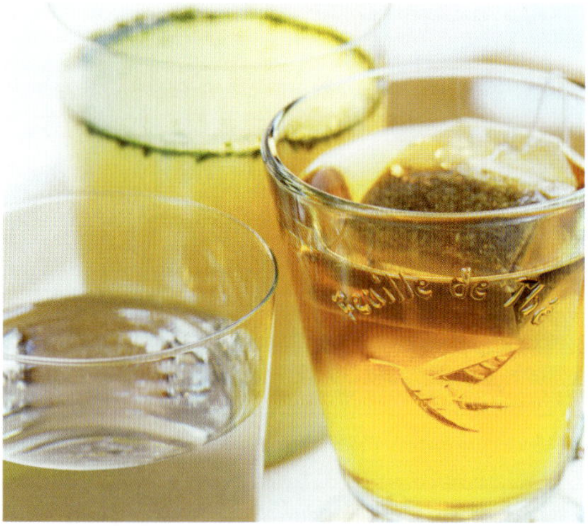

Wasser, verdünnte Fruchtsäfte und Kräutertees sind die richtigen Fastengetränke.

URSPRUNG DES HEILFASTENS

In vielen Religionen ist das Fasten als religiöse Disziplin fest verankert. Doch schon Hippokrates, Galenus und Paracelsus wussten auch um die gesundheitsfördernde Wirkung. Hildegard von Bingen, Äbtissin und erste »Naturärztin«, empfahl das Fasten, um dadurch die Chance zur Wandlung und Neuorientierung zu erhalten. Das moderne Konzept und der Begriff Heilfasten wurden von dem deutschen Arzt Otto Buchinger (1878–1966) geprägt. Er gründete 1920 die erste Fastenklinik.

WAS IST HEILFASTEN?

Ziel des Fastens ist die innere Reinigung des Körpers, die »Entschlackung«. Unter Schlacken sind schädliche Nebenprodukte des Stoffwechsels sowie von außen zugeführte Schadstoffe zu verstehen, die sich mit der Zeit im Körper ansammeln.

In der Regel holt sich der Körper alles, was er benötigt, über die tägliche Nahrung. Was zu viel ist, wird in Depots gespeichert. Fehlt die tägliche Nahrung, werden die vom Organismus angelegten Vorräte genutzt. Schon nach 6 Stunden ohne Nahrung beginnt der Körper die Glykogenreserven (= Zucker) zu verbrauchen. Nach 24 Stunden wird gespeichertes Eiweiß (= Protein) genutzt, und nach einigen Tagen schließlich wird die gesamte benötigte Energie des Körpers aus den Fettreserven gewonnen. Es kommt einerseits zu einer Verlangsamung des Stoffwechsels, andererseits laufen die Abbau- und Ausscheidungsvorgänge auf Hochtouren. Nicht nur der

BESONDERHEITEN AUF EINEN BLICK

- Völliger Verzicht auf feste Nahrung und Genussmittel für ca. 2 bis 4 Wochen
- Ziel ist die Reinigung und Entschlackung des Körpers
- sollte am besten unter therapeutischer Kontrolle durchgeführt werden

Körper, sondern auch die Seele profitiert vom Fasten. Fastende erfahren ein positiveres Körpergefühl und fühlen sich deutlich leistungsfähiger. Ernährungsumstellungen oder eine Änderung der Lebensgewohnheiten werden wesentlich erleichtert.

WAS ERWARTET SIE?

Eine Heilfastenkur dauert 2 bis 4 Wochen. Um die nötige Ruhe und den Abstand zum Alltag zu bekommen, empfiehlt es sich, während des Fastens Urlaub zu nehmen. Fastenwochen werden von speziellen Kurkliniken, aber auch von anderen Veranstaltern angeboten. Wenn Sie zum ersten Mal zu Hause fasten, sollten Sie vorher Ihren Arzt fragen, ob irgendetwas dagegen spricht.

- Begonnen wird mit 1 bis 3 »Entlastungstagen«. Durch leichte, kalorienreduzierte Kost und Entwöhnung von Genussmitteln (Alkohol, Nikotin, Tee, Kaffee) wird der Körper eingestimmt.
- Das eigentliche Fasten beginnt mit einer Darmreinigung. Hierzu werden 30 g Glaubersalz in 1/2 Liter Wasser aufgelöst und innerhalb von 15 Minuten in kleinen Schlucken getrunken. So werden alle Verdauungsreste ausgeschwemmt und das Hungergefühl minimiert. Auch während der Kur wird ca. alle 2 Tage eine Darmreinigung durchgeführt, da sich trotz des Fastens im Darm immer noch Abbauprodukte ansammeln, die ausgeschieden werden müssen.
- Sie sollten mindestens 3 Liter am Tag trinken. Dies regt auch die Nierentätigkeit an. Am besten eignen sich stilles Mineralwasser, stark verdünnte Obst- oder Gemüsesäfte, fettfreie Gemüsebrühe, Kräuter- und Früchtetees.
- Sorgen Sie für ausreichend Bewegung (z.B. Spazierengehen, Radfahren, Yoga).
- Planen Sie täglich eine Ruhezeit von ca. 2 Stunden ein. Ein Leberwickel (z.B. heiße Wärmflasche in feuchtem Tuch) kann dabei die Entgiftungsarbeit der Leber unterstützen.
- Das »Fastenbrechen« markiert das Ende der Fastenkur. Beginnend mit einem Apfel, wird der Körper über 4 Aufbautage langsam wieder an normale Kost gewöhnt.

Zu Beginn kann es zu Begleiterscheinungen wie Zungenbelag, Kopfschmerzen, Schwindelgefühl, Herzklopfen, Wadenkrämpfen und Schlafstörungen kommen.

WICHTIGSTE INDIKATIONEN

WIRKT VORBEUGEND GEGEN
erhöhte Blutfett-, Cholesterin- und Harnsäurewerte, Bluthochdruck, Altersdiabetes

WIRKT UNTERSTÜTZEND BEI
Stoffwechselerkrankungen, Herz-Kreislauf-Erkrankungen, Magen-Darm-Erkrankungen, Hauterkrankungen, Depression, Migräne, Allergien, Infektanfälligkeit

FÜR WEN IST HEILFASTEN GEEIGNET?

Grundsätzlich ist Heilfasten jedem Erwachsenen zu empfehlen, jedoch sollten Kinder, Hochbetagte, Schwangere und stillende Mütter nicht fasten, es ist für ihren Stoffwechsel zu anstrengend. Wenn Sie an einer chronischen Erkrankung leiden, so sollten Sie keinesfalls ohne ärztliche Kontrolle fasten.

Falls Sie regelmäßig Medikamente einnehmen (z.B. Antirheumatika, Betablocker, Diuretika, Antidiabetika, Psychopharmaka), wird während und eventuell auch nach der Fastenkur eine Dosisanpassung notwendig sein.

ADRESSEN, DIE WEITERHELFEN

Informationen im Internet:
www.heilfastenkur.de

Klinik Dr. Otto Buchinger
Tel.: 05281 / 1660
www.buchinger.de

Makrobiotik

Die Makrobiotik ist eine vegetarische (vegane) Ernährungsform, die – basierend auf dem Prinzip von Yin und Yang – dem Menschen zu seelischem und körperlichem Gleichgewicht verhelfen soll. Ein Zusammenspiel japanischer Esskultur und westlicher Reformkost prägt den makrobiotischen Speiseplan: Neben Gerichten mit Meeresalgen und Sojaprodukten werden vorrangig Naturreis und Vollkorngetreide verwendet.

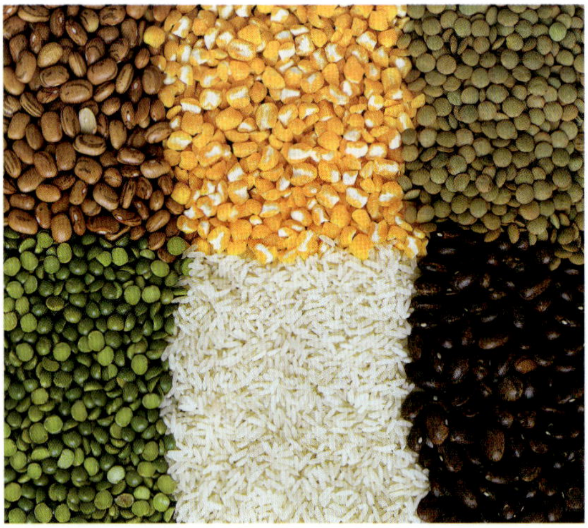

Die makrobiotische Ernährung strebt nach dem Gleichgewicht zwischen Yin und Yang.

URSPRUNG DER MAKROBIOTIK

Der Japaner Georges Ohsawa (1893–1966) gilt als Begründer der Makrobiotik (griech. »langes Leben«). Er übertrug das fernöstliche Yin-Yang-Prinzip auf die Nahrung und propagierte, sich nahezu ausschließlich von Getreideprodukten bzw. Vollkornreis zu ernähren. Ein Schüler Ohsawas, der Japaner Mishio Kushi, modifizierte dieses etwas einseitige Ernährungskonzept zugunsten einer an westlichen Essgewohnheiten orientierten ausgewogeneren Vollwerternährung.

WAS IST MAKROBIOTIK?

Die Makrobiotik geht davon aus, dass das Yin-Yang-Prinzip in jedem Nahrungsmittel verkörpert ist. Yin und Yang sind dynamische Gegensätze, die einander ergänzen. Ein andauernder Überschuss an Yin oder Yang in der Nahrung kann zu gesundheitlichen Problemen führen.

Makrobiotische Ernährung setzt sich zusammen aus folgenden Anteilen:

- 50 bis 60 % naturbelassenes Getreide
- 20 bis 30 % Gemüse (1/3 als Rohkost)
- 10 % Algen, Hülsenfrüchte
- 5 % Misosuppe (Miso = milchsauer vergorene Paste aus Sojabohnen, Salz und Getreide)
- 5 % Obst, Nüsse, Samen, Öle, Getränke, Fisch.

Durch ein Gleichgewicht von Yin und Yang in der Nahrung werden Krankheiten verhindert bzw. ihre Heilung unterstützt und innere Harmonie erreicht – sowohl körperlich als auch seelisch.

BESONDERHEITEN AUF EINEN BLICK

- **Ganzheitliches Ernährungskonzept, basierend auf japanischer und westlicher Reformkost**
- **vegetarische (vegane) Ernährungsform**
- **tierische Produkte wie Milch, Milchprodukte, Eier, Fleisch sowie tropisches Obst und Gemüse soll man meiden**

WICHTIGSTE INDIKATIONEN

WIRKT VORBEUGEND GEGEN
Verstopfung, Stoffwechselstörungen, Arteriosklerose, Bluthochdruck, Allergien

WIRKT STÄRKEND AUF
Immunsystem, Stoffwechsel, inneres Gleichgewicht

WAS ERWARTET SIE?

Wenn Sie auf makrobiotische Ernährung umstellen wollen, ist eine Anleitung durch einen Ernährungstherapeuten sehr zu empfehlen, da die individuelle Konstitution und der aktuelle Gesundheitszustand in den Ernährungsplan einfließen sollten. Zusätzlich können Sie auch einen makrobiotischen Kochkurs besuchen. Alle Lebensmittel der makrobiotischen Küche sind in Bioläden oder Reformhäusern erhältlich.

- Zusammen mit Naturreis ist Vollkorngetreide die wichtigste Basisernährung der makrobiotischen Küche.
- Daneben sieht der Ernährungsplan energetisch ausgewogene Nahrungsmittel wie Rohkost regionaler Gemüsesorten, Misosuppe, Meeresalgen und Fisch sowie Hülsenfrüchte, Nüsse, Samen, Keime und Sojaprodukte vor.
- Trinken Sie statt Milch und Fruchtsäften makrobiotische Frucht- und Getreidetees.
- Wählen Sie für die Zubereitung der Mahlzeiten schonende Garmethoden. Alle Gefäße sollten aus natürlichen Materialien wie Ton, Holz, Porzellan oder Gusseisen bestehen.

Ein Tag mit makrobiotischer Ernährung könnte folgendermaßen aussehen:

- Frühstück: Zuerst eine Misosuppe, dann gekochte Getreidekörner oder Haferflocken. Eine Alternative ist Vollkornbrot mit Aufstrichen aus Sesam, Mandeln, Linsen oder Tofu. Wer es süß mag, verwendet Reis- oder Gerstenmalz.
- Mittags und abends gibt es Naturreis mit gekochtem Gemüse, geschmacklich abgerundet mit Sojasauce. Bohnen, Linsen oder ein Stück Fisch ergänzen die Mahlzeit durch ihren hohen Eiweißgehalt. Ein frischer Blattsalat oder ein Esslöffel Sauerkraut runden die Mahlzeit ab.
- Als Zwischenmahlzeit gibt es einen Apfel oder Obst der Saison.

Um Mangelerscheinungen wegen fehlender Nährstoffe zu vermeiden, sollten Sie die makrobiotische Kost individuell ergänzen. Ein Esslöffel Sesam-, Erdnuss- oder Olivenöl in jedem Gericht und Seefische zwei- bis dreimal pro Woche garantieren eine ausreichende Versorgung mit ungesättigten Fettsäuren. Der gelegentliche Verzehr von Eiern und Geflügelfleisch kann den Mangel an Eisen, Kalzium und Eiweiß ausgleichen.

FÜR WEN IST MAKROBIOTIK GEEIGNET?

Auf Grund ihrer Einseitigkeit ist die makrobiotische Ernährung nicht unumstritten. Sie kann bei Erwachsenen mit umfangreichem Ernährungswissen und einem gut zusammengestellten Speiseplan (Deckung des Nährstoffbedarfs) durchaus positiv wirken. Besonders bemerkenswert sind Berichte von Erfolgen in der Krebstherapie. Schwangere, stillende Mütter und Kinder sollten sich jedoch nicht makrobiotisch ernähren. Neben Mangelerscheinungen ist bei Kindern eine Verzögerung der körperlichen und geistigen Entwicklung möglich.

ADRESSEN, DIE WEITERHELFEN

Kushi-Institut Europa
Tel.: (0031) 020 / 6257513
www.macrobiotics.nl

Informationen im Internet:
www.netzwissen.com
(Ernährung/alternative Ernährungsformen)

Orthomolekulare Medizin

Alle wichtigen Nährstoffe gewinnt der Körper aus der Nahrung. Zu diesen sogenannten Mikronährstoffen zählen neben Vitaminen auch essentielle Aminosäuren, Fettsäuren, Mineralstoffe und Spurenelemente. Das Prinzip der Orthomolekularen Medizin ist es, dem Körper wichtige, gesundheitsfördernde Substanzen in hohen Mengen zuzuführen. So können nicht nur Krankheiten verhindert, sondern auch die Therapie bestehender Erkrankungen wirksam unterstützt werden.

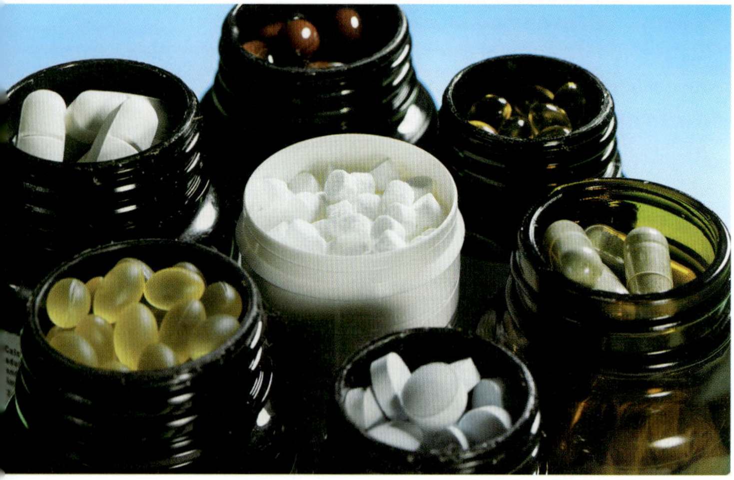

Wichtige Mikronährstoffe in hoher Dosierung beugen Mangelerscheinungen vor.

URSPRUNG DER THERAPIE

Schon im 18. und 19. Jahrhundert wurde Mangelernährung als Ursache von Erkrankungen wie Skorbut, Rachitis und Beriberi festgestellt. Die Erforschung der Mikronährstoffe und ihrer Bedeutung für den Organismus begann jedoch erst Anfang des 20. Jahrhunderts. 1941 wurden in den USA erstmals wissenschaftlich begründete Regeln zur Einnahme von Mikronährstoffen aufgestellt. Als Begründer der Orthomolekularen Medizin gilt der amerikanische Biochemiker und Nobelpreisträger Linus Pauling (1901–1994). Er entwickelte 1968 das Konzept der Orthomolekularen Medizin (orthos = richtig; molekular = aus kleinsten Bausteinen). Er ging davon aus, dass auf Grund von Umwelteinflüssen und Veränderungen im Stoffwechsel des modernen Menschen heutzutage niemand mehr die lebensnotwendigen Nährstoffe in der richtigen Menge und im richtigen Verhältnis zueinander über die Nahrung aufnehmen kann und sie deshalb von außen zugeführt werden müssten.

WAS IST ORTHOMOLEKULARE MEDIZIN?

Zur Erhaltung der Gesundheit und Leistungsfähigkeit benötigt der Körper Mikronährstoffe wie Vitamine, Aminosäuren, Fettsäuren, Mineralstoffe und Spurenelemente. Dass das Fehlen bestimmter Stoffe zu Mangelerscheinungen (→ Seite 60) und Erkrankungen führen kann, ist allgemein anerkannt. So gehören z.B. die Vitamin-D-Gabe zur Rachitisprophylaxe bei Säuglingen oder die Verabreichung von Jodpräparaten bei Schilddrüsenerkrankungen zum schulmedizinischen Standard.

Das Hauptaugenmerk der Orthomolekularen Medizin liegt auf der Prävention von Erkrankungen. Sie kann jedoch auch therapiebegleitend eingesetzt werden z.B. bei Krebs oder Diabetes oder in Ergänzung zur Einnahme anderer Medikamente. In jedem Fall müssen die Nährstoffe dem Organismus regelmäßig und in ausreichender Menge zugeführt werden. Da sich Vitalstoffe untereinander positiv beeinflussen, werden Kombinationspräparate verwendet. Die Wirkstoffe werden aus natürlichen Ausgangsmaterialien wie Meeresalgen oder Pflanzenextrakten gewonnen, die aus schadstofffreien, ökologisch einwandfreien Quellen stammen.

WAS ERWARTET SIE?

Der Therapeut wird Sie zunächst eingehend zu Vorerkrankungen, Ernährungsweise, Medikamenteneinnahme (hierzu zählen auch »harmlose« Vitaminpräparate) und Lebensgewohnheiten befragen. Eventuell wird er Sie bitten, über einige Zeit ein Ernährungsprotokoll zu erstellen. Eine labordiagnostische Untersuchung von Blut, Stuhl und Urin, eventuell auch eine Haaranalyse geben Auskunft über einen Nährstoffmangel.

- Sie nehmen während der Behandlung hochdosierte Kombinationspräparate verschiedener Nährstoffe als Tabletten oder Kapseln ein.
- Schon während der Therapie sollten Sie nach den Angaben Ihres Therapeuten Ihre Ernährung umstellen.
- Meiden Sie Genussmittel wie Nikotin, Alkohol oder Kaffee.
- Halten Sie die Kontrolltermine bei Ihrem Therapeuten ein, damit er beurteilen kann, ob die beabsichtigte Wirkung eintritt.

BESONDERHEITEN AUF EINEN BLICK

- Hochdosierte Einnahme von kombinierten Nährstoffpräparaten
- als Ergänzung zu anderen Therapien einsetzbar
- die Einnahme der Präparate sollte nur unter Kontrolle eines Therapeuten erfolgen

WICHTIGSTE INDIKATIONEN

WIRKT VORBEUGEND GEGEN
Mangelerscheinungen verschiedenster Art, Anämie, Schilddrüsenerkrankungen, Osteoporose

WIRKT UNTERSTÜTZEND BEI
Herz-Kreislauf-Erkrankungen, rheumatischen und arthritischen Erkrankungen, Diabetes, Krebs, Alkohol- und Nikotinmissbrauch, Medikamenteneinnahme, Belastung durch Umweltgifte

Die Therapie kann mehrere Monate dauern. Bei besonders starken Mangelerscheinungen kann auch eine hohe Dosis intravenös injiziert werden.

FÜR WEN IST DIE ORTHOMOLEKULARE MEDIZIN GEEIGNET?

Im Prinzip ist die Orthomolekulare Medizin für jeden geeignet. Sie sollte jedoch immer unter Anweisung und Kontrolle des Therapeuten erfolgen, da Wechselwirkungen der Mikronährstoffe untereinander und mit anderen Medikamenten beachtet und Überdosierungen vermieden werden müssen. Auch Schwangere, stillende Mütter, Kinder und ältere Menschen profitieren von der Orthomolekularen Medizin, jedoch müssen bei der Dosierung die Besonderheiten der Lebenssituation beachtet werden. So dürfen Schwangere keine großen Mengen an Vitamin A und D einnehmen.

ADRESSEN, DIE WEITERHELFEN

Deutsche Gesellschaft für Orthomolekulare Medizin
Tel.: 02161 / 209729
www.dgom.de

Firma Orthomol
Tel.: 02173 / 90590
www.orthomol.de/Medizin

Vitalstofftherapie

Eine ausgewogene Ernährung zur Deckung des täglichen Vitalstoffbedarfs reicht bei vielen Menschen heutzutage nicht mehr aus. Die Vitalstofftherapie bietet die Möglichkeit, Vitamin- und Mineralstoffmängeln über eine gezielte Nährstoffversorgung vorzubeugen bzw. auszugleichen. Vitalstoffpräparate enthalten meist Substanzen natürlichen Ursprungs und sind bei sachgemäßer Dosierung unbedenklich.

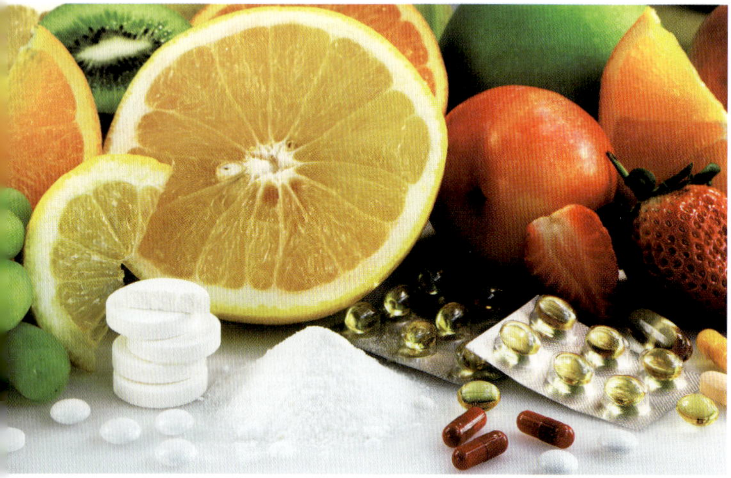

Ob als Obst oder als Tablette: Vitamine und Mineralstoffe halten den Körper gesund.

URSPRUNG DER VITALSTOFFTHERAPIE

Die uns heute bekannten 13 essentiellen Vitamine wurden in den Jahren von 1909 bis 1941 entdeckt. Der polnische Biochemiker Casimir Funk (1884–1967) hat den Vitaminen (übersetzt eigentlich »Lebens-Amine«) ihren Namen gegeben. Er war es auch, dem die Isolierung des Vitamins B1 gelang, dessen Mangel die Krankheit Beriberi auslöst.
1940 entdeckte der Arzt Jacques Ménétrier (1908–1986) die heilende Wirkung von Spurenelementen, die er in individuellen Zusammensetzungen bei chronischen Erkrankungen verordnete. Bis heute beschäftigen sich Wissenschaftler und Ärzte intensiv mit der Wirkung von Vitaminen, Mineralstoffen und Spurenelementen bzw. den Auswirkungen von Mangelernährung.

WAS IST VITALSTOFFTHERAPIE?

Vitalstoffe, also in erster Linie Vitamine, Mineralien und Spurenelemente, sind beteiligt an allen lebenswichtigen Funktionen des Organismus. In der Regel genügt die normale Ernährung, um den Bedarf des Körpers an Vitalstoffen zu decken. Faktoren wie Stress, falsche Ernährungsgewohnheiten, Schlafmangel, Umweltgifte, Genussmittelkonsum, aber

BESONDERHEITEN AUF EINEN BLICK

- Nahrungsergänzung mit Vitaminen und Mineralstoffen in Form von Tabletten, Granulat, Kapseln oder Tropfen
- sanfte Methode, um Mangelerscheinungen vorzubeugen und das Immunsystem zu stärken
- die von der Deutschen Gesellschaft für Ernährung (DGE) empfohlene tägliche Dosierung sollte nicht überschritten werden

WICHTIGSTE INDIKATIONEN

WIRKT VORBEUGEND GEGEN
Mangelerscheinungen durch Schlafmangel, Stress, einseitige Ernährung, Genussmittelmissbrauch, chronische Erkrankungen

WIRKT UNTERSTÜTZEND
während Schwangerschaft und Stillzeit zur Vorbeugung eines Folsäure- und Eisenmangels (Anämie); stärkt das Immunsystem

auch die Qualität der Lebensmittel haben jedoch oft einen Mehrbedarf an Vitalstoffen zur Folge. Vitalstoffpräparate sind daher für viele Menschen eine wichtige Möglichkeit, sich optimal mit Vitalstoffen zu versorgen.

Neben der Prävention von Mangelerscheinungen (→ Seite 60) hat eine ausreichende Versorgung mit Vitalstoffen auch eine Abnahme der freien Radikale im Organismus zur Folge. Freie Radikale sind z.B. an der Entstehung von Arteriosklerose, Krebs, rheumatischen Erkrankungen und Störungen des Immunsystems beteiligt.

Im Gegensatz zur Orthomolekularen Medizin (→ Seite 232), die sich dieselben Nährstoffe, aber hochdosiert zunutze macht, werden bei der Vitalstofftherapie die festgelegten Höchstgrenzen bei der Einnahme beachtet.

WAS ERWARTET SIE?

Zwar sind Vitalstoffpräparate nicht verschreibungspflichtig, dennoch ist für die Ermittlung des richtigen Präparats die Unterstützung eines Arztes, Ernährungsberaters oder Heilpraktikers hilfreich. Er kann Ihnen mittels einer individuellen Befragung und weitergehender Laboruntersuchungen Tipps für die passende Nährstoffwahl sowie die richtige Dosierung geben.

Die Präparate werden als Tabletten, Granulat, Kapseln, Trinkampullen, Pulver oder Tropfen in Reformhäusern, Supermärkten, Drogerien, Apotheken und im Direktvertrieb angeboten.

- Nehmen Sie die wasserlöslichen Vitamine B1, Riboflavin, Nicotinamid, Pantothensäure, Folsäure, B6, B12, C und Biotin als Retardpräparate ein. Dies vermeidet eine zu schnelle Ausscheidung.
- Die fettlöslichen Vitamine A, D, E und K sollten Sie nie über längere Zeit ohne ärztlichen Rat einnehmen, da sie sich im Organismus anreichern und Nebenwirkungen hervorrufen können. Der regelmäßige Genuss von Lebertran, Lachs, pflanzlichen Ölen und Spinat bietet eine natürliche Alternative.
- Langfristig sollten Sie versuchen, ausreichend Vitalstoffe über die Ernährung zuzuführen. Fragen Sie einen Ernährungsberater.

Die Deutsche Gesellschaft für Ernährung hat Empfehlungen für die tägliche Zufuhr von Vitalstoffen herausgegeben. Diese sollten Sie beachten.

FÜR WEN IST DIE VITALSTOFFTHERAPIE GEEIGNET?

Die Vitalstofftherapie ist für alle Menschen geeignet, die auf Grund von einseitiger oder falscher Ernährung, Genussmittelkonsum (z.B. Nikotin) oder sonstiger besonderer Lebensumstände (Krankheit, Stress) einen erhöhten Nährstoffbedarf haben. Kinder sollten ihren Bedarf an Vitalstoffen über die normale Nahrung decken. Während der Schwangerschaft sollte vor Einnahme von Vitalstoffpräparaten der Arzt befragt werden.

ADRESSEN, DIE WEITERHELFEN

Deutsche Gesellschaft für Ernährung
Tel.: 0228 / 3776600
www.dge.de (Wissenschaft/Referenzwerte)

Informationen im Internet:
www.welt-der-vitamine.de

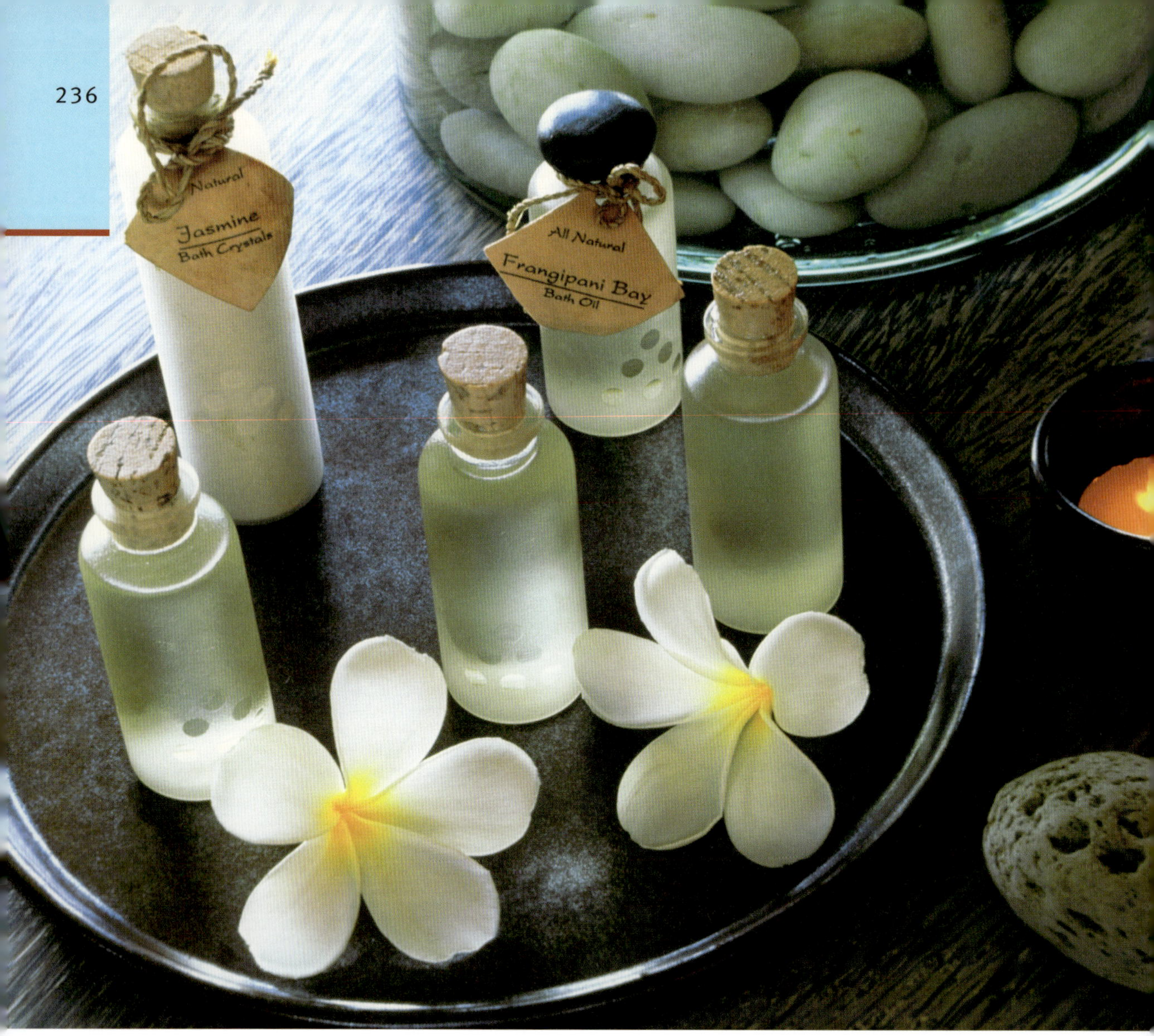

Feinstoffliche Therapien

Feinstoffliche Therapien werden häufig belächelt und als esoterisch bezeichnet. Doch viele dieser Heilweisen werden seit Jahrtausenden in allen Kulturen der Welt bei religiösen Riten und zur Heilung von Krankheiten ausgeübt. Ein ihnen gemeinsamer Grundgedanke ist, dass Blüten, Farben, Klänge und Düfte Energieformen sind, die ihre positiven Kräfte auf den Menschen übertragen und uns zu innerer Balance, Ausgeglichenheit und Harmonie führen können. Auf den Erfahrungen früherer Generationen aufbauend, entstanden im 20. Jahrhundert neue Therapieformen, die das technische Wissen unserer Zeit mit dem alten Erfahrungsschatz verknüpften.

ESOTERIK MEETS EINSTEIN

Nicht nur in der Esoterik wusste man schon immer, dass der Mensch und alles um ihn herum mehr ist als das Sichtbare. Ein berühmer Satz Einsteins ist schon fast eine Beschreibung der feinstofflichen Ebene: »Was sich unseren Sinnen als Materie darbietet, ist in Wirklichkeit eine hohe Konzentration von Energien auf kleinstem Raum.« Und wenig später drückte Max Planck dies so aus: »Tatsächlich gibt es überhaupt keine Materie, alles besteht aus Strahlung.«

Der Mensch als energetisches Wesen

Wenn nun der Mensch »nur« aus Energie besteht, so können Körper, Geist und Seele nicht mehr getrennt betrachtet und behandelt werden, denn eins hängt mit dem anderen zusammen. Die feinstofflichen Therapien behandeln den Menschen als energetisches Wesen, dessen physischer Körper nur die dichteste Form der Energie darstellt.

In dieser Sichtweise kündigen sich Erkrankungen ebenso wie psychische Fehlhaltungen bereits auf der energetischen Ebene an, lange bevor es zu einer körperlichen Manifestation kommt.

Ein negativer Gedanke ruft in der Aura dieselbe schädigende Reaktion hervor wie eine ungesunde Gewohnheit. Feinstoffliche Therapien fördern eine größere Bewusstheit für die Auswirkungen des Handelns und Denkens, weil ihnen das tiefe Gefühl für die Verbundenheit mit allem zu Grunde liegt.

In diesem Therapieansatz gilt es den Menschen in seiner Ganzheit zu erfassen, auch die tiefere Berechtigung eines Schmerzes oder einer Krankheit zu verstehen. Die Krankheit ist hier nicht mehr der Feind, sondern Ausdruck eines Ungleichgewichts, das manchmal sogar für eine Entwicklung notwendig ist, die anders nicht möglich gewesen wäre.

Verschiedene Ansätze

Es gibt innerhalb der feinstofflichen Therapien unterschiedliche Ansätze. Die traditionellen Formen, die meist schon in den alten Kulturen praktiziert wurden, nehmen über das Energiefeld Einfluss auf den Körper. Dazu gehören z.B. Chakra-Therapie, Edelsteintherapie, Farbtherapie, Klangtherapie und Reiki. Nicht zufällig werden diese Therapien auch oft miteinander verknüpft, um sich gegenseitig zu verstärken.

In der Chakra-Therapie tritt der allen gemeinsame Grundgedanke am klarsten zutage: Sind die Energiezentren des Körpers aus dem Gleichgewicht geraten, können sich Blockaden bilden und daraus wiederum Krankheiten entstehen. Dabei spielt es keine Rolle, ob das Ungleichgewicht durch psychische oder physische Ereignisse ausgelöst wurde. Ebenso können sich die Erkrankungen sowohl auf der psychischen wie auf der physischen Ebene manifestieren.

Eine Heilung kann dadurch erreicht werden, dass man den Ort des Ungleichgewichts aufspürt und das verloren gegangene Energiepotential wieder auffüllt. Das kann durch energiereiche Mittler geschehen, wie die Schwingungen von Farben, Klängen und Edelsteinen, oder durch die Übertragung von Energien von einem Menschen auf den anderen wie beim Reiki.

Andere Therapiemethoden wirken über den physischen Körper auf das Energiefeld. Dazu gehört etwa die Kinesiologie, die die Wechselbeziehungen zwischen der Muskulatur und inneren Organen nutzt und mit speziellen Übungen den Energiefluss im Körper wieder anregt.

Folgen Sie bei der Wahl der Therapieform einfach Ihrem Gefühl. Da sie letztlich alle dem gleichen Ziel folgen, können Sie gar nicht fehlgehen. Lassen Sie sich einfach inspirieren!

Aromatherapie

Ätherische Öle duften nicht nur herrlich, sie haben auch eine außergewöhnliche doppelte Wirkung: Äußerlich angewendet lindern und heilen sie viele Beschwerden auf angenehme Art – von der Inhalation bei Schnupfen bis zur Pflege bei Hautproblemen. Darüber hinaus verwöhnen wohlriechende Duftmischungen Sie in allen Stimmungslagen. Ganz nach Wunsch gibt es entspannende und beruhigende oder erfrischende und belebende Öle.

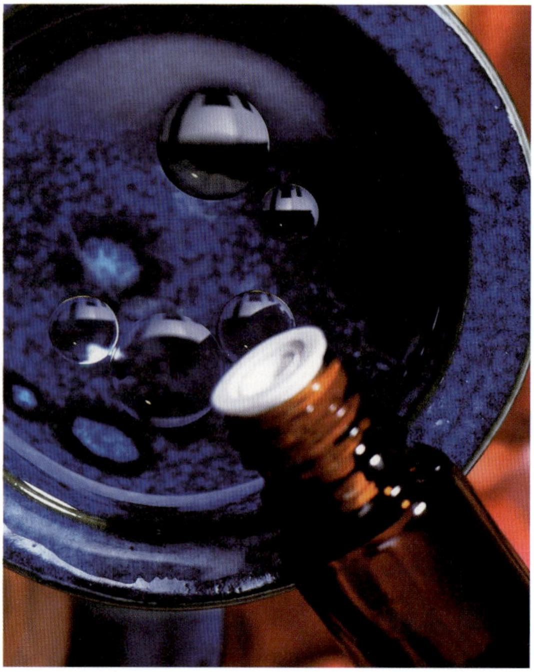

Ein paar Tropfen Öl in einer Duftlampe genügen zur Steigerung des Wohlbefindens.

URSPRUNG DER AROMATHERAPIE

Ätherische Öle sind die Duftstoffe der Pflanzen. Wenn wir an einer Rose riechen, eine Orange schälen oder Rosmarin zwischen den Fingern reiben, ist es das ätherische Öl, das so angenehm und charakteristisch riecht. Für die Pflanze sind es sehr nützliche Inhaltsstoffe: Sie locken Insekten an, halten Schädlinge fern und schützen sie vor Krankheiten.

In allen alten Kulturen wurden die duftenden ätherischen Öle aus Kräutern und Blüten zu religiös-rituellen Zwecken, als Heilmittel und für das persönliche Wohlbefinden genutzt. Noch im Mittelalter gab es bei uns ein breites Wissen über die Gewinnung der Öle und deren Wirkkraft zur Heilung von Krankheiten, doch ging es über die Jahrhunderte so gut wie verloren.

Im 17. Jahrhundert entdeckte dann die Parfümerie die ätherischen Öle für sich, so dass deren Verwendung von vielen bis heute vor allem mit kosmetischen Produkten in Verbindung gebracht wird. Erst im 20. Jahrhundert begann man langsam wieder, sich mit den Heileigenschaften der Öle zu befassen. 1928 entdeckte der französische Chemiker René-Maurice Gattefossé (1881–1959), der für die Parfümfirma seines Vaters arbeitete, die heilende Wirkung von Lavendelöl für die Haut. Seine Erkenntnisse veröffentlichte er 1936 unter dem Titel »Aromatherapie« und gab damit der Therapierichtung ihren Namen. Als klassisches Lehrbuch gilt jedoch die erste medizinische Abhandlung von Jean Valnet (1920–1995), der sich auch als eigentlicher Begründer der Aromatherapie sieht.

Seit einigen Jahren befasst sich die Wissenschaft ernsthaft mit den Inhaltsstoffen der Öle und deren Wirkung. In vielen Krankenhäusern werden ätherische Öle heute im Rahmen der Pflege und zum Wohlbefinden der Patienten eingesetzt.

WAS IST AROMATHERAPIE?

Ätherische Öle werden aus den Blüten oder Blättern von Pflanzen durch Destillation gewonnen. Es sind hoch konzentrierte Essenzen, die sich an der Luft nach kurzer Zeit vollständig verflüchtigen. Sie sind nicht wasserlöslich, lassen sich jedoch in fetten Ölen, Sahne, Milch oder Honig sehr gut verdünnen. Sie haben einen intensiven Geruch, was kein Wunder ist, wenn man bedenkt, dass beispielsweise 1 Tropfen Rosenöl aus den Blütenblättern von 30 Rosen gewonnen wird.

Jedes naturreine ätherische Öl besteht nicht nur aus einem, sondern aus mehreren Inhaltsstoffen, was die zum Teil vielfältige Wirkung eines einzelnen Öls erklärt. So wirkt der Geruch von Lavendelöl beruhigend und fördert den Schlaf, auf der Haut lindert es Verbrennungen und Verletzungen, ist aber auch wirksam bei Erkältungsbeschwerden.

Die Anwendungsmöglichkeiten von ätherischen Ölen sind sehr vielfältig:

- in der Duftlampe (Öle mit beruhigender oder belebender Wirkung)
- als Zusatz im Badewasser
- als Massageöl (in fetten Ölen gelöst)
- zur Hautpflege und für Kosmetika (in fetten Ölen gelöst)
- zur Inhalation
- zur Mundspülung
- für Kompressen und Umschläge.

Ätherische Öle sind hoch konzentrierte Produkte, die nur in ganz geringen Mengen und normalerweise nicht unverdünnt angewendet werden.

BESONDERHEITEN AUF EINEN BLICK

- Wirkung der Düfte auf Stimmung, Seele und Sinne
- äußere Anwendung zur Hautpflege und Linderung von Alltagsbeschwerden
- gut zur Selbsthilfe geeignet

Achten Sie beim Einkauf darauf, dass die Öle 100 % naturrein sind, da synthetische Öle außer dem künstlichen Duftstoff keine heilenden Inhaltsstoffe besitzen. Außerdem können synthetische Duft- und Zusatzstoffe zu allergischen Reaktionen führen.

WAS ERWARTET SIE?

Am bekanntesten ist die Verwendung in einer ***Duftlampe.*** Damit können Sie nicht nur eine angenehme Atmosphäre in einem Raum schaffen, sondern auch gezielt Ihre Stimmung verbessern: Es gibt belebende und beruhigende Öle, solche zur Konzentrationssteigerung und für innere Harmonie. Füllen Sie das über dem Teelicht hängende Schälchen mit Wasser und geben Sie je nach Raumgröße 2 bis 6 Tropfen des ätherischen Öls dazu. Eine Kombination aus mehreren Ölen ist möglich. Nehmen Sie nicht zu viel Öl, es soll nur leicht duften.

Für das ***Badewasser*** sind ätherische Öle ebenfalls sehr zu empfehlen. Hier verbindet sich die Wirkung des Duftes mit der Einwirkung der Inhaltsstoffe über die Haut. Verrühren Sie 3 bis 5 Tropfen ätherisches Öl zuerst in etwas Sahne, Milch oder Honig (Emulgator) und geben Sie diese Mischung in die volle Badewanne. Da sich die Öle nicht in Wasser lösen, schwimmen sie sonst unverdünnt auf der Oberfläche und verflüchtigen sich sofort. Bei Hautproblemen eignet sich ein Vollbad mit Lavendelöl besonders gut. Lavendel gemischt mit Zitrone und Thymian stärkt die Abwehrkräfte.

Müde Füße beleben Sie durch ***Fußbäder*** mit Lemongras oder Rosmarin. Bei Erkältungen bzw. Kreislaufschwäche können warme Fußbäder mit Zirbelkiefer oder Angelika unterstützend wirken. Für ein Fußbad benötigen Sie 2 bis 3 Tropfen ätherisches Öl, das Sie vorher in einem Emulgator verrührt haben (s.o.).

Die ***Inhalation*** von ätherischen Ölen eignet sich besonders gut bei Atemwegserkrankungen oder Nebenhöhlenentzündungen. Als wirksame Öle sind hier besonders Eukalyptus-, Fenchel- und Mentholöl zu nennen, aber auch Kamillen-, Anis- und

EINIGE WICHTIGE ÄTHERISCHE ÖLE UND IHRE ANWENDUNG

Ätherisches Öl	Wirkung	Anwendung
Bergamotteöl	antiseptisch, beruhigend, erfrischend, stimmungsaufhellend	Herpes, Halsschmerzen, Entzündungen im Mund, Akne, Fieber, Stress, Stimmungsschwankungen
Eukalyptusöl	antiviral, keimtötend, schleimlösend, hustenstillend, fiebersenkend, beruhigend	Erkältungen, Prämenstruelles Syndrom, Akne, Mandelentzündung, Rheuma, Neuralgien, geistige Erschöpfung
Immortellenöl	schmerzstillend, entzündungshemmend, hautberuhigend, ausgleichend	Krampfadern, geplatzte Äderchen, Lymphstau, Ekzeme, unreine Haut, nervliche Belastung, Stress
Kamillenöl	entzündungshemmend, schmerzstillend, entspannend, beruhigend	Entzündungen aller Art, Wunden, Hautprobleme, Schmerzzustände, Magen-Darm-Beschwerden, Prämenstruelles Syndrom, Blähungen, Koliken, Unruhe, Angst
Lavendelöl	desinfizierend, entzündungshemmend, schmerzstillend, beruhigend, entspannend	Wunden, Verbrennungen, Akne, Hautprobleme, Kopfschmerzen, Erkältung, Husten, Katarrhe, Depressionen, Schlaflosigkeit
Orangenblütenöl/ Neroli	entkrampfend, entspannend, beruhigend	Angst, Stress, innere Unruhe, Schlaflosigkeit, Depression, Schock
Rosenöl	antiseptisch, tonisierend, entspannend, stimmungsaufhellend	Kopfschmerzen, Menstruationsbeschwerden, trockene Haut, Zahnbeschwerden, Schlaflosigkeit, Depression
Salbeiöl	kreislaufstärkend, antibakteriell, schmerzlindernd	Kreislaufschwäche, Erkältung, Rheuma
Teebaumöl	desinfizierend, antiviral, antibakteriell, juckreizlindernd	Hautinfektion, Zahnbeschwerden, Akne, Hautprobleme, Herpes, Mundgeruch
Zitronenöl	erfrischend, stimmungsaufhellend, anregend, belebend	Muskelkater, Rheuma, Arthritis, Gicht, Entzündungen im Mund, seelische Erschöpfung

Thymianöl haben sich bewährt. Geben Sie in eine Schüssel mit heißem Wasser die angegebene Menge an ätherischem Öl. Bedecken Sie Kopf und Gefäß mit einem großen Handtuch und atmen Sie die Dämpfe langsam und tief ein. Trocknen Sie Ihr Gesicht gut ab und bleiben Sie für mindestens eine Stunde im Haus. Da manche Menschen die heiße Luft als unangenehm für Gesicht und Augen empfinden, ist es auch möglich, einen Inhalator zu verwenden. Das ist in der Regel ein Kunststoffgefäß, in das Sie das heiße Wasser mit den ätherischen Ölen füllen. Darauf kommt ein Maskenaufsatz für Mund und Nase, durch den Sie den Dampf einatmen. Als ***Gurgel***- oder ***Mundspülungen*** haben sich besonders die antibakteriell wirkenden Öle Pfefferminz-, Rosen- und Eukalyptusöl bewährt. Natürlich werden die Öle nur sehr verdünnt angewendet: 3 bis 4 Tropfen auf ein Glas warmes Wasser sind völlig ausreichend.

Die ***Aromamassage*** ist eine wundervolle Möglichkeit, um auf zweifache Weise den Energiefluss wieder in Gang zu bringen: Sowohl auf der Ebene der Massage als auch auf der Duftebene können Sie Blockaden und Anspannungen aufheben, die

Durchblutung verbessern und Schmerzen lindern – Entspannung und Ausgeglichenheit stellen sich ein. Besonders wirksam ist eine Aromamassage an den Füßen. Da sich dort viele Reflexzonen befinden, die in Verbindung zu den inneren Organen stehen, wirken Fußmassagen besonders intensiv. Um ein Massageöl herzustellen, brauchen Sie ein hautfreundliches Trägeröl, z.B. Jojobaöl, süßes Mandelöl oder Aloe-vera-Öl. Geben Sie die im Rezept angegebene Menge an ätherischen Ölen zu und vermischen Sie die beiden sanft.

Wenn Sie die Aromatherapie für ***Einreibungen*** nutzen, wird das ätherische Öl zunächst mit einer Salbe oder mit einem Öl vermischt. Hier haben Sie die Möglichkeit, ein Öl zu wählen, das selbst heilsame Eigenschaften besitzt, z.B. Johanniskrautöl (bei rheumatischen Schmerzen, Verspannungen, Koliken), Calendulaöl und Lavendelöl (bei Wunden, Hauterkrankungen oder Muskelschmerzen) oder Olivenöl (bei Magen-Darm-Beschwerden, Muskelschmerzen oder Hautproblemen).

Auch für ***Kompressen*** sind die Aromaöle sehr gut geeignet, wobei heiße Kompressen entspannen und entkrampfen, kalte Kompressen dagegen gut gegen Entzündungen und Schwellungen, Fieber, Sonnenbrand oder Kopfschmerzen helfen.

WICHTIGSTE INDIKATIONEN

INDIREKTE WIRKUNG DER DÜFTE

zur Stimmungsaufhellung, Belebung und Beruhigung, z.B. bei Konzentrationsstörungen, Erschöpfung, Unruhe, Schlafstörungen, Nervosität, Stress, depressiver Verstimmung, Ängsten, PMS, Wechseljahresbeschwerden

DIREKTE WIRKUNG DER ÖLE

bei Erkältungen, Atemwegserkrankungen, Hauterkrankungen, Prellungen und Verletzungen, Neuralgien, Muskelverspannungen, Magen-Darm-Problemen, Kopfschmerzen, Migräne

Für ***heiße Kompressen*** geben Sie in eine Schüssel mit heißem Wasser 4 bis 6 Tropfen ätherisches Öl. Tauchen Sie ein Handtuch hinein, wringen es gut aus und legen es auf die zu behandelnde Körperstelle. Dort bleibt die Kompresse liegen, bis sie auf Körpertemperatur abgekühlt ist.

Bei ***kalten Kompressen*** geben Sie 4 bis 6 Tropfen des ätherischen Öls in kaltes Wasser. Tauchen Sie ein Handtuch hinein, wringen es aus und legen es auf die entsprechende Körperstelle. Hat sich die Kompresse auf Körpertemperatur erwärmt, kann sie gegebenenfalls erneuert werden.

FÜR WEN IST AROMATHERAPIE GEEIGNET?

Aromatherapie ist zur Behandlung von Alltagsbeschwerden für jede Altersgruppe gut geeignet. Sie ist zur Vorbeugung ideal und kann als Begleittherapie schwere Erkrankungen sinnvoll unterstützen und so die Lebensqualität verbessern.

Grundsätzlich ist zu beachten, dass ätherische Öle sehr wirksame Heilmittel sind. Deshalb muss man bei der Dosierung und Anwendung ebenso sorgfältig vorgehen wie bei Arzneien. Für die Selbstbehandlung ist Aromatherapie sehr geeignet, Sie sollten sich aber ein entsprechendes Buch dazu kaufen und sich genau an die angegebenen Rezepte halten. Für die Zeit während der Schwangerschaft gibt es sehr gute aromatherapeutische Rezepte. Sie sollten sie aber vorsichtshalber nur in Absprache mit Ihrem Arzt, Therapeuten oder Ihrer Hebamme anwenden. Das Gleiche gilt für die Behandlung von Babys und Kleinkindern.

ADRESSEN, DIE WEITERHELFEN

Forum Essenzia – Aromatherapie und Aromapflege
Tel.: 089 / 7145391
www.forum-essenzia.de

Natural Oils Research Association
Tel.: 089 / 32679941
www.nora-international.de

Aura-Soma-Therapie

Aura-Soma bedient sich der heilenden Schwingungen von Farben und Ölen. Basierend auf der Überzeugung, dass eine körperliche Erkrankung stets seelische Ursachen hat, werden mit Hilfe von speziellen Farbölen und Essenzen Körper, Geist und Seele harmonisiert. Die Aura-Soma-Therapie hilft bei der Überwindung negativer Gedankenmuster und wirkt stärkend, ausgleichend und belebend.

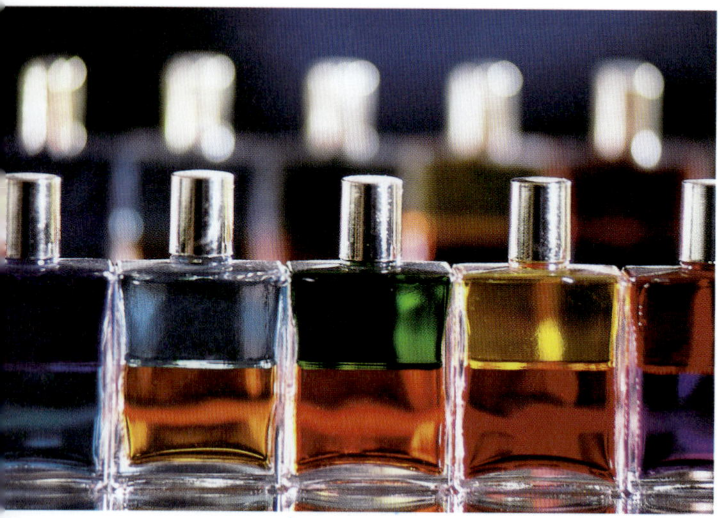

Die farbenfrohen Aura-Soma-Flaschen machen die Therapie zum sinnlichen Erlebnis.

URSPRUNG DER AURA-SOMA-THERAPIE

Unter ***Aura*** versteht man ein Energiefeld, das jedes Lebewesen umgibt. ***Soma*** bezeichnet den Körper oder die Gesamtheit der Körperzellen. An der Aura eines Menschen ist für den Aura-Soma-Therapeuten erkennbar, wie es um dessen körperliche, geistige und seelische Gesundheit bestellt ist.
Das Verfahren ist noch relativ jung: Es wurde erst 1984 in England von der Chiropraktikerin, Pharmazeutin und Kräuterheilkundigen Vicky Wall (1908–1991) entwickelt. Sie folgte einer Intuition, nahm verschiedenste natürliche Farbstoffe, vermischte sie teilweise mit Wasser, teilweise mit Öl und füllte die Flüssigkeiten in kleine Flaschen ab. In jeder Flasche schwimmt die Ölmischung auf der wässrigen Phase, so dass in jeder ***Equilibrium***-Flasche zwei farbige Flüssigkeiten zu sehen sind, die sich nicht vermischen.
Freunde und Besucher, die die fertigen Flaschen sahen, waren von den Farben und ihren Kombinationen so begeistert, dass sie die Flaschen kaufen wollten. Nach und nach bekam Vicky Wall Rückmeldungen, wie sich die Verwendung – besonders als Körperöl – auf die Befindlichkeit auswirkte, und erarbeitete daraus ein Diagnose- und Heilsystem. Als Vicky Wall 1991 starb, führte ihr langjähriger Schüler, Mitarbeiter und Vertrauter Mike Booth Aura-Soma fort. Mittlerweile existieren über 100 verschiedene Fläschchen mit Aura-Soma-Farbkombinationen.

BESONDERHEITEN AUF EINEN BLICK

- Intuitiv ausgewählte farbige Fläschchen geben Hinweise auf Probleme und ihre Heilung
- Die Therapie zielt darauf, seelische Blockaden zu lösen, die den körperlichen Beschwerden zu Grunde liegen

WAS IST AURA-SOMA-THERAPIE?

Wir werden beständig von Lebensenergie durchströmt, die durch unsere Energiezentren – die sogenannten Chakren – geleitet wird. Ist auch nur ein Chakra unausgeglichen oder blockiert, so fühlen Sie sich erst seelisch und dann körperlich aus dem Gleichgewicht. Mit Hilfe der entsprechenden Farb-, Pflanzen- und Kristallenergien kann sich jedoch wieder ein harmonischer Energiefluss einstellen.
Der Inhalt einer Equilibrium-Flasche besteht aus zwei Hälften, einer öligen Phase aus Pflanzenöl und einer wässrigen Phase aus Quellwasser. Im Wasser sind spezielle Zutaten gelöst, meist Kräuter und Mineralien. Im Öl befinden sich ätherische Öle. Jede Flasche ist somit gefüllt mit den Energien von intensiven Farben, Pflanzeninhaltsstoffen und Kristallen. Vicky Wall ordnete jeder Farbkombination bestimmte Körperregionen zu. So ist z.B. der Aura-Soma-Flasche »Gelb über Gold« das Nervengeflecht über der großen Bauchschlagader, das Sonnengeflecht, zugeordnet. Alle energetischen Störungen in diesem Bereich soll man mit dieser »Sonnenflasche« behandeln können.

WAS ERWARTET SIE?

Zu Beginn einer Behandlung fordert der Therapeut Sie auf, aus einer Vielzahl von Farbkombinationen 4 Flaschen auszuwählen:

- Die erste Flasche offenbart Ihr ursprüngliches Potential.
- Die zweite Flasche zeigt Probleme, die der Entfaltung des Potentials im Wege stehen.
- Die dritte Flasche gibt Auskunft über Ihre gegenwärtige Situation.
- Die vierte Flasche zeigt Ihnen eine Perspektive für die Zukunft.

Nach Auffassung der Aura-Soma-Therapeuten entscheiden Sie sich intuitiv für die richtigen Flaschen. Die gewählten Farbkombinationen geben dem Therapeuten einen Hinweis darauf, in welchem Körperbereich ein Ungleichgewicht vorliegt. In dem anschließenden Beratungsgespräch erhalten Sie eine Deutung Ihrer momentanen Lebenssituation.
Der Inhalt der Flaschen dient nicht nur zur Diagnose, sondern gleichzeitig dazu, die festgestellte Störung auszugleichen: Vor jeder Anwendung schütteln Sie die entsprechende Flasche, so dass die beiden Phasen sich vermischen. Nach Anweisung des Therapeuten tragen Sie die Emulsion täglich auf die Haut auf, wo sie über die Aura auf das körperliche und seelische Befinden wirkt.

WICHTIGSTE INDIKATIONEN

WIRKT INDIREKT
unterstützend, ausgleichend und zur Vorbeugung bei allen körperlichen und seelischen Beschwerden

FÜR WEN IST AURA-SOMA-THERAPIE GEEIGNET?

Hat sich ein seelisches Problem körperlich manifestiert, so ist immer eine Klärung durch einen Arzt notwendig. Aura-Soma möchte den Heilungsprozess unterstützen, da die Behandlung der körperlichen Krankheit nicht unbedingt die seelischen Ursachen löst. Aura-Soma ist für alle geeignet, die die seelischen Ursachen ihrer körperlichen Beschwerden ergründen wollen. Es ist ein farbenfroher Weg zur Selbsterkenntnis.

ADRESSEN, DIE WEITERHELFEN

Lichtinfo – Spirituelles im Internet
Tel.: 030 / 35102540
www.lichtinfo.de

Informationen im Internet:
Aura-Soma – Mike Booth
www.aurasoma.com

Bach-Blütentherapie

Die sanfte und natürliche Blütentherapie nach Dr. Edward Bach bewirkt eine Harmonisierung von Körper, Geist und Seele und fördert darüber hinaus die Entfaltung der Persönlichkeit. Aus 38 Blütenkonzentraten suchen Sie die zu Ihnen passende Einzelblüte aus – je nach der geistig-seelischen Stimmungslage, in der Sie sich gerade befinden. Die Behandlung löst seelische Blockaden und stellt das innere Gleichgewicht wieder her.

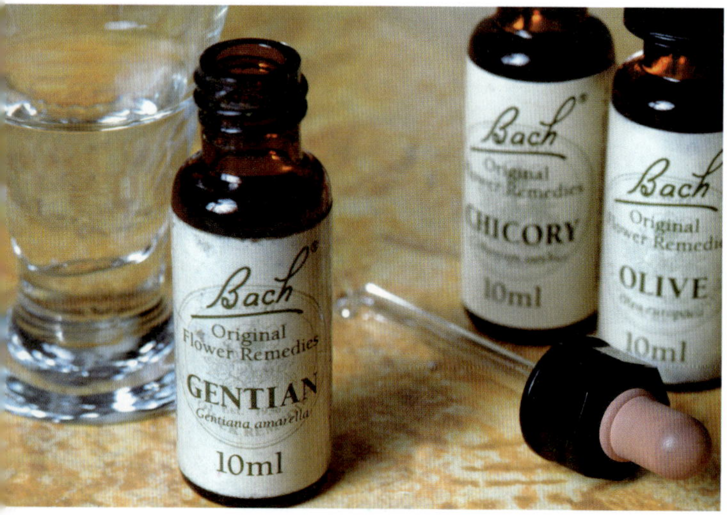

Noch heute werden die Blütenessenzen nach den alten Rezepten von Dr. Bach hergestellt.

URSPRUNG DER BACH-BLÜTENTHERAPIE

Der Engländer Dr. Edward Bach (1886–1936) beschäftigte sich bereits als Jugendlicher intensiv mit der Beobachtung von Tieren und Pflanzen. Geleitet von dem Wunsch zu helfen, studierte er Medizin und widmete sich der medizinischen Forschung. Später wechselte er an das Homoeopathic Hospital, wo er erstmals mit den Lehren der Homöopathie (→ Seite 98) in Kontakt kam.

Er wendete sich verstärkt den psychischen Komponenten im Krankheitsgeschehen zu und suchte entsprechende Heilmittel. Er bereiste England und Wales auf der Suche nach »reinen« pflanzlichen Mitteln, die es erlauben, Gemütssymptome zu heilen. Anfang der 1930er Jahre fand er die ersten 19 Blütenpflanzen, die seinen Vorstellungen entsprachen, entwickelte zwei Herstellungsverfahren – die Sonnen- und die Kochmethode – und heilte erfolgreich viele Patienten. In dieser Zeit erschien auch sein erstes Buch »Heile dich selbst«. Er verließ London, um sich ganz auf seine Forschungen zu konzentrieren. Er erweiterte die Anzahl der Heilmittel um weitere 19 aus den Blüten von Bäumen. Mit der Entwicklung der 38 Blütenessenzen und der Notfalltropfen betrachtete er sein Werk als abgeschlossen und begann 1936, seine Erkenntnisse auf Vortragsreisen einer breiten Öffentlichkeit zugänglich zu machen. Sein Wohnhaus in Mount Vernon ist bis heute die Zentrale des Bach Centre in England.

WAS IST DIE BACH-BLÜTENTHERAPIE?

Die Bach-Blütentherapie begibt sich bei der Suche nach den Ursachen körperlicher Erkrankungen ins Innere des Menschen, zu den seelischen Belastungen, negativen Lebenseinstellungen und Charakterschwächen. Diese Gemütssymptome werden nicht bewertet, sondern als Teil der menschlichen Entwicklung betrachtet. Jeder Mensch durchlebt im

Laufe der Jahre seine individuelle Geschichte, erfährt seelische Verletzungen, Rückschläge und Konflikte. Die Gesamtheit dieser Prozesse führt oftmals zu anhaltenden Spannungen, Ängsten und unangenehmen Gefühlen wie Hoffnungslosigkeit, Traurigkeit, Aggression oder starker Ichbezogenheit.

DIE SEELISCHE GESUNDHEIT STÄRKEN

Nehmen negative Gemütszustände überhand, geraten Seele und Körper zunehmend aus ihrer Balance. Dieses Ungleichgewicht begünstigt die Entstehung körperlicher Krankheiten.
Die Bach-Blüten helfen, negative Emotionen aufzulösen. Sie stärken die positiven Kräfte des Geistes und erwecken das tiefere Potential der Persönlichkeit. Im naturheilkundlichen Sinne arbeitet die Bach-Blütentherapie wie eine Ausleitungstherapie auf seelischer Ebene: Emotionale Schlacken und Giftstoffe werden abgebaut und ausgeleitet. Körper und Seele können so neue Ressourcen erschließen und ihre Selbstheilungskräfte finden. Parallel mit dem Abbau belastender Stressmuster kann sich das Immunsystem wieder aufbauen.
Im Rahmen einer seelischen Gesundheitsvorsorge ergeben sich die vielfältigsten Behandlungsmöglichkeiten mit der Bach-Blütentherapie. In den Bereich der Akutbehandlung fallen Stresssituationen, Flugangst, Beziehungskonflikte, Schulprobleme, persönliche Verluste und Trauer.

BESONDERHEITEN AUF EINEN BLICK

- Sanfte Therapie für seelischen Ausgleich und zur Begleitung bei körperlichen Beschwerden
- 38 Blüten entsprechen 38 unterschiedlichen Gemütszuständen des Menschen
- negative Emotionen werden aufgelöst und ins Positive überführt

In der Begleitbehandlung von körperlichen Erkrankungen ergänzen die Bach-Blüten effektiv andere Therapien, stabilisieren die seelische Verfassung und unterstützen die Selbstheilungskraft auch während schwerer oder chronischer Erkrankungen.

ENERGETISIERTES QUELLWASSER

Noch heute werden die Konzentrate aus Blüten von wild wachsenden Blumen und Bäumen nach den von Edward Bach entwickelten Methoden in England hergestellt. Bei der ***Sonnenmethode*** werden die Blüten morgens gepflückt, in eine Schale mit frischem Quellwasser gelegt und für mehrere Stunden in die Sonne gestellt. Das energetisierte Wasser wird in eine Vorratsflasche gefüllt und zur Konservierung mit 40 %igem Alkohol im Verhältnis 50 : 50 gemischt. Die ***Kochmethode*** wird für festere Bestandteile wie Blätter und Zweige verwendet. Diese werden ebenfalls frühmorgens geschnitten, mit frischem Quellwasser eine halbe Stunde gekocht, abgekühlt, mit Alkohol versetzt und abgefüllt.

WAS ERWARTET SIE?

Die Bach-Blütenkonzentrate sind in kleinen Vorratsfläschchen, sogenannten Stock Bottles, in Apotheken erhältlich. Sie können entweder das ganze Set von 38 Fläschchen erwerben oder Einzelfläschchen nach Vorgabe Ihres Therapeuten kaufen. Wenn Sie die zu Ihrem Gemütszustand passenden Blüten ausgewählt haben, gibt es verschiedene Möglichkeiten der Einnahme.

- Wasserglasmethode: 2 Tropfen aus jedem ausgewählten Vorratsfläschchen in ein kleines Glas Wasser geben und über den Tag verteilt trinken.
- Einnahmefläschchen: 3 Tropfen von jeder ausgewählten Bach-Blüte in ein leeres Vorratsfläschchen (30 ml) geben und mit Mineralwasser auffüllen. Aus diesem Fläschchen 4-mal täglich je 4 Tropfen von einem Plastiklöffel einnehmen und eine Weile im Mund behalten.

- Die Einnahmedauer richtet sich nach dem Anlass: in akuten Fällen 1 bis 4 Tage, bei chronischen Beschwerden 3 bis 5 Wochen.

Eine Besonderheit bilden die ***Rescue-Tropfen*** (Notfalltropfen), Bachs einziges fertiges Kombinationspräparat. Als Erste Hilfe bewirken sie in Akutsituationen eine Stabilisierung des emotionalen Gleichgewichts.

DIE 38 BACH-BLÜTEN

Es würde den Rahmen dieses Kapitels sprengen, die einzelnen Bach-Blüten genau zu beschreiben. Daher wird hier für jede Blüte nur der zentrale seelische Zustand, in dem Sie sich befinden könnten, kurz zusammengefasst.

- ***Agrimony (Odermennig):*** Sie verstecken Ihre Sorgen und Ihre Unruhe hinter Heiterkeit und weichen damit Konflikten aus.
- ***Aspen (Espe/Zitterpappel):*** Sie leiden unter vagen, unbekannten Ängsten und Vorahnungen von drohendem Unheil.
- ***Beech (Rotbuche):*** Sie nörgeln, reagieren oft intolerant und können wenig Mitgefühl für andere aufbringen.
- ***Centaury (Tausendgüldenkraut):*** Sie lassen sich dominieren und können nicht Nein sagen aus Angst, andere zu verletzen.
- ***Cerato (Bleiwurz/Hornkraut):*** Sie sind unsicher, trauen Ihrer eigenen Urteilsfähigkeit nicht und fragen lieber andere um Rat.
- ***Cherry Plum (Kirschpflaume):*** Sie neigen zu Wutausbrüchen und haben Angst, die Kontrolle über Ihre Gefühle zu verlieren.
- ***Chestnut Bud (Rosskastanienknospe):*** Sie machen immer wieder die gleichen Fehler und kommen dadurch stets in ähnliche Situationen.
- ***Chicory (Wegwarte):*** Sie wirken herzlich, weil Sie sich für andere aufopfern, sind aber auch besitzergreifend, da Sie das Bedürfnis haben, Einfluss auf andere zu nehmen.
- ***Clematis (Weiße Waldrebe):*** Sie zeigen wenig Aufmerksamkeit für das, was um Sie herum passiert, sondern träumen gern und flüchten so vor unangenehmen Gefühlen.
- ***Crab Apple (Holzapfel):*** Sie fühlen sich äußerlich oder innerlich beschmutzt; Ordnung und Sauberkeit sind für Sie äußerst wichtig.
- ***Elm (Ulme):*** Sie neigen dazu, sich zu viel zuzumuten, und fühlen sich dann den Dingen und der Verantwortung nicht mehr gewachsen.
- ***Gentian (Herbstenzian):*** Sie lassen sich leicht entmutigen und reagieren zweifelnd und pessimistisch.
- ***Gorse (Stechginster):*** Sie fühlen sich hoffnungslos und entmutigt, haben resigniert und sind voll Selbstzweifel.
- ***Heather (schottisches Heidekraut):*** Sie sind ungern allein, brauchen Anerkennung und sind viel mit sich selbst beschäftigt.
- ***Holly (Stechpalme):*** Sie haben sehr negative Gefühle einem anderen Menschen gegenüber; Sie sind eifersüchtig und geraten leicht in Wut.
- ***Honeysuckle (Geißblatt):*** Ihre Gedanken sind oft in der Vergangenheit, Sie sehnen sich nach den glücklicheren Zeiten zurück und verlieren dadurch das Interesse an der Gegenwart.
- ***Hornbeam (Weißbuche/Hainbuche):*** Sie fühlen sich müde und mental erschöpft, glauben, die vor Ihnen liegende Arbeit nicht bewältigen zu können, schaffen es dann aber doch.
- ***Impatiens (Drüsentragendes Springkraut):*** Sie reagieren schnell gereizt, vor allem auf Menschen, die langsamer handeln und reden.
- ***Larch (Lärche):*** Sie haben geringes Selbstvertrauen, fühlen sich häufig gehemmt und sind unzufrieden mit sich selbst.
- ***Mimulus (Gefleckte Gauklerblume):*** Sie sind schüchtern und nervös, haben Ängste, die Sie genau benennen können.
- ***Mustard (Ackersenf/Wilder Senf):*** Sie haben Perioden von tiefer Melancholie ohne ersichtlichen Grund, fühlen sich leer und traurig.
- ***Oak (Eiche):*** Sie fühlen sich müde und erschöpft, die Arbeit wächst Ihnen über den Kopf; dennoch kämpfen Sie tapfer weiter und wollen sich keine Schwäche eingestehen.

WICHTIGSTE INDIKATIONEN

WIRKT BEI SEELISCHEN BESCHWERDEN
wie akuten körperlichen und seelischen Belastungen, negativen Stimmungen, Erschöpfung, Überarbeitung, Nervosität, Ängsten, Trauer, Einsamkeit, Unzufriedenheit

WIRKT INDIREKT BEI
chronischen körperlichen Beschwerden wie Kopfschmerzen, Magen-Darm-Beschwerden, Verspannungen, zur Rekonvaleszenz

- *Olive:* Sie fühlen sich körperlich und seelisch ausgelaugt, erschöpft und überfordert.
- *Pine (schottische Kiefer):* Sie haben Schuldgefühle, sind unzufrieden mit Ihrer Leistung und machen sich Vorwürfe.
- *Red Chestnut (Rote Kastanie):* Sie machen sich ständig Sorgen um das Wohlergehen anderer, nahe stehender Menschen.
- *Rock Rose (Gelbes Sonnenröschen):* Sie fühlen panische Angst und sind wie gelähmt.
- *Rock Water (heilkräftiges Quellwasser):* Sie sind sehr hart und streng mit sich; Sie haben feste Prinzipien und halten eisern daran fest, unterdrücken dadurch oft Ihre Bedürfnisse.
- *Scleranthus (Einjähriger Knäuel):* Sie sind unschlüssig und sprunghaft in Ihren Meinungen; Sie fühlen sich oft hin und her gerissen.
- *Star of Bethlehem (Doldiger Milchstern):* Sie leiden unter den Nachwirkungen einer kürzlich oder vor längerer Zeit erlittenen körperlichen oder seelischen Erschütterung.
- *Sweet Chestnut (Ess-/Edelkastanie):* Sie sind zutiefst verzweifelt und meinen, sich in einer ausweglosen Situation zu befinden.
- *Vervain (Eisenkraut):* Sie sind übereifrig, engagieren sich fast fanatisch, wenn es um Dinge geht, die Sie gut finden, und überfordern sich dadurch körperlich und seelisch.
- *Vine (Weinrebe):* Sie haben einen starken Willen, sind dominierend und haben ein selbstsicheres und bestimmtes Auftreten.
- *Walnut (Walnuss):* Sie befinden sich in einer Phase des Neubeginns und fühlen sich sehr verunsichert und leicht beeinflussbar.
- *Water Violet (Sumpfwasserfeder):* Sie sind distanziert, kümmern sich lieber um sich selbst als um die Dinge anderer.
- *White Chestnut (Weiße Kastanie/Rosskastanie):* Sie können nicht abschalten, weil bestimmte Gedanken Sie nicht mehr loslassen.
- *Wild Oat (Waldtrespe):* Sie sind unzufrieden, beginnen vieles für kurze Zeit und wissen nicht so recht, was Ihre Lebensaufgabe ist.
- *Wild Rose (Heckenrose):* Sie haben sich »dem Lebenskampf ergeben«, haben innerlich resigniert und sind teilnahmslos.
- *Willow (Gelbe Weide):* Sie sind verbittert, da alles schief zu gehen scheint; Sie sehen sich als Opfer, den Umständen machtlos ausgeliefert.

FÜR WEN IST DIE BACH-BLÜTENTHERAPIE GEEIGNET?

Bach-Blüten eignen sich sehr gut zur Selbsthilfe, werden aber auch in vielen naturheilkundlichen und psychotherapeutischen Praxen angewendet. Für die Bach-Blütentherapie gibt es keinerlei Einschränkung. Wegen ihrer Sanftheit ist sie insbesondere auch für Kleinkinder geeignet. Bach-Blüten entfalten ihre Wirkung auch, wenn der Patient nicht an ihre Wirkung glaubt. Sogar Tiere und Pflanzen können mit den Bach-Blüten behandelt werden.

ADRESSEN, DIE WEITERHELFEN

Institut für Bach-Blütentherapie
Tel.: 040 / 43257710
www.bach-bluetentherapie.de

Dr. Edward Bach Centre, England
Tel.: (0044) 01491 / 834678
www.bachcentre.com

Bioresonanztherapie

Die Bioresonanztherapie geht davon aus, dass jede Materie schwingt, so auch jede Zelle des menschlichen Körpers. Die Schwingungen erzeugen ein individuelles, messbares elektromagnetisches Feld. Bei Krankheit ist das Energiefeld durch unharmonische Schwingungen gestört. Diese werden aufgespürt, umgewandelt und dem Körper wieder zugeführt. So wird er harmonisiert und in seine gesunde Schwingung zurückversetzt.

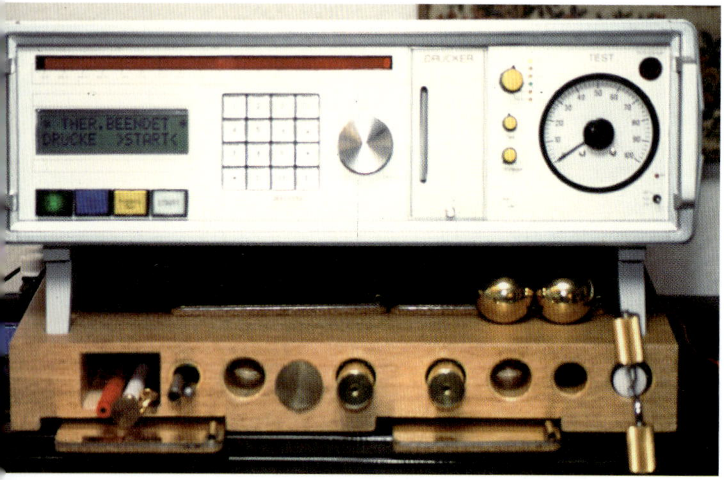

Das Bioresonanzgerät verwandelt gestörte Schwingungen in gesunde und harmonische.

URSPRUNG DER BIORESONANZTHERAPIE

Die Bioresonanztherapie wurde in den 1970er Jahren von dem deutschen Arzt Dr. Franz Morell gemeinsam mit seinem Schwiegersohn, dem Elektronikingenieur Erich Rasche, entwickelt. Morell war Schüler des Erfinders der Elektroakupunktur (→ Seite 200), Dr. Voll. Morell nannte die von ihm entwickelte Therapieform zunächst MORA-Therapie (aus den Namen Morell und Rasche). 1987 wurde von dem britischen Forscher Prof. Smith der Name Bioresonanztherapie geprägt, der sich heute durchgesetzt hat. In den 1990er Jahren erfuhr das Verfahren einen regelrechten Boom und wird seither von vielen Heilpraktikern, aber auch Ärzten angewendet.

WAS IST BIORESONANZTHERAPIE?

Jede Materie, jeder Körper, ja jede Zelle besitzt eine spezifische Schwingung. So erzeugt jeder Mensch ein elektromagnetisches Feld mit einem individuellen Schwingungsspektrum. Körperliche Veränderungen wie Stoffwechselstörungen, starke Belastungen mit Umweltgiften oder Infektionen verändern dieses Spektrum, es entstehen sogenannte Störschwingungen.

Ein Bioresonanzgerät unterscheidet zunächst gesunde von pathologischen Schwingungen. Es kann

BESONDERHEITEN AUF EINEN BLICK

- Mit einem Gerät werden krankhafte elektromagnetische Schwingungen im Körper aufgespürt und positiv verändert
- Behandlung auch mit harmonischen Fremdschwingungen
- mit allen naturheilkundlichen Therapieverfahren kombinierbar

die krank machenden Störschwingungen in harmonische Eigenschwingung umwandeln und leitet diese zur Therapie wieder an den Organismus zurück. Durch diese Schwingungsumkehr werden die körpereigenen Regulationskräfte aktiviert, und der Körper findet zu seinem Gleichgewicht zurück. Dies wird auch als ***endogene*** Bioresonanztherapie bezeichnet, da hier die körpereigenen Schwingungen des Patienten verwendet werden.
Bei der ***exogenen*** Bioresonanztherapie macht man sich fremde Schwingungen mit positiver Energie, z.B. von Metallen, Edelsteinen oder Farben, zunutze. Der Körper des Patienten geht mit diesen harmonischen Schwingungen »in Resonanz«, d.h., er nimmt sie auf und macht sie sich zu Eigen, wodurch negative Schwingungen überlagert werden.
Gute Erfolge sind bei der Behandlung von Allergien zu verzeichnen. Man nimmt an, dass die Schwingungen auf Zellen des Immunsystems wirken und so die Neigung zu Allergien, Autoimmunreaktionen oder Entzündungen vermindern.

WAS ERWARTET SIE?

Zu Beginn der Behandlung misst der Therapeut Ihren Hautwiderstand an bestimmten Akupunkturpunkten und spürt dadurch geschwächte Organe oder Krankheitsherde auf.
Bei der ***exogenen*** Behandlung entscheidet der Therapeut anhand der Diagnose, welches Schwingungsmuster für Sie hilfreich ist, und lässt dann das Bioresonanzgerät diese Schwingung erzeugen. Während der Behandlung sitzen Sie bequem auf einem Stuhl und halten die Elektroden in den Händen, durch die Ihnen die gewünschte Schwingung zugeführt wird. Manche Geräte arbeiten auch kabellos, indem sie über ein Magnetfeld Signale an Ihren Körper senden.
Bei der ***endogenen*** Bioresonanztherapie wird Ihre körpereigene Schwingung von Hand-, Kopf- und Fußelektroden abgenommen und an das Gerät geleitet. Nach Aufspüren der krank machenden Schwingungen und Umwandlung in ein harmonisches Schwingungsmuster werden diese Schwingungen an Ihren Körper zurückgegeben.
Eine Sitzung dauert etwa 15 bis 30 Minuten. Die Behandlung ist schmerzlos; manche Patienten berichten über Kribbeln oder ein leichtes Wärmegefühl. Nach der Sitzung und in der behandlungsfreien Zeit sollten Sie 1 bis 2 Liter Wasser trinken, um Schadstoffe, die durch die Behandlung freigesetzt wurden, auszuschwemmen. Normalerweise finden die Behandlungen wöchentlich statt. Je nach Indikation kann eine Therapie wenige Wochen, bei chronischen Krankheiten aber auch Monate dauern.

WICHTIGSTE INDIKATIONEN

WIRKT DIREKT
bei Allergien, Neurodermitis, Narbenstörfeldern, Migräne, Schlafstörungen, Rheuma, Schmerzzuständen, Atemwegserkrankungen, Asthma, Immunschwäche, Herz-Kreislauf-Beschwerden, Magen-Darm-Erkrankungen

FÜR WEN IST DIE BIORESONANZTHERAPIE GEEIGNET?

Die Bioresonanztherapie ist frei von Nebenwirkungen und daher für jeden – auch für Säuglinge und Kleinkinder – geeignet. Abstand nehmen von dieser Therapie sollten lediglich Personen mit Herzschrittmachern, schweren Vergiftungen oder Mangelzuständen.

ADRESSEN, DIE WEITERHELFEN

Medizinische Gesellschaft für Bioresonanz
Fax: 0721 / 51198
www.bioresonanz-info.de

Bund Deutscher Heilpraktiker
Tel.: 02581 / 61550
www.bdh-online.de

Chakra-Therapie

Schon um 3000 v.Chr. war in Indien die Lehre von den sieben Chakren bekannt, den Energiezentren im menschlichen Körper. Ein Chakra bezeichnet eine Körperstelle mit erhöhter Lebensenergie, von der aus die Energie in kreisförmiger Bewegung ausstrahlt. Jedem Chakra sind bestimmte Organe, seelische Empfindungen und spezifische Farben zugeordnet.

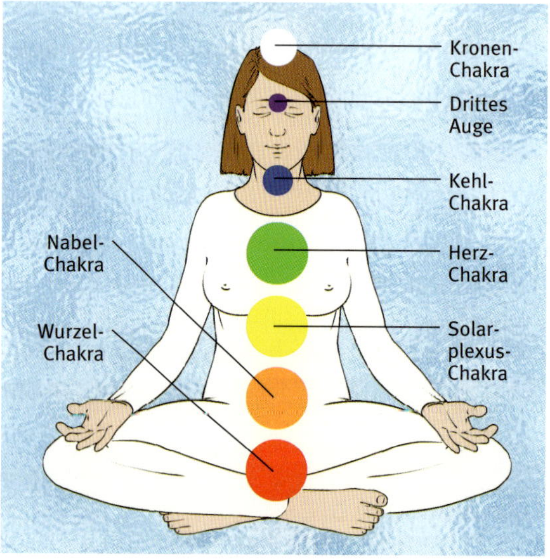

Die sieben Chakren sind Energiezentren.

URSPRUNG DER CHAKRA-THERAPIE

Das Wort ***Chakra*** stammt aus dem Sanskrit und bedeutet »Rad« oder »Kraftwirbel«. Chakren sind Energiezentren im Körper, die sowohl Lebensenergie aufnehmen als auch wieder abgeben. Die indische Chakra-Lehre aus dem Ayurveda (→ Seite 78) kennt sieben Haupt-Chakren und zahlreiche Neben-Chakren. Sie sind entscheidend für die Funktion von Körper, Geist und Seele. Das gesamte körperliche, geistige und seelische Leben beruht auf dem harmonischen Zusammenspiel der Chakren.

WAS IST DIE CHAKRA-THERAPIE?

Die sieben Haupt-Chakren liegen auf einer Linie vom Kopf bis zum Unterbauch und sind durch einen nicht sichtbaren Energiekanal, der ungefähr an der Wirbelsäule entlang verläuft, miteinander verbunden. Jedes Chakra ist für bestimmte Körperabschnitte oder Organe »zuständig«. Die Blockade eines Chakras führt daher zur Beeinträchtigung und schließlich Erkrankung des dazugehörigen Organs. Umgekehrt lässt sich der Heilungsprozess von seelischen oder körperlichen Erkrankungen positiv beeinflussen, indem der Therapeut ausgleichend auf das entsprechende Chakra einwirkt.

DIE SIEBEN CHAKREN

- Das ***Kronen-Chakra*** liegt am höchsten Punkt des Körpers, auf der Mitte des Kopfes, und beeinflusst geistige Prozesse. Erschöpfungszustände und Konzentrationsschwäche können durch Harmonisierung gemindert werden.
- Das ***Stirn-Chakra*** (das »Dritte Auge«) liegt 1 Fingerbreit über der Nasenwurzel in der Mitte der Stirn. Durch den Ausgleich dieses Chakras können u.a. Kopfschmerzen, Migräne, Augenerkrankungen, Schnupfen, Nebenhöhlenentzündungen und Nervenleiden gemildert werden.
- Das ***Kehl-Chakra*** befindet sich zwischen der Halsgrube und dem Kehlkopf. Schilddrüsenerkrankungen, Entzündungen des Hals- und Rachenraumes sowie Beschwerden im Bereich der

BESONDERHEITEN AUF EINEN BLICK

- Aus dem Ayurveda stammendes Heilkonzept
- harmonisiert seelisches und energetisches Ungleichgewicht
- wird häufig mit der Farb- oder Edelsteintherapie kombiniert

Halswirbelsäule, Schultern und Arme bessern sich bei einer Harmonisierung.

- Das ***Herz-Chakra*** liegt auf der Höhe des Herzens in der Mitte der Brust. Ein Ungleichgewicht kann sich in Herz- und Kreislauferkrankungen, Erkrankungen der unteren Atemwege sowie in Autoimmunerkrankungen äußern.
- Das ***Solarplexus-Chakra*** befindet sich ca. 2 Fingerbreit oberhalb des Nabels. Entzündungen, Allergien, Hauterkrankungen sowie Verdauungsbeschwerden werden durch eine Harmonisierung dieses Chakras gemildert.
- Das ***Nabel-Chakra*** liegt ca. 3 Fingerbreit unterhalb des Nabels. Erkrankungen der inneren Geschlechtsorgane, Nieren sowie sexuelle Probleme werden auf eine Blockade in diesem Chakra zurückgeführt.
- Das ***Wurzel-Chakra*** befindet sich zwischen Anus und Genitalien. Ein Ungleichgewicht kann zu Erkrankungen des Skeletts, des Dickdarms, der Geschlechtsorgane, zu Blutdruckschwankungen und Depressionen führen.

WICHTIGSTE INDIKATIONEN

WIRKT INDIREKT

auf das vegetative Nervensystem und auf den gesamten Organismus; unterstützend, ausgleichend und zur Vorbeugung bei allen körperlichen und seelischen Beschwerden

WAS ERWARTET SIE?

Meist erfolgt die Chakra-Therapie in Verbindung mit anderen Verfahren wie z.B. der → Farb-, → Klang- oder → Edelsteintherapie.
Den einzelnen Chakren sind bestimmte Farben zugeordnet, denn sie schwingen im blockadefreien Zustand in einer bestimmten Farbfrequenz. Bei der Farbtherapie sitzen oder liegen Sie bequem in angenehmer Atmosphäre. Das blockierte Chakra wird zur Harmonisierung mit der ihm zugehörigen Farbe für 10 bis 20 Minuten bestrahlt. Bei der Klang- und Edelsteintherapie werden auf die einzelnen Chakra-Positionen bestimmte Klangschalen bzw. Edelsteine gelegt, die mit ihrer Eigenschwingung dem jeweiligen Chakra zur Harmonisierung verhelfen. Beim → Reiki werden die Chakren durch Handauflegen energetisiert und ausgeglichen.

FÜR WEN IST DIE CHAKRA-THERAPIE GEEIGNET?

Die Chakra-Therapie ist für jeden geeignet, da wir alle im Alltag Situationen ausgesetzt sind, die eine Chakra-Blockierung hervorrufen können. Sie eignet sich besonders gut für Menschen, die unter Stress, Unruhezuständen oder Schlafstörungen leiden. Es ist empfehlenswert, die Chakra-Therapie nicht selbst durchzuführen – ein erfahrener Therapeut kennt die Möglichkeiten und Grenzen dieser Therapieform und kann darüber hinaus gezielt spezielle Themen ansprechen, die Ihnen bei der Selbstbehandlung vielleicht nicht auffallen.

ADRESSEN, DIE WEITERHELFEN

Internationales Zentrum für Neue Therapien
Tel.: 06181 / 256871
www.chakratherapie.de

Informationen im Internet:
www.qualimedic.de
(Naturmedizin/Alternative Heilverfahren)

Edelsteintherapie

Jeder Edelstein schwingt seiner Kristallstruktur entsprechend in einer anderen Frequenz. Diese Eigenschwingungen stoßen im Körper des Menschen auf Resonanz. Das macht sich die Edelsteintherapie zunutze, indem sie mit bestimmten Steinen auf Organe oder die Psyche einzuwirken versucht. Edelsteine können negative Schwingungen abbauen, stimulierend auf die Abwehrkräfte wirken und uns wieder ins Gleichgewicht bringen.

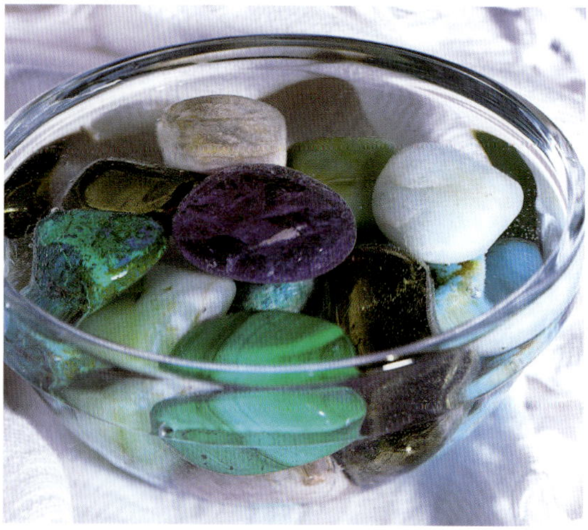

Edelsteine besitzen Heilenergien – das war in allen alten Kulturen schon bekannt.

URSPRUNG DER EDELSTEINTHERAPIE

In allen Hochkulturen wurden Edelsteine nicht nur wegen ihrer Schönheit, sondern vor allem wegen ihrer geheimnisvollen Wirkungen geschätzt. Bereits in der Steinzeit war die Heilwirkung einiger Steine bekannt. Die Chinesen entwickelten 4000 Jahre v. Chr. eine der ältesten Heilmethoden, indem sie bestimmte Steine auf den Körper des Menschen auflegten oder damit Heilwasser zum Einnehmen herstellten. Seien es die Pharaonen des alten Ägypten, die Indianer Nordamerikas, die Weisen Indiens oder später römische und arabische Ärzte – überall gab es detaillierte Kenntnisse der Heilwirkung der edlen Steine sowie Rezepturen zur Herstellung z.B. von Tinkturen, Elixieren und Pulvern.

Im Mittelalter verfassten sowohl Marbod, Bischof von Rennes (1035–1123), als auch Hildegard von Bingen (1098–1179) Werke über die Wirkungen der Edelsteine. Marbod gewann seine Erkenntnisse durch wissenschaftliche Recherchen, Hildegard von Bingen dagegen durch visionäre Schau, die ihr auch in anderen Bereichen zu tieferen Einsichten verhalf (→ Seite 154). Das Wissen über die Heilkraft der Edelsteine war fest verankert und wurde von Generation zu Generation weitergegeben.

WAS IST EDELSTEINTHERAPIE?

Edelsteine rufen mit ihren Schwingungen feine Resonanzen in unserem Körper hervor. Dabei spricht der menschliche Körper besonders auf die Schwingungen an, die ihm fehlen. Wenn Sie also in einem Bereich blockiert oder verspannt sind, helfen die entsprechenden Edelsteine mit der Ihnen fehlenden Schwingung, diese Bereiche zu harmonisieren und so den Heilungsprozess zu unterstützen.

In den Edelsteinen zeigen sich grundlegende Schwingungsmuster, die in ihren natürlichen Farben und ihrer kristallinen Struktur zum Ausdruck kommen. Die Wirkung eines Edelsteins lässt sich z.B. von seiner ***Farbe*** ableiten. Auch die ***Dichte*** eines Edelsteins ist von Bedeutung. Undurchsichtige

Steine entfalten Ihre Wirkung im körperlichen Bereich, durchscheinende Steine hingegen vor allem im Bereich der Gefühle und Empfindungen. Völlig durchsichtige Steine verbinden Sie mit den höchsten geistigen und spirituellen Aspekten, die der Edelstein verkörpert. Bewusst und den Beschwerden entsprechend ausgesucht, können Edelsteine neben der Unterstützung von Heilprozessen zu innerer Ruhe, Gelassenheit und Freiheit beitragen.
Edelsteine sind in verschiedenen Qualitäten und Formen erhältlich. Rohsteine, aber auch sogenannte Schmeichelsteine (polierte Schmucksteine), Donuts (Steinscheiben), Anhänger oder Edelsteinketten können je nach Bedarf eingesetzt werden.

WAS ERWARTET SIE?

Die einfachste Methode ist, Edelsteine als ***Schmuck*** zu tragen. Die Steine übertragen ihre Schwingungen direkt auf den Körper und harmonisieren, reinigen und beleben die ihnen entsprechenden Bereiche. Die Selbstheilungskräfte des Körpers werden unterstützt.
Die Edelsteine können auch direkt auf erkrankte Körperbereiche ***aufgelegt*** werden und ihre Schwingungen so unmittelbar auf die kranken Regionen oder ihnen zugeordnete Hautbereiche übertragen. Dazu legen Sie sich in einer angenehmen, entspannten Atmosphäre bequem auf eine Decke, Bett oder Sofa und platzieren den ausgesuchten Edelstein auf den betreffenden Körperteil. Lassen Sie nun für ca. 20 Minuten die Schwingungen auf sich wirken. Sie können die Behandlung in regelmäßigen Abständen über mehrere Tage wiederholen. Reinigen Sie den Stein nach jeder Behandlung unter klarem Wasser und laden Sie ihn in einer Bergkristallgruppe bzw. in einer Schale mit kleinen Bergkristallnuggets energetisch wieder auf.
Edelsteinbäder können Schmerzen und Hautprobleme lindern. Legen Sie dazu mehrere größere Steine in die Badewanne und fügen Sie dem Badewasser nur natürliche Zusätze wie ätherische Öle, Milch, Sahne oder Honig zu. Badeschaum kann die Wirkung schmälern.

BESONDERHEITEN AUF EINEN BLICK

- Die energetischen Schwingungen von Edelsteinen werden zur Therapie genutzt
- seit Jahrtausenden in allen Kulturen der Welt zu finden
- eignet sich zur Selbstbehandlung

WICHTIGSTE INDIKATIONEN

WIRKT INDIREKT
auf das vegetative Nervensystem und auf den gesamten Organismus; unterstützend, ausgleichend und zur Vorbeugung bei allen körperlichen und seelischen Beschwerden

FÜR WEN IST DIE EDELSTEINTHERAPIE GEEIGNET?

Die Edelsteintherapie ist für alle geeignet, die ihr generelles Wohlbefinden verbessern bzw. den Heilungsprozess seelischer und körperlicher Beschwerden unterstützen wollen. Sie ist als unterstützende und vorbeugende Therapie gedacht. Alle behandlungsbedürftigen Beschwerden sollten Sie dagegen mit Ihrem Arzt klären.

ADRESSEN, DIE WEITERHELFEN

Internationales Zentrum für Neue Therapien
Tel.: 06181 / 256871
www.edelsteintherapie.de

Verband Freier Heilpraktiker und Naturärzte
Tel.: 0221 / 1700725
www.heilpraktikerverband.de

Farbtherapie

Das Spektrum des sichtbaren Lichts ist aus sieben Farben zusammengesetzt: Rot, Orange, Gelb, Grün, Blau, Indigo und Violett. Jede Farbe schwingt in einer bestimmten Wellenlänge und Energie, die sich auf den menschlichen Organismus übertragen kann. Die Farbtherapie nutzt die positive Wirkung der Farben auf Körper, Geist und Seele und verhilft so zu Ausgleich, Harmonisierung und Wohlgefühl.

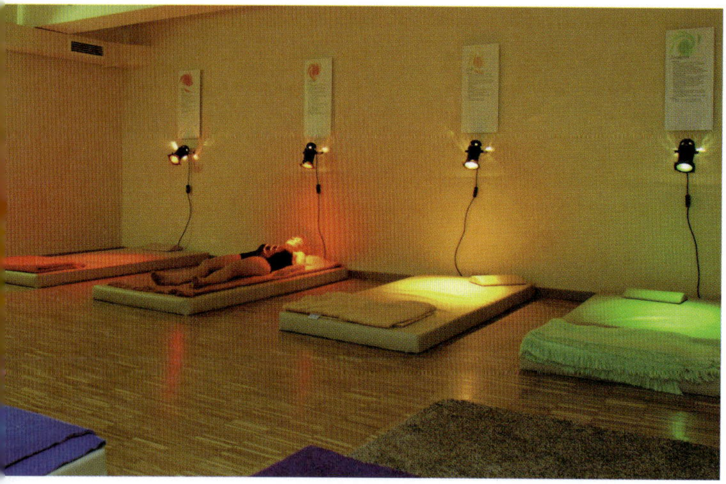

Die Heilwirkung beruht auf den unterschiedlichen Wellenlängen des farbigen Lichts.

URSPRUNG DER FARBTHERAPIE

Dass Sonnenlicht und Farben eine heilende Wirkung haben, erkannten schon vor 3000 Jahren unabhängig voneinander Inder, Chinesen und Ägypter, später Griechen und Römer.
Die Ägypter bauten beispielsweise Farbtempel mit sieben Räumen, die jeweils in einer anderen Farbe gestaltet waren. Je nachdem, welche Krankheit eine Person hatte, wurde sie in den Raum mit der entsprechenden heilsamen Farbe gebracht, um dort ein Farbbad zu nehmen.

WAS IST FARBTHERAPIE?

Die Farbtherapie wird häufig mit anderen feinstofflichen Therapien kombiniert, die ähnlichen Wirkprinzipien folgen, z.B. → Bach-Blütentherapie, → Chakra-Therapie, → Klangtherapie oder → Edelsteintherapie. Mit den sieben Spektralfarben sind bestimmte Eigenschaften verknüpft:

- ***Rot:*** Farbe der Lebenskraft und des Durchsetzungsvermögens. Rot macht gesprächig und selbstbewusst, wirkt anregend, wärmend und stimulierend, verbessert den Kreislauf und regt den Stoffwechsel an. Außerdem steigert es sexuelle Energie und Leistungsfähigkeit.
- ***Orange:*** Farbe der Freude, der Kreativität und des Selbstvertrauens. Orange wirkt aufmunternd und entkrampfend, schafft Lebensfreude, ist heilsam bei psychischer Belastung. Es wirkt anregend auf die Drüsentätigkeit, stimuliert die Verdauung, hilft gegen Herz-Kreislauf-Beschwerden und bei Müdigkeit.

BESONDERHEITEN AUF EINEN BLICK

- Die energetischen Schwingungen von Farben werden zur Therapie genutzt
- seit Jahrtausenden in allen Kulturen der Welt zu finden
- eignet sich zur Selbstbehandlung

- *Gelb:* Farbe der Weisheit. Gelb bringt den Geist in Schwung, hilft bei Gedächtnisschwäche, Lernproblemen, Stoffwechselstörungen der Leber sowie gegen Ermüdung, düstere Stimmung und Lustlosigkeit. Es stimuliert die Muskulatur und unterstützt die Ausscheidung von Schlacken.
- *Grün:* Farbe der inneren Harmonie, des Wachstums und des Heilseins. Grün fördert Erholung, Entspannung, wirkt beruhigend auf Herz und Nerven und stabilisiert den Blutdruck. Es lindert Schwellungen und Stauungen im Gewebe, entlastet die Bronchien und unterstützt die Heilung von chronischen Entzündungen.
- *Blau:* Farbe der Ruhe, des Friedens, der Treue und des Glaubens. Blau fördert Entspannung und Ausgeglichenheit, setzt die Körpertemperatur herab, senkt die Schmerzempfindlichkeit, beruhigt das Nervensystem, senkt erhöhten Blutdruck und besänftigt so bei Angstzuständen, Herzjagen und Schlaflosigkeit.
- *Indigo* (Mitternachtsblau): Farbe der spirituellen Verinnerlichung und der außersinnlichen Wahrnehmung. Indigo wirkt anregend auf die Nebenschilddrüse und beruhigend auf Schilddrüse sowie Nerven- und Lymphsystem. Es wirkt beruhigend und kühlend und hilft in akuten Situationen wie Krämpfen, Schmerzen, Blutungen und Schwellungen.
- *Violett:* Farbe der Nächstenliebe, Buße und Läuterung. Violett hilft bei der Klärung von Problemen, fördert die Sensibilität und unterstützt die Konzentrationsfähigkeit. Es fördert den Ausgleich von Stoffwechsel und Drüsen.

WAS ERWARTET SIE?

Die folgenden Möglichkeiten der Farbtherapie werden von Heilpraktikern angeboten, Sie können sie zum Teil auch allein durchführen:
Am einfachsten ist die Verwendung einer ***Farblampe***. Sie sollten sich bequem vor die Lampe setzen und Störungen von außen möglichst vorher ausschalten. Der Raum sollte warm und behaglich sein; ein entsprechend ausgesuchtes Aromaöl in der Duftlampe sowie angenehme Musik im Hintergrund verstärken die Wirkung. 15 bis 20 Minuten reichen, um einen positiven Effekt zu erzielen.
Bei der ***Farbbestrahlung*** legen Sie sich in einigem Abstand unter eine farbige Lichtquelle. Je nach Methode wird die Haut in bestimmten Bereichen bestrahlt oder gezielt bestimmte Chakren.
Bei der ***Farbakupunktur*** werden bestimmte Akupunkturpunkte mit einer stiftförmigen Farblampe angeleuchtet. Verschiedene Geräte sorgen für sehr präzise Farbbestrahlung, die der Therapeut individuell variieren kann. Wie bei der klassischen Akupunktur (→ Seite 186) werden auf diese Weise Störungen des Energieflusses harmonisiert.
Gestalten Sie Ihre Umgebung farblich so, dass sie heilsam auf Sie einwirkt. Streichen Sie die Wände zu Hause farbig oder wählen Sie die Farben von Vorhängen und Decken entsprechend. Direkter Kontakt mit farbigem Material ist sehr hilfreich: Suchen Sie Ihre Kleidung bewusst nach Farben aus.
Bei der Farbtherapie gibt es keine Einschränkungen. Sie ist für alle Menschen geeignet und in jedem Lebensbereich ohne Nebenwirkungen anwendbar.

WICHTIGSTE INDIKATIONEN

WIRKT INDIREKT
auf das vegetative Nervensystem und auf den gesamten Organismus; unterstützend, ausgleichend und zur Vorbeugung bei allen körperlichen und seelischen Beschwerden

ADRESSEN, DIE WEITERHELFEN

Verband Freier Heilpraktiker und Naturärzte
Tel.: 0221 / 1700725
www.heilpraktikerverband.de

Internationales Zentrum für Neue Therapien
Tel.: 06181 / 256871
www.farb-therapie.de

Kinesiologie

Die aus der chinesischen Medizin stammende Vorstellung von Energiebahnen, die den Körper durchziehen, ist auch eine der Grundlagen für die Kinesiologie. Verschiedene Muskelgruppen stehen über die Energiebahnen in Verbindung mit inneren Organen. Verändert sich die Muskelspannung, ist dies ein Hinweis auf organische oder psychische Störungen.

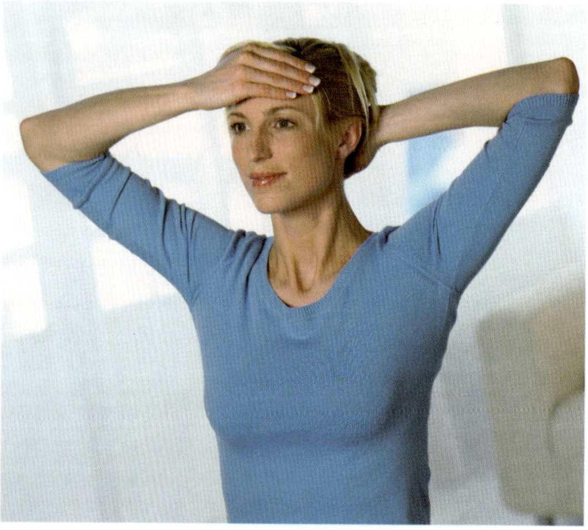

Kinesiologische Übungen trainieren beide Gehirnhälften und fördern die Konzentration.

URSPRUNG DER KINESIOLOGIE

Der amerikanische Chiropraktiker Dr. George Goodheart entdeckte in den 1960er Jahren, dass bei bestimmten Erkrankungen Kraftverluste an immer den gleichen Muskelgruppen auftraten. Daraus schloss er, dass die Muskeln über Energiebahnen in Verbindung zu inneren Organen stehen. Aus den Muskelreaktionen kann der Kinesiologe daher wesentliche Erkenntnisse über die körperliche und seelische Verfassung eines Menschen gewinnen. Die Methode nannte er Applied Kinesiology.

Später entwickelten sich im deutschsprachigen Raum die Pädagogische Kinesiologie, die sich speziell der Arbeit mit Kindern widmet, und die Angewandte Kinesiologie.

WAS IST KINESIOLOGIE?

Das Wort Kinesiologie kommt aus dem Griechischen und bedeutet »Lehre von der Bewegung«. Die Kinesiologie geht davon aus, dass unser Körper auf jede Form von Stress gleich reagiert. Für unseren Organismus besteht kein Unterschied zwischen psychischen Anspannungen, organischen Beschwerden und Muskelverspannungen. In unserem Hormonhaushalt läuft immer der gleiche Prozess ab, der den Körper auf die uralten Mechanismen von »Kämpfen oder Fliehen« vorbereitet.
Da unsere modernen Stresssituationen aber meist so nicht zu bewältigen sind, bleibt der Stress, den

BESONDERHEITEN AUF EINEN BLICK

- Verbindung von Elementen aus der chinesischen Medizin mit der Chiropraktik
- kinesiologischer Muskeltest zur Diagnose und Kontrolle der Therapie
- erfolgreich auch bei der Behandlung von Kindern

WICHTIGSTE INDIKATIONEN

WIRKT INDIREKT
bei funktionellen Beschwerden, Muskel- und Gelenkbeschwerden, nachlassender Spannkraft, Stress, Nervosität, Nahrungsmittelunverträglichkeiten, Allergien, Schwermetallbelastungen

WIRKT INSBESONDERE BEI KINDERN
bei Prüfungsangst, Unruhe, Angstzuständen, Aggressionen, Lernstörungen, Legasthenie

wir häufig nicht bewusst wahrnehmen, in unserem Körpergedächtnis gespeichert. Aus kinesiologischer Sicht liegt hier der Schlüssel zu Blockaden, Verspannungen und gesundheitlichen Problemen. Die Kinesiologie spürt diese verborgenen Blockaden auf und stellt das Gleichgewicht wieder her.

WAS ERWARTET SIE?

Nach einem Gespräch und einer körperlichen Untersuchung folgt die kinesiologische Diagnose mit Hilfe von Muskeltests, den ***Challenges.***

- Als Testmuskel dient meist der Deltamuskel, der sich vom Schulterblatt über das Schultergelenk in den Oberarm zieht.
- Sie heben einen Arm seitlich bis in Schulterhöhe. Der Therapeut legt eine Hand auf den ausgestreckten Arm, die andere Hand ruht auf Ihrer gegenüberliegenden Schulter.
- Nun drückt der Therapeut Ihren ausgestreckten Arm langsam, aber kräftig nach unten. Er beurteilt dabei die Stärke der Widerstandskraft gegen seinen Druck.
- Im Folgenden werden Ihnen verschiedene Fragen gestellt, die Sie nicht beantworten, sondern der Therapeut wiederholt stattdessen den Muskeltest und beobachtet die Veränderung der Spannkraft im Muskel.
- Sollen z.B. Krankheitsursachen oder Allergieauslöser getestet werden, bekommen Sie unter Umständen einen Gegenstand in die Hand, worauf der Test ebenfalls wiederholt wird.

Hat der Therapeut das psychische oder physische Problem erkannt, wird er die korrespondierenden Muskeln oder Muskelgruppen durch ***Balances*** behandeln. Ähnlich wie beim Yoga werden die Wechselbeziehungen zwischen der Muskulatur und den Organen auch zur Therapie genutzt. Spezielle Übungen regen den Energiefluss an, fördern die Konzentration, gleichen Stimmungsschwankungen aus oder wirken gegen Kopfschmerzen und Rückenprobleme. Zur Vertiefung erhalten Sie für zu Hause ein spezielles Übungsprogramm.

Die Pädagogische Kinesiologie versucht vor allem Kindern mit Lernproblemen und Verhaltensauffälligkeiten zu helfen. Dabei wird z.B. gezielt die Zusammenarbeit der beiden Gehirnhälften angeregt.

Eine Behandlungsabfolge von mehreren Sitzungen hintereinander ist sinnvoll, um die Fortschritte immer wieder nachtesten zu können. Später genügt oft ein Turnus im monatlichen Abstand.

FÜR WEN IST DIE THERAPIE GEEIGNET?

Die kinesiologische Diagnostik und Therapie ist auf Grund Ihres großen Spektrums für jeden geeignet, unabhängig, ob Sie den Wunsch haben, etwas für Ihre Persönlichkeitsentfaltung zu tun, ob Studenten oder Schüler ihren Lernprozess verbessern wollen oder ob Sie an körperlichen oder psychischen Störungen leiden.

ADRESSEN, DIE WEITERHELFEN

Institut für Angewandte Kinesiologie
Tel.: 07661 / 98710
www.iak-freiburg.de

Institut für Kinesiologische Lernförderung
Tel.: 05491 / 97670
www.ikl-damme.de

Klangtherapie

Seit jeher erzeugen Menschen Klänge und Musik zur Beschwörung und Anbetung in religiösen Zeremonien, aber auch zum Ausdruck von Stimmungen und Gefühlen. Klänge können unsere Gefühle in jede Richtung beeinflussen und uns in andere Bewusstseinszustände versetzen. Die Klangtherapie setzt diese besondere Wirkung zur Heilung und als Kraftquelle ein.

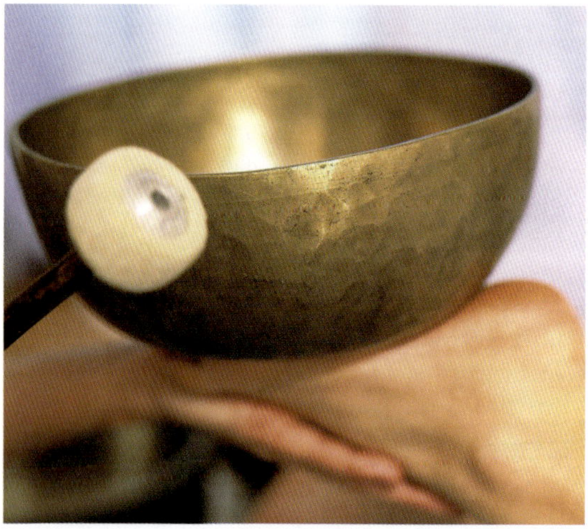

Klangschalen erzeugen nicht nur Töne, sondern auch heilsame Schwingungen.

URSPRUNG DER KLANGTHERAPIE

Die Verwendung von Klängen zu Heilzwecken hat in allen Kulturen eine lange Tradition: Schamanen versetzen ihre Stammesmitglieder mit gleichförmigen Trommelrhythmen in Trance. Buddhistische Mönche erzeugen mit tibetischen Klangschalen summende Töne, die den Körper durchdringen und zugleich das Bewusstsein beeinflussen. Auch in den westlichen Kulturen spielen Klänge eine wichtige Rolle. Gebetsgesänge wie etwa die gregorianischen Gesänge sollen die spirituelle Seite des Menschen fördern und die Verbindung zu Gott festigen.

WAS IST KLANGTHERAPIE?

Klänge, ob als menschliche Stimme oder Töne eines Instruments, vibrieren im Körper und können Funktionen wie Herzschlag, Atmung und Gehirntätigkeit beeinflussen. Ein Mensch beruhigt sich beim Hören langsamer, sanfter Klänge, rhythmische Musik dagegen regt ihn an, und monotone Tonfolgen können ihn in einen Trancezustand versetzen.
In der Klangtherapie wird versucht, mit bestimmten Tönen, Klangkombinationen und den Eigenschwingungen von Metallinstrumenten körperliches und seelisches Wohlbefinden zu erzeugen und gestörte innere Rhythmen zu harmonisieren.
Unter den Begriff Klangtherapie fallen eine Vielzahl verschiedener Therapieformen, die durch Instrumente oder gesungene Töne eine positive Umstimmung herbeiführen, indem sie ein energetisches Ungleichgewicht im Körper bzw. in den Chakren beheben und in die Harmonie zurückführen.
Bei der ***traditionellen asiatischen Klangtherapie*** werden Klangschalen und Zimbeln zur Klangmedi-

BESONDERHEITEN AUF EINEN BLICK

- Verwendung von Klängen zu Heilzwecken
- verschiedene Therapieformen, die alle sanft auf den gesamten Körper wirken
- das Wohlbefinden wird über Hören und Fühlen wiederhergestellt

tation oder Klangmassage verwendet. Die Klangschalen sind auf Grund ihrer Tonhöhe jeweils einem Chakra zugeordnet. Wird die Klangschale auf das gestörte Chakra gestellt und sanft angeschlagen, gleicht die Schwingung das Chakra aus.
Andere Formen, wie die ***Klang-Massage-Therapie,*** nutzen die vibrierende Schwingung der metallenen Klangschalen zur Stimulierung und Massage des Organismus. Das Energiefeld des Menschen, seine Aura, wird dabei gezielt in Bewegung gebracht. Dieses Mitschwingen und Einstimmen auf die Grundharmonie löst Blockaden.
Auch das monotone Rezitieren von ***Mantras*** (kurze, wiederholt gesprochene Formeln oder Worte) gehört zur Klangtherapie. Das gilt auch für das ***Tönen:*** Das Intonieren einzelner Töne und langgedehnter Vokale versetzt den Körper in Schwingung und ruft ein angenehmes Gefühl hervor.

WAS ERWARTET SIE?

Bei der Vielzahl der Therapieformen ist die Klangschalenmassage die gängigste, die sich auch an der ayurvedischen Chakren-Lehre orientiert:

- Sie liegen zunächst bequem auf dem Bauch, und eine Klangschale wird erst auf die eine, danach auf die andere Fußsohle gestellt.
- Mit einem Klöppel wird die Klangschale angeschlagen. Erst wenn der Ton nahezu verhallt ist, wird sie erneut sanft angeschlagen.
- Über die Sohle des Fußes breitet sich der Klang von den Füßen bis in die Wirbelsäule aus. Es folgen weitere Positionen am Rücken.
- In Rückenlage werden Ihnen dann nacheinander Klangschalen unterschiedlichster Größe auf die Chakren-Positionen gelegt. Die Größe der Klangschale ist entscheidend für deren Klang und ihre Zuordnung zu einem Chakra.
- Mit zunehmender Entspannung werden Sie die einzelnen Klänge immer intensiver in Ihrem Körper spüren.
- Wenn Sie während dessen Farben oder Bilder sehen, Wärme und ein angenehmes Kribbeln am ganzen Körper verspüren, zeigt dies, dass Sie gut auf die Klangtherapie ansprechen.

Eine Sitzung dauert mit Vor- und Abschlussgespräch 45 bis 60 Minuten. Besonders das anschließende Gespräch ist wichtig, da auftretende Gefühle, Bilder oder andere Erscheinungen angesprochen werden sollen. Sie sind die Grundlage für das weitere Vorgehen. Etwa 10 Sitzungen im wöchentlichen Abstand sind meist ausreichend.

WICHTIGSTE INDIKATIONEN

WIRKT INDIREKT
auf das vegetative Nervensystem und auf den gesamten Organismus; unterstützend, ausgleichend und zur Vorbeugung bei allen körperlichen und seelischen Beschwerden

FÜR WEN IST DIE KLANGTHERAPIE GEEIGNET?

Die Behandlung mit Klängen ist eine wundervolle Möglichkeit, sich ganzheitlich in Harmonie zu bringen. Klangtherapie ist für Menschen jeden Alters gut geeignet, besonders jedoch für alle, die unter Konzentrationsschwierigkeiten oder Stress leiden oder die einfach nur sanft tief entspannen und wieder in ***Ein-Klang*** mit sich kommen wollen. Sie hat sich sowohl bei der Arbeit mit geistig Behinderten als auch bei der Rehabilitation bewährt und ist eine ideale Geburtsvorbereitung.

ADRESSEN, DIE WEITERHELFEN

Europ. Fachverband Klang-Massage-Therapie
Tel.: 04252 / 2411
www.fachverband-klang.de

Verband Freier Heilpraktiker und Naturärzte
Tel.: 0221 / 1700725
www.heilpraktikerverband.de

Magnetfeldtherapie

Wir sind umgeben von Magnetfeldern. Nicht nur Handys, Mikrowellengeräte oder Fernsehgeräte, auch die Erde selbst und alle Lebewesen besitzen ein eigenes Magnetfeld. Die Magnetfeldtherapie will Störungen des körpereigenen Magnetfeldes, die sich in vielerlei Beschwerden äußern können, wie z.B. Wundheilungs- oder Durchblutungsstörungen, auf sanfte Weise wieder ins Gleichgewicht bringen.

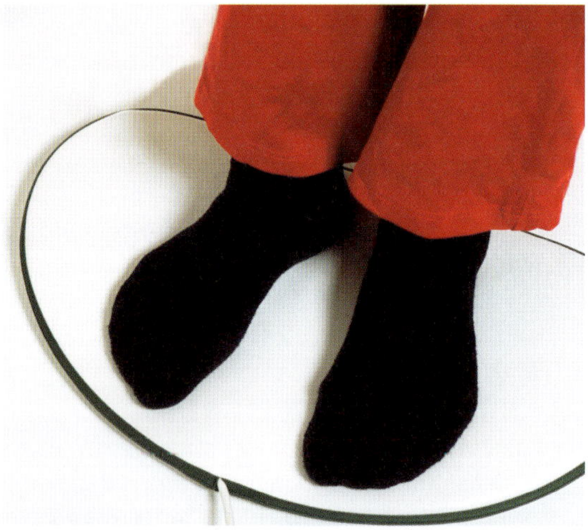

Stehen die Füße auf der Magnetfeldmatte, spürt man ein angenehmes Wärmegefühl.

URSPRUNG DER MAGNETFELDTHERAPIE

Bereits vor 3000 Jahren in den frühen Hochkulturen Ägyptens und Chinas war man beeindruckt von der Kraft in Magnetsteinen, die seither immer wieder für heilende Zwecke eingesetzt wurden. Zu Beginn des 20. Jahrhunderts setzte Wilhelm Reich, ein Schüler von Sigmund Freud, mit der Orgon-Maschine den Magnetismus als Heilmittel ein. Seit den 1950er Jahren werden magnetische Kräfte in unterschiedlicher Form genutzt. So werden z.B. in der Orthopädie pulsierende elektromagnetische Felder bei Knochenbrüchen eingesetzt, um die Knochenneubildung zu fördern.

WAS IST MAGNETFELDTHERAPIE?

Nicht nur der Körper des Menschen verfügt über ein Magnetfeld, auch seine einzelnen Organe und Zellen schwingen in unterschiedlichen Frequenzen und erzeugen dadurch ein eigenes Magnetfeld. Die Magnetfeldtherapie macht sich dies zunutze und schickt Impulse entweder zum gesamten Organismus oder zu einem bestimmten Bereich. Es wird angenommen, dass die eingesetzten schwachen Magnetfelder einen Einfluss auf das elektrische Leitvermögen der Körperzellen ausüben. Die verschiedenen Methoden unterscheiden sich darin, ob das Magnetfeld elektromagnetisch oder magne-

BESONDERHEITEN AUF EINEN BLICK

- Einsatz von elektromagnetischen Feldern zur Therapie
- harmonisiert die eigene Körperschwingung und erhöht die elektrische Leitfähigkeit der Körperzellen
- wirkt entspannend, ausgleichend und regenerierend

WICHTIGSTE INDIKATIONEN

WIRKT AUF DEN BEWEGUNGSAPPARAT
bei Arthritis, rheumatischen Erkrankungen, Sehnenscheidenentzündung, Rückenschmerzen, Schulter-Nacken-Syndrom

WIRKT BEI WEITEREN BESCHWERDEN
wie Wundheilungs- und Durchblutungsstörungen, hormonell bedingten Störungen, Schlaflosigkeit, Schmerzzuständen, Migräne, Konzentrationsstörungen, Stress, Unruhezuständen

tisch, statisch oder pulsierend ist. Aber auch die Wahl der Frequenz, die Energiestärke und die Lokalisation sind wichtig. Eine Methode ist die pulsierende elektromagnetische Therapie *(PEMT)*, für die besonders in der Orthopädie und Rheumatologie viele Therapieerfolge belegt sind. Wissenschaftlich sind eine verbesserte Sauerstoffversorgung und ein verbesserter Stoffwechsel nachgewiesen.
Eine weitere Methode ist das lokale Anlegen von ***Dauermagneten*** bzw. das Aufkleben von Magnetfolien oder Minimagneten. Diese wirken schmerzlindernd und steigern die Durchblutung, was sich als ein Kribbeln oder Wärmegefühl äußert.
Die ***sanfte Magnetfeldtherapie*** nach Wolfgang Ludwig nutzt die Frequenz der Erdmagnetwellen. Ziel der Anwendung ist es, die ursprüngliche Frequenz eines Organs bzw. eines Menschen zu erzeugen und so die »Urharmonie« wieder herzustellen.

WAS ERWARTET SIE?

Die Magnetfeldtherapie wird mit kleinen Geräten durchgeführt, die einfach zu bedienen sind, so dass sie auch für eine weiterführende Anwendung zu Hause geeignet sind. Zunächst sollten Sie sich umfassend bei einem Arzt oder Therapeuten informieren, welche Methode für Sie geeignet ist.

- Bei der ***PEMT*** liegen Sie während der Therapie entspannt auf einer Liege. Dann wird die Elektrode an den zu behandelnden Körperteil angelegt. Eine Anwendung dauert meist zwischen 10 und 30 Minuten.
- In Apotheken oder von Ihrem Therapeuten erhalten Sie ***Dauermagneten,*** die Sie auf der Problemzone auf der Haut tragen.
- Bei der Entstörung von Narben können ***Magnetfolien*** helfen. Sie werden aufgeklebt und wirken über die Hautreflexzonen.
- Bei der Magnetfeldtherapie nach Ludwig liegen Sie in einem Behandlungsraum auf einer Magnetfeldmatte. Die Frequenz und Dauer wird individuell eingestellt.

Da sich bei der Magnetfeldtherapie Abfallprodukte des Stoffwechsels lösen können, sollten Sie viel Wasser trinken, damit alle schädlichen Stoffe ausgeschwemmt werden können. Die Wirkung kann sich, je nach Befund, schnell oder erst innerhalb einiger Wochen zeigen. Die Schmerzen oder Verspannungen lassen nach, Bewegungen können meist wieder problemlos ausgeführt werden.

FÜR WEN IST DIE MAGNETFELDTHERAPIE GEEIGNET?

Die Magnetfeldtherapie ist besonders gut für Menschen geeignet, die unter Bewegungseinschränkungen, Stress oder Unruhezuständen leiden. Auch bei unklarem Befund ist die Magnetfeldtherapie einen Versuch wert. Menschen mit Herzschrittmacher sowie Schwangere dürfen die Magnetfeldtherapie nicht anwenden.

ADRESSEN, DIE WEITERHELFEN

Magnetfeldtherapie
Tel.: 0202 / 8904420
www.magnetfeldtherapie.info

Bund Deutscher Heilpraktiker
Tel.: 02581 / 61550
www.bdh-online.de

Reiki

Reiki ist eine japanische Kunst des Handauflegens, mit der man Energie auftanken, aber auch gezielt Beschwerden lindern kann. Die Reiki-Lehre geht davon aus, dass körperliche Krankheiten und seelische Probleme durch Energieblockaden ausgelöst werden. Diese Blockaden behindern den Fluss der Lebensenergie. Mit Hilfe der Hände, die als Kanal dienen, wird die fehlende Lebensenergie auf einen anderen Menschen übertragen.

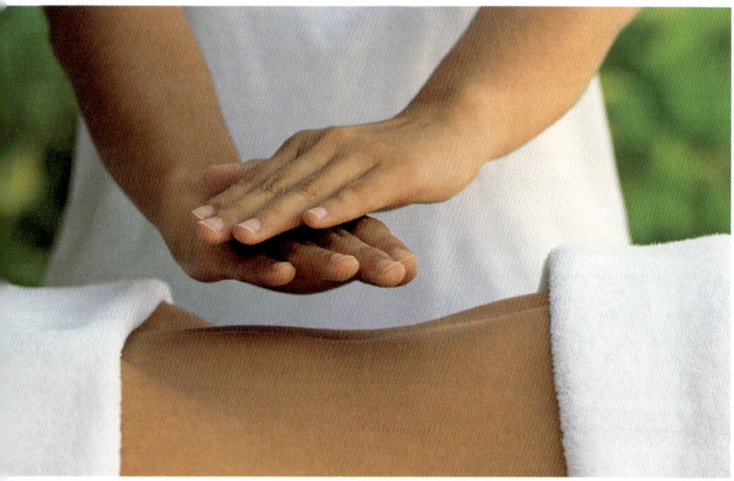

Der Therapeut bündelt die Lebensenergie Reiki und überträgt sie auf den Patienten.

URSPRUNG VON REIKI

Reiki stammt aus Japan: Der Begriff setzt sich aus den japanischen Worten ***Rei*** = Geist, Seele, Gott und ***Ki*** = Lebensenergie zusammen. Er wird meist als »universelle Lebensenergie« übersetzt. Anfang des 20. Jahrhunderts wurden von dem japanischen Gelehrten Sensei Mikao Usui 2500 Jahre alte Sanskrit-Schriften wiederentdeckt, die Anleitungen zur Heilung durch Handauflegen enthielten. Zusammen mit seinen Nachfolgern baute er in Japan Reiki-Kliniken und Ausbildungsstätten auf.

In den 1930er Jahren brachte Hawayo Takata, eine Amerikanerin japanischen Ursprungs, durch eigene Genesungserfahrung das Reiki-System in die USA. Im Westen gibt es heute drei große Richtungen des Reiki: das ***klassische Reiki*** des Usui-Systems, das in Japan auch heute noch gelehrt und angewandt wird, das ***Arolo-System*** als aktives Reiki nach Eckehard Strohm und das sogenannte ***authentische Reiki*** nach Barbara Ray.

WAS IST REIKI?

Das Wort ***Reiki*** bezeichnet unterschiedliche Aspekte: Zum einen ist Reiki die universelle Lebensenergie selbst, die alles durchströmt. Reiki ist aber auch die Bezeichnung für das Handauflegen in einer Behandlung, in der die universelle Lebensenergie durch den Behandler fließt. Ein besonderes Anliegen von Reiki ist es, den Menschen wieder in Kon-

BESONDERHEITEN AUF EINEN BLICK

- Fehlende Lebensenergie wird aufgetankt, und Energieblockaden werden behoben
- der Behandler dient als Kanal für die Sammlung von universeller Lebensenergie
- Behandlung anderer kann in Seminaren erlernt werden

takt mit sich selbst und seinen ureigensten Zielen und Bedürfnissen zu bringen. Das Spüren des eigenen Seins fördert ein Gefühl von bedingungslosem Akzeptieren und Akzeptiertwerden.
Bei Schmerzzuständen bietet Reiki eine sanfte Möglichkeit, den Schmerz anzunehmen und eventuell sogar zu überwinden. Als sehr geeignetes Instrument hat sich Reiki auch in der Traumabewältigung erwiesen.

Andere mit Reiki behandeln

Während Sie bei der Behandlung eine Entspannung und Stärkung Ihrer Lebensenergie erfahren, können Sie in einem Reiki-Seminar lernen, wie Sie mit dieser Energie etwas für sich, Ihre Angehörigen, aber auch für Haustiere und Pflanzen tun können.
In einem Seminar zum ersten Reiki-Grad erlernen Sie die einzelnen Handpositionen. In einem zweiten Wochenendseminar, das Sie nach 6 bis 12 Monaten besuchen können, werden Sie in den Gebrauch von Symbolen eingeweiht, die den Energiefluss deutlich intensivieren. Der dritte Reiki-Grad, der frühestens ein Jahr nach dem zweiten Grad erfolgt, entspricht dem Meistergrad. Sie erhalten ein Meistersymbol, das Ihnen die ganze Kraft der universellen Lebensenergie eröffnet, und erlernen, damit umzugehen. Meist ist dieser Grad auch mit einer Lehrerbefähigung verbunden, so dass Sie danach selbst andere in Reiki ausbilden dürfen.

WAS ERWARTET SIE?

Die Behandlung findet nach einem Vorgespräch meist auf einer Liege statt. Wichtig ist, dass Sie Beengendes lockern und Halsketten, Armbänder und Uhren ablegen.

- Mit einer Decke bedeckt, liegen Sie bequem auf der Liege und müssen ab jetzt nichts mehr tun.
- Der Behandler wird sich zuvor die Hände waschen und eine kurze Einstimmungszeremonie durchführen, um ganz frei für Sie zu sein.
- In einem Abstand von etwa 3 Minuten legt der Behandler die Hände auf mehrere Kopf- und Körperpositionen, sowohl vorne als auch am Rücken. Wenn Ihnen die Berührung durch die Decke hindurch unangenehm ist, kann die gesamte Behandlung auch so durchgeführt werden, dass der Behandler sein Hände etwa 15 cm über Ihrem Körper hält.
- Nach der etwa einstündigen Behandlung sollten Sie noch ein wenig ruhen und anschließend reichlich klares Wasser trinken.

Während der Behandlung können Sie ein Kribbeln oder ein Wärmegefühl verspüren. Zu Beginn sind vier Behandlungen in kurzer Abfolge ideal.

WICHTIGSTE INDIKATIONEN

WIRKT INDIREKT
bei Unruhe, Angstzuständen, Depressionen, Aggressionen, Reizbarkeit, Schmerzzuständen, Schlafstörungen, Erschöpfungszuständen, Überlastung, Stress; bei allen funktionellen Beschwerden und Erkrankungen, die von einer Revitalisierung profitieren

FÜR WEN IST REIKI GEEIGNET?

Die zutiefst entspannende Reiki-Behandlung ist für jeden Menschen geeignet, unabhängig von seiner körperlichen oder seelischen Verfassung. Denn Reiki dient sowohl der Linderung von Beschwerden als auch der Stärkung der körperlichen, geistigen und seelischen Kraft.

ADRESSEN, DIE WEITERHELFEN

Fördergemeinschaft Reiki-Praktizierender
Tel.: 02104 / 43335
www.reiki-organisation.de

Reiki Network in Deutschland
Tel.: 0421 / 532068
www.reiki-network.de

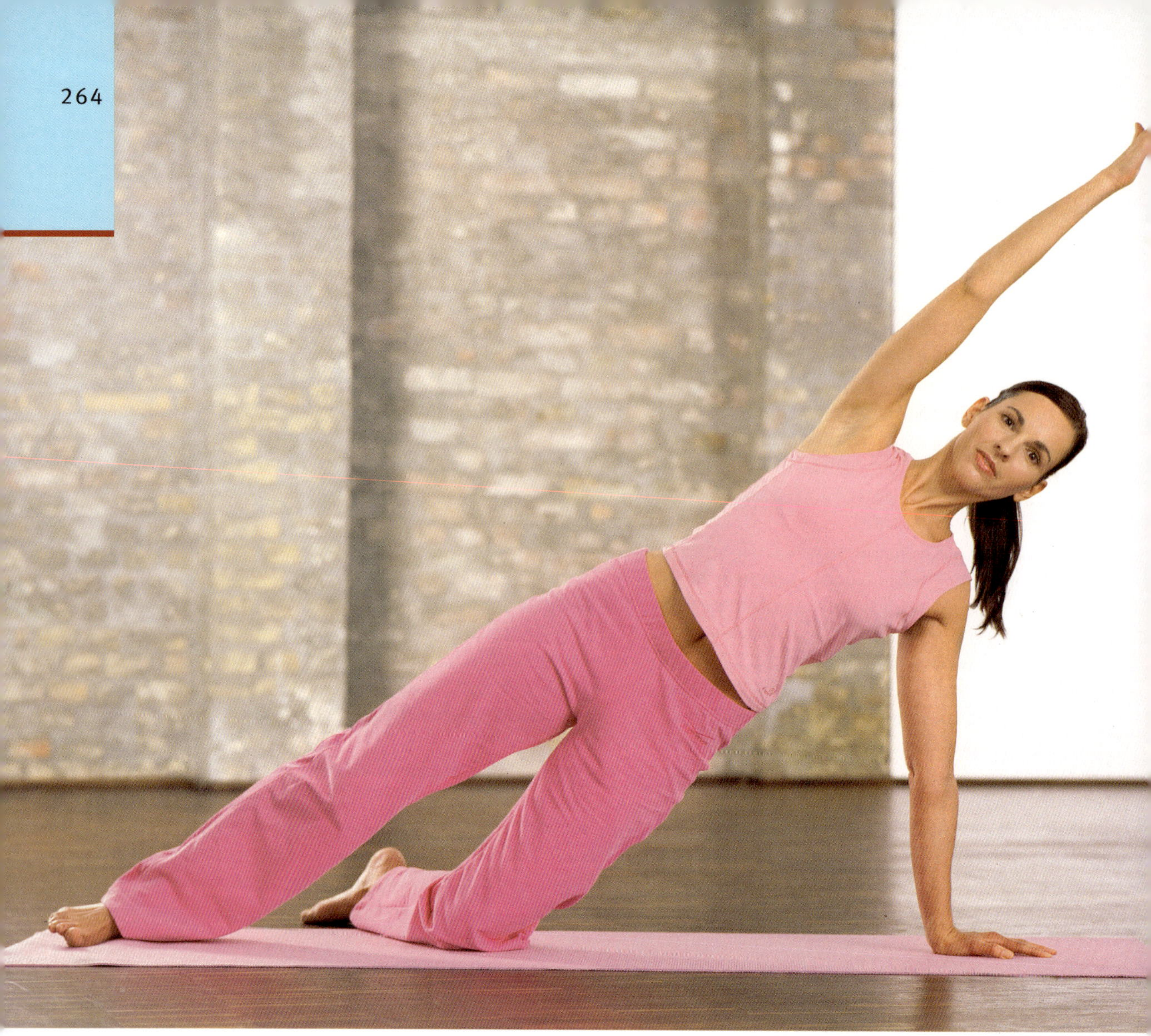

Ganzheitliche Übungsmethoden

Bewegung tut gut, hält fit und jung. Doch Bewegung ist nicht gleich Bewegung. In diesem Kapitel geht es um traditionelle Wege und neue Methoden aus Ost und West, die zwar am Körper ansetzen, deren Ziel aber weit über körperliche Fitness hinausgeht. Allen hier beschriebenen Übungsmethoden liegt die Vorstellung zu Grunde, dass Körper, Geist und Seele untrennbar miteinander verbunden sind. In diesem Sinne können körperliche Bewegungen – auf bestimmte Weise ausgeführt – auf Geist und Seele wirken, so wie umgekehrt die Schulung des Geistes einen positiven Einfluss auf die körperliche Gesundheit ausübt.

IM OSTEN NICHTS NEUES

Während unsere westliche Welt sich erst so langsam der vielfältigen Wechselwirkungen zwischen Körper, Geist und Seele bewusst wird, ist diese Erkenntnis für die fernöstlichen Kulturen selbstverständlich. Schon seit Tausenden von Jahren zielen die Übungen aus Indien, Japan und China nicht nur darauf ab, den Körper zu formen und die Haltung zu verbessern, sondern haben stets auch seelisch-geistige sowie ethische Aspekte. Am beliebtesten und am stärksten verbreitet ist bei uns das Yoga, aber auch Qi Gong und Tai Ji Quan finden immer mehr Anklang bei gestressten »Westlern«.

VERSCHIEDEN UND DOCH VERWANDT

Äußerlich gesehen scheinen die manchmal akrobatisch wirkenden ***Yoga***-Haltungen und die im Zeitlupentempo ausgeführten, fließenden ***Qi-Gong***- oder ***Tai-Ji***-Bewegungen nicht viel gemeinsam zu haben. Sosehr sie sich in den Bewegungen unterscheiden mögen, so groß sind doch die zu Grunde liegenden Übereinstimmungen. Alle drei Übungsmethoden gehen davon aus, dass der Mensch nicht isoliert von Natur und Kosmos zu sehen ist, weil alles Leben von ein und derselben Energie durchdrungen ist. Daher sind auch Geist und Seele als Einheit zu betrachten. Sind wir nicht in der Balance, sei es durch falsche Ernährung, durch bedrückende Gedanken oder Gefühle, zu wenig Schlaf oder Überanstrengung, manifestiert sich dies in Form von Energieblockaden, die sich in körperlichen oder psychischen Beschwerden äußern können.
Hier können uns alle drei Übungswege helfen. Sie setzen am Körper an, verstehen ihn aber, wie die Inder sagen, als »Tempel des Geistes«. Indem wir durch bestimmte Übungen in unserem Körper ankommen, kommen wir auch auf einer tieferen Ebene zu uns oder gar in einem spirituellen Sinne in Kontakt mit der Essenz des Lebens.
Yoga ist bei uns eine der beliebtesten fernöstlichen Übungsmethoden geworden. Die Yoga-Schulen umfassen sehr unterschiedliche Richtungen, wie den körperbetonten Hatha-Yoga, den dynamisch-kraftvollen Ashtanga-Yoga oder aber den eher spirituellen Kundalini-Yoga.

WAHRNEHMUNG IST DER SCHLÜSSEL

Bei allen ganzheitlichen Übungsmethoden – auch den modernen westlichen Ansätzen – geht es darum, die Wahrnehmung zu verbessern. Und zwar zunächst die Wahrnehmung unseres Körpers: Wie stehe ich? Was passiert, wenn ich meinen Arm anhebe? Kann ich meinen Arm auch anheben, ohne dabei die Schulter hochzuziehen? Bringe ich gewohnheitsmäßig Muskeln zum Einsatz, die ich dazu eigentlich gar nicht brauche? Wo spüre ich meine Atmung? Wo fühlt sich mein Körper verspannt an? Welche Gefühle sind damit verbunden? Was verändert sich, wenn ich tief einatme bis in den Bauch hinein? Was geschieht, wenn ich meine Wirbelsäule ohne Anstrengung entspannt aufrichte und in dieser Haltung offen in die Welt hinausschaue?
Je stärker wir in der Lage sind, unsere Aufmerksamkeit auf unseren Körper zu richten, ohne ständig in Gedanken abzuschweifen, desto intensiver wird die Wirkung der Übungen. Es entsteht ein besonderer Zustand der entspannten Konzentration, der bei der ***Vipassana-Meditation*** Achtsamkeit genannt wird und eine ausgesprochen heilsame Wirkung auf Körper, Geist und Seele hat. Alle belastenden Gedanken und Gefühle aus dem Alltagsleben treten

zurück, und der Übende wird eins mit der Übung, die er gerade macht – eine sehr intensive, beglückende Erfahrung. Nach und nach lassen sich diese Übungserfahrungen auf den Alltag übertragen.

NEUERE ENTWICKLUNGEN IM WESTEN

Mehr oder weniger stark beeinflusst durch die fernöstlichen Übungswege, haben sich in unserer modernen westlichen Welt im letzten Jahrhundert vor allem zwei Methoden entwickelt, die über die Arbeit an Körperhaltungen und Bewegungen hinaus ebenfalls die emotionale und die geistige Ebene ansprechen: Gemeint sind die Alexander-Technik und die Feldenkrais-Methode. Und noch eine weitere ganzheitliche Form ist zu nennen, die auf ganz sanfte Art eine Verbindung von Körper, Geist und Seele schafft: die Atemtherapie, von der es mehrere verschiedene Ansätze gibt.

Bei der ***Alexander-Technik,*** einem pädagogisch inspirierten Ansatz, werden gewohnte Bewegungsabläufe gezielt betrachtet und sanft korrigiert. Ziel ist es, eingefahrene Bewegungen, die dem Körper nicht gut tun, bewusst zu machen und sie in Bewegungen abzuwandeln, die ökonomischer und kraftsparender sind. Der Lehrer weist auf Fehlhaltungen oder unnatürliche Bewegungen nicht nur verbal hin, sondern hilft durch Berührungen, sie zu erspüren.

Die ***Feldenkrais-Methode*** hat im Grunde dieselbe Intention wie die Alexander-Technik, geht aber mit einem ganz anderen Ansatz an die Sache heran. Die Übungsmethode des Physikers Moshé Feldenkrais beschäftigt sich mit den einzelnen Lernprozessen des Bewegungsablaufes. Diese werden jedoch nicht pädagogisch korrigiert, sondern spielerisch durch eigenes Experimentieren selbst erfahren. Ähnlich wie ein Kleinkind, das alle möglichen Fortbewegungsarten ausprobiert, bevor es das eigentliche Laufen erlernt, lernt man durch Robben, Rollen, Krabbeln, Liegen, Stehen usw. seine eigenen Bewegungsmuster kennen und diese bewusst in zweckmäßigere Bewegungen zu ändern. Mit der Zeit nimmt die Wahrnehmung für den eigenen Körper immer mehr zu, so dass man Spannungszustände schneller registriert und sanft ändern kann.

Im Bereich der ***Atemtherapie*** haben sich verschiedene Richtungen etabliert, die je nach theoretischem Hintergrund eher medizinisch, psychotherapeutisch oder spirituell ausgerichtet sind. So wird die Reflektorische Atemtherapie von Liselotte Brüne vor allem bei gesundheitlichen Problemen der Atmungsorgane eingesetzt. Prof. Ilse Middendorf hat sich einen Namen mit ihrer Atemschule für Erfahrbaren Atem gemacht, deren Ziel es ist, durch bewusste Wahrnehmung des eigenen Atems ein besseres Körpergefühl zu erlangen sowie sich selbst besser kennen zu lernen. Diese eigenständige Methode ist gut mit Körper- und Psychotherapien kombinierbar.

Andere Methoden haben ihren Schwerpunkt eher bei Stimm- und Sprecherziehung und werden von Logopäden bei Sprachproblemen eingesetzt, sind aber auch sehr erfolgreich in der Ausbildung von Schauspielern und Sängern.

GEDULD IST GEFRAGT

Fehlhaltungen und falsche Bewegungsmuster, die sich über Jahre entwickelt und verfestigt haben, können nicht innerhalb weniger Wochen behoben werden. Aus diesem Grund erfordern alle ganzheitlichen Übungswege Beharrlichkeit, Geduld und Ehrlichkeit mit sich selbst sowie eine gute Portion Frustrationstoleranz. Perfektionismus und Ungeduld sind die »natürlichen Gegner« in uns selbst, mit denen wir konfrontiert werden, wenn erwünschte Erfolge nicht schnell genug eintreten. Wer sich davon nicht entmutigen lässt, kann viel über sich selbst lernen, was weit über das körperliche Befinden hinausgeht.

Alle Methoden verhelfen Ihnen zu einem besseren Körperbewusstsein, bauen Stress ab, entspannen und führen gleichzeitig zu mehr Spannkraft und Energie. Erfahren Sie im Folgenden mehr über die Besonderheiten der einzelnen Wege und Methoden – und probieren Sie aus, was zu Ihnen passt.

Alexander-Technik

Tragen Sie Ihre Taschen nur auf einer bestimmten Seite? Beißen Sie bei Stress die Zähne so fest aufeinander, dass hinterher der Kiefer schmerzt? Dann könnte die Alexander-Technik für Sie hilfreich sein. Haltungs- und Bewegungsmuster, die man im täglichen Leben gewohnheitsmäßig anwendet, werden beobachtet, hinterfragt und sanft verändert, sofern sie nicht gut tun. Verspannungen und Haltungsfehler lassen sich auf diese Weise korrigieren.

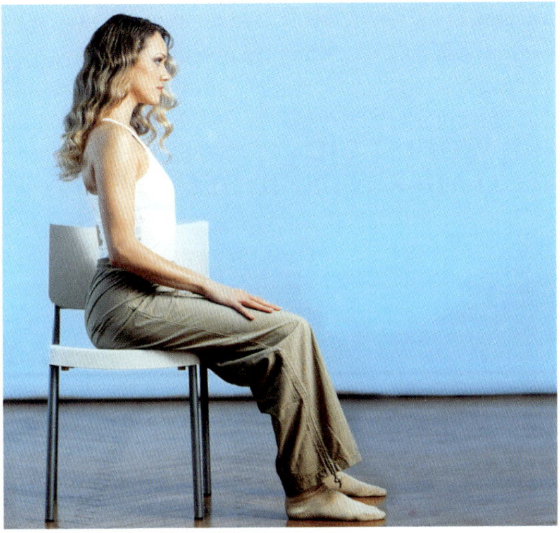

Die Alexander-Technik verbessert Bewegungsabläufe, Atmung und Körperhaltung.

URSPRUNG DER ALEXANDER-TECHNIK

Frederick Matthias Alexander (1869–1955) litt unter Atemwegsbeschwerden, die ihn in seinem Beruf als Schauspieler stark behinderten. Ärztliche Behandlungen und Medikamente halfen nicht. Schließlich suchte Alexander selbst nach den Ursachen für seine Beschwerden. Mehrere Monate lang beobachtete er seine Körperhaltung und typische Bewegungsabläufe beim Sprechen sowie bei seinen Bühnenauftritten. Dabei stellte er fest, dass er z.B. beim Sprechen die Schultern nach oben zog, was den Brustkorb verengte und Druck auf den Kehlkopf ausübte. Mit Hilfe von Spiegeln korrigierte er diese Haltungsfehler und verbesserte dadurch seine Atmung und Aussprache. Angespornt durch diesen Erfolg, forschte er weiter und fand heraus, dass sich viele Probleme des Bewegungsapparates, aber auch andere Beschwerden auf Haltungsfehler zurückführen lassen. Da inzwischen immer mehr Kollegen wegen ihrer Atem- und Stimmprobleme zu ihm kamen, begann er, andere in seiner Technik zu unterrichten. Zu seinen Schülern gehörten u.a. die Schriftsteller Aldous Huxley und George Bernard Shaw sowie viele Musiker und Politiker.

WAS IST DIE ALEXANDER-TECHNIK?

Bei der Alexander-Technik geht es um die Veränderung von eingefahrenen Bewegungsmustern, die

BESONDERHEITEN AUF EINEN BLICK

- Körperorientierter, pädagogischer Ansatz
- Fehlhaltungen des Körpers werden durch Übungen korrigiert
- alltägliche Bewegungsabläufe werden zunächst genau beobachtet und dann optimiert
- Unterricht einzeln oder in Kleingruppen

unserem Körper nicht gut tun. Die Alexander-Technik baut auf einen bewussten Lernprozess, bei dem man sich beobachtet, Gewohnheiten erkennt und schließlich ändert. Dabei spielt als sogenannte ***Primärkontrolle*** das ausgewogene Verhältnis zwischen Kopf, Hals und Rücken eine besondere Rolle. Alltägliche Bewegungsabläufe wie Gehen, Heben, Aufstehen, aber auch Schreiben oder Musizieren werden einer genauen Beobachtung unterzogen. Das Ziel ist, Bewegungsmuster, die unnötige Kraft kosten oder zu Fehlhaltungen führen, in ökonomischere Bewegungen abzuwandeln, die dem Körper seine natürliche Freiheit zurückgeben.

Während des Unterrichts unterstützt der Lehrer seine verbalen Instruktionen durch Berührungen mit den Händen. Dem Schüler wird gezeigt, wie die natürliche Haltung aussehen und sich anfühlen sollte. So kann langsam ein neues Körpergefühl entstehen. Das Umlernen von eingefahrenen Verhaltensweisen erfordert viel Geduld und Übung, doch der anschließende Erfolg lohnt die Mühe.

WAS ERWARTET SIE?

Da menschliche Bewegungsabläufe grundsätzlich individuell sind, wird die Alexander-Technik meist im Einzelunterricht praktiziert.

WICHTIGSTE INDIKATIONEN

DIREKTE WIRKUNG
bei Beschwerden, die auf Fehlhaltungen zurückzuführen sind, wie Rücken-, Schulter- und Nackenbeschwerden, Verspannungen, Gelenkbeschwerden, Atem- und Stimmproblemen

INDIREKTE WIRKUNG
körperlich und seelisch stabilisierend, z.B. bei psychosomatischen Störungen, depressiven Verstimmungen

- Es ist günstig, beim Training bequeme, aber eher anliegende Kleidung zu tragen. Die Wirbelsäule ist dann gut sichtbar und kann gezielter korrigiert werden.
- Der Lehrer ertastet Verspannungen und hilft Ihnen, Haltungsfehler aufzuspüren.
- Manche Therapeuten bieten neben den Einzelstunden auch Gruppenarbeit an. In der gegenseitigen Beobachtung entwickeln Sie ein Gespür, Fehlhaltungen zu erkennen.

Als Richtschnur kann man von 30 Einzelstunden mit 30 bis 60 Minuten Dauer ausgehen, bis Sie die Technik so weit erlernt haben, dass Sie sie wirkungsvoll in Ihren Alltag einbauen können.

FÜR WEN IST DIE ALEXANDER-TECHNIK GEEIGNET?

Die Alexander-Technik ist nicht nur für alle geeignet, die bereits unter Beschwerden des Bewegungsapparates und ihren Folgen leiden, wie Rückenschmerzen, Verspannungen, Kopfschmerzen und Kreislaufstörungen. Diese Technik nützt allen, die mit den Belastungen des Alltags besser und ökonomischer umgehen wollen. Berufstätige mit physisch anstrengenden Tätigkeiten, z.B. in Pflegeberufen, lernen die körperlichen Belastungen besser zu kontrollieren und zu reduzieren. Für Menschen, die ihren Körper extrem belasten, wie Tänzer, Musiker, Schauspieler und Sportler, ist die Alexander-Technik besonders hilfreich. Sie bietet aber auch Berufsgruppen eine gute Basis, für die sicheres Auftreten mit guter Körperhaltung und tragender Stimme von Bedeutung ist, wie Managern und Lehrern.

ADRESSEN, DIE WEITERHELFEN

Alexander-Technik-Schule
Tel.: 030 / 6142418
www.alexander-technik-schule.de

Zentrum für Alexander-Technik
Tel.: 040 / 395656
www.alexandertechnik-hamburg.de

Atemtherapie

Die Atmung kann als Verbindung zwischen Körper und Seele betrachtet werden, weil sie sehr empfindlich auf seelische und körperliche Veränderungen reagiert. Diesen Zusammenhang macht sich die Atemtherapie zunutze, um (nicht nur) Atemstörungen auf sanfte Art zu behandeln. Die heilende Wirkung des richtigen Atmens wird sowohl zur Behandlung von Atem- und Stimmproblemen als auch in der körperorientierten Psychotherapie eingesetzt.

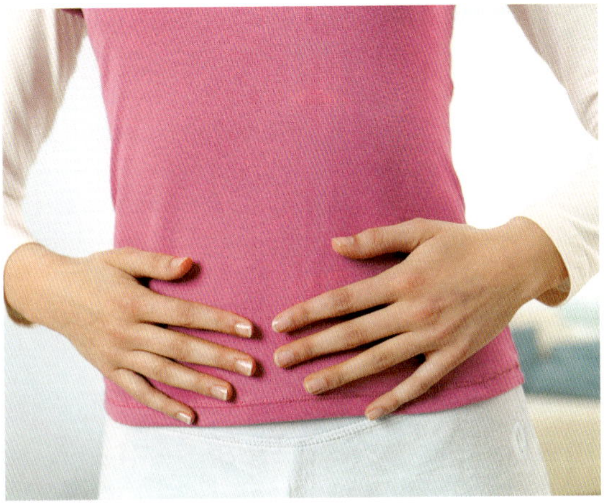

Mit Achtsamkeit spüren Sie Ihrem Atem nach und fühlen ihn kommen und gehen.

URSPRUNG DER ATEMTHERAPIE

Die Kunst, richtig zu atmen, gehört seit Jahrtausenden selbstverständlich zu den spirituellen und gesundheitsfördernden Praktiken des chinesischen → Qi Gong, der japanischen → Zen-Meditation und des indischen → Yoga.

Die Atemtherapie gewann in Europa im 20. Jahrhundert eine neue Bedeutung, und es entstanden verschiedene Therapierichtungen. Ilse Middendorf (*1910) gründete 1965 die Berliner ***Atemschule für Erfahrbaren Atem***, die bis heute eine der wichtigsten Institutionen im Bereich der Atemtherapie ist.

Fast gleichzeitig entwickelte die Physiotherapeutin Liselotte Brüne den therapeutischen Ansatz der ***Reflektorischen Atemtherapie***.

WAS IST ATEMTHERAPIE?

Stress, seelische Probleme, Veränderungen im Herz-Kreislauf-System und im neurologischen Bereich können unser Atemmuster tiefgreifend verändern. Eine flache, schnelle, stressbedingte Atmung führt u.a. zu Engegefühl, Panikattacken, Müdigkeit und Herzklopfen. Dagegen hat eine tiefe, langsame Atmung eine entspannende und befreiende Wirkung. Die Atemtherapie basiert auf der Fähigkeit des Menschen, die normalerweise automatisch ablaufende Atmung bewusst zu beeinflussen.

Die ***Reflektorische Atemtherapie*** wird von Physiotherapeuten und in Krankenhäusern bei Fehlhal-

BESONDERHEITEN AUF EINEN BLICK

Verschiedene Methoden und Ausrichtungen:

- medizinische Atemtherapie mit Atemmassage und Atemgymnastik
- psychologische Atemtherapie mit begleitender Gesprächstherapie
- spirituelle Atemarbeit mit Meditationstechniken

tungen sowie zur Stabilisierung des Bronchialsystems bei Lungenentzündung, Bronchitis und Asthma eingesetzt, wobei über die Atmung Einfluss auf Organsysteme und Körperfunktionen genommen wird. Dabei geht es um eine bewusste Atemkorrektur mittels kontrollierter Ein- und Ausatmung, Massage und Atemgymnastik.

Die Schule des ***Erfahrbaren Atems*** nach Ilse Middendorf arbeitet nach tiefenpsychologischen Erkenntnissen, die den Atem als Ausdruck des seelischen Befindens sehen. Die Methode des geführten Atmens wird aus diesem Grund als Weg zu innerem Wachstum und zur Selbstheilung bei psychosomatischen Störungen und funktionellen Organbeschwerden angesehen. Atemtherapie ist jedoch nicht nur eine eigenständige Therapieform, sondern auch Element verschiedenster ***spiritueller Praktiken*** wie → Yoga, → Qi Gong und Tai Ji Quan.

WAS ERWARTET SIE?

Die ***Reflektorische Atemtherapie*** besteht aus einer passiven Atemmassage und einer aktiven Atemgymnastik, die in lockerer Kleidung im Liegen oder Sitzen durchgeführt wird.

- Vor den Atemübungen werden feuchtheiße Kompressen auf Ihren Rücken oder Brustkorb gelegt, um die Muskulatur zu durchbluten.
- Während der Atemübungen werden mit kräftigen Massagegriffen Ihre an der Atmung beteiligten Muskeln, Sehnen und Bänder gedehnt.
- Gleichzeitig lernen Sie, tief, langsam und bewusst zu atmen.

Der ***Erfahrbare Atem*** nach Middendorf findet in lockerer Kleidung in Einzelsitzungen oder als Gruppenarbeit statt.

- Im Rhythmus Ihrer Atmung begleitet der Therapeut die Bewegung, so dass Sie Ihren Atem bewusst wahrnehmen.
- Mit Hilfe bestimmter Atemtechniken spüren Sie in Ihren Körper und Ihre Seele hinein und lernen, den Atem wieder frei fließen zu lassen.
- Unbewusste Atemmuster bergen oft verdrängte Gefühle, die sich während der Therapie zeigen. Der Atemtherapeut kann Ihnen in anschließenden Gesprächen helfen, die auftretenden Gefühle, Bilder und Stimmungen aufzuarbeiten.

WICHTIGSTE INDIKATIONEN

WIRKT AUF DIE ATMUNGSORGANE
bei Asthma, chronischen Atembeschwerden, Stimm-, Sprach- und Sprechstörungen

WIRKT BEI WEITEREN BESCHWERDEN
wie psychosomatischen Störungen, Stress, Erschöpfung, Schlafstörungen, Migräne, chronischen Schmerzen, seelischen Verstimmungen, funktionellen Herz-Kreislauf-Erkrankungen

FÜR WEN IST DIE ATEMTHERAPIE GEEIGNET?

Die Atemtherapie ist als begleitende Therapie für Menschen mit Atemwegserkrankungen und funktionellen Störungen des Herz- und Kreislaufsystems geeignet. Allgemein verhilft sie zu einem verbesserten Körpergefühl und ist hilfreich bei psychosomatischen Erkrankungen, seelischen Problemen und Stress. Darüber hinaus erweitert Atemtherapie die Resonanzräume bei Sängern und Rednern und fördert die Bühnenpräsenz bei Schauspielern. Bei Kindern mit Sprechstörungen oder psychischen Problemen kann die Atemarbeit unterstützend zu weiteren Therapieformen eingesetzt werden.

ADRESSEN, DIE WEITERHELFEN

Arbeits- und Forschungsgemeinschaft für Atempflege
Tel.: 030 / 3953860
www.afa-atem.de

Feldenkrais-Methode

Die genaue Wahrnehmung des eigenen Körpers in Bewegung eröffnet Möglichkeiten, eingefahrene Bewegungsabläufe zu verbessern. Ziel der Feldenkrais-Methode ist die Integration von Beweglichkeit und Bewusstheit in den Alltag. Was sich zunächst nur auf den Körper zu beziehen scheint, lässt sich im weiteren Sinne auch auf die innere Haltung gegenüber dem alltäglichen Leben übertragen.

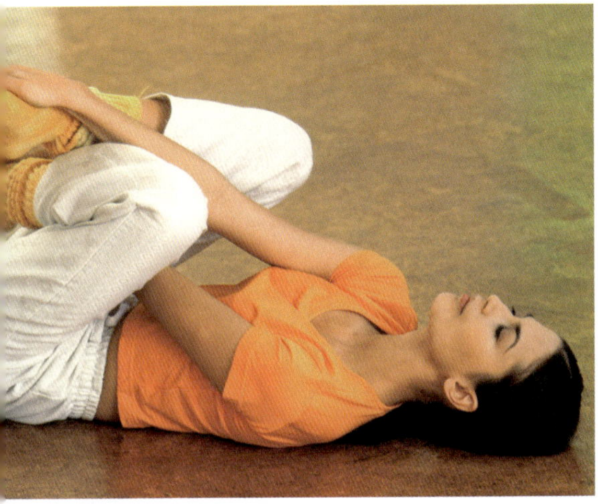

Die Feldenkrais-Methode führt zu mehr Beweglichkeit und einem besseren Körpergefühl.

URSPRUNG DER METHODE

Nachdem der Physiker Moshé Feldenkrais (1904–1984) eine schwere Knieverletzung erlitten hatte und alle Therapieversuche erfolglos geblieben waren, nahm er seine Behandlung selbst in die Hand. Er studierte die Abläufe der menschlichen Bewegung und machte sich dabei mit Physiologie, Anatomie, Psychologie und Neurologie vertraut. Er entwickelte ein Körpertraining, das in mehreren Schritten zunächst die eigenen Bewegungsabläufe erfahrbar macht und dann Möglichkeiten aufzeigt, die alten Bewegungsmuster zu überwinden und neue, bessere Alternativen zu finden. Durch mehrjähriges Training gelang es Feldenkrais, sich selbst von den Schmerzen seiner Knieverletzung vollständig zu heilen. Er entwickelte seine Methode weiter und begann andere darin auszubilden. Inzwischen ist die Feldenkrais-Methode längst etabliert und wird auch in Volkshochschulen angeboten.

WAS IST FELDENKRAIS?

Bei der Feldenkrais-Methode werden auf spielerische Weise einfachste Bewegungsabläufe sozusagen neu entdeckt. Vergleichbar ist das mit dem Lernprozess von Kleinkindern, die verschiedenste Arten der Fortbewegung ausprobieren, ohne dass ihnen das jemand beibringt. Ziel ist es, herauszufinden, wie man Bewegungen mit möglichst geringem Energieaufwand durchführen kann, und diese Erfahrung dann in den Alltag zu integrieren.
Allgemein hilft die Feldenkrais-Methode nicht nur bei Fehlhaltungen und Störungen im Bewegungsablauf, sondern stärkt durch die verbesserte Körperwahrnehmung auch die Selbstsicherheit.

WAS ERWARTET SIE?

Der Gruppenunterricht wird in der Feldenkrais-Pädagogik ***Bewusstheit durch Bewegung*** genannt. Dabei erforschen die Teilnehmer einen Bewegungs-

BESONDERHEITEN AUF EINEN BLICK

- Körpertraining, bei dem alltägliche Bewegungsabläufe bewusst gemacht und einfachere, leichtere Alternativen gesucht werden
- parallel in Einzel- und Gruppenunterricht

ablauf auf leichte und spielerische Weise mit verschiedenen, ungewohnten Variationen.

- Geübt wird nicht die Bewegung an sich, sondern die Wahrnehmung: Wie mache ich diese Bewegung? Wie schnell, wie langsam, mit welchem Kraftaufwand, wie harmonisch?
- Daraufhin erforscht man neue Wege für diese Bewegung: Die Anstrengung reduziert sich, und die Koordination verbessert sich.
- Sogar zu langjährigen Gewohnheiten tauchen Alternativen auf, weil es einfach mehr Spaß macht, die einfachste, eleganteste, leichteste Lösung zu praktizieren.

Der zweite Weg, um das »Lernen neu zu lernen«, findet im Einzelunterricht statt und wird ***Funktionale Integration*** genannt. Diese Einzelarbeit ist individuell auf die speziellen Bedürfnisse des Lernenden ausgerichtet.

WICHTIGSTE INDIKATIONEN

WIRKT AUF DEN BEWEGUNGSAPPARAT
bei Bewegungseinschränkungen aller Art, wie Lähmungen, Gehbehinderungen, Rückenbeschwerden, Arthritis, Muskelschmerzen, Sehnenscheidenentzündung, Sportverletzungen

WIRKT BEI WEITEREN BESCHWERDEN
wie neuromuskulären Problemen, Multipler Sklerose, Reha nach Schlaganfall, Migräne, Kopfschmerzen, Lernbehinderung bei Kindern

- Sie liegen in bequemer Kleidung auf einer Liege und werden sanft und passiv bewegt.
- Mal wird der Kopf gerollt oder gehoben, mal ein Bein oder Arm gebeugt. Oder es werden durch sanften Druck und Zug Verbindungen z.B. zwischen Becken und Brustkorb aufgezeigt.
- Feldenkrais-Lehrer spüren auf, wo der Spielraum der Bewegung begrenzt ist. Über Berührung und Bewegt-Werden nehmen Sie neue Möglichkeiten sinnlich wahr und können sie neu ins Bewegungsrepertoire aufnehmen.

In der Feldenkrais-Methode ist das Ausführen einer Bewegung ohne Aufmerksamkeit sinnlos. Nicht die Bewegung als solche, sondern das Lenken und die Aufmerksamkeit bilden den Schlüssel für nachhaltige Veränderungen. Je mehr Sie üben, desto leichter und ökonomischer werden Ihre Bewegungen. Mit diesem neuen Körperbewusstsein wachsen auch Selbstsicherheit und Lebensqualität.

FÜR WEN IST DIE FELDENKRAIS-METHODE GEEIGNET?

Viele Menschen finden den Weg zur Feldenkrais-Methode, weil sie unter chronischen Schmerzen leiden oder nach Unfällen ihre ursprüngliche Beweglichkeit verloren haben. Die nicht auf Intervention, sondern auf Selbstheilung zielende Feldenkrais-Arbeit aktiviert das vorhandene Potential, so dass sehr gute Erfolge möglich sind.

Sportler nutzen die Methode zur Verbesserung ihrer Leistungen und zur Rehabilitation nach Verletzungen. Bei der Ausübung fernöstlicher Disziplinen wie Yoga, Tai Ji Quan, Aikido oder Judo bietet Feldenkrais wertvolle Impulse zur Verfeinerung komplexer Bewegungsabläufe. Die gleichen Erfahrungen machen sich ebenfalls Berufsmusiker und Schauspieler zunutze.

ADRESSEN, DIE WEITERHELFEN

Feldenkrais-Gilde Deutschland
Tel.: 089 / 52310171
www.feldenkrais.de

Qi Gong und Tai Ji Quan

Was vor einigen Jahren noch Aufsehen erregte, ist heute ein ganz normaler Anblick in vielen Parkanlagen: Menschen, die im Zeitlupentempo harmonische, fließende Bewegungen durchführen. Ob es sich dabei um Qi Gong oder Tai Ji Quan handelt, kann nur sehen, wer sich damit auskennt. Wo Qi fließt, da ist Leben, wo Krankheit oder Schmerz ist, da ist dieser Energiefluss blockiert. So sehen das die Chinesen und haben deshalb schon vor langer Zeit Übungsmethoden entwickelt, die den Fluss des Qi befördern.

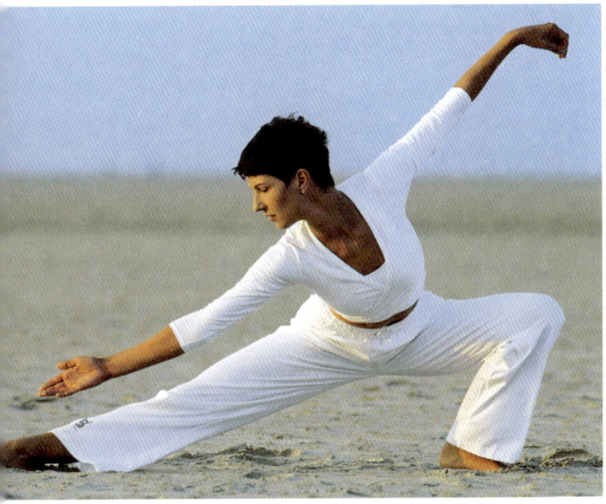

Die sanft-dynamischen Bewegungen des Tai Ji Quan lassen die Energie im Körper fließen.

URSPRUNG VON QI GONG UND TAI JI QUAN

Die Geschichte des Qi Gong

Qi Gong heißt »Arbeit mit dem Qi«: Es sind Übungen, die den Fluss der Lebensenergie Qi mit Hilfe von Vorstellungskraft, Atmung, bestimmten Körperhaltungen und Bewegungen unterstützen. Die Übungen des Qi Gong gehen auf jahrtausendealte chinesische Erfahrungen und Erkenntnisse zurück. Im Laufe der Zeit entwickelten sich verschiedene Ausrichtungen: Man unterscheidet zwischen daoistischen, konfuzianischen und buddhistischen Schulen. Für die Daoisten war es besonders wichtig, durch die Übungen in Einklang mit der Natur zu kommen. So ahmen zum Beispiel viele daoistische Übungen Tierbewegungen nach. Formen wie das »Kranich-Qi-Gong« oder das »Spiel der fünf Tiere« sind auch bei uns bekannt.

Beim konfuzianischen Qi Gong werden vor allem die Beharrlichkeit und Disziplin geübt, um Gesundheit, aber auch moralische Reife zu erlangen. Aus der buddhistischen Linie des Qi Gong gehen schließlich Übungen hervor, bei denen die Atmung und gesundheitliche Aspekte eine große Rolle spielen. Diese Betrachtungsweise ist in die chinesische Heilkunde eingeflossen.

Während der chinesischen Kulturrevolution (1966–1978) war Qi Gong strikt verboten. Nach deren Ende brach ein regelrechter Qi-Gong-Boom aus. Die bevorzugten Formen waren Varianten des »Kranich-Qi-Gong« und des »Spiels der fünf Tiere«, bei denen auch spontane Körperbewegungen und Artikulationen erlaubt sind.

Bis heute ist das Interesse am Qi Gong in China sehr groß. Besonders ältere und kranke Chinesen praktizieren Qi Gong regelmäßig. In vielen TCM-Kliniken Chinas arbeiten auch Qi-Gong-Meister, denn die klinische Anwendung der Übungen spielt eine wichtige Rolle in der Gesundheitsvorsorge. Auch in westlichen Rehabilitationskliniken wird Qi Gong immer häufiger angeboten.

Die Geschichte des Tai Ji Quan

Tai Ji Quan nimmt eine vermittelnde Stellung zwischen den Kampfkünsten und den verschiedenen Qi-Gong-Ausrichtungen ein. Der Überlieferung nach wurden von daoistischen Mönchen gesundheitsfördernde Übungen ausgeführt, die sich vom Shaolin-Kung-Fu ableiteten. Im 13. Jahrhundert begann der Shaolin-Mönch Zhang San Feng infolge eines initialisierenden Traums diese Übungen abzuwandeln. Der Legende nach soll er einen Zweikampf zwischen einer Schlange und einem Kranich beobachtet haben. Ihn faszinierten dabei die anmutigen Bewegungen der Schlange und die Angriffe des Vogels derart, dass er beschloss eine neue Kampfkunst zu entwickeln. Auch heute noch lassen sich die Übungen auf Ausweich- und Angriffsbewegungen zurückführen. Das Typische am Tai Ji Quan sind mehr oder weniger lange Bewegungsabfolgen, bei denen man verschiedene »Bilder« fließend nacheinander durchläuft.

WAS IST QI GONG?

Wie bereits erwähnt, beruht Qi Gong auf dem energetischen Denkansatz, der besagt, dass körperliche und seelische Beschwerden letztendlich auf eine Blockade des Qi-Flusses zurückgehen. Alle Qi Gong-Übungen dienen der Erhaltung und Regeneration des Qi. Je nach Übung werden Körperhaltung und Atmung, auf jeden Fall aber der Geist geschult. Es gibt Übungen in Ruhe (d.h. ohne Bewegung), Übungen in Bewegung und solche, die beides miteinander verbinden.

Bei den Übungen in Ruhe liegt oder sitzt der Übende meistens. Sie erfordern ein hohes Maß an Konzentration, da das Qi mittels eigener Vorstellungskraft und Atmung gelenkt wird. Da diese Übungen keinerlei körperliche Aktivität erfordern, sind sie auch für schwer kranke und gebrechliche Menschen geeignet. Bekannte Übungen sind der »Kleine Kreislauf« und der »Große Kreislauf«, bei denen mit Vorstellungen von bestimmten Energiekreisläufen gearbeitet wird, um das Qi innerlich zu lenken.

QI GONG ODER CHI KUNG?

Da es verschiedene Umschriften der chinesischen Sprache gibt, kursieren verschiedene Schreibweisen, die leicht verwirren können.
Die von uns verwendeten modernen Umschriften sind jedoch gleichbedeutend mit den älteren Bezeichnungen:
Qi = Chi
Qi Gong = Chi Gong = Chi Kung
Tai Ji Quan = Taijiquan = Tai Chi Ch'uan

Aber auch bei den Übungen in Bewegung spielen Konzentration und Vorstellungskraft eine große Rolle. Bei der Übung »Stehen wie ein Baum« z.B. wird mit dem Bild des Baumes gearbeitet, der in der Erde verwurzelt ist und nach oben zum Himmel strebt. »Der Geist führt, der Körper folgt«, sagen die Chinesen. Bewegungen werden also nie rein gymnastisch ausgeführt, sondern sollen immer von der Vorstellung angeführt oder doch zumindest begleitet werden.

Dies bewirkt eine ganz andere Intensität der Übung, und nur so stellt sich das ein, was die Chinesen »Qi-Gefühl« oder auch »Qi-Gong-Zustand« nennen. Manche beschreiben dieses als warmes, durch den gesamten Körper fließendes Energiegefühl, andere auch als Kälteempfindung. In jedem Fall hat es etwas Pulsierendes, Lebendiges.

Was erwartet Sie beim Qi Gong?

Die Grundpositionen und die meisten Qi Gong-Übungen sind rein äußerlich gesehen relativ leicht zu erlernen und erfordern keine besondere Beweglichkeit oder Kraft.

- Zum Üben trägt man bequeme Kleidung und leichte Schuhe mit dünnen Sohlen.
- Eine gute Qi-Gong-Stunde beginnt mit Übungen, die einen locker und durchlässig machen.
- Es folgt dann meist noch eine ruhige, konzentrative Einstimmungsübung, bevor man sich

den Hauptübungen wie dem Ablauf »Acht Brokate«, dem »Kranich-Qi-Gong« oder dem »Spiel der fünf Tiere« widmet.

- Ganz wichtig ist zumindest eine Abschlussübung, bei der das Qi gesammelt wird. Auch wenn Sie alleine üben, sollten Sie diese Abfolge immer berücksichtigen.
- Teilweise werden die Übungen von meditativer Musik begleitet.
- Die wohltuenden Wirkungen des Qi Gong sind nur durch regelmäßiges Üben zu erreichen, ein Kurs allein reicht nicht aus. Mindestens 20 Minuten täglich sollten Sie sich für Ihre Gesundheit schon Zeit nehmen.

BESONDERHEITEN AUF EINEN BLICK

GEMEINSAMKEITEN

- Meist langsam ausgeführte sanfte Bewegungen zur Unterstützung des Energieflusses
- die Übungen orientieren sich an natürlichen Bewegungsabläufen
- die Vorstellungskraft begleitet die Übung bzw. führt die Bewegung an

BESONDERHEITEN VON QI GONG

- Übungen mit und ohne Bewegung im Stehen, Sitzen oder Liegen mit verschiedenen Atemtechniken
- viele Variationen mit unterschiedlichen Schwierigkeitsgraden
- die Aufmerksamkeit ist ganz nach innen gerichtet

BESONDERHEITEN VON TAI JI QUAN

- Längere Bewegungssequenzen (Formen), bei denen die einzelnen Figuren ineinander übergehen
- Kampfkunstaspekte fließen mit ein
- die Aufmerksamkeit geht nach innen und außen

Qi Gong wird üblicherweise in einem Gruppenkurs erlernt. Qi-Gong-Kurse werden in privaten Instituten, in Volkshochschulen und in manchen Reha-Kliniken angeboten.

WAS IST TAI JI QUAN?

Beim Tai Ji Quan handelt es sich um eine chinesische Bewegungskunst, die drei Aspekte umfasst: Meditation, Gesundheitsvorsorge und Selbstverteidigung. Die langsam ausgeführten, fließenden Bewegungen fördern die Selbstheilungskräfte, stärken die körpereigene Vitalität und wirken dabei gleichzeitig beruhigend auf den Geist.

Der philosophische Hintergrund des Tai Ji Quan unterscheidet sich grundsätzlich nicht von dem des Qi Gong. Auch hier sollen das Qi zum Fließen und Yin und Yang in Balance gebracht werden. Auch hier geht es, abgesehen vom Selbstverteidigungsaspekt, der aus den Kampfkünsten einfließt, primär um die Gesunderhaltung von Körper und Geist.

Beim Tai Ji Quan werden sanft-dynamische Bewegungen, sogenannte »Bilder«, in einer festgelegten Sequenz, der »Form« nacheinander ausgeführt. Man unterscheidet verschiedene Tai-Ji-Quan-Stile, die jeweils nach den Begründerfamilien benannt sind, z.B. Yang-Stil, Chen-Stil, Wu-Stil, Lee-Stil. In allen Stilen haben sich zudem mehrere, unterschiedlich lange Formen entwickelt. Für Anfänger eignen sich die kürzeren Formen am besten, die zwischen 24 und 50 Bewegungen beinhalten. Für einen Durchgang einer solchen Form braucht man zwischen 6 und 15 Minuten, wobei man in der Regel mehrere Durchgänge nacheinander übt. Die langen Formen enthalten bis zu 108 Figuren, die Ausführung dauert dann bis zu 40 Minuten. In Europa ist der Yang-Stil weit verbreitet, aber auch andere Stile werden immer häufiger angeboten.

Doch egal welchen Stil Sie wählen, die Grundlagen sind immer dieselben. Tai Ji Quan ist im Gegensatz zum Qi Gong auch nach außen, zu einem imaginären Partner hin, orientiert. Praktisch bedeutet dies, dass einer Vorwärtsbewegung immer eine Rück-

wärtsbewegung, dem Anheben des einen Armes also das Absenken des anderen Armes folgt. Eine Bewegung erzeugt immer eine Gegenbewegung, daraus resultierend bewegen sich stets mehrere Körperteile gleichzeitig.
Die sanfte Dynamik der Übungsfolgen wirkt nach außen wie ein in Zeitlupe aufgenommener Kämpfer, der gegen einen imaginären Gegner antritt: Auf einen offensiven Angriff folgt der Rückzug in die Defensive. Während des gesamten Übens sollten die Muskeln möglichst entspannt und die Gelenke locker sein. Tai-Ji-Quan-Bewegungsabläufe sind recht anspruchsvoll, und es dauert eine Weile, bis man eine Form richtig beherrscht.

Was erwartet Sie beim Tai Ji Quan?

Obwohl es sich um eine langsame, eher sanfte Bewegungskunst handelt, kann Tai Ji Quan auf Grund der ungewohnten Stehposition (mit gebeugten Knien) und der konzentrierten Ausführung durchaus anstrengend sein.

- Sie tragen zum Üben bequeme Kleidung und flache Schuhe mit dünnen Sohlen.
- Üblicherweise werden Gruppenkurse mit 15 bis 30 Teilnehmern angeboten. Sie sollten regelmäßig einmal pro Woche einen Kurs besuchen.
- Die Stunde beginnt mit einstimmenden, vorbereitenden Übungen, die oft aus dem Qi Gong stammen. Erst dann durchläuft man eine Form – in der Regel mehrmals hintereinander.
- Man beendet die Stunde mit einer Übung zum Sammeln des Qi.

Je nach Länge der Form dauert es einige Wochen oder Monate, bis Sie den gesamten Ablauf erlernt haben. Entspannend und angenehm werden Sie Tai Ji Quan schon sehr schnell empfinden. Eine gesundheitsfördernde Wirkung können Sie aber erst erkennen, wenn Sie die Übungen in Ihren Alltag integrieren. Unabhängig davon, ob Sie 2- bis 3-mal pro Woche oder täglich üben – nur regelmäßiges Tai Ji Quan führt zum Erfolg.
Tai Ji Quan wird bei uns in privaten Instituten, an Volkshochschulen, in Fitnesscentern oder auch in Sportvereinen angeboten. Bedenken Sie, dass bei einem Kurs in einer Kampfschule nicht der sanft-dynamische, sondern eher der kämpferische Aspekt des Tai Ji Quan im Vordergrund steht.

WICHTIGSTE INDIKATIONEN ✓

WIRKT AUF DEN BEWEGUNGSAPPARAT
bei Rücken- und Nackenbeschwerden, Verspannungen, Schulter-Arm-Syndrom, Steifheit, Fehlhaltungen, Arthritis, Osteoporose

WIRKT BEI WEITEREN BESCHWERDEN
wie Herz-Kreislauf-Problemen, funktionellen Störungen, Atemwegserkrankungen, Wechseljahresbeschwerden, Stress, Nervosität, Angstzuständen, depressiver Verstimmung, Schlafstörungen

FÜR WEN SIND QI GONG UND TAI JI QUAN GEEIGNET?

Die entspannenden und energetisierenden Übungen sind für alle Altersstufen geeignet. Gerade die Qi Gong-Übungen in Ruhe können auch gut von älteren und bewegungseingeschränkten Menschen praktiziert werden. Auch Schwangere können vom Tai Ji Quan oder Qi Gong profitieren: Das ruhige, tiefe Atmen dient unter anderem der Geburtsvorbereitung. Durch die meist aufrechte Haltung wird die Stützmuskulatur gestärkt und Rückenschmerzen vorgebeugt.

ADRESSEN, DIE WEITERHELFEN

Deutscher Dachverband für Tai Chi und Qigong
Tel.: 040 / 2102123
www.tai-chi-zentrum.de

International Tai Chi Chuan Association,
Österreich, ITCCA
Tel.: (0043) 01 / 5962681
www.itcca.at

Yoga

Yoga umfasst eine Vielzahl an Körperübungen, Atem- und Meditationstechniken, die Körper, Geist und Seele gleichermaßen erfassen. Yoga fördert das körperliche Wohlbefinden, hilft bei seelischen Problemen und zeigt einen spirituellen Weg auf, der nichts mit einer bestimmten Religion zu tun hat. In Indien hat Yoga eine sehr lange Tradition, doch auch bei uns gilt er inzwischen als die populärste fernöstliche Übungsmethode.

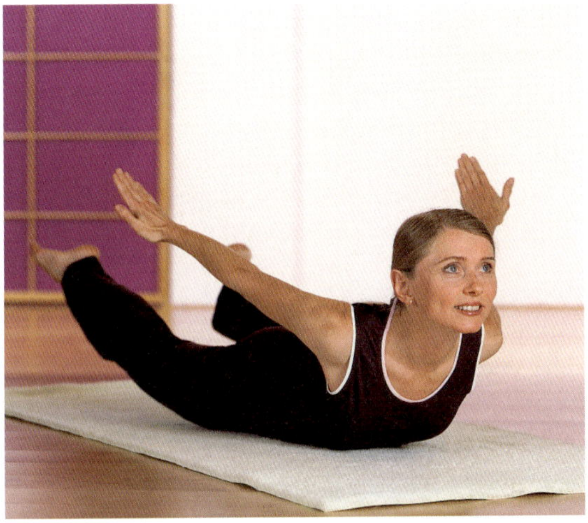

Yoga-Übungen halten nicht nur den Körper fit, sondern entspannen auch den Geist.

URSPRUNG DES YOGA

Yoga ist in Indien seit mehreren tausend Jahren bekannt. Erste Hinweise auf Yoga-Techniken sind in uralten Textsammlungen, wie den Veden und den Upanishaden, belegt. Einer der berühmtesten Texte, der den Weg des Yoga beschreibt, ist die ***Bhagavadgita*** (Der Gesang des Erhabenen). Sie gilt als die Heilige Schrift Indiens, in der Gott Krishna den Weg des Yoga darlegt. Ab 600 n.Chr. entwickelte sich ***Hatha-Yoga*** als Übungsweg, der den Körper zum Ausgangspunkt des spirituellen Weges macht.

In Europa tauchten körperbetonter Hatha-Yoga und klassischer Yoga nach Patanjali um 1930 auf. In den 1970er Jahren kam es zu einem regelrechten Yoga-Boom, allerdings mit einem gesundheits- und fitnessorientierten Schwerpunkt. In letzter Zeit ist das Interesse nochmals deutlich angestiegen: Immer mehr Menschen praktizieren Yoga, um zu mehr Beweglichkeit und tiefer Entspannung zu gelangen.

WAS IST YOGA?

Im Westen ist vor allem Hatha-Yoga als wirksame Methode bekannt, um beispielsweise Rückenschmerzen und Nackenverspannungen zu beseitigen. Viele Menschen kommen auch zum Yoga, um sich zu entspannen und ihren alltäglichen Stress hinter sich zu lassen. Wie bei allen anderen fernöstlichen Übungswegen auch, dauert es aber einige Zeit und bedarf einer regelmäßigen Übungspraxis,

BESONDERHEITEN AUF EINEN BLICK

- Kombination aus Körperarbeit, Atemübungen und Meditation
- Beweglichkeit und Entspannung durch Dehn-, Streck- und Haltungspositionen
- wichtiger Bestandteil des indischen Heilsystems Ayurveda

bis Körper und Geist alte Gewohnheiten aufgeben und sich das Lebensgefühl nicht nur beim Üben verändert. Hier gilt die alte Zen-Weisheit: »Der Weg ist das Ziel.«

Körperübungen

Um die körperliche Vitalität zu stärken, werden verschiedene Yoga-Haltungen *(Asanas)* regelmäßig hintereinander geübt. In der jeweiligen Haltung verweilt man für ein paar Minuten. Schon nach einigen Übungsstunden sind erste positive Wirkungen zu spüren: Verspannungen lassen nach, und das Gefühl für den eigenen Körper wird besser.

Standpositionen beispielsweise stärken die Rückenmuskulatur und trainieren den Gleichgewichtssinn. Mit Hilfe von Drehübungen werden die Wirbelsäule gedehnt und muskuläre Verspannungen gelöst. Einige Übungen wie der »Sonnengruß« werden als Bewegungsabläufe in einer Sequenz ausgeführt. Die einzelnen Haltungen erwärmen und tonisieren den Körper und stimulieren das Atmungs-, Kreislauf- und Verdauungssystem.

Einige Haltungen erscheinen am Anfang schwierig. Dies sollte Sie jedoch nicht davon abhalten, mit Yoga zu beginnen. Denn wie wohltuend Yoga wirkt, erfahren Sie auch schon beim Üben einfacher Haltungen oder Bewegungsabläufe.

Atemübungen

Neben den Asanas werden auch Atemübungen *(Pranayama)* praktiziert, um zu einem tiefen, entspannten Atmen zu gelangen. Die Bedeutung der Tiefenatmung geriet in unserer westlichen Welt in Vergessenheit. Die fernöstlichen Methoden jedoch wissen sehr wohl um ihre Wichtigkeit. Der Atem gilt als äußere Form der Lebensenergie ***Prana***, die durch kontrolliertes Atmen im Körper reguliert wird. Während der konzentrierten Ausführung der Yoga-Positionen wird langsam und tief geatmet.

Am Ende der Stunde steht häufig eine 10- bis 15-minütige Tiefenentspannung. Dabei liegt man auf dem Rücken und lässt nacheinander alle Muskeln los, bis der gesamte Körper entspannt und schließlich auch der Geist zur Ruhe gekommen ist.

Meditation

Vollständige Entspannung kommt nicht einfach von selbst, sondern muss geduldig erlernt werden. Erst wenn Sie die Asanas und Pranayama exakt beherrschen, führen sie schließlich zum eigentlichen Kern des Yoga: der Meditation.

Viele der populären Yoga-Formen orientieren sich an den klassischen acht Stufen des Yoga-Pfades, der durch verschiedene Richtlinien charakterisiert ist. Sind alle acht Stufen durchlaufen, gelangt man laut traditioneller Yoga-Lehre in einen Zustand der absoluten menschlichen Reife und Gesundheit. Doch auch hier gilt: Der Weg ist das Ziel. Ungeduld und Perfektionismus führen einen nicht weiter. Natürlich kann jeder für sich entscheiden, wie weit er diesen Weg gehen möchte. Yoga ist sowohl für diejenigen geeignet, die etwas gegen ihre körperlichen Beschwerden tun möchten, als auch für alle, die langfristig ihre Lebensführung ändern wollen.

Verschiedene Yoga-Pfade

Beim ***Hatha-Yoga*** wird die Balance zwischen Körper und Geist vor allem durch Asanas und Pranayama angestrebt. Hatha-Yoga ist im westlichen Kulturkreis besonders beliebt und wird in vielen

DIE ACHT STUFEN DES YOGA

- Yama – Bewusster Umgang mit den Mitmenschen: nicht lügen, niemanden beleidigen oder demütigen
- Niyama – Bewusster Umgang mit dem eigenen Körper, gesunde Lebensweise, Zufriedenheit
- Asana – Körperübungen
- Pranayama – Atemübungen
- Pratyahara – Zurückziehen der Sinne von äußeren Objekten
- Dharana – Konzentration ohne jede Ablenkung
- Dhyana – Meditation
- Samadhi – Spirituelle Erleuchtung

Schulen gelehrt, um Beweglichkeit und Muskelkraft zu steigern. Doch intensives Üben weckt auch das Interesse und Verständnis für die tieferen, spirituellen Erfahrungen des Yoga.
Eine Variante des Hatha-Yoga ist der ***Iyengar-Yoga***, bei dem Hilfsmittel wie Gurte und Holzklötze, aber auch Stühle, Seile und Decken verwendet werden, um die Asanas leichter praktizierbar zu machen.
Asthanga-Yoga ist dynamisch-kraftvoll und hat sich aus dem Hatha-Yoga entwickelt. Hierbei werden Asanas als feststehende Serie geübt. Es gibt acht Serien mit unterschiedlichen Schwierigkeitsgraden. Ashtanga-Yoga steigert zwar die Fitness, ist aber nicht für Anfänger oder als Therapie bei körperlichen Beschwerden geeignet.
Andere Pfade des Yoga wie ***Bhakti-***, ***Kundalini-*** und ***Raja-Yoga*** haben ihren Schwerpunkt nicht in der Körperarbeit, sondern in der Meditation.

WAS ERWARTET SIE?

Um Yoga zu machen, müssen Sie nicht sportlich sein. Zum Kursbeginn sollten Sie Ihren Yoga-Lehrer sicherheitshalber über Ihren Gesundheitszustand aufklären, denn bei bestimmten Beschwerden sollten manche Asanas nicht geübt werden.

- Yoga wird barfuß und in bequemer Sportkleidung praktiziert. Geübt wird auf einer rutschfesten, weichen Yoga-Matte.
- Zu Beginn der Stunde wärmen Sie sich mit einigen Übungen auf, manche Lehrer beginnen mit einer Körperwahrnehmungsübung.
- Darauf folgen ausgewählte Asanas. Der Yoga-Lehrer führt die einzelnen Asanas vor, korrigiert Sie anschließend in den Positionen und gibt Hilfestellungen.
- Den Abschluss bilden Entspannungsübungen oder Meditationen.

Eine Yoga-Sitzung dauert 60 bis 90 Minuten. Viele Asanas können Sie nach einiger Zeit alleine zu Hause üben. Da regelmäßiges Üben sehr wichtig ist, wäre es gut, wenn Sie täglich 20 Minuten für Ihre Yoga-Übungen einplanen.

WICHTIGSTE INDIKATIONEN

WIRKT AUF DEN BEWEGUNGSAPPARAT
bei Muskelverspannungen, Rückenschmerzen, Problemen mit Gelenken und Bändern, Arthrose, zur Osteoporosevorbeugung

WIRKT BEI WEITEREN BESCHWERDEN
zu hoher und zu niedriger Blutdruck, Stress, Erschöpfung, Kopfschmerzen, Migräne, Nervosität, Menstruationsbeschwerden, funktionelle Störungen innerer Organe

Yoga wird heute in vielen Yoga-Schulen und Ayurveda-Zentren angeboten, aber auch an Volkshochschulen und in Fitness-Centern.

FÜR WEN IST YOGA GEEIGNET?

An Yoga-Kursen kann im Grunde jeder teilnehmen, auch Kinder und ältere Menschen, da körperliche Beweglichkeit nicht Voraussetzung ist, sondern durch Yoga gefördert wird. Bestimmte Asanas sind besonders für Schwangere geeignet: Sie kräftigen die Rückenmuskulatur, stärken den Beckenboden und fördern die Tiefenatmung. Viele Schulen bieten auch spezielle Rückbildungskurse für Mütter an.
Bei Knochenbrüchen, frischen Verletzungen oder Operationen sollte kein Yoga praktiziert werden. Das gilt auch für schwere und akute Erkrankungen der Wirbelsäule, wie z.B. einen Bandscheibenvorfall.

ADRESSEN, DIE WEITERHELFEN

Berufsverband der Yogalehrenden in Deutschland
Tel.: 0551 / 4883808
www.yoga.de

Berufsverband der Yogalehrenden in Österreich
Tel.: (0043) 01 / 5053695
www.yoga.at

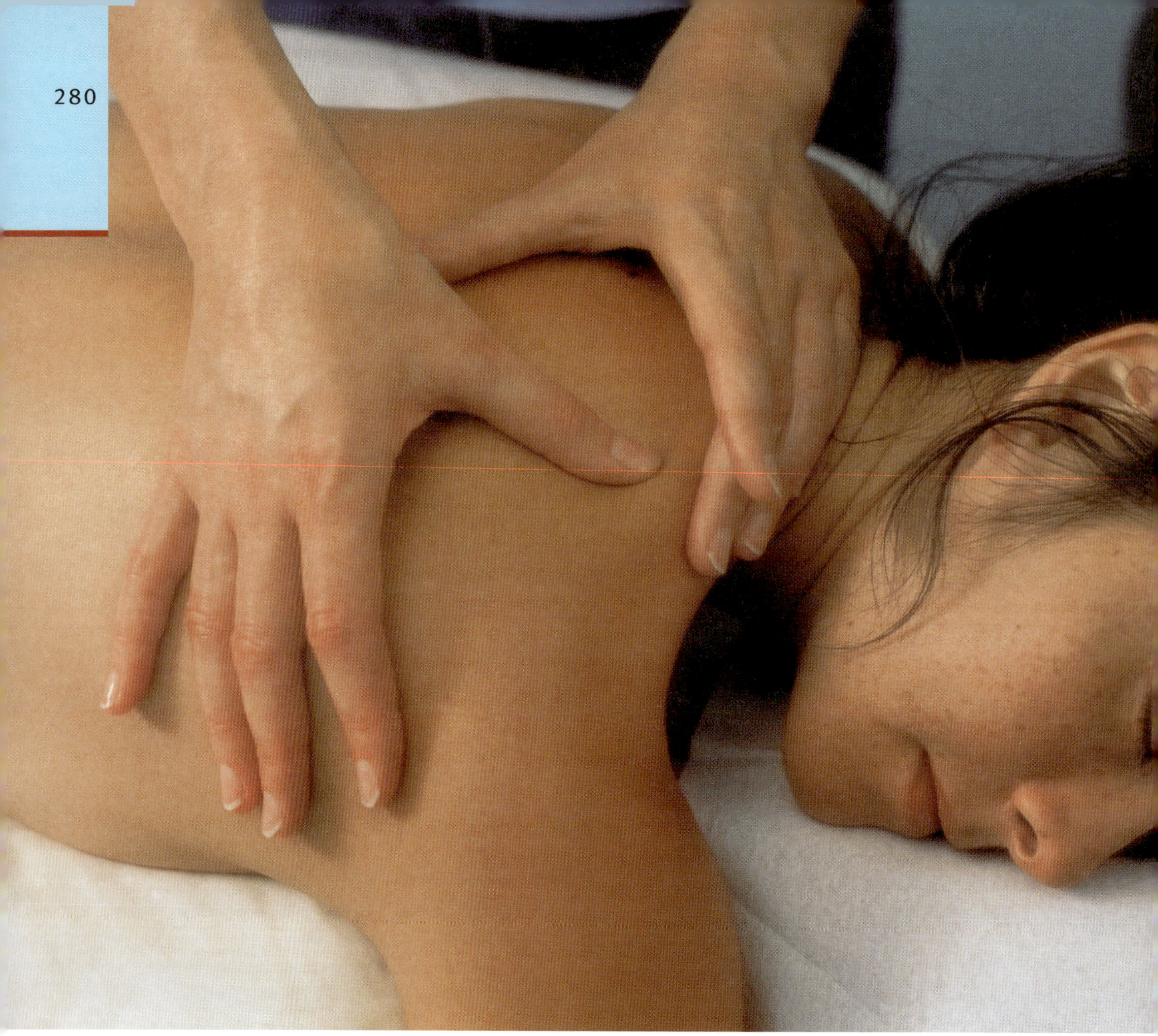

Manuelle Therapien

Wer liebt es nicht, sich bei einer Massage zu entspannen, zu spüren, wie die verkrampften Muskeln weicher werden und die Energie wieder besser durch den Körper fließt? Die einen bevorzugen es, kräftig durchgeknetet zu werden, andere haben es lieber ganz sanft und achtsam. Aber mögen tun es fast alle Menschen, denn körperliche Berührung wirkt nicht nur wohltuend auf den Körper, sondern ist auch Balsam für die Seele. Für kleine Kinder ist Körperkontakt nachgewiesenermaßen überlebenswichtig. Aber auch Erwachsene brauchen die heilende Berührung, die den Alltagsstress vergessen lässt und dabei hilft, ein positives Körpergefühl zu entwickeln.

SCHON IN ALTEN ZEITEN

Manuelle Therapien (lat. manus = Hand), auch als Manuelle Medizin bezeichnet, gehören zu den ältesten medizinischen Verfahren. Abbildungen auf archäologischen Funden reichen mehr als 4000 Jahre zurück. Erste medizinische Grifftechniken wurden sowohl bei den alten Ägyptern als auch bei den nordamerikanischen Indianern in dieser Zeit angewandt. Alte Statuen in Thailand und Darstellungen aus dem alten China deuten darauf hin, dass manuelle Behandlungsmethoden auch dort schon sehr frühzeitig geschätzt wurden. In vielen traditionellen Medizinsystemen wie etwa dem indischen Ayurveda oder der Traditionellen Chinesischen Medizin bilden Massagetechniken eine zentrale Grundlage für die medizinische Ausbildung der Ärzte und werden auch traditionell von diesen ausgeübt.
Leider brachten körperfeindliche Ansichten die Massagen über lange Zeit in vielen Kulturkreisen in Misskredit, denn Körperkontakt galt generell als anrüchig. Erst im 20. Jahrhundert konnten Manuelle Therapien sowohl innerhalb der Schulmedizin, besonders aber innerhalb der alternativen, ganzheitlich orientierten Medizin endlich wieder den Stellenwert erreichen, der ihnen gebührt.

GANZHEITLICH STATT MECHANISCH

Wer sich heute massieren lassen möchte, dem stehen vielerlei Methoden zu Verfügung. Der Begriff Massage bedeutet laut Duden »Heilbehandlung des Körpers ... durch mechanische Beeinflussung wie Kneten, Klopfen, Streichen u.Ä. mit den Händen oder mit mechanischen Apparaten«. Doch die meisten manuellen Therapieformen verstehen sich heutzutage ganzheitlich und gehen eben nicht mechanisch vor. Auch wenn, wie etwa bei der Klassischen Massage, der Bewegungsapparat im Vordergrund steht, wird kaum noch bestritten, dass z.B. Rückenschmerzen häufig mit funktionellen Beschwerden der inneren Organe, mit vegetativen Fehlfunktionen oder psychischen Belastungen in Verbindung stehen. Diese holistische Sichtweise gewinnt immer mehr Anhänger, sowohl von Seiten der Patienten als auch der Therapeuten, und wird auch von neuesten wissenschaftlichen Untersuchungen bestätigt.
Gleichzeitig wird immer deutlicher, dass viele gerätetechnische Erneuerungen auf dem Gebiet der Physiotherapie weniger Erfolge bringen als erhofft – wohl deshalb, weil der mechanische Aspekt allein eben zu wenig ist.

KÖRPER- UND SELBSTERFAHRUNG

Achtsame körperliche Berührungen sind, wie wir heute wissen, nicht nur einfach angenehm. Sie fördern vielmehr die körperliche und geistige Entwicklung von Kindern und wirken auch auf Erwachsene auf ganzheitliche Art heilsam. Wer sich massieren lässt, erfährt seinen Körper oft auf andere, intensivere Weise als im Alltag. Man spürt plötzlich Verspannungen an Stellen, wo man sie gar nicht vermutet hat, aber auch das Zusammenspiel verschiedener Körperpartien sowie Zusammenhänge zwischen körperlichem und seelischem Befinden werden einem bewusst. In diesem Sinne beinhalten ganzheitliche Massagen immer auch einen Selbsterfahrungsaspekt. Über die Körpererfahrung wird ein Zugang zur Psyche gebahnt, der nicht zu unterschätzen und umso wertvoller ist, je mehr man bereit ist, sich auf die Behandlung einzulassen und die Erfahrungen zu reflektieren.

VERSCHIEDENE ANSÄTZE

Es gibt mittlerweile so viele Manuelle Therapien, dass wir uns in diesem Buch auf diejenigen beschränken müssen, die im deutschsprachigen Raum am stärksten verbreitet und in Bezug auf ihre therapeutische Wirkung anerkannt sind. Im Zusammenhang mit der Schulmedizin sind dies vor allem die Klassische Massage – auch Schwedische Massage genannt –, die Manuelle Lymphdrainage und die Bindegewebsmassage. Diese haben wir hier in einem Artikel unter dem Oberbegriff Massagen zusammengefasst.

Ebenfalls sehr häufig praktiziert wird die Fußreflexzonenmassage, die wahrscheinlich indianischen Ursprungs ist und darauf basiert, dass über bestimmte Zonen an den Füßen die Funktionen der inneren Organe beeinflusst werden können.

NEUERUNGEN AUS DEN USA

In der ersten Hälfte des 20. Jahrhunderts entwickelten sich in den USA mehrere neue Techniken wie Chiropraktik, Craniosacral-Therapie sowie Osteopathie, die allesamt an der Wirbelsäule ansetzen. Insbesondere die beiden letzteren gehen jedoch weit über die Behandlung von Beschwerden des Bewegungsapparates hinaus. Über die manuelle Korrektur von Wirbelfehlstellungen, aber auch die Auflösung von Blockaden im Bereich des Schädels und des Beckens werden Impulse gegeben, welche die Fähigkeit des Körpers, sich selbst zu regulieren und zu heilen, anregen. Dies trifft in weiten Teilen auch auf die Dorn-Breuß-Methode zu, die speziell in Deutschland immer mehr Anhänger findet.

Aus einer psychosomatisch orientierten Richtung stammt das sogenannte Rolfing, basierend einerseits auf Techniken wie der Osteopathie und der Chiropraktik und andererseits auf der Körperarbeit von Wilhelm Reich, dessen Thema die Wechselwirkungen von seelischen Traumata mit veränderten Körperstrukturen waren. In dieser Therapie werden auch seelische Probleme bearbeitet.

ASIATISCHE TRADITIONEN

Das in Japan entwickelte Shiatsu beruht auf den Prinzipien der Traditionellen Chinesischen Medizin. Hier stehen nicht die Muskeln und Knochen im Vordergrund, sondern die Meridiane oder Leitbahnen, in denen die Lebensenergie fließt oder eben auch blockiert sein kann. Wie Akupunktur, Akupressur oder Tuina (→ TCM, Seite 162) zielt die Shiatsu-Behandlung darauf, Blockaden aufzulösen, wodurch sowohl Schmerzen als auch sonstige körperliche und seelische Beschwerden verschwinden oder doch zumindest gelindert werden.

Diesem energetischen Ansatz folgen nicht nur weitere aus China stammende Techniken, wie etwa die daoistische Organmassage Chi Nei Tsang, sondern auch die Thai-Massage, tibetische Massagen (→ Tibetische Medizin, Seite 202) und andere im fernöstlichen Kulturkreis praktizierte Therapien, die hier leider nicht alle beschrieben werden können. Auch die ayurvedische Massage (→ Ayurveda, Seite 78) folgt energetischen Prinzipien.

DIE QUAL DER WAHL

Keine der genannten manuellen Therapieformen beansprucht für sich, sämtliche Beschwerden heilen zu können. Oft werden sie in Kombination mit anderen alternativen Verfahren eingesetzt, wie zum Beispiel der Homöopathie (→ Seite 98), der Orthomolekularen Medizin (→ Seite 232) oder auch der Psychotherapie (→ Seite 320).

Welche Manuelle Therapie Sie für sich auswählen, hat auch – aber bei weitem nicht nur – mit Ihren Beschwerden zu tun. Denn eines ist bei all diesen Therapieformen von zentraler Bedeutung: Dass Sie sich wohl und geborgen fühlen, dass Sie Vertrauen zu Ihrem Therapeuten entwickeln und sich auf einen Prozess einlassen können, bei dem auch Gefühle hochkommen dürfen.

Lassen Sie deshalb auch Ihre Intuition sprechen, wenn es um die Entscheidung für die eine oder andere manuelle Therapieform geht.

Chiropraktik

Schmerzen in der Wirbelsäule entstehen meist, wenn Wirbel sich verschoben haben oder durch verkrampfte Muskeln in ihrer Beweglichkeit eingeschränkt sind. Mit schnellen, gezielten Handgriffen kann ein Chiropraktiker die Wirbel wieder in ihre ursprüngliche Position bringen und ihre freie Beweglichkeit wieder herstellen. Richtig angewendet, ist Chiropraktik eine schmerzlose Technik, die bei akuten Problemen schnelle Hilfe bringen kann.

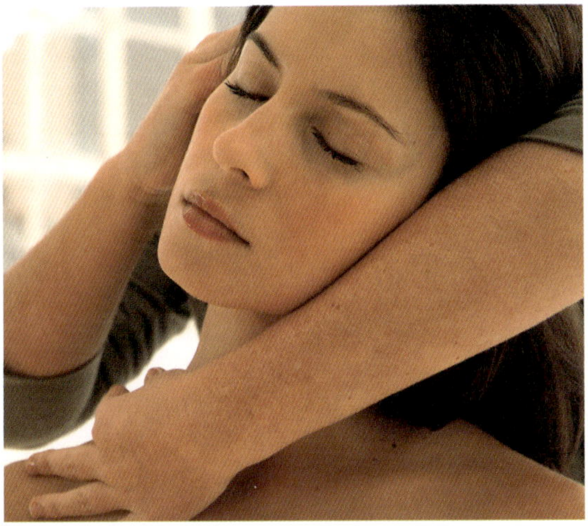

Mit schnellen Handgriffen macht der Chiropraktiker verschobene Wirbel wieder beweglich.

URSPRUNG DER CHIROPRAKTIK

Manuelle Behandlungen der Wirbelsäule waren schon im alten Ägypten und im antiken Griechenland bekannt. Die heutige chiropraktische Technik geht auf den Kanadier Daniel David Palmer (1848–1913) zurück. Falsche Bewegungsabläufe oder Haltungsfehler können Wirbel aus ihrer ursprünglichen Positionen verschieben. Viele gesundheitliche Störungen gehen laut Palmer darauf zurück, dass dabei Nerven an ihrem Austrittspunkt aus der Wirbelsäule gedrückt oder eingeklemmt werden. Aber auch Schwellungen des Weichteilgewebes oder verkrampfte Muskeln können ein gestörtes Gelenkspiel zur Folge haben. Palmer entwickelte eine spezielle Grifftechnik, um verschobene Wirbel und Gelenke wieder in ihre ursprüngliche Stellung zu bringen.

Anfang der 1920er Jahre hatte sich Palmers »Kunst der Justierung« bereits weltweit etabliert. Er sah seine Methode allerdings nicht als reines »Knocheneinrenken«, sondern war überzeugt, dass seine Manipulationen dem Körper darüber hinaus Impulse geben, sich selbst zu heilen. Heute gehört die Chiropraktik zu den populärsten Behandlungsmethoden bei Rückenschmerzen.

WAS IST CHIROPRAKTIK?

Der Begriff Chiropraktik leitet sich aus den altgriechischen Wörtern cheiro = Hand und praktikos = tun ab und bedeutet »mit der Hand tun«. Im Mittelpunkt der Behandlung steht meist die Wirbelsäule, von der aus sich Nervenbahnen in den ganzen Körper verzweigen. Ziel der chiropraktischen Methode ist es, durch spezielle Handgriffe die Beweglichkeit der Wirbel wiederherzustellen, wenn diese verschoben oder durch verspannte Rückenmuskeln in ihrer Beweglichkeit eingeschränkt sind. Dabei werden mit einem schnellen Griff Sehnen und Bänder, die den verspannten Muskel halten, gedehnt bzw. überdehnt. Gleichzeitig wird der von dem verspannten Muskel blockierte Wirbel mit ei-

BESONDERHEITEN AUF EINEN BLICK

- Mit speziellen Handgriffen werden verschobene Wirbel wieder in die richtige Position gebracht
- die Dreh- und Druckbewegungen werden schnell und schmerzlos ausgeführt
- bei akuten Rückenbeschwerden besonders geeignet

ner ruckartigen Bewegung wieder in seine richtige Lage zurückgeschoben. Durch diese Deblockierung werden die Durchblutung des umliegenden Gewebes verbessert und eventuell eingeklemmte Nerven von Druck entlastet. Wenn das freie Gelenkspiel wiederhergestellt ist, können unter Umständen auch weitere Beschwerden wie Kopfschmerzen, Schwindelgefühle oder Sehstörungen verschwinden.
Chiropraktiker vertreten die Auffassung, dass sie dem Körper wertvolle Impulse vermitteln, die die Selbstheilungskräfte fördern. Sie wenden sich zudem gegen den Einsatz von Medikamenten und Bestrahlungen, da diese nur auf die Symptome und nicht auf die Ursache eines Leidens abzielen.

WAS ERWARTET SIE?

Vor der ersten Behandlung werden Sie nach Ihren akuten Beschwerden, früheren Verletzungen, Operationen, Ihrer Lebensführung und beruflichen Tätigkeit gefragt. Es folgt eine körperliche Untersuchung, bei der Ihre Körperhaltung und die Wirbelsäule überprüft und die Beinlängen gemessen werden. Die körpereigenen Reflexe werden durch einfache Tests im Stehen, Sitzen oder Liegen kontrolliert sowie die Muskulatur auf Verspannungen hin untersucht.
Falls nötig, werden auch Röntgenaufnahmen vorgenommen, um spezielle Schäden am Bewegungsapparat feststellen zu können.

- Im Rahmen der Behandlung wendet der Chiropraktiker verschiedene Techniken an. Dabei liegen Sie normalerweise auf einer Behandlungsliege. Die Hauptaufmerksamkeit gilt der Wirbelsäule, doch können auch die Gelenke von Schulter, Armen und Beinen in die Behandlung einbezogen werden.
- Durch sogenannte gezielte Manipulation wird mit einer schnellen Bewegung ein kurzer Impuls an den Wirbel abgegeben. Das Gelenk wird dadurch leicht über seinen normalen Spielraum hinausbewegt, und Gelenkkapsel und umgebendes Gewebe werden kurz gedehnt.
- Die Griffe des Chiropraktikers dürfen nicht schmerzhaft sein, auch wenn bei der ruckartigen Bewegung oftmals ein deutliches Knacken zu hören ist.
- Eine weitere Behandlungsform ist die Mobilisation. Hierbei bewegt der Chiropraktiker die Gelenke behutsam in die derzeit eingeschränkte Bewegungsrichtung. Dieser Vorgang wird so oft wiederholt, bis der Spielraum des Gelenks merkbar größer geworden ist.
- Zusätzlich werden bei Bedarf Massage- und Knettechniken sowie Wärme- und Kältebehandlungen angewendet, um die Muskelentspannung zu fördern.

Eine Linderung akuter Beschwerden ist oft schon nach der ersten Behandlung spürbar, in der Regel sind jedoch mehrere Termine erforderlich, um eine Stabilisierung zu erreichen. Informieren Sie sich zu

WICHTIGSTE INDIKATIONEN

WIRKT AUF DEN BEWEGUNGSAPPARAT
bei Rückenschmerzen, Muskelverspannungen, Bewegungseinschränkungen, Hexenschuss, Ischias

WIRKT BEI WEITEREN BESCHWERDEN
wie Kopfschmerzen, Schwindel, Schlafstörungen

Beginn der Therapie über die vermutliche Dauer der Behandlung.
Chiropraktische Manipulationen sollten nicht zu häufig hintereinander erfolgen, sonst werden im Laufe der Zeit Sehnen und Bänder überdehnt. Bei unsachgemäßer Anwendung vor allem im Bereich der Halswirbelsäule können ernsthafte Schäden auftreten. Deshalb sollten Sie sich vor Therapiebeginn ohne Scheu nach der Ausbildung des Chiropraktikers erkundigen.

FÜR WEN IST CHIROPRAKTIK GEEIGNET?

Die Behandlung durch einen Chiropraktiker ist vor allem bei akuten Rückenbeschwerden üblich und verspricht schon nach der ersten Sitzung eine Linderung der Beschwerden. Die Chiropraktiker selber empfehlen jedoch auch regelmäßige Untersuchungen zur Vorbeugung, um bereits beginnende Blockierungen und Fehlhaltungen rechtzeitig aufzuspüren. Denn nach ihrer Meinung leiden ca. 90 % der Menschen an irgendeiner Form der Wirbelsäulenblockierung.
Eine chiropraktische Behandlung ist im Prinzip für jede Altersgruppe geeignet, jedoch gelten Einschränkungen vor allem bei älteren Menschen mit degenerativen, rheumatischen oder entzündlichen Gelenkerkrankungen oder mit Osteoporose. Wie die meisten Manuellen Therapien sollte auch die Chiropraktik nicht bei Krebsleiden, entzündlichen Knochenerkrankungen oder akuten Bandscheibenvorfällen eingesetzt werden.

ADRESSEN, DIE WEITERHELFEN

Bund deutscher Chiropraktiker
Tel.: 030 / 23516830
www.chiropraktik-bund.de

Schweizerische Chiropraktoren-Gesellschaft
Tel.: (0041) 031 / 3710301
www.chiropraktik.ch

Craniosacral-Therapie

Das Hauptinteresse der Craniosacral-Therapie gilt dem Kopf und der Wirbelsäule. In ihnen pulsiert die Rückenmarksflüssigkeit (Liquor) in einem bestimmten Rhythmus. Minimalste sanfte Bewegungen des Therapeuten an den Schädelknochen wirken als heilsamer Reiz auf den Liquor, das Rückenmark und die Nervenbahnen. So werden Blockaden und Spannungszustände gelöst und alle Körperfunktionen harmonisiert.

URSPRUNG DER THERAPIE

Die Craniosacral-Therapie entwickelte sich aus der klassischen Osteopathie (→ Seite 296) zu einer eigenständigen therapeutischen Methode. Ihre heutige Bedeutung verdankt sie dem amerikanischen Arzt, Chirurgen und Osteopathen Dr. John Upledger. Offen für neue und unbekannte Entwicklungen in der Medizin, stellte er während einer Operation eine pulsierende Bewegung im Bereich des Rückenmarks fest. Diese Beobachtung führte ihn zu intensiven Forschungsarbeiten. Sie basierten unter anderem auf den Erkenntnissen der cranialen Osteopathie von William G. Sutherland und brachten ihn schließlich in den 1970er Jahren zu den Techniken der heutigen Craniosacral-Therapie.

BESONDERHEITEN AUF EINEN BLICK

- Die sanfteste Behandlungsmethode unter den Manuellen Therapien
- behutsame, minimale Bewegungen an Kopf und Wirbelsäule wirken auf den Gesamtorganismus
- auch für kleine Kinder und Menschen mit Bewegungseinschränkungen geeignet

Beide Ärzte kamen zu der überraschenden Erkenntnis, dass – im Gegensatz zur geltenden Lehrmeinung – die Schädelknochen auch bei Erwachsenen nicht vollständig zusammengewachsen sind, sondern in den Zwischennähten elastisch bleiben. Sie befinden sich durch das An- und Abschwellen des Liquors in ständiger rhythmischer Bewegung.

Im Anschluss an seine zahlreichen klinischen Studien gründete John Upledger 1985 ein eigenes Institut in Florida, mit einem Zentrum für Hirn- und Rückenmarksgeschädigte, wo er seitdem viele Craniosacral-Therapeuten ausgebildet hat. Die Craniosacral-Therapie ist besonders in den USA sehr bekannt und findet dort auch klinische Anwendung.

WAS IST DIE CRANIOSACRAL-THERAPIE?

Die Craniosacral-Therapie befasst sich vor allem mit den Schädelknochen in Verbindung mit der Wirbelsäule, dem Rückenmark und dem Kreuzbein (Cranium: Schädelknochen, Sacrum: Kreuzbein). Sie bilden zusammen das craniosacrale System.

Craniosacral-Therapeuten gehen davon aus, dass die Zirkulation der Hirn- und Rückenmarksflüssigkeit (Liquor) in einem individuellen Rhythmus stattfindet. Dieser sogenannte craniosacrale Puls, den der Therapeut im Bereich von Schädel und Becken ertasten kann, schwillt etwa 6- bis 12-mal in der Minute an und ab. Veränderungen, Beschleunigungen oder Einschränkungen dieses Pulses deuten auf Störungen hin, die sich weit über das craniosacrale System hinaus im Nervensystem, im Gewebe und in den Organen bemerkbar machen. Die Ursachen solcher Störungen können akut sein, aber auch Jahre zurückliegen, wie schwere Erkrankungen, Unfälle, Operationen, Eingriffe am Kiefer, traumatische Ereignisse sowie auch eine permanente, übermäßige Stressbelastung.

Zur Behandlung werden mit sehr langsamen, sanften Griffen und Bewegungen der gestörte Liquor-Rhythmus korrigiert, blockiertes Gewebe gelöst und die Selbstheilungskräfte aktiviert.

WAS ERWARTET SIE?

Vor der ersten Behandlung führt der Therapeut mit Ihnen ein ausführliches Gespräch über Ihre Beschwerden, eventuelle Vorerkrankungen und Ihre Lebenssituation.

- Während der Behandlung liegen Sie in bequemer Kleidung auf einer Behandlungsliege.

WICHTIGSTE INDIKATIONEN

WIRKT AUF DEN BEWEGUNGSAPPARAT
bei allen orthopädischen Problemen des Rückens, Muskelverspannungen, nach Unfällen, zur Rehabilitation nach Schlaganfall

WIRKT INDIREKT AUF INNERE ORGANE
bei Migräne, Kopfschmerzen, Schwindel, Tinnitus; Funktionsstörungen der inneren Organe

WIRKT BEI WEITEREN BESCHWERDEN
wie Stress, Schlafstörungen, Depressionen, Ängsten, Konzentrationsstörungen; bei Kindern: Hyperaktivität, ADS, Lernschwäche; bei Babys: Koordinationsstörungen, Störungen im Saugreflex, Behandlung von »Schreibabys«

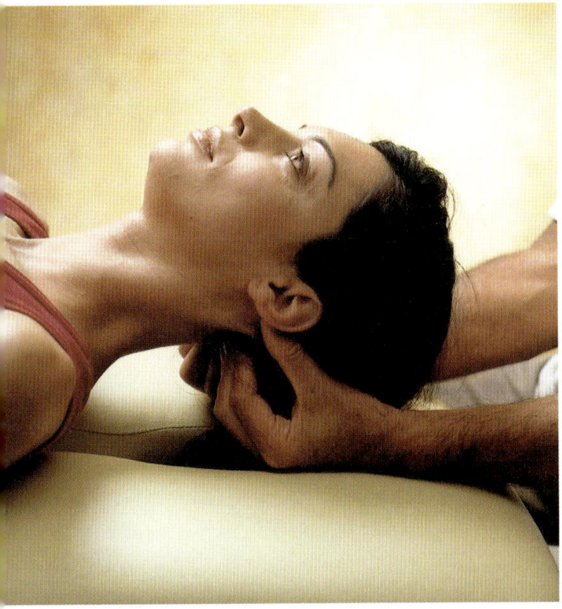

Die sehr sanften und ruhigen Manipulationen übertragen sich auf Kopf und Wirbelsäule.

- Der Therapeut sitzt am Kopfende und legt zunächst die Hände an Ihren Kopf, um die rhythmischen Bewegungen der Schädelknochen und des Liquors zu erspüren.
- Zur Behandlung bewegt er, kaum wahrnehmbar, die Schädelknochen auf sanfte Weise gegeneinander. Weiterhin führt er mit ganz geringem Druck rhythmische Bewegungen an Ihrer Wirbelsäule aus, wodurch sich der Liquor-Rhythmus verbessern soll.
- Alle Techniken sind sehr sanft und werden mit größter Ruhe durchgeführt. Viele Patienten schlafen während der Behandlung ein und fühlen sich anschließend sehr wohl und entspannt.

Eine Behandlung dauert 30 bis 50 Minuten und sollte anfangs alle 14 Tage wiederholt werden. Zur Vorbeugung ist eine craniosacrale Anwendung in vier- bis sechswöchigen Abständen empfehlenswert. Auf diese Weise können Stresszustände reduziert und das Immunsystem dauerhaft gestärkt werden.

FÜR WEN IST CRANIOSACRAL-THERAPIE GEEIGNET?

Die Craniosacral-Therapie eignet sich sowohl für Erwachsene als auch für Kinder. Sogar Babys werden von Spezialisten erfolgreich behandelt. Sie gehen davon aus, dass bei manchen Babys der Liquor-Rhythmus durch die Folgen der Geburt gestört ist, was die Ursache für Stillprobleme und häufiges Schreien sein kann. Craniosacral-Therapie kann als eigenständige Methode angewandt werden sowie in Kombination mit anderen Therapien der allopathischen oder naturheilkundlichen Medizin.

Der tiefe Entspannungszustand während der Therapie kann unter Umständen zu unerwarteten Lösungen körperlicher und seelischer Traumen führen. Laut craniosacralem Therapieansatz lässt der Körper bislang festgehaltene »somatoemotionale Energien« frei. Die Craniosacral-Therapie ist daher auch im Zusammenhang mit einer psychotherapeutischen Behandlung geeignet.

Die Craniosacral-Therapie ist mit keinerlei Risiken verbunden, sollte aber vorsichtshalber bei Erkrankungen, die mit stark erhöhtem Schädelinnendruck verbunden sind, nicht angewendet werden.

ADRESSEN, DIE WEITERHELFEN

Deutscher Craniosacral Verband (DCSV)
Tel.: 08442 / 958475
www.cranioverband.de

Verband der Upledger CranioSacral Therapeutinnen Deutschland (UCD)
Tel.: 0451 / 4003844
www.upledger.de

Verband der Upledger CranioSacral TherapeutInnen Österreich
Tel.: (0043) 03142 / 22084
www.upledger.at

Dorn-Breuß-Methode

Die Wirbelsäulentherapie nach Dorn ist eine sanfte Methode zur Korrektur von Fehlstellungen der Wirbel. Während der Behandlung tastet der Therapeut Wirbel für Wirbel ab und reguliert Verschiebungen mit sanftem Druck. Sie wird ergänzt durch die speziell darauf abgestimmte Breuß-Massage. Dorn-Breuß-Therapeuten sind der Überzeugung, dass auch viele Organstörungen ihre Ursache an der Wirbelsäule haben.

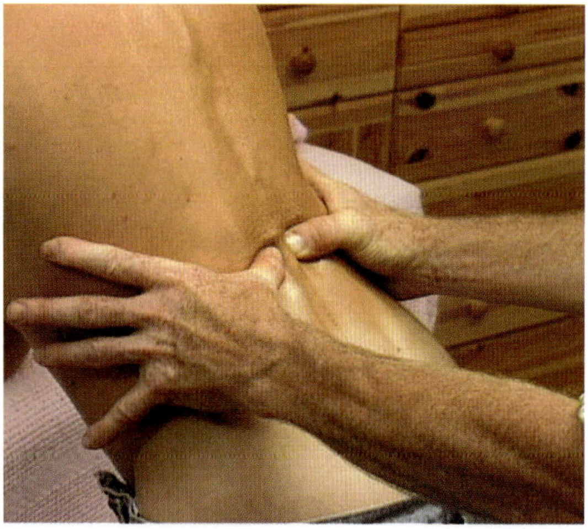

Verschobene Wirbel werden aufgespürt und die Fehlstellung mit sanftem Druck korrigiert.

URSPRUNG DER METHODE

Dieter Dorn, ein schwäbischer Landwirt und Sägewerksbesitzer, litt auf Grund der jahrelangen körperlichen Arbeit unter chronischen Rückenbeschwerden. Er ließ sich von einem alten »Einrichter« behandeln und war von dem Behandlungserfolg so beeindruckt, dass er sich dessen Methode beibringen ließ. Er entwickelte sie durch genaue Beobachtungen und das Studium von Fachbüchern selbstständig zur Dorn-Methode weiter. Unabhängig davon erarbeitete der Österreicher Rudolf Breuß eine spezielle Bandscheibenmassage. Einer der ersten Dorn-Therapeuten, Harald Fleig, erlernte von Breuß diese Massage und führte beide Methoden zusammen. Da sich beide Therapien so gut ergänzen, werden sie inzwischen häufig kombiniert, doch es gibt auch viele Heilpraktiker, die die Dorn-Wirbelsäulentherapie allein anwenden.

WAS IST DIE DORN-BREUSS-METHODE?

Rückenschmerzen sind oft auf Fehlstellungen von Wirbeln und Gelenken zurückzuführen. Diese betreffen nicht nur den Bewegungsapparat, sondern haben Auswirkungen auf den übrigen Körper. Alle relevanten Nervenstränge entspringen im Bereich der Wirbelsäule und verzweigen sich von dort aus in den ganzen Körper. Daher kann sich eine Wirbelblockade durch Organbeschwerden oder chroni-

BESONDERHEITEN AUF EINEN BLICK

- Sanfte Methode zur Einrichtung der Wirbelsäule
- Behandlung zum Teil im Sitzen oder Stehen, kombiniert mit leichten Pendelbewegungen der Arme oder Beine
- Übungen für zu Hause nach Anleitung

sche Gesundheitsprobleme bemerkbar machen. Ziel der Dorn-Breuß-Methode ist es, Fehlstellungen der Wirbelkörper aufzuspüren und mit sanftem Druck zu korrigieren. Dorn-Breuß-Therapeuten legen besonderen Wert auf ein waagerecht stehendes Becken, denn nur dann kann die darüber stehende Wirbelsäule gerade sein. Ein Beckenschiefstand wiederum hat seine Ursache meist in ungleichen Beinlängen, daher werden zu Beginn jeder Dorn-Breuß-Behandlung die Beinlängen kontrolliert.
Die spezielle Breuß-Rückenmassage entspannt die Muskulatur entlang der Wirbelsäule und entlastet die Bandscheiben. Deshalb ist sie eine gute Vorbereitung auf die Dorn-Behandlung.

WAS ERWARTET SIE?

Zu Beginn der Behandlung werden Ihre Beinlängen kontrolliert. Oft ist eine Beinlängendifferenz die Ursache für Beckenschiefstand; der Körper versucht dies auszugleichen, was Wirbelsäulenverformungen zur Folge hat.

- Während Sie liegen, versucht der Therapeut durch leichten Druck und Zug eine Fehlstellung des Hüftgelenkes zu beheben.
- Darauf folgt die entspannende Breuß-Massage: Johanniskrautöl wird entlang der Wirbelsäule einmassiert, die Muskulatur gelockert und die Bandscheiben regeneriert. Oft bildet die Massage auch den Abschluss der Behandlung.
- Während Sie sitzen oder aufgestützt stehen, wird nun die gesamte Wirbelsäule kontrolliert. Beginnend am Kreuzbein, tastet der Therapeut Wirbel für Wirbel aufmerksam ab.
- Wird ein Wirbel korrigiert, so geschieht das immer in Bewegung: Sie führen eine leichte Pendelbewegung mit dem Bein oder Arm aus, während der Therapeut mit sanftem Druck der Daumen auf den Dorn- oder Querfortsatz des Wirbels die Fehlstellung reguliert.
- Zum Abschluss zeigt Ihnen der Therapeut Übungen, die Sie zu Hause regelmäßig durchführen sollten.

WICHTIGSTE INDIKATIONEN ✓

WIRKT AUF DEN BEWEGUNGSAPPARAT
bei Rückenproblemen, Gelenkbeschwerden, Beinlängendifferenz, Beckenschiefstand

WIRKT BEI WEITEREN BESCHWERDEN
wie Schmerzsyndromen, Migräne, Tinnitus, funktionellen Beschwerden der inneren Organe, Angstzuständen, Depressionen, Schlafstörungen, Hyperaktivität bei Kindern

Eine Behandlung dauert 1 bis 1,5 Stunden, davon nimmt die Massage 20 bis 30 Minuten ein. Planen Sie für einen Behandlungszyklus etwa 2 Monate ein.

FÜR WEN IST DIE DORN-BREUSS-METHODE GEEIGNET?

Die Dorn-Breuß-Behandlung ist eine sensible, effiziente und nebenwirkungsarme Methode. Für empfindlichere Personen und ältere Menschen ist die Dorn-Breuß-Methode eine gute Alternative zu »härteren« Verfahren wie z.B. der Chiropraktik. Besonders im Bereich der filigranen Halswirbelsäule, wo viele Nerven und Gefäße auf engstem Raum verlaufen, bietet sie eine risikoarme Form der Manuellen Therapie.
Die Dorn-Breuß-Methode sollte nicht angewendet werden bei akuten Verletzungen, zerstörten oder geplatzten Bandscheiben, Tumoren der Wirbelsäule oder entzündlichen Erkrankungen.

ADRESSEN, DIE WEITERHELFEN

Verbund der Dorntherapeuten
Tel.: 07551 / 62894
www.dorntherapeuten.de

Fußreflexzonenmassage

Zwischen bestimmten Bereichen der Körperoberfläche und den inneren Organen bestehen Nervenverbindungen. Insbesondere Fußsohle und Fußrücken weisen eine Vielzahl solcher Reflexpunkte auf. Durch gezielte Massage dieser Punkte kann man ausgleichend und heilend auf die damit in Verbindung stehenden inneren Organe einwirken.

URSPRUNG DER THERAPIE

Der amerikanische Arzt Dr. William Fitzgerald beobachtete zu Beginn des 20. Jahrhunderts die Fußreflexzonenmassage bei den Indianern, entwickelte sie weiter und systematisierte sie. In den 1930er Jahren machte die englische Masseurin Eunice Ingham diese Massagetechnik einem breiteren Publikum zugänglich. Darauf aufbauend entwickelte die deutsche Heilpraktikerin Hanne Marquardt die Methode vor allem unter therapeutischen Aspekten weiter.

WAS IST FUSSREFLEXZONENMASSAGE?

Nicht nur die Indianer, auch die alten Ägypter hatten schon die Vorstellung, dass die Füße ein verkleinertes Abbild des menschlichen Körpers darstellen. Dabei stehen einzelne Hautareale am Fuß mit bestimmten entfernt liegenden Körperteilen und inneren Organen in einer reflektorischen Verbindung. Somit kann durch Stimulierung der entsprechenden Fußzonen die Organfunktion beeinflusst werden. Schmerzt eine Fußreflexzone beim sanften Betasten (Palpation), so deutet dies auf eine funktionelle Störung des zugehörigen Organs hin.

BESONDERHEITEN AUF EINEN BLICK

- Massage von Fußsohle und Fußrücken
- indirekter Einfluss auf viele Körperregionen und innere Organe
- auch zur Selbstbehandlung geeignet

WICHTIGSTE INDIKATIONEN

WIRKT INDIREKT BEI
verschiedensten Funktionsstörungen innerer Organe, Blockaden und Verspannungen des Bewegungsapparates, Schmerzzuständen aller Art, psychosomatischen Störungen

WAS ERWARTET SIE?

Sie liegen bequem auf einem Liegesessel oder einer Massagebank, der Behandler sitzt vor den Füßen. Nach einem Gespräch über die aktuellen Beschwerden tastet er die Füße systematisch auf Druckempfindlichkeiten, Knoten und Verspannungen hin ab. Auch das Äußere des Fußes – Haut, Gewebe, Durchblutung, Temperatur, Statik – gibt Aufschlüsse über das Beschwerdebild.

- Die Reflexzonenmassage erfolgt je nach Bedarf tonisierend (anregend) oder relaxierend (entspannend). Dabei wird der zu behandelnde Punkt entweder nur mit dem Daumen oder zwischen Daumen und Zeigefinger bearbeitet, was gelegentlich auch schmerzhaft sein kann.

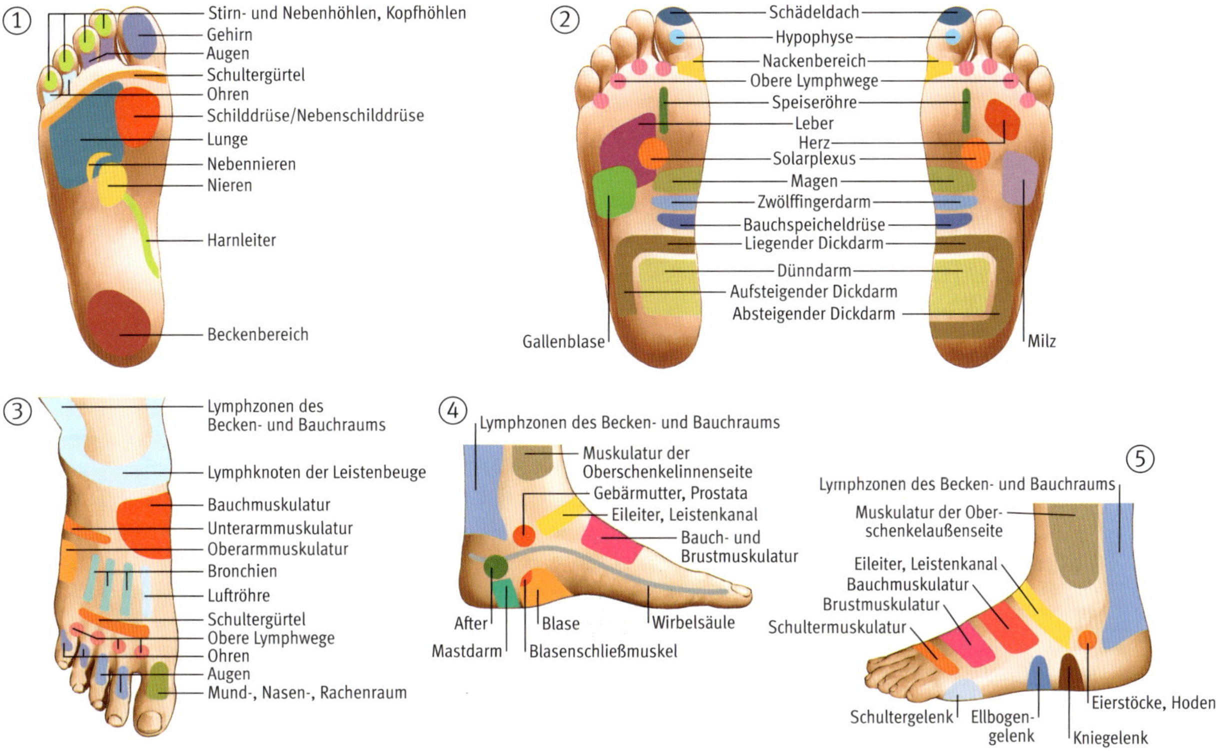

Die Reflexzonen befinden sich auf der Fußsohle (1, 2), dem Fußrücken (3), der Innen- (4) und Außenseite (5) des Fußes. Die Zonen für den linken und den rechten Fuß sind identisch (außer Abb. 2).

- Eine Behandlung dauert etwa eine halbe Stunde. Sinnvoll sind insgesamt 6 bis 12 Sitzungen, 1- bis 2-mal in der Woche. Eine Besserung der Beschwerden tritt mit einiger Verzögerung ein.

FÜR WEN IST FUSSREFLEXZONENMASSAGE GEEIGNET?

Grundsätzlich ist die Fußreflexzonenmassage eine sanfte Behandlungsmethode für Menschen jeden Alters. Einschränkungen gelten bei entzündlichen und schmerzhaften Erkrankungen der Füße und Beine, wie Venenentzündungen oder Geschwüre. Akute Erkrankungen können durch Fußreflexzonenmassage nicht geheilt werden, sie ist aber hilfreich zur Unterstützung der Behandlung, bei Alltagsbeschwerden und zur Vorbeugung.

ADRESSEN, DIE WEITERHELFEN

Bund Deutscher Heilpraktiker
Tel.: 02581 / 61550
www.bdh-online.de

Schweizerischer Verband für Fußreflexzonen-Massage (SVFM)
Tel.: (0041) 031 / 9012110
www.fussreflexzonenmassage.ch

Massagen

Wenn ein Körperteil schmerzt, legen wir instinktiv die Hand auf die betroffene Stelle und versuchen, durch kreisende Bewegungen Linderung zu erreichen. Doch eine Massage wirkt nicht nur durch Druck und Reibung. Bei sanfter Berührung schüttet der Körper Glückshormone aus, und das strapazierte Nervensystem entspannt sich. So wird jede Massagebehandlung durch die Verbindung von manueller Technik und heilsamer Berührung zu einer Wohltat.

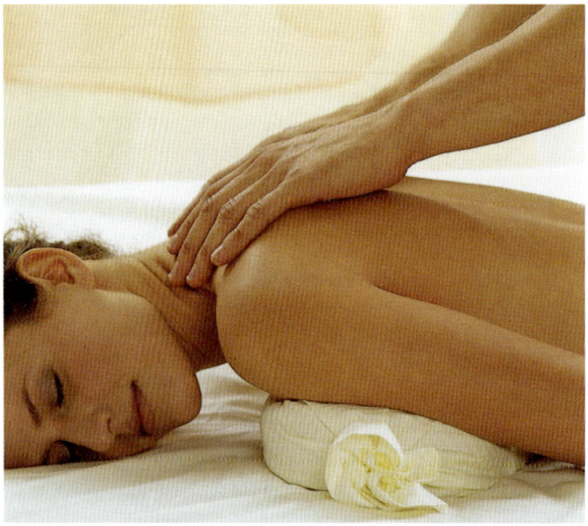

Massagen lockern die Muskulatur, fördern die Durchblutung und sind sehr entspannend.

URSPRUNG DER MASSAGE

Die ältesten schriftlichen Quellen für Massagetechniken stammen aus China und sind etwa viereinhalbtausend Jahre alt. Auch im alten Ägypten waren Massagen bekannt, wie historische Wandreliefs belegen. Im alten Griechenland wurden Kranke und Sportler mit duftenden Ölen und Salben massiert. Römische Ärzte übernahmen von den Griechen die Grundkenntnisse und bauten die medizinische Massage im Rahmen ihrer Bäderheilkunde systematisch noch weiter aus.

Im christlichen Mitteleuropa galten öffentliche Bäder und Massagen lange Zeit als »unsittlich«. Erst als die Armeen Napoleons im 18. Jahrhundert das Wissen um deren therapeutische Wirkungen von ihren ägyptischen Feldzügen mit nach Hause brachten, wurden die Badestuben und mit ihnen die Massage wiederbelebt.

Im 19. Jahrhundert waren es Ärzte wie der Schwede Per Henrik Ling und der Holländer Georg Metzger, die der Massage unter medizinischen Gesichtspunkten zu allgemeinem Ansehen verhalfen.

Die drei hier beschriebenen medizinischen Massagen (Klassische Massage, Manuelle Lymphdrainage und Bindegewebsmassage) werden in fast allen Physiotherapie- und Massagepraxen angeboten und in der Regel von Ärzten auf Grund von medizinischen Indikationen verordnet.

Darüber hinaus gibt es heute eine Reihe von Massagetechniken, die westliche mit östlichen Methoden verbinden und vor allem dem allgemeinen Wohlbefinden dienen, bei denen also der »Wellness«-Charakter im Vordergrund steht.

DIE KLASSISCHE MASSAGE

Das in Deutschland bekannteste Verfahren ist die Klassische Massage, auch Schwedische Massage genannt. Sie geht auf den schwedischen Arzt und Heilgymnasten Per Henrik Ling (1776–1839) zurück. Ling eignete sich einige Behandlungsformen der japanischen Anma-Massage an und entwickelte sie weiter. Im 19. Jahrhundert verbreitete sich seine Methode rasch, und in ganz Europa entstanden sogenannte Schwedische Institute, die Massagebehandlungen anboten. Heute ist die Klassische Massage diejenige, die bei uns am häufigsten von Ärzten verschrieben wird.

Typische Techniken der Klassischen Massage sind Streichung, Reibung, Knetung, Klopfung und Erschütterung (Vibration). Sie wirken direkt auf Muskeln und Bindegewebe, lockern Verspannungen, verbessern die Durchblutung und regen den Stoffwechsel an. Gleichzeitig tritt über den Hautkontakt auch eine nervliche Entspannung ein, die erholsam und seelisch ausgleichend wirkt.

Was erwartet Sie?

Eine Massagebehandlung wird Ihnen normalerweise bei bestimmten Beschwerden von Ihrem Hausarzt oder Orthopäden verschrieben. Sie können sich aber auch selbst etwas Gutes tun und sich einfach beim Physiotherapeuten zu einer Massage anmelden.

- Sie liegen auf einer Massageliege. Mit groß- und kleinflächigen Streichungen, die die Haut erwärmen, beginnt die Behandlung.
- Dann folgen Rollungen, die auf das Fettgewebe der Unterhaut und die Muskulatur einwirken, dazu kommen Dehnungen und ziehende Griffe sowie tiefenwirksame Druckmassagen mit den Fingern oder der ganzen Hand.
- Sie werden im Laufe der Behandlung aufgefordert, selbst einige Übungen durchzuführen, bei denen Sie aktiv gegen die massierenden Hände anarbeiten sollen.
- Warme Wickel, Auflagen oder Wärmebestrahlungen im Anschluss an die Massage fördern den entspannenden Effekt.

Bei der ersten Massagebehandlung kann die Bearbeitung der verspannten Muskeln etwas wehtun. Sie sollten möglichst eine Serie von Behandlungen durchführen lassen, um eine effektive Besserung zu erreichen. Vom Arzt verschrieben werden meist 6 Massagen, je 2 pro Woche.

BESONDERHEITEN AUF EINEN BLICK

- Entspannung und Durchblutung der Muskulatur durch Kneten, Reiben, Klopfen und Streichen mit den Händen
- bekannteste Art der Massage

WICHTIGSTE INDIKATIONEN DER KLASSISCHEN MASSAGE

- Wirkt direkt bei Muskelverspannungen, Rücken- und Gelenkschmerzen, Sportverletzungen
- fördert körperliches und seelisches Wohlbefinden, wirkt indirekt z.B. bei Kopfschmerzen, Migräne

DIE MANUELLE LYMPHDRAINAGE

Entwickelt wurde die Lymphdrainage von dem dänischen Arzt Emil Vodder, der sie 1932 erstmals anwandte. Es ist eine spezielle Massagetechnik, die den Abtransport von Gewebeflüssigkeit über die Lymphbahnen zum Ziel hat.

Sammelt sich Flüssigkeit, die normalerweise über das Lymphsystem und die Venen abtransportiert wird, im Gewebe, so spricht man von einem Ödem. Ursachen für Ödeme können Lymphstaus nach Operationen oder Unfällen, rheumatische Erkrankungen und Herzschwäche, aber auch mangelnde Bewegung sein.

Besondere Bedeutung hat die Lymphdrainage für Krebspatienten erlangt, bei denen die operative Entfernung von Lymphknoten häufig schmerzhafte Lymphödeme verursacht. Sie ist aber häufig auch Bestandteil einer professionellen Kosmetikbehandlung, wenn zum Beispiel das Gesicht oder die Augenpartie leicht geschwollen sind.

BESONDERHEITEN AUF EINEN BLICK

- An- und abschwellender Massagedruck entlang der Lymphbahnen
- dient dem Abtransport von Flüssigkeit aus dem Gewebe

Was erwartet Sie?

Mit spiralförmig kreisenden Pumpbewegungen von Daumen und Händen wird ein an- und abschwellender Massagedruck auf das Gewebe ausgeübt. Dadurch wird der Lymphfluss angeregt, Flüssigkeit aus dem Gewebe »ausgestrichen« und über die Lymphbahnen abgeleitet.

- Während Sie liegen, wird entlang der Lymphbahnen massiert, ausgehend von den Hauptlymphknoten in der betroffenen Körperregion, z.B. auf beiden Seiten des Halses, in den Leistenbeugen oder Kniekehlen.
- Die Bewegungen sind langsam und gleichförmig und werden von den Patienten in der Regel als angenehm empfunden. Je nach Grunderkrankung kann die Behandlung zunächst jedoch etwas schmerzhaft sein.

Ein Erfolg stellt sich nicht sofort nach der ersten Behandlung ein; es erfordert etwas Geduld, bis eine Besserung der Beschwerden eintritt. Die Behandlung ist besonders effektiv, wenn sie mit weiteren entstauenden Maßnahmen gekoppelt wird wie Hochlagerung des betroffenen Körperteils, Kompressionsverbänden oder Bewegungsübungen.

WICHTIGSTE INDIKATIONEN DER LYMPHDRAINAGE

- Medizinisch wirksam bei Ödemen und Lymphstaus, die bei manchen Erkrankungen oder nach Operationen auftreten
- fördert Lymphfluss, Abtransport von Stoffwechselschlacken, Schmerzlinderung bei rheumatischen Beschwerden, Besserung mancher Hauterkrankungen

DIE BINDEGEWEBSMASSAGE

BESONDERHEITEN AUF EINEN BLICK

- Kräftige Massage nur mit den Fingerkuppen auf bestimmten Hautbereichen
- reflektorische Wirkung auf innere Organe.

Reflexzonen sind bestimmte Hautareale, die in einer engen Verbindung zu inneren Organen stehen. Die Zuordnung dieser Hautzonen zu den Körpersegmenten wurde erstmals von dem englischen Arzt Henry Head (1861–1940) erforscht; nach ihm werden sie auch Head-Zonen genannt. Die Technik der Bindegewebsmassage hat 1929 die Krankengymnastin Elisabeth Dicke entwickelt. Das Bindegewebe umhüllt und verbindet Knochen, Muskeln, Sehnen und Unterhaut. Sie beobachtete, dass Störungen innerer Organe mit Veränderungen des Bindegewebes in den Reflexzonen einhergehen und von dort aus auch behandelbar sind. Die betroffenen Hautbereiche fallen optisch durch Einziehungen und Aufquellung sowie durch erhöhte Gewebespannung und mangelnde Verschiebbarkeit auf.

Ein geschulter Therapeut erkennt anhand der Veränderungen des Bindegewebes, welches innere Organ erkrankt sein könnte. Werden diese Bereiche mit einer spezifischen Massagetechnik bearbeitet, so wirkt sich das wiederum positiv auf das damit in Verbindung stehende Organ aus.

Was erwartet Sie?

Der Therapeut untersucht zunächst die Haut und das Bindegewebe im Bereich der Reflexzonen und massiert sie dann mit verschiedenen Techniken (Haut-, Unterhaut- und Faszientechnik).

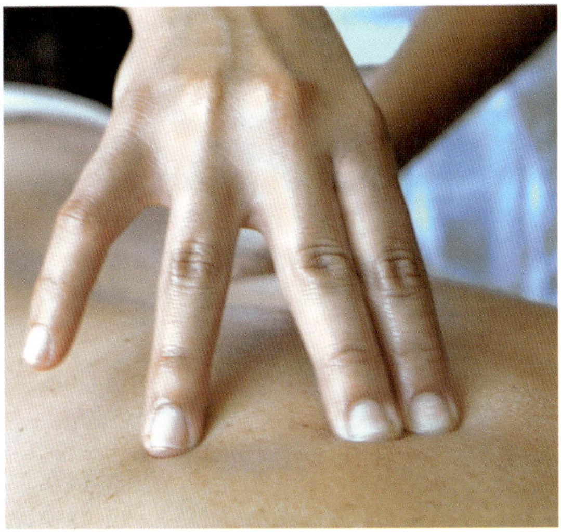

Mit kräftigem Druck der Fingerkuppen lockert der Physiotherapeut das Bindegewebe.

- Sie sitzen auf einem Hocker, der Therapeut sitzt hinter Ihnen. Die Massage beginnt meist am Rücken im Bereich des Kreuzbeins.
- Der Therapeut massiert mit starkem Zug mit den Fingerkuppen des 2., 3. und 4. Fingers. Dieser Reiz lockert das Bindegewebe, löst Verklebungen und fördert die Durchblutung.
- Die meisten Patienten spüren dabei ein charakteristisches schneidendes Gefühl, und auf der Haut treten Rötungen auf. Das ist zunächst nicht ganz angenehm, aber mit der Zeit tritt ein gewisses Wohlbefinden ein.

WICHTIGSTE INDIKATIONEN DER BINDEGEWEBSMASSAGE

- Wirkt direkt auf Unterhaut-, Fett- und Bindegewebe, bei Durchblutungsstörungen
- wirkt indirekt bei funktionellen Störungen innerer Organe, rheumatischen Beschwerden, Menstruationsbeschwerden, Migräne

Die Bindegewebsmassage dient jedoch nicht nur zur Behandlung der Reflexzonen, in der Kosmetik wird sie auch ganz direkt zur Verbesserung von Cellulitis eingesetzt.

FÜR WEN SIND MASSAGEN GEEIGNET?

Grundsätzlich fördern Massagen das körperliche und seelische Wohlbefinden und können jederzeit auch ohne medizinischen Anlass angewendet werden. Unabhängig von Alter und körperlicher Verfassung tun sie jedem gut, der Entspannung vom anstrengenden Alltag sucht. Falls Sie die zum Teil kräftigen Massagegriffe als unangenehm und schmerzhaft empfinden, sollten Sie dies Ihrem Therapeuten unbedingt gleich mitteilen, damit er darauf reagieren und seine Technik anpassen kann.
Es gibt bestimmte Krankheiten, bei denen Massagen nicht durchgeführt werden sollten. Dazu gehören alle fieberhaften und entzündlichen Erkrankungen, Krebsleiden, Hautinfektionen, Osteoporose und Knochenbrüche. Auch bei Herzschwäche oder Venenentzündungen ist Vorsicht geboten.

ADRESSEN, DIE WEITERHELFEN

Bund Deutscher Heilpraktiker
Tel.: 02581 / 61550
www.bdh-online.de

Alles über Massage im Internet:
www.massagedienst.de

TouchLife – Schule für ganzheitliche Massage
Tel.: 06192 / 24513
www.touchlife.de
(auch: www.touchlife.at, www.touchlife.ch)

Verband der medizinischen Masseure der Schweiz (VDMS)
Tel.: (0041) 062 / 8230270
www.vdms.ch

Osteopathie

Fein geschulte Hände, ausführliches anatomisches Wissen und ein ganzheitliches Denkkonzept bilden die Basis der osteopathischen Medizin. Mit sehr sensiblen, für den Patienten kaum wahrnehmbaren Techniken ertastet der Osteopath Einschränkungen und Störungen der Wirbelsäule und der inneren Organe. Die sanfte und schmerzfreie Behandlung lockert, mobilisiert und regt die Selbstheilungskräfte des Körpers an.

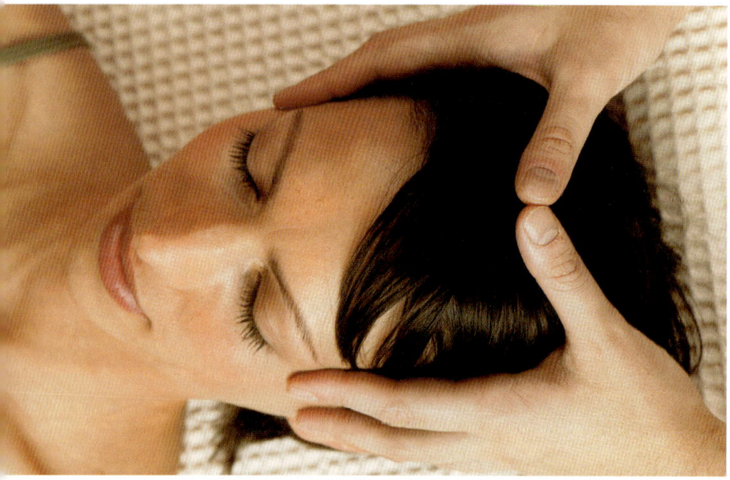

Alle Bewegungen werden vom Osteopathen sanft und mit größter Ruhe ausgeführt.

URSPRUNG DER OSTEOPATHIE

Die Geschichte der Osteopathie begann vor über 130 Jahren. Der Amerikaner Andrew Taylor Still (1828–1917) studierte Medizin und arbeitete als Chirurg während des amerikanischen Bürgerkriegs, jedoch stieß er immer wieder an die Grenzen der herkömmlichen Medizin. Stark zweifelnd an seinem bisherigen Medizinverständnis, begann er erneut mit intensiven Studien des menschlichen Körpers, besonders des Bewegungsapparates. Er entdeckte schließlich die Möglichkeit der sanften Gewebemanipulation mittels seiner Hände und entwickelte eine eigene Behandlungstechnik, die er Osteopathie nannte. Der Erfolg gab ihm Recht: Heute gibt es in den USA 19 Universitäten, die jährlich viele osteopathische Ärzte ausbilden. John Martin Littlejohn führte die Osteopathie in Europa ein; sie ist mittlerweile eine Zusatzqualifikation für Ärzte, Heilpraktiker und Physiotherapeuten.

WAS IST OSTEOPATHIE?

Osteopathie ist eine ganzheitliche Behandlungsmethode: Sie löst Blockaden, verhilft dem Körper wieder zu seinem inneren Gleichgewicht und aktiviert die Selbstheilungskräfte. Genaueste Kenntnisse der Anatomie und Physiologie sind für den Osteopathen unerlässlich und fester Bestandteil seiner mehrjährigen umfangreichen Ausbildung. Die osteopathische Medizin unterteilt ihre Behandlung

BESONDERHEITEN AUF EINEN BLICK

- Einfühlsame, sensible Methode zur Diagnose und Therapie funktioneller Störungen
- Behandlung mit behutsamem Druck der Finger und in größter Ruhe
- eignet sich nicht nur für Erwachsene, sondern auch für Kinder und Babys

in drei Ebenen: den craniosacralen Bereich (Schädelknochen, Wirbelsäule, Rückenmark und Becken), den parietalen Bereich (Knochen, Bänder, Gelenke, Faszien und Muskeln) und den viszeralen Bereich (innere Organe). Alle drei Ebenen stehen in wechselseitiger Beziehung und müssen harmonisch zusammenarbeiten.

Ein Leitsatz heißt: Die Struktur bestimmt die Funktion und umgekehrt. Ändert sich die Funktion, wird die Struktur ihr folgen. Alle Körperebenen wirken zusammen wie die Mechanik eines Uhrwerkes. Wird dieser empfindliche Mechanismus an einer Stelle gestört, so wirkt sich dies nach und nach auf die Leistungsfähigkeit der Gesamtheit aus. Ist eine Kompensation nicht mehr möglich, entstehen merkbare Störungen, Erkrankungen und Schmerzen, was bedeutet, dass die Fähigkeit zur Eigenregulation und Selbstheilung blockiert ist.

Die osteopathische Therapie hilft – indem sie die Beweglichkeit, die Zirkulation der Körperflüssigkeiten und die Versorgung der Organe wiederherstellt – bei zahlreichen akuten und chronischen Erkrankungen und beugt gesundheitlichen Problemen vor.

WAS ERWARTET SIE?

Vor der Behandlung wird ein intensives Erstgespräch mit Ihnen geführt.

- Während der Behandlung liegen Sie in bequemer Kleidung auf einer Behandlungsliege.
- Der Osteopath untersucht zunächst mit großer Berührungs- und Drucksensibilität in den Fingern den Zustand Ihres Bewegungsapparates, des Bindegewebes und der inneren Organe.
- Zur Behandlung arbeitet er mit verschiedenen manuellen Techniken: Die einzelnen Körperstrukturen werden sanft gelöst, gedehnt und bewegt. Alle Tätigkeiten werden sehr behutsam und mit größter Ruhe umgesetzt.

Eine Behandlung dauert 45 bis 60 Minuten. Erfragen Sie zu Beginn der Therapie, wie viele Anwendungen bis zum Behandlungserfolg wahrscheinlich notwendig sein werden.

WICHTIGSTE INDIKATIONEN

WIRKT AUF DEN BEWEGUNGSAPPARAT
bei allen Verspannungen, Blockaden und Schmerzen des Bewegungsapparats, nach Unfällen und Traumen

WIRKT BEI WEITEREN BESCHWERDEN
wie funktionellen Störungen innerer Organe, Schmerzsyndromen, Migräne, Kopfschmerzen, Tinnitus, psychosomatischen Erkrankungen, Schlafstörungen; bei Kindern: Hyperaktivität, ADS, Behandlung von »Schreibabys«

FÜR WEN IST OSTEOPATHIE GEEIGNET?

Da die Osteopathie sich in ihren Techniken sehr flexibel auf den Einzelnen einstellt, ist sie nicht nur für Erwachsene, sondern auch für Kinder und Säuglinge geeignet. Insbesondere bei sogenannten Schreikindern – Babys, die ohne erkennbare Ursache über viele Stunden schreien – ist diese einfühlsame Behandlungsmethode sehr erfolgreich.

Die Osteopathie greift bei einem breiten Spektrum akuter und chronischer Erkrankungen. Da nach ganzheitlichen Gesichtspunkten therapiert wird, finden sich die Ursachen oftmals an anderen Stellen, als die Beschwerden vermuten lassen. Osteopathie stellt zudem eine individuelle Begleitung z.B. zur Bewältigung von Traumen dar.

ADRESSEN, DIE WEITERHELFEN

Verband der Osteopathen in Deutschland
Tel.: 0611 / 9103661
www.osteopathie.de

Österreichische Gesellschaft für Osteopathie
Tel.: (0043) 0699 / 11906887
www.oego.org

Rolfing

Rolfing ist eine von der Amerikanerin Ida Rolf entwickelte ganzheitliche Körperarbeit. Über eine kräftige, tiefe Bindegewebsmassage werden Verspannungen und Verhärtungen gelöst. Mit Hilfe von Atem- und Bewegungsübungen lernt man effektivere Bewegungsabläufe und korrigiert lang eingeübte Fehlhaltungen. Das Lösen körperlicher Verspannungen löst letztlich auch innere Anspannungen und führt zu größerer seelischer Ausgeglichenheit.

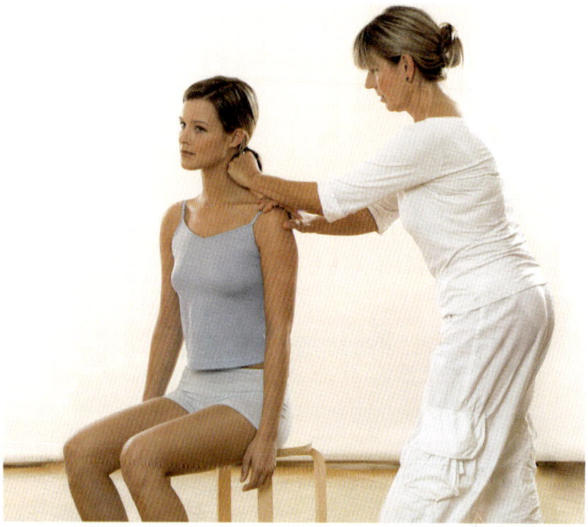

Rolfing löst körperliche Verspannungen und verhilft dem Körper zu einer neuen Balance.

URSPRUNG DES ROLFING

Die Entwicklung des Rolfing geht auf die amerikanische Biochemikerin Ida Rolf (1896–1979) zurück. In den 1940er Jahren begann sie systematisch die Wechselwirkungen zwischen körperlich-seelischen Traumata und krankhaft veränderten Körperstrukturen zu erforschen. Ähnlich wie der Psychoanalytiker Wilhelm Reich (1896–1957) war sie der Meinung, dass sich der Mensch unbewusst gegen Ängste und traumatische Erinnerungen »panzert«, was zu verkrampften Muskeln und verhärtetem Bindegewebe führt. Falsche Belastungen von Gelenken und Bandscheiben sind die Folge, was sich schließlich in Fehlhaltungen und chronischen Schmerzen äußert.

Sie entwickelte eine Körperarbeit, die dem Menschen nicht nur seine natürliche Beweglichkeit zurückgeben, sondern ihn auch geistig-seelisch »aufrichten« sollte. Sie selbst nannte Ihre Methode »Strukturelle Integration« und gründete 1972 das »Rolf Institute of Structural Integration« in Colorado. Die Begriffe Rolfing® und Rolfer® sind weltweit rechtlich geschützte Bezeichnungen.

WAS IST ROLFING?

Das Bindegewebe bildet ein netzartiges Gerüst, das Organe, Muskeln und Knochen umhüllt. Auf Unfälle, Krankheiten oder Krisen reagiert der Körper mit Verspannungen und Verkrampfungen, was sich nach Ansicht von Ida Rolf besonders in Veränderungen des Bindegewebes äußert.

Das Ziel des Rolfing ist, die Verhärtungen und Verdickungen des Bindegewebes zu lösen und den Körper in seine natürliche aufrechte Haltung zurückzubringen. Das geschieht durch eine intensive Massage, die mit langsamen und kräftigen Bewegungen so lange ausgeführt wird, bis das Gewebe wieder elastisch ist. Ergänzend lehren »Rolfing Movement Teachers«, wie alltägliche Bewegungsabläufe durch richtige Ausnutzung der Schwerkraft beinahe mühelos ausgeführt werden können.

Rolfing führt aber nicht nur den aus dem Lot geratenen Körper zu einer neuen Balance. Da sich das Bindegewebe ursprünglich durch psychisch nicht verarbeitete Belastungen so stark verändert hat, sprechen Rolfer auch davon, dass es die Traumen in sich gespeichert habe. Werden nun die alten Verspannungen gelöst, lösen sich mit ihnen auch die seelischen Anspannungen auf und führen zu mehr innerer Ausgeglichenheit.

WAS ERWARTET SIE?

Vor Beginn der Behandlung erfolgt eine genaue Analyse Ihrer Körperhaltung und Körperbewegungen. Der Rolfer untersucht z.B., ob die Schultern symmetrisch sind, ob Sie die Beine unterschiedlich belasten und wie der Zustand der Wirbelsäule ist.

- Sie werden gebeten, auf einer Massageliege oder -matte Platz zu nehmen. Hier werden Sie im Liegen, Sitzen oder Stehen massiert.
- Der Rolfer arbeitet mit Händen, Fingern, Fingerknöcheln und Ellenbogen, um Verhärtungen im Bindegewebe aufzulösen.
- Die während der Massage in den »hot spots« auftretenden Schmerzen sind erwünscht und werden meist als befreiend empfunden.
- Sie sind aktiv beteiligt, indem Sie spezielle Atem- und Haltungsübungen ausführen.

Die Körperarbeit mit Rolfing findet grundsätzlich in 10 aufeinander aufbauenden Sitzungen statt, die auf einen Zeitraum von etwa 3 Monaten verteilt sind. Jede Sitzung dauert ca. 90 Minuten.

Nach einem abgeschlossenen Behandlungsturnus sollen die Veränderungen für mindestens ein halbes Jahr eigenständig im Organismus weiterwirken. Dieser Basistherapie können dann fortgeschrittene Sitzungen oder Bewegungsschulungen bei speziell ausgebildeten »Rolfing Movement Teachers« folgen.

BESONDERHEITEN AUF EINEN BLICK

- Intensive Körperarbeit zur Verbesserung der äußeren und inneren Haltung
- kräftige, zum Teil schmerzhafte Bearbeitung des Bindegewebes mit Händen, Knöcheln, Ellenbogen
- die Freisetzung seelischer Anspannung führt gelegentlich zu heftigen Gefühlsreaktionen

WICHTIGSTE INDIKATIONEN

WIRKT AUF DEN BEWEGUNGSAPPARAT
bei Körperfehlhaltungen und Fehlstellungen, funktionellen Beschwerden des Bewegungsapparates, chronischen Schmerzen

WIRKT BEI WEITEREN BESCHWERDEN
wie psychischer Anspannung, Schlafstörungen, Stresssymptomen, psychosomatischen Beschwerden

FÜR WEN IST ROLFING GEEIGNET?

Rolfing versteht sich nicht als medizinische Therapie, sondern als körperlich-seelische Grundlagenarbeit. Naturgemäß sind funktionale Beschwerden des Bewegungsapparates häufig der Anlass für den Beginn einer Behandlung. Allerdings sollte man eine gewisse Bereitschaft, sich auch auf Schmerzen einzulassen, mitbringen. Menschen mit entzündlichen Erkrankungen des Bewegungsapparats wie rheumatoider Arthritis und Osteoarthritis (Knochenentzündung), mit einem Krebsleiden oder einer psychischen Erkrankung sollten auf Rolfing verzichten.

ADRESSEN, DIE WEITERHELFEN

European Rolfing Association (ERA)
Tel.: 089 / 54370940
www.rolfing.org

Shiatsu

Die Shiatsu-Therapie ist noch relativ jung, doch ihre Wurzeln reichen weit zurück: Sie enthält Elemente der Traditionellen Chinesischen Medizin und alter japanischer Massagetechniken. Shiatsu folgt deren Energie- und Meridianprinzipien. Durch ruhigen Druck mit Fingern und Händen, aber auch mit Ellenbogen oder Knien behandelt der Shiatsu-Therapeut Bereiche, in denen der Fluss der Lebensenergie Qi gestört ist.

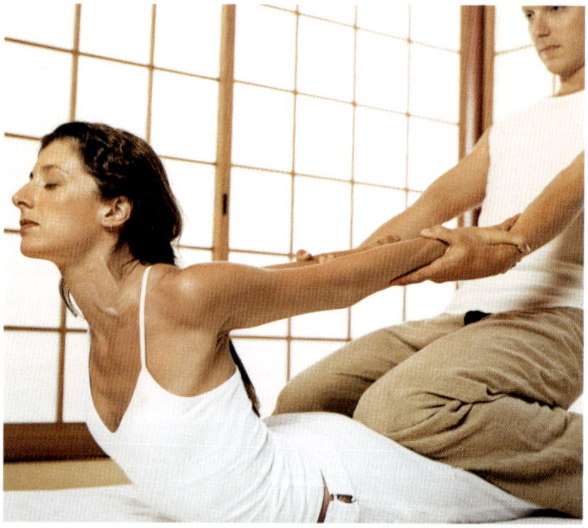

Durch spezielle Haltetechniken können sich Muskeln und Gewebe langsam entspannen.

URSPRUNG DES SHIATSU

Als die chinesische Medizin im 10. Jahrhundert nach Japan gelangte, wurde sie in die japanische Volksmedizin integriert. Aus der Verschmelzung der bereits in Japan praktizierten Anma-Massage mit dem chinesischen Daoyin entstand eine Behandlungsart, die als frühe Form des Shiatsu bezeichnet werden kann. Durch den zunehmenden Einfluss der westlichen Medizin verlor sie jedoch ihre Bedeutung. Das heutige Shiatsu entstand erst zu Beginn des 20. Jahrhunderts in Japan, als einige Therapeuten die traditionelle Massage wiederbeleben wollten; sie gaben ihr den neuen Namen Shiatsu.

Im Laufe der Jahre haben sich verschiedene Schulen und Therapieansätze herausgebildet. In Japan dominiert eine Form des Shiatsu, die durch Tokujiro Namikoshi geprägt wurde. Ihm ist es zu verdanken, dass Shiatsu in Japan seit 1964 als offizielle Therapiemethode anerkannt ist. Im Westen wird eine andere Form des Shiatsu bevorzugt: das von Shitsuto Masunaga begründete Zen- oder Lokai-Shiatsu. Hier stehen die Meridiane im Zentrum. Außerdem ist die Herangehensweise von der Haltung des Zen geprägt, die das Verhältnis von Therapeut und Patient als das zweier Partner sieht.

WAS IST SHIATSU?

Die Denkweise des Shiatsu beruht auf denselben Prinzipien wie die Traditionelle Chinesische Medizin. Danach fließt die Lebensenergie Qi in Meridianen oder Bahnen durch den Körper. Ist der Energiefluss in den Meridianen blockiert, führt dies zu körperlichen und seelischen Beschwerden.

Wörtlich bedeutet Shiatsu »Fingerdruck«. Der Therapeut arbeitet bei einer Behandlung allerdings nicht nur mit den Fingern und Handflächen, sondern auch mit seinen Ellenbogen, Knien und Füßen. Der Druck wird dabei ruhig und kontinuierlich ausgeübt – hastige, schnelle Bewegungen gibt es nicht. Die Muskeln und das Gewebe können sich dabei langsam entspannen.

Im Gegensatz zur Akupressur werden beim Shiatsu keine festgelegten Punkte bearbeitet. Vielmehr behandelt der Shiatsu-Therapeut ganze Meridiane und erspürt individuell die Stellen, an denen der Energiefluss gestört ist.
Shiatsu ist eine partnerschaftliche Behandlungsform in dem Sinne, dass durch die Berührungen ein Austausch zwischen Behandeltem und Behandler stattfindet – eine Kommunikation ohne Worte. Dadurch entsteht ein Vertrauensverhältnis, das den Erfolg wesentlich verstärkt.

WICHTIGSTE INDIKATIONEN

WIRKT DIREKT BEI
Muskelverspannungen, Rücken- und Nackenschmerzen, Schulter-Arm-Syndrom, Spannungskopfschmerzen, Stress, Nervosität

VERBESSERT INDIREKT
Leistungsfähigkeit, Verdauung, Kreislauf, weiblichen Zyklus, Schlaf, Selbstheilungskräfte

WAS ERWARTET SIE?

Am Anfang der Behandlung steht ein ausführliches Gespräch, eventuell wird für eine Diagnosc Ihr Bauch vorsichtig abgetastet (Hara-Diagnose). Auch auf dem Rücken gibt es Zonen und Punkte, die Hinweise auf den energetischen Zustand der Meridiane geben.

- Während der Behandlung liegen Sie angezogen auf einer Matte auf dem Boden. Die Kleidung sollte leicht sein und locker sitzen.
- Die Körperarbeit entlang der Meridiane erfolgt zwar durch Druck von Daumen, Handflächen, auch Ellenbogen, Knien oder Füßen, doch wird er langsam, stetig und ohne Muskelkraft ausgeübt und ist daher nicht schmerzhaft.
- Hinzu kommen sogenannte Haltetechniken: Der Therapeut hält z.B. Ihre Schulter in einem bestimmten Griff für einen längeren, stillen Moment. Dabei werden Muskeln und Gelenke wohltuend gedehnt.
- Zum Abschluss ruhen Sie eine kurze Zeit.

Eine Behandlung dauert 40 bis 50 Minuten. Wenn chronische energetische Disharmonien vorliegen, sind 10 Behandlungen durchaus sinnvoll.

BESONDERHEITEN AUF EINEN BLICK

- Langsame und ruhige Behandlung des ganzen Körpers mit Druck und Berührung
- ganzheitliche Therapie, die dem asiatischen Energie- und Meridianprinzip folgt
- Berührungskommunikation zwischen Behandler und Behandeltem

FÜR WEN IST SHIATSU GEEIGNET?

Shiatsu vermittelt durch die Ganzkörperbehandlung und Haltetechniken ein Gefühl der Geborgenheit und bringt Menschen, die körperliche Berührung zu schätzen wissen, in einen Zustand tiefer Entspannung. Es stärkt das körperliche und seelische Wohlbefinden, indem es energetische Blockaden löst und die Selbstregulierungskräfte stimuliert. Grundsätzlich ist Shiatsu für jeden geeignet, doch gibt es gesundheitliche Einschränkungen, z.B. Krebsleiden, Osteoporose, Krampfadern. Außerdem sollten Sie Ihren Therapeuten vorher informieren, wenn Sie unter Bluthochdruck, Epilepsie oder chronischer Müdigkeit leiden.

ADRESSEN, DIE WEITERHELFEN

Gesellschaft für Shiatsu-Deutschland
Tel.: 040 / 85506736
www.shiatsu-gsd.de

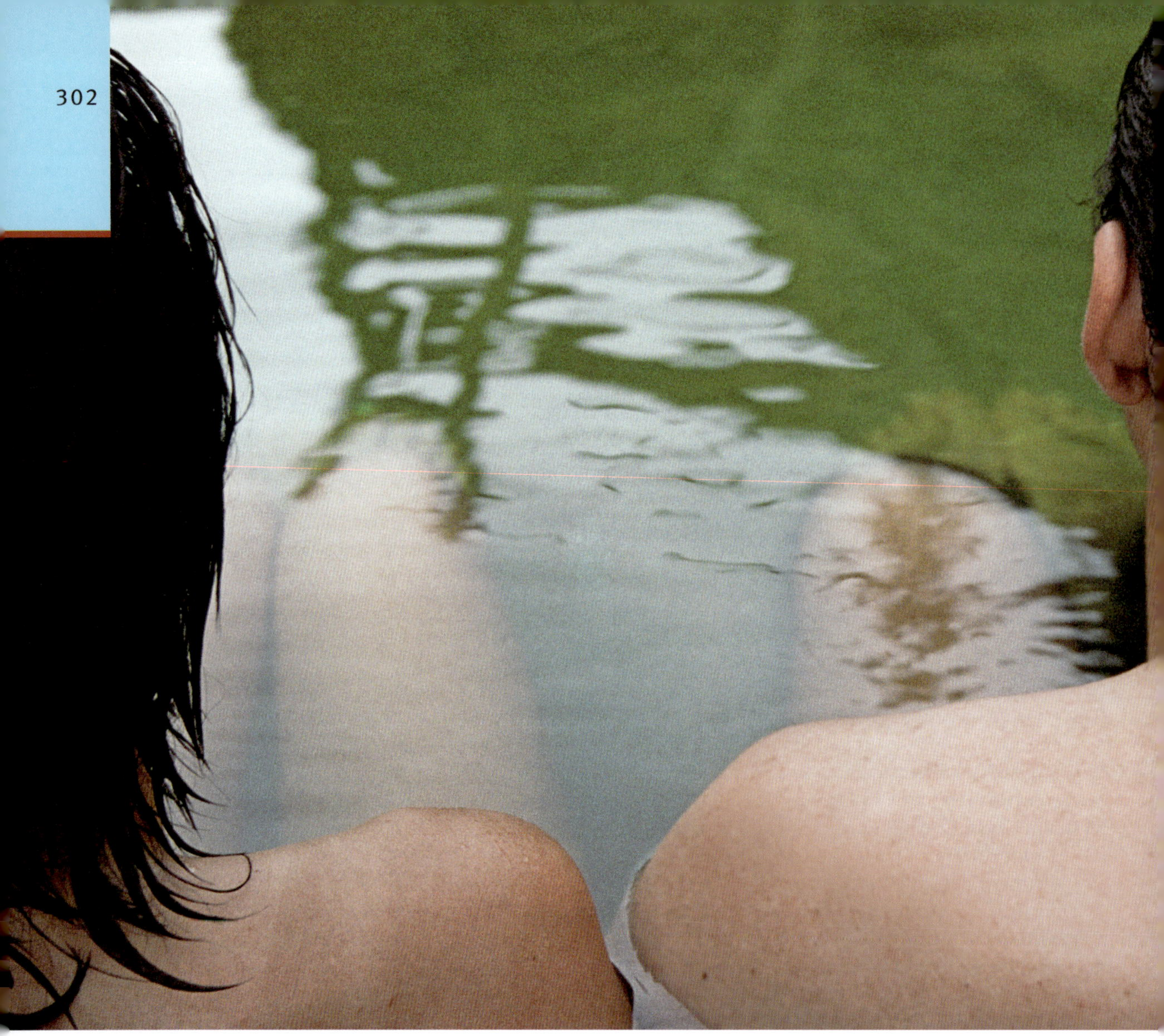

Physikalische Therapien

Bei diesen Therapien nutzt man die physikalischen Kräfte der Natur wie Sonnenstrahlung, Wasserdruck, Wärme und Kälte. Durch sie werden Reize auf den Körper ausgeübt, die je nach Anwendung auf Kreislauf, Stoffwechsel, Atmung oder Durchblutung anregend und ausgleichend wirken. Heilende Inhaltsstoffe aus Mineralquellen, dem Meer oder der Luft unterstützen die Wirkung, aber auch gezielte Anwendungen z.B. mit Wickeln und Packungen. Bei einer klassischen Bäderkur vereinen sich Heilklima und Heilquellen zu einem gesundheitsfördernden Ganzen. Physikalische Therapien sind wesentlicher Bestandteil sowohl schulmedizinischer als auch naturheilkundlicher Behandlung.

NATÜRLICH WIRKSAM

Sonne und Wind, Wasser und Wärme – die Nutzung natürlicher Kräfte für die Gesundheit hat eine jahrtausendealte Tradition. Unter dem Begriff Physikalische Therapien werden heute alle Verfahren zusammengefasst, die in der Natur vorkommende physikalische Reize zur Therapie einsetzen. Die Wirksamkeit der Behandlungen mit Wärme, Kälte, Wasser, Lichtwellen und Klimareizen ist wissenschaftlich belegt, und sie werden in der Naturheilkunde ebenso wie in der Schulmedizin angewandt.
Wer Stress abbauen will, die Regelsysteme seines Körpers wieder ins Gleichgewicht bringen, seinen Stoffwechsel und seine Selbstheilungskräfte aktivieren und Beschwerden auf sanfte Weise lindern will, der ist mit Physikalischen Therapien gut beraten. Ob Wickel oder Inhalation im Rahmen der Hydrotherapie, ein Moorbad als balneotherapeutische Maßnahme oder die Bestrahlungen mit Licht bei der Phototherapie – die Anwendungsmöglichkeiten sind sehr vielfältig.

KUR ODER WELLNESS-URLAUB

Etwa 350 Moor- und Mineralbäder, Seebäder, Kneipp- und heilklimatische Kurorte stehen allein in Deutschland für Reha-Maßnahmen, Kuren oder Wellness-Urlaube zu Verfügung. Hier vereinen sich Klima, Licht, Luft, Wasser und gezielte therapeutische Maßnahmen wie medizinische Bäder und Massagen zu einem wohltuenden Ganzen.
Im Rahmen einer verordneten Reha- oder Badekur stellt der behandelnde Arzt die therapeutischen Maßnahmen jeweils individuell für Sie zusammen. Denn die Art der Anwendungen und die Intensität der Reize müssen auf Ihre Beschwerden und Ihre Konstitution abgestimmt sein. Sie können sich auch privat zu einer gesundheitsfördernden Kur entschließen, die Sie dann auch selbst bezahlen, z.B. einer Kneipp- oder Wellness-Kur in einem Badeort Ihrer Wahl oder einer Thalassotherapie am Meer. In allen Therapiezentren gibt es Badeärzte und Therapeuten, die Ihnen nach einem ausführlichen Gespräch eine Reihe von Anwendungen empfehlen, die auf Ihre persönlichen Wünsche und gesundheitlichen Probleme abgestimmt sind. Private Wellness-Urlaube werden immer beliebter, denn Sie tun damit nicht nur Ihrer Gesundheit etwas Gutes. Sie erleben Spaß und Entspannung bei Wasserspielen, Massagen und Anwendungen in landschaftlich schöner Umgebung.

AMBULANT ODER ZU HAUSE

Doch selbst wenn es vielen Menschen häufig nicht möglich ist, eine mehrwöchige Kur durchzuführen, gibt es zahlreiche Anwendungen, die sich leicht in den Alltag integrieren lassen. So helfen medizinische Bäder in einer physiotherapeutischen Praxis bei Gelenkbeschwerden oder Bestrahlungen mit Infrarotlicht bei einer hartnäckigen Nasennebenhöhlenentzündung. Der behandelnde Arzt verordnet die Maßnahmen je nach Ihren Beschwerden.
Aber auch das Badezimmer daheim kann durch den Einsatz pflanzlicher und mineralischer Badezusätze oder Heilpackungen, durch Wechselduschen und Teilbäder zum kleinen Kurort werden. Es gibt eine ganze Reihe von physikalischen Anwendungen, die Sie zu Hause durchführen können – zur Vorbeugung oder einfach nur zum Wohlfühlen. Informieren Sie sich vorher über die medizinisch richtige Durchführung, damit Sie von Ihrem heimischen Therapiezentrum optimal profitieren können.

Bäder und Wasseranwendungen

Das Besondere am Wasser ist, dass es gleich mehrere physikalische Eigenschaften in sich vereint: Es besitzt eine große Wärmeleitfähigkeit, starke Auftriebskraft, hohen Widerstand und übt Druck aus. Diese Vorzüge nutzt man einzeln oder kombiniert in der Naturmedizin auf vielfältige Weise, ob bei Wickeln, Güssen, Dämpfen oder Bädern, mit und ohne Zusätze. Besitzt ein Kurort mineralstoffreiche Heilwässer, dienen sie in Form von Trinkkuren ebenfalls der Gesundheit.

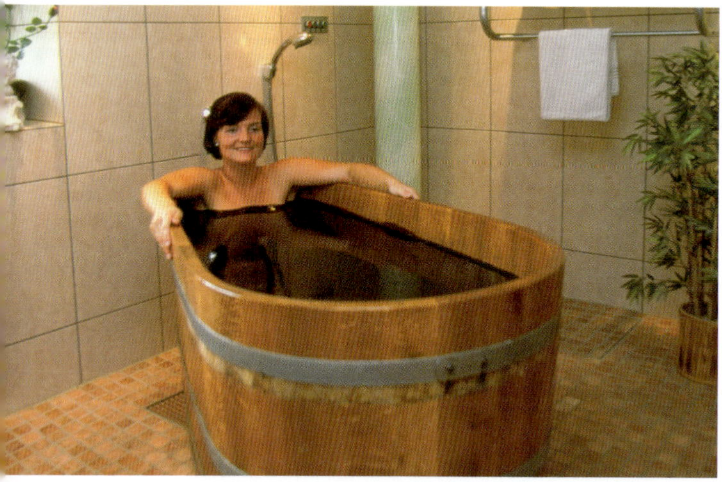

Ein Bad mit heilkräftigen Zusätzen schätzten schon die alten Griechen und Römer.

URSPRUNG DER BÄDERTHERAPIE

Behandlungen mit Wasser gibt es schon seit Jahrtausenden. Bereits Hippokrates schätzte Heilwasser und Bäder sehr. Die Römer bauten für die Bevölkerung öffentliche Bäder zur Erholung und Gesundung. Nach Vernachlässigung im Mittelalter erlebte das Bäderwesen im 18. und 19. Jahrhundert eine Renaissance: In England und Frankreich entstanden die ersten Seekurorte, in denen Bäder und Wasseranwendungen zur Heilung eingesetzt wurden.

In Deutschland werden die Ärzte Siegmund und Johann Hahn – im Volksmund »Wasserhähne« genannt – als die Begründer der Wassertherapie im 18. Jahrhundert angesehen.

Ihr Wissen sowie die Erfahrungen des naturheilkundigen Vinzenz Prießnitz (1799–1851) dienten Sebastian Kneipp (1821–1897) als Grundlagen für die Entwicklung seines Heilsystems. Eine der fünf Hauptsäulen der Kneipp-Therapie (→ Seite 310) sind Wasseranwendungen.

WAS SIND BALNEO- UND HYDROTHERAPIE?

Hydrotherapie

Die Wärmeleitfähigkeit des Wassers ist bis zu 30-mal größer als die der Luft. Das ist einer der Effekte, die man bei der Behandlung mit Wasser, auch

BESONDERHEITEN AUF EINEN BLICK

- Naturheilverfahren mit langer Tradition
- Einsatz der physikalischen Eigenschaften des Wassers zur Gesunderhaltung, Rehabilitation und Therapie
- kurmäßig, ambulant und zu Hause einsetzbar

Hydrotherapie genannt (griech. hydros = Wasser), nutzt. Verwendung findet das Wasser dabei in drei Aggregatzuständen: als Eis, als Wasser (kalt, warm oder heiß temperiert) und als Dampf (Wärme- und Kälteanwendungen, → Seite 317).

Für die Behandlung steht eine unglaubliche Vielfalt von Anwendungsmöglichkeiten zur Verfügung, die individuell auf die Bedürfnisse des Patienten abgestimmt werden: Wickel, Auflagen, Packungen und Kompressen, Waschungen und Güsse sowie Teil- und Vollbäder. Bei allen diesen Anwendungen können pflanzliche oder andere gesundheitsfördernde Zusätze beigegeben werden, die die Wirkung zusätzlich verstärken. Wasserdampf kommt außerdem in der Sauna, im Dampfbad oder in Form von Inhalationen zum Einsatz.

Wasseranwendungen eignen sich zur Therapie akuter und chronischer Beschwerden ebenso wie zur Gesundheitsvorsorge, denn sie haben einen stabilisierenden und regulierenden Einfluss auf sämtliche Körperfunktionen.

Gesundheitsfördernde Bäder

Allein bei den medizinischen Bädern ist die Variationsbreite groß: Es gibt Teil-, Halb-, Dreiviertel- und Vollbäder, Bewegungs- und Überwärmungsbäder. Zur Behandlung bestimmter Beschwerden kommen darüber hinaus verschiedenste Naturmaterialien zum Einsatz, z.B. die sogenannten Peloide (Fango, Moor, Schlick und Schlamm). Häufig eingesetzte Peloidbäder sind Moorbäder mit einer Temperatur von rund 40 °C.

Je nach Zusammensetzung der örtlichen Heilquellen werden Kohlensäure-, Schwefel-, Sole- und Radonbäder angeboten. So enthält beispielsweise ein ***Schwefelbad*** ein Gemisch aus natürlich vorkommenden schwefelhaltigen Verbindungen. ***Solebäder*** enthalten zwischen 1 % und 6 % Kochsalz, manche sogar 20 bis 30 %. Eine besondere Form der Soleanwendungen ist die Thalassotherapie (→ Seite 315). ***Kohlensäurebäder*** erfolgen entweder in kohlendioxidhaltigen Quellen, oder sie werden mit Hilfe eines speziellen Gerätes bzw. eines CO_2-Präparates hergestellt.

TRINKKUREN

Neben der äußerlichen Anwendung kann Wasser auch innerlich wohltuend sein. Je nach Zusammensetzung regulieren mineralstoff- und spurenelementreiche Heilwasser den Säure-Basen-Haushalt, gleichen Mineralstoffdefizite aus und helfen, den Stoffwechsel zu normalisieren. Sie können die Darmtätigkeit anregen sowie reinigend auf die Nieren, die Blase und die ableitenden Harnwege wirken. Ist das Wasser stark kalziumhaltig, kommt dies den Knochen zugute.

Wasserdruck und Auftrieb

Von Bewegungstherapien im Wasser, wie zum Beispiel Aquajogging, profitiert der Körper auf mehrfache Weise: Die Muskeln werden durch die Bewegung gegen den Wasserwiderstand gestärkt, während der Auftrieb des Wassers die Gelenke entlastet. Deshalb fallen Bewegungsübungen im Wasser Menschen mit schmerzenden Gelenken wesentlich leichter. Insgesamt verbessern sich so Ausdauer und Koordination.

Darüber hinaus mobilisiert der Druck des Wassers auf die Beine den venösen Rückfluss des Blutes und entlastet so die Venen. Wasserdruck und -widerstand wirken wie eine Massage, was straffende und entschlackende Effekte auf die Haut hat. Hinzu kommt, dass das Herz entlastet wird: Es schlägt im Wasser bis zu 20-mal weniger pro Minute.

Balneotherapie

Das Fachwort für eine Bäderkur ist Balneotherapie, wobei hier vor allem medizinische Badekuren gemeint sind. Hydrotherapeutische Maßnahmen werden meist ergänzt durch andere Physikalische Therapien wie Luft- und Lichtkuren, Massagen und Krankengymnastik. Sie dienen der Rehabilitation z.B. nach einer Krankheit, Operation oder einem Unfall. Des Weiteren helfen sie bei chronischen Krankheiten oder psychischer Überlastung.

WICHTIGSTE INDIKATIONEN

WIRKT AUF DEN BEWEGUNGSAPPARAT
bei Rheuma, Gelenkbeschwerden, Rückenschmerzen, Osteoporose, Muskelbeschwerden; zur Reha nach Unfällen und Operationen

WIRKT BEI WEITEREN BESCHWERDEN
wie Neurodermitis, Akne, Ekzemen, Erkrankungen der Luftwege, Stirn- und Nasennebenhöhlenentzündungen, gynäkologischen Beschwerden

Art und Dauer sämtlicher balneotherapeutischer Anwendungen werden nach der Untersuchung des Patienten vom Arzt stets individuell festgelegt und häufig durch einen speziellen Ernährungsplan ergänzt. Darüber hinaus gehören meist auch bewegungstherapeutische Maßnahmen wie Wandern oder Joggen zum Behandlungsprogramm.

WAS ERWARTET SIE?

Bei einer Bäderkur kommen Behandlungen mit Thermalwässern, Heilpeloiden (Fango, Moor, Schlick und Schlamm), kalte und warme Wasseranwendungen sowie Inhalationen und Trinkkuren mit Heilwässern zum Einsatz. Außerdem spielt das Klima eine wesentliche Rolle (→ Seite 308).

- Die in einer Klinik stationär durchgeführte Badekur dauert in der Regel drei bis vier Wochen.
- Zunächst erfolgt die Untersuchung durch den Kurarzt. Er legt dabei Art und Anzahl der therapeutischen Maßnahmen fest.
- Das Behandlungsprogramm setzt sich in der Regel aus Einzelmaßnahmen wie medizinischen Bädern, Inhalationen, Bewegungstherapien und Massagen sowie aus Gruppenübungen zusammen. Zu diesen zählen Gymnastik, Walking, Aquajogging und auch Entspannungsübungen, zum Beispiel Autogenes Training.
- Abgerundet wird das Behandlungsprogramm durch einen individuellen Ernährungsplan, der eventuell auf eine Gewichtsreduktion abzielt.
- Unter Umständen werden auch Gruppen- oder Gesprächstherapien durchgeführt.

So zahlreich hydro- und balneotherapeutische Anwendungen sind, so vielfältig und abwechslungsreich ist auch ihre Durchführung, wenn sie zum Angebot der Kurklinik gehören.

- Kalte hydrotherapeutische Maßnahmen, wie zum Beispiel Güsse, Teilbäder, Waschungen oder Wickel, erfolgen nur an gut durchwärmten Hautarealen.
- Nach kalten Wasseranwendungen ist auf die Wiedererwärmung des Körpers zu achten.
- Da Badetemperaturen über 38 °C den Organismus ganz besonders fordern, sollte nach dem Bad unbedingt eine mindestens halbstündige Ruhepause erfolgen.
- Die Behandlung mit medizinischen Bädern wie beispielsweise CO_2- oder Solebädern erfolgt während einer Kur täglich und dauert etwa eine halbe Stunde.
- Bewegungsbäder und gymnastische Übungen werden unter Anleitung eines Therapeuten in warmem Wasser durchgeführt. Im Fall von Aquajogging werden auch Westen, Wasserbälle oder Schaumstoffrollen, sogenannte »Poolnudeln«, verwendet.

SOLEBAD SELBSTGEMACHT

Für ein Vollbad brauchen Sie 1 Kilogramm Kristallsalz oder 4 Liter Natursole. Das Salz wird zunächst in genügend heißem Wasser vollständig aufgelöst, was etwa 45 Minuten dauert. Dann können Sie die Wanne einlaufen lassen. Die Badetemperatur sollte etwa 37 °C betragen. Baden Sie nicht länger als 20 Minuten. Lassen Sie anschließend das Salzwasser auf der Haut trocknen und ruhen Sie für einige Zeit.

Einige hydro- und balneotherapeutische Maßnahmen lassen sich durchaus zu Hause durchführen. So wirkt ein warmes Bad entspannend, wechselwarmes Abduschen der Beine und Arme durchblutungsfördernd und belebend. Je nach Stärke des Strahls massiert das Wasser auch Muskeln und Gewebe. Darüber hinaus sind beispielsweise Badezusätze für medizinische Bäder in der Apotheke erhältlich, ebenso wie alles Notwendige für Wickel, Packungen und Auflagen.

FÜR WEN SIND BÄDER UND WASSERANWENDUNGEN GEEIGNET?

Bäder und Wasseranwendungen eignen sich zur Rehabilitation und Behandlung chronischer Beschwerden. So kommen beispielsweise ***Wickel, Packungen, Auflagen*** und ***Kompressen*** bei Gallen-, Magen- und Darmkoliken zum Einsatz, ebenso bei Bronchitis, Menstruationsbeschwerden, Muskelverspannungen und degenerativen Erkrankungen des Bewegungsapparates.

Ein ***wechselwarmes Armbad,*** das zu den Teilbädern gehört, hilft bei funktionellen Durchblutungsstörungen der Arme und Hände. ***Sitzdampfbäder*** eignen sich bei Blasenbeschwerden, Prostataleiden sowie nach gynäkologischen Operationen.

Schuppenflechte, Neurodermitis oder Akne lassen sich erheblich mit ***Solebädern*** verbessern. Die Behandlung wirkt entspannend und lindert unter anderem auch rheumatische und gynäkologische Beschwerden. Indem die salzhaltige Luft während des warmen Bades tief inhaliert wird, lassen sich auch chronische Krankheiten der Luftwege lindern.

Moorbäder werden besonders bei degenerativen Gelenk- und Wirbelsäulenerkrankungen, nach Verletzungen des Bewegungsapparates, bei Krämpfen, chronischen Entzündungen des Verdauungstraktes, der Blase und ableitenden Harnwege eingesetzt sowie bei funktionellen gynäkologischen Störungen.

Schwefelbäder haben ihre traditionellen Anwendungsgebiete bei Hauterkrankungen wie Neurodermitis, Akne oder chronischen Ekzemen. Außerdem lassen sich Beschwerden bei degenerativen und chronischen Gelenkerkrankungen damit lindern.

Wesentliche Wirkungen von ***CO_2-Bädern*** sind die Durchblutungsförderung der Haut sowie eine Senkung des Blutdrucks. So eignen sich diese Bäder bei leichteren Formen eines Bluthochdrucks, Durchblutungsstörungen, chronischer Veneninsuffizienz und psychosomatisch bedingten Herz-Kreislauf-Beschwerden.

Bewegungsbäder und ***Wassergymnastik*** empfehlen sich besonders für Menschen mit degenerativen Gelenkerkrankungen, nach Verletzungen des Bewegungsapparates, bei Knochenschwund (Osteoporose) und zur Gewichtsreduktion bei Übergewicht.

Wann ist Vorsicht angezeigt?

Bei Herz-Kreislauf-Erkrankungen oder eingeschränkter Herzleistung sollten Sie sich vor einer Hydro- oder Balneotherapie unbedingt von Ihrem Arzt beraten lassen. Bei akuten Lungen- oder entzündlichen Hauterkrankungen sowie Infektionen ist eine Badekur nicht ratsam.

Im Fall chronischer Venenschwäche sind warme Bäder und Wasseranwendungen prinzipiell mit Vorsicht zu genießen. Umgekehrt eignen sich kalte Anwendungen nicht bei arteriellen Durchblutungsstörungen. Heiße Anwendungen sind für Menschen mit Nervenleitungsstörungen wie etwa einer Polyneuropathie nicht geeignet.

ADRESSEN, DIE WEITERHELFEN

Deutscher Heilbäderverband
Tel.: 0228 / 201200
www.deutscher-heilbaederverband.de

Verband Deutscher Kneippheilbäder und Kneippkurorte
Tel.: 02253 / 544688
www.kneippverband.com

Informationen im Internet:
www.baeder-fuehrer.com
www.baederkalender.de

Klimatherapie

Aufenthalte im Hochgebirge oder am Meer haben nicht nur Urlaubswert, sie dienen auf Grund des Klimas auch der Gesundheit. Denn durch die Reize von Luft, Sonne, Wind, Feuchtigkeit, Luftdruck und Temperatur wird der Organismus angeregt. Je nach gesundheitlicher Verfassung eignen sich die klimatischen Bereiche von See, Mittel- sowie Hochgebirge zur allgemeinen Stärkung und Unterstützung von Heilungsprozessen.

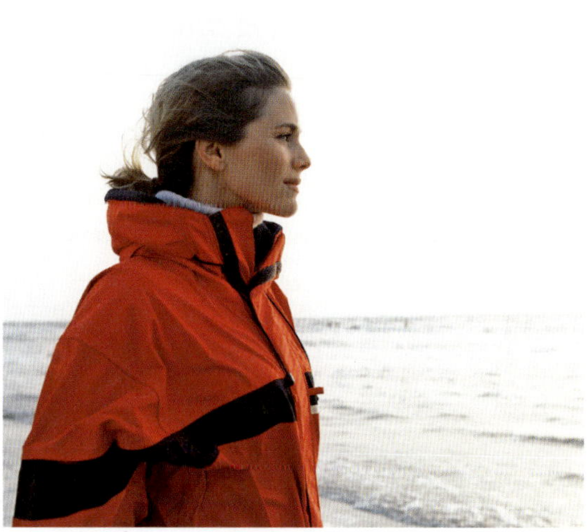

Lange Spaziergänge an der salzhaltigen Meeresluft tun vor allem den Atemwegen gut.

URSPRUNG DER KLIMATHERAPIE

Schon in der Antike war die wohltuende Wirkung eines klimatischen Ortswechsels und von Spaziergängen in der Sonne bekannt. Im 18. Jahrhundert beschäftigte sich der Naturforscher Alexander von Humboldt (1769–1859) mit den Auswirkungen des Klimas auf den menschlichen Organismus. Mitte des 19. Jahrhunderts stellte der Arzt Alexander Spengler (1827–1901) fest, dass in dem Schweizer Bauerndorf Davos keiner der Bewohner an der damals grassierenden Lungentuberkulose (Tbc) litt. Er führte dies auf das Höhenklima des Bergdorfes zurück und begann, Lungenkranke mit Liegekuren an der frischen Luft zu behandeln.

WAS IST KLIMATHERAPIE?

Im Rahmen der Klimatherapie nutzt man die besonderen Gegebenheiten bestimmter Klimazonen, um entweder die Regulationsmechanismen des Körpers durch Reize zu aktivieren oder durch Schonung zu regenerieren. Das spezielle Klima eines Ortes ist durch eine ganze Reihe von Faktoren bestimmt: Hohenlage und damit Luftdruck, Luftfeuchtigkeit bzw. Lufttrockenheit, Luftreinheit, starke oder schwächere UV-Einstrahlung, starker oder schwacher Wind, Wärme und Kälte. Je nach Ausprägung dieser Faktoren spricht man entweder von einem Reizklima oder einem Schonklima.

BESONDERHEITEN AUF EINEN BLICK

- **Extreme klimatische Verhältnisse üben Reize auf den Körper aus, die bei bestimmten Beschwerden heilsam sind**
- **Mildes Klima hat eine Schonwirkung**
- **Klimatische Heilfaktoren sind z.B. Luftfeuchtigkeit, Luftdruck, Luftreinheit, Temperatur, Wind, Sonneneinstrahlung**

Meeresklima

Eine Klimakur am Meer ermöglicht den Aufenthalt in schadstoff- und allergenarmer, dafür salz-, jod- und feuchtigkeitsreicher Luft. Sonneneinstrahlung und Wind sind hier verstärkt. Allergien, Asthma, Erkrankungen der oberen und unteren Atemwege, niedriger Blutdruck und Hauterkrankungen lassen sich an der See kurieren.

Hochgebirgsklima

In einer Höhe von über 1000 Metern ist die Luft rein, trocken und frei von Pollen. Andererseits ist die Temperatur kühler, der Sauerstoffgehalt der Luft geringer und die Sonneneinstrahlung stärker. Hier ist ein Aufenthalt bei allergischem Asthma, Atemwegs- und Lungenerkrankungen, zu hohem oder zu niedrigem Blutdruck sowie bei Schuppenflechte und Neurodermitis sinnvoll.

Mittelgebirgsklima

Die Wald -und Hügellandschaften des Mittelgebirges haben ein mildes, reizarmes Klima. Die Luftqualität ist gut, Wind und Strahleneinwirkung sind gemäßigt, Luftfeuchtigkeits- und Temperaturwerte ausgeglichen. Eine Klimakur im Mittelgebirge ist empfehlenswert zur Rehabilitation nach schwerer Krankheit, bei Herz-, Kreislauf-, Atemwegs- und rheumatischen Erkrankungen, bei Erschöpfungszuständen und zur allgemeinen Stärkung.

WAS ERWARTET SIE?

Grundsätzlich sollten Sie mit Ihrem Hausarzt besprechen, welches Heilklima für Sie geeignet ist. Im Fall einer Kur erfolgt zunächst die Untersuchung durch einen Kurarzt. Zu einer Klimatherapie können je nach Beschwerden gehören:

- mehrstündige Freiluftliegekuren, warm in Decken eingepackt
- Freiluftbäder, wenig bekleidet, um die Haut den Lufteinflüssen auszusetzen
- Bewegung, etwa Wandern oder Gymnastik, an der frischen Luft.

WICHTIGSTE INDIKATIONEN

REIZKLIMA WIRKT BEI
Allergien, Asthma, Erkrankungen der oberen und unteren Luftwege, Hauterkrankungen, manchen Herz-Kreislauf-Beschwerden

SCHONKLIMA WIRKT BEI
konstitutioneller Schwäche, chronischer Erschöpfung, Herz-Kreislauf-Erkrankungen, Atemwegserkrankungen, rheumatischen Erkrankungen

Ist die Klimatherapie Teil einer Bäderkur, so wird sie mit anderen Behandlungsmethoden kombiniert wie medizinischen Bädern (→ Seite 304), Wärme- und Kälteanwendungen (→ Seite 317) oder Massagen (→ Seite 292).

FÜR WEN IST KLIMATHERAPIE GEEIGNET?

Für Kinder und ältere Menschen, die konstitutionell schwach sind, eignet sich diese Art der Therapie besonders gut. Doch vor allem das Reizklima am Meer und im Hochgebirge ist nicht für jeden sinnvoll. Meeresklima empfiehlt sich nicht für Diabetiker, bei Schilddrüsenüberfunktion, bei Erkrankungen der Niere und Harnwege. Hochgebirgsklima kommt nicht in Frage für Menschen mit Angina pectoris, Herzschwäche und arteriellen Durchblutungsstörungen.

ADRESSEN, DIE WEITERHELFEN

Verband der Heilklimatischen Kurorte
Tel.: 07722 / 860860
www.heilklima.de

Vereinigung für Bäder- und Klimakunde
Tel.: 0761 / 4905912
www.abc-vbk.org

Die Kneipp-Therapie

Die Methoden des Pfarrers Kneipp gehören zu den bekanntesten Naturheilverfahren. Hierbei werden nicht nur die wohltuenden Kräfte von Wasser, Bewegung und Heilpflanzen genutzt. Auch Ernährung und Lebensweise spielen eine wichtige Rolle. Kneipp-Kuren fördern die Abwehrkräfte und haben einen stark regulatorischen Effekt auf Körper und Psyche. Dadurch dienen sie nicht nur der Vorbeugung und dem Wohlbefinden, sondern auch der Therapie bei körperlichen und seelischen Beschwerden.

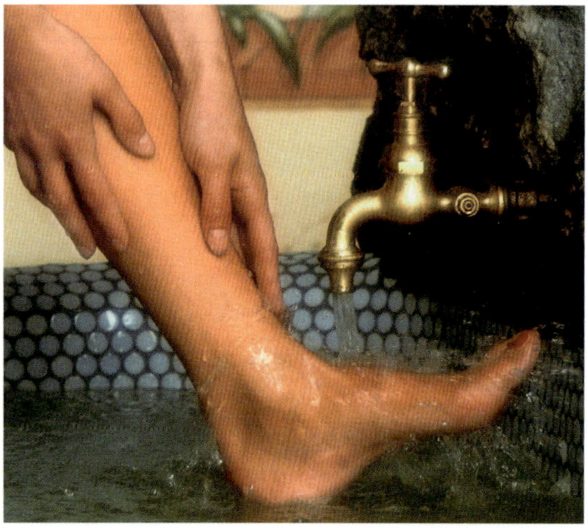

Wechselwarme Güsse härten nicht nur ab, sondern lindern auch Gelenkbeschwerden.

URSPRUNG DER KNEIPP-THERAPIE

Der Begründer der Kneipp-Therapie ist der Wörishofener Pfarrer Sebastian Kneipp (1821–1897). Er erkrankte als Student so schwer an Tuberkulose, dass die Ärzte alle Hoffnungen auf eine Genesung aufgaben. Doch Kneipp aktivierte seine Abwehrkräfte durch kalte Bäder, Waschungen, Güsse und Abreibungen. Auf diese Weise gelang es ihm, sich selbst von seiner schweren Lungenkrankheit zu kurieren. Im Laufe der Zeit entwickelte Kneipp mit großem Erfolg ein ganzheitliches Behandlungskonzept, das neben Wasseranwendungen auch pflanzliche Heilmittel, Bewegungstherapie, eine gesunde Ernährungs- sowie Lebensweise umfasst.

Bereits 1880 errichtete man eine Kneipp'sche Badeanstalt, wo der »Wasserdoktor« zusammen mit Ärzten seine Sprechstunden abhielt. Zehn Jahre später wurden die ersten Kneipp-Vereine gegründet. Noch heute sind die Verfahren von Sebastian Kneipp grundlegende Bausteine der europäischen Naturheilkunde. Auch von Seiten der Schulmedizin ist das ganzheitliche Konzept anerkannt.

WAS IST EINE KNEIPP-THERAPIE?

Allgemein bekannt ist die Kneipp-Therapie vor allem wegen ihrer Wasseranwendungen. Doch eigentlich handelt es sich um ein ganzheitliches Behandlungskonzept, das noch weit mehr beinhaltet. Die Kneipp-Therapie basiert auf fünf Säulen:

- Wasseranwendungen (Hydro- und Balneotherapie)
- Bewegungstherapie
- Pflanzenheilkunde (Phytotherapie)
- Ernährungstherapie
- Ordnungstherapie (gesunde Lebensweise).

Wasseranwendungen

Zu den bekannten Wasseranwendungen zählen Voll- und Teilbäder, Güsse, Waschungen, Druck-

BESONDERHEITEN AUF EINEN BLICK

- Ganzheitliches Heilkonzept auf der Basis von Naturheilverfahren
- die fünf Säulen der Kneipp-Therapie: Wasseranwendungen, Bewegung, Pflanzenheilkunde, Ernährung und gesunde Lebensweise (Ordnungstherapie)
- viele Anwendungen sind auch zu Hause durchführbar

strahlmassagen, Wickel, Auflagen und Packungen, Dämpfe, Wassertreten und Taulaufen. Behandlungen mit warmem und kaltem Wasser ebenso wie der Druck des Wassers und die Lufttemperatur üben thermische Reize auf den Körper aus. Diese stimulieren das vegetative Nervensystem, bewirken eine Weit- beziehungsweise Engstellung der Blutgefäße, eine Senkung der Herzfrequenz, die Regulation des Stoffwechsels sowie eine Entspannung der Muskulatur. Die Hormonproduktion wird angeregt, das Immunsystem stimuliert. Außerdem helfen die Maßnahmen bei Schmerzen und Entzündungen.

Bewegungstherapie

Unterstützt werden die Wasseranwendungen durch Bewegungsübungen, da moderate sportliche Aktivitäten – möglichst an der frischen Luft – den Körper stärken und zum Wohlbefinden beitragen.

Pflanzenheilkunde

Die Kneipp'sche Phytotherapie basiert größtenteils auf dem Wissen der mittelalterlichen Klostermedizin. In den Klostergärten baute man die bekannten Heilkräuter an und berichtete über ihre Wirkungen. Sämtliche von Kneipp beschriebenen Heilpflanzen dienen zum einen der Vorbeugung, zum anderen der Heilung leichterer Beschwerden. Viele von ihnen, wie Arnika, Baldrian, Kamille oder Ringelblume, sind nicht nur bekannte Hausmittel, sie sind mittlerweile auch wissenschaftlich gut untersucht.

Ernährungstherapie

Die Ernährungstherapie von Sebastian Kneipp entsprach schon in vielerlei Hinsicht den Erkenntnissen der modernen Ernährungswissenschaft. So sollte die Nahrung vollwertig, abwechslungsreich und maßvoll sein. Den Mahlzeiten wird außerdem eine gebührende Stelle im Alltag eingeräumt.

Ordnungstherapie

Die Ordnungstherapie geht davon aus, dass der Mensch in seinem Alltag einen ausgewogenen Wechsel von Anspannung und Entspannung benötigt. Ausreichend Schlaf, ein Wechsel von körperlicher und geistiger Betätigung, Bewegung an der frischen Luft und gesunde Ernährung gehören zu einem Lebensrhythmus, der Stress abbaut und die psychische Ausgeglichenheit fördert.

WAS ERWARTET SIE?

Vor jeder Kneipp-Therapie steht die Untersuchung durch den Arzt. Die Konstitution, das heißt der seelische Zustand ebenso wie die gesundheitlichen Beschwerden des Patienten, sind grundsätzlich entscheidend für die Wahl der therapeutischen Anwendungen. Bei der ***Hydrotherapie*** kommt heißes, war-

WICHTIGSTE INDIKATIONEN

DIREKTE WIRKUNG

bei Herz-Kreislauf-Beschwerden, Bluthochdruck, Gefäßerkrankungen, Lymphstauungen, Beschwerden des Bewegungsapparates, Allergien, Infektanfälligkeit, Nervosität, Erschöpfung, Schlafstörungen

INDIREKTE WIRKUNG

fördert Abhärtung und Stärkung des Immunsystems, Leistungssteigerung, Genesung, innere Ausgeglichenheit

mes, temperiertes und brunnenkaltes Wasser zum Einsatz. Alle kalten Wasseranwendungen dürfen nur bei einem gut erwärmten Körper erfolgen. Hier einige Beispiele:

- Bei einem kalten Guss, der in geringem Abstand zum Körper etwa 30 Sekunden lang erfolgt, liegt die Temperatur zwischen 10 und 15 °C.
- Ein warmer Guss hat eine Wassertemperatur von 36 bis 38 °C.
- Typisch sind wechselwarme Anwendungen: Man beginnt 2 Minuten lang mit warmem Wasser, dann folgt 30 bis 60 Sekunden lang kaltes Wasser.
- Es gibt Knie-, Schenkel-, Lumbal-, Arm-, Brust-, Nacken-, Gesichts- und Vollgüsse.
- Auch Bäder und Waschungen werden je nach Bedarf als Teilanwendungen oder für den gesamten Körper durchgeführt.

Bei der ***Bewegungstherapie*** geht es um die stressfreie allmähliche Steigerung der Vitalität:

- Bewegungsübungen an frischer Luft schaffen körperlichen und seelischen Ausgleich.
- Wohldosiertes Ausdauertraining wie Wandern, Schwimmen, Nordic Walking oder Radfahren bewirkt eine allmähliche Leistungssteigerung.

Im Rahmen der ***Phytotherapie*** kommen Heilpflanzen innerlich und äußerlich zum Einsatz:

- Heilpflanzen und deren Extrakte unterstützen die Wirkung der Wasseranwendungen. Sie werden Bädern und Dampfbädern zugesetzt und finden bei Wickeln, Umschlägen, Einreibungen und in Form von Heublumenpackungen Anwendung.
- Innerlich angewendet werden Heilpflanzen als Heiltees, Kräutersäfte und pflanzliche Medikamente.

Die ***Ernährung*** im Rahmen einer Kneipp-Kur ist reich an allen lebensnotwendigen Nährstoffen, Vitaminen, Mineralstoffen und Spurenelementen, dabei fett- und zuckerarm:

- Auf Weißmehl und Weißmehlprodukte wird möglichst verzichtet.
- Fisch wird mindestens einmal pro Woche empfohlen, Fleisch nur in Maßen.
- Auf Genussmittel wie Kaffee und Alkohol sollte man möglichst ganz verzichten.
- Für Menschen mit Übergewicht, zu hohen Blutfettwerten, Gicht oder Diabetes wird ein Ernährungsplan aufgestellt.

Ziel der ***Ordnungstherapie*** ist das psychische Wohlbefinden des Menschen in einer auf ihn abgestimmten Lebensweise.

- Während einer Kneipp-Therapie stehen neben Ärzten auch Psychotherapeuten zu Gesprächen zur Verfügung.
- Die gesamte Kur soll dazu anregen, auch im Alltag gesünder zu leben, wozu auch eine geregelte Lebensweise gehört.

FÜR WEN IST EINE KNEIPP-THERAPIE GEEIGNET?

Eine klassische Kneipp-Kur dauert 3 bis 4 Wochen und wird in speziellen Kneipp-Zentren durchgeführt. Ist eine Erkrankung der Anlass für die Kur, übernehmen die Krankenkassen unter Umständen die Kosten. Doch lohnt sich auch eine private Kneipp-Kur als Urlaub, um gesund, entspannt und erholt wieder in den Alltag zurückzukehren.

Die sanften Reize der Kneipp-Therapie eignen sich auch besonders für Kinder, Schwangere und ältere Menschen. Bei schweren organischen Erkrankungen ist die Kneipp-Therapie jedoch nicht angezeigt.

ADRESSEN, DIE WEITERHELFEN

Verband Deutscher Kneippheilbäder und Kneippkurorte
Tel.: 02253 / 544688
www.kneippverband.com

Kneipp-Bund e.V.
Tel.: 08247 / 30020
www.kneippbund.de

Adressen für Österreich und die Schweiz:
www.kneippaerztebund.at
www.kneipp.ch

Lichttherapie

Licht ist für die Gesundheit des Menschen von entscheidender Bedeutung, denn es hat Einfluss auf die Hormonproduktion, den Schlaf und den Zustand von Haut und Knochen. Deshalb fühlt man sich bei anhaltendem Lichtmangel schnell müde und antriebslos, aber auch die Haut und das Immunsystem leiden. Zur Therapie werden sowohl das Sonnenlicht als auch künstliches Licht eingesetzt.

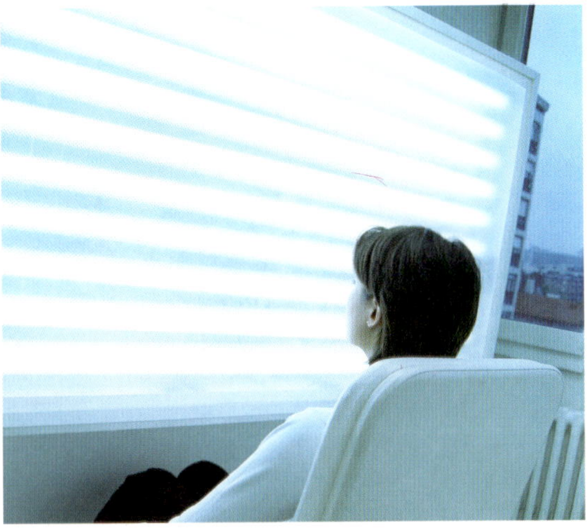

Eine Lichttherapie zur Winterszeit mildert depressive Verstimmungen.

URSPRUNG DER LICHTTHERAPIE

Die natürlichste Form der Lichttherapie ist die Sonnenlichtbestrahung. Schon in der Antike empfahlen römische Ärzte ihren Patienten Sonnenbäder zur Kräftigung des Organismus.

Zu Beginn des 19. Jahrhunderts stellten Wissenschaftler fest, dass Sonnenstrahlen nicht nur aus dem sichtbaren Weißlicht bestehen, sondern auch Wellenlängenbereiche haben, die für das menschliche Auge nicht wahrnehmbar sind. Mit dieser Entdeckung erweiterte sich das Anwendungsspektrum der Lichttherapie, denn diese Strahlen lassen sich auch mit künstlichen Lichtquellen erzeugen. Therapeutisch werden Infrarotlicht, Ultraviolettlicht und Weißlicht eingesetzt.

WAS IST DIE LICHTTHERAPIE?

Man unterscheidet bei der Lichttherapie zwei Anwendungsbereiche:

- Heliotherapie, die Behandlung mit Sonnenlicht
- Phototherapie, die Behandlung mit künstlichem Licht; dazu zählen das UV-, Infrarot- und Weißlicht.

Gesundes Sonnenlicht

Bei der Heliotherapie macht man sich die zahlreichen Wirkungen des Sonnenlichts zunutze. Sonnenlicht beeinflusst unter anderem den Tag-Nacht-Rhythmus des Organismus. Das wiederum hat Auswirkungen auf die Hormonproduktion (be-

BESONDERHEITEN AUF EINEN BLICK

- Heliotherapie nutzt die Wirkungen des Sonnenlichts auf den menschlichen Organismus
- Phototherapie mit künstlichem Licht nutzt gezielt verschiedene Wellenlängenbereiche zur Therapie

WICHTIGSTE INDIKATIONEN

SONNENLICHT UND WEISSLICHT
bei Schlafstörungen, Depressionen, Infektanfälligkeit, allgemeiner Leistungsschwäche, Vitamin-D-Mangel, Osteoporose

SONNENLICHT UND UV-LICHT
bei Erkrankungen der Haut wie Akne, Neurodermitis, Schuppenflechte

sonders der Botenstoffe Serotonin und Melatonin) und damit vor allem auf die psychische Verfassung und den Schlaf. Aber auch das Immunsystem wird durch Sonneneinstrahlung stimuliert und der Stoffwechsel angeregt. Darüber hinaus produziert der Körper mit Hilfe des Sonnenlichts Vitamin D, das für den Kalziumhaushalt und damit die Festigkeit der Knochen wichtig ist.

Gezielte Therapie mit Kunstlicht

UV-Licht wird von speziellen Lampen erzeugt und lässt sich nochmals in drei Wellenlängen unterteilen: das UV-A-, UV-B- und UV-C-Licht. Sie dringen unterschiedlich tief in die Haut ein und entfalten daher verschiedene Wirkungen. UV-Licht wird insbesondere zu Therapie von Hauterkrankungen genutzt.

Beim ***Infrarotlicht*** handelt es sich um eine Wärmestrahlung. Diese hat eine durchblutungsfördernde und schmerzstillende Wirkung. Die auch als Rotlicht bezeichnete Anwendung wird vor allem im Fall von Muskelverspannungen, Nasennebenhöhlenentzündungen, Nervenschmerzen und rheumatischen Beschwerden eingesetzt.

Weißlicht entspricht in seiner Zusammensetzung in etwa der des Sonnenlichts, aber ohne die hautschädlichen UV-Strahlen. Die Behandlung erfolgt mit einer Speziallampe, der sogenannten Lichtdusche. Sie wirkt stimmungsaufhellend und wirkt insbesondere einer Winterdepression entgegen.

WAS ERWARTET SIE?

Die ***Heliotherapie*** wird meist bei einem Kuraufenthalt zur allgemeinen Stärkung und Regulation des Organismus eingesetzt.

- Bei einem Sonnenbad werden entweder der ganze Körper oder Körperteile direkter oder indirekter Sonnenbestrahlung ausgesetzt.
- Am Anfang reichen 2-mal 10 Minuten pro Tag. Dies wird alle 2 bis 3 Tage wiederholt. Pro Behandlung wird dabei die Dosis der Sonnenbestrahlung um 2 bis 5 Minuten gesteigert.
- Wessen Haut zahlreiche Muttermale aufweist, sollte vorher einen Hautarzt um Rat fragen.

Die Behandlung mit ***UV-Licht*** erfolgt in der Praxis eines Dermatologen. Er legt auch die Anzahl der Behandlungen sowie deren Intensität fest.

- Wichtig ist der Schutz der Augen durch eine entsprechende Brille.
- Je nach zu Grunde liegender Erkrankung werden bestimmte Körperteile bestrahlt.

Weißlicht-Bestrahlungen werden in Praxen und Kliniken durchgeführt. Es sind aber auch Lampen für die Anwendung zu Hause erhältlich.

- Vor der Behandlung sollten Sie Brille oder Kontaktlinsen entfernen, damit genügend Licht über die Augen aufgenommen wird.
- Die tägliche Behandlungsdauer beträgt 40 bis 120 Minuten, wobei die Anwendung morgens am günstigsten ist.
- Nicht angezeigt ist die UV-Behandlung bei Menschen mit einer gesteigerten Lichtempfindlichkeit, mit einem erhöhten Hautkrebsrisiko oder einer Hautkrebserkrankung.

ADRESSEN, DIE WEITERHELFEN

Informationen im Internet:
www.aok.de
(Gesundheitswissen/Alternative Therapien)

Psoriasis-Netz
Tel.: 030 / 868708489
www.psoriasis-netz.de

Thalasso-Therapie

Gesundheit, Wohlbefinden und Schönheit aus dem Meer – so lässt sich die Thalasso-Therapie umschreiben. Ob Bäder mit Meersalz, Sprudelbäder mit Algenextrakten, Packungen mit Meeresschlick oder Trinkkuren mit Algentees und Meerwasser – all diese mineralstoff- und spurenelementreichen Anwendungen gehören zu einer Thalasso-Kur. Und dazu kommt noch der Erholungseffekt eines Aufenthaltes am Meer.

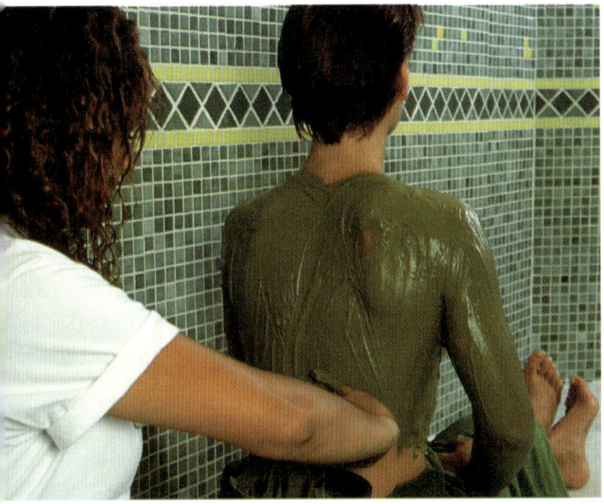

Meeresschlick und Algen regen den Stoffwechsel an und führen zu sanfter, reiner Haut.

URSPRUNG DER THALASSO-THERAPIE

Schon der griechische Arzt Hippokrates (460–377 v.Chr.) wusste, dass eine Badekur im Meerwasser Rheuma und Ischias lindert. Mitte des 18. Jahrhunderts begründete in England der Arzt Richard Russel die Meeresheilkunde, in deren Folge sich dort zahlreiche Seebäder etablierten. Im 19. Jahrhundert beschrieb der französische Arzt La Bonnadière in seiner Doktorarbeit die Heilkräfte des Meeres. Auf ihn geht auch der Begriff der Thalasso-Therapie zurück (griech. thalassos = Meer).

Meerwasser, Schlick und Algen enthalten zahlreiche Mineralstoffe und Spurenelemente wie Kalium, Magnesium und Kalzium, dazu Jod, Chrom, Eisen, Zink und Kupfer. Darüber hinaus finden sich in Meeralgen wertvolle essentielle Aminosäuren sowie Vitamine, weshalb man sie nicht nur Packungen, Wickeln und Bädern zusetzt, sondern auch als Tee und Nahrungszusatz einnimmt.

WAS IST DIE THALASSO-THERAPIE?

In Deutschland steht der Begriff »Thalasso« für recht unterschiedliche Anwendungen. Deshalb hat der Deutsche Thalasso-Verband Kriterien festgelegt, die für diese Therapiezentren gelten:

- Qualitätsmerkmal eines Thalasso-Zentrums ist, dass es nicht weiter als 300 Meter vom Meer entfernt liegt.
- Die Behandlungen müssen mit frisch aus der Tiefe gepumptem Meerwasser erfolgen.

BESONDERHEITEN AUF EINEN BLICK

- Meerwasser, Meersalz, Schlick, Algen und Seeluft dienen der Therapie
- Algen sowohl zur äußerlichen wie zur innerlichen Anwendung
- spezielle Wasserstrahltechniken zur Massage

- Es sollten ein Meerwasserschwimmbecken und ausreichend viele Behandlungskabinen vorhanden sein.
- Die Betreuung wird durch ein professionelles Team aus Ärzten, Masseuren und Sportlehrern garantiert.
- Körperliche Aktivitäten wie Wanderungen am Meer, Radfahren oder Ernährungsberatungen runden das Behandlungsprogramm ab.

Immer häufiger wird die Thalasso-Therapie auch im Wellness-Bereich eingesetzt. Entsprechende Einrichtungen liegen nicht unbedingt am Meer, arbeiten aber mit Meersalz und Meeresprodukten.

WAS ERWARTET SIE?

Je nach Ihren Beschwerden stellt der Kurarzt ein spezielles Therapieprogramm zusammen, das aus mehreren Anwendungen täglich besteht:

- Ein 30-minütiges Aqua-Training im Meerwasserbecken aktiviert die Muskeln, ohne die Gelenke zu belasten.
- Anschließend werden die Muskeln in einer speziellen Wanne mit warmem Meerwasser massiert, das durch spezielle Düsen eingestrahlt wird. Dem Badewasser sind mikropulverisierte Algen beigefügt.
- Für eine Algen- oder Schlickpackung werden entweder der gesamte Körper oder einzelne Hautbereiche mit dem warmen Brei bedeckt und mit Folie umwickelt. Die Packung entfernt der Therapeut nach einer Einwirkzeit von etwa einer halben Stunde.
- Sogenannte Vichy-Duschen sorgen durch eine sanfte Berieselung mit Meerwasser für tiefe Entspannung.
- Wasserdruckstrahlmassagen werden mit »Jetduschen« aus einer Entfernung von etwa drei Metern durchgeführt.
- Als Aerosoltherapie kann Meerwasser direkt inhaliert werden.
- Da in der Brandungszone die Konzentration winziger Salzwassertröpfchen besonders hoch ist, empfehlen sich ausgedehnte Spaziergänge direkt am Meeressaum.
- Um den Stoffwechsel anzuregen und zu entgiften, kann man zu Pulver vermahlene Algen in Form von Kapseln oder Tees zu sich nehmen.

WICHTIGSTE INDIKATIONEN ✓

WIRKT DIREKT
bei Knochen- und Gelenkbeschwerden, Rheuma, Muskelverspannungen, Sportverletzungen, Hauterkrankungen, Atemwegserkrankungen

WIRKT INDIREKT
bei Stress- und Erschöpfungszuständen, zur Vorbeugung und zur Stärkung des Immunsystems

FÜR WEN IST DIE THALASSO-THERAPIE GEEIGNET?

Ideal ist eine Thalasso-Therapie für Menschen, die das Meer lieben, sich entspannen und dabei etwas für ihre Gesundheit tun wollen. Doch nicht für alle Menschen ist eine Thalasso-Kur heilsam. So sollte man bei einer Jodallergie oder einer Schilddrüsenüberfunktion keine Algenpackungen anwenden oder Algenpräparate einnehmen. Besteht eine Venenerkrankung, sind heiße Anwendungen nicht angebracht. Wer unter einer Herz-Kreislauf-Erkrankung, einer Tumor- oder Nierenerkrankung leidet, sollte auf die Therapie ganz verzichten.

ADRESSEN, DIE WEITERHELFEN

Verband Deutscher Thalasso-Zentren
Tel.: 038203 / 7402901
www.thalasso-verband.de

Informationen im Internet:
www.baeder-fuehrer.com

Wärme- und Kälteanwendungen

Wärme und Kälte wirken nicht nur direkt auf die Haut. Auch Muskulatur, Blutgefäße, Herz, Kreislauf, Nerven, Stoffwechsel und Hormonsystem reagieren reflektorisch auf die Temperaturreize. Dies macht man sich zum Beispiel bei der Behandlung mit warmem Wasser, heißem Fango oder Eispackungen zunutze. Mit solchen und anderen Anwendungen lassen sich zahlreiche Beschwerden und Erkrankungen lindern oder gar heilen.

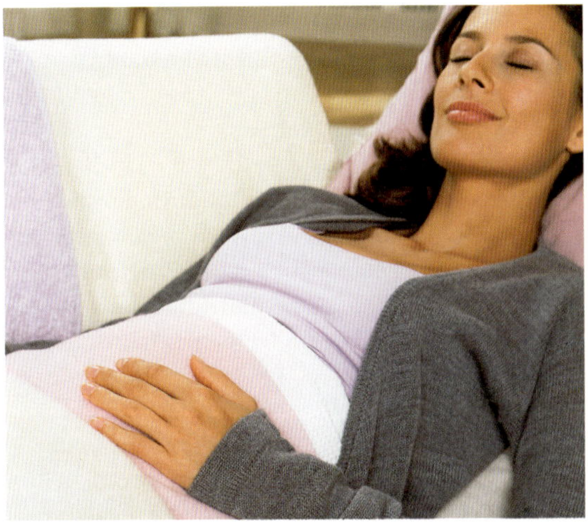

Ein entspannender warmer Bauchwickel gehört zu den Hausmitteln, die jeder kennt.

URSPRUNG DER METHODE

Ein heißes Bad bei einer nahenden Erkältung, eine Wärmflasche bei Menstruationsbeschwerden, kaltes Wasser im Fall einer Verbrennung oder ein Eisbeutel bei einer Prellung – jeder kennt und nutzt die wohltuenden Effekte von Wärme oder Kälte im Alltag. Ihre Anwendung gehört nicht nur zu den bewährten Hausmitteln, sie haben auch in der Naturheilkunde seit Jahrhunderten ihren Platz.
Die traditionellen Anwendungsmethoden wie Wickel, Packungen, Güsse, Dämpfe und Bäder eignen sich neben dem Einsatz in Reha-Kliniken, Kurzentren und physiotherapeutischen Praxen auch für die Anwendung zu Hause.
Moderne Verfahren der Thermotherapie, wie die Ganzkörper-Kryotherapie oder die Ultraschall-Wärmebehandlung, werden ausschließlich in Praxen, Krankenhäusern oder Rehabilitationszentren durchgeführt.

WAS SIND WÄRME- UND KÄLTEANWENDUNGEN?

Wärmeanwendungen

Wärme führt dem Körper Energie zu. Sie erweitert nicht nur die Blutgefäße, so dass die Durchblutung zunimmt, auch die Sauerstoffversorgung der Zellen

BESONDERHEITEN AUF EINEN BLICK

- Wärmetherapie erweitert die Blutgefäße, fördert die Durchblutung und entspannt
- Kältetherapie verengt die Blutgefäße, wirkt entzündungshemmend und schmerzlindernd
- neben den klassischen Anwendungen wie Bäder, Wickel & Co. werden auch moderne Methoden wie Infrarot, Ultraschall oder Kältekammern eingesetzt

verbessert sich, und Stoffwechselprodukte können schneller abtransportiert werden. Zudem verringert Wärme Muskelverspannungen, lindert viele Schmerzen, löst Krämpfe und aktiviert das Immunsystem. Darüber hinaus hat Wärme eine seelisch beruhigende Wirkung, wie jeder von der heimischen Badewanne weiß.

Die meistgenutzte Wärmezufuhr geschieht durch warmes oder heißes Wasser in Form von Teil- und Vollbädern, Duschen und Güssen, heißen Umschlägen, Auflagen und Wärmflaschen.

Häufig werden zusätzlich »Wärmevermittler« eingesetzt, um einen intensiveren Effekt zu erzielen. Hierzu zählen sogenannte Peloide – Packungen mit Moor, Fango, Heilerde und Schlamm –, aber auch heiße Zwiebel- und Kartoffelwickel oder heiße Körnerkissen.

Weitere Möglichkeiten, Wärme zu verabreichen, sind Wärmestrahler, Warmluft und Heizkissen, aber auch Heißluft und heißer Dampf z.B. in der Sauna. Sie alle wirken nach einem ähnlichen Prinzip: Auf die Überwärmung des Gewebes folgt eine Erweiterung der Blutgefäße und eine Entspannung. Ein weiterer positiver Effekt ist die Ausschwemmung von Stoffwechselabbauprodukten und Krankheitserregern durch Schwitzen.

Moderne Thermotherapien

Werden Ultraschallwellen vom Gewebe absorbiert, erzeugt dies Wärme, die zur Behandlung genutzt wird. Die Ultraschalltherapie wirkt durchblutungsfördernd, stoffwechselaktivierend, entstauend, entzündungshemmend und schmerzlindernd.

Eine weitere technisch gestützte Methode ist die Ganzkörper-Wärmeanwendung in einer Rotlichtkabine. Sie dient zur Steigerung der Abwehrkräfte ebenso wie zur Auflösung von Gelenk- und Muskelschmerzen und zur allgemeinen Entspannung.

Kälteanwendungen

Kälte entzieht dem Körper Wärme. Sie sorgt für eine Dämpfung des Stoffwechsels, eine Minderung der Nervenleitgeschwindigkeit sowie eine Senkung der Muskelspannung. Außerdem wirkt Kälte schmerzlindernd, blutstillend, entzündungsdämpfend und ödemmindernd. Auch wenn Kälte zunächst für eine Engstellung der Gefäße und damit für eine Verminderung der Blutzufuhr sorgt, so lässt sich mit ihr reaktiv eine Durchblutungssteigerung erzielen.

Die Formen von Kälteanwendungen sind ebenfalls vielfältig; das häufigste Medium ist kaltes Wasser. Es gibt kalte Güsse, Kaltduschen, Jetduschen, Teilbäder, Tauchbecken, Wassertreten und vieles mehr (Bäder und Wasseranwendungen, → Seite 304). Lokale Kühlungsmaßnahmen sind kalte Wickel und Packungen, z.B. ein kalter Quarkwickel gegen Sonnenbrand.

WICHTIGSTE INDIKATIONEN

WÄRME WIRKT BEI

Verspannungen der Muskulatur, Menstruationsbeschwerden, Abnutzungserscheinungen an Gelenken und Wirbelsäule, Ischias, chronischen Gelenkentzündungen, Gallenblasenerkrankungen, Darm-, Eierstock- und chronischer Prostataentzündung

KÄLTE WIRKT BEI

Durchblutungsförderung oder -reduzierung, Schmerzlinderung

Kryotherapie

Die Anwendung von Eis bezeichnet man als Kryotherapie. Im häuslichen Bereich zur ambulanten Therapie verwendet man Eiswickel und -kompressen oder tiefgekühlte Thermoelemente zur lokalen Kühlung und zur Abschwellung z.B. bei Prellungen, Blutergüssen und Gelenkschmerzen.

In der Klinik wird bei manchen Erkrankungen die Ganzkörper-Kryotherapie eingesetzt: der 1 bis 3 Minuten lange Aufenthalt in einer Kältekammer mit bis zu –120 °C. Diese Behandlung hilft z.B. bei rheumatischen Gelenkentzündungen.

WAS ERWARTET SIE?

Kälte- und Wärmeanwendungen können von eiskalt bis heiß erfolgen. Dabei wird entweder der gesamte Körper dem Temperaturreiz ausgesetzt, oder die Behandlung erfolgt lokal. Die Behandlungsdauer und Temperatur richten sich nach der Art der Beschwerden und der Konstitution des Patienten.

Beispiel Moorbad

Moorpackungen und Moorbäder sind bekannt von den Anwendungen beim Physiotherapeuten oder in der Bäderkur.

- Das Moorpulver wird mit Wasser zu einem Brei verrührt.
- Für eine Packung wird die breiartige Moormasse mehrere Zentimeter dick auf die Haut aufgetragen. Dann wird die Körperpartie mit Ölpapier abgedeckt und in Tücher eingewickelt.
- Die Packung wirkt etwa 1/2 Stunde lang ein. Die Temperatur liegt etwa bei 48 °C.
- Die Dauer eines Moorbad hängt von der Konstitution des Patienten ab. Sie liegt zwischen 5 und 30 Minuten, die Temperatur beträgt zwischen 40 und 45 °C.
- Im Anschluss wird der Körper nur mit klarem Wasser abgespült.
- Nach einer Mooranwendung sollten Sie eine Ruhephase von 30 bis 60 Minuten einhalten.

Beispiel kalte Kompresse

Kälte eignet sich zur Anwendung bei Entzündungen und Schmerzen. Bei Arthritis kann z.B. eine kalte Kompresse lindernd wirken.

- Ein mehrfach gefaltetes Baumwolltuch in Eiswasser tauchen, gut auswringen und auf oder um das Gelenk legen.
- Das Ganze mit einem trockenen Baumwolltuch abdecken.
- Erst wenn sich die Kompresse bereits erwärmt, erneuert man die Anwendung.
- Die Anwendung kann mehrmals wiederholt werden, bis Schmerzen, Rötung und Schwellung nachlassen.

FÜR WEN SIND DIE ANWENDUNGEN GEEIGNET?

Lokale ***Wärmebehandlungen*** werden häufig bei chronischen Erkrankungen des Bewegungsapparates angewendet. Dazu zählen Muskelverspannungen, abnutzungsbedingte Gelenk- und Wirbelsäulenbeschwerden sowie chronische Gelenkerkrankungen. Wärme eignet sich außerdem bei Erkältungskrankheiten, grippalen Infekten und Bronchitis. Darüber hinaus lassen sich Beschwerden wie krampfartige Bauchschmerzen, Gallenblasenerkrankungen, Darm-, Eierstock- sowie chronische Prostataentzündungen mit Wärme lindern.

Kälteanwendungen empfehlen sich bei Prellungen, Schwellungen, Insektenstichen, Kopfschmerzen, Gichtanfällen, Verschleißerkrankungen der Gelenke, akuten rheumatischen Beschwerden, Fieber, Nervenentzündungen und chronischen Schmerzen.

Wann ist Vorsicht geboten?

Wer unter Venenbeschwerden leidet, sollte auf ***Wärmeanwendungen*** im Beinbereich und auf Saunagänge verzichten. Auch bei akuten entzündlichen Vorgängen, dem akuten Schub einer Gelenkentzündung, bei Fieber, Infektionen, Verletzungen und Blutungen ist Wärme nicht angezeigt.

Grundsätzlich sollten ***kalte Anwendungen*** nur dann erfolgen, wenn der Körper oder die entsprechende Körperpartie gut erwärmt sind. Kalte Hände, Füße oder Schüttelfrost sind Kontraindikationen. Kälteanwendungen wie Wassertreten, Güsse oder Teilbäder eignen sich nicht bei einer Reizblase, Harnwegsinfekten, bei arterieller Verschlusskrankheit, starkem Bluthochdruck und Ischias.

ADRESSEN, DIE WEITERHELFEN

Deutscher Heilbäderverband
Tel.: 0228 / 201200
www.deutscher-heilbaederverband.de

Informationen im Internet:
www.aok.de
(Gesundheitswissen/Alternative Therapien)

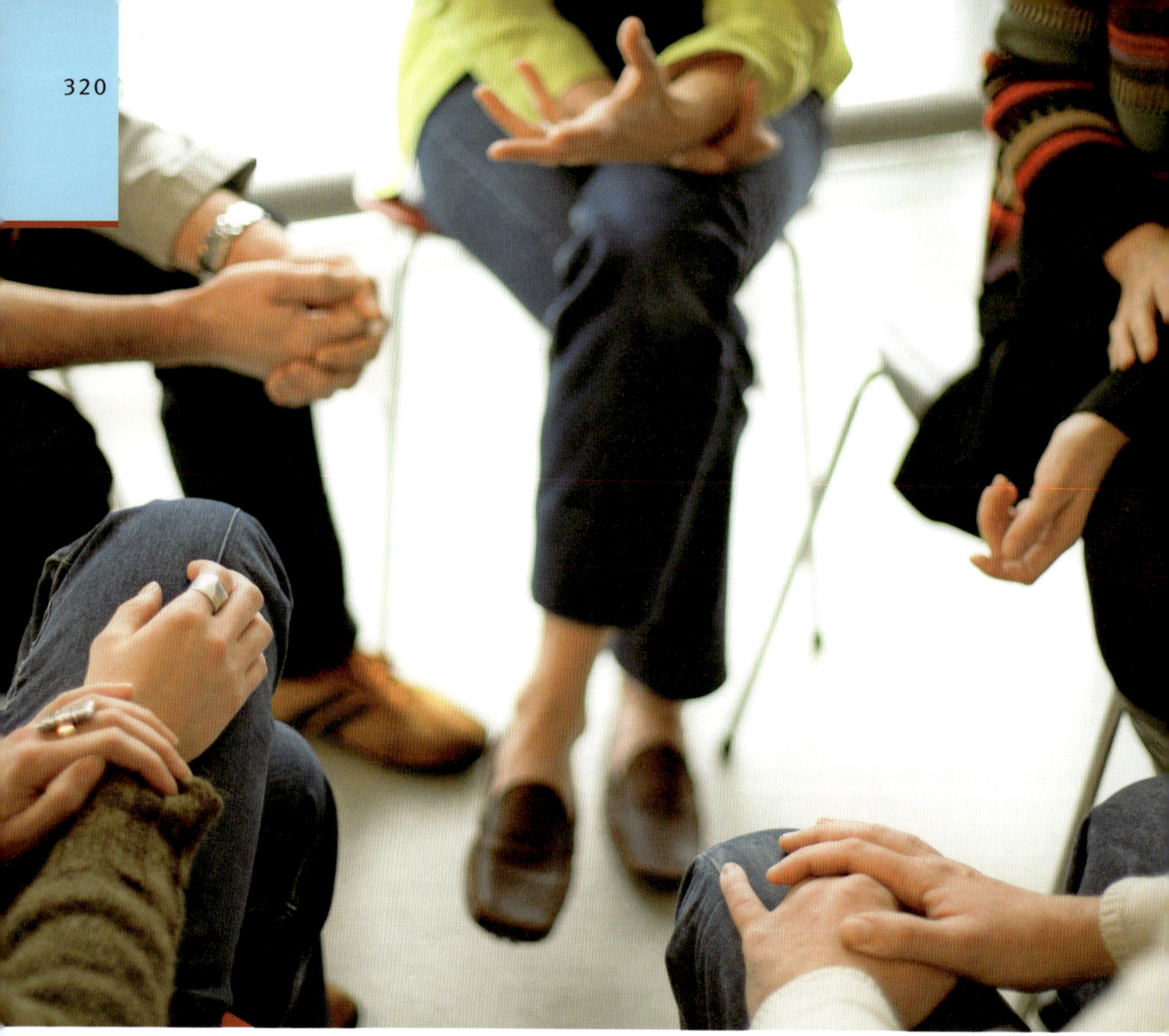

Psychotherapie

Nach Schätzungen leiden etwa ein Drittel der Patienten eines Hausarztes an psychischen und psychosomatischen Erkrankungen, doch nur wenige von ihnen suchen einen Psychotherapeuten auf. Das liegt zum einen daran, dass etwas Zeit vergeht, bevor als Ursache für Kopfschmerzen oder Schlafstörungen eine Depression diagnostiziert wird. Zum anderen haben viele Betroffene auch heute noch eine Scheu davor, als »geisteskrank« zu gelten, wenn sie sich zu einer Therapie entschließen. Sie warten oft so lange, bis am Arbeitsplatz oder in der Familie ernsthafte Probleme auftreten, ohne sich rechtzeitig einzugestehen, dass sie professionelle Hilfe brauchen.

GESCHICHTE DER PSYCHOTHERAPIE

Der Begriff Psychotherapie kommt aus dem Griechischen und bedeutet Seelenheilkunst. Diese wurde schon immer praktiziert: Seit Menschengedenken wurde psychisches Leid behandelt, wobei die Vorstellungen, was »krank« ist und wie man psychische Störungen am besten heilt, jeweils stark von kulturellen und religiösen Vorstellungen abhängig sind. Schamanen, Medizinmänner, Heiler und nicht zuletzt die Priester übernahmen seit alters her die Rolle der Seelsorger und halfen mit Gesprächen oder rituellen Handlungen.

Seit Beginn des 20. Jahrhunderts hat sich der Begriff Psychotherapie für eine professionalisierte Tätigkeit etabliert, die von eigens dafür ausgebildeten Fachleuten – in der Regel Medizinern oder Psychologen – durchgeführt wird.

Die Psychoanalyse

Der entscheidende Wegbereiter für die heutige Psychotherapie war der Wiener Nervenarzt Sigmund Freud. Er entwickelte zu Beginn des 20. Jahrhunderts eine neue psychologische Heilbehandlung: die Psychoanalyse. Diese neue Methode zur Behandlung psychisch Kranker war bei Freud nicht länger den Nervenärzten vorbehalten, sondern konnte auch von psychologisch geschulten Nichtmedizinern ausgeübt werden.

Das Wesentliche an Freuds Theorie – und damit aller späteren Psychotherapieverfahren – war, dass dieses Gedankengebäude aus zwei Teilen bestand:

- einer Theorie über die Entstehung psychischer Krankheiten und
- einer spezifischen Behandlungstechnik zur Heilung dieser Krankheiten.

Freud postulierte, dass unser Handeln nicht allein durch die Vernunft, sondern ganz wesentlich durch unser Unbewusstes bestimmt wird, und dass psychische Erkrankungen auf ein unbewusst ablaufendes Geschehen zurückzuführen sind. Diese Erkenntnis ist heute Allgemeingut geworden.

Um Zugang zum Unbewussten zu bekommen, behandelte Freud seine Patienten auf der Couch. Diese Behandlung führt dazu, dass Patienten entspannt und unbeeinflusst von äußeren Eindrücken ihren Gedanken, Träumen und Wünschen freien Lauf lassen können. Durch das freie Assoziieren werden – so Freuds Theorie – neben den bewussten Inhalten auch die unbewussten Beweggründe der therapeutischen Bearbeitung zugänglich. Dadurch kommen die Ursachen für die psychische Erkrankung ans Licht, was die Heilung ermöglicht.

Nach dem Zweiten Weltkrieg bildeten sich in Deutschland neben der Psychoanalyse drei weitere wesentliche Therapierichtungen mit jeweils anderen Schwerpunkten heraus. Dabei bestimmen die unterschiedlichen Vorstellungen von der Entstehung psychischer Störungen immer auch die Behandlungsmethode.

Die Verhaltenstherapie

In den 1950er Jahren etablierte sich zunehmend die Verhaltenstherapie. Sie beruht auf den wissenschaftlichen Erkenntnissen von Lernvorgängen, die in vielen Tierexperimenten herausgefunden wurden. Die Verhaltenstherapeuten gehen davon aus, dass wir jedes Verhalten – also auch das krankmachende – im Laufe unseres Lebens erlernt haben und dass wir dieses auch wieder durch einen bewussten Prozess verändern können.

In der Therapie wird das Augenmerk auf das aktuelle Verhalten des Betroffenen gelegt, sowohl was seine – der Situation nicht angemessenen – Verhaltensweisen als auch was seine zermürbenden Denkmuster betrifft.

Die Humanistische Psychotherapie

In den 1960er Jahren entstand aus verschiedenen neuen Strömungen die Humanistische Psychotherapie. Sie betrachtet den Menschen als Ganzheit und rückt die Prozesse der Selbstregulation des Menschen auf körperlicher, psychischer und sozialer Ebene in den Mittelpunkt. Im Rahmen der Therapie geht es nicht nur darum, die Symptome zu behandeln, Ziel ist vielmehr das Wachstum und die Entfaltung des Betroffenen, also letztlich ein zunehmender Gewinn an persönlicher Autonomie und damit an Lebenszufriedenheit.

Die Systemische Therapie

Der neue Gedanke in der Systemischen Therapie war, dass wir alle von Geburt an in verschiedene (Gefühls-)Beziehungen eingebunden sind – zur eigenen Mutter, später zum Lebenspartner oder zu eigenen Kindern. Das Symptom des Betroffenen wird nicht von der ihn umgebenden sozialen Umwelt getrennt gesehen. In der Therapie steht dieser gegenseitige Einfluss, den die Menschen aufeinander haben, im Vordergrund. Bearbeitet werden krank machende Kommunikationsmuster, Bedeutungszuschreibungen und zirkuläre Prozesse in der Familie des Patienten. Die Familienangehörigen werden teilweise in die Behandlung mit einbezogen.

BESONDERHEITEN AUF EINEN BLICK

- Psychotherapeuten absolvieren eine professionelle mehrjährige Ausbildung.
- Psychotherapie ist ein bewusster, auf ein Ziel ausgerichteter und vom Klienten und Therapeuten gemeinsam geplanter Prozess.
- In der Psychotherapie wird versucht, Leidenszustände und Verhaltensstörungen zu verändern, die Therapeut und Klient als behandlungsbedürftig ansehen.
- Zur Psychotherapie gehört eine tragfähige und vertrauensvolle Beziehung zwischen Therapeut und Klient. Im Gegensatz zum Alltagsleben gilt hier die Abstinenzregel, d.h., die Behandlung schließt freundschaftliche, intime oder sexuelle Kontakte zwischen Therapeut und Klient grundsätzlich aus.

Gegenseitiger Einfluss

Die vier Hauptrichtungen der Psychotherapie – Psychoanalyse/Tiefenpsychologie, Verhaltenstherapie, Humanistische Psychotherapie und Systemische Therapie – beeinflussten sich im Laufe der Zeit gegenseitig. Methoden und Behandlungstechniken, die ursprünglich von einer Richtung entwickelt wurden, werden von den Psychotherapeuten in der heutigen Praxis oft schulenübergreifend eingesetzt – je nachdem, welche Methode für den betreffenden Patienten geeignet erscheint.

WAS IST PSYCHOTHERAPIE?

Psychotherapie ist ein Prozess zwischen zwei oder mehreren Menschen, in dem bewusst die Wahrnehmung, das Denken, Fühlen und Handeln des Klienten beeinflusst wird. Auf diese Weise hilft sie dem Klienten, seine seelischen und körperlichen Leidenszustände sowie unerwünschte Verhaltensweisen dauerhaft zu verändern.

Unabhängig von den einzelnen Schulrichtungen enthalten alle psychotherapeutischen Verfahren folgende Merkmale:

- Die Behandlung erfolgt ausschließlich mit psychologischen Mitteln, sprich durch Kommunikation (also nicht mit Medikamenten oder technischen Geräten).
- Es geht um bewusste und geplante Vorgehensweisen, die auf Theorien des menschlichen Verhaltens und dessen Fehlentwicklungen basieren (im Gegensatz zu den persönlichen Ratschlägen von Freunden usw.).
- Zwischen Patient und Therapeut muss eine Übereinkunft bestehen über die Behandlungsbedürftigkeit des Patienten und über dessen Therapieziele.

- Darüber hinaus muss eine tragfähige vertrauensvolle Beziehung zwischen Patient und Therapeut bestehen.

Abhängig von der Ausbildung werden dazu verschiedene psychotherapeutische Grundverfahren eingesetzt, zu denen unterschiedliche Behandlungsmethoden und -techniken gehören. Sie werden in einem bestimmten Behandlungsrahmen, dem sogenannten Setting, ausgeübt.

Die vier großen therapeutischen Hauptrichtungen – psychoanalytisch, humanistisch, verhaltenstherapeutisch und systemisch – beschreiben jeweils eine schulenspezifische Sichtweise, wie Probleme und Krankheiten entstehen, bearbeitet und gelöst werden können. Sie setzen in der Therapie unterschiedliche Schwerpunkte. Im Rahmen der inhaltlichen Arbeit geht es darum, ob nur Probleme aus der Gegenwart oder auch Kindheitserlebnisse des Patienten besprochen werden. In Bezug auf die Zusammenarbeit zwischen Patient und Therapeut wird vereinbart, wie lange die Therapie dauert, wie oft man sich trifft oder ob es sich um eine Einzel- oder Gruppentherapie handelt.

Psychoanalyse/Tiefenpsychologie

In den tiefenpsychologischen und psychoanalytischen Therapiearten (neben Psychoanalyse z.B. auch körpertherapeutische Verfahren, Musik- und Tanztherapie) wird davon ausgegangen, dass Krankheitssymptome und Probleme nicht durch aktuelle Lebensumstände entstanden sind, sondern durch frühere Erlebnisse und Erfahrungen verursacht wurden. Unbewusste Konflikte und Phantasien, Traumatisierungen, Entwicklungshemmung bzw. -defizite, Selbstwert- und Persönlichkeitsstörungen bilden die theoretischen Grundbausteine des psychoanalytischen Krankheitsverständnisses, aus denen dann entsprechende therapeutische Methoden und Herangehensweisen resultieren.

Verhaltenstherapie

In der Verhaltenstherapie wird menschliches Verhalten als komplexes Ergebnis eines vielschichtigen Lernprozesses auf mehreren Ebenen verstanden. Der Verhaltenstherapeut geht davon aus, dass wir alles Verhalten, also auch das Symptom, unter dem wir leiden, irgendwann in unserem Leben erlernt haben. In der Therapie wird unangemessenes Verhalten gezielt verändert. So werden krank machende Verhaltensweisen oder Denkmuster systematisch durch angemessene ersetzt.

Bekannt geworden sind die Methoden der »systematischen Desensibilisierung« zur Behandlung von Angststörungen und die »kognitive Umstrukturierung« bei der Behandlung von Depressiven. In der Verhaltenstherapie wird die Umwelt des Betroffenen stärker mit einbezogen. Es wird eine Veränderung seines Verhältnisses zur Umwelt und seiner Kommunikationsmuster angestrebt mit dem Ziel, bisher verschüttete Fähigkeiten des Betroffenen auszubilden und zu fördern.

Humanistische Therapien

Die humanistischen Therapieverfahren (z.B. Gesprächspsychotherapie, Gestalttherapie, Psychodrama) fußen auf einem gemeinsamen Welt- und Menschenbild, wonach jeder Mensch ein »gesundes« Wachstumspotential in sich trägt, das in der Beziehung zu anderen Menschen freigesetzt werden kann. Diese Sichtweise führt dazu, dass der therapeutische Schwerpunkt eher auf einer vertrauensvollen Zusammenarbeit zwischen Therapeut und Klient liegt als auf der Behandlung von einzelnen Krankheitssymptomen.

Systemische Therapien

Der Systemischen Therapie (dazu zählen Paar- und Familientherapie) liegt eine besondere Betrachtungsweise der menschlichen Beziehungen zu Grunde. Die Wechselwirkungen und die Art der Kommunikation in sozialen Systemen wie Familie, Partnerschaft, Freundeskreis oder im Arbeitsumfeld beeinflussen körperliches und psychisches Erleben und Verhalten.

Diese Systeme und deren Auswirkungen werden als individuelle Beschreibungen einer Realität verstanden, die jeder Mensch auf Grund seiner persönlichen Sichtweise anders erlebt und wahrnimmt.

WICHTIGSTE INDIKATIONEN

- Psychische Störungen (Ängste, Depressionen, Zwänge, Essstörungen, Suchterkrankungen, Persönlichkeitsstörungen, traumatische Erlebnisse, Verlusterlebnisse, familiäre und persönliche Probleme)
- Psychosomatische Krankheiten wie Asthma, Schmerzsyndrome, manche Hauterkrankungen, Herzphobien, verschiedene Magen- und Darmerkrankungen
- Somatopsychische Störungen durch soziale Belastungen oder schwere Erkrankungen (z.B. bei Krebs, Transplantationen, Herzerkrankungen)

WANN IST PSYCHOTHERAPIE SINNVOLL?

Wer sich auf eine Psychotherapie einlässt, muss sich anfangs überwinden. Wer will schon einem Fremden seine persönlichen Schwächen offenbaren, die man vielleicht nicht einmal dem Ehepartner eingestehen würde? Der erste Gang zu einer »Therapie« ist also immer eine sehr persönliche Entscheidung, die ganz wesentlich von der eigenen Lebensgeschichte und Umwelt abhängt.

Allgemein gilt: Psychotherapie ist dann sinnvoll, wenn der Betroffene unter seiner psychischen Erkrankung so stark leidet, dass seine Lebensqualität nachhaltig eingeschränkt ist. Doch obwohl sie sich dessen eigentlich bewusst sind, warten Betroffene mit der Entscheidung oft so lange, bis äußere Anlässe sie zum Handeln zwingen, z.B. weil Familie oder Kollegen in Mitleidenschaft gezogen werden. Diese bemühen sich meist lange erfolglos, den ständig Depressiven aufzuheitern oder den Trinker vom Alkohol abzuhalten. Schwer belastete Ehepartner wenden sich in ihrer Not schließlich an den Hausarzt, oder der Vorgesetzte bittet den Betroffenen zu einem Gespräch, um ihm mitzuteilen, dass seine Arbeitsleistung massiv gesunken ist und es so nicht weitergehen kann.

Lassen Sie es nicht so weit kommen! Wenn Sie schwanken, ob für Sie eine Psychotherapie sinnvoll ist, checken Sie folgende Punkte ab:

- Wie stark leiden Sie selbst unter Ihren Symptomen oder Ängsten?
- Was sagt Ihre Familie, wie kommen Sie in der Arbeit zurecht?
- Wie lange hält dieser Zustand schon an? Erst zwei Wochen oder schon einige Monate, vielleicht sogar Jahre?
- Wie groß ist Ihr innerer oder äußerer Druck, an Ihrer Situation zu arbeiten?
- Wie motiviert sind Sie, tatsächlich etwas an sich und Ihrem Leben zu verändern?

WIE FINDEN SIE DEN RICHTIGEN PSYCHOTHERAPEUTEN?

Wer sich auf die Suche nach einem Psychotherapeuten macht, steht oft einem unübersichtlichen Dschungel von Angeboten gegenüber. Fragen Sie Ihren behandelnden Arzt: Er wird Ihnen je nach Ihren psychischen Problemen einen geeigneten Psychotherapeuten empfehlen können. Ansonsten haben Sie die Möglichkeit, bei Ihrer Krankenkasse nachzufragen, sich an die örtlichen Gesundheitsämter oder Beratungsstellen zu wenden oder einfach im Telefonbuch nachzuschlagen.

Wenn Sie das erste Mal zu einem Psychotherapeuten gehen, hören Sie auf Ihre innere Stimme. Die ersten fünf Stunden sind »probatorische« Sitzungen: Sowohl Sie als auch der Therapeut können in diesen ersten Gesprächen testen, ob die »Chemie« zwischen Ihnen stimmt. Das ist die entscheidende Voraussetzung für ein vertrauensvolles Zusammenarbeiten und damit das Gelingen der Psychotherapie. Wenn Sie sich von Anfang an nicht wohl fühlen, scheuen Sie sich deshalb nicht, noch einen anderen Therapeuten aufzusuchen – das nimmt Ihnen niemand übel.

Psychoanalyse/Tiefenpsychologie

Die Psychoanalyse verhalf der Couch zur Berühmtheit. Auf ihr liegend, lässt der Klient seinen Gedanken freien Lauf und spricht all das aus, was ihm gerade in den Sinn kommt. Der Therapeut hört zu, um anschließend den Inhalt der Worte zu deuten. Inzwischen wird vermehrt tiefenpsychologisch gearbeitet: Das bedeutet, dass die Inhalte der Therapie sich auf wichtige Themen konzentrieren und die Behandlung auch im Sitzen stattfinden kann.

URSPRUNG DER PSYCHOANALYSE

Sigmund Freud (1856–1939) entwickelte Anfang des 20. Jahrhunderts eine Theorie des menschlichen Erlebens und Verhaltens, aus der die klassische Psychoanalyse hervorging. In seinen »Studien über Hysterie« konnte er zeigen, dass es sich bei den körperlich nicht erklärbaren Symptomen der Patienten nicht um Zufallsprodukte handelte, sondern um Vorgänge, denen man einen Sinn abgewinnen konnte. Die zu Grunde liegenden konflikthaften Zusammenhänge waren den Patienten nicht bewusst. Um diesen einen Sinn abzugewinnen, arbeitete Freud ursprünglich mit Hypnose, ersetzte diese aber später durch die Analyse freier Einfälle. Während der Therapie von »Anna O.« soll diese Methode der Psychoanalyse, das so genannte freie Assoziieren, entstanden sein. Sigmund Freuds Theorie der Psychoanalyse wurde im Laufe des letzten Jahrhunderts in verschiedene Richtungen weiterentwickelt, und es wurden neuere Ansätze etwa aus der Verhaltensforschung integriert.

Der Begriff ***Tiefenpsychologie*** wurde zuerst von Eugen Bleuler eingeführt. Freud verwendete diesen Begriff ab 1913, um seine Methode von der in der Schulpsychologie vorherrschenden Bewusstseinspsychologie abzugrenzen.

BESONDERHEITEN DER TIEFENPSYCHOLOGIE

- Im Vordergrund der Behandlung stehen nicht die akuten Symptome, sondern die Suche nach ihren Ursachen.
- Verdrängte Gefühle und Erfahrungen, die zu körperlichen und seelischen Beeinträchtigungen geführt haben, werden in der Therapie bewusst gemacht und vom Patienten nochmals durchlebt.
- Zeitintensives Verfahren, Behandlungsdauer 25 bis 50 Stunden, in Sonderfällen bis zu 250 Stunden, mit ein bis zwei Terminen in der Woche.

WAS SIND PSYCHOANALYSE UND TIEFENPSYCHOLOGIE?

Die Psychoanalyse geht davon aus, dass uns entscheidende Faktoren unseres Verhaltens nicht bewusst sind. Von zentraler Bedeutung ist dabei die Kindheit, und zwar vor allem die Auseinandersetzung zwischen dem Kind und den wichtigsten Bezugspersonen. Vergangene frühkindliche Erinnerungen, Erfahrungen und frühkindliche Konflikte prägen unser Unbewusstes. Durch das freie Assoziieren und die Deutung von Träumen kann der Erwachsene wieder Zugang zu den in der Kindheit verdrängten Gefühlen herstellen. Auf diese Weise können unterbewusste Konflikte aufgedeckt und anschließend bearbeitet werden, was zur Heilung von den Symptomen führt.

Tiefenpsychologie ist der Sammelbegriff für alle therapeutischen Schulen (nach Sigmund Freud, Alfred Adler und Carl Gustav Jung), die sich um die Erforschung des Unbewussten bemühen. Viele der in Deutschland praktizierenden Therapeuten bieten tiefenpsychologisch-orientierte Psychotherapie an, das bedeutet, dass sie eine psychoanalytische Ausbildung haben, sich aber nicht mehr ausschließlich nach den von Sigmund Freud etablierten Behandlungsmethoden richten.

WAS ERWARTET SIE?

In einem Therapievertrag werden formale Regeln wie Pünktlichkeit sowie inhaltliche Probleme erfasst und als Therapieziel formuliert.

- Zur klassischen Psychoanalyse gehört die Couch, auf der der Klient liegt, während der Therapeut am Kopfende hinter ihm sitzt.
- Tiefenpsychologisch arbeitende Therapeuten behandeln ihre Klienten im Sitzen.
- Der Klient kann und soll frei assoziieren und all das sagen, was ihm zum angesprochenen Thema einfällt.
- Der Analytiker deutet die geäußerten Gedanken, aber auch Träume sowie die Beziehung zwischen Therapeut und Klient.

In Deutschland wird hauptsächlich die tiefenpsychologisch-orientierte Psychotherapie mit einer Behandlungsdauer von ca. 25 bis 50 Stunden praktiziert und von den Krankenkassen finanziert.

FÜR WEN IST EINE TIEFENPSYCHOLOGISCHE THERAPIE GEEIGNET?

Die tiefenpsychologischen und analytischen Verfahren setzen auf Grund ihrer längeren Behandlungsdauer eine hohe Therapiemotivation voraus. Wer sich für diese Therapieformen entscheidet, sollte die Fähigkeit zur Selbstbeobachtung und zur -erkenntnis besitzen. Alle psychoanalytisch-orientierten Verfahren arbeiten aufdeckend – die Suche nach den Ursachen für gegenwärtige körperliche und seelische Beeinträchtigungen steht im Vordergrund. Das verlangt die persönliche Bereitschaft, sich vergangener Konflikte zu erinnern und sie wieder zu durchleben. Diese Verfahren eignen sich für die Behandlung von Neurosen, Persönlichkeitsstörungen und psychosomatischen Erkrankungen.

VARIANTEN DER PSYCHOANALYSE

Analytische Psychologie nach C. G. Jung

Der Schweizer Arzt Carl Gustav Jung (1875–1961) erweiterte das Unbewusste, wie es Freud in der Psychoanalyse beschreibt, um das »kollektive Unbewusste«, das jeder Mensch in sich trägt. In ihm sind Lebenskonflikte wie Liebe und Hass, Geburt und Tod aller Menschen enthalten. Die analytische Psychologie möchte Menschen ermutigen, den eigenen Lebenssinn im Zusammenhang mit dem kollektiven Unbewussten, dem Transpersonalen, schöpferisch zu erschließen.

Die analytische Psychologie wird überwiegend als Einzeltherapie angeboten. Die Grundlage der Therapie bildet ein gleichberechtigter Dialog zwischen Therapeut und Klient. Es gibt keine festgelegten Methoden: Abhängig vom einzelnen Klienten regt der Therapeut an, kreativ (z.B. durch Malen, Modellieren und Gestalten) mit Träumen und Phantasien umzugehen. Um Unbewusstes sichtbar zu machen, werden unter anderem Bilder aus der Symboldeutung und der Mythologie einbezogen. Einer der wichtigsten Aspekte besteht in der sogenannten Individuation – der Selbstwerdung.

Im Gegensatz zur Psychoanalyse hat sich die analytische Psychologie in Deutschland kaum durchgesetzt. Erst im Laufe der letzten Jahre gewannen verschiedene Vorgehensweisen von Jung zunehmend an Popularität.

Individualpsychologie nach Alfred Adler

Der österreichische Arzt Alfred Adler (1870–1937) distanzierte sich nach mehr als 10 Jahren enger Zusammenarbeit von Freud und prägte 1911 den Be-

griff der Individualpsychologie. Adler erweiterte den Blick auf den einzelnen Menschen um die sozialen Einflüsse seiner frühkindlichen Erziehung. Die Individualpsychologie versteht sich als angewandte Psychologie, mit deren Hilfe man den Alltag meistern kann. Nach Adler entwickelt sich die menschliche Persönlichkeit in einem Spannungsfeld aus individuellen Gegebenheiten und sozialen Anforderungen. In der Individualpsychologie wird der Mensch als einmalig und in seiner Ganzheit betrachtet. Sie gilt deshalb als Basis für die spätere moderne Humanistische Psychologie.
Die Individualtherapie wird als Einzel-, Gruppen-, Paar- und Familientherapie angeboten. Zu Beginn der Therapie spielt die ausführliche Darstellung und Analyse der Lebensgeschichte eine große Rolle. Mit Hilfe von tiefenpsychologischen Methoden wie freies Assoziieren und die Deutung der ausgesprochenen Inhalte wird mehr das »Wozu« als das »Warum« seelischer Vorgänge herausgearbeitet. Wenn Sie über die Bereitschaft und Motivation verfügen, sich auf die Frage einzulassen, wozu bestimmte Probleme in Ihrem Leben bisher gedient haben, kommt diese Therapieform für Sie in Frage.

Von Adler gingen insgesamt wesentliche Impulse für die Entwicklung der gesamten Psychotherapie aus. Auf der Grundlage seiner Arbeit entstanden die heute üblichen Sonderschulen sowie Erziehungs-, Ehe- und Sexualberatungsstellen.
Auch wenn die Individualpsychologie vergleichsweise nicht den Bekanntheitsgrad der Lehre Freuds besitzt, so sind viele ihrer therapeutischen Inhalte fest im Alltag verwurzelt.

ADRESSEN, DIE WEITERHELFEN

Deutsche Psychoanalytische Gesellschaft e.V.
Tel.: 030 / 84316152
www.dpg-psa.de

C. G. Jung-Institut Berlin e.V.
Institut für Analytische Psychologie und Psychotherapie
Tel.: 030 / 81099156
www.jung-institut-berlin.de

Deutsche Gesellschaft für Individualpsychologie
Tel.: 03621 / 29691
www.dgip.de

Verhaltenstherapie

Verhaltenstherapeutische Methoden basieren auf der Theorie, dass wir durch Erfahrung aus Erfolgen oder Misserfolgen lernen. So lässt man beispielsweise einen Menschen mit Angst vor Spinnen ein besonders prächtiges Exemplar berühren. Die Demonstration dieser verhaltenstherapeutischen Methode kennen viele aus dem Fernsehen. Das folgende Erstaunen darüber, Ekel und Angst überwunden zu haben, unterstreicht die Vorführung.

URSPRUNG DER VERHALTENSTHERAPIE

In betonter Abgrenzung zur Psychoanalyse entstanden Mitte des vergangenen Jahrhunderts erste verhaltenstherapeutische Überlegungen, die zu einer Erweiterung der psychotherapeutischen Ansätze führten. Grundlage der Verhaltenstherapie ist die Lerntheorie, d.h. die Mechanismen, wie Menschen und Tiere im Laufe ihres Lebens verschiedene Verhaltensweisen erwerben. Ein wesentliches Lernprinzip ist das Lernen durch Versuch und Irrtum: Wir

behalten die Verhaltensweise bei, mit der wir Erfolg hatten, und eliminieren diejenige, die uns nur Misserfolge eingebracht hat.
Diese Erkenntnis gewann Pawlow aus seinen berühmten Hundeexperimenten. Er stellte fest, dass Hunden nicht nur der Speichel im Munde zusammenlief, wenn sie einen vollen Fressnapf sahen. Durch den neutralen Reiz eines zusätzlichen Glockentons, den die Hunde beim Füttern hörten, konnte der Speichelfluss später auch ohne Futter allein durch den Glockenton ausgelöst werden.
Dieses als »Klassisches Konditionieren« bezeichnete Lernprinzip kann auf unterschiedliche Situationen angewandt werden. Die Hundephobie eines Klienten könnte man verhaltenstherapeutisch so erklären, dass er etwa als Kind von einem Hund angegriffen wurde, dieses Ereignis aber nicht mehr erinnern kann. Später hat er Angst vor allen Hunden, obwohl ihm diese nichts tun. Ein eigentlich neutraler Reiz löst also eine unverhältnismäßige Reaktion – das Symptom – aus. In der Therapie lernt der Betroffene dann, sich diese Angst Schritt für Schritt wieder abzutrainieren.

WAS IST VERHALTENSTHERAPIE?

In der Verhaltenstherapie wird davon ausgegangen, dass jedes Verhalten nach gleichen Prinzipien erlernt, aufrechterhalten und auch wieder verlernt werden kann. Unser Verhalten umfasst jedoch mehr als nur die äußerlich sichtbaren Vorgänge. Es schließt die innere Gefühlswelt, das Denken und den Ablauf von körperlichen Prozessen mit ein.
Die Wirkung der Verhaltenstherapie besteht darin, durch verschiedene Methoden neue Lernprozesse auszulösen. Damit soll der Betroffene unterstützt werden, eigene, oft einschränkende Verhaltensmuster zu verändern, die sein Wohlbefinden maßgeblich einschränken.
Wie bei den anderen therapeutischen Schulen gibt es heute verschiedene verhaltenstherapeutische Ansätze, die aber alle auf demselben Menschenbild und bestimmten Grundannahmen basieren:

- Psychische Störungen sind die Folge von Lernprozessen, wie sie zum Teil auch in Experimenten mit Versuchstieren nachweisbar sind.
- Ziel der Therapie ist es, die aktuellen Symptome zu beheben. Dazu muss nicht nach einem zu Grunde liegenden Konflikt geforscht und dieser behandelt werden.
- In der Behandlung wird Wert darauf gelegt, dass experimentell kontrollierte Verfahren eingesetzt werden, die durch gut dokumentierte Befunde aus der Lerntheorie gestützt sind.

WAS ERWARTET SIE ?

Jede Verhaltenstherapie beginnt damit, dass Sie im Gespräch nach Ihrer Persönlichkeitsentwicklung und Ihrer aktuellen Lebenssituation mit allen wichtigen Bezugspersonen gefragt werden. Gegebenenfalls verwendet der Therapeut dazu auch Fragebögen, um Informationen zu sammeln, auf welche Art und Weise Sie Ihre Umwelt wahrnehmen und bestimmten Anforderungen des Lebens begegnen. Vor diesem Hintergrund verschafft sich der Therapeut einen realistischen Überblick über die Bedingungen, die im Zusammenhang mit Ihren aktuellen Schwierigkeiten stehen.

BESONDERHEITEN DER VERHALTENSTHERAPIE

- Psychische Probleme werden als gestörtes Verhalten betrachtet, das erlernt wurde und daher wieder verlernt werden kann.
- In das neue Verhalten wird nicht nur die körperliche Ebene, sondern es werden auch Gefühle und Gedanken einbezogen.
- Behandlungsmethoden sind z.B. systematische Desensibilisierung, Angstbewältigungstraining mit Einsatz von Entspannungsverfahren, Reizüberflutung, Verwendung von positiven und negativen Lernverstärkern.

- Im Therapieplan wird vereinbart, welche Verhaltensänderung erarbeitet werden soll.
- Ziel ist ein Um- bzw. Neulernen des Betroffenen auf der Gedanken- und Gefühlsebene und der körperlichen Ebene.
- Verhaltenstherapie findet in Einzel- oder Gruppentherapien statt. Wichtige Personen können in die Therapie mit einbezogen werden.

FÜR WEN IST EINE VERHALTENSTHERAPIE GEEIGNET?

Sie hilft bei der Bewältigung von Angststörungen, Zwängen, Panikattacken, Phobien und Suchterkrankungen. Verschiedene psychische Erkrankungen wie Depression, Psychose oder Schizophrenie können mit Hilfe einer Verhaltenstherapie zwar nicht geheilt werden, aber Sie erlernen im Laufe der Therapie Bewältigungsstrategien, um nach ersten Warnzeichen angemessen reagieren zu können. Auch beim Aufbau von sozialen Kompetenzen, bei der Veränderung von Einstellungen und bei der Problembewältigung ist die Wirksamkeit der Verhaltenstherapie wissenschaftlich nachgewiesen. Die Kosten einer Therapie übernehmen normalerweise die Krankenkassen.

ADRESSEN, DIE WEITERHELFEN

Deutsche Gesellschaft für Verhaltenstherapie
Tel.: 07071 / 94340
www.dgvt.de

Österreichische Gesellschaft für Verhaltenstherapie
Tel.: (0043) 01 / 3197022
www.oegvt.at

Humanistische Therapien

Die Besonderheit der Humanistischen Psychotherapie ist, dass ihre Aufmerksamkeit der gesunden seelischen Entwicklung des Menschen, seinen schöpferischen Kräften, Energien und Fähigkeiten gilt. Daher bestehen ihre Therapieziele darin, die Selbstentfaltung des Menschen zu fördern und den Umgang der Menschen miteinander offener und menschlicher zu gestalten. Sie umfasst ein breites Spektrum an Therapieansätzen.

GESPRÄCHSPSYCHOTHERAPIE

Aktiv zuhören, sich in den Klienten und dessen Persönlichkeit einfühlen können und das Ausgesprochene verstehen, ohne es zu bewerten – in der Gesprächspsychotherapie ist das keine Technik, sondern die Grundhaltung des Therapeuten. Er schafft auf diese Weise einen vertrauensvollen therapeutischen Rahmen, in dem der jeweilige Klient seine unterschiedlichen Gefühle und Erfahrungen nochmals durchlebt und diese dadurch neu einordnen kann.

Ursprung der Gesprächspsychotherapie

Der amerikanische Psychologe Carl Rogers analysierte mit seinen Mitarbeitern in den 1940er Jahren therapeutische Gespräche, um herauszufinden, welche Faktoren eine Therapie unterstützen oder hemmen. Es stellte sich heraus, dass die Person des Therapeuten eine besondere Rolle spielte, während die angewandte Methode weniger wichtig war. Die »klientenzentrierte« Gesprächspsychotherapie wurde in den 1960er Jahren in Deutschland hauptsächlich durch das Ehepaar Tausch bekannt. Das Therapieverfahren ist inzwischen wissenschaftlich gut

BESONDERHEITEN DER GESPRÄCHSTHERAPIE

- Die Gesprächstherapie geht davon aus, dass jeder Mensch eine angeborene Fähigkeit zur Selbstverwirklichung und zum inneren Wachstum besitzt.
- Mit seinem echten, wertungsfreien und einfühlenden Verstehen schafft der Therapeut eine vertrauensvolle Beziehung.
- Der Therapeut fördert den Prozess der Selbstbefragung (= Selbstexploration), so dass der Klient selbst zu Einsichten und Lösungen gelangen kann.

fundiert, wird häufig angewandt und bildet die Grundlage für alle Arten von Beratungsgesprächen.

Was ist Gesprächspsychotherapie?

Die Gesprächspsychotherapie geht davon aus, dass verschiedene Lebenseinflüsse dann zu seelischen Anspannungen und Problemen führen, wenn sie nicht mehr mit den bisherigen Vorstellungen vom Selbst übereinstimmen. Der Mensch hat keine kranken Anteile, sondern nur eingeengte oder behinderte Wachstumskräfte.

Die Basis der Therapie bilden das Einfühlungsvermögen, die Wertschätzung und Echtheit des Therapeuten. Seine Aufgabe besteht im Wesentlichen darin, den Hilfesuchenden zu befähigen, sich selbst zu »erforschen« (Selbstexploration). Nach dem Menschenbild der Gesprächspsychotherapie sind wir grundsätzlich zur Selbstverwirklichung und zum Wachsen befähigt.

Was erwartet Sie?

Ein Gesprächspsychotherapeut schafft einen therapeutischen Rahmen, der es Ihnen ermöglicht, sich mit Ihren Gefühlen und mit vorausgegangenen, schmerzhaften Erfahrungen auseinander zu setzen. Dabei geht es nicht darum, die Ursache für bestimmte Geschehnisse zu ergründen. Ziel ist vielmehr, Ihre seelischen Kräfte freizulegen und zu aktivieren, so dass Sie Ihre Gefühle und Probleme annehmen und persönlich wachsen und reifen.

Wenn Sie Unterstützung bei der Bewältigung von schwierigen Lebens- oder Konfliktsituationen suchen, z.B. nach dem Tod einer Bezugsperson oder bei familiären Problemen, kann die Gesprächspsychotherapie für Sie geeignet sein. Im ambulanten und stationären Bereich wird Gesprächspsychotherapie bei psychosomatischen Erkrankungen und psychischen Leidenszuständen wie Ängsten, Depressionen oder Zwängen angewandt.

GESTALTTHERAPIE

Manche Situationen sind emotional so aufgeladen, dass sie zum »Tunnelblick« führen, so dass unsere sonst viel umfangreicheren Empfindungen auf einen kleinen Ausschnitt der Realität begrenzt werden. In der Gestalttherapie wird daran gearbeitet, dass sich die Wahrnehmung der Umwelt, des eigenen Körpers und der dahinter stehenden Gefühle Schritt für Schritt erweitern.

Ursprung der Gestalttherapie

Begründer der Gestalttherapie ist der amerikanische Arzt Frederick S. Perls, der sie zusammen mit seiner Frau und dem Amerikaner Paul Goodman in den 1940er Jahren entwickelte. Perls konzentrierte sich mehr auf die Selbsterfahrung gesunder und belastbarer Menschen, seine Frau und Goodman auf eine Variante der Gestalttherapie für psychische Störungen. Die Theorie der Gestalttherapie ist von der Psychoanalyse und der Körpertherapie Wilhelm Reichs beeinflusst. Seit den 1970er Jahren wird Gestalttherapie in Deutschland praktiziert.

Was ist Gestalttherapie?

Der Gestalttherapie liegt eine ganzheitliche Betrachtung aller seelischen Vorgänge – wie Denken, Fühlen, Wahrnehmen und Handeln – zu Grunde. Eine »Gestalt« wird als etwas Ganzheitliches verstanden, so wie das Ganze mehr ist als nur die

BESONDERHEITEN DER GESTALTTHERAPIE

- Es wird an aktuellen Erfahrungen und Gefühlen im »Hier und Jetzt« gearbeitet.
- Ziel ist, durch bewusste Wahrnehmung des eigenen Körpers, der Gefühle und Sinne zwischen der Realität und der eigenen Wahrnehmung unterscheiden zu lernen.
- Dazu werden sowohl das therapeutische Gespräch als auch darstellend-kreative Methoden und körperorientierte Verfahren genutzt.

Summe aller Einzelteile. In der Gestalttherapie stehen die aktuellen Erfahrungen und Gefühle des »Hier und Jetzt« im Vordergrund. Ziel ist es, die eigene aktuelle Lebensgeschichte so zu bearbeiten, dass sich das Verhaltensrepertoire erweitert.

Was erwartet Sie?

Der gestalttherapeutische Prozess orientiert sich an konkreten Zielen, die zu Beginn einer Therapie gemeinsam erarbeitet werden. Ein Gestalttherapeut fragt Sie zunächst nach eventuell bestehenden Problemen aus den Bereichen Arbeit und Leistung, materielle Sicherheit, soziales Umfeld, körperliche Befindlichkeit, Normen und Werte. Darauf abgestimmt benutzt der Therapeut verschiedene Methoden der Bewegungs-, Kunst- und Musiktherapie sowie des Psychodramas, um Konfliktsituationen aus verschiedenen Perspektiven zu bearbeiten.
Sie ist als Einzel-, Gruppen-, Paar- und Familientherapie möglich und kann Ihnen auch im Sinne einer Selbsterfahrung bei der persönlichen Weiterentwicklung helfen.
Entscheiden Sie sich für eine Gestalttherapie, sollten Sie sich auf Körperarbeit und kreative Methoden einlassen können. Im klinischen Bereich wird die Gestalttherapie zur Behandlung von Depressionen, Zwangs- und schizoiden Neurosen, bei psychosomatischen Erkrankungen und bei Suchtabhängigkeit eingesetzt.

PSYCHODRAMA

Wir aktivieren in verschiedenen Situationen ein unterschiedliches Rollenverhalten: unserem Partner gegenüber das eines gleichberechtigten Gegenübers, unseren Kindern gegenüber das des Erziehers, und in Anwesenheit unserer eigenen Eltern fallen wir womöglich wieder in die Kinderrolle zurück. Diese Erkenntnis wird im Psychodrama genutzt. Es werden belastende Situationen nachgespielt und durchlebt, so dass man sich von festgefahrenen Rollenmustern lösen kann.

Ursprung des Psychodramas

Der amerikanische Psychiater, Soziologe und Philosoph Jacob L. Moreno ist der Begründer des Psychodramas und Pionier der Gruppenpsychotherapie. Er ließ sich dabei in den 1920er Jahren vom Stegreiftheater inspirieren, bei dem es dem Einfallsreichtum der einzelnen Schauspieler überlassen blieb, auf welche Art und Weise und mit welchen Dialogen sie den Rahmen eines Theaterstückes füllten.

Was ist Psychodrama?

Beim Psychodrama wird davon ausgegangen, dass jeder Mensch ein kreatives Potential in sich birgt, das sich in sozialen Rollen entfaltet. Als Menschen lernen und leben wir unsere verschiedenen Rollen im jeweiligen sozialen Bezugssystem. Unsere Persönlichkeitsentwicklung hängt ebenso vom Umfang

BESONDERHEITEN DES PSYCHODRAMAS

- Darstellend-kreatives und hauptsächlich gruppenorientiertes Verfahren
- Aktuell belastende Situationen und Rollen werden unter therapeutischer Begleitung nachgespielt.
- Wichtiger therapeutischer Aspekt ist die Katharsis (= heilendes Nacherleben von belastenden Erfahrungen).

und der Qualität dieses Systems ab wie von der Vielfalt und Beweglichkeit des zur Verfügung stehenden Rollenrepertoires. Im Psychodrama wird die menschliche Fähigkeit zum Handeln in Rollen bewusst genutzt und gefördert. Dabei versteht sich das Psychodrama in erster Linie als Therapie in, mit und für die Gruppe. Es wird aber auch als Paar- und Familientherapie eingesetzt.

Was erwartet Sie?

Keine Angst: Für das Psychodrama brauchen Sie keine besonderen schauspielerischen Kenntnisse oder Fähigkeiten. Die Sitzung beginnt mit der Klärung des Themas. Nach Anleitung des Therapeuten bearbeitet die Gruppe in der anschließenden Spielphase das vereinbarte Thema als Rollenspiel. Die Besprechung des Erlebten beendet schließlich die Therapiestunde.

Vor allem in Selbsterfahrungsgruppen findet das Psychodrama zunehmend Anwendung. Es kann bei der Persönlichkeitsreifung helfen, da es den Handlungsspielraum erweitert, so dass Sie kreativer und spontaner in verschiedenen Situationen reagieren können. Dazu sollten Sie bereit sein, innerhalb einer Gruppe darstellend und kreativ-therapeutisch zu arbeiten. Psychosomatische Erkrankungen im akuten Zustand, Psychosen und Suizidgefährdung schließen die Anwendung von Psychodrama aus.

ADRESSEN, DIE WEITERHELFEN

Gesellschaft für wissenschaftliche Gesprächspsychotherapie
Tel.: 0221 / 9259080
www.gwg-ev.org

Deutsche Vereinigung für Gestalttherapie
Tel.: 030 / 74078284
www.dvg-gestalt.de

Deutscher Fachverband für Psychodrama
Tel.: 069 / 68602427
www.psychodrama-deutschland.de

Systemische Therapie

Eine Familie ist wie ein Mobile. Jede plötzliche Veränderung von außen bringt alle Familienmitglieder aus dem Takt. Es dauert dann eine Weile, bis sich das ganze System wieder neu einpendelt und stabilisiert. In der Systemischen Therapie wird eine psychische Erkrankung nicht isoliert, sondern im Zusammenhang mit den Bezugspersonen des jeweiligen Klienten betrachtet. Therapiemittelpunkt sind das soziale Umfeld und die Beziehungsmuster, in die unser Verhalten eingebettet ist.

URSPRUNG DER SYSTEMISCHEN THERAPIE

Auf Grund ihrer Entwicklungsgeschichte bezeichnet man die Systemische Therapie häufig als Familientherapie. Sie entstand um 1950 in den USA und fand in den 1970er Jahren ihren Weg nach Europa. An ihrer Entwicklung waren viele bekannte Therapeuten dieser Zeit beteiligt. Diese wurden durch systemtheoretische Betrachtungsweisen vieler unterschiedlicher Wissenschaftsgebiete wie der Kybernetik, der Mathematik und der Informationstheorie, aber auch durch die Neurophysiologie und die Psychologie beeinflusst.

WAS IST SYSTEMISCHE THERAPIE?

Alle Ansätze der Systemischen Therapie verbindet die Sichtweise, dass psychische Probleme in Wechselwirkung mit dem sozialen bzw. familiären Umfeld eines Menschen entstehen und aufrechterhalten werden.

Als Menschen entwickeln wir uns nicht isoliert, sondern stets innerhalb eines Beziehungsgefüges, zu dem spezielle Kommunikations- und Verhaltensmuster gehören. In der therapeutischen Arbeit werden diese Muster herausgearbeitet und gleichzeitig persönliche Ressourcen aktiviert, um die Handlungsmöglichkeiten des Klienten zu erweitern. Systemische Therapeuten arbeiten mit der Grundannahme, dass die Veränderung des Einzelnen zwangsläufig Einfluss auf alle angrenzenden Systeme zeigt, mit denen dieser in Wechselwirkung steht – und umgekehrt genauso.

WAS ERWARTET SIE?

- Jede Systemische Therapie beginnt mit einer Auftragsklärung, in der das Therapieziel definiert wird.
- In den Therapieprozess werden bei Bedarf Personen einbezogen, die für die Lösung Ihres Problems bzw. für die Erreichung Ihres Ziels notwendig sind. Diese Einbeziehung geschieht entweder durch deren konkrete Teilnahme oder durch eine besondere Fragetechnik.
- Diese Art der jeweiligen Fragestellung eröffnet eine andere Perspektive auf bestehende Beziehungsmuster und Abläufe, so dass Änderungen möglich werden.
- In der Regel wird das Therapieziel innerhalb von 5 bis 15 Stunden erreicht. Grundsätzlich sind Einzel-, Gruppen-, Paar- und Familientherapien möglich.
- Die Kosten werden in Deutschland nicht von den gesetzlichen Krankenkassen übernommen.

Wichtig ist die Systemische Therapie vor allem für verhaltensauffällige Kinder und Jugendliche, weil diese oft Probleme austragen, die eigentlich die ganze Familie betreffen. Sie wird auch zur Beratung und Supervision von Teams in unterschiedlichen Arbeitsbereichen eingesetzt.

In der Klinik wird die Systemische Therapie erfolgreich bei psychischen Erkrankungen wie Schizophrenie, Depression, Essstörungen, Suchtverhalten oder Familien- und Paarproblemen angewandt.

FAMILIENAUFSTELLUNG NACH HELLINGER

Eine Systemische Therapieform ist seit den 1990er Jahren sehr populär geworden: die Familienaufstellung nach Bert Hellinger. Hellinger war ursprünglich katholischer Ordenspriester und wandte sich in den 1970er Jahren der Psychotherapie zu. Er geht davon aus, dass der Mensch durch Muster, Regeln und Verhaltensweisen vorheriger Generationen entscheidend geprägt wird.

Den Rahmen bildet eine Gruppentherapie: Das konkrete Aufstellen lebender und toter Familienangehöriger eines Gruppenteilnehmers bietet diesem die Möglichkeit, seine familiären Beziehungen sichtbar werden zu lassen – etwa die zu seinen Eltern, Großeltern oder Geschwistern. Er stellt diese so im Raum auf, wie sie ihm gefühlsmäßig nahe stehen. Geleitet wird das Aufstellen von einem Therapeuten. Dieser bewertet das entstandene Bild in Bezug auf konfliktreiche Beziehungen und stellt das

BESONDERHEITEN DER SYSTEMISCHEN THERAPIE

- Menschliches Verhalten ist immer eingebettet in das komplexe Beziehungsgeflecht der sozialen Umwelt.
- Therapieinhalt sind die Beziehungen zwischen Menschen eines sozialen Systems (z.B. Partnerschaft, Familie, Team) und deren Auswirkung auf den Klienten.

Bild der Familie nach seiner Sichtweise um. Auf diese Weise wird ein gruppendynamischer Prozess ausgelöst, in dessen Rahmen schmerzhafte Erfahrungen hochkommen und entsprechende Erkenntnisse daraus gewonnen werden können.
Da eine Familienaufstellung für den Klienten sehr belastend sein kann, sollte sie immer in eine ambulante Therapie eingebettet sein. Der Klient muss die bei ihm ausgelösten Gefühle in Einzelgesprächen bearbeiten können. Nur so ist es möglich, Erinnerungen und damit verbundene Gefühle therapeutisch sinnvoll zu nutzen. Von einer Familienaufstellung in einem Wochenendkurs ohne therapeutische Begleitung ist dringend abzuraten, da der Betroffene möglicherweise mit schmerzhaften und unerwarteten Erkenntnissen allein gelassen wird.

ADRESSEN, DIE WEITERHELFEN

Internationale Gesellschaft für Systemische Therapie
Tel.: 06221 / 40640
www.igst.org

Österreichische Arbeitsgemeinschaft für systemische Therapie und systemische Studien
Tel.: (0043) 01 / 2124135
www.oeas.at

Kreative Therapien

Greift man ohne ästhetischen und künstlerischen Anspruch zum Stift und lässt seinen momentanen Einfällen freien Lauf, so entstehen erstaunliche »Versinnbildlichungen«, in denen sich Bewusstes, Unbewusstes und Verdrängtes wiederfinden. In den Kreativen Therapien – Kunst-, Musik- und Tanztherapie – sind die spontan und ohne Worte ausgedrückten Gefühle Gegenstand des therapeutischen Gesprächs. Das Ziel der Kreativen Therapien ist es, Unbewusstes sichtbar und damit bearbeitbar zu machen.

KUNSTTHERAPIE

Die Kunsttherapie bedient sich gestalterischer Ausdrucksmittel, um unbewusste Gefühle und Erfahrungen darzustellen. Ihre theoretischen Grundlagen stammen aus der tiefenpsychologischen Methode von C. G. Jung sowie aus Kunst, Pädagogik und Entwicklungspsychologie.
In der Kunsttherapie geht man davon aus, dass unbewusste Erfahrungen, Gefühle und Fantasien in Bildern symbolischen Ausdruck finden. Der Prozess des Gestaltens beinhaltet somit ein großes therapeutisches Potential. Im nachfolgenden Gespräch werden die Erfahrungen unter therapeutischer Begleitung aufgearbeitet.
Die Kunsttherapie setzt kreative Mittel wie Malen, Töpfern, Musik, Tanz und Gesang ein. Sie brauchen keine besondere Begabung, um von dieser Therapie zu profitieren. Meist wird im Rahmen einer Gruppe gemeinsam – oder individuell – themenbezogen oder frei gestaltet.
In der Psychiatrie, in psychosomatischen Kliniken oder heilpädagogischen Einrichtungen ist die Kunsttherapie mittlerweile ein wichtiger Baustein des Therapieprogramms.
Sie wird altersunabhängig bei Beziehungs- und Kontaktstörungen, Sprach- und Sprechhemmung eingesetzt. Kontraindiziert ist die Methode, wenn der Prozess des Gestaltens zur emotionalen Überforderung und zu massiven Ängsten führt.

MUSIKTHERAPIE

In der Musiktherapie wird das Medium Musik dazu benutzt, um beim Betroffenen direkt Gefühle und Empfindungen auszulösen – ohne den Umweg über den kontrollierenden Verstand. Musiktherapie setzt damit hauptsächlich im nonverbalen Bereich ein. Innerhalb der Musiktherapie gibt es zwei verschiedene Ansätze:

- *Aktive Musiktherapie:* Den Mittelpunkt bildet das aktive Musizieren und Improvisieren mit verschiedenen Zupf-, Blas- oder Schlaginstrumenten. Musikalische Vorkenntnisse sind nicht erforderlich.
- *Rezeptive Musiktherapie:* Das bewusste und konzentrierte Anhören von ausgewählten Musikstücken ist zentrales Element. Der Klient selbst musiziert nicht aktiv.

Musiktherapie findet oft in Gruppen statt, aber auch begleitend oder ausschließlich als Einzeltherapie. Das Erlebte wird unter Hilfestellung eines Therapeuten im gemeinsamen Gespräch bearbeitet.
Musiktherapeuten arbeiten entweder stationär, ambulant oder in freier Praxis. Der Therapieraum ist mit verschiedenartigen Instrumenten ausgestattet. Jeder Teilnehmer hat die Möglichkeit, bei Überforderung mit seinem Instrument das musikalische Geschehen zu beenden. Dann beginnt der verbale Teil der Therapie. Im Ablauf einer Sitzung wechseln sich Musikphasen mit Gesprächsphasen ab.
Musiktherapie eignet sich für Kinder und Jugendliche, Erwachsene und alte Menschen, die unter körperlicher Unausgewogenheit oder seelischen Störungen leiden. Sie wird auch bei psychischen Problemen wie Essstörungen, Angstzuständen und Suchterkrankungen sowie bei psychosomatischen Erkrankungen oder nach Schlaganfällen eingesetzt. Bei fehlender Motivation seitens des Klienten oder bei diagnostizierten akuten Psychosen ist die Musiktherapie allerdings nicht geeignet.

BESONDERHEITEN DER KREATIVEN THERAPIEN

- Kreative Ausdrucksmittel wie Malen, Musizieren oder Tanzen dienen dazu, das innere Erleben, Wünsche und Ängste nonverbal darzustellen.
- Die emotionalisierende Wirkung von Klang, Rhythmus, Bewegung oder Farben wird bewusst genutzt.
- Die Ergebnisse werden anschließend im therapeutischen Gespräch erörtert.
- Künstlerische Begabung ist nicht erforderlich.

TANZTHERAPIE

Die Tanztherapie als körpertherapeutische Methode entstand in den 1940er Jahren in den USA. Inhaltlich ist sie unter anderem von den tiefenpsychologischen Konzepten Freuds, Adlers, Jungs und Reichs geprägt. Anfang der 1980er Jahre kam die Tanztherapie nach Deutschland.
Bei dieser Form der kreativen Therapie wird davon ausgegangen, dass sich emotionale Probleme auch auf körperlicher Ebene ausdrücken. Ein Schwerpunkt der Arbeit liegt darin, durch die sensibilisierte Körperwahrnehmung auch die eigenen Gefühle besser wahrnehmen zu können. Ein weiteres Ziel besteht darin, sich seiner Bewegungen bewusst zu werden und neue Ausdrucksmöglichkeiten zu erarbeiten.
»Tanz« bedeutet in diesem Zusammenhang einfach Bewegung, tänzerische Vorkenntnisse sind nicht notwendig. Arbeitsgrundlage sind persönliche Bewegungsmuster und deren spontaner Ausdruck. Sie geben dem Therapeuten Hinweise auf das, was Sie »bewegt« oder auch erstarren lässt, auf Ihre inneren Konflikte und auf individuelle Stärken. In der Einzeltherapie nimmt der Tanztherapeut diese körperlichen Botschaften auf und greift je nach Therapieziel strukturierend in Bewegungsabläufe ein. In Gruppentherapien steht häufig die Körper- und Bewegungserfahrung im Vordergrund, die anschließend im gemeinsamen Gespräch reflektiert wird.

Der Übergang von der Selbsterfahrung zur Therapie ist bei dieser Therapieform fließend. Als Kurz- oder Langzeittherapie begleitet die Tanztherapie aktuelle Krisen oder längere und tiefergehende Prozesse. Sie wird bei psychischen Erkrankungen ebenso angewandt wie bei körperlichen und geistigen Behinderungen. Tanztherapeuten arbeiten in der Prävention, Behandlung und Rehabilitation, in psychiatrischen bzw. psychosozialen Einrichtungen, mit Kindern, Jugendlichen, Behinderten, Suchtkranken und mit alten Menschen.

ADRESSEN, DIE WEITERHELFEN

Deutscher Arbeitskreis Gestaltungstherapie/ Klinische Kunsttherapie
Tel.: 030 / 3231875, www.dagtp.de

Deutsche Gesellschaft für Musiktherapie
Tel.: 030 / 29492493, www.musiktherapie.de

Deutsche Gesellschaft für Tanztherapie
Tel.: 02234 / 83008, www.dgt-tanztherapie.de

Suggestive Verfahren

Autosuggestive und entspannende Techniken sind heute elementarer Bestandteil der psychotherapeutischen Ausbildung. Sie werden bei Klienten gerne eingesetzt, weil sie den Weg für eine weiterführende Psychotherapie bereiten können. In den letzten Jahren wird Hypnose verstärkt in der Medizin z.B. zur Schmerztherapie eingesetzt.

HYPNOTHERAPIE

Die magische Kraft der Hypnose fasziniert von jeher, ebenso wie sie auch Skepsis hervorruft. Hypnose wird durch extreme Entspannung erzeugt. In diesem Trancezustand lassen sich Fähigkeiten und Heilkräfte anregen, um geistige, seelische und körperliche Prozesse konstruktiv zu beeinflussen.

Ursprung der Hypnotherapie

Als Therapieform erregte die Hypnose schon im 18. Jahrhundert mit den umstrittenen Methoden des Arztes Anton Mesmer (1734–1815) großes Aufsehen. Sein nach ihm benannter »Mesmerismus« geriet in Verruf, weckte aber auch ein seriöses wissenschaftliches Interesse an der Hypnose. Abseits von Bühnenshows und Sensationsgier entwickelte der amerikanische Psychotherapeut Milton Erickson (1901–1980) die heutige moderne Form der klinischen Hypnose.

Was ist Hypnotherapie?

Bei der Hypnotherapie handelt es sich um eine Kooperation zwischen Therapeut und Klient, bei der sich der Klient freiwillig in einen Trancezustand versetzen lässt – eine Kombination aus Tiefenentspannung und Bewusstseinsveränderung. Während wir im normalen Bewusstseinszustand verschiedene Reize gleichzeitig wahrnehmen, ist im hypnotisierten Zustand die Aufmerksamkeit auf eine bestimmte Sache gerichtet; die restliche Umgebung bleibt ausgeblendet. In diesem Zustand ist die Kontrolle des Bewusstseins geschwächt, so dass das Unbewusste leichter zugänglich wird. Der Therapeut gibt keine Lösungen vor, sondern schickt den Klienten in der Trance auf die Suche, die später in einem therapeutischen Gespräch bearbeitet wird.

Was erwartet Sie?

Ein seriöser Hypnotherapeut beginnt mit einem aufklärenden Gespräch über den Ablauf der Thera-

BESONDERHEITEN DER HYPNOTHERAPIE

- Durch Suggestion wird ein Entspannungszustand (= Trance) erzeugt, der gegen den Willen des Klienten nicht eintreten kann.
- In Trance werden verdrängte Emotionen aufgedeckt und durch positive Gefühle ersetzt.
- Klinische Hypnose ist heute ein anerkanntes Verfahren in Medizin, Zahnmedizin und Psychotherapie.

pie und erfragt Ihre aktuellen psychischen und physischen Probleme. Um in Trance einzutreten, wird Ihre Aufmerksamkeit weg von äußeren Reizen hin auf Ihr inneres Erleben gelenkt. In dem auf eine körperliche Entspannung folgenden Trancezustand werden Suggestionen verankert, die es Ihnen künftig erleichtern sollen, den Zustand der Entspannung zu erreichen. Ein wichtiger Teil der Therapie gilt dem Aufdecken verdrängter Emotionen und ihr Ersetzen durch positive Gefühle.

Hypnose kann Mittel der Wahl bei akuten und chronischen Schmerzen sein. Bei Angst- und Zwangserkrankungen, Suchtproblemen, Schlaf- oder Sexualstörungen wird Hypnose ebenso eingesetzt wie bei der Aufdeckung verdrängter Ereignisse oder zur Steigerung der Lernleistung.

NEURO-LINGUISTISCHES PROGRAMMIEREN (NLP)

Über das individuelle Wechselspiel unserer Sinne nehmen wir unsere Umwelt wahr. NLP ist kein eigenständiges Therapieverfahren, sondern eine Verhaltenstechnologie, mit der man in relativ kurzer Zeit die eigene Wahrnehmungsfähigkeit und Kommunikation verbessern kann. Hinter der Abkürzung stehen Methoden und Techniken verschiedener therapeutischer Richtungen – mal mehr, mal weniger wissenschaftlich anerkannt.

Der amerikanische Linguist Richard Bandler und der amerikanische Informatiker und Gestalttherapeut John Grinder analysierten in den 1970er Jahren die erfolgreichen Arbeitsweisen der drei »Magier der Psychotherapie«: des Hypnotherapeuten Erickson, der Familientherapeutin Virginia Satir und des Gestalttherapeuten Frederick S. Perls. Aus diesen Untersuchungen entwickelten sie ein Modell für kommunikatives und therapeutisches Handeln. Beim NLP werden Verhaltens- und Wahrnehmungsmuster analysiert und dann so »umprogrammiert«, dass sie zur gewünschten Situation passen. Je mehr Wahlmöglichkeiten ein Mensch besitzt, weil ihm gute kommunikative Fähigkeiten und verschiedene Handlungsstrategien für eine Situation zur Verfügung stehen, umso unabhängiger wird er von äußeren Bedingungen. Deshalb wird NLP unter anderem auch in der Wirtschaft zum Führungs- und Verkaufstraining eingesetzt.

Über die Beobachtung von Augenbewegungen und Sprachverhalten stellt ein NLP-Berater fest, welche Form der Wahrnehmung beim Klienten dominiert, stellt sich dann auf dessen Wahrnehmungskanal ein und passt sich in seinen eigenen Verhaltensweisen wie Tonfall, Körperhaltung und Lautstärke dem Klienten an. Zur Zielerarbeitung werden verschiedene Kommunikationstechniken und Methoden anderer Therapieverfahren angewandt.

NLP ist keine Therapie, sondern das Lernen und Anwenden verschiedener Technologien, um persönliche Denk- und Verhaltensmuster effektiver einzusetzen. In dem Sinne sollten Sie diese Methode eher als Persönlichkeitsentwicklung und Selbsterfahrung verstehen und anwenden.

ADRESSEN, DIE WEITERHELFEN

Deutsche Gesellschaft für Hypnose
Tel.: 02541 / 880760
www.dgh-hypnose.de

Deutscher Verband für Neuro-Linguistisches Programmieren
Tel.: 030/ 2593920
www.dvnlp.de

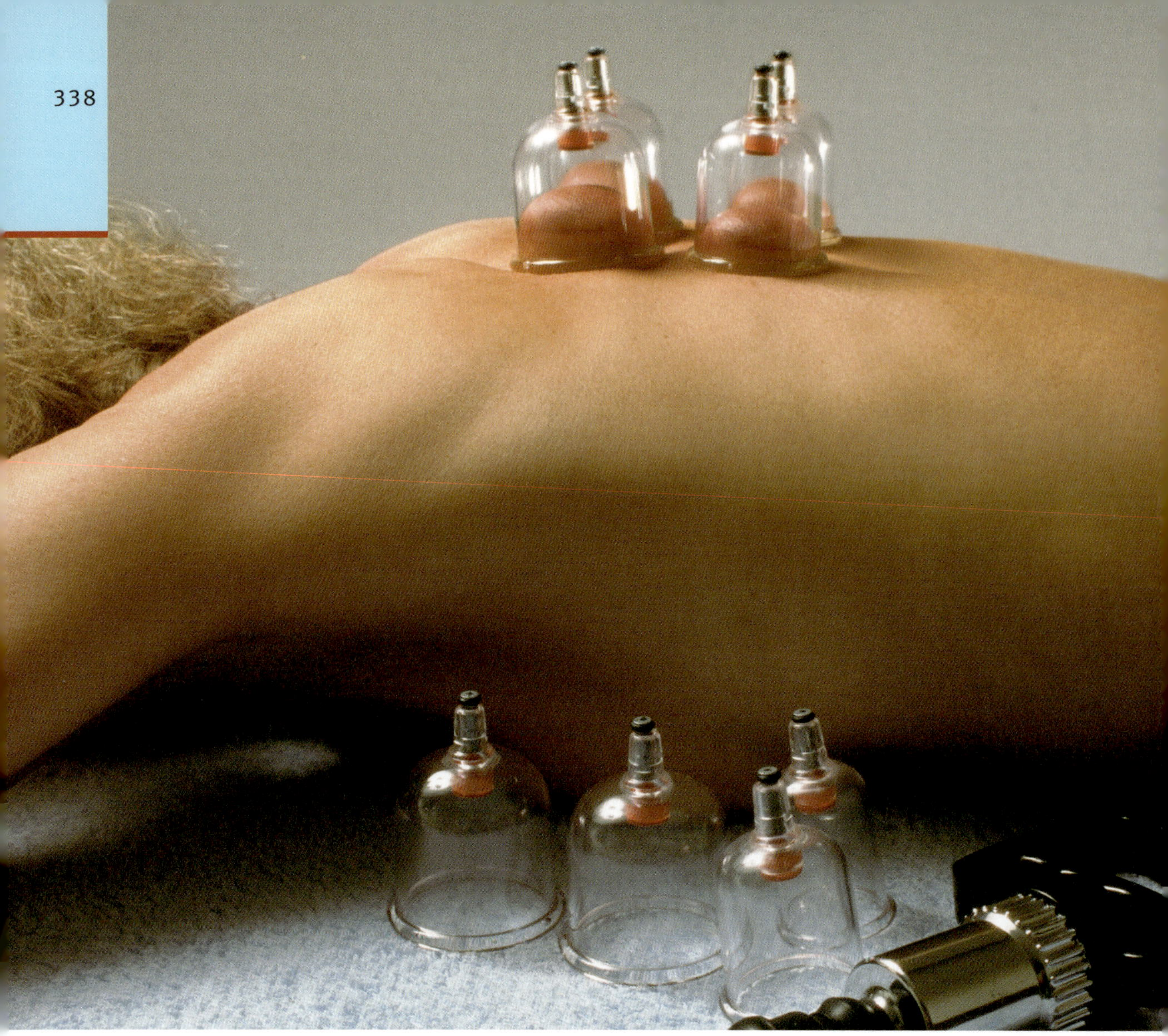

Reiz- und Regulationstherapien

Die meisten Verfahren der Reiz- und Regulationstherapien sind mehrere tausend Jahre alt. Die Eigenharntherapie beispielsweise wird schon seit mehr als 4000 Jahren angewandt, und das Schröpfen gehörte bereits im alten Griechenland zur hohen ärztlichen Kunst. So unterschiedlich die einzelnen Verfahren auch sein mögen, eines haben sie gemeinsam: Der Organismus wird gezielt einem oder mehreren Reizen ausgesetzt, die dieser entsprechend beantwortet. Diese Reaktion wirkt regulierend auf den Körper, so dass Fehlfunktionen ausgeglichen und der Organismus gekräftigt wird.

DER REIZ PROVOZIERT DIE REAKTION

Reiz- und Regulationstherapien gehören zu den ältesten Behandlungsformen der Menschheit. Mit ihrer Hilfe versuchen Naturärzte auch heute noch die gestörten Körperfunktionen zu normalisieren und den Organismus zu kräftigen.
Tatsächlich ist unser Organismus auf Reize von außen angewiesen. Ohne sie würden Knochen, Sehnen und Muskeln verkümmern, sie könnten sich nicht erneuern. Die Reize werden empfangen, weitergeleitet, verarbeitet und entsprechend beantwortet. Die Vermittlung von Reiz und Antwort erfolgt über Nervenfasern sowie über hormonelle und immunologische Wege. Man spricht hier auch von Reflexen. Reiz- und Regulationstherapien bewirken, dass Überreaktionen von Körper und Seele abklingen, Fehlanpassungen sich zurückbilden und die Abwehrkraft sich regeneriert. Kurz: Der Mensch wird gesünder und damit widerstandsfähiger gegenüber Krankheitserregern.
Zu den Reiztherapien gehören neben physikalischen Reizen durch Wasser, Temperatur oder Druck auch einige Ausleitungsverfahren wie die Blutegeltherapie, das Schröpfen oder die Colon-Hydro-Therapie. Bei diesen Therapieformen steht die Ausscheidung krankheitserregender Stoffe im Vordergrund. Aus heutiger Sicht bewirken die Ausleitungsverfahren, dass Ausscheidungs- und Entgiftungsvorgänge verstärkt werden, dass der Stoffwechsel entlastet wird, Blut und Lymphe gereinigt und Schmerzen gelindert werden. Bei dem Ausleitungsverfahren wird häufig von unspezifischer Reiztherapie gesprochen.
Daneben gibt es aber noch die Reize auf Grund zugeführter Substanzen. Zu dieser Gruppe gehören die Eigenblut- und Eigenurintherapie, um nur einige Beispiele zu nennen.

Voraussetzung für eine Reizbehandlung ist die Fähigkeit des Organismus zur Reaktion und zur Regeneration. Ist er so geschwächt, dass er dazu nicht mehr fähig ist, so kann Reiztherapie den Körper zusätzlich belasten.

MÖGLICHKEITEN UND GRENZEN

Reizbehandlungen eignen sich vor allem zur Vorbeugung von Krankheiten. Sie sind aber durchaus in der Lage, chronische Erkrankungen zu mildern sowie Befindlichkeitsstörungen und Schmerzen zu lindern. Darüber hinaus können sie auch in der Rehabilitation begleitend eingesetzt werden.
Die Grenzen der Anwendung sind allerdings erreicht, wenn die Abwehrkraft des Körpers erschöpft ist oder wenn Organe und Gewebe irreversibel zerstört sind.
Die erste Reaktion des Organismus auf einen Reiz kann sehr heftig sein. Dabei können sich die Beschwerden kurzfristig verschlimmern. Therapeuten sehen dies als günstiges Zeichen, zeigt es doch, dass der Körper reaktionsfreudig und -fähig ist.

AUF DIE DOSIS KOMMT ES AN

Wie bei anderen Therapieformen kommt es auch hier auf die richtige Dosis an. Grundsätzlich richtet sich die Reizstärke nach der Konstitution des Patienten, sprich ob er in guter oder eher schlechter Verfassung ist. Auch ist das Stadium der Erkrankung zu prüfen – chronische Krankheiten erfordern oftmals einen stärkeren Reiz als akute. Und schließlich spielt auch das Lebensalter eine wichtige Rolle. Während Kinder zu überschießenden Reaktionen neigen, sind ältere Menschen eher reizschwach.

Blutegeltherapie

Obwohl etwas gewöhnungsbedürftig, erfreut sich diese traditionelle Methode neuerdings wieder größerer Beliebtheit. Wenn erst einmal gewisse Hemmungen überwunden sind, können die heilenden Substanzen im Speichel des medizinischen Egels helfen, wo andere Therapien bereits versagt haben. So eignet sich die Blutegeltherapie besonders zur Behandlung lokaler Entzündungen sowie zur Ausleitung von Giftstoffen.

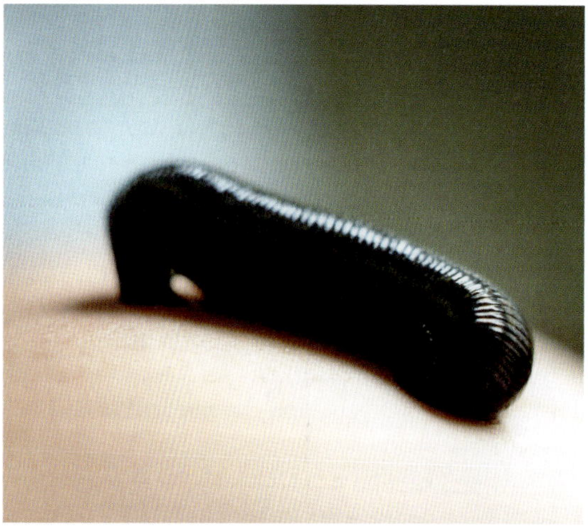

Der Speichel des Blutegels enthält eine Vielzahl entzündungshemmender Substanzen.

URSPRUNG DER THERAPIE

Das Anlegen von Blutegeln gehört zu den ältesten bekannten ausleitenden Verfahren. Die Inder machten sich die therapeutischen Qualitäten des Blutegels bereits viele Jahrhunderte vor Christus zunutze. In Europa begannen etwa 200 v.Chr. antike Ärzte damit, den Aderlass mit Blutegeln bei Brust- und Rippenfellentzündungen einzusetzen. Die Germanen bedienten sich der Saugkraft dieser kleinen Tiere, um Entzündungen, Venenleiden, Blutergüsse sowie Depressionen und Migräne zu lindern.

Im 18. Jahrhundert kam es zu einer regelrechten »Blutegel-Schwemme«. In Frankreich wurden bis zu 30 Tiere pro Patient angesetzt. Deutschland exportierte Anfang des 19. Jahrhunderts jährlich ca. 30 Millionen Blutegel nach Amerika, annähernd die gleiche Menge wurde im Land selbst verwendet. Das änderte sich jedoch gegen Ende des 19. Jahrhunderts, als neue medizinische Behandlungstechniken die alten Hausmittel verdrängten. Erst vor rund 20 Jahren erlebte der empfindliche Sauger durch die rekonstruktive Chirurgie eine Renaissance. Seither wird die Blutegeltherapie immer populärer. Heute werden bei uns wieder 300 000 bis 400 000 Blutegel jährlich therapeutisch angewendet.

WAS IST BLUTEGELTHERAPIE?

Für therapeutische Zwecke wird der Egel ***Hirudo medicinalis*** eingesetzt, ein naher Verwandter des Regenwurms, der eigens für therapeutische Zwecke gezüchtet wird. Der medizinische Egel ist 2 bis 4 cm lang, dunkelgrün bis schwarz und hat an beiden Körperenden Saugnäpfe. In die winzige sternförmige Bisswunde sondert der Egel über seinen Speichel mehrere gerinnungshemmende, entzündungshemmende und gefäßerweiternde Wirkstoffe ab.
Hierzu zählt Hirudin oder Eglin, eine Substanz, die die Fließeigenschaft des Blutes verbessert. Nachdem der Egel gesaugt hat, bleibt die Wunde über mehrere Stunden offen, und es kommt zu einem leichten Nachbluten, bei dem 20 bis 40 ml Blut austreten.

BESONDERHEITEN AUF EINEN BLICK

- Traditionelles ausleitendes Verfahren
- kontrollierter Aderlass durch Anlegen von lebenden Blutegeln auf die Haut
- Substanzen im Speichel des Blutegels wirken gerinnungshemmend, antithrombotisch, entzündungshemmend und krampflösend

Die entzündungshemmenden Substanzen im Speichel verhindern eine Infektion der Bisswunde. Der therapeutische Nutzen des kleinen Saugers besteht einerseits in der Ausleitung von Schlackenstoffen, andererseits in der positiven Wirkung der zugeführten Speichelsubstanzen.

WAS ERWARTET SIE?

Eine Sitzung dauert maximal anderthalb Stunden. Die Haut sollte gereinigt, gut durchblutet und frei von Kosmetika sein.

- Die Behandlung wird im Liegen durchgeführt, wobei bis zu 10 Egel (bei Kindern weniger) angesetzt werden. Jeder Egel wird nur einmal verwendet. Der Biss tut nicht weh und ist vergleichbar mit dem Berühren von Brennnesseln.
- Die kleinen Tierchen nehmen etwa 10 bis 15 ml Blut auf. Der Saugvorgang darf nicht unterbrochen werden, die Egel lassen von selbst von der Bisswunde los und fallen ab.
- Es bleibt eine kleine Wunde zurück, die gereinigt und leicht abgedeckt wird, ohne die Nachblutung zu unterbinden.
- Zu Hause sollten Sie im Liegen nachruhen. Nach 1 bis 2 Wochen wird die Behandlung mit neuen Egeln wiederholt.

WICHTIGSTE INDIKATIONEN

WIRKT BEI GEFÄSSERKRANKUNGEN
wie Venenentzündungen, Thrombosen, Krampfadern, Hämorrhoiden, Blutergüssen

WIRKT BEI WEITEREN BESCHWERDEN
wie Gelenkentzündungen, Arthrose, Gicht, Mittelohrentzündung, Tinnitus, Nasennebenhöhlenentzündung, Gallenentzündung, Migräne

FÜR WEN IST DIE BLUTEGELTHERAPIE GEEIGNET?

Heutzutage macht man sich vor allem die gerinnungshemmende Wirkung des Enzyms Hirudin zunutze, um in einem umschriebenen Gewebebezirk das Blut flüssiger zu machen und dort die Durchblutung zu verbessern. Zu den Einsatzgebieten zählen viele Gefäßerkrankungen, Probleme in den Gelenken und verschiedenste entzündliche Prozesse bis hin zu Tinnitus. Außer Schwangeren und Kleinkindern können alle Altersgruppen die Blutegeltherapie nutzen. Allerdings sind bestimmte Erkrankungen ausgenommen: Bei Gerinnungsstörungen, Bluterkrankungen und Diabetes ist die Behandlung nicht empfehlenswert. Wer blutverdünnende Medikamente einnimmt oder an einer Allergie gegen Histamin leidet, muss ebenfalls von der Therapie Abstand nehmen.

ADRESSEN, DIE WEITERHELFEN

Medizinischer Blutegelversand
Tel.: (0043) 01 / 4199941
www.blutegel.at

Bund Deutscher Heilpraktiker
Tel.: 02581 / 61550
www.bdh-online.de

Informationen im Internet:
www.qualimedic.de
(Naturmedizin/Alternative Heilverfahren)

Colon-Hydro-Therapie

Der Darm ist unser größtes Immunorgan und spielt damit eine bedeutende Rolle für unsere Gesundheit. Wenn die Darmfunktion gestört ist, macht sich dies durch vielfältige Beschwerden bemerkbar. Bei der Darm-Wasser-Behandlung, auch innere Kneippkur genannt, wird der Dickdarm einer Grundreinigung unterzogen. Dadurch sollen Darmprozesse aktiviert und die Darmflora regeneriert werden.

URSPRUNG DER THERAPIE

Einläufe zum Zweck der Darmreinigung werden seit Jahrhunderten praktiziert. Selbst die Ägypter und Römer kannten solche Reinigungen. Auch im Mittelalter und im Barock empfahlen die Ärzte ihren Patienten Einläufe zur Entlastung des Organismus. Das Grundprinzip der Behandlung hat sich bis heute kaum geändert.
Einer der bekanntesten Colon-Hydro-Therapeuten der Neuzeit war der Amerikaner und radikale Vegetarier John Harvey Kellogg (1853–1943). Er leitete ein Sanatorium für ganzheitliche Methoden unter besonderer Betonung von Ernährung, Leibesübungen und Einläufen. Von den USA aus gelangte die Colon-Hydro-Therapie im 20. Jahrhundert über Kanada zurück nach Europa. In Deutschland wird sie seit über 25 Jahren erfolgreich angewendet.

WAS IST DIE COLON-HYDRO-THERAPIE?

Unser Darm ist etwa 8,5 m lang und nimmt eine Gesamtoberfläche von circa 200 qm ein. Im Dickdarm sammeln sich alle Nahrungsbestandteile, die der Organismus nicht verwerten kann. Diese werden eingedickt und über den Enddarm ausgeschieden. Da sich im Darm circa 75 % aller Immun- und Lymphzellen des Körpers befinden, ist das optimale Funktionieren der Darmschleimhaut für das gesamte Immunsystem von großer Wichtigkeit.

Auf Grund falscher Ernährung, belastender Nahrungsmittelzusätze und Medikamente ist unsere Darmflora oft sehr geschädigt. Um Krankheitserreger abwehren zu können, ist eine gesunde Darmflora aber unabdingbar. Bei einem Mangel an natürlich vorkommenden Darmbakterien werden Gifte und Abfallstoffe nicht schnell genug abgebaut und ausgeschieden.
Mit Hilfe der Colon-Hydro-Therapie kann die gestörte Darmflora normalisiert werden. Wie der Name bereits verrät, handelt es sich bei dieser Methode um eine Spülung des Dickdarms (Colon) mit lauwarmem Wasser. Dadurch werden alte Verdauungsreste entfernt, und die Darmschleimhaut kann sich regenerieren.
Anders als bei den traditionellen Einläufen, die manuell und mit nur einem Schlauch ausgeführt werden, ist der Patient bei der Colon-Hydro-Therapie an ein Gerät mit einem Zwei-Schlauch-System angeschlossen. Der erste Schlauch leitet das temperierte Wasser in den Dickdarm, der zweite führt das

BESONDERHEITEN AUF EINEN BLICK

- Moderne Methode der Darmsanierung
- in Kombination mit einer Colonmassage besonders effektiv
- keine Geruchs- oder Sichtbelästigung während der Anwendung

Schmutzwasser ab. Die Spülflüssigkeit besteht meist aus körperwarmer, physiologischer Kochsalzlösung (0,9 %), der nach Bedarf Heilkräutertinkturen – z.B. Kamille – oder andere, die Wirkung unterstützende Zusätze beigegeben sind.

WAS ERWARTET SIE?

Während der Behandlung liegen Sie entspannt auf dem Rücken.

- Es wird ein kleines Röhrchen in den After eingeführt, das mit zwei Einmalschläuchen (Darmzu- und -ablauf) verbunden ist.
- Dann wird warmes Wasser in den Darm eingelassen. Es kann auch mit homöopathischen oder Kräuterzusätzen angereichert sein.
- Die Wassertemperatur beträgt je nach Behandlungsart zwischen 21 und 41 °C. Insgesamt werden rund 10 Liter eingeführt.
- Das temperierte Wasser lockert die Darmmuskulatur, was zur erwünschten Darmmobilität führt. Blähungen und verbliebene Fäkalreste lösen sich und werden über den Ablauf entfernt. Eine Geruchs- oder Sichtbelästigung tritt dabei nicht auf.
- Eine zusätzliche Massage, die Colonmassage, hilft den abgelagerten Stuhl zu lösen und die Darmwände zu spülen. Hierzu wird die Bauchdecke im Atemrhythmus mit kreisenden Bewegungen über dem Dickdarm massiert.

Der Reinigungsvorgang wird mehrmals wiederholt und dauert insgesamt etwa 45 Minuten. Die Anzahl der empfohlenen Behandlungen variiert zwischen 4 und 8 Sitzungen, manchmal werden auch mehr empfohlen. Sinnvoll ist die Colon-Hydro-Therapie in Verbindung mit einer mehrwöchigen Fastenkur. Als Vorbereitung auf die Behandlung ist es ratsam, am Vortag nur eine leichte Mahlzeit zu sich zu nehmen. Am Tag der Therapie sollten Sie möglichst nichts essen. Anschließend wird meist zu leicht verdaulichen, aber nahrhaften Lebensmitteln geraten, wie Kraftbrühe oder Gemüsesuppe, Frucht- oder Gemüsesäfte und Kräutertee.

WICHTIGSTE INDIKATIONEN

WIRKT AUF DEN VERDAUUNGSTRAKT
bei gestörter Darmflora, Verstopfung, Durchfall, Blähungen, zur Reinigung und Entgiftung

WIRKT BEI WEITEREN BESCHWERDEN
wie Allergien, Hauterkrankungen, erhöhte Infektanfälligkeit, Müdigkeit, Kopfschmerzen, Konzentrationsmangel

FÜR WEN IST DIE COLON-HYDRO-THERAPIE GEEIGNET?

Gute Erfolge erzielt die Colon-Hydro-Therapie bei chronischen und akuten Darminfektionen. Nach naturheilkundlicher Vorstellung können aber auch ganz andere Erkrankungen von einer gestörten Darmflora (→ Seite 662) verursacht werden, wie Allergien, Hauterkrankungen, erhöhte Infektanfälligkeit und Kopfschmerzen. Bei bekannter Kreislaufschwäche sollten Sie sich vor Therapiebeginn von Ihrem Arzt beraten lassen. Darmspülungen sollen nicht nach Darmoperationen, Herzinfarkt, Angina pectoris, Darmblutungen, Darminfektionen, Darmverschluss, Gewebeneubildungen in Dickdarm und Prostata sowie während der Schwangerschaft durchgeführt werden.

ADRESSEN, DIE WEITERHELFEN

Verband Freier Heilpraktiker und Naturärzte
Tel.: 0221 / 1700725
www.heilpraktikerverband.de

Vereinigung Colon-Hydro-Therapie Schweiz
Tel.: (0041) 078 / 6904976
www.colon.ch

Eigenbluttherapie

Bei dieser Form der Reiztherapie wird Venenblut entnommen und dem Körper entweder unverändert oder speziell aufbereitet wieder zugeführt. Die Eigenbluttherapie eignet sich sowohl zur Linderung akuter Infektionen als auch zur Behandlung hartnäckiger chronischer Erkrankungen. Sie kann problemlos mit anderen Naturheilverfahren kombiniert werden, was den Behandlungserfolg erfahrungsgemäß sogar noch beschleunigt.

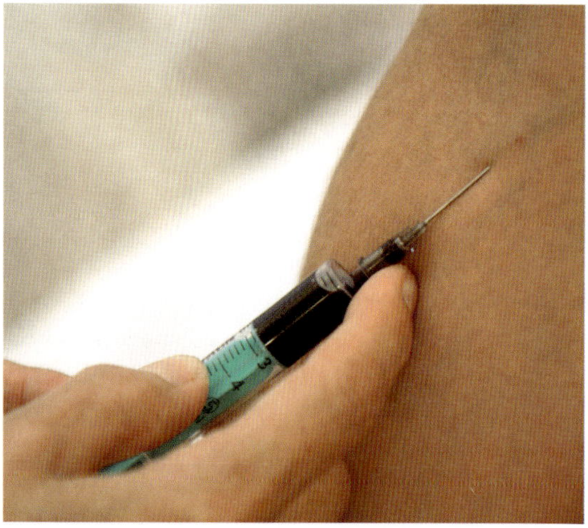

Eine Injektion des eigenen Blutes aktiviert die Selbstheilungskräfte des Körpers.

URSPRUNG DER THERAPIE

Seit alters her gilt das Blut als Lebenselixier, dem man außergewöhnliche Heilkräfte beimisst. Gegen Ende des 19. Jahrhunderts stellte der Chirurg August Bier (1861–1949) fest, dass Brüche problemloser heilen, wenn sich an der Bruchstelle ein Bluterguss bildet. Seitdem injizierte er Eigenblut, um die Heilung von Frakturen zu beschleunigen. Seit 1913 setzte der Dermatologe Spiethoff die Eigenbluttherapie als Standardverfahren ein. In den folgenden drei Jahrzehnten war dieses Verfahren geradezu Mode, was dazu führte, dass die Eigenbluttherapie im Laufe der Jahre kontinuierlich weiterentwickelt wurde. Besonders der Einfluss der erstarkenden Homöopathie (→ Seite 98) brachte neue Behandlungsformen mit sich, bei denen das Eigenblut oral verabreicht werden kann.

WAS IST DIE EIGENBLUTTHERAPIE?

Die Eigenbluttherapie dient ganz allgemein der Stimulation des Immunsystems. Nach einer Eigenblutbehandlung steigt die Zahl der Leukozyten im Blut messbar an. Man nimmt an, dass die im Blut befindlichen Eiweißstoffe durch den kurzen Aufenthalt außerhalb des Körpers geringfügig verändert werden und dann im Organismus eine schwache Abstoßungsreaktion bewirken. Diese ist offenbar ausreichend, um das Immunsystem zu aktivieren, was sich günstig auf z.B. chronische Erkrankungen auswirkt. Es gibt verschiedene Möglichkeiten, die Eigenbluttherapie durchzuführen.

Unverändertes Eigenblut

Bei der klassischen Methode wird eine kleine Menge Blut aus der Armvene entnommen und anschließend unverändert und ohne Zeitverzögerung in den Gesäßmuskel reinjiziert.

UV-bestrahltes Eigenblut

In den 1940er Jahren wurde die Behandlung mit ultraviolett-bestrahltem Eigenblut entwickelt. Da-

BESONDERHEITEN AUF EINEN BLICK

- Traditionelle Reiztherapie
- eine kleine Menge Blut wird entnommen und dem Körper wieder verabreicht – entweder mit einer Injektion oder oral
- wird meist mit anderen Naturheilverfahren kombiniert

für entnimmt man dem Patienten Blut, bestrahlt es mit UV-Licht und injiziert es dem Patienten anschließend zurück.

Hämatogene Oxidationstherapie

Der Schweizer Wehrli modifizierte das Verfahren, indem er das venöse Blut zunächst mit Sauerstoff anreicherte und es anschließend mit UV-Licht bestrahlte, bevor er es zurückinjizierte.

Potenziertes Eigenblut

Die Methode des potenzierten Eigenblutes hat sich vor allem in der Kinderheilkunde bewährt. Bei diesem Verfahren wird das Blut nach homöopathischen Regeln potenziert (Homöopathie, → Seite 98). Anschließend nimmt der Patient die Eigenblutnosode tropfenweise über den Mund wieder zu sich. Während der kindliche Organismus sehr gut auf diese Methode reagiert, ist die Wirkung beim Erwachsenen sehr abgeschwächt.

WICHTIGSTE INDIKATIONEN

WIRKT AUF DAS IMMUNSYSTEM

erhöht die Immunabwehr z.B. bei akuten und chronischen Entzündungen, erhöhter Infektanfälligkeit, Hauterkrankungen, Durchblutungsstörungen, schlecht heilenden Wunden, entzündlichen Beschwerden der Gelenke, Rheuma

WAS ERWARTET SIE?

Für den Erfolg der Eigenbluttherapie sind die Dosierung und die Abstände zwischen den einzelnen Injektionen wichtig: Die Dosis darf nicht zu hoch sein, andererseits sollten die Intervalle zwischen den Sitzungen nicht zu lang sein, da sonst der Effekt der Selbstregulation des Körpers nicht eintritt.

- Zunächst wird Blut aus der Armvene entnommen. Meist wird mit einer Menge von 0,5 bis 1,0 ml begonnen und schrittweise auf maximal 5,0 ml erhöht.
- In manchen Fällen wird das Blut UV-behandelt oder homöopathisch potenziert.
- Die Rückführung des Blutes erfolgt meist als Spritze in die Gesäßmuskulatur (intramuskulär), sie kann aber auch intravenös (zurück in die Vene), in die Haut (intrakutan), tropfenweise auf die Zunge (oral) oder auf eine offene Wunde erfolgen.
- An der Einstichstelle entsteht meist eine geringfügige Entzündung, die sich bald zurückbildet. Es können anfangs leichte Schmerzen oder Fieber auftreten.
- Zu Beginn der Therapie wird die Injektion jeden 2. oder 3. Tag durchgeführt, später verlängert sich das Intervall auf 5 Tage. Eine Behandlungsserie dauert in der Regel mehrere Wochen, allerdings werden zwischendurch Behandlungspausen eingelegt.

Bei Autoimmunerkrankungen, bei denen das Immunsystem sowieso überaktiv ist, ist eine Eigenbluttherapie sehr umstritten, da die Stimulierung einen Krankheitsschub auslösen kann.

ADRESSEN, DIE WEITERHELFEN

Verband Freier Heilpraktiker und Naturärzte
Tel.: 0221 / 1700725
www.heilpraktikerverband.de

Informationen im Internet:
www.aok.de
(Gesundheitswissen/Alternative Therapien)

Eigenurintherapie

Die Eigenurintherapie hat eine lange Tradition. Man nahm an, dass sie den Organismus entgiftet und die Spiritualität fördert. Heute dient die Behandlung mit Eigenurin vor allem der Stärkung des körpereigenen Immunsystems, wobei der Urin sowohl äußerlich als auch innerlich angewendet wird. Die Indikationen sind sehr vielfältig: Die Palette reicht von Magen-Darm-Erkrankungen bis zu chronischen Hautleiden und Allergien.

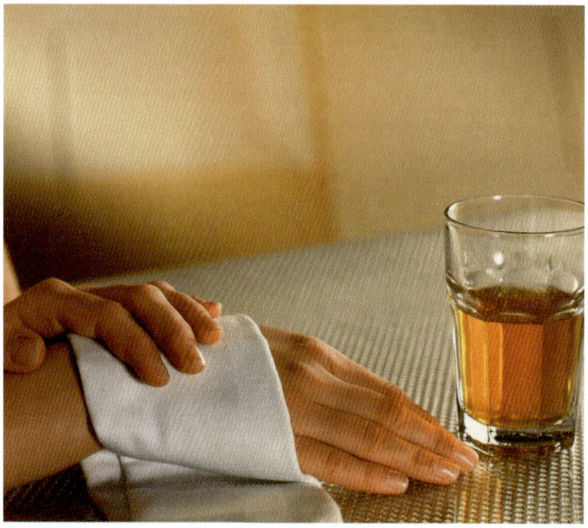

Die Eigenurintherapie hat sich bei der Behandlung vieler Hauterkrankungen bewährt.

URSPRUNG DER THERAPIE

Bereits vor 5000 Jahren war die Eigenurintherapie bekannt. So schätzten die indischen Yogis den »gelben Becher« als Lebensverlängerer. In der Antike und im ausgehenden Mittelalter diente die Urinschau der Diagnose von Krankheiten. Die Eigenharntherapie wurde im Laufe der Jahrtausende gegen zahlreiche Leiden eingesetzt. So empfahl Hippokrates (460–377 v.Chr.) das Trinken von Urin zur Linderung von Geschwüren, Schlangenbissen oder Augenleiden.

WAS IST EIGENURINTHERAPIE?

Der Harn enthält neben Hormonen, Vitaminen, Mineralien, Harnsäure und Harnstoff auch toxische Substanzen. Diese stimulieren bei einer innerlichen Anwendung das körpereigene Abwehrsystem durch die Bildung von Immunglobulinen.
Urin hat zudem antiseptische und antivirale Eigenschaften und behindert das Wachstum von Pilzen, was man sich vor allem für die äußerliche Behandlung von Hauterkrankungen zunutze macht.

WAS ERWARTET SIE?

Der Gedanke an die Behandlung mit einem Ausscheidungsprodukt lässt viele Menschen zurückschrecken. Vom hygienischen Standpunkt aus betrachtet, ist diese Scheu unbegründet, denn frischer Urin ist nahezu steril. Verwendet wird der Mittelstrahlurin, d.h., der erste Schwall wird nicht aufgefangen. Es gibt mehrere Möglichkeiten der inneren und äußeren Anwendung.

BESONDERHEITEN AUF EINEN BLICK

- Innere und äußere Anwendung von Urin als Trinkkur bzw. für Umschläge
- für Kinder geeignet

Trinken von Eigenurin

Bei einer Trinkkur, die über mehrere Monate durchgeführt wird, sollen die körpereigenen Abwehrkräfte gestärkt werden.

- Sie fangen täglich nach dem Aufstehen Ihren Morgenurin in einem Behältnis auf.
- Sie trinken ihn verdünnt oder unverdünnt auf nüchternen Magen.
- Diese Anwendung wird über mehrere Monate durchgeführt.

Eigenurin kann innerlich auch zum Gurgeln, z.B. bei beginnenden Infekten im Rachenraum, in Form von Einläufen, Nasen- und Ohrentropfen oder homöopathisch als Nosoden (potenzierter Eigenurin) eingesetzt werden.

Äußerliche Anwendung

Bei der äußerlichen Anwendung macht man sich die keimtötenden und entzündungshemmenden Eigenschaften des Urins zunutze.

- Dazu verwenden Sie Ihren Harn unverdünnt.
- Für Wickel, Auflagen oder Kompressen tränken Sie ein Tuch in Urin.
- Kleinere Hautpartien können Sie mit einem getränkten Wattebausch behandeln.

Die äußerliche Anwendung eignet sich auch für Sitzbäder, Spülungen, Güsse oder als Badezusatz.

Injektionsbehandlung

Die Injektion von sterilem Urin dient der Immunmodulation. Sie wird von einem Arzt oder Heilpraktiker durchgeführt. Typische Indikationen sind: chronische Harnwegsinfekte, schwangerschaftsbedingter Bluthochdruck, Allergien und Wechseljahresbeschwerden.

- Vor der Injektion wird der Urin speziell aufbereitet, meist erhitzt und mit desinfizierenden Substanzen versehen.
- Eine kleine Menge des Urins wird in den Gesäßmuskel oder unter die Haut injiziert.
- Die Behandlung wird im Abstand von 2 bis 3 Tagen mehrfach wiederholt. Für einen anhaltenden Effekt sollte die Behandlung 3 bis 6 Wochen durchgeführt werden.

WICHTIGSTE INDIKATIONEN

ÄUSSERLICHE ANWENDUNG
bei vielen Hauterkrankungen wie Akne, Ekzemen, Neurodermitis, Dermatitis, schlecht heilenden Wunden, Pilzerkrankungen

INNERLICHE ANWENDUNG
bei Allergien, Asthma, Heuschnupfen, Nesselsucht, Rheuma, Gicht, Arteriosklerose, hormonellen Störungen, Migräne

FÜR WEN IST DIE EIGENURINTHERAPIE GEEIGNET?

Die Therapie eignet sich zur unterstützenden Behandlung von vielen akuten und chronischen Beschwerden. Vor der Anwendung sollten Sie jedoch mittels Urinprobe abklären lassen, ob Ihr Harn für die Therapie geeignet ist.

Bei Erkrankungen, die die Zusammensetzung des Harns verändern, ist die Eigenurintherapie nicht zu empfehlen. Dazu gehören Harnwegsentzündungen, akute Erkrankungen mit hohem Fieber und fortgeschrittene Tumorerkrankungen sowie Leber-, Nierenleiden, Diabetes und Schilddrüsenerkrankungen. Während der Einnahme von Medikamenten, deren Abbauprodukte über den Urin ausgeschieden werden, sowie bei Drogen- und übermäßigem Tabak- und Alkoholkonsum ist ebenfalls von der Behandlung abzuraten.

ADRESSEN, DIE WEITERHELFEN

Deutsche Gesellschaft für Harntherapie e.V.
Tel.: 0641 / 493645
www.harntherapie.de

Informationen im Internet:
www.aok.de
(Gesundheitswissen/Alternative Therapien)

Neuraltherapie

Mit der Neuraltherapie lassen sich selbst hartnäckige Schmerzzustände erfolgreich behandeln. Bei dieser Form der Regulations- und Umstimmungstherapie spritzt der Neuraltherapeut ein lokales Betäubungsmittel zur Linderung von Beschwerden in Haut, Muskeln, Narben oder Akupunkturpunkte. Neben der Schmerzlinderung geht es um die Regulierung gestörter Regelkreise, wobei verschiedene Injektionstechniken zum Einsatz kommen.

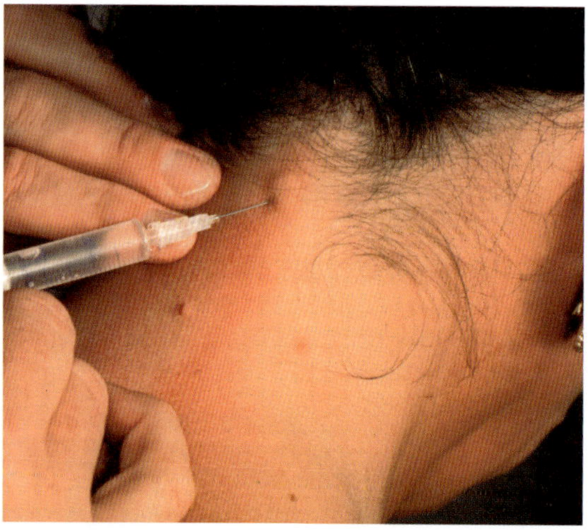

Mehrere kleine Injektionen lassen Schmerzen in Sekundenschnelle verschwinden.

URSPRUNG DER THERAPIE

Die Neuraltherapie wurde in den 1920er Jahren von den Brüdern Walter und Ferdinand Huneke entwickelt. Im Jahr 1925 wollte Ferdinand Huneke seiner Schwester, die an einem Migräneanfall litt, ein Rheumamittel in den Muskel spritzen. Stattdessen nahm er versehentlich ein Mittel, das Procain – ein örtliches Betäubungsmittel – enthielt: Die Migräne verschwand in Sekundenschnelle. Daraufhin entwickelten die Brüder, beide Ärzte, ein Therapiekonzept, das zuerst den Namen »Heilanästhesie« und später, nach der Entdeckung des »Sekundenphänomens«, den Namen Neuraltherapie erhielt. Auf das Sekundenphänomen stieß Ferdinand Huneke, als er einer Patientin rund um eine Unterschenkelwunde eine betäubende Injektion setzte. Plötzlich, innerhalb von Sekunden, verschwand ihr Schulterschmerz an der gegenüberliegenden Körperseite. Die Bezeichnung »Neuraltherapie nach Huneke« ist seit 1940 ein feststehender Begriff.

WAS IST NEURALTHERAPIE?

Mit Hilfe der Neuraltherapie werden Störungen bzw. Irritationen des vegetativen (autonomen) Nervensystems beseitigt. Dazu gibt es verschiedene Methoden der Behandlung.

- Bei der ***Lokalbehandlung*** wird ein örtliches Betäubungsmittel direkt am Ort der Beschwerden injiziert.
- Bei der ***Segmenttherapie*** werden Lokalanästhetika in die entsprechende Reflexzone (Head-Zonen, → Seite 55) gespritzt.

Ein Störfeld, z.B. eine alte Narbe oder eine chronisch entzündete Rachenmandel, sendet Dauerreize, welche die benachbarten Nerven irritieren. Anfangs gleicht der Organismus den Reiz noch aus, doch später reagiert er mit chronischen Beschwerden wie Migräne oder auch Dauerschmerz. Störfeld und Schmerz müssen nicht an der gleichen Stelle sein, z.B. kann eine Operationsnarbe am Knie chronische Unterleibsschmerzen auslösen. Durch das

Injizieren eines Betäubungsmittels in das betreffende Störfeld können chronische Beschwerden beseitigt oder zumindest gelindert werden.

WAS ERWARTET SIE?

Zunächst werden Sie ausführlich nach Vorerkrankungen befragt. Auch Kinderkrankheiten und Unfälle können zur Aufklärung beitragen.

- Danach folgt die körperliche Untersuchung: Bewegungsapparat inklusive Muskeln und Reflexe werden überprüft, Narben und Hautbeschaffenheit kontrolliert.
- Je nach Krankheitsbild spritzt der Neuraltherapeut ein lokales Betäubungsmittel meist knapp unter die Haut (subkutan), es kann aber auch intramuskulär oder intravenös geschehen. Entscheidend für den Therapieerfolg ist die richtige Wahl des Injektionsortes.
- Bei der subkutanen Injektion bilden sich Quaddeln – kleine Bläschen, ähnlich einem Ausschlag. Gequaddelt wird im Gesicht, an Kopf, Rücken oder Bauch. Dabei werden mehrere Punkte im entsprechenden Körperbereich unterspritzt.
- Zur Injektion werden Wirkstoffe wie Procain, Lidocain, Mepivacain oder Articain ohne Beimischungen verwendet.

Eine Neuraltherapie erfordert mitunter viel Geduld. Die Behandlungshäufigkeit hängt von der Beschwerde ab. Bei akuten Schmerzen muss eventuell täglich gespritzt werden, bei chronischen Beschwerden in der Regel in größeren Abständen.

BESONDERHEITEN AUF EINEN BLICK

- Therapie mit schulmedizinischen und naturheilkundlichen Anteilen
- Injektion von Betäubungsmitteln am Schmerzort oder in Reflexzonen, meist subkutan – unter die Haut
- Einsatz verschiedener Injektionstechniken bei breit gefächertem Anwendungsgebiet

WICHTIGSTE INDIKATIONEN

WIRKT BEI SCHMERZZUSTÄNDEN
wie chronischen Schmerzen unbekannter Ursache, Migräne, Kopfschmerzen, Ohrenschmerzen, Neuralgien, Gelenk- und Rückenschmerzen

WIRKT BEI WEITEREN BESCHWERDEN
wie Hauterkrankungen, Allergien, Bronchialasthma, Krampfadern, Leber- und Gallenleiden, Schilddrüsenbeschwerden, Schlaflosigkeit, hormonellen Störungen

FÜR WEN IST DIE NEURALTHERAPIE GEEIGNET?

Grundsätzlich eignet sich die Neuraltherapie für alle Menschen mit Schmerzzuständen ohne deutlich erkennbare Ursache oder bei chronischen Beschwerden wie Asthma bronchiale, Rheuma, Migräne oder dergleichen. Bei Allergien gegen Lokalanästhetika (unbedingt vorher abklären!), Gerinnungsstörungen, schweren Infektionskrankheiten und immunologischen Erkrankungen darf die Neuraltherapie nicht durchgeführt werden.

ADRESSEN, DIE WEITERHELFEN

Internationale medizinische Gesellschaft für Neuraltherapie nach Huneke
Tel.: 07441 / 918580
www.ignh.de

Österreichische Medizinische Gesellschaft für Neuraltherapie und Regulationsforschung
Tel.: (0043) 02168 / 63999
www.neuraltherapie.at

Sauerstoff- und Ozontherapie

Ohne das Element Sauerstoff könnten Mensch und Tier nicht existieren. Es ist ein farb-, geruch- und geschmackloses Gas, das mit der Atemluft über die Lunge ins Blut gelangt. Auf Grund seiner lebenswichtigen Eigenschaft wird dem Sauerstoff auch eine heilsame Wirkung gegen Krankheiten und Alterungsprozesse zugesprochen. Neben dem Sauerstoff (O_2) wird auch das verwandte Gas Ozon (O_3) zu medizinischen Zwecken verwendet.

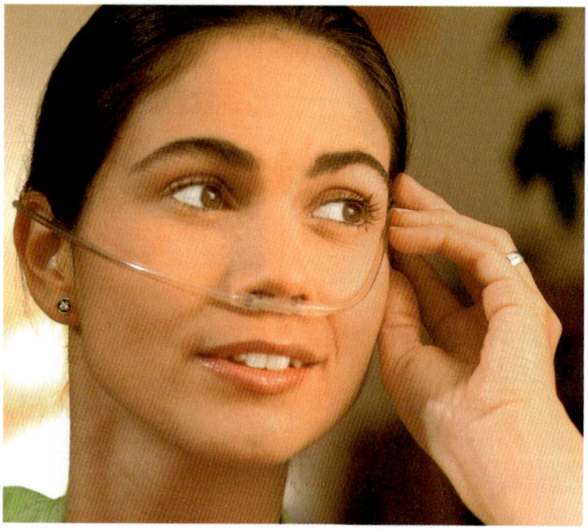

Die Sauerstofftherapie versorgt jede Körperzelle optimal mit dem lebenswichtigen Gas.

URSPRUNG DER THERAPIEN

Da ***Sauerstoff*** (O_2) die Schlüsselsubstanz für alle Prozesse des menschlichen Körpers ist und aus diesem Grund die Organe nur bei ausreichender Sauerstoffzufuhr gut arbeiten können, suchte der Dresdner Physikprofessor Manfred von Ardenne in den 1970er Jahren nach einem Weg, dem Körper nachhaltig mehr Sauerstoff zuzuführen. Denn Stress, Bewegungsmangel, Umweltgifte, Krankheiten und zunehmendes Alter lassen die Fähigkeit zur Aufnahme von Sauerstoff sinken. Er entwickelte die Sauerstoff-Mehrschritt-Therapie zur Vorsorge und Therapie. Der Entdecker des ***Ozons*** war der Physiker Schönbein, der 1841 ein eigentümlich riechendes Gas beschrieb. Ozon (O_3) – die aktivierte Form des Sauerstoffs – ist bei uns vor allem von den hohen Ozonwerten im Sommer bekannt, die die Atemwege reizen. Ozon wirkt jedoch auch keimtötend und durchblutungsfördernd und wird in der Medizin meist in einem Gemisch aus 5 % Ozon mit 95 % Sauerstoff angewendet.

WAS SIND SAUERSTOFF- UND OZONTHERAPIE?

Die verschiedenen Anwendungsarten von Sauerstoff verfolgen alle das Ziel, die Sauerstoffversorgung der Körperzellen und die Blutzirkulation in den Geweben zu verbessern.

Die bekannteste alternative Sauerstofftherapie ist die ***Sauerstoff-Mehrschritt-Therapie*** (SMT), entwickelt von dem Physiker Manfred von Ardenne. Charakteristisch für die SMT ist zum einen die gezielte, zeitlich begrenzte Zufuhr von Sauerstoff über die Atemwege. Sie ist zum anderen eng gekoppelt mit medikamentöser Behandlung und physikalischen Maßnahmen zur Verbesserung der Sauerstoffaufnahme und -verwertung im Organismus.

Auf Grund der Erreger abtötenden Wirkung gegen Bakterien, Viren und Pilze kann die ***Ozontherapie*** verschiedene Erkrankungen positiv beeinflussen. Zudem hat das Ozon eine gefäßerweiternde und damit durchblutungsfördernde Wirkung. Außerdem stimuliert Ozon das Immunsystem und steigert so seine Leistungsfähigkeit.

WAS ERWARTET SIE?

Der Ablauf der *Sauerstoff-Mehrschritt-Therapie* kann variieren. Die klassische SMT besteht aus drei Schritten, für die je Behandlung etwa zwei Stunden nötig sind. Insgesamt werden etwa 15 bis 18 Sitzungen durchgeführt.

- Zunächst nehmen Sie einen speziellen »Cocktail« aus Mineralwasser, Vitaminen und Magnesium zu sich. Er soll die Aufnahmefähigkeit des Blutes für Sauerstoff anregen.
- Im zweiten Schritt atmen Sie in entspannter Sitzhaltung Sauerstoff über eine Nasensonde oder Atemmaske ein (etwa 40 Minuten).
- Zum Abschluss folgt ein Bewegungstraining, das die Aufnahme und Wirkung des Sauerstoffs zusätzlich unterstützen soll.

Ozon kann auf sehr unterschiedliche Arten therapeutisch angewandt werden.

- Begasung: Ozongas wird mit einem Kunststoffbeutel über den zu behandelnden Körperteil geleitet. Hier werden sowohl die desinfizierenden als auch die durchblutungsfördernden Eigenschaften von Ozon genutzt.
- Äußerliche Behandlung: Ozon wird einer anderen Substanz beigemischt, um die keimtötende Wirkung zu nutzen, z.B. ozonisiertes Olivenöl gegen Lippenherpes.

BESONDERHEITEN AUF EINEN BLICK

- Sauerstofftherapie: Erhöhung der Sauerstoffaufnahme des Körpers, damit unterstützend bei vielen Erkrankungen
- Ozontherapie: vor allem desinfizierend und durchblutungsfördernd

WICHTIGSTE INDIKATIONEN

SAUERSTOFFTHERAPIE
vor allem bei alters- und stressbedingten Beschwerden, chronischen Erkrankungen, zur Vorsorge und Rehabilitation

OZONTHERAPIE
vor allem bei Hauterkrankungen, Durchblutungsstörungen, Krampfadern, Geschwüren, schlecht heilenden Wunden

- Spülung: mit ozonangereichertem Wasser zur Spülung von Haut, Mund oder Vagina.
- Darminsufflation: Ozon wird rektal eingeleitet.

FÜR WEN SAUERSTOFF- UND OZONTHERAPIE GEEIGNET?

Die unterschiedlichen Verfahren der Sauerstoff- und der Ozontherapie haben bei vielen Patienten große Akzeptanz gefunden. Da beide Verfahren sowohl innerlich als auch äußerlich praktiziert werden, sind die Anwendungsgebiete sehr vielfältig. Ozon darf wegen der potentiell gesundheitsschädigenden Wirkung nicht inhaliert werden. Die innerliche Ozontherapie sollte außerdem nicht eingesetzt werden bei frischem Herzinfarkt, Gerinnungsstörungen, Schwangerschaft, Hyperthyreose, zerebralen Krampfleiden und bei bekannter Überempfindlichkeit gegen Ozon.

ADRESSEN, DIE WEITERHELFEN

Bund Deutscher Heilpraktiker
Tel.: 02581 / 61550
www.bdh-online.de

Informationen im Internet:
www.aok.de
(Gesundheitswissen/Alternative Therapien)

Schröpftherapie

Das Schröpfen ist eine der ältesten Therapieformen: Frühe Abbildungen von Schröpfgläsern sind bereits aus dem alten Ägypten überliefert. Auch in fernöstlichen Therapiesystemen spielt das Schröpfen als ausleitendes Verfahren eine wichtige Rolle. Im antiken Griechenland war das Schröpfen so geschätzt, dass die Schröpfglocke zum Emblem des Arztes wurde.

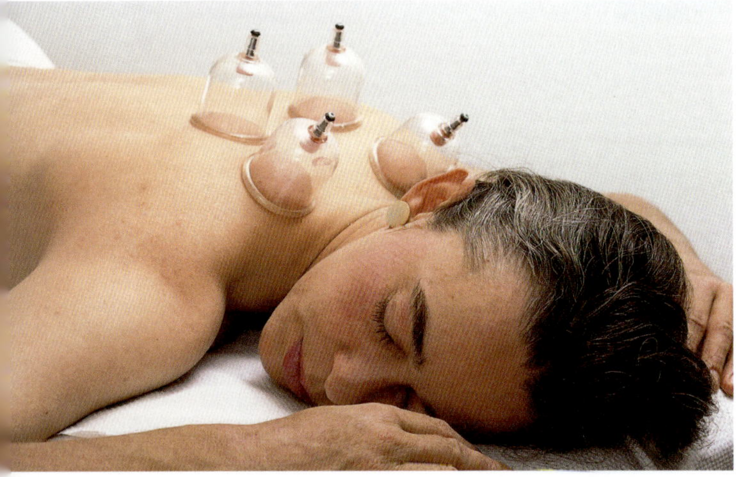

Die Schröpftherapie ist eine alte Heilmethode, die es schon vor tausenden von Jahren gab

URSPRUNG DER THERAPIE

Das Prinzip, krank machende Stoffe aus dem Körper auszuleiten, wird seit Jahrtausenden angewendet. Erste Hinweise auf das Schröpfen stammen von einem mesopotamischen Arztsiegel aus der Zeit um 3000 v.Chr. Bei den Griechen stand es so hoch im Kurs, dass sie dafür sogar eine eigene Gottheit hatten: Telesphorus. Das Schröpfen ist noch heute Bestandteil vieler traditioneller Heilsysteme wie der chinesischen Medizin und der europäischen Naturheilkunde. Es wurde mit der Zeit kontinuierlich weiterentwickelt und »modernisiert«.

WAS IST SCHRÖPFEN?

Beim Schröpfen werden kleine Glasglocken (Schröpfgläser) erst erhitzt und dann auf die Haut aufgesetzt – überwiegend auf dem Rücken, aber auch auf Bauch, Leisten und Oberschenkeln. Auf diese Weise entsteht an der betreffenden Stelle ein Unterdruck, die Gefäße werden besser durchblutet und Nervenbahnen stimuliert. Unter dem Schröpfkopf reichern sich histaminähnliche Substanzen im Blut an, die eine Reizwirkung auf das Immunsystem ausüben und es anregen. Über bestimmte Reflexzonen (→ Seite 55) wirkt das Schröpfen nicht nur lokal, sondern auch indirekt auf die inneren Organe. Grundsätzlich unterscheidet man zwischen blutigem und trockenem Schröpfen. Welche von beiden Methoden die richtige ist, hängt vom jeweiligen Beschwerdebild ab.

- Es gibt mehrere Methoden des ***trockenen Schröpfens,*** die häufigste ist das Vakuumschröpfen mit stehenden Gläsern. Die Schröpfgläser

BESONDERHEITEN AUF EINEN BLICK

- Ausleitendes Verfahren, das in allen Kulturen geschätzt wurde
- Unterscheidung zwischen blutigem und trockenem Schröpfen
- es entstehen oberflächliche Hämatome, die nach kurzer Zeit wieder verschwinden

werden auf bestimmte Reflexzonenbereiche aufgesetzt und verbleiben dort für kurze Zeit.

- Beim ***blutigen Schröpfen*** werden die zu behandelnden Hautpartien durch mehrere feine Einstiche geöffnet und darauf die Schröpfköpfe gesetzt. Durch den Unterdruck tritt unter dem Schröpfglas etwas Blut aus. Gleichzeitig wird auf die Reflexzonen in der Haut ein kräftiger Reiz ausgeübt.

WICHTIGSTE INDIKATIONEN

WIRKT DIREKT
bei Schmerzzuständen des Bewegungsapparates, bei chronischen Erkrankungen, die mit Schmerzen einhergehen

WIRKT INDIREKT
über die Reflexzonen auf innere Organe

WAS ERWARTET SIE?

Schröpfen mit stehenden Gläsern

- Der Patient liegt mit entblößtem Oberkörper bäuchlings auf einer Liege oder sitzt mit dem Rücken zum Behandler.
- Um einen Unterdruck zu erzeugen, werden die Gläser vor dem Aufsetzen auf die Haut kurz über eine kleine Flamme gehalten oder die Luft durch eine spezielle Pumpe entzogen.
- Die aufgesetzten Schröpfköpfe bleiben 10 bis 30 Minuten auf der Haut.
- Durch die saugende Wirkung erhöht sich die Blutmenge an der betroffenen Stelle, und die Haut verfärbt sich – es entsteht ein Bluterguss, der nach einigen Stunden wieder verschwindet.

Saugglockenmassage

Bei diesem Verfahren wird die Haut vor der Behandlung mit Öl eingerieben. Anschließend werden die Schröpfglocken nur kurz aufgesetzt und dann auf dem Öl über die Haut gezogen. Somit wird die angesaugte Hautpartie über die ganze Behandlungsfläche verschoben. Die Massage dauert nur wenige Minuten.

Blutiges Schröpfen

- Die zur Behandlung vorgesehenen Körperareale werden desinfiziert und mit einem »Schröpfschnepper« oder einem Hämostilett leicht eingeritzt.
- Durch den Unterdruck in den Schröpfgläsern tritt Blut aus. Nach 5 bis 10 Minuten – höchstens jedoch, bis das Glas zu etwa 1/3 mit Blut gefüllt ist – wird der Vorgang beendet.
- Nach der Behandlung fühlt man sich meist müde und erschöpft. Deshalb empfiehlt es sich, für eine bestimmte Zeit nachzuruhen.
- Die Anwendung sollte mehrmals im Abstand von 3 bis 4 Tagen wiederholt werden.

FÜR WEN IST SCHRÖPFEN GEEIGNET?

Das Schröpfen trägt an den behandelten Stellen direkt zur Verbesserung des Stoffwechsels und der Durchblutung bei. Damit können Verhärtungen gelöst und Schmerzen gelindert werden. Bei Gerinnungsstörungen oder der medikamentösen Behandlung mit Gerinnungshemmern ist vom Schröpfen abzuraten. Bluter sowie Frauen mit Eisenmangelanämie bzw. mit starker Menstruation sollten sich keiner blutigen Schröpfbehandlung unterziehen. Bei akuten lokalen Hautentzündungen ist ebenfalls vom Schröpfen abzuraten.

ADRESSEN, DIE WEITERHELFEN

Bund Deutscher Heilpraktiker
Tel.: 02581 / 61550
www.bdh-online.de

Informationen im Internet:
www.qualimedic.de
(Naturmedizin/Alternative Heilverfahren)

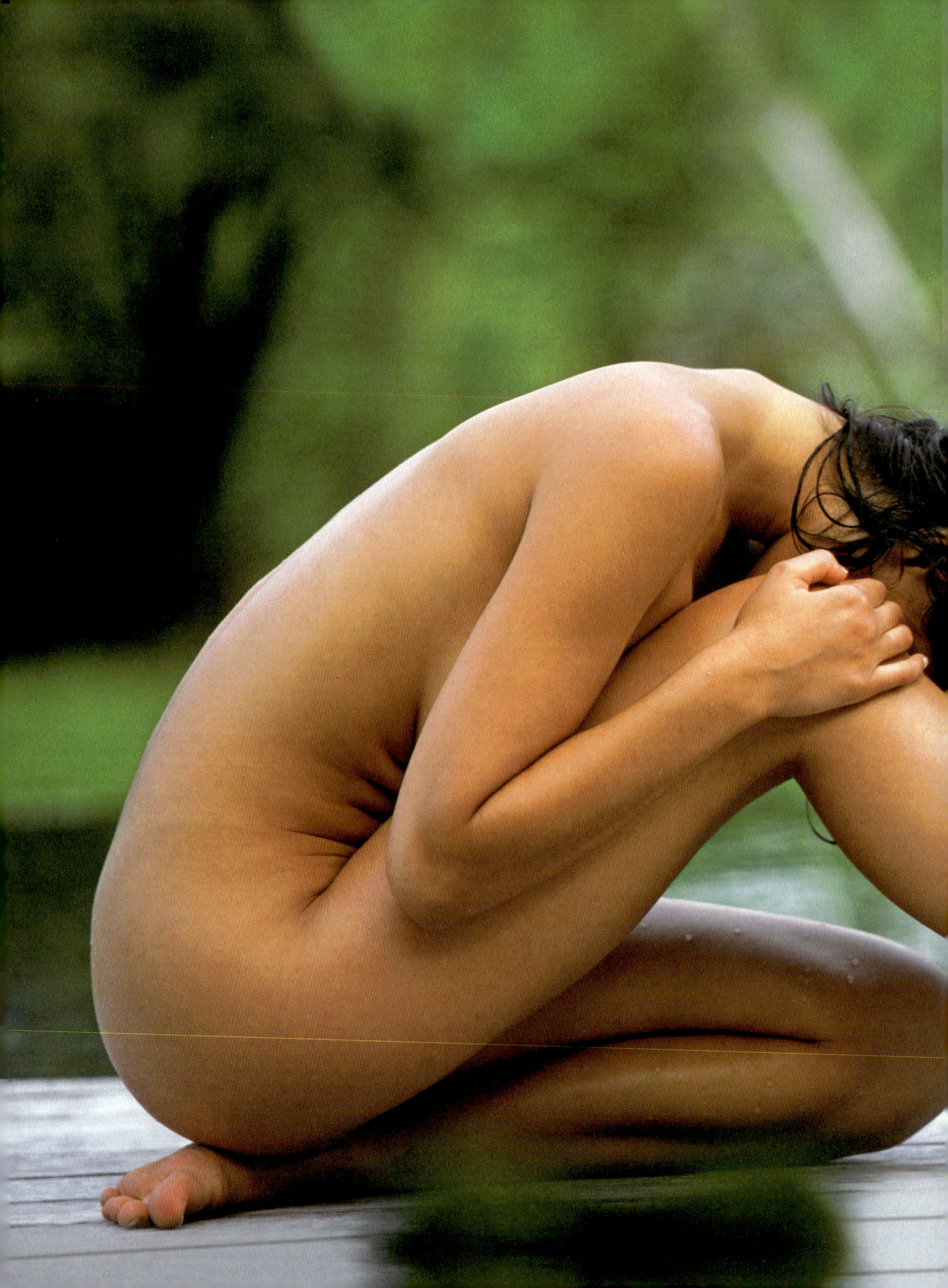

Beschwerden natürlich heilen

Ob Kopfschmerzen oder Blasenentzündung: Hier erfahren Sie, welche Vielfalt an Behandlungsmöglichkeiten die Alternativmedizin für Sie bereithält. Je nach Therapie kann sie die Schulmedizin ergänzen, als alleinige Methode erfolgreich sein oder besonders der Vorbeugung dienen. Doch auch die schulmedizinischen Hintergründe Ihrer Beschwerden können Sie hier nachlesen.

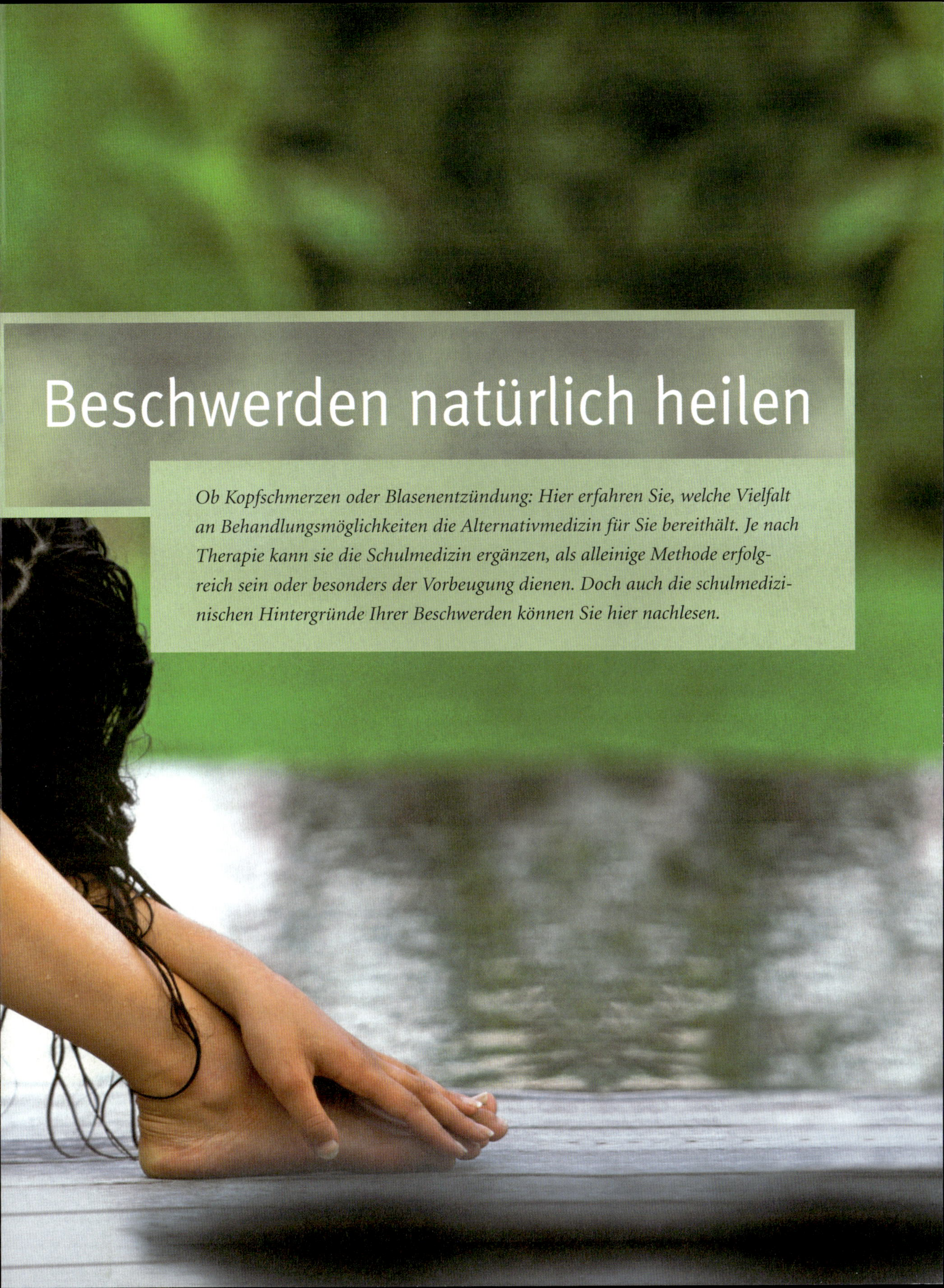

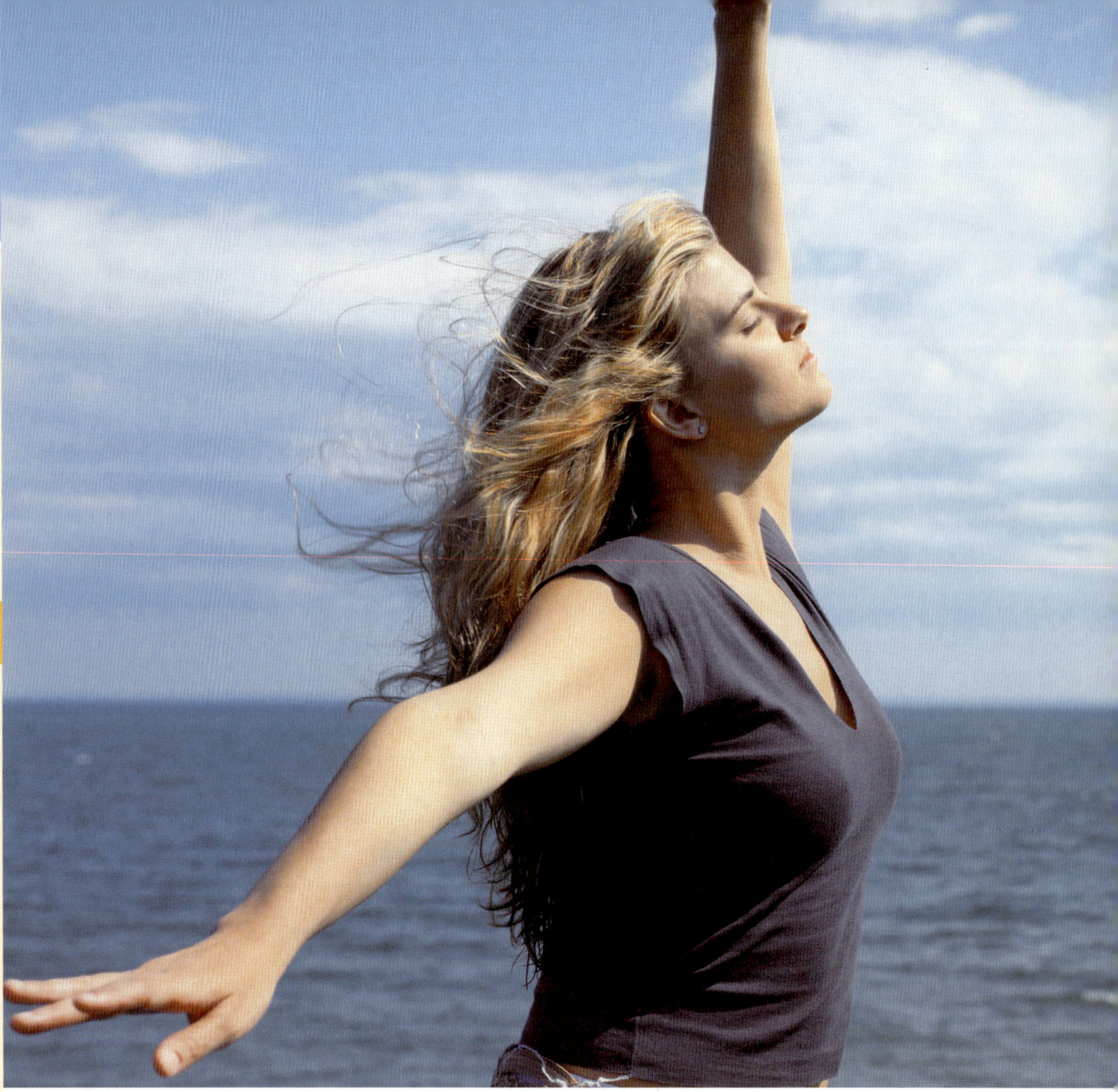

Atemwege, Augen und Ohren

Die Atmung ist die Grundlage unseres Daseins: Mit dem ersten Atemzug beginnt unser Leben, mit dem letzten endet es. Über die Atmung wird unser Organismus mit Sauerstoff versorgt, gleichzeitig geben wir Kohlendioxid an die Umgebung ab. Durch die eingeatmete Luft sind die Atemwege ständigen Reizen wie Staub und Pollen ausgesetzt. Auch eine Vielzahl von Krankheitserregern versuchen auf diesem Wege in unseren Organismus einzudringen und sich dort zu vermehren. Aus diesem Grund ist das Immunsystem in dieser Region besonders gefordert. Neben der Nase gehören auch Augen und Ohren zu den Sinnesorganen, mit ihnen kommunizieren wir mit unserer Umwelt.

WIE FUNKTIONIEREN ATEMWEGE, AUGEN UND OHREN?

Die Atemwege

Zu den Atemwegen zählen Nase, Nasennebenhöhlen, Rachen, Kehlkopf, Luftröhre, Bronchien und die Lunge. Sie sind mit einer Schleimhaut ausgekleidet, die in weiten Teilen mit feinen Flimmerhärchen besetzt ist. Auf diese Weise wird die vorbeiströmende Luft angefeuchtet, erwärmt und gereinigt. Dies geschieht vor allem bei der Nasenatmung, weniger bei der Atmung durch den Mund. Die Flimmerhärchen haben die Aufgabe, Fremdkörper wie Staubpartikel und Schleim in Richtung Ausgang zu befördern; aus diesem Grund ist es wichtig, durch die Nase einzuatmen.

Die Atemluft gelangt über die Luftröhre und die Bronchien in die Lunge. Diese besteht aus zwei Flügeln: einem rechten und einem linken Lungenflügel. In den kleinsten Einheiten der Lunge, den Alveolen, findet der Gasaustausch statt: Kohlendioxid wird von den roten Blutkörperchen an die Atemluft in den Lungenbläschen abgegeben. Zu diesem Zweck umspült das Blut die Lungenbläschen (Alveolen) in feinen Äderchen (Kapillaren). Nun kann das Blut anstelle von Kohlendioxid Sauerstoff aus der Atemluft aufnehmen und diesen zu den einzelnen Körperzellen transportieren. Hier entsteht durch die Zellatmung wiederum Kohlendioxid.

Augen und Ohren

Die beiden Sinnesorgane Augen und Ohren sind ebenfalls mit Schleimhäuten ausgestattet. Sie stehen mit dem Nasen-Rachen-Raum über kleine Gänge (Tränenkanäle und eustachische Röhren) in Verbindung.

Im Auge treffen die Bilder aus der Umwelt in Form von Licht über Hornhaut, Linse, Glaskörper und Kammerwasser auf die Netzhaut (Retina), wo spezialisierte Sinneszellen das Lichtsignal in elektrische Signale umwandeln. Diese werden dann über den Sehnerv an das Gehirn weitergeleitet, wo das Gesehene zum Bewusstsein kommt.

Im Ohr werden akustische Signale in Form von Schwingungen von speziellen Nervenzellen aufgenommen und an das Hörzentrum im Gehirn weitergegeben. Das Ohr ist aber nicht nur für das Hören zuständig: Der Gleichgewichtssinn ist im Innenohr angesiedelt, und zwar in den Bogengängen, in denen sich Flüssigkeit befindet. Je nach Lage des Kopfes werden feine Sinneszellen durch die Strömung der Flüssigkeit gereizt und melden diese Information an das Gehirn.

ERKRANKUNGEN DER ATEMWEGE

Bei jedem Atemzug strömt die Außenluft an den Schleimhäuten der Nase vorbei bis in die Lungenbläschen. Enthält die Luft krankheitserregende ***Viren,*** so können diese die Schleimhautzellen angreifen und sich dort vermehren. Meist bleibt die Infektion nur auf die oberen Atemwege beschränkt, doch kann sie auch auf andere Regionen übergreifen: Bei einer → Erkältung läuft zunächst einmal die Nase, später kratzt es im Hals, und schließlich kommt ein trockener, im Anschluss feuchter Husten hinzu; selten infiziert sich auch die Lunge.

Durch die Schädigung der Schleimhäute fällt es nachfolgenden ***Bakterien*** leichter, sich dort anzusiedeln und zu vermehren. Das Nasensekret ist nun nicht mehr durchsichtig, sondern wird gelblich. Aus einer laufenden Nase kann sich unter bakteriellem Einfluss eine → Nasennebenhöhlenentzündung, eine → Mittelohrentzündung oder eine → Bindehautentzündung entwickeln, aus einem kratzigen

Hals eine → Mandelentzündung und aus einem harmlosen Reizhusten eine Bronchitis.
Sobald der Organismus das Eindringen von Krankheitserregern erkennt, mobilisiert er sein Abwehrsystem: Er produziert jede Menge Schleim, um die Erreger hinauszubefördern, und reagiert mit Fieber, um die Erreger abzutöten.

ERKRANKUNGEN DER AUGEN UND OHREN

Augen

Die meisten Augenerkrankungen betreffen Einschränkungen des Sehvorgangs und sind typische Phänomene des zunehmenden Alters. Neben der Kurz- und Weitsichtigkeit gehören dazu grauer Star (Katarakt), der grüne Star (Glaukom), Netzhautablösung und Makuladegeneration.
Augenentzündungen betreffen nur das äußere Auge, also Augenlider und Bindehaut, und können in jedem Alter auftreten. So ist die Bindehautentzündung (Konjunktivitis) ein häufiges Ergebnis von Überanstrengung der Augen oder eine Begleiterscheinung eines grippalen Infekts.

Ohren

Kleinkinder entwickeln im Rahmen einer Erkältung oft eine → Mittelohrentzündung, die entsprechend behandelt werden muss. Erwachsene sind dafür eher von degenerativen und chronischen Ohrenproblemen betroffen. Ein durch Alltagsstress immer häufiger auftretendes und sehr belastendes Leiden sind Ohrgeräusche (→ Tinnitus).

Asthma

Das Wort Asthma kommt aus dem Griechischen und bedeutet Atemnot. Vor allem Kinder leiden in zunehmendem Maße unter dem bedrohlichen Gefühl, nicht genügend Sauerstoff zu bekommen. Aber auch Erwachsene sind von Asthma betroffen. Die Atemnot tritt anfallsweise auf, man spricht deshalb von Asthmaanfällen. Auslöser ist häufig der Kontakt mit einem Allergen, z.B. Tierhaare oder Pollen. Aber auch Stress, Infekte und körperliche Anstrengung können einen Anfall auslösen.

WAS IST ASTHMA?

Asthma ist eine chronische, entzündliche Erkrankung der Atemwege. Ausgelöst durch einen Reiz, kommt es zu einer Entzündungsreaktion der Bronchialschleimhaut, die dadurch anschwillt und einen zähen Schleim bildet. Außerdem verengen sich die Bronchien krampfartig. Durch die Verengung der Atemwege kommt es zu einer Behinderung der Ein- und vor allem der Ausatmung.
Der Auslöser für einen Asthmaanfall ist in vielen Fällen eine → Allergie gegen Pollen, Hausstaubmilben, Schimmelpilzsporen, Tierhaare, Nahrungsmittel, Lebensmittelzusätze, Zigarettenrauch oder gegen verschiedene im modernen Leben eingesetzte Chemikalien.
Asthma muss aber nicht allergisch bedingt sein: Auch eine → Erkältung oder Grippe kann bei Menschen, die zu Asthma neigen, Atemnot verursachen. Plötzliche große körperliche Anstrengung, zu schnelle Atmung (Hyperventilation), zu anstrengender Sport in kalter Luft und Stress können ebenfalls einen Asthmaanfall auslösen.
Ein Asthmaanfall hält so lange an, bis der auslösende Reiz wegfällt oder der Betroffene entsprechende Therapiemaßnahmen ergreift.

TYPISCHE SYMPTOME

- Atemnot mit Atemgeräuschen beim Ausatmen (Giemen und Pfeifen)
- verstopfte Nase, tränende Augen
- Husten
- Erstickungsangst

WIE ERKENNE ICH ASTHMA?

Wenn Sie plötzlich das Gefühl haben, nicht mehr genug Luft zu bekommen, die Ein- und vor allem die Ausatmung mit großem Aufwand verbunden ist und jeder Atemzug von einem Giemen und Pfeifen begleitet ist, dann könnte es sich um einen Asthmaanfall handeln. Die Atemnot kann eine regelrechte Erstickungsangst auslösen, der Puls rast, und es kommt zu Schweißausbrüchen.
Typische Begleiterscheinungen einer allergischen Reaktion sind tränende Augen, eine verstopfte Nase und Hustenanfälle. Nach einem überstandenen Asthmaanfall kann völlige Beschwerdefreiheit eintreten, bis sich ein erneuter Anfall anbahnt. Mit Hilfe eines Allergietests (→ Allergien) kann der Arzt die Ursache für ein allergisches Asthma ermitteln. Die Messung der Lungenfunktion mit einem Peak-Flow-Meter, in das Sie hineinpusten müssen, zeigt an, wie weit die Bronchien verengt sind.

ARZT

- Ein schwerer Asthmaanfall kann unter Umständen lebensbedrohlich sein. Verständigen Sie im Zweifelsfall den Notarzt.
- Lassen Sie die Ursachen für Ihre Asthmabeschwerden klären, z.B. durch einen Allergietest beim Allergologen.

WAS KANN DIE SCHULMEDIZIN TUN?

Die Schulmedizin verfügt sowohl über lindernde Maßnahmen als auch über ein Verfahren zur Reduzierung der Allergiebereitschaft.

- Bronchienerweiternde Sprays mit Antihistaminika wirken besonders im akuten Asthmaanfall schnell abschwellend und sind daher bei heftigen Beschwerden sinnvoll. Entsprechende Präparate gibt es auch zur Vorbeugung in Tablettenform.
- Medikamente mit Mastzellstabilisatoren bremsen die Überreaktion des Immunsystems.
- Kortisonsprays hemmen die Entzündung.
- Sogenannte Leukotrienantagonisten können als Tabletten eingenommen werden und bremsen die Entzündung.
- Im Zuge einer Hyposensibilisierung, die man über mindestens drei Jahre durchführt, wird versucht, den Körper allmählich an das Allergen zu gewöhnen, indem es wiederholt und mit langsam zunehmender Dosis entweder oral verabreicht oder injiziert wird.

GESUNDE LEBENSFÜHRUNG

Da plötzliche körperliche Anstrengung bei Asthmatikern einen Anfall auslösen kann, sollte der sportlichen Aktivität eine Aufwärmphase vorausgehen. Grundsätzlich wirken sich Ausdauersportarten wie Radfahren, zügiges Schwimmen und Nordic Walking günstig auf Lunge und Bronchien aus. Manche Asthmatiker müssen vor dem Sport ein Asthmamedikament einnehmen, um einem Anfall vorzubeugen. Vermeiden Sie Rauchen (aktiv und passiv), es reizt die Bronchien.

Alternative Therapien

Sie haben die Wahl zwischen verschiedenen naturheilkundlichen Verfahren, um Ihre Asthmasymptome spürbar zu lindern.

AYURVEDA

Aus der Sicht des Ayurveda ist Asthma vor allem die Folge von zu viel Kapha (Wasser und Erde). Bei allergischem Asthma hilft die Kombination ***Triphala/Shallaki.*** Die Wurzel der ***Kurkumapflanze***, welche dem Curry die gelbe Farbe verleiht, wirkt entzündungshemmend und antibakteriell.

HOMÖOPATHIE

Heuschnupfen und Asthma müssen konstitutionell therapiert werden, die Selbstbehandlung eignet sich nur für den akuten Anfall. Zu den häufigsten Mitteln bei Heuschnupfen und Asthma zählen:

- ***Allium cepa:*** Heuschnupfen und Asthma
- ***Arsenicum album:*** Husten, Atemnot im Liegen, Unruhe und Schwäche
- ***Grindelia:*** Husten mit zähem Auswurf und Erstickungsgefühl
- ***Ipecacuanha:*** erstickende Hustenanfälle mit Brechreiz, rasselnde Atemgeräusche.

Zur Vorbeugung von Asthmaanfällen wird auch das Allergen in homöopathischer Dosis gegeben (Hinweise zu Einnahme und Potenzen → Seite 106).

Schüßler-Salze

Wenn Sie merken, dass ein akuter Asthmaanfall naht, kann Ihnen ***Magnesium phosphoricum D6*** helfen. Dieses Mittel führt zu einer Entspannung der Bronchialmuskulatur. Lösen Sie 10 Tabletten in heißem Wasser auf und trinken Sie dies schlückchenweise.

PHYTOTHERAPIE

Bei Heuschnupfen und Asthma bieten ***Pestwurzextrakte*** auf Grund ihrer Antihistamin ähnlichen Wirkung Linderung, allerdings ohne die entsprechenden Nebenwirkungen der Medikamente. Dazu gibt es aussagekräftige Studien.

Sirup aus ***Efeu***- oder ***Wegerichblättern*** verhindert die Schleimbildung und erleichtert das Abhusten. ***Alantwurzel*** sowie ***Khellafrüchte*** oder Blätter und Blüten von ***Ysop*** als Tee oder Extrakt wirken bei Asthma entkrampfend (Hinweise zur Teezubereitung → Seite 135).

Gelbwurz als Nahrungszusatz wirkt entzündungshemmend. Manchen Asthmatikern hilft die regelmäßige Einnahme von ***Schwarzkümmelöl*** bis hin zu völliger Beschwerdefreiheit.

Nicht zu empfehlen sind dagegen alle Immunstimulanzien, die Echinacea enthalten, da das Immunsystem ja bereits übermäßig reagiert und nicht noch zusätzlich angekurbelt werden muss.

TRADITIONELLE CHINESISCHE MEDIZIN

Die Traditionelle Chinesische Medizin versteht Asthma als Milz-Nieren-Schwäche. Die ***Akupunktur*** soll zur Stärkung des Qi-Flusses beitragen und das Asthma spürbar lindern. Schon 10 bis 15 Sitzungen, durchgeführt in anfallsfreien Perioden, führen bei chronischem Asthma zu einer dauerhaften Besserung mit einer deutlichen Reduktion der Anfallshäufigkeit. Während eines Asthmaanfalls lindert die Akupunktur sehr schnell die akuten Symptome.

Sie können die Wirkung durch Kräuter unterstützen: Eine Teemischung aus ***Ephedra, Zimt*** und ***Süßholz*** ist bei Asthma sehr zu empfehlen, sofern Sie keine Herz-Kreislauf-Beschwerden mit zu hohem Blutdruck haben.

Die ***Akupressur*** der Punkte rechts und links neben dem Rückgrat auf Höhe der Schulterblätter sowie rechts und links des Brustbeins direkt unter den Schlüsselbeinen trägt ebenfalls zur Linderung eines Asthmaanfalls bei.

RATIONALE PHYTOTHERAPIE

HEILPFLANZEN MIT BELEGTER WIRKSAMKEIT

- Thymian als Saft, Tropfen, Pastillen oder zur äußeren Einwirkung als Öl, Badezusatz oder Salbe hat eine nachweislich krampflösende Wirkung.
- Efeublätter in verschiedenen Fertigpräparaten wirken sekret- und krampflösend und sind daher auch bei Asthma geeignet.

ENTSPANNUNG UND MEDITATION

Autogenes Training

Autogenes Training kann – richtig angewandt – einen Anfall verhindern oder aber zumindest mildern. Vermeiden Sie unnötigen Stress, auch dieser kann einen Anfall auslösen. Jegliche Form der Entspannung beugt krank machendem Stress vor.

ERNÄHRUNGSTHERAPIE

Eine biologische ***Vollwertkost***, reich an einfach und mehrfach ungesättigten Fettsäuren sowie an B-Vitaminen ist bei Asthma besonders wichtig. ***Gamma-Linolensäure*** (enthalten in Nachtkerzenöl) und ***Omega-3-Fettsäuren*** (in Fischölkapseln) wirken entzündungshemmend. Andere tierische Fette werden dagegen meist schlechter vertragen – sie enthalten die entzündungsfördernde Arachidonsäure und sollten möglichst vermieden werden. ***Magnesiumreiche Ernährung*** entspannt die Atemwegsmuskulatur, auch ***Koffein*** erweitert die Atemwege. ***Kalzium*** stabilisiert die Zellmembranen und verhindert die Freisetzung von Histamin, deshalb wird oft empfohlen, bei Asthma bronchiale ein Kalziumpräparat einzunehmen.

FEINSTOFFLICHE THERAPIEN

Aromatherapie

Die Öle von ***Eukalyptus, Lavendel, Kamille*** oder ***Minze*** lindern allergische Atemwegsbeschwerden (nicht bei Kindern unter zwei Jahren geeignet!).

Bach-Blütentherapie

Einige Tropfen ***Rescue Remedy*** reduzieren die Panik bei einem Asthmaanfall.

GANZHEITLICHE ÜBUNGSMETHODEN

Atemtherapie

Stress und Hyperventilation stimulieren die Ausschüttung von Histaminen, die wiederum zur Verstärkung von allergischen Reaktionen beitragen. Für Asthmatiker ist es sinnvoll, besondere Atemtechniken zu erlernen, um einen Asthmaanfall besser durchzustehen. Hier ist insbesondere die ***Atemtechnik nach Buteyko*** zu erwähnen: Während eines akuten Anfalls soll der Patient möglichst lange die Luft anhalten und anschließend flach weiteratmen. Dadurch erhöht sich der Kohlendioxidgehalt in der Lunge auf ein normales Niveau. Auf diese Weise geht die Körperreaktion zur Verengung der Atemwege zurück.

Mit der ***Alexandertechnik*** kann eine günstigere Körperhaltung erlernt werden, die der Lunge mehr Platz einräumt und die Atmung verbessert.

Yoga

Durch ***Yoga-Atmung*** und dehnende Positionen können Sie die Lungenkapazität steigern und gleichzeitig die Brustmuskulatur entspannen. Während eines Asthmaanfalls reduziert kontrolliertes Atmen die Panik. Auch verdauungsfördernde Übungen sind hilfreich.

MANUELLE THERAPIEN

Chiropraktische und ***osteopathische Manipulationen*** der Wirbel können einen möglichen Druck auf die Lunge, welcher Anfälle hervorruft, vermindern.

Eine ***Reflexzonenmassage*** am Fuß, insbesondere zwischen dem großen und zweiten Zeh sowie des Fußballens, kann einen Asthmaanfall lindern und verkürzen (Massagepunkte → Seite 291).

Rolfing ist eine tiefe Massage des Gewebes und löst durch Anfälle verursachte Verspannungen.

PSYCHOTHERAPIE

Eine ***kognitive Verhaltenstherapie*** kann auch bei Kindern die Anfallshäufigkeit und Schwere vermindern und dazu beitragen, Angstzustände in den Griff zu bekommen. Vor allem bei Kindern ist eine ***Familientherapie*** sehr zu empfehlen: Oftmals wird Asthma durch Stress und Angst ausgelöst. Die Ursache sind häufig Schwierigkeiten in der Familie oder in der Schule.

Hypnose trägt dazu bei, dass Asthmaanfälle weniger heftig ausfallen und die durch Atemnot auftretende Panik besser bewältigt werden kann.

PHYSIKALISCHE THERAPIEN

Ausgedehnte Aufenthalte im Gebirge oder am Meer lindern asthmatische Beschwerden (→ Klimatherapie, → Thalassotherapie). Es werden spezielle Kuren für Asthmatiker angeboten.

REIZ- UND REGULATIONSTHERAPIEN

Bei allergischem Asthma hat sich in vielen Fällen eine Eigenblutbehandlung bewährt. Die Injektion des eigenen Blutes führt zu einer Umstimmung des Immunsystems, und die allergischen Reaktionen nehmen ab.

THERAPEUT

- Vermeiden Sie plötzliche Körperanstrengung, Hyperventilation und Stress! Gehen Sie möglichen Allergenen aus dem Weg.
- Eigenbluttherapie und Homöopathie verzeichnen bei Asthma gute Erfolge.
- Achten Sie auf eine ausgewogene, gesunde Ernährung.

Augenerkrankungen

Die Palette der Augenleiden ist vielfältig und reicht von akut entzündlichen über degenerative bis hin zu angeborenen Erkrankungen. Besonders weit verbreitet sind angeborene oder erworbene Sehfehler wie die Kurz- und Weitsichtigkeit, der Astigmatismus oder das Schielen. Mit zunehmendem Alter steigt das Risiko für eine Starerkrankung. In Deutschland werden jährlich rund 300000 Menschen wegen einer Linsentrübung (grauer Star) operiert. Besonders häufig ist der Altersstar.

WAS SIND AUGENERKRANKUNGEN?

Trockene Augen

Vor allem, wenn Sie häufig in klimatisierten Räumen am Bildschirm arbeiten, besteht die Gefahr, dass Ihre Augen durch die trockene Luft und den verminderten Lidschlag austrocknen. Dies kann zu Augenentzündungen (Konjunktivitis) führen.

Kurzsichtigkeit

Die Ursache der Kurzsichtigkeit (Myopie) ist in der Regel ein zu langer Augapfel. Das scharfe Bild entfernter Gegenstände liegt vor der Netzhaut und muss durch eine Zerstreuungslinse korrigiert werden.

Weitsichtigkeit

Bei der Weitsichtigkeit (Hyperopie) ist der Augapfel zu kurz. Das scharfe Bild naher Gegenstände entsteht hinter der Netzhautebene und muss durch eine Sammellinse korrigiert werden. Bei der ***Altersweitsichtigkeit*** ist die Elastizität der Linse zunehmend eingeschränkt.

Stabsichtigkeit (Astigmatismus)

Der Astigmatismus ist meist angeboren. Die Hornhaut, die auch mit zur Brechung des Lichtes beiträgt, hat eine veränderte Krümmung, so dass Objekte verzerrt auf der Netzhaut abgebildet werden.

Schielen (Strabismus)

Bei Menschen, die schielen, weicht die Blickrichtung des einen Auges von der des anderen ab. Um Doppelbilder zu vermeiden, kommt es langfristig dazu, dass das Gehirn die Information eines Auges ignoriert: Die dazugehörigen Nervenverbindungen verkümmern und das dreidimensionale Sehvermögen geht verloren. Schielen ist kein Schönheitsfehler und muss ärztlich behandelt werden.

Grüner Star (Glaukom)

Bei 4 % aller Menschen kann die Flüssigkeit aus der Augenkammer (das sogenannte Kammerwasser) nicht richtig abfließen. Als Folge erhöht sich der Augendruck und verursacht eine Schädigung des Sehnervs. Dies kann im schlimmsten Fall bis zu einer Erblindung führen.

Grauer Star (Katarakt)

Wenn sich die Augenlinse trübt, spricht man von einem grauen Star oder Katarakt. Bei der altersbedingten Linsentrübung ist die Ursache eine verringerte Nährstoffversorgung und ein reduzierter Zellzusammenhalt der Linsenfasern.

Glaskörperabhebung

Verlieren die Fasern des Glaskörpers zu viel Wasser, dann ziehen sie sich zusammen. Geschieht dies zu plötzlich, kann es zu einer ***Netzhautablösung (Ablatio retinae)*** kommen: Die obere Schicht der Netzhaut löst sich teilweise ab, weil sie mit dem schrumpfenden Glaskörper in Verbindung steht.

Makuladegeneration

Hierbei handelt es sich um eine degenerative Erkrankung der Makula, so nennt man den Netzhautbereich mit der größten Sehschärfe. Besonders betroffen sind ältere Menschen über 60 Jahre. Die Ursache ist häufig eine → Arteriosklerose oder eine Durchblutungsstörung des Auges. Bei der ***trockenen Form*** der Makuladegeneration sterben die betroffenen Sehzellen ab. Bei der ***feuchten Form*** kompensiert der Körper die mangelnde Durchblutung mit der Bildung neuer Gefäße. Die Folge sind allerdings Blutungen und Vernarbungen, welche die Sehfähigkeit einschränken. Eine Variante ist die ***diabetische Netzhauterkrankung (Retinopathie).*** Beim → Diabetes mellitus kommt es durch den erhöhten Blutzucker zu Durchblutungsstörungen der Netzhaut. Der hohe Zuckergehalt schädigt insbesondere die Gefäße im Auge.

Retinitis pigmentosa

Diese unheilbare Erbkrankheit, von der ca. 35 000 Menschen in Deutschland betroffen sind, verursacht im mittleren Lebensalter zunächst eine Nachtblindheit, später eine zunehmende Einengung des Gesichtsfeldes bis hin zum Sehverlust.

WIE ERKENNE ICH AUGENERKRANKUNGEN?

Die Symptome variieren je nach Ursache und Erkrankung. Sind Ihre Augen gereizt und haben Sie das Gefühl, als sei Sand hineingekommen, dann leiden Sie vermutlich unter zu ***trockenen Augen.***

Bei der ***Kurzsichtigkeit*** erscheinen Gegenstände in der Ferne unscharf, bei der ***Weitsichtigkeit*** haben Sie Schwierigkeiten mit dem Lesen. Fehlsichtigkeiten treten oft schon in der Kindheit auf und können, wenn sie nicht erkannt und behandelt werden, zu erheblichen Lerndefiziten führen, z.B. wenn das Kind die Schrift auf der Tafel nicht richtig entziffern kann. Daher ist es wichtig, mit Kindern regelmäßig einen Sehtest durchzuführen, um eine mögliche Fehlsichtigkeit frühzeitig zu erkennen.

Eine ***Stabsichtigkeit*** kann (auch zusätzlich zu anderen Fehlsichtigkeiten) das Sichtbild verzerren. So wird z.B. ein Quadrat als Rechteck oder als Stab wahrgenommen.

Beim ***Schielen*** blicken die Augen nicht parallel in dieselbe Richtung, was zur Einschränkung der Sehfähigkeit führt.

Eine augenärztliche Untersuchung kann die verschiedenen Formen der Fehlsichtigkeit diagnostizieren.

Ein ***Glaukom*** bleibt oft lange unerkannt, da es im Anfangsstadium keine Beschwerden verursacht. Erst im Spätstadium, wenn die Gesichtsfelddefekte nicht mehr reversibel sind, bemerkt der Patient den Sehverlust. Aus diesem Grund sollte jeder Mensch ab 40 Jahren regelmäßig den Augeninnendruck messen lassen – auch wenn er keine Beschwerden hat. Ein akuter Glaukomanfall ist begleitet von starken Augenschmerzen mit harten, geröteten Augen sowie von Kopfschmerzen, Übelkeit und Fieber. Binnen Stunden trübt sich der Blick bis hin zur Erblindung, daher ist sofortige ärztliche Behandlung notwendig.

Der ***graue Star*** macht sich durch eine zunehmend trübe Sicht bemerkbar. Die Betroffenen sehen nur noch unscharf und wie durch einen Schleier. Eine Augenspiegelung kann zeigen, wie weit die Linsentrübung fortgeschritten ist.

Eine komplette ***Glaskörperabhebung*** oder teilweise Glaskörperablösung haben viele Menschen, sie verläuft unbemerkt und ist an sich unproblematisch. Eine plötzliche Glaskörperabhebung ist aber oft Ursache für eine Netzhautablösung: Die Betroffenen sehen Lichtblitze oder tanzende, schwarze »Mücken«. Im fortgeschrittenen Stadium treten blinde Flecken auf. Der Augenarzt kann Glaskörper- und Netzhautabhebung mit einer Augenspiegelung diagnostizieren.

Makuladegeneration: Während das Orientierungssehen erhalten bleibt, können fixierte Objekte nicht mehr gut wahrgenommen werden. In der Mitte des Gesichtsfeldes erscheint ein verschwommener Fleck oder verzerrte Linien. Diese Erkrankung ist im Alter bei hellhäutigen Menschen häufig und tritt vermehrt bei Rauchern und Menschen mit → erhöhtem Cholesterinspiegel auf.

Retinitis pigmentosa: Durch ein defektes Gen kommt es zu einem schleichenden Absterben der Lichtsinneszellen in der Netzhaut. Die für das Dämmerungssehen verantwortlichen sogenannten Sehstäbchen sind zuerst betroffen.

TYPISCHE SYMPTOME

Trockene Augen
- sandiges Gefühl, Augenrötung

Kurz- und Weitsichtigkeit
- unscharfes Sehen in der Ferne bzw. Nähe

Stabsichtigkeit
- verzerrtes Sehen

Schielen
- Schwachsichtigkeit eines Auges

Grüner Star (Glaukom)
- Einschränkung des Gesichtsfeldes

Grauer Star (Katarakt)
- zunehmend getrübte Sicht

Netzhautabhebung
- Lichtblitze, blinde Flecken

Makuladegeneration
- Trübung in der Mitte des Gesichtsfeldes

Retinitis pigmentosa
- Nachtblindheit, zunehmender Sehverlust

WAS KANN DIE SCHULMEDIZIN TUN?

Trockene Augen: Spezielle Augentropfen, auch künstliche Tränen genannt, ersetzen die fehlende Tränenflüssigkeit.

Kurz- und Weitsichtigkeit sowie ***Stabsichtigkeit*** können durch Brille oder Kontaktlinsen ausgeglichen werden. Zudem gibt es die Möglichkeit, einen Teil der Hornhaut mittels einer Laseroperation zu entfernen, um Fehlsichtigkeiten auszugleichen.

Beim ***Schielen*** werden die Augen abwechselnd abgedeckt. Auf diese Weise soll einer Schwachsichtigkeit vorgebeugt werden. Zusätzlich wird die unterschiedliche Länge der Augenmuskeln operativ korrigiert, um die Blickrichtung der Augen zu normalisieren. Bei Kindern erfolgt dieser Eingriff ab dem Vorschulalter.

Die Therapie bei einem ***Glaukom*** besteht in der Senkung des Augeninnendrucks. Mit Hilfe spezieller Augentropfen wird die Produktion des Kammerwassers verlangsamt, und gleichzeitig wird der Abfluss erhöht. In seltenen Fällen ist auch eine Augenoperation notwendig.

Beim ***grauen Star*** wird die getrübte Linse durch eine Kunststofflinse ersetzt.

Eine ***Netzhautabhebung*** wird meist mit Laserstrahlen behandelt. Die dadurch verursachten Narben

ARZT

- Suchen Sie in regelmäßigen Abständen den Augenarzt auf, um Augenerkrankungen rechtzeitig zu erkennen und einer Schädigung vorzubeugen.
- Schrecken Sie auch bei geringen Beschwerden nicht vor einem Arztbesuch zurück.

auf der Netzhaut verhindern ein weiteres Ablösen. Manchmal ist allerdings eine Augenoperation notwendig, bei der der Glaskörper entfernt wird.

Makuladegeneration: Die feuchte Form kann mit Laser oder mit einer photodynamischen Therapie zum Stillstand gebracht werden.

Retinitis pigmentosa gilt bisher als unheilbar.

GESUNDE LEBENSFÜHRUNG

Trockene Augen

In Innenräumen ist die Luft häufig zu trocken – vor allem in den Wintermonaten. Mit Luftbefeuchtern oder feuchten Lappen auf der Heizung können Sie für Abhilfe sorgen. Vermeiden Sie Zigarettenqualm, er reizt die Augen. Stellen Sie Ihren Bildschirm nicht zu hell ein und machen Sie regelmäßig eine Pause, wenn Sie lange am Bildschirm arbeiten. Denken Sie daran, immer wieder mit den Augen zu zwinkern, und machen Sie Augengymnastik: Befeuchten Sie Ihre Augen durch Augendrehen in alle Richtungen. Vermeiden Sie, Ihre Augen zu reiben, und verwenden Sie reizarme Naturkosmetik für Ihre Augen. Trinken Sie viel Flüssigkeit, damit Ihr Körper die Augen feucht halten kann.

Kurzsichtigkeit

Länger andauernde Naharbeit steigert das Längenwachstum des Augapfels und macht langfristig kurzsichtig. Stellen Sie Ihren Computer so ein, dass die Buchstaben auf dem Bildschirm relativ groß erscheinen, und achten Sie darauf, dass Ihre Kinder bei der Textbearbeitung am Computer ebenfalls große Schriftgrößen verwenden. Greifen Sie beim Lesen kleingedruckter Texte zu einer Leselupe und lesen Sie nur bei ausreichender Beleuchtung. Alle 30 Minuten, bei Kindern noch häufiger, sollte Naharbeit unterbrochen werden, um den Augen Fernblick zu ermöglichen. Das Tragen einer unterkorrigierten Brille bei Naharbeiten beugt zunehmender Kurzsichtigkeit vor.

Grauer Star (Katarakt)

UV-Licht schadet den Augen. Tragen Sie bei intensiver Sonneneinstrahlung, vor allem im Schnee und am Meer, eine Sonnenbrille mit UV-Filter und Seitenschutz. Dadurch können Sie eine Schädigung Ihrer Linse vermeiden.

Makuladegeneration

Bewegung und Sport fördern die Durchblutung der Augen und wirken daher allen degenerativen Augenerkrankungen entgegen. Mit Rauchen und UV-Licht schädigen Sie Ihre Netzhaut.

Alternative Therapien

Viele Augenkrankheiten lassen sich zwar nicht heilen, die Symptome können jedoch deutlich gelindert werden. Das ist auch mit Hilfe der alternativen Medizin möglich.

AYURVEDA

Im Ayurveda werden viele Augenerkrankungen mit einem ***»netra basti«***, einem Augenbad, behandelt: Der Patient liegt auf dem Rücken. Mit einem Kichererbsenteig wird ein Ring um beide Augen geformt. Der Patient schließt die Augen und bekommt körperwarmes Ghee in die Ringe gefüllt, bis beide Augen vollständig damit bedeckt sind. Dann öffnet der Patient die Augen und ist häufig überrascht über das Gefühl, durch bernsteinfarbenes Ghee zu blicken. Das Öl brennt nicht auf den Augen, sondern kühlt angenehm. Feine Bläschen

steigen auf, die die Schmutzstoffe mit sich tragen. Durch den veränderten Brechungsindex sieht man nur schemenhaft, was zur Folge hat, dass sich die Augen extrem schnell entspannen, weil es nichts zu sehen oder zu fokussieren gibt.
Nach einiger Augengymnastik wird das Ghee entfernt. Es bleibt kein Fettfilm auf dem Auge zurück, wie man erwarten würde. Nach der Behandlung sollte man noch einige Zeit nachruhen und die Augen dabei geschlossen halten.

HOMÖOPATHIE

Bei trockenen, brennenden Augen, oder bei Überanstrengung durch langes Lesen helfen Augentropfen mit ***Euphrasia*** oder ein Kombinationspräparat mit ***Chelidonium*** und ***Weinraute.***

PHYTOTHERAPIE

Die Anwendung von ***Augentrost*** ist in der Volksmedizin sehr beliebt. Es gibt diverse Augentropfen in der Apotheke. Eine Wirksamkeit konnte aber bisher nicht nachgewiesen werden
Relativ neu ist ein Wirkstoff aus ***Tamarindensamen,*** der die Schleimschicht des natürlichen Tränenfilms imitiert und bei trockenen Augen hilft.

Grüner Star (Glaukom)

Das Rauchen von ***Cannabis*** sowie die Einnahme THC-haltiger ***Hanfpräparate*** tragen bei regelmäßiger Anwendung zur Senkung des Augeninnendrucks und zur besseren Durchblutung des Auges bei. Cannabisprodukte haben jedoch berauschende Nebenwirkungen und müssen daher niedrig dosiert eingesetzt werden. Die Forschung arbeitet zudem an der Entwicklung von Augentropfen mit ***Cannabinoiden.***
Heidelbeerextrakt hat antioxidative Wirkung und könnte daher die Kapillarwände im Auge stärken. Aus diesem Grund wird er gegen Glaukom, Katarakt und Makuladegeneration eingesetzt. Extrakte aus ***Ginkgoblättern*** oder den Blättern der ***Weinraute*** verbessern die Durchblutung der kleinen Äderchen und wirken daher arteriosklerotischen Augenproblemen entgegen.

TRADITIONELLE CHINESISCHE MEDIZIN

Die Augen sind in der chinesischen Medizin dem Funktionskreis der Leber zugeordnet. Daher werden die pflanzlichen Heilmittel ***Bocksdorn*** (Lycium) und ***Rehmannia*** zur Leberunterstützung verordnet. Durch die Reizung spezieller ***Akupunkturpunkte*** können verschiedene Augenleiden gelindert werden. Dazu zählen trockene Augen, Glaukom, Kurzsichtigkeit bei Kindern und Jugendlichen, Alterssichtigkeit, Netzhautablösung, Makuladegeneration sowie Retinitis pigmentosa.

ENTSPANNUNG UND MEDITATION

Autogenes Training zusammen mit ***Augengymnastik*** kann in einem gewissen Rahmen ***Fehlsichtigkeiten*** korrigieren. Bei langem Lesen oder Schreiben ist es wichtig, dass Sie Ihre Augen immer wieder auch in Fernadaption (Blick aus dem Fenster) üben. Mit regelmäßiger Augengymnastik können Sie einem ***Glaukom*** vorbeugen und ***trockene Augen*** erfolgreich behandeln.

ERNÄHRUNGSTHERAPIE

Einen positiven Einfluss hat das »***Augenvitamin« A,*** welches vor allem in Karotten, aber auch in Petersilie und Spinat vorkommt. Achten Sie zusätzlich auf eine ausreichende Versorgung mit den ***Vitaminen C*** und ***E*** sowie mit ***Zink, Kupfer*** und ***Selen.***
Vermeiden Sie ***Koffein,*** da es den Augeninnendruck erhöhen kann und darüber hinaus die Durchblutung beeinträchtigt.
Die Versorgung der Makula kann durch vitaminreiche Kost und ausreichende Mineralstoffversorgung gesichert werden. Eine ***Vitalstofftherapie*** ist eine Möglichkeit, den Krankheitsverlauf bei ***Makuladegeneration*** zu verlangsamen. Die Senkung des Cholesterinspiegels wirkt sich nicht nur positiv auf die Makula aus – der ganze Körper profitiert davon.

MANUELLE THERAPIEN

Osteopathie kann die Durchblutung und Verteilung der Flüssigkeiten im Kopf verbessern. Dadurch wird der Druckanstieg in den Augen, der zum ***grünen Star*** (Glaukom) führt, gemindert.

Bindehautentzündung

Eine Entzündung der Augenbindehaut ist ein häufiges und überaus lästiges Phänomen. Zu den typischen Symptomen gehören Lichtscheu, verstärkter Tränenfluss und ein Fremdkörpergefühl. Im Falle einer bakteriellen Infektion bildet sich zusätzlich ein eitriges Sekret. Sofern die Hornhaut nicht betroffen ist, muss eine Bindehautentzündung nicht mit der »chemischen Keule« behandelt werden. Die Naturheilkunde verfügt über wirkungsvolle Ansätze zur Linderung und Heilung der Beschwerden.

WAS IST EINE BINDEHAUTENTZÜNDUNG?

Die Bindehaut ist eine gefäßreiche Schleimhaut. Sie dient dem Schutz des Auges und bedeckt den vorderen sichtbaren Teil der Lederhaut sowie die Innenseite der Augenlider. Kommt es zu einer Reizung oder Infektion der Bindehaut, kann sich diese entzünden. Da sie viele Schmerz- und Berührungsrezeptoren enthält, reicht als Auslöser für eine entzündliche Reizung bereits ein Fremdkörper wie eine Fliege. Auch Wind, Rauch, UV-Licht, gechlortes Schwimmbadwasser oder eine unkorrigierte Fehlsichtigkeit können eine Bindehautentzündung nach sich ziehen. Trockene Augen (→ Augenerkrankungen) sind besonders anfällig für eine Entzündung, hier fehlt die schützende Tränenflüssigkeit.

In den meisten Fällen wird eine Entzündung der Bindehäute durch Bakterien oder Viren verursacht. Sie kann auch auf die Hornhaut übergreifen (Keratitis/Keratokonjunktivitis). Häufig liegt dann eine Infektion mit Herpesviren zu Grunde. Eine ***Hornhautentzündung*** ist eine ernstzunehmende Erkrankung, die in ärztliche Behandlung gehört. Viruserkrankungen wie → Masern und → Grippe sind oft von einer Bindehautentzündung begleitet. Auch ein Pilzbefall des Auges ist möglich.

Bei einem ***Gerstenkorn*** sind eine oder mehrere Liddrüsen bakteriell entzündet: Es kommt zum → Abszess, der sich meist nach einigen Tagen ganz von selber entleert.

WIE ERKENNE ICH EINE BINDEHAUTENTZÜNDUNG?

Stark gerötete, tränende, juckende oder brennende Augen mit einem Gefühl, als sei Sand hineingekommen, sprechen für eine Entzündung der Bindehaut. Bei einer bakteriell bedingten Infektion bildet sich zusätzlich ein eitriges Sekret, das vor allem nachts die Augenlider verklebt. Dies führt besonders bei Kindern zu Beschwerden.

Im Falle eines ***Gerstenkorns*** kommt es zu einer Abszessbildung am Augenlid, das betroffene Auge tränt und ist gerötet.

WAS KANN DIE SCHULMEDIZIN TUN?

- Der Augenarzt verschreibt ein Alpha-Sympathomimetikum, das die Gefäße verengt und auf diese Weise abschwellend wirkt. Dieses Medikament sollte nicht länger als 5 Tage angewendet werden, da es gleichzeitig die Augen reizt.

TYPISCHE SYMPTOME

- **Gerötete, geschwollene Augenlider**
- **brennende, juckende Augen mit Sandgefühl**
- **eiternde Augen, verklebte Lider**

ARZT

- Im Falle einer schweren Bindehautentzündung, vor allem bei Kindern, ist eine ärztliche Behandlung anzuraten.
- Lassen Sie die Art der Infektion ärztlich abklären, bevor Sie eine Kortisonsalbe verwenden. Bei Virusbefall ist Kortison kontraindiziert, weil es die Vermehrung der Viren fördert. Die Folge kann eine schwere Augenentzündung sein.

- Eine andere Möglichkeit sind Augentropfen und Salben, die antivirale oder antibakterielle Wirkstoffe enthalten.
- Es gibt auch kortisonhaltige Präparate, die entzündungshemmend wirken.

GESUNDE LEBENSFÜHRUNG

Tragen Sie bei intensivem Sonnenlicht eine Sonnenbrille, um UV-Schäden an den Augen zu vermeiden und einer Bindehautentzündung vorzubeugen.
Eine gesunde, vitaminreiche Vollwerternährung ist bei allen Entzündungskrankheiten sehr zu empfehlen. Vor allem bei trockenen Augen ist es wichtig, reichlich zu trinken.

Alternative Therapien

Im Anfangsstadium ist es oft möglich, eine Bindehautentzündung mit einfachen Hausmitteln in den Griff zu bekommen. Ist bislang nur ein Auge betroffen, so ist es ratsam, die Übertragung der Keime auf das gesunde Auge – oder auf andere Menschen – zu vermeiden. Dazu ist es wichtig, nicht in dem kranken Auge zu reiben. Hat sich ein ***Gerstenkorn*** an Ihrem Augenlid gebildet, dürfen Sie dieses nicht ausdrücken.

AYURVEDA

Nasya (geschnupfte wärmende Öle mit Ingwer oder Meerrettich) verschaffen Linderung. ***Inhalation*** und ***Augenbäder*** mit Kräuteraufgüssen ergänzen die Behandlung. Bei oft wiederkehrenden Beschwerden sollten Sie eine ***Entgiftungskur*** (Panchakarma) in Betracht ziehen.

HOMÖOPATHIE

Im Akutfall haben sich folgende Mittel bewährt (Hinweise zu Einnahme und Potenzen → Seite 106):

- ***Euphrasia:*** brennende, gerötete, geschwollene Augen
- ***Apis:*** gerötete, geschwollene Augen mit stark ödematösen Augenlidern
- ***Hepar sulfuris:*** entzündete Augen mit Eiterbildung
- ***Argentum nitricum:*** blutunterlaufene Augen mit körnigem Reibegefühl
- ***Pulsatilla:*** juckende Augen mit eitrigem Ausfluss, kein Durst
- ***Staphysagria:*** Gerstenkörner, die zu eitern anfangen.

PHYTOTHERAPIE

Lauwarme Auflagen mit Kamillen- oder Fencheltee lindern die Schmerzen.
Die Blätter des ***Augentrosts*** und der ***Blaubeere*** lindern ebenfalls Augenentzündungen: Dazu übergießen Sie 1 TL der getrockneten Blätter mit 1/4 Liter kochendem Wasser und verwenden Sie den Aufguss

RATIONALE PHYTOTHERAPIE

HEILPFLANZEN MIT BELEGTER WIRKSAMKEIT

- Augentrost enthält Gerbstoffe, das Iridoid Aucubin und ätherische Öle. Diese Inhaltsstoffe sind entzündungshemmend, schmerzlindernd und durchblutungsfördernd und zeigten in einer klinischen Studie eine deutliche Verbesserung der Symptome.

THERAPEUT

- Augenkompressen mit entzündungshemmenden Heiltees sind sehr hilfreich.
- Achten Sie besonders auf Hygiene und vermeiden Sie Ansteckung!

lauwarm oder kalt für Augenauflagen (Hinweise zur Teezubereitung → Seite 135).
Echinacea (Sonnenhut) und ***Gelbwurzel*** stimulieren das Immunsystem, so dass der Körper schneller mit der Infektion fertig wird.

TRADITIONELLE CHINESISCHE MEDIZIN

In der TCM gehören die Augen zum Funktionskreis der Leber. Die durch Wind oder Hitze verursachten Beschwerden werden mit einem Aufguss aus ***Bambusblättern, Veilchen-*** und ***Chrysanthemenblüten*** behandelt, mit dem die Augen gereinigt werden. Auch ***Akupunktur*** oder ***Akupressur*** können die Entzündung der Augen lindern und die Durchblutung verbessern.

FEINSTOFFLICHE THERAPIEN

Aromatherapie

Lavendel-, Kamillen- oder ***Rosenöl*** auf einer warmen Augenkompresse fördern die Heilung.

PHYSIKALISCHE THERAPIEN

Feuchte warme oder kalte ***Kompressen*** auf den Augen lindern die Beschwerden und lösen verklebte Augenlider voneinander.
Wenn sich ein Fremdkörper im Auge befindet, hilft ein Augenbad, um diesen zu entfernen.

Erkältung und Grippe

Im Durchschnitt erkranken wir zweimal pro Jahr an einer Erkältung mit Schnupfen, Husten oder Bronchitis. Bei Kindern sind acht bis zehn Infekte durchaus nichts Außergewöhnliches. Während eine banale Erkältung meist ohne Komplikationen verläuft, geht eine Virusgrippe mit hohem Fieber und massivem Krankheitsgefühl einher. Vor allem zwischen Dezember und April kommt es alljährlich zu regelrechten Grippewellen. Besonders gefährdet sind alte und immunschwache Menschen sowie kleine Kinder.

WAS SIND ERKÄLTUNG UND GRIPPE?

Eine Erkältung wird häufig auch als grippaler Infekt bezeichnet – mit einer Virusgrippe hat das aber nichts zu tun. Hierbei handelt es sich um ein deutlich schwereres Krankheitsbild.

Erkältung

Eine Erkältung wird von Viren ausgelöst, z.B. von Rhinoviren, welche die Schleimhäute in Nase und Rachen befallen. Der Organismus reagiert mit Schleimproduktion und wiederholtem Niesen, um die Eindringlinge hinauszubefördern. Zudem werden Abwehrzellen und Antikörper gegen den speziellen Erreger gebildet. Dadurch werden die Viren abgetötet, und Sie werden wieder gesund. Nach der Heilung sind Sie zwar immun gegen dieses eine Virus, nicht aber gegen dessen zahlreiche Verwandte, das heißt, Sie können in jedem Winter eine neue Erkältungen bekommen.

Grippe

Die Verursacher der Grippe sind die Grippe- oder Influenzaviren. Ähnlich wie Schnupfenviren befallen sie die Nasen- und Rachenschleimhäute. Im Gegensatz zur banalen Erkältung geht die Grippe mit einem heftigen Krankheitsverlauf einher. Der Betroffene fühlt sich schwer krank, hat hohes Fieber und muss das Bett hüten.

Zu einer Komplikation kann es kommen, wenn sich zu der viralen Infektion noch eine bakterielle hinzugesellt. Die Bakterien nutzen die angegriffenen Schleimhäute, um sich dort anzusiedeln. Die Folge sind → Nasennebenhöhlen-, → Mandel-, → Bindehaut- oder → Mittelohrentzündungen.

Häufig bleibt eine Infektion nicht auf die oberen Atemwege beschränkt, sondern wandert tiefer bis in die Bronchien. In diesem Fall reagiert der Körper mit Husten, um die ungebetenen Gäste zusammen mit Schleim hinauszuschleudern.

Erhöhte Ansteckungsgefahr

Schnupfen- und Grippeviren sind sehr ansteckend, sie werden über Tröpfcheninfektion weitergegeben. Da viele Menschen trotz Husten und laufender Nase unter Leute gehen, können sich die Viren ungehindert ausbreiten. Besonders die Wintermonate sind Erkältungs- und Grippezeit: Sobald die Füße auskühlen, werden die Rachenmandeln und die Schleimhäute der Atemwege weniger gut durchblutet und sind damit anfälliger für Viren und Bakterien. Das Einatmen von trockener, klimatisierter Büroluft reizt die Atemwege zusätzlich. Gleichzeitig halten sich die Menschen in der kalten Jahreszeit häufiger in geschlossenen Räumen auf und stecken sich dadurch eher an.

WIE ERKENNE ICH EINE ERKÄLTUNG ODER EINE GRIPPE?

Erkältung

Eine Erkältung ist zwar unangenehm, aber harmlos. Ein Sprichwort sagt: »Drei Tage kommt sie, drei Tage bleibt sie, und drei Tage geht sie«, das heißt, nach zehn Tagen haben Sie es in jedem Fall überstanden. Das erste Anzeichen ist meist ein Kitzeln in der Nase mit heftigem Niesreiz und farblosem Sekret. Zu der laufenden Nase gesellen sich häufig tränende Augen, Halsschmerzen und Heiserkeit, später auch Husten. Im Anfangsstadium ist der Husten meist trocken und unproduktiv. Später lockert er sich und geht mit reichlich Auswurf einher. Im Falle einer Komplikation kann sich der Husten zu einer Bronchitis entwickeln, d.h. zu einer Entzündung der Bronchien. In manchen Fällen tritt auch leichtes → Fieber auf. Das gilt vor allem für Kinder.

Wenn sich das Nasensekret nach einigen Tagen gelblich oder gar grünlich verfärbt, haben sich Bakterien hinzugesellt.

Grippe

Eine Grippe zeichnet sich vor allem durch den deutlich schwereren Krankheitsverlauf aus. Meist kommt es innerhalb kurzer Zeit zu hohem → Fieber, zusammen mit Gliederschmerzen, Müdigkeit, Schwäche und Kopfweh. Gleichzeitig treten erkältungsähnliche Symptome auf, vor allem Halsschmerzen und trockener Reizhusten. In einem Schnelltest kann der Arzt zu Beginn der Erkrankung im Nasen-Rachen-Sekret Influenzaviren nachweisen. Ein Grippepatient ist richtig krank! Er kann nicht aufstehen und bleibt freiwillig im Bett.

TYPISCHE SYMPTOME

BEI ERKÄLTUNG
- Niesen
- laufende Nase, tränende Augen
- Halsweh, Heiserkeit
- Husten

BEI GRIPPE ZUSÄTZLICH
- schnell ansteigendes, hohes Fieber
- Gliederschmerzen
- Schwäche, Kopfweh

WAS KANN DIE SCHULMEDIZIN TUN?

Die Auswahl an Erkältungsmedikamenten ist riesig, ihr Heilungserfolg allerdings mäßig. An der Dauer der Erkrankung ändern sie in der Regel nichts, wohl aber am Verlauf. So tragen viele Medikamente zumindest zur Linderung der Beschwerden bei – nicht immer ohne Nebenwirkungen.

- Mentholhaltige Hustensalben werden auf die Brust aufgetragen. Sie lindern Hustenreiz und Atemnot. Achtung: Nicht für Kinder unter zwei Jahren geeignet!
- Trockener Reizhusten lässt sich mit einem Hustenblocker oder Antitussivum unterdrücken.
- Auswurffördernde Mittel, sogenannte Expektoranzien, lösen den Schleim in den Bronchien und erleichtern das Abhusten.
- Nasentropfen wirken abschwellend auf die Schleimhäute, was in der Nacht sehr angenehm ist. Sie sollten aber nur über einen kurzen Zeitraum angewendet werden, um einen Gewöhnungseffekt zu vermeiden.
- Halstabletten oder -pastillen helfen gegen Halsschmerzen und Heiserkeit.

Dieselben Medikamente können Sie auch bei Grippe anwenden. Bei Grippe können bei Bedarf noch folgende Medikamente hinzukommen:

- Fiebersenkende und schmerzlindernde Mittel wie Paracetamol, die bei häufigem Gebrauch aber leider auch Leber und Nieren schädigen.
- Neuraminidasehemmer gehören zur Gruppe der Virustatika. Sie bremsen die Vermehrung der Viren. Voraussetzung ist, dass sie bereits in den ersten beiden Tagen nach Fieberanstieg gegeben werden.
- Antibiotika werden bei schwerwiegenden bakteriellen Infekten eingesetzt.

ARZT

- Zur Vorbeugung einer Grippe besteht die Möglichkeit einer Grippeimpfung. Diese wird vor allem für ältere und immunschwache Menschen empfohlen.
- Da sich Grippeviren fortlaufend genetisch verändern, wird jährlich ein neuer Impfstoff entwickelt, der den bestmöglichen Schutz bietet.

GESUNDE LEBENSFÜHRUNG

Unabhängig davon, ob Sie an einer Erkältung oder an der Virusgrippe leiden, sollten Sie reichlich trinken. Bei Fieber ist Bettruhe wichtig. Versuchen Sie sich ansonsten so gut wie möglich auszuruhen, lassen Sie sich von Ihren Angehörigen pflegen und verwöhnen. Sorgen Sie auch vorbeugend für ausreichende Luftfeuchtigkeit: Feuchte Lappen auf der Heizung, Zimmerpflanzen und Luftbefeuchter können das Raumklima verbessern und damit die Schleimhäute schonen. Frische Luft ist für angegriffene Atemwege wohltuend und fördert die Heilung. Lüften Sie regelmäßig und machen Sie mindestens einmal am Tag einen Spaziergang, wenn Sie kein Fieber (mehr) haben. Salzhaltige Nasentropfen befeuchten die Nasenschleimhäute, wirken abschwellend und erleichtern das Atmen.

So beugen Sie Erkältungen vor

- Halten Sie Ihren Körper, insbesondere Hals, Ohren, Beine und Füße, bei kaltem Wetter warm.
- Waschen Sie sich regelmäßig die Hände und geben Sie Erkrankten nicht die Hand – ein häufiger Übertragungsweg.
- Raucher sind häufiger erkältet als Nichtraucher – verzichten Sie also auf Tabakkonsum und vermeiden Sie rauchige Luft.
- Heizungsluft trocknet die Schleimhäute aus. Trinken Sie auch im Winter genug.
- Ernähren Sie sich gesund und ausgewogen. Auch in den Wintermonaten sollte frisches Obst und Gemüse auf dem Speiseplan stehen. Broccoli ist z.B. eine empfehlenswerte Vitaminquelle im Winter.

Alternative Therapien

Auch viele alternative Heilmethoden lindern die Beschwerden einer Erkältung oder einer Grippe, beugen Entzündungen benachbarter Körperregionen vor und beschleunigen die Heilung. Der große Vorteil: Sie haben weniger Nebenwirkungen.

AYURVEDA

Wenn Sie spüren, dass eine Erkältung herannaht, trinken Sie mehrmals täglich einen wärmenden ***Ingwertee.*** Schneiden Sie ein daumennagelgroßes Stück frischen Ingwer klein, übergießen Sie ihn mit heißem Wasser und lassen Sie den Tee 10 Minuten ziehen. Auch ein Tee aus ***Tulsi*** (indisches Basilikum) kann einer Erkältung vorbeugen. Ist der Husten oder die Bronchitis bereits da, wirken Inhalationen mit einem Aufguss aus Tulsi lindernd und können eine Lungenentzündung verhindern.

Ölziehen oder ***Ölkauen*** (→ Schamanismus) wird auch in der ayurvedischen Medizin empfohlen.

HOMÖOPATHIE

Die Liste der homöopathischen Mittel mit Bezug zu den Atmungsorganen ist unendlich lang. Zu den am häufigsten verordneten Mitteln zählen (Hinweise zu Einnahme und Potenzen → Seite 106):

- ***Aconitum:*** akute und heftige Erkältungsbeschwerden mit Fieber und Frostschauern
- ***Belladonna:*** Entzündungen und Schmerzen im Rachen, Schluckbeschwerden, hämmernde Kopfschmerzen mit Fieber
- ***Bryonia:*** Kopf- und Gliederschmerzen sowie trockener Reizhusten
- ***Drosera:*** trockener, bellender Husten, Fieberschauder
- ***Gelsemium:*** Müdigkeit, Benommenheit, Frostschauer und Zittern
- ***Luffa:*** Rachen-, Kehlkopf- und Nasennebenhöhlenentzündungen, Schnupfen, brennender Hals und trockener Mund
- ***Nux vomica:*** Frösteln, Schaudern und Kopfschmerzen, tagsüber Fließschnupfen, nachts verstopfte Nase.

Denken Sie daran, dass Sie während einer homöopathischen Behandlung keine menthol- und kampferhaltigen Arzneien wie Pfefferminze und Eukalyptus einnehmen sollten, da die homöopathischen Mittel sonst nicht wirken.

PHYTOTHERAPIE

Kamillen- und ***Pfefferminztee*** sind beliebte und wirkungsvolle Hausmittel bei Erkältung und Grippe. Außerdem lindern sie die Beschwerden bei einer Entzündung des Rachenraumes. Inhalieren Sie die Dämpfe des noch heißen Tees unter einem Handtuch und trinken Sie ihn anschließend unter Gurgeln, um ihn länger im Rachen einwirken zu lassen. Sie können Ihre Halsschmerzen lindern, indem Sie mit Tee aus Blättern von ***Salbei, Thymian*** oder ***Spitzwegerich*** gurgeln (Hinweise zur Teezubereitung → Seite 135).

Lindenblüten- oder ***Holunderblütentee*** sind besonders günstig bei beginnendem Fieber, weil sie zum Schwitzen anregen. Tee aus ***Mädesüßblüten*** lindert Kopf- und Gliederschmerzen.

Eukalyptus zum Einreiben, Einnehmen oder Inhalieren wirkt entzündungshemmend, schleimlösend und entkrampfend.

Gegen Heiserkeit und Halsschmerzen helfen Präparate, die ***Salbei, Huflattich, Odermennig, Silberkerze*** oder ***Spitzwegerich*** enthalten.

Bei trockenem Reizhusten tun Kräuter gut, die die Schleimhaut mit einem schützenden Film überziehen. Dazu gehören ***Malvenblüten*** und ***-blätter*** als Tee sowie Extrakte aus ***Eibischwurzel, Spitzwegerichkraut*** und ***Isländisch Moos.***

Auswurffördernde, schleimlösende Expektoranzien in Form von Hustentees, -tropfen, -säften, -bonbons und -pastillen gibt es auch mit pflanzlichen Wirkstoffen. Diese Präparate enthalten ***Efeublätter, Rote Seifenwurzel, Schlüsselblumenblüten*** und ***Senegawurzel.*** Wegen der guten Wirksamkeit besonders zu empfehlen sind Hustentropfen mit ***Primel*** und ***Thymian.***

Zur Steigerung der körpereigenen Abwehr sind pflanzliche Medikamente mit ***Echinacea*** (Sonnenhut) und ***Umckaloabo*** geeignet. Ein heißer ***Holun-***

RATIONALE PHYTOTHERAPIE

HEILPFLANZEN MIT BELEGTER WIRKSAMKEIT

Trockener Reizhusten

- Eibisch in Form von Sirup lindert Schleimhautreizungen sehr effektiv.
- Spitzwegerich als Saft oder Tee hemmt Entzündungen, tötet Bakterien und wirkt nachweislich krampflösend.

Produktiver Husten

- Primel und Thymian, als Tropfen in Kombination erhältlich, fördern den Auswurf und sind gleichzeitig krampflösend und keimtötend.
- Efeublätter, u.a. als Tabletten, Zäpfchen, Tropfen und Saft erhältlich, lösen Krämpfe und töten Viren sowie Bakterien.
- Kapland-Pelargonie (Umckaloabo) als Tropfen hat antimikrobielle und abwehrstärkende Eigenschaften und wirkt bei Atemwegsentzündungen wie Bronchitis.

dersaft mit Honig tut bei jeder Erkältung gut. Er wärmt Sie angenehm, und die enthaltenen Vitamine und Antioxidanzien helfen Ihrem Körper schnell gesund zu werden.

SCHAMANISMUS

Schamanen aus der sibirischen Taiga empfehlen seit Jahrhunderten bei Infekten im Mund- und Rachenraum das ***Ölziehen*** oder ***Ölkauen***.

Dazu nehmen Sie 1 EL kaltgepresstes Pflanzenöl in den Mund und bewegen es mindestens 10 Minuten im Mundraum hin und her. Gifte, Bakterien und Viren werden dadurch von der Schleimhaut abgelöst. Spucken Sie das Öl hinterher aus, spülen Sie den Mund gründlich mit Wasser nach und putzen Sie sich die Zähne.

TRADITIONELLE CHINESISCHE MEDIZIN

Erkältung und Grippe sind Erkrankungen, die durch eine ungünstige Witterung wie Wind und Kälte oder Wind und Hitze ausgelöst werden. Neben der Behandlung mit verschiedenen Kräutern bietet sich vor allem die ***Akupunktur*** an. Die Reizung entsprechender Punkte lindert Beschwerden wie chronischen Husten oder eine verstopfte Nase.

ERNÄHRUNGSTHERAPIE

Vitaminreiche Kost, insbesondere Vitamin C, stärkt das Immunsystem (→ geschwächtes Immunsystem). Auch Zink ist wichtig für die Abwehr. Zinkpräparate gibt es in der Apotheke.

Gegen Husten und Erkältung hilft ***Zwiebelsirup:*** Nehmen Sie 1/2 Zwiebel und schneiden Sie diese klein. Anschließend schichten Sie die Zwiebelstücke abwechselnd mit Honig in ein Schüsselchen. Diese Mischung lassen Sie einige Stunden ziehen, gießen den Sirup ab und nehmen ihn löffelweise zu sich (im Kühlschrank 24 Stunden haltbar).

Wenn Sie häufig unter Erkältungen leiden, könnte eine ***Darmreinigung*** für Abhilfe sorgen, da eine gestörte Darmflora zu einer erhöhten Infektanfälligkeit führen kann.

FEINSTOFFLICHE THERAPIEN

Aromatherapie

Das Einreiben oder Inhalieren mit ***Eukalyptus-***, ***Anis-***, ***Fichtennadel-***, ***Kiefernnadel-***, ***Teebaum-*** und ***Minzöl*** sowie ***Kampfer*** lindert die Beschwerden bei Erkältung und Grippe (nicht bei Kindern unter zwei Jahren!). Die Aromatherapie wirkt auch auswurffördernd bei produktivem Husten.

THERAPEUT

- Inhalieren und Gurgeln mit Tees lindert die Symptome.
- Besonders zu empfehlen: reichlich trinken und eine vitaminreiche Ernährung.
- Vermindern Sie das Ansteckungsrisiko, indem Sie auf entsprechende Hygiene achten.

PHYSIKALISCHE THERAPIEN

Abhärtung beugt Erkältungen vor: Warm-kalte ***Wechselduschen,*** kalte ***Kniegüsse, Kneippgänge*** sowie regelmäßige ***Saunabesuche*** vermindern die Anfälligkeit für Erkältungen. Sind Sie bereits erkältet, dann helfen heiße ***Erkältungsbäder*** mit ätherischen Ölen (→ Seite 238).

Bei hoher Infektanfälligkeit sollten Sie sich möglichst oft Gebirgs- oder Seeklima aussetzen. Sowohl ***Klimatherapien*** als auch ***Thalasso***-Anwendungen stärken das Immunsystem.

Bei einer schweren Erkältung oder Grippe kann eine ***Schwitzpackung*** hilfreich sein, vorausgesetzt, Sie haben keine Kreislauf- oder Blutdruckprobleme: Trinken Sie mindestens 1/2 Liter Lindenblüten- oder Holunderblütentee, wickeln Sie Ihren ganzen Körper in ein feuchtes Laken, so dass nur der Kopf frei bleibt, und lassen Sie sich zusätzlich mit einer Wolldecke und einer Bettdecke zudecken. Bleiben Sie mindestens eine weitere 1/2 Stunde eingepackt liegen. Anschließend können Sie duschen und sich noch etwas ausruhen.

Lungenentzündung

Menschen mit geschwächtem Immunsystem, Kinder und ältere, bereits kranke Personen haben ein erhöhtes Risiko, eine Lungenentzündung (Pneumonie) zu entwickeln. Mit dieser Erkrankung ist nicht zu spaßen: Sie kann im ungünstigsten Fall auch tödlich enden. Besonders gefährlich sind Lungenentzündungen, die durch »Klinikkeime« entstehen, da diese auf die gängigen Antibiotika oft nicht mehr ansprechen, d.h. Resistenzen gebildet haben.

WAS IST EINE LUNGENENTZÜNDUNG?

Es gibt zahlreiche Erreger, die eine Lungenentzündung auslösen können, zu den häufigsten zählen die Pneumokokken. Über den Atemweg gelangen die Erreger bis in die Lungenflügel und beginnen dort, sich zu vermehren. Häufig geht der bakteriellen Infektion eine virale Primärerkrankung (→ Erkältung) oder ein Pilzbefall voraus.

Wird eine Lungenentzündung nicht behandelt oder das Antibiotikum zu früh abgesetzt, kann die Infektion auf andere Gewebe übergreifen und dort eine lebensgefährliche Sepsis verursachen.

Zu den Risikogruppen zählen chronisch kranke und ältere Menschen mit Bronchitis, Diabetiker und Personen mit Herz-Kreislauf-Erkrankungen, Frühgeborene und chronisch kranke Kinder sowie Menschen mit einem geschwächten Immunsystem.

WIE ERKENNE ICH EINE LUNGENENTZÜNDUNG?

Eine sich schnell entwickelnde Lungenentzündung äußert sich meist durch hohes Fieber bis zu 40 °C mit Schüttelfrost und atemabhängige Schmerzen in der Brust. Der Betroffene fühlt sich sehr krank und wird von einem erst trockenen, später produktiven Husten mit gelb-grünem Auswurf geplagt. Durch die Schädigung der Lungenbläschen, aber auch durch das Anschwellen der Bronchien entsteht Atemnot: Die Patienten atmen schneller und ringen nach Luft. In besonders schweren Fällen verfärben sich auch Lippen und Fingernägel durch den Sauerstoffmangel blau.

Bei einer sich langsamer entwickelnden viralen oder seltener durch Pilzbefall verursachten Lungenentzündung ist das Fieber niedriger, die übrigen Symptome sind ähnlich.

TYPISCHE SYMPTOME

- Hohes Fieber
- Schüttelfrost
- Atemnot
- Husten
- Schmerzen beim Atmen

Durch Abhören der Lunge kann der Arzt eine Lungenentzündung feststellen. Endgültige Gewissheit bringt der Röntgenbefund, bei dem auch das Ausmaß der Entzündung ermittelt wird. Die Erreger können durch eine Untersuchung des ausgehusteten Schleims sowie durch eine Blutuntersuchung identifiziert werden.

WAS KANN DIE SCHULMEDIZIN TUN?

Eine Lungenentzündung wird primär mit Antibiotika bekämpft, um die Bakterien abzutöten und zusätzlichen bakteriellen Erregern keine Angriffsfläche zu bieten.
Fiebersenkende und schmerzlindernde Medikamente können das Wohlbefinden verbessern.
Zum leichteren Abhusten werden schleimlösende Präparate verordnet.

ARZT

- Eine Lungenentzündung ist eine ernsthafte Erkrankung und sollte von einem Arzt behandelt werden.
- Vermeiden Sie Resistenzbildung oder Verschleppung der Entzündung und setzen Sie Antibiotika nie vorzeitig ab.
- Risikopatienten können sich gegen Pneumokokken impfen lassen.

GESUNDE LEBENSFÜHRUNG

Im Falle von Fieber ist Bettruhe wichtig. Körperliche Anstrengung und Stress sollten vermieden werden. Sorgen Sie für ausreichende Luftfeuchtigkeit z.B. durch feuchte Lappen auf der Heizung. Auch Zimmerpflanzen und Luftbefeuchter verbessern das Raumklima. Das Krankenzimmer sollte mehrmals täglich gelüftet werden.
Sie können das Abhusten erleichtern, wenn Sie Brust und Rücken in regelmäßigen Abständen abklopfen bzw. abklopfen lassen. Wichtig: Rauchen schädigt die Lunge – Raucher leiden häufiger an Lungenentzündungen als Nichtraucher.

Alternative Therapien

Alternative Heilmethoden tragen dazu bei, die Symptome zu lindern und die komplikationslose Heilung zu beschleunigen.

AYURVEDA

Auch ein ayurvedischer Arzt wird Ihnen bei einer Lungenentzündung ein Antibiotikum verschreiben. Daneben können Sie mit den Kräutern ***Pippali*** (langer Pfeffer) und ***Tulsi*** (indisches Basilikum) Ihre Lunge und Ihr Abwehrsystem stärken. Heißer Zitronensaft mit Honig und zerdrückter Ingwerwurzel stärkt das Immunsystem.

HOMÖOPATHIE

Bei einer akuten Lungenentzündung helfen unter anderem folgende Mittel (Hinweise zu Einnahme und Potenzen → Seite 106):

- ***Aconitum:*** plötzlicher Beginn mit hohem Fieber und Halsschmerzen, viel Durst
- ***Belladonna:*** brennende Hitze, Fieber, Unruhe, wenig Durst, hämmernde Kopfschmerzen
- ***Bryonia:*** Kopf- und Gliederschmerzen, trockener Reizhusten, Bewegung verschlechtert, Durst auf kaltes Wasser
- ***Phosphorus:*** rostroter schleimiger Auswurf, Zittern und Schwäche.

RATIONALE PHYTOTHERAPIE

HEILPFLANZEN MIT BELEGTER WIRKSAMKEIT

- Kapuzinerkresse und Meerrettich sind Studien zufolge eine sehr wirkungsvolle Kombination bei Lungenentzündung.
- Primel und Thymian, als Tropfen in Kombination erhältlich, fördern den Auswurf und sind gleichzeitig krampflösend und keimtötend.
- Efeublätter, u.a. als Tabletten, Zäpfchen, Tropfen und Saft erhältlich, wirken krampflösend und töten Viren sowie Bakterien.

PHYTOTHERAPIE

Kamillen- und ***Pfefferminztee*** sind bei einer Lungenentzündung wohltuend. Inhalieren Sie die Dämpfe des noch heißen Tees unter einem Handtuch und trinken Sie ihn anschließend (Hinweise zur Teezubereitung → Seite 135).

Ein pflanzliches Antibiotikum aus Kraut und Blüten der ***Kapuzinerkresse*** kombiniert mit ***Meerrettichwurzel*** ist sehr zu empfehlen.

Eukalyptus und das daraus gewonnene ätherische Öl ist in jeder Form hilfreich: zum Einreiben, Einnehmen (in Kapselform) oder zum Inhalieren. Er wirkt entzündungshemmend, schleimlösend und entkrampfend. Zur Stärkung des Immunsystems können Sie ***Knoblauch, Holundersaft, Sellerie*** und ***Echinacea*** (Sonnenhut) einsetzen.

Auswurffördernde Expektoranzien sind bei einer Lungenentzündung sehr wichtig. Dazu können Tees oder Präparate aus ***Efeublättern, Primelwurzeln, Roter Seifenwurzel, Schüsselblumenblüten*** und ***Senegawurzel*** eingenommen werden.

Ähnlich wirken auch die Blätter und Blüten des ***Weißen Andorns***, auch »Brustkraut« genannt.

SCHAMANISMUS

Die nordamerikanischen Indianer setzten traditionell einen Tee aus ***Asclepias tuberosa*** oder »***pleurisy root***« als Mittel gegen Lungenentzündung ein.

TRADITIONELLE CHINESISCHE MEDIZIN

Eine ***Akupunktur*** des Lungenmeridians kann die Heilung beschleunigen: Sie erleichtert das Abhusten und erhöht den Qi-Fluss bei Verstopfung der Atemwege – die Betroffenen bekommen nach der Behandlung wieder mehr Energie.

Ginsengwurzel zur Stärkung der Abwehrkräfte sowie verschiedene chinesische Kräuter können ebenfalls helfen.

ERNÄHRUNGSTHERAPIE

Vitaminreiche Kost, insbesondere mit den Vitaminen A, C und E, stärkt das Immunsystem (→ geschwächtes Immunsystem). Essen Sie viel Obst und Gemüse.

Ein ***Zinkpräparat*** kann Ihre Abwehr ebenfalls wirksam unterstützen.

Die Aminosäure ***L-Cystein*** ist wichtig für das Immunsystem und erleichtert zudem das Abhusten von zähem Schleim. Cystein ist besonders in Fleisch enthalten. Therapeutisch wird L-Cystein meist als Acetylcystein in einer Dosierung von 600 mg pro Tag eingesetzt.

Bei fieberhaften Infekten ist es besonders wichtig, ausreichend viel zu trinken. Geeignet sind Kräuter- oder Früchtetees, Obst- und Gemüsesäfte sowie Mineral- oder Leitungswasser.

Während und nach der Einnahme von Antibiotika sollten Sie täglich ***Milchsäurebakterien*** in Form eines probiotischen Joghurts oder in Kapselform zur Unterstützung Ihrer Darmflora einnehmen.

THERAPEUT

- Die Inhalation von Heiltees lindert die Beschwerden.
- Besonders wichtig sind reichliche Flüssigkeitszufuhr und eine vitaminhaltige Ernährung.
- Bettruhe ist bei Lungenentzündung mit Fieber Pflicht.

FEINSTOFFLICHE THERAPIEN

Aromatherapie

Lindernd wirken ***Eukalyptus-, Anis-, Fichtennadel-, Kiefernnadel-, Teebaum- und Minzöl*** sowie ***Kampfer***. Sie können die Öle zum Einreiben des Oberkörpers oder zum Inhalieren verwenden (nicht geeignet für Kinder unter zwei Jahren!).

MANUELLE THERAPIEN

Eine ***Massage*** von Brust und Rücken – am besten mit den oben beschriebenen ätherischen Ölen – erleichtert das Atmen und fördert die Schleimlösung. Eine spezielle Weichteilmassage kann auch vom ***Osteopathen*** vorgenommen werden.

PHYSIKALISCHE THERAPIEN

Legen Sie sich eine in ein Handtuch gewickelte Wärmflasche auf die Brust, das lindert die Atemschmerzen.

Bei Husten und Bronchitis, aber auch bei einer Lungenentzündung ist es vorteilhaft, den Hals mit einem Schal warm zu halten. Besonders nachts ist diese zusätzliche Wärme wohltuend.

Mandelentzündung

Am Anfang steht oft nur eine harmlose Erkältung mit Schluckbeschwerden. Wenn die Halsschmerzen jedoch immer heftiger werden, handelt es sich vermutlich um eine Mandelentzündung (Angina tonsillaris) – kurz Angina genannt. Steigt die Infektion weiter ab und bleibt Ihnen buchstäblich die Stimme weg, so haben Sie eine Kehlkopfentzündung (Laryngitis). Vor allem bei Kindern mit starken Halsschmerzen, Fieber und Eiterstippchen im Rachen muss man an Scharlach denken.

WAS IST EINE MANDELENTZÜNDUNG?

Da der Mund-Rachen-Raum eine Eintrittspforte für diverse Erreger darstellt, ist die Immunabwehr in diesem Bereich besonders aktiv. Der lymphatische Rachenring, bestehend aus Zungen-, Gaumen- und Rachenmandeln, sorgt dafür, dass potentielle Eindringlinge rasch identifiziert und unschädlich gemacht werden. Das hat allerdings zur Folge, dass diese Lymphgewebe, kurz Mandeln genannt, im Falle einer akuten Infektion anschwellen und die typischen Zeichen einer Entzündung aufweisen. Bei einer Mandelentzündung sind am häufigsten die beiden Gaumenmandeln betroffen. Meist liegt eine bakterielle Infektion zu Grunde, der jedoch in vielen Fällen ein viraler Infekt der oberen Atemwege vorausgeht, so dass das Gewebe bereits vorgeschädigt ist und den eindringenden Bakterien wenig entgegenzusetzen hat. Besonders anfällig sind Menschen mit geschwächtem Immunsystem und Raucher. Sind die Mandeln erst einmal entzündet, so greift die Infektion relativ rasch auf Kehlkopf, Luftröhre und Bronchien über: Die Folge sind Stimmverlust, Husten und Bronchitis.

Eine Mandelentzündung kann auch chronisch werden. Dabei bildet sich ein ständiger Entzündungsherd; in solchen Fällen wird zur Operation (Tonsillektomie) geraten.

WIE ERKENNE ICH EINE MANDELENTZÜNDUNG?

Zu den typischen Symptomen zählen Halsschmerzen, Schluckbeschwerden, verstärkter Speichelfluss, Kopfschmerzen, eventuell Fieber und Abgeschlagenheit. Im Rachenraum bildet sich ein zähes, eitriges gelb-grünes Sekret, und Ihre Stimme ist verändert. Beim Blick in den Rachen erkennt man häufig ein vergrößertes und deutlich gerötetes Zäpfchen sowie Eiterstippchen auf der Rachenschleimhaut. In einem Abstrich kann der Arzt die Erreger nachweisen. Oft handelt es sich dabei um Streptokokken. Ist der Kehlkopf ebenfalls entzündet, so bleibt die Stimme weg, und Sie können nur noch flüstern.

WAS KANN DIE SCHULMEDIZIN TUN?

Bei einer akuten Mandelentzündung wird der Arzt wegen des Verdachts auf betahämolysierende Streptokokken einen Abstrich vornehmen und im Falle eines positiven Befunds 10 Tage ***Antibiotika*** verordnen, um die Gefahr einer Zweiterkrankung an Herz und Nieren auszuschließen.
Darüber hinaus verfügt die Schulmedizin über eine Reihe von Maßnahmen und Medikamenten, um die Symptome zu lindern:

- Mentholhaltige Hustensalben, auf den Hals aufgetragen, lindern Halsschmerzen (nicht für Kinder unter zwei Jahren geeignet!).
- Hustenbonbons oder -pastillen reduzieren den Hustenreiz und erleichtern das Schlucken.
- Fiebersenkende und zugleich schmerzlindernde Medikamente wie Paracetamol oder auch Acetylsalicylsäure können die Symptome verbessern. Da sie Nebenwirkungen haben, sollten sie jedoch nur im Bedarfsfall eingesetzt werden.

TYPISCHE SYMPTOME

- Halsschmerzen, Heiserkeit, »kloßige« Sprache
- Schluckbeschwerden
- Fieber, Kopf- und Gliederschmerzen
- Abgeschlagenheit
- Stimmverlust bei Kehlkopfentzündung

ARZT

- Eine chronische Mandelentzündung kann auf Grund des permanenten Entzündungsherds diverse Folgeerkrankungen nach sich ziehen (z.B. rheumatische Erkrankungen) und sollte deshalb ärztlich behandelt werden.

GESUNDE LEBENSFÜHRUNG

Bei Fieber ist Bettruhe angesagt. Trinken Sie viel Flüssigkeit und vermeiden Sie Stress sowie körperliche Anstrengung. Das Trinken großer Mengen gekühlten Tees wirkt ausleitend und lindert durch die Kühlung gleichzeitig die Halsschmerzen.
Besonders in den Wintermonaten sind die Schleimhäute durch die trockene Heizungsluft anfälliger für Infekte. Sorgen Sie deshalb vorbeugend für ausreichende Luftfeuchtigkeit. Frische Luft ist für angegriffene Atemwege wohltuend und fördert die Heilung. Lüften Sie mehrmals täglich und machen Sie jeden Tag einen Spaziergang, wenn Sie kein Fieber (mehr) haben.
Rauchen reizt die Schleimhäute! Verzichten Sie auf Tabakkonsum und machen Sie einen großen Bogen um verrauchte Lokale.

Alternative Therapien

Auch viele alternative Heilmethoden lindern die Beschwerden einer Mandelentzündung, beugen Entzündungen benachbarter Körperregionen vor und beschleunigen die Heilung.

AYURVEDA

Setzen Sie Gurgelwasser aus dem ***Saft einer Zitrone und Chilipulver*** an und gurgeln Sie über den Tag verteilt mehrere Male mit dieser antibakteriellen Mischung. Auch ***Ölziehen*** ist empfehlenswert.

HOMÖOPATHIE

Unter anderem helfen folgende Mittel (Hinweise zu Einnahme und Potenzen → Seite 106):

- ***Aconitum:*** heftige Beschwerden mit Fieber und Halsschmerzen, Folge von kaltem Wind, viel Durst
- ***Belladonna***: plötzliche Entzündung mit Schmerzen im Rachen, Schluckbeschwerden, Schnupfen und Kopfweh mit Fieber, kein Durst
- ***Bryonia***: Kopf- und Gliederschmerzen sowie trockener Reizhusten, viel Durst
- ***Barium carbonicum:*** chronische Mandelentzündungen mit vergrößerten Tonsillen und Brennen im Hals
- ***Drosera:*** trockener Husten, schlimmer durch Sprechen, Halsschmerzen, Heiserkeit und Fieberschauern mit Frösteln
- ***Luffa:*** Rachen-, Kehlkopf- oder Nasennebenhöhlenentzündungen, Schnupfen, brennender Hals und trockener Mund
- ***Mercurius:*** belegter, wunder Rachen mit Heiserkeit und Schluckbeschwerden, reichliche eitrige Absonderungen.

PHYTOTHERAPIE

Eine Gurgellösung oder Mundspülung mit ***Myrrhe*** eignet sich wegen ihrer entzündungshemmenden und schmerzstillenden Eigenschaften hervorragend bei Mandelentzündungen. Auch sehr zu empfehlen sind Tropfen mit einem Extrakt aus den Wurzeln der ***Kapland-Pelargonie*** (Umckaloabo).

Kamillen- und ***Salbeitee*** wirken entzündungshemmend und lindern die Beschwerden bei einem Racheninfekt: Inhalieren Sie die Dämpfe des noch heißen Tees unter einem Handtuch, indem Sie diese mit geöffnetem Mund einatmen. Anschließend können Sie den abgekühlten Tee zum Gurgeln verwenden und trinken.

Halsschmerzen lindern Sie, wenn Sie langsam mit einem Tee aus Blättern von ***Thymian, Spitzwegerich*** oder ***Cistrose*** gurgeln. Vorsicht: Zu heftiges Gurgeln kann zu einer weiteren Reizung des Rachens führen. Alternativ können Sie auch schleimhautabdeckende Mittel wie Tee aus ***Malvenblüten*** und ***-blättern*** sowie Extrakte aus ***Eibischwurzel, Spitzwegerichkraut*** und ***Isländisch Moos*** verwenden.

Eukalyptus zum Einreiben, Einnehmen als Kapseln oder zum Inhalieren wirkt entzündungshemmend, schleimlösend und entkrampfend.

Zur Stärkung des Immunsystems eignen sich vor allem ***Knoblauch, Holundersaft, Sellerie*** und ***Echinacea*** (Sonnenhut).

Auswurffördernd bei produktivem Husten oder einer abklingenden Mandelentzündung wirken die pflanzlichen Wirkstoffe aus ***Efeu- und Thymianblättern*** sowie aus ***Primelwurzel, Roter Seifenwurzel, Schlüsselblumenblüten*** und ***Senegawurzel.***

SCHAMANISMUS

Ölziehen oder ***Ölkauen*** (→ Erkältung) reinigt Mund- und Rachenraum.

TRADITIONELLE CHINESISCHE MEDIZIN

Aus der Sicht der TCM wird ein entzündeter Rachen durch das Eindringen von Wind und Hitze verursacht. Verschiedene kühlende Kräuter können helfen, z.B. ***Meerträubel (Ephedra), Geißblatt, Schachblume, Magnolienblüten, Xanthiumfrüchte*** oder ***Zimt.*** Die ***Akupunktur*** der Meridiane des Dick- und Dünndarms unterstützt das Abschwellen

RATIONALE PHYTOTHERAPIE

HEILPFLANZEN MIT BELEGTER WIRKSAMKEIT

- Kapland-Pelargonie (Umckaloabo) als Tropfen wirkt bei Atemwegsentzündungen unter anderem wegen der antimikrobiellen und abwehrstärkenden Eigenschaften.
- Myrrhe, als Tinktur erhältlich, ist desinfizierend und zusammenziehend und besonders bei Mandelentzündung sehr zu empfehlen.
- Kamillenblüten wirken nachweislich entzündungshemmend und krampflösend. Neben Tees sind auch Tropfen, Salben und Badezusätze erhältlich.

THERAPEUT

- Mundinhalation und sanftes Gurgeln von Heiltees lindern die Symptome.
- Trinken Sie mindestens 2 Liter Flüssigkeit am Tag und achten Sie auf eine vitaminreiche Ernährung.

der entzündeten Mandeln. Eine ***Akupressur*** der Hautfalte zwischen Daumen und Zeigefinger lindert ebenfalls die Beschwerden.

ERNÄHRUNGSTHERAPIE

Vitaminreiche Kost, insbesondere Vitamin C, stärkt das Immunsystem (→ geschwächtes Immunsystem). Essen Sie viel frisches Obst und Gemüse.
Bei der Einnahme von Antibiotika sollten Sie jeden Tag Milchsäurebakterien in Form eines probiotischen Joghurts oder als Kapseln zu sich nehmen, um Ihre Darmflora zu unterstützen.

FEINSTOFFLICHE THERAPIEN

Aromatherapie

Eukalyptus-, ***Anis-***, ***Fichtennadel-***, ***Kiefernnadel-***, ***Teebaum-*** und ***Minzöl*** sowie ***Kampfer*** lindern die Beschwerden einer Mandelentzündung. Sie können die Öle zum Einreiben oder Inhalieren verwenden (nicht bei Kindern unter zwei Jahren geeignet!).

PHYSIKALISCHE THERAPIEN

Insbesondere bei Halsschmerzen, aber auch bei Husten und Bronchitis ist es vorteilhaft, den Hals mit einem Schal warm zu halten. Besonders nachts wird diese zusätzliche Wärme von den meisten Menschen als wohltuend empfunden.
Bei einer Mandelentzündung kann auch eine ***Schwitzpackung*** hilfreich sein, wie sie im Absatz → Erkältung auf Seite 401 beschrieben ist.

Mittelohrentzündung

Die akute Mittelohrentzündung ist die häufigste Ursache für Ohrenschmerzen. Sie entsteht durch eine Infektion im Mittelohr. In vielen Fällen ist sie die Folge einer Erkältung. Sie kann aber auch im Schlepptau einer anderen Infektionskrankheit auftreten. Besonders betroffen sind Klein- und Vorschulkinder. Obwohl die Mittelohrentzündung mit starken Schmerzen einhergeht, heilt sie meist von alleine aus und kann wirkungsvoll mit naturheilkundlichen Mitteln behandelt werden.

WAS IST EINE MITTELOHRENTZÜNDUNG?

Zwischen dem Nasen-Rachen-Raum und dem Mittelohr gibt es eine Verbindung: die eustachische Röhre, auch Ohrtrompete genannt. Im Zuge eines Infekts der oberen Atemwege können Erreger über die Ohrtrompete ins Mittelohr gelangen und sich dort vermehren. Das Ergebnis ist eine akute Mittelohrentzündung (Otitis media), bei der sich die Schleimhaut der Ohrtrompete entzündet. Der Körper bekämpft die Infektion, indem er ein eitriges Sekret bildet, das aber andererseits den Druck im Mittelohr erhöht und zu heftigen Ohrenschmerzen führt. Durch die Ablagerung des Sekrets hinter dem Trommelfell kommt es häufig zu Hörstörungen, Schwerhörigkeit und in selteneren Fällen zu einem Einriss des Trommelfells.

WIE ERKENNE ICH EINE MITTELOHRENTZÜNDUNG?

Eine Mittelohrentzündung äußert sich durch heftige, pulsierende Schmerzen und Schwerhörigkeit. Die Eiteransammlung kann durch den hohen Druck zum Durchbruch des Trommelfells führen. Dabei läuft Flüssigkeit aus dem Gehörgang. Nach der Perforation des Trommelfells lassen die Ohrenschmerzen schlagartig nach.
Nicht ausgeheilte Mittelohrentzündungen können bei anatomischer Veranlagung chronisch werden. Dabei ist die eustachische Röhre ständig verstopft, und das Mittelohr füllt sich mit einer dicken, klebrigen Flüssigkeit, wodurch das Hörvermögen deutlich beeinträchtigt ist.

WAS KANN DIE SCHULMEDIZIN TUN?

Wenn die Ohrenschmerzen trotz naturheilkundlicher Behandlung mehrere Stunden unvermindert andauern oder wenn bereits Flüssigkeit aus dem Ohr tritt, sollten Sie einen Arzt aufsuchen.

- Abschwellende Nasentropfen führen zur Druckentlastung und nehmen die Schmerzen.
- Paracetamol oder Acetylsalicylsäure lindern die Schmerzen. Paracetamol, in altersgerechter Dosierung, eignet sich für die Behandlung von Kindern.
- Nach einem Abstrich entscheidet der Arzt, ob ein Antibiotikum erforderlich ist, z.B. bei einer Mastoiditis.

TYPISCHE SYMPTOME

- Ohrenschmerzen
- Schwerhörigkeit
- Fieber
- bei Trommelfelldurchbruch zusätzlich auslaufender Eiter

- Bei chronischer Mittelohrentzündung kann der Betroffene das Mittelohr belüften, indem er einen speziellen Luftballon mit der Nase aufbläst.
- Unter Betäubung kann ein Paukenröhrchen in das offene Trommelfell gelegt werden, damit das Sekret besser abfließen kann.

Ein unkomplizierter Trommelfellriss sollte in wenigen Wochen verheilt sein. Die normale Hörfähigkeit wird sich dann einstellen, wenn die gesamte Flüssigkeit (Schleim und Eiter) abgelaufen ist. Das kann manchmal länger als 3 Monate dauern.

GESUNDE LEBENSFÜHRUNG

Wie bei allen Infekten ist auch hier auf reichliche Flüssigkeitszufuhr zu achten. Bei einem geöffneten Trommelfell muss das Ohr sauber gehalten werden. Mit einem Schwimmbadbesuch sollten Sie warten, bis die Wunde verheilt ist. Bei einer akuten fieberhaften Entzündung ist Bettruhe angesagt.

Alternative Therapien

Im Falle eines unkomplizierten Verlaufs lässt sich eine Mittelohrentzündung gut mit natürlichen Heilmitteln behandeln. Sie lindern die Schmerzen und beschleunigen die Heilung.

AYURVEDA

Sie können Ohrenschmerzen lindern, indem Sie wiederholt warmes ***Sesamöl*** in den Gehörgang füllen. Bei einer Kapha-Störung als Ursache kann eine ***Nasya*** mit wärmenden Heilkräutern Erleichterung verschaffen. Dazu werden warme Öle, die mit ***Ingwer*** oder ***Meerrettich*** versetzt sind, geschnupft, oder es werden entsprechende Pulver aus diesen Heilpflanzen in die Nase geblasen.

HOMÖOPATHIE

Folgende Heilmittel haben sich zur Linderung akuter Ohrenschmerzen bewährt (Hinweise zu Einnahme und Potenzen → Seite 106):

- *Aconitum:* plötzlich auftretende Ohrenschmerzen nach Kälteeinwirkung
- *Belladonna:* hohes Fieber und pochende Ohrenschmerzen
- *Hepar sulfuris:* stechende Ohrenschmerzen mit eitrigem Sekret.

Schüßler-Salze

Ferrum phosphoricum hilft bei akuter Entzündung mit Fieber, Schwellung und Schmerzen. Falls das Trommelfell eingerissen ist, nehmen Sie ***Calcium sulfuricum D12*** ein.

PHYTOTHERAPIE

Der frische Saft einer ***Knoblauchzehe***, auf einen Wattebausch geträufelt und in das äußere Ohr eingeführt, wirkt lokal antibakteriell (nicht bei perforiertem Trommelfell). Einen ähnlichen Effekt haben die Öle von ***Kamille***, ***Königskerze***, ***Sonnenhut***, ***Goldrute*** und ***Gelbwurz***, die Sie ebenfalls auf einen Wattebausch träufeln.

Der abgekühlte, körperwarme Aufguss aus ***Schafgarbenblättern*** kann ohne Watte in den Gehörgang geträufelt werden, falls das Trommelfell noch intakt ist – er hemmt gleichfalls die Entzündung (Hinweise zur Teezubereitung → Seite 135).

Warme, fast noch heiße ***Zwiebelsäckchen*** (in ein Taschentuch gewickelte, angedünstete Zwiebeln) auf dem Ohr wirken Wunder!

TRADITIONELLE CHINESISCHE MEDIZIN

Eine Stimulation der ***Akupunkturpunkte***, die dem jeweiligen Ohr zugeordnet sind, fördert den Fluss des Qi, regt die lokale Durchblutung an und bekämpft damit die Entzündung.

Durch das leichte Drücken mit drei Fingern auf die Vertiefung hinter dem Ohrläppchen können Sie den Schmerz lindern.

ERNÄHRUNGSTHERAPIE

Eine ***Vitamin-C***-reiche Ernährung mit viel Obst und frischem Gemüse unterstützt das Immunsystem. Manchmal führen → Nahrungsmittelunverträglichkeiten zu einem Anschwellen der eustachischen Röhre und begünstigen damit einen Erguss im Mittelohr. In diesem Fall hilft es, auf den Verzehr des entsprechenden Nahrungsmittels zu verzichten. Bei der Einnahme von Antibiotika sollten Sie jeden Tag Milchsäurebakterien in Form von probiotischem Joghurt oder als Kapseln zu sich nehmen, um Ihre Darmflora zu unterstützen.

THERAPEUT

- Entzündungshemmende Öle und Aufgüsse im Gehörgang beschleunigen die Heilung, sofern das Trommelfell geschlossen ist.
- Besonders anzuraten sind Wärmeanwendungen.

FEINSTOFFLICHE THERAPIEN

Aromatherapie

Lavendel-, ***Königskerzen-***, ***Kamillen-*** oder ***Teebaumöl*** in Form einer Nacken-, Ohr- und Kopfmassage lindern die Beschwerden.

Bach-Blütentherapie

Geben Sie einige Tropfen ***Rock Rose*** und ***Rescue Remedy*** auf die schmerzenden Stellen unterhalb des Ohrs und massieren Sie diese vorsichtig ein, das vermindert Ängste oder Panik und eignet sich hervorragend zur Behandlung von Kindern.

MANUELLE THERAPIEN

Eine ***osteopathische Schädelbehandlung*** kann helfen, aufgestaute Flüssigkeit im Mittelohr abzuleiten.

REIZ- UND REGULATIONSTHERAPIEN

Die Neuraltherapie hilft, wenn eine chronische Mittelohrentzündung mit hartnäckigen Schmerzzuständen einhergeht. Durch spezielle Injektionstechniken und den Einsatz lokaler Betäubungsmittel werden gestörte Regelkreise im Organismus wieder normalisiert.

Nasennebenhöhlenentzündung

Eine Entzündung der Nasennebenhöhlen (Sinusitis) kann sehr unangenehm sein, vor allem dann, wenn sie chronisch verläuft. Häufig besteht zuerst eine Erkältung oder Grippe, die dann von einer akuten bakteriellen Infektion der Nasennebenhöhlen abgelöst wird. Begünstigend wirken anatomische Besonderheiten wie eine Verbiegung der Nasenscheidewand. In einigen Fällen liegt den Beschwerden eine Zahnerkrankung zu Grunde. Aber auch heftiges Schnäuzen kann eine akute Sinusitis hervorrufen.

WAS IST EINE NASENNEBENHÖHLENENTZÜNDUNG?

Nasennebenhöhlen sind mit Schleimhaut ausgekleidete Hohlräume in den Gesichtsknochen des Schädels. Diese Kiefer- und Stirnhöhlen stehen mit der Nase in Verbindung und sorgen für Anfeuchtung und Erwärmung der Atemluft. Daneben reduzieren sie das Gewicht des Schädels und bilden einen Resonanzraum für die Stimme. Eine Entzündung der Nasennebenhöhlen (Sinusitis) entsteht am häufigsten dadurch, dass Sekret aus der Nasenhöhle durch zu heftiges Schnäuzen in die Nebenhöhlen gelangt und sich dort wegen mangelnder Belüftung festsetzt. Die Bakterien finden auf den vorgeschädigten, schlecht belüfteten Schleimhäuten einen idealen Nährboden. Die Schleimhäute der Nasennebenhöhlen entzünden sich, und es bildet sich eitriges, dickflüssiges Sekret, welches schlecht abfließt, so dass die Entzündung leicht chronisch wird. Eine Entzündung der Kieferhöhlen basiert in vielen Fällen auf einer Zahnwurzelentzündung. Aber auch allergische Erkrankungen der Atemwege (→ Allergien) oder eine Verengung der Nase durch → Polypen können die Entwicklung einer Sinusitis begünstigen.

TYPISCHE SYMPTOME

- Verstopfte Nase mit nasaler Stimme
- Kopfschmerzen, Druck in Stirn und Wangen
- mangelnder Geruchssinn
- Schwächegefühl

WIE ERKENNE ICH EINE NASENNEBENHÖHLENENTZÜNDUNG?

Oft ist die eigentliche → Erkältung oder Grippe fast schon ausgestanden, doch die Nase ist nach Tagen immer noch verstopft. Nachts fällt das Atmen durch die Nase besonders schwer, und selbst leise Schläfer werden zu Schnarchern. Beim Schnäuzen kommt ein zäher, grün-gelblicher Schleim zum Vorschein. Typische Begleiterscheinungen sind auch Kopfschmerzen sowie ein Druckgefühl über den Augen und an den Wangen, das sich beim Bücken verstärkt. Der Geruchssinn ist stark beeinträchtigt, die Stimme nasal, und der Appetit ist häufig gering. Auch leichtes Fieber kann auftreten. Im Falle einer Chronifizierung sind die Beschwerden eher schwächer ausgeprägt. Eine chronische Sinusitis, verbunden mit allgemeinem Schwächegefühl, kann jedoch mehrere Monate andauern. Durch den in den Rachen laufenden Schleim gesellt sich häufig auch ein kräftezehrender Reizhusten hinzu.

Der Arzt kann eine Sinusitis mit Hilfe eines durch die Nase eingeführten Endoskops oder mit Hilfe einer Ultraschalluntersuchung diagnostizieren.

WAS KANN DIE SCHULMEDIZIN TUN?

Auch im Falle einer Sinusitis verfügt die Schulmedizin über diverse Behandlungsansätze.

- Abschwellend wirken Nasentropfen und Nasensprays. Diese sollten aber auf Grund der Nebenwirkungen nur über einen möglichst kurzen Zeitraum angewendet werden. Nachts sind sie jedoch sehr hilfreich.
- Wird die Schwellung der Nasenschleimhaut durch eine Allergie (z.B. Heuschnupfen) hervorgerufen, können Ihnen kortisonhaltige Nasensprays helfen.
- Schmerzmittel wie Ibuprofen oder Acetylsalicylsäure (Aspirin) lindern die Kopfschmerzen.
- Antibiotika bekämpfen die bakteriellen Entzündungserreger, sollten aber nur im Notfall eingesetzt werden, wenn alle anderen Maßnahmen ausgeschöpft sind.

Bei einer chronischen Sinusitis durch vergrößerte Rachenmandeln oder Nasenpolypen besteht die Möglichkeit, das Abflusshindernis operativ zu entfernen. Ferner können die Öffnungen von Kiefer- und Stirnhöhlen operativ vergrößert werden, damit das eitrige Sekret abfließt. Auf diese Weise werden die Höhlen besser durchgespült und belüftet.

GESUNDE LEBENSFÜHRUNG

Wenn Sie das Kopfende Ihres Bettes erhöhen, kann der Schleim aus dem höher gelagerten Kopf besser abfließen.

Sorgen Sie zur Schonung der Schleimhäute auch vorbeugend für ausreichende Luftfeuchtigkeit durch feuchte Lappen auf der Heizung, Zimmerpflanzen und Luftbefeuchter. Lüften Sie regelmäßig und gehen Sie täglich nach draußen!

Trinken Sie mindestens 2 Liter Flüssigkeit, das wirkt ausleitend. Geeignet sind vor allem Tee, warmes Wasser oder verdünnte Fruchtsäfte.

Salzhaltige Nasentropfen oder Nasenspülungen mit Salzwasser befeuchten die Nasenschleimhäute, wirken abschwellend und erleichtern so das Atmen.

Alternative Therapien

Die Beschwerden einer Nasennebenhöhlenentzündung können mit natürlichen Mitteln wirkungsvoll gelindert werden, so dass es erst gar nicht zu einer Chronifizierung kommt.

AYURVEDA

Bei einer Sinusitis hilft eine ***Nasya-Behandlung***, um das Kapha zu reduzieren, was auch zur Entgiftung beiträgt. Dabei wird mehrmals täglich warmes Öl mit Kalmus oder mildes Ghee mit der Nase bis zur Stirnhöhle aufgesogen. Diese Behandlung wirkt abschwellend und lässt das Sekret besser abfließen. Ein Dampfbad mit ayurvedischem ***Minzöl*** ist ebenfalls sehr angenehm. Nach dem Dampfbad können Sie eine Kompresse in das Minzölwasser eintauchen und auf Ihren Nacken legen. Entspannen Sie sich so für einige Minuten.

HOMÖOPATHIE

Folgende Heilmittel haben sich zur Behandlung einer Sinusitis bewährt (Hinweise zu Einnahme und Potenzen → Seite 106):

- ***Kalium bichromicum:*** akute Sinusitis mit dickem, fadenziehenden Schleim und punktförmigen Schmerzen, frische Luft bessert die Beschwerden
- ***Luffa:*** eitrige Entzündung mit Fließ- oder Stockschnupfen, brennendem Hals und trockenem Mund, Stirnkopfschmerzen
- ***Mercurius vivus:*** Schüttelfrost und Schweißausbrüche im Wechsel, Kopfschmerzen, gelb-grüner Schleim
- ***Nux vomica:*** Frösteln, Schaudern, Erkältung mit Kopfschmerzen, nachts und im Freien ist die Nase verstopft, am Tag und im Haus Fließschnupfen
- ***Pulsatilla:*** Abgeschlagenheit, Schmerzen oberhalb der Augen und milder gelb-grüner Schleim.

PHYTOTHERAPIE

Ein besonders wirksames Mittel zur Behandlung von Nasennebenhöhlenentzündungen ist das äthe-

RATIONALE PHYTOTHERAPIE

HEILPFLANZEN MIT BELEGTER WIRKSAMKEIT

- Primel und Thymian, als Tropfen in Kombination erhältlich, lösen den Schleim und sind keimtötend.
- Enzian, Sauerampfer und Eisenkraut als Kombination ist ein in Studien erwiesenes und wirkungsvolles Mittel bei Nasennebenhöhlenentzündungen.
- Myrte enthalt ein ätherisches Öl, Myrtol, welches nachweislich entzündungshemmend wirkt und bei Nasennebenhöhlenentzündungen klinisch gute Erfolge erzielt.
- Kapland-Pelargonie (Umckaloabo), als Tropfen mit dem Extrakt aus den Wurzeln, wirkt bei Atemwegsentzündungen unter anderem wegen der antimikrobiellen und abwehrstärkenden Eigenschaften.

rische Öl aus ***Myrte***, das Sie als Kapsel in der Apotheke erhalten.

Eine Abkochung aus ***Thymian, Kamille und Lavendel***, eventuell mit ein paar Tropfen Eukalyptusöl versetzt, eignet sich gut als Dampfbad und lässt die Nasenschleimhäute abschwellen.

Sauerampfer wirkt sekretlösend und lässt die Nasenwege frei werden. Außerdem stärkt er die Abwehrkräfte. Ein Kombinationspräparat aus Sauerampfer mit Enzian, Schlüsselblumenkraut und Holunderblüten gibt es in der Apotheke.

Sehr wirkungsvoll zur Behandlung von Atemwegsinfektionen ist außerdem ein Extrakt der ***Kapland-Pelargonie*** (Umckaloabo).

TRADITIONELLE CHINESISCHE MEDIZIN

Eine Entzündung der Nasennebenhöhlen wird in der chinesischen Medizin als eine Hitzeerkrankung betrachtet. Anhand einer Zungen- und Pulsdiagnose kann der Therapeut feststellen, welches Organ (Lunge, Gallenblase oder Milz) besonders betroffen ist. Die ***Akupunktur*** entsprechender Punkte bringt oft rasche Linderung. Patienten berichten, dass bereits während der Behandlung der unangenehme Druck in den Nebenhöhlen nachlässt. Eine ***Akupressur*** der Punkte direkt neben den Nasenflügeln (Dickdarm 20) und der Hautfalte zwischen Daumen und Zeigefinger (Dickdarm 4) lindert ebenfalls die Beschwerden (Akupressurpunkte → Seite 191).

ERNÄHRUNGSTHERAPIE

Eine gesunde, ***Vitamin-C***-reiche Ernährung mit viel Obst unterstützt das Immunsystem. Ein ***Zinkpräparat*** stärkt zusätzlich Ihre Abwehrkräfte. Heiße ***Hühnersuppe*** wirkt heilend und fördert den Abfluss des Sekrets aus den Nebenhöhlen. Frische, geriebene ***Meerrettichwurzel*** wirkt sowohl heilend wie auch vorbeugend.

Bromelain, ein Enzym aus der Ananas, ist ein natürliches, entzündungshemmendes Mittel.

Bei der Einnahme von Antibiotika sollten Sie jeden Tag ***Milchsäurebakterien*** in Form von probiotischem Joghurt oder als Kapseln zu sich nehmen, um Ihre Darmflora zu unterstützen.

FEINSTOFFLICHE THERAPIEN

Aromatherapie

Inhalieren von ***Eukalyptus-, Kiefernnadel-, Thymian-, Kamillen-, Minz-*** oder ***Teebaumöl*** lindert die Beschwerden (nicht für Kinder unter zwei Jahren geeignet). Reinigen Sie Ihre Nase zusätzlich mit dem ***Öl der Bitterorange*** oder führen Sie eine Gesichtsmassage mit verdünntem Lavendelöl durch.

THERAPEUT

- Dampfinhalationen von heilenden Tees sind sehr zu empfehlen.
- Salzwasser-Nasentropfen und Ölanwendungen der Nase befreien die Atemwege.
- Nehmen Sie reichlich Flüssigkeit zu sich!

MANUELLE THERAPIEN

Zur Entlastung des Druckschmerzes hilft eine ***Druckmassage.*** Dazu massieren Sie Ihr Gesicht, ausgehend von der Gesichtsmitte entlang der Augenbrauen zu den Schläfen, dann von den Nasenflügeln über die Wangenknochen zu den Schläfen und schließlich vom Kinn über die Kieferknochen zu den Schläfen.

PHYSIKALISCHE THERAPIEN

Wiederholte ***Wärmebestrahlung*** mit einer Infrarotlampe lindert oft die Beschwerden, wird aber von einigen Patienten als unangenehm empfunden. Auch ***kalte und warme Kompressen*** im Wechsel auf Nase und Wangen können helfen.

Besuche in einer feuchten, nicht zu heißen ***Sauna*** tun ebenfalls gut.

Tinnitus

Der Tinnitus ist ein häufiges Phänomen – jeder vierte Deutsche macht im Leben mindestens einmal Bekanntschaft mit störenden Ohrgeräuschen. Millionen von Menschen leiden sogar an einem chronischen Tinnitus, verbunden mit Schlafstörungen, Konzentrationsschwierigkeiten und Depressionen. Da die Chance auf eine Heilung mit der Dauer der Erkrankung abnimmt, ist es wichtig, rechtzeitig zu handeln. Die Naturheilkunde kann dabei sehr hilfreich sein.

WAS IST EIN TINNITUS?

Ohrgeräusche ohne akustische Stimulation von außen werden als Tinnitus bezeichnet. Die Störung wird in den meisten Fällen durch andauernden Stress ausgelöst. Das Stresshormon Kortisol führt zur Verengung der Blutgefäße, was eine Durchblutungsstörung des Innenohrs nach sich zieht, die den Stoffwechsel der Hörzellen einschränkt. Die geschädigten Hörzellen übermitteln Signale ans Gehirn, ohne entsprechende Reize zu empfangen. In anderen Fällen verarbeitet das Gehirn die Information der Hörnerven falsch und lässt deshalb Geräuschillusionen entstehen. Für den Betroffenen stellt ein Tinnitus meist eine starke seelische Belastung dar.

WIE ERKENNE ICH EINEN TINNITUS?

Häufig fällt den Betroffenen ein störendes Ohrengeräusch erstmals auf, wenn sie sich entspannen oder einschlafen möchten. Je ruhiger die Umgebung, desto lauter erscheint das Geräusch. Die Qualität des Geräusches kann stark variieren, je nach Ursache und Entstehungsort. Die Palette reicht von Rauschen, Summen, Brummen über Zischen bis hin zu Pfeifen. In vielen Fällen verschwindet das störende Geräusch so plötzlich, wie es entstanden ist. Das ist jedoch nicht immer so: Klingelt, pfeift oder rauscht es im Ohr auch noch nach drei Monaten, so spricht man von einem chronischen Tinnitus. Häufig kommt er in Verbindung mit Schwerhörigkeit, Lärmempfindlichkeit, Schwindel, Störungen des Bewegungsapparats sowie mit Depressionen und Persönlichkeitsveränderungen vor. Der

TYPISCHE SYMPTOME

- Pfeifen oder Rauschen im Ohr
- Schlafstörungen
- Konzentrationsschwierigkeiten

ARZT

- Bei einem akut aufgetretenen Tinnitus sollte die Behandlung möglichst frühzeitig einsetzen, um den besten Erfolg zu haben. Die Chance, einen bereits chronischen Tinnitus zu heilen, ist gering.

Arzt kann in einer Höruntersuchung die Art der Tinnitusgeräusche analysieren und feststellen, ob eventuell eine Ohrenentzündung als Ursache in Frage kommt.

WAS KANN DIE SCHULMEDIZIN TUN?

Je nach Ursache und Entstehungsort greift die Schulmedizin zu folgenden Maßnahmen:

- Bei Durchblutungsstörungen werden durchblutungsfördernde Medikamente verabreicht.
- Ist ein → Bluthochdruck die Ursache für den Tinnitus, so verschwindet dieser in der Regel mit der Senkung des Blutdrucks durch entsprechende Medikamente.
- Bei chronischem Tinnitus können Hörgeräte einen zusätzlichen Hörverlust kompensieren.
- Ein sogenannter Masker im Ohr verursacht Geräusche, die das Tinnitus-Geräusch übertönen.

GESUNDE LEBENSFÜHRUNG

Bewegung und Sport steigern die Durchblutung und sind daher auch bei Tinnitus hilfreich, selbst wenn die Ohrgeräusche zu Beginn der körperlichen Betätigung zunächst etwas lauter erscheinen.

Schlaf- oder Konzentrationsstörungen auf Grund der Ohrgeräusche können mit beruhigender Musik oder durch Geräusche kompensiert werden. Lassen Sie das Radio laufen oder eine Aufnahme von rauschendem Wasser oder Vogelgezwitscher.

Alternative Therapien

In vielen Fällen findet der Hals-Nasen-Ohren-Arzt keine körperliche Ursache für das Entstehen eines Tinnitus. Hier können alternative Heilmethoden zur Linderung der Beschwerden beitragen und das Leben mit den Ohrgeräuschen erleichtern.

HOMÖOPATHIE

Neben einer konstitutionellen Behandlung kommen folgende Mittel für die Akutbehandlung in Frage (Hinweise zu Einnahme und Potenzen → Seite 106):

- ***Chininum sulfuricum:*** Tinnitus mit Schwindel und pulsierenden Kopfschmerzen sowie einem Zucken der Augenlider
- ***Cocculus indicus:*** Getöse in den Ohren wie Wasserrauschen und Schwerhörigkeit
- ***Salicylicum acidum:*** Brausen und Klingen in den Ohren, Schwerhörigkeit und Schwindel
- ***Argentum nitricum:*** Ohrensausen mit Schwindel, Ohrenklingen mit Schwerhörigkeit
- ***Arnica montana:*** Ohrgeräusche als Folge einer Verletzung z.B. Knalltrauma.

PHYTOTHERAPIE

Wenn die Ohrgeräusche infolge einer Durchblutungsstörung auftreten, hilft die Einnahme eines ***Ginkgotees*** oder eines ***Ginkgoextraktes***. Die Droge muss über einen längeren Zeitraum eingenommen werden.

Die tägliche Einnahme von ***Mutterkraut*** wirkt lindernd und vorbeugend, z.B. bei Rezidiven.

Ein Extrakt aus ***Weißdornblättern*** steigert die Durchblutung der Ohren und reduziert dadurch das Ohrensausen.

TRADITIONELLE CHINESISCHE MEDIZIN

Die chinesische Medizin unterscheidet zwei Formen des Tinnitus:

Fülle-Syndrom durch aufsteigendes Leber-Yang. Der Tinnitus setzt plötzlich ein und wird schlechter, wenn der Kopf herunterhängt. In diesem Fall kann ***Akupunktur*** schnell Linderung verschaffen.

RATIONALE PHYTOTHERAPIE

HEILPFLANZEN MIT BELEGTER WIRKSAMKEIT

- Ginkgo, als hochkonzentrierter Trockenextrakt in Tabletten oder Kapseln, fördert Studien zufolge die Durchblutung. Ein Tinnitus, der durch Durchblutungsstörungen ausgelöst wurde, kann daher mit Ginkgo gemildert oder sogar behoben werden.

Die zweite Möglichkeit ist ein Leere-Syndrom durch Nieren-Yin-Mangel: Der Tinnitus setzt langsam ein und lässt nach, sobald der Kopf herunterhängt. Dieser Tinnitus ist hartnäckiger, 15 bis 20 ***Akupunktur***- und ***Moxibustionssitzungen*** zeigen jedoch gute Erfolge, zusammen mit ***Qi Gong*** und der Einnahme von ***Reishipilzen*** (Ganoderma lucidum). Die ***Akupressur*** des Punktes Dreifacher Erwärmer 5, der sich eine halbe Zeigefingerlänge oberhalb des Handgelenks auf der Armoberseite zwischen Elle und Speiche befindet, erhöht die Ohrdurchblutung und kann in beiden Fällen hilfreich sein (Akupressurpunkte → Seite 191).

GANZHEITLICHE ÜBUNGSMETHODEN

Manchen Leuten gelingt Stressbewältigung am besten, wenn sie ihre Körperhaltung verbessern und Körper sowie Geist mit bestimmten Übungen entspannen: ***Alexandertechnik***, ***Feldenkrais***, ***Tai Ji Quan***, ***Qi Gong*** und ***Yoga*** sind daher bei Tinnitus-Patienten zu empfehlen.

ENTSPANNUNG UND MEDITATION

Dem Abbau von Stress kommt beim Tinnitus besondere Bedeutung zu. Hilfreich sind dabei verschiedene Entspannungstechniken sowie das Vermeiden von unnötigem Lärm. Insbesondere ***Autogenes Training*** kann dazu beitragen, den Tinnitus besser zu überhören oder zu ertragen. Auch die Progressive Muskelentspannung erzielt bei der Behandlung von Tinnitus gute Erfolge.

ERNÄHRUNGSTHERAPIE

Versuchen Sie durch vollwertige Ernährung mit ungesättigten Fettsäuren Ihren Cholesterinspiegel zu senken (→ erhöhter Cholesterinspiegel), um eine bessere Durchblutung von Ohren und Gehirn zu erreichen. ***B-Vitamine*** sowie die ***Vitamine A und C*** können ebenfalls helfen. Alkohol, Rauchen und Koffeinkonsum verschlimmern den Tinnitus ebenso wie die übermäßige Einnahme von Aspirin. ***Magnesium*** (300 mg pro Tag) wirkt entspannend auf die Blutgefäße und erhöht dadurch die Durchblutung des Ohres.

FEINSTOFFLICHE THERAPIEN

Aromatherapie

Durchblutungsfördernde Öle wie ***Rosen-***, ***Rosmarin-***, ***Zitronen-*** oder ***Zypressenöl*** sind vor allem als Massageöle hilfreich. Sie können aber auch in die Duftlampe gegeben werden.

Bach-Blütentherapie

Die Blüten ***Beech*** und ***Impatiens*** vermindern Stress und Ungeduld.

Magnetfeldtherapie

Ein relativ neuer Ansatz bei der Tinnitus-Behandlung ist die Magnetfeldtherapie: Ohrengeräusche lassen sich damit teilweise sogar länger anhaltend vermindern, wenn auch nicht abstellen.

THERAPEUT

- Entspannungstechniken wie Autogenes Training oder die Hypnose haben sich besonders zur Verdrängung von Ohrgeräuschen bewährt.
- Sehr erfolgreich sind auch die Akupunkturmethoden der TCM.
- Verzweifeln Sie nicht! Lassen Sie sich von einem Heilpraktiker beraten, welche Therapie für Sie geeignet ist.

PSYCHOTHERAPIE

Um den Tinnitus besser akzeptieren zu können, ist eine ***psychotherapeutische Beratung*** sinnvoll, in deren Rahmen Ängste abgebaut werden. Dadurch reduziert sich auch der Dauerstress, den ständige Ohrgeräusche häufig verursachen. Mit Hilfe von ***Hypnose*** können Tinnitus-Patienten lernen, das Ohrgeräusch zu verdrängen.

WEITERE THERAPIEMÖGLICHKEITEN

Die erfolgreiche ***Tinnitus-Retraining-Therapie*** (TRT) basiert darauf, dass wir in der Lage sind, Geräusche nur unbewusst wahrzunehmen, d.h. sie nicht in unser Bewusstsein vordringen zu lassen. In ca. 6 Therapiestunden »lernt« das Gehirn die unangenehmen Geräusche beim Übergang vom Unbewussten zum Bewussten zu blockieren.

➤ ALTERNATIVE THERAPIEN ZUR BEHANDLUNG VON ATEMWEGEN, AUGEN UND OHREN

Die großen Heilsysteme • AYURVEDA • HOMÖOPATHIE • PHYTOTHERAPIE • TRADITIONELLE CHINESISCHE MEDIZIN eignen sich bei allen hier genannten Erkrankungen zur Vorsorge, Nachsorge und in vielen Fällen auch zur Behandlung. Darüber hinaus können Ihnen die folgenden Alternativen Therapien helfen:

Beschwerden	Entspannungstechniken	Ernährungstherapie	Feinstoffliche Therapien	Ganzheitliche Übungsmethoden	Manuelle Therapien	Physikalische Therapien	Reiz- und Regulationstherapie	Psychotherapie
Asthma	●●●	●	●	●●	●		●●	●●
Augenerkrankungen	●●●	●			●			
Bindehautentzündung			●●			●●		
Erkältung		●●	●●			●●	●●	
Lungenentzündung		●●	●●		●	●●		
Mandelentzündung		●	●●			●●●		
Mittelohrentzündung		●	●●		●	●●●		
Nasennebenhöhlenentzündung		●	●●		●	●●	●●	
Tinnitus	●●●	●●	●●●	●●	●			●●

●●● sehr gut geeignet, vielfach angewendet; ●● gut geeignet, oft angewendet; ● geeignet, gelegentlich angewendet

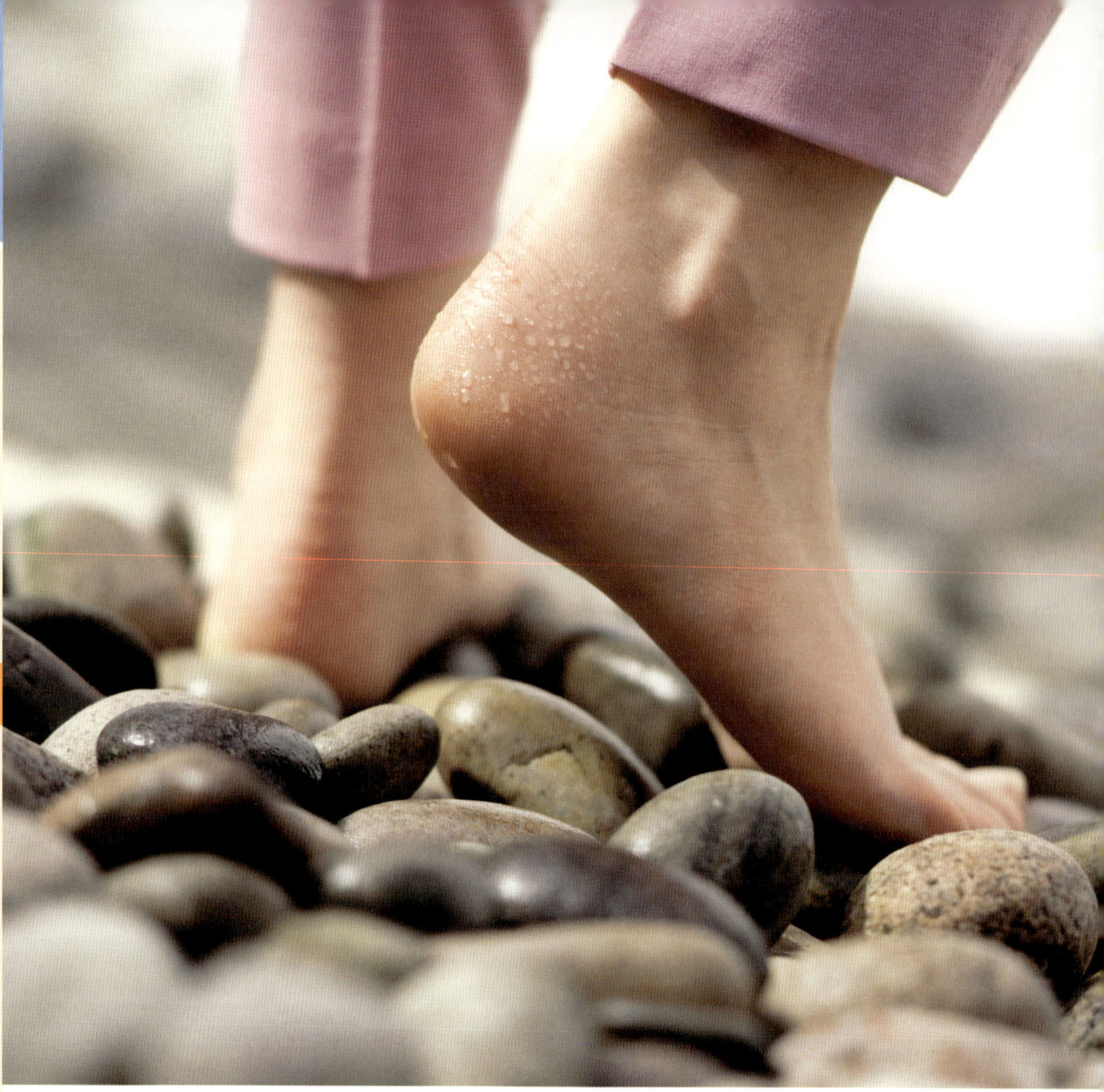

Bewegungsapparat

Knochen, Muskeln, Sehnen und Gelenke machen unseren Körper mobil. Sind wir in unseren alltäglichen Bewegungen eingeschränkt, führt dies zu einer deutlichen Beeinträchtigung unseres Lebens. Das wird uns schlagartig klar, wenn wir durch einen Knochenbruch für einige Zeit zur Ruhe gezwungen sind. Schlimmer als ein Bruch, der meist schnell und folgenlos verheilt, sind die chronischen Erkrankungen, die zu einer schleichenden Einschränkung der Beweglichkeit führen. Eine gesunde Lebensweise mit ausreichend Bewegung sorgt dafür, dass es erst gar nicht so weit kommt.

WIE FUNKTIONIERT DER BEWEGUNGSAPPARAT?

Über 200 verschiedene Knochen geben uns Halt und Struktur. Beweglich wird unser Körper durch Muskeln, Sehnen und Gelenke. Der Befehl zur Kontraktion der Muskeln geht vom Gehirn aus und wird über motorische Nervenbahnen an das jeweilige Zielorgan übermittelt. Umgekehrt erhält das Gehirn seine Informationen von sensorischen Nerven. Auf diese Weise ist unser Körper zu schnellen Reaktionen und sehr differenzierten Bewegungsabläufen in der Lage.

Knochen

Knochen bestehen zu etwa 65 % aus Hydroxylapatit, einer Calciumverbindung, die von bestimmten Knochenzellen, den Osteoblasten, gebildet wird. Die Nährstoffversorgung der Knochenzellen erfolgt über die Blutgefäße, die die Knochen wie ein feines Gespinst durchziehen. Im Inneren der größeren Knochen gibt es Hohlräume, in denen sich Knochenmark befindet, das für die Blutbildung verantwortlich ist. Außen sind die Knochen von einer Knochenhaut (Periost) umgeben, die sehr schmerzempfindlich ist.

Gelenke

Für die Beweglichkeit der Knochen sorgen die Gelenke. Damit die Knochenenden nicht aneinander reiben, sind sie mit einer Knorpelschicht überzogen. Wenn sich diese schützende Schicht durch Überbeanspruchung oder einseitige Belastung abnutzt, führt dies zu schmerzhaften degenerativen Gelenkerkrankungen (→ Arthrose). Einen zusätzlichen Schutz bietet die Gelenkkapsel, sie ist mit einer Innenhaut ausgekleidet, die eine Flüssigkeit (Synovialflüssigkeit) produziert, die den Knorpel mit Nährstoffen versorgt und das Gelenk schmiert. Bei der rheumatoiden Arthritis (→ Rheuma und Arthritis) entzündet sich die Innenhaut und bildet Wucherungen, die zur Bewegungseinschränkung des betreffenden Gelenks führen.

Muskeln

Muskeln bestehen aus länglichen Muskelzellen, die wiederum zu Faserbündeln zusammengefasst sind. Der Muskel führt Bewegungen aus, indem er sich verkürzt (Kontraktion) und anschließend wieder dehnt (Erschlaffung). Sowohl die Kontraktion als auch die Erschlaffung des Muskels sind energieabhängig. Wenn daher ein Muskel bei Überbeanspruchung nicht mehr erschlafft, ist die Folge ein Muskelkrampf.

ERKRANKUNGEN DES BEWEGUNGSAPPARATS

Zwar kann Überbeanspruchung zu vorzeitigem Gelenkverschleiß führen, doch die meisten Erkrankungen des Bewegungsapparates entstehen durch einen Mangel an Bewegung. Leider sind in der heutigen Gesellschaft die meisten Berufe mit einer sitzenden Tätigkeit verbunden, dazu belastet Übergewicht das Knochengerüst. Das kann zu Haltungsschäden und chronischen → Rückenproblemen führen. Ein dauerhafter Bewegungsmangel fördert zudem die Entwicklung einer → Osteoporose.
Das andere Extrem ist einseitiger Leistungssport, der den Halteapparat überbelastet und dadurch zu ähnlichen Krankheitsbildern führt. Achten Sie beim Sport auf Sicherheit: Viele Sportunfälle führen zu → Knochenbrüchen oder zu → stumpfen Verletzungen, die Sie unter Umständen wochenlang außer Gefecht setzen.

Arthrose

Arthrose (Arthrosis deformans) ist eine echte Volkskrankheit: Im Alter sind sehr viele Menschen davon betroffen. Die Abnutzung und damit Zerstörung des Knorpels vor allem in Hüft-, Knie- und Fußgelenken kann starke Schmerzen verursachen und die Lebensqualität massiv einschränken. Naturheilverfahren können die Abnutzungen zwar nicht mehr rückgängig machen, sie helfen jedoch, dass der Zustand nicht schlimmer wird und dass die Beweglichkeit erhalten bleibt.

WAS IST ARTHROSE?

Wenn Gelenke ein Leben lang immer die gleichen Bewegungen ausführen müssen, ist die schützende Knorpelschicht irgendwann abgenutzt und verbraucht. Aber auch bei jüngeren Menschen kann eine Überbelastung eines Gelenks, z.B. durch Leistungssport, eine frühzeitige Abnutzung des Knorpels hervorrufen, wodurch das Gelenk auf die Dauer geschädigt und die Bewegung schmerzhaft wird. Wenn der Knorpel verschlissen ist, reiben die Knochenenden ungeschützt aufeinander, was zu Entzündungen sowie zu einer Verdichtung und Verformung der Knochen führt.

Am häufigsten betroffen sind die Wirbelsäule sowie Hand-, Fuß-, Hüft- oder Kniegelenke. Oft führen Übergewicht, Schonhaltungen oder falsche Bewegungsmuster zu einer unnötigen Belastung der Gelenke. Auch Skelettfehlbildungen wie O- und X-Beine können eine Arthrose begünstigen. Außerdem führt Bewegungsmangel zu einer geringeren Produktion von Gelenkschmiere und damit zu einer Unterversorgung des Knorpels mit Nährstoffen, was dessen frühzeitigen Abbau zur Folge hat.

WIE ERKENNE ICH ARTHROSE?

Verspüren Sie Anlaufschmerzen, wenn Sie nach längerer Ruhe ein Gelenk belasten und bewegen? Haben Sie Schmerzen in den Kniegelenken beim Treppensteigen? Dies könnten erste Anzeichen einer Arthrose sein. Im fortgeschrittenen Stadium schmerzen die betroffenen Gelenke bei jeder Bewegung, später auch in der Ruhe. Zusätzlich können bei Belastung durch das Aufeinanderreiben der Knochen knirschende Geräusche auftreten. Mittels Röntgenaufnahme kann der Orthopäde feststellen, wie weit die Arthrose fortgeschritten ist.

WAS KANN DIE SCHULMEDIZIN TUN?

Die Schulmedizin verfügt über eine ganze Reihe möglicher Maßnahmen, die je nach Schweregrad eingesetzt werden.

- Schmerzmittel können starke Gelenkschmerzen lindern.
- In das Gelenk gespritztes Kortison hemmt die Entzündung, die Wirkung lässt allerdings nach etwa drei Monaten nach.
- Zum Schutz des Knorpels wird Hyaluronsäure, Hauptbestandteil der Gelenkschmiere, in das betroffene Gelenk gespritzt.
- Bei der relativ neuen Orthokintherapie bekommt der Betroffene mit einer speziellen Spritze Blut abgenommen. In dieser Blutprobe werden die weißen Blutkörperchen angeregt, eine große Menge körpereigener Antizytokine zu bilden. Diese Botenstoffe, die als natürliche Entzündungshemmer wirken, werden aufgereinigt und in mehreren Sitzungen direkt ins Gelenk gespritzt. Dadurch soll der weitere Knorpelabbau verhindert werden. Diese Therapie,

TYPISCHE SYMPTOME

- Anlaufschmerzen bei Gelenkbewegung
- Gelenkschmerzen vor allem bei Belastung
- Knirschen der Gelenke bei Belastung

die alle zwei bis drei Jahre wiederholt werden muss, ist keine Kassenleistung.

- Bei starken Beschwerden besteht die Möglichkeit, in das betroffene Gelenk (meist Hüfte oder Knie) operativ eine Endoprothese einzusetzen. Die Lebensdauer dieser künstlichen Gelenke ist auf etwa 15 Jahre beschränkt.
- Selten wird eigener Knorpel aus den umliegenden anatomischen Strukturen auf die beschädigten Gelenkflächen verpflanzt (Autoarthroplastik).

GESUNDE LEBENSFÜHRUNG

Falls Sie ein paar Pfunde zu viel auf die Waage bringen, sollten Sie Ihr Gewicht reduzieren, da Übergewicht die Gelenke zusätzlich belastet.
Viele Patienten vermeiden wegen der Schmerzen jede unnötige Bewegung. Das sollten Sie nicht tun! Bewegung führt zur besseren Versorgung des Knorpels mit Synovialflüssigkeit und Nährstoffen. Gut geeignet sind gelenkfreundliche Sportarten wie Schwimmen oder Fahrradfahren.

Alternative Therapien

Die alternativen Therapien sind meist darauf ausgerichtet, die Durchblutung und damit die Versorgung des Knorpels mit wichtigen Nährstoffen zu verbessern, um so den Knorpelabbau zu verlangsamen. Aber auch zur Schmerzlinderung gibt es einige Therapieansätze, die das Leben mit der Arthrose erträglicher machen.

HOMÖOPATHIE

Folgende Mittel helfen Ihnen bei akuten Gelenkschmerzen (Hinweise zu Einnahme und Potenzen → Seite 106):

- ***Dulcamara D12:*** Verschlechterung durch kaltes Wetter
- ***Rhus toxicodendron D12:*** Anlaufschmerzen, die sich bei fortgesetzter Bewegung bessern
- ***Medorrhinum D12:*** Beschwerden in den Fingergelenken
- ***Hapargophytum D6:*** Beschwerden der Hüfte und der Wirbelsäule.

Schüßler-Salze

Calcium fluoratum D12, Calcium phosphoricum D6 und ***Silicea D12*** im täglichen Wechsel je 3-mal täglich 2 bis 5 Tabletten. Die Therapie muss über mehrere Monate durchgeführt werden.

PHYTOTHERAPIE

Brennnesselkraut, Löwenzahnkraut und ***Teufelskrallenwurzel*** wirken stoffwechselanregend und schmerzstillend und können sowohl als Tee als auch in Form eines Standardpräparats eingenommen werden. ***Weidenrinde*** und ***Mädesüßblüten*** wirken schmerzlindernd und entzündungshemmend, da sie Salicylsäure enthalten, ähnlich dem Wirkstoff von Aspirin. Hier ein bewährtes Teerezept (Hinweise zur Teezubereitung → Seite 135):
20 g Brennnesselkraut
20 g Löwenzahnwurzel und -kraut
20 g Mädesüßblüten
40 g Teufelskrallenwurzel.
Eine vierwöchige ***Wacholderbeerenkur*** verbessert die Versorgung der Gelenke (nicht bei Nierenschwäche anwenden). Bei einer Saftkur nehmen Sie morgens, mittags und abends je 1 EL Wacholdersaft ein. Verwenden Sie die getrockneten Beeren, dann zerkauen Sie am ersten Tag morgens, mittags und abends je eine Beere und erhöhen diese Dosis jeden Tag um je eine Beere, bis Sie 3-mal täglich 15 Beeren zu sich nehmen. Dann kehren Sie das Schema um und reduzieren die Einnahme jeden Tag um je eine Beere. Wacholder sollten Sie nicht länger als

RATIONALE PHYTOTHERAPIE

HEILPFLANZEN MIT BELEGTER WIRKSAMKEIT

- Teufelskralle: In mehreren Studien führte die Einnahme von Teufelskrallenwurzel zu nachlassenden Schmerzen und erhöhter Beweglichkeit bei Arthrose-Patienten.

sechs Wochen einnehmen, da eine längere Einnahme zur Reizung der Nieren führen kann.
Zur Durchblutungsförderung empfehlen sich ***Heublumensäckchen als Auflage*** (Achtung, nicht für Pollenallergiker geeignet!). Auch Umschläge mit ***Arnikatinktur*** oder ***Beinwellsalbe*** sind hilfreich, besonders bei entzündeten Gelenken.
Ebenfalls durchblutungsfördernd sind Präparate, die ***Chili*** (Capsicum) enthalten, z.B. als Salbe zum Einreiben oder als beschichtetes Pflaster.

TRADITIONELLE CHINESISCHE MEDIZIN

Die Behandlung von Gelenkbeschwerden ist eine Domäne der ***Akupunktur***. Prinzipiell werden Schmerzen als eine Stagnation von Blut und Qi betrachtet, die es zu lösen gilt. Wie in mehreren Studien nachgewiesen wurde, führt das Einstechen der Akupunkturnadeln in die Nähe des betroffenen Gelenks zu einer Verbesserung der Mikrozirkulation und damit im Falle der Arthrose zu einer verbesserten Versorgung des Gelenkknorpels.

ERNÄHRUNGSTHERAPIE

Bestimmte Nahrungsergänzungsmittel, ***Chondroprotektiva***, bieten einen gewissen Knorpelschutz. Sie enthalten Substanzen, die der Körper zum Aufbau von Knorpelmasse benötigt. Dazu zählen: Chondroitinsulfat, Glukosaminsulfat, Hyaluronsäure, Kollagenhydrolysat und Methylsulfonylmethan. Besonders bekannt sind ***Grünlippmuschel-Extrakte***, die reich an diversen Knorpelbausteinen sind. Diese Präparate erzielen sehr gute Erfolge bei der Behandlung von Arthrose!

FEINSTOFFLICHE THERAPIEN

Magnetfeldtherapie

Durch das Anlegen schwacher Magnetfelder wird der Stoffwechsel der Knorpelzellen angeregt. Eine derzeit noch laufende Studie untersucht die Wirksamkeit der Magnetfeldtherapie bei der Behandlung von Arthrose.

GANZHEITLICHE ÜBUNGSMETHODEN

Sowohl die ***Feldenkrais-Methode*** als auch die ***Alexandertechnik*** können Ihnen helfen, belastende Bewegungsmuster zu erkennen und zu verändern. Auch regelmäßige ***Yoga-Übungen*** führen zur Verbesserung der Beschwerden.

MANUELLE THERAPIEN

Falls Ihre Gelenke infolge der Arthrose unbeweglich und steif werden, können verschiedene manuelle Therapien dazu beitragen, die Beweglichkeit zurückzuerlangen. Besonders zu empfehlen sind die ***Dorn-Breuss-Methode*** bei Wirbelsäulenproblemen und ***Rolfing***, um Fehlhaltungen zu korrigieren.

PHYSIKALISCHE THERAPIEN

Den meisten Patienten bringen Wärmeanwendungen Erleichterung, da sie die Durchblutung steigern. Auch ***Fangopackungen*** oder ***Moor-, Heublumen-*** und ***Rosmarinbäder*** verbessern die Durchblutung.
Bei Arthrose in den Fingergelenken hat sich das Kneten von ***körperwarmem Ton*** oder Lehm bewährt. Sehr angenehm sind auch regelmäßige Fingerübungen in ***angewärmtem Sand*** – besonders dann, wennn die Gelenke am Morgen unbeweglich und schmerzhaft sind.

REIZ- UND REGULATIONSTHERAPIEN

Reiztherapien wie trockenes ***Schröpfen***, ***Eigenbluttbehandlung*** und ***Blutegeltherapie*** sind bei der Behandlung von Arthrose sehr erfolgreich, da sie zu einer Verbesserung der Durchblutung führen. Besonders die entzündungshemmende Blutegeltherapie bringt vielen Patienten Linderung.

Fibromyalgie

Menschen, die an Fibromyalgie erkrankt sind, haben meist eine lange Odyssee an Arztbesuchen hinter sich, da die Ursache für ihre Beschwerden unklar ist. Es wird geschätzt, dass ungefähr zwei Prozent der Weltbevölkerung unter Fibromyalgie leiden – zu 80 Prozent Frauen zwischen dem 20. und 50. Lebensjahr. Im Alter bessern sich die Symptome oft. Obwohl die Erkrankung weltweit vorkommt, wird sie noch nicht von allen Ärzten als eigenständiges Krankheitsbild anerkannt.

WAS IST FIBROMYALGIE?

Das Fibromyalgie-Syndrom ist ein komplexes Krankheitsbild, das durch generalisierte Schmerzen in Bindegewebe, Muskeln, Sehnen und Knochen gekennzeichnet ist. Dazu kommen oft psychische Störungen, Depressionen und chronische Müdigkeit. Die Ursachen der Fibromyalgie sind weitgehend unbekannt. Oft tritt diese Krankheit jedoch familiär gehäuft auf. Möglicherweise führt, wie beim arthritischen → Rheuma, eine Autoimmunreaktion zu den Beschwerden. Daher wird das Fibromyalgie-Syndrom zu den rheumatischen Erkrankungen gezählt. Vieles deutet jedoch darauf hin, dass die chronischen Schmerzen auf einer gestörten Schmerzempfindung beruhen, die ihren Ursprung im Gehirn hat.

WIE ERKENNE ICH FIBROMYALGIE?

Wenn Sie Schmerzen haben, für die es keine Ursache zu geben scheint; wenn Sie Schwellungen spüren, die man nicht sieht; wenn Sie sich erschöpft fühlen und Ihnen Schlaf keine Erholung bringt, dann könnte Fibromyalgie die Ursache Ihres Leidens sein. Bisher gibt es keine objektiven Messverfahren, um ein Fibromyalgie-Syndrom zu diagnostizieren – im Gegenteil: Laborwerte und andere Untersuchungen zeigen keine krankhaften Veränderungen. Daher führt diese Erkrankung nach wie vor ein Schattendasein und wird oft als psychosomatische Störung abgetan. Erfahrene Rheumatologen können jedoch anhand der Schmerzhaftigkeit von bestimmten Druckpunkten (»tender points«) eine Diagnose stellen.

WAS KANN DIE SCHULMEDIZIN TUN?

Leider gibt es bislang keine wirkungsvollen schulmedizinischen Präparate, um den Patienten dauerhaft die Schmerzen zu nehmen.

- Schmerzmittel werden eingesetzt, um die Beschwerden zu lindern.
- Antidepressiva zeigen bei der Hälfte der Patienten eine positive Wirkung, und das schon in geringer Dosierung.
- Neuerdings wird der Einsatz von 5-HT3-Antagonisten getestet, die in der Vergangenheit als Antibrechmittel in der Tumortherapie eingesetzt wurden.

TYPISCHE SYMPTOME

- Reißende, ziehende Schmerzen in Muskeln, Sehnen, Bindegewebe, Knochen
- Schlafstörungen, Abgeschlagenheit
- kalte Hände und Füße
- Reizmagen, Reizdarm
- Depressionen

ARZT

- Wenn Sie den Verdacht haben, an Fibromyalgie zu leiden, suchen Sie einen Spezialisten (Rheumatologen) auf.
- Die Diagnosestellung ist nicht einfach und erfordert viel Erfahrung mit der Erkrankung, die ein Hausarzt für gewöhnlich nicht hat.

- Durch Elektrostimulation des Rückenmarks mit Hilfe eines implantierten Schrittmachers verspüren die Patienten ein angenehmes Kribbeln an Stelle der Schmerzen.

Alternative Therapien

Da das Fibromyalgie-Syndrom immer noch ein Stiefkind innerhalb der Schulmedizin ist, weichen viele Patienten mit Erfolg auf alternative Therapiekonzepte aus. Besonders die chinesische Medizin verzeichnet sehr gute Erfolge bei der Behandlung von Fibromyalgie.

HOMÖOPATHIE

Bei akuten Schmerzzuständen wird ***Formicain*** und ***Nux vomica*** in einer Tiefpotenz in die Haut des betroffenen Gebietes gespritzt, man nennt diese Injektionstechnik »Quaddeln«.

Für eine dauerhafte Besserung der Beschwerden ist eine konstitutionelle Behandlung nötig.

Folgende Mittel können bei akuten Beschwerden eingenommen werden (Hinweise zu Einnahme und Potenzen → Seite 106):

- ***Ammonium carbonicum D12:*** Abgeschlagenheit und große Schwäche
- ***Bryonia D12:*** ziehende und reißende Muskelschmerzen
- ***Magnesium carbonicum D12:*** Übererregbarkeit und Misslaunigkeit, Schlafstörungen, Krämpfe und Muskelschmerzen.

PHYTOTHERAPIE

Da das Fibromyalgie-Syndrom auch eine rheumatische Komponente besitzt, sollten Sie sich ergänzend die phytotherapeutischen Empfehlungen im Kapitel → Rheuma (Seite 434) durchlesen.

Die ***Rinde des Chinabaumes***, der hohe Dosen Chinin enthält, wirkt schmerzlindernd und muskelentspannend. Eine Chinarindentinktur erhalten Sie nur in Apotheken, die selbst pflanzliche Tinkturen ansetzen. Sie können diese aber auch selbst herstellen. Präparate aus synthetischem Chininsulfat gibt es in jeder Apotheke.

Die mit dem Fibromyalgie-Syndrom häufig einhergehenden Depressionen können mit einem ***Johanniskrautpräparat*** gelindert werden.

TRADITIONELLE CHINESISCHE MEDIZIN

Nach chinesischer Auffassung liegen die Ursachen der Erkrankung in einem Yin-Mangel. In der Therapie stehen Heilpflanzen bzw. Heilpilze (z.B. der ***Reishipilz***, Ganoderma lucidum) im Vordergrund. Durch ***Akupunktur*** spezieller Punkte wird das Yin gestärkt. Von vielen Patienten wird die ***Moxibustion*** der schmerzhaften »tender points« zur Lösung von Verspannungen als sehr angenehm empfunden. Auch die ***Ohrakupunktur*** führt in vielen Fällen zu guten Erfolgen.

ERNÄHRUNGSTHERAPIE

Es häufen sich Untersuchungen, wonach eine ***vegetarische Ernährung***, die reich an Ballaststoffen, Vitaminen und Mineralien ist, die Beschwerden lindert. Da der Magen-Darm-Trakt bei Fibromyalgie-Patienten häufig gereizt ist, empfiehlt sich zu Beginn der Nahrungsumstellung eine ***Schonkost***.

Um der Verspannung und Verkrampfung der Muskulatur entgegenzuwirken, sollten Sie täglich 300 bis 600 mg ***Magnesium*** zu sich nehmen. Magnesiumreiche Lebensmittel sind z.B. Soja, Weizenkleie oder Sonnenblumenkerne.

Bei vielen Fibromyalgie-Patienten ist ein Mangel an der Aminosäure ***Tryptophan*** nachgewiesen worden. Viel Tryptophan ist beispielsweise in Sonnenblumenkernen enthalten.

Besonders gute Resultate bei der Behandlung der Fibromyalgie werden mit der aktivierten Aminosäure ***S-Adenosylmethionin (SAM)*** erzielt. Sie wirkt nicht nur antientzündlich, sondern auch antidepressiv. Dies konnte in mehreren Studien belegt werden. Leider ist dieses Nahrungsergänzungsmittel in Deutschland nicht auf dem Markt, kann aber über das Internet bezogen werden.

FEINSTOFFLICHE THERAPIEN

Aromatherapie

Geranium, Jasmin und ***Lavendel*** wirken entspannend und beruhigend. Verschiedene ätherische Öle wie ***Minz-, Fichtennadel-*** oder ***Rosmarinöl*** lindern, äußerlich aufgetragen, den Schmerz.

Bach-Blütentherapie

Bach-Blüten eignen sich besonders zur Behandlung der psychischen Komponente des Fibromyalgie-Syndroms:

- *Aspen:* gegen unbestimmte Ängste
- *Gorse:* bei dem Gefühl, nie mehr gesund zu werden
- *Impatiens:* bei Nervosität und Unruhe
- *Mustard:* bei Depressionen
- *Vervain:* bei Anspannung und Verspannung.

Reiki

Reiki-Behandlungen sind eine sehr kraftvolle und tiefgehende Möglichkeit, Ihre Beschwerden zu lösen. Sie werden während und nach der Behandlung eine tiefe Entspannung empfinden und sich gestärkt und erfrischt fühlen. Die Muskeln entspannen sich, die Schmerzen gehen zurück, und die Seele wird in Balance gebracht.

ENTSPANNUNG UND MEDITATION

Da die Schlafstörungen und die ständigen Schmerzen zu einer erheblichen nervlichen Belastung führen, sollten Sie etwas für Ihre Entspannung tun. Vor allem die ***Progressive Muskelentspannung*** nach Jacobson reduziert die Schmerzen und trägt zur Besserung Ihres Allgemeinbefindens bei.

THERAPEUT

- **Die chinesische Medizin verzeichnet bei der Fibromyalgie gute Erfolge und bringt vielen Patienten Linderung oder sogar Heilung.**
- **Daneben sollten Sie sich psychotherapeutische Unterstützung suchen. Eine Therapie hilft Ihnen, mit Ihrer Krankheit umgehen zu lernen.**

PHYSIKALISCHE THERAPIE

Ob Wärme oder Kälte Erleichterung bringt, ist von Patient zu Patient unterschiedlich. Einigen Menschen helfen ***warme Bäder*** oder ***Saunagänge***, da sie zur Entspannung der Muskulatur führen. Anderen bringt die Behandlung in einer ***Kältekammer*** Erleichterung. Dabei halten sich die Patienten in Badebekleidung für 0,5 bis 3 Minuten in einer Kammer bei minus 110 °C auf. Dieser Kälteschock führt zu einer mehrere Wochen andauernden Hemmung des Schmerzempfindens.

Durch die Stimulation von Nerven in den schmerzenden Körperpartien mit Hilfe von ***TENS*** (transkutane elektrische Nervenstimulation) wird die Muskulatur entspannt und der Schmerz gelindert. Durch aufgelegte »Pads« werden leichte Stromstöße zur Reizung der Unterhautnerven verabreicht.

PSYCHOTHERAPIE

Eine psychotherapeutische Unterstützung ist bei einer Fibromyalgie-Erkrankung sehr wichtig. Viele der Patienten haben zusätzlich zu den ständigen Schmerzen mit Depressionen, Angstgefühlen und seelischem Stress zu kämpfen. Verschiedene Formen der Psychotherapie, wie ***Gesprächs- oder Gestalttherapie,*** können hier sehr hilfreich sein.

Wie bei anderen rheumatischen Erkrankungen können auch beim Fibromyalgie-Syndrom traumatische Ereignisse der Auslöser der Krankheit sein. Im Rahmen einer ***Trauma-Therapie*** werden mögliche Ursachen aufgedeckt und behandelt.

Knochenbrüche

Die Knochen bilden das Grundgerüst unseres Körpers, geben ihm Festigkeit und Struktur. Durch ihren Aufbau sind die Knochen zwar hart und widerstandsfähig, doch gleichzeitig besitzen sie auch eine gewisse Elastizität, um Stürze oder Schläge abzufedern. Ein ausreichend mineralisierter Knochen bricht erst bei extremer Belastung. Die Folge ist meist eine mehrwöchige Einschränkung der Beweglichkeit. Während dieser Zeit heilt der Bruch in der Regel ganz von alleine.

WAS IST EIN KNOCHENBRUCH?

Die Unfallchirurgen unterscheiden verschiedene Formen eines Knochenbruchs (Fraktur): Bricht ein Knochen in zwei Teile, handelt es sich um einen einfachen Bruch, der zumeist gut abheilt. Schwieriger ist die Heilung bei so genannten Mehrfragment- oder Trümmerbrüchen, bei denen der Knochen in mehrere Teile zerbrochen ist. Dagegen ist die nur im Wachstumsalter auftretende Grünholzfraktur ein unvollständiger Biegungsbruch, bei dem die Knochenhaut ganz oder teilweise erhalten bleibt. Diese Brüche heilen im Allgemeinen schnell und folgenlos ab. Entsteht hingegen bei einem Bruch eine Wunde, so dass Teile des Knochens hervortreten, spricht man von einem offenen Bruch. Hier besteht die Gefahr einer bakteriellen Infektion.

Die Heilung eines Knochenbruchs dauert je nach Alter des Patienten und Art der Verletzung drei bis sechs Wochen, bei komplizierten Brüchen auch länger. Bei älteren Menschen kann eine Veränderung der Knochenstruktur (→ Osteoporose) zu häufigen Knochenbrüchen führen, die in diesem Alter meist nur langsam abheilen.

WIE ERKENNE ICH EINEN KNOCHENBRUCH?

Während ein offener Bruch eindeutig zu erkennen ist, bleibt bei einer geschlossenen Fraktur die Verletzung unter der Haut verborgen. Meist kommt es jedoch sehr schnell zu einem deutlichen Anschwellen des betroffenen Körperteils in Verbindung mit starken Schmerzen. Dies kann jedoch auch bei einer Prellung oder Muskelüberdehnung der Fall sein und ist kein sicheres Zeichen für einen Bruch. Eindeutige Hinweise auf eine Fraktur sind Fehlstellungen von Gliedmaßen, hörbar und fühlbar aufeinander reibende Knochen und eine abnorme Beweglichkeit der betroffenen Extremität. Treten diese eindeutigen Symptome nicht auf, kann nur eine Röntgenaufnahme Klarheit bringen.

WAS KANN DIE SCHULMEDIZIN TUN?

Wenn sich die Knochensegmente bei einem Bruch nicht verschoben haben, reicht eine Ruhigstellung mittels Gips- oder Kunststoffverband.

Manche Brüche müssen erst vom Arzt gerichtet werden, d.h., die Knochen müssen in ihre Ursprungsposition zurückgedrückt werden.

TYPISCHE SYMPTOME

- Schmerzen an der Bruchstelle
- Schwellung, Bluterguss
- eingeschränkte oder abnorme Beweglichkeit
- spürbares Aufeinanderreiben der Knochen
- Fehlstellung des betroffenen Körperteils

Bei komplizierten Brüchen werden die zerborstenen Knochenstücke mit Schrauben, Platten und Nägeln fixiert, bis sie geheilt sind. Im Falle eines offenen Bruchs muss die entstandene Verletzung der Muskulatur genäht werden.

Alternative Therapien

Obwohl ein Knochenbruch immer in ärztliche Behandlung gehört, können alternative Therapien den Genesungsprozess unterstützen.

HOMÖOPATHIE

Homöopathika helfen gegen die Nebenwirkungen des Unfalls und unterstützen die Heilung. (Hinweise zu Einnahme und Potenzen → Seite 106.)

- ***Aconitum:*** wenn der Bruch durch einen Unfall entstanden ist und der Betreffende unter Schock steht
- ***Arnica:*** gegen die ersten Schmerzen und zur Linderung des Blutergusses
- ***Symphytum:*** zur Unterstützung der Heilung.

Schüßler-Salze

Calcium fluoratum D6, Calcium phosphoricum D6 und ***Silicea D6*** unterstützen die Knochenheilung.

PHYTOTHERAPIE

Pflanzen mit ***Arnika*** und ***Beinwell*** können in Form von Salben zur unterstützenden Behandlung geschlossener Brüche verwendet werden.
Zusätzlich sollten Sie Kräutertees mit hohem Calcium- und Siliziumgehalt (z.B. ***Zinnkraut*** und ***Brennnesselkraut***) trinken, wodurch die Knochenkallusbildung angeregt wird.

ERNÄHRUNGSTHERAPIE

Während der Heilung eines Knochenbruchs braucht Ihr Körper vermehrt ***Calcium*** und ***Magnesium***: die Bausteine der Knochensubstanz. Wenn Sie viel Sojaprodukte, Nüsse und Spinat essen, nehmen Sie beides in genügender Menge auf. Eine Alternative wären Brausetabletten aus der Apotheke.

FEINSTOFFLICHE THERAPIEN

Aromatherapie

Zur Entspannung bei starken Schmerzen können Sie ***Lavendelöl*** in der Duftlampe verdunsten lassen. Ätherisches Öl aus ***Thymian, Rosmarin*** oder ***Majoran*** in Form einer Kompresse lindert die ersten Schmerzen.

Bach-Blütentherapie

Als Sofortmaßnahme nach einem Sturz oder Unfall sind ***Rescue-Tropfen*** zu empfehlen.

MANUELLE THERAPIEN

Die Beweglichkeit des gebrochenen Körperteils kann nach Abheilung des Bruchs durch verschiedene manuelle Therapien wiederhergestellt werden. Mit Hilfe der ***manuellen Lymphdrainage*** wird die starke Schwellung (Ödem) behandelt. Schon nach wenigen Sitzungen geht die Schwellung deutlich zurück, und die Beweglichkeit des betroffenen Körperteils nimmt zu. Besonders die ***Osteopathie*** stellt mit ihrem ganzheitlichen Ansatz eine sehr tiefwirkende Therapieform dar, die auch starke Bewegungseinschränkungen zu lösen vermag.

REIZ- UND REGULATIONSTHERAPIEN

Eigenbluttherapie

Die Behandlung von Knochenbrüchen ist eine klassische Anwendung der Eigenbluttherapie: Der Berliner Arzt August Bier hatte Anfang des 20. Jahrhunderts entdeckt, dass Knochenbrüche besser heilen, wenn sich in der Nähe des Bruchs ein Bluterguss gebildet hatte. Daraufhin spritzte er allen Patienten mit Knochenbrüchen Eigenblut in den betroffenen Körperbereich und erzielte damit gute Heilerfolge.

Magnetfeldtherapie

Durch das Anlegen eines schwachen Magnetfelds nimmt die Stoffwechseltätigkeit der Knochenzellen zu, was eine beschleunigte Heilung gerade auch bei älteren Menschen mit sich bringt.

Muskelkrämpfe

Nahezu alle Muskeln des menschlichen Körpers können von Krämpfen befallen sein. Wenn ein Muskel seine Spannung krampfartig erhöht, kommt es zu unangenehmen Schmerzen. Das kann die Muskulatur des Magen-Darm-Traktes genauso betreffen wie die Muskeln der Arme und Beine, z.B. im Bereich der Wade. Meist ist eine einzelne Muskelgruppe von dem Spasmus betroffen, bei einem Nervenleiden können aber auch generalisierte Krämpfe auftreten.

WAS SIND MUSKELKRÄMPFE?

Bei einem Muskelkrampf kommt es zu einer schmerzhaften, starken Kontraktion eines Muskels, die Sie nicht willentlich kontrollieren können. Die Ursache ist oft eine Störung des Salz- und Wasserhaushalts. Wenn Sie durch starkes Schwitzen oder anhaltende Durchfälle viel Flüssigkeit und Salze verlieren und dabei nicht genügend trinken, können Muskelkrämpfe die Folge sein. Besonders ein Mangel an Magnesium und Calcium wirkt krampfauslösend. Aber auch ein Energiedefizit des Muskels, z.B. durch Überbeanspruchung oder Durchblutungsstörungen, kann zu Krämpfen führen. Bei Kleinkindern löst schnell ansteigendes → Fieber manchmal Fieberkrämpfe aus. Auch Nervenschäden können die Muskelspannung krampfhaft erhöhen. So weisen Muskelkrämpfe in seltenen Fällen auf → Epilepsie oder auf einen Gehirntumor hin.

WIE ERKENNE ICH MUSKELKRÄMPFE?

Sie sind gerade mitten in einem Volleyballspiel – da zieht sich plötzlich Ihre Wadenmuskulatur schmerzhaft zusammen. Solch einen Muskelkrampf haben die meisten Menschen schon einmal erlebt. Während Muskelkrämpfe nach Überlastung in der Regel harmlos sind, sollten Sie bei häufig auftretenden Krämpfen ohne ersichtlichen Grund die Ursachen von einem Arzt abklären lassen. Krämpfe können z.B. durch Medikamente wie Migräne- und Asthmamittel ausgelöst werden. Auch eine Überdosierung von Entwässerungsmitteln (Diuretika) kann zu einer Störung des Mineralstoffhaushaltes und damit zu Krämpfen führen. Möglicherweise sind häufige Wadenkrämpfe die ersten Anzeichen einer Durchblutungsstörung. Auch Schwangere leiden häufig an nächtlichen Wadenkrämpfen.

WAS KANN DIE SCHULMEDIZIN TUN?

Die erste Maßnahme bei einem Krampf ist die Dehnung des befallenen Muskels. Das führt meist zur Entspannung. Wurde der Krampf durch Flüssigkeits- oder Mineralstoffverlust hervorgerufen, ist die Zufuhr von Wasser und Mineralsalzen sinnvoll.

GESUNDE LEBENSFÜHRUNG

Bevor Sie Sport betreiben, sollten Sie auf eine ausreichende Erwärmung der Muskeln achten, denn kalte Muskeln sind schlechter durchblutet und verkrampfen leichter!

TYPISCHE SYMPTOME

- Harte, schmerzende Muskeln
- Kontrollverlust über die betroffenen Muskeln

Alternative Therapien

Wenn Sie häufig an Muskelkrämpfen leiden, sollten Sie sich nicht nur auf die Einnahme von Mineralien beschränken, sondern nach der Ursache forschen und den Grund des Übels behandeln.

HOMÖOPATHIE

Folgende Mittel könnten Ihnen helfen (Hinweise zu Einnahme und Potenzen → Seite 106):

- *Magnesium phosphoricum D12* (auch als Schüßler-Salz): häufige nächtliche Wadenkrämpfe
- *Cuprum metallicum D12:* starke Krämpfe, wenn Magnesium nicht geholfen hat
- *Zincum metallicum D12* oder *Arnica D12:* Krämpfe durch Schwäche und Überbelastung.

Schüßler-Salze

Neben *Magnesium phosphoricum D6* wird bei besonders nervösen Menschen *Kalium phosphoricum D12* eingesetzt.

PHYTOTHERAPIE

Da Krämpfe oft durch mangelnde Versorgung der Muskulatur hervorgerufen werden, sind alle Pflanzen hilfreich, die die Durchblutung verbessern. Dazu zählt vor allen Dingen *Ginkgo.* Die *Rinde des Chinabaumes* enthält Chinin in hoher Konzentration. Dieser Stoff wirkt muskelentspannend. Eine Tinktur aus Chinarinde oder synthetisches Chininsulfat erhalten Sie in der Apotheke. *Schneeballrinden-* und *Schafgarbentee* wirken krampflösend (Hinweise zur Teezubereitung → Seite 135).

TRADITIONELLE CHINESISCHE MEDIZIN

Nach Ansicht der TCM entstehen Krämpfe, wenn Wind oder Kälte in die Meridiane des verkrampften Körperteils eingedrungen ist. Ein akuter Krampf kann durch *Akupunktur* entlang der entsprechenden Meridiane gelöst werden. Durch *Akupressur* bestimmter Punkte können Sie sich im Akutfall auch selbst helfen. Hier sei nur ein Punkt genannt, der bei Wadenkrämpfen wirksam ist: Drücken Sie den Punkt *Blase 57*, der an der Rückseite des Unterschenkels direkt unterhalb des mittleren Wadenmuskels liegt (Akupressurpunkte → Seite 191).

ERNÄHRUNGSTHERAPIE

Häufig wird eine erhöhte Krampfneigung durch einen Magnesium- oder Calciummangel ausgelöst. Sie sollten pro Tag ca. 300 mg *Magnesium* und 1 g *Calcium* zu sich nehmen. Falls Sie Diuretika einnehmen, kann ein erniedrigter Kaliumspiegel für die erhöhte Krampfneigung verantwortlich sein. Eine sehr gute Mineralstoffversorgung bieten *Sojaprodukte*, die reich an Magnesium, Calcium und Kalium sind. Magnesiumreiche Lebensmittel sind außerdem Weizenkeime, Haferflocken und Nüsse. Calcium ist in Käse, Fenchel und Broccoli enthalten, Kalium in Bohnen, Linsen und Bananen.

FEINSTOFFLICHE THERAPIEN

Aromatherapie

Lavendelöl wirkt entspannend bei Verkrampfungen. Das Gleiche gilt für *Geraniumöl*, das Sie auf die betroffenen Körperteile auftragen können.

Bach-Bütentherapie

- *Agrimony:* wenn die Beschwerden Ausdruck innerer Verkrampfung sind
- *Vervain:* Muskelverspannungen.

GANZHEITLICHE ÜBUNGSMETHODEN

Regelmäßige *Yoga-Übungen* oder auch *Tai Ji Quan* und *Qi Gong* heben energetische Blockaden im Körper auf und sorgen für ein harmonisches Fließen von Prana oder Qi. Dadurch können Sie Krämpfen entgegenwirken.

PHYSIKALISCHE THERAPIEN

Bei akuten Krämpfen sollten Sie auf Kälteanwendungen verzichten. Wärme in Form von *Bädern* oder *Auflagen* wirkt hingegen entspannend und krampflösend. Zur langfristigen Behandlung von Krämpfen eignen sich *Wechselduschen* oder *Kneipp-Güsse*, da sie die Durchblutung anregen.

Osteoporose

Osteoporose (Knochenschwund) ist eine typische Alterserkrankung. Sie zählt zu den häufigsten Knochenkrankheiten und betrifft in Deutschland rund 7 Millionen Menschen, 80 Prozent davon Frauen nach den Wechseljahren. Infolge des Östrogenmangels kommt es zu einem Abbau der Knochensubstanz und damit zu einem steigenden Risiko für Knochenbrüche. Sie können der Osteoporose jedoch frühzeitig durch regelmäßige Bewegung und geeignete Ernährung vorbeugen.

WAS IST OSTEOPOROSE?

Unsere Knochen bestehen zwar hauptsächlich aus Mineralien wie Calcium und Phosphat, sie sind aber keinesfalls leblose Gebilde. Die Knochensubstanz ist einem ständigen Auf- und Abbau unterworfen. Während die Osteoblasten für den Knochenaufbau verantwortlich sind, sorgen die Osteoklasten für den Abbau. Das feinabgestimmte Gleichgewicht zwischen beiden Zelltypen wird durch viele Faktoren beeinflusst: Kommt es z.B. bei Frauen in den Wechseljahren zu einem Abfall des Östrogenspiegels, kann dies eine überschießende Aktivität der Osteoklasten bewirken, was zum Verlust an Knochensubstanz führt. Auch ein Calciummangel aktiviert die Osteoklasten: Da der Knochen unser größter Calciumspeicher ist, wird er immer dann angegriffen, wenn der Calciumspiegel im Blut absinkt (Hypokalzämie).

Weitere Risikofaktoren für eine Osteoporose sind Bewegungsmangel, Rauchen, Alkohol und Koffein. Außerdem kann Osteoporose im Schlepptau von bestimmten Stoffwechselerkrankungen wie Diabetes und Schilddrüsenüberfunktion auftreten sowie als Folge einer Langzeitbehandlung mit Kortison.

WIE ERKENNE ICH OSTEOPOROSE?

Die ersten spürbaren Symptome sind häufig Kreuzschmerzen bei Belastung, die im späteren Stadium auch chronisch werden können. Der Knochenschwund im Bereich der Wirbelsäule manifestiert sich in dem sogenannten »Witwenbuckel«. Durch die verringerte Knochensubstanz kommt es außerdem zu einer erhöhten Anfälligkeit für → Knochenbrüche. Bei Verdacht auf Osteoporose kann der Arzt eine Knochendichtemessung (Osteodensitometrie) durchführen.

WAS KANN DIE SCHULMEDIZIN TUN?

Lange Zeit war es üblich, mit einer Hormonersatztherapie den Rückgang körpereigener Östrogene und Gestagene nach den → Wechseljahren zu kompensieren. Dadurch verringerte sich der Knochenschwund. Wegen des erhöhten Tumorrisikos wird die HET heute nicht mehr empfohlen.

- Die derzeit am häufigsten eingesetzten Medikamente sind Bisphosphonate, die die Tätigkeit der Osteoklasten hemmen.
- Die Gabe von Calcitonin, einem Hormon der Schilddrüse, führt ebenfalls zu einer Hemmung der Osteoklasten, wird aber seltener eingesetzt.

TYPISCHE SYMPTOME

- Kreuz- und Rückenschmerzen
- Haltungsstörungen, Rundrücken oder Buckel
- häufige Knochenbrüche

- Fluorid verbessert zwar die Knochenhärte, nicht jedoch die Elastizität, was das Frakturrisiko ebenfalls erhöht.
- Zur Behandlung einer schweren Osteoporose wird neuerdings Parathormon (Teriparatid) aus der Nebenschilddrüse eingesetzt. Dieses Medikament hat allerdings eine Vielzahl von Nebenwirkungen und darf nicht länger als 18 Monate verabreicht werden.

GESUNDE LEBENSFÜHRUNG

Zur Vorbeugung ist regelmäßige Bewegung das A und O. Sie müssen keine sportlichen Höchstleistungen vollbringen, zweimal wöchentlich eine halbe Stunde Wassergymnastik oder Rückenschwimmen haben bereits eine positive Wirkung.

Alternative Therapien

HOMÖOPATHIE

In der Homöopathie wird Osteoporose vor allem durch die Gabe von Calciumsalzen wie ***Calcium carbonicum*** und ***Calcium fluoratum*** behandelt. Aber auch ***Lycopodium***, ***Sepia*** oder ***Sulfur*** werden vermehrt eingesetzt.

Schüßler-Salze

Mit einer dauerhaften Einnahme von ***Calcium fluoratum D6, Calcium phosphoricum D6*** und ***Silicea D6***, jeweils 3 bis 4 Tabletten pro Tag, können Sie den Knochenstoffwechsel positiv beeinflussen.

PHYTOTHERAPIE

Die Phytotherapie setzt bei der Behandlung von Osteoporose in den Wechseljahren auf Pflanzen mit östrogenartiger Wirkung. Dazu zählen der Wurzelstock der ***Traubensilberkerze*** (Cimicifuga) und die Früchte des ***Mönchspfeffers*** (Vitex agnus-castus). Beide Pflanzen sind als Standardpräparate erhältlich. Auch ***Hopfenblüten*** und ***Salbeiblätter*** haben eine hormonähnliche Wirkung und können zusammen mit calciumhaltigen Drogen wie ***Brennnesseln***, ***Löwenzahn*** und ***Zinnkraut*** als Tee getrunken werden (Hinweise zur Teezubereitung → Seite 135).

TRADITIONELLE CHINESISCHE MEDIZIN

Osteoporose wird in der chinesischen Medizin als Yin- bzw. Jing-Mangel der Nieren betrachtet, da die Nieren laut chinesischer Sichtweise für den Aufbau und Erhalt der Knochen zuständig sind. Eine Abnahme des Nieren-Jing ist ein natürlicher Alterungsprozess. Er kann aber durch Kräuterrezepturen, die z.B. ***Angelikawurzel*** und ***Ginseng*** enthalten, aufgehalten werden. Um Ihr Nieren-Yin zu stärken, sollten Sie nahrhafte, nicht zu stark gewürzte Speisen zu sich nehmen wie gekochte ***Hülsenfrüchte***, ***Gemüsesuppen*** oder ***Fischgerichte***.

ERNÄHRUNGSTHERAPIE

Folgende Nährstoffe helfen vorzubeugen:

- Calcium: enthalten in Käse, Grünkohl, Gurken und calciumreichem Mineralwasser. Eine calciumreiche Ernährung bereits vor dem 30. Lebensjahr ist der beste Schutz vor Osteoporose im Alter.
- Milch enthält zwar ebenfalls viel Calcium, daneben auch Phosphat, das die Calciumausscheidung in der Niere anregt. Milch eignet sich daher nicht als Calciumlieferant. Generell sollten Sie phosphathaltige Lebensmittel wie Colagetränke, Schmelzkäse und Fertiggerichte meiden.

THERAPEUT

- **Beugen Sie Osteoporose bereits in jungen Jahren vor! Eine Langzeitstudie zeigt, dass calciumreiche Ernährung ab dem Alter von 30 Jahren die Wahrscheinlichkeit, an Osteoporose zu erkranken, deutlich senkt!**
- **Neben der Ernährung ist regelmäßige Bewegung wichtig.**

- Vitamin D (fördert die Calciumaufnahme aus der Nahrung): enthalten in Seefisch, Hartkäse, Leber und Eigelb. Ältere Menschen sollten ein Kombinationspräparat aus Calcium und Vitamin D einnehmen.
- Vitamin C (fördert die Aufnahme von Calcium im Darm): enthalten in Südfrüchten, Paprika, Broccoli und Petersilie.
- Magnesium (aktiviert Vitamin D): in Hülsenfrüchten, Nüssen und Vollkornprodukten.
- Bor: 3 mg Bor pro Tag vermindert die Calciumausscheidung.
- Basische Ernährung: Da ein saures Milieu den Knochenabbau begünstigt, empfehlen Ernährungswissenschaftler eine basische Ernährung, die viel frisches Gemüse und Obst enthält. Fleisch, Kaffee, Zucker, Weißmehl und Alkohol übersäuern den Körper und sollten reduziert werden. Außerdem sollten Sie nicht rauchen.
- Phytohormone: Besonders Sojaprodukte, aber auch Linsen und Bohnen sind reich an Phytohormonen und können das fehlende Östrogen zum Teil ersetzen.

FEINSTOFFLICHE THERAPIEN

Magnetfeldtherapie

Die elektromagnetischen Strahlen regen den Knochenstoffwechsel an und stimulieren den Knochenaufbau.

GANZHEITLICHE ÜBUNGSMETHODEN

Mit ***Feldenkrais*** oder ***Alexander-Technik*** lernen Sie, alltägliche Bewegungsabläufe so auszuführen, dass keine starken Schmerzen auftreten.

PHYSIKALISCHE THERAPIEN

Lokale Wärmeanwendungen wie z.B. ***Fangopackungen*** können Osteoporose-Schmerzen lindern.

REIZ- UND REGULATIONSTHERAPIEN

Schröpfen

Durch eine Schröpfbehandlung des Rückens werden Durchblutung und Stoffwechsel nicht nur der Muskulatur, sondern auch der Knochen angeregt, wodurch die Rückenschmerzen nachlassen.

Rheuma und Arthritis

Das Wort »Rheuma« bedeutet »fließen« und beschreibt den von Gelenk zu Gelenk wandernden Schmerz. Es gibt eine Vielzahl rheumatischer Erkrankungen, die unter dem Sammelbegriff »Rheuma« zusammengefasst werden. Die häufigste Form ist die rheumatoide Arthritis. Sie ist vor allem bei Frauen weit verbreitet. Die ersten Symptome treten meist zwischen dem 30. und 50. Lebensjahr auf, doch es sind zunehmend auch Jugendliche und sogar Kinder von der chronischen Krankheit betroffen.

WAS IST RHEUMA?

Rheuma ist ein Sammelbegriff für entzündliche Erkrankungen des Bewegungsapparats. Bei der rheumatoiden Arthritis sind vor allem die Gelenke betroffen. Sind viele Gelenke gleichzeitig entzündet, so spricht man von einer Polyarthritis. Ursache der Entzündung ist eine Autoimmunreaktion gegen die Gelenkinnenhaut: Diese wird von körpereigenen Antikörpern angegriffen und zerstört, was zu einer Entzündung führt. Die Folge sind starke Schmerzen und eine irreversible Schädigung des Gelenks. Warum es dazu kommt, ist derzeit noch ungeklärt, eine erbliche Disposition spielt jedoch eine Rolle.

TYPISCHE SYMPTOME

- Morgensteifigkeit
- Schwellung und Überwärmung der Gelenke
- Gelenkschmerzen
- Abgeschlagenheit, Leistungsschwäche

Beim Morbus Bechterew sind die Gelenke der Wirbelsäule befallen, was eine schwerwiegende Verformung und Versteifung des Rückgrats nach sich ziehen kann.

WIE ERKENNE ICH RHEUMA?

Die rheumatoide Arthritis beginnt meist mit morgendlichen Gelenkschmerzen oder Steifigkeit in den Gelenken. Daneben kann auch Abgeschlagenheit und Leistungsschwäche auftreten. Meistens sind gleichzeitig mehrere Gelenke der Hände oder Beine befallen, sehr oft symmetrisch in beiden Körperhälften.
Menschen, die an Morbus Bechterew erkranken, quälen sich meist jahrelang mit häufig nachts auftretenden Schmerzen im unteren Rücken, bevor die richtige Diagnose gestellt wird.
Rheuma verläuft schubweise mit wiederkehrenden Phasen großer Entzündungsschmerzen und gilt in der Schulmedizin als nicht heilbar. Einmal aufgetretene Gelenkschäden lassen sich nicht mehr beheben. Daher ist es sinnvoll, Rheuma so schnell wie möglich zu behandeln.
Bei der lokalen Behandlung der betroffenen Gelenke muss zwischen akutem und chronischem Rheuma unterschieden werden. Das akute entzündliche Rheuma äußert sich in überwärmten Gelenken, während die chronische Form zu geschwollenen, eher kalten, steifen Gelenken führt.
Beim Verdacht auf eine rheumatische Erkrankung sollten Sie möglichst schnell einen Rheumatologen aufsuchen, der anhand von Blutuntersuchungen und verschiedenen bildgebenden Verfahren wie Ultraschall und Kernspintomographie (MRT) eine eindeutige Diagnose stellen kann.

WAS KANN DIE SCHULMEDIZIN TUN?

Die Therapieansätze bei der Behandlung von Rheuma zielen auf die Unterdrückung der Entzündungsreaktion ab:

- Nichtsteroidale Antirheumatika (NSAR) hemmen die Entzündung und wirken schmerzlindernd. Eine dauerhafte Einnahme führt jedoch häufig zu einer Magenschleimhautentzündung.
- Reicht die Gabe von NSAR nicht aus, um die Entzündung zu hemmen, wird Kortison direkt in das betroffene Gelenk gespritzt. Das führt in den meisten Fällen zu einem vorübergehenden Krankheitsstillstand. Lässt die Wirkung des Kortisons nach etwa drei Monaten nach, tritt meist eine erneute Entzündung auf.
- Langfristig werden rheumatische Erkrankungen mit sogenannten Basistherapeutika behandelt, die die Autoimmunreaktion vermindern. Diese Medikamente müssen mindestens für ein Jahr, meist sogar länger, eingenommen werden und haben vielfältige Nebenwirkungen, da sie das Immunsystem unterdrücken.
- Zu den nebenwirkungsarmen Antirheumatika der neueren Generation gehören die »biologicals«. Sie greifen gezielt in die Immunreaktion ein und vermindern die Entzündungsaktivität des Körpers.

GESUNDE LEBENSFÜHRUNG

Auch wenn Ihre Gelenke schmerzen, sollten Sie sich regelmäßig bewegen, um einer Versteifung vorzubeugen. Das ist besonders für Morbus-Bechterew-Patienten wichtig. Gezielte gymnastische Übungen können die Beweglichkeit der Wirbelsäule erhalten, z.B. regelmäßige Wassergymnastik und Schwimmen in temperiertem Wasser.

Alternative Therapien

Viele alternative Therapiemethoden gehen davon aus, dass rheumatische Erkrankungen durch eine Übersäuerung des Gewebes begünstigt werden. Eine zu hohe Säurebelastung des Gewebes verstärkt die Entzündungsneigung. Entzündungen wiederum erhöhen die Säureproduktion im Gewebe – ein Teufelskreis, den es zu durchbrechen gilt. Daher sind Ernährungsveränderung und die »Reinigung« des Körpers bei den meisten Therapieformen ein wichtiger Baustein.

AYURVEDA

Nach der ayurvedischen Medizin entsteht Rheuma durch Ansammlungen von Schlackenstoffen (Ama). Gute Erfolge werden mit Reinigungskuren *(Panchakarma-Kuren)* erzielt, die Ama aus dem Körper entfernen. Akute Schmerzen lindert der Ayurveda-Therapeut mit lokalen ***Ölmassagen*** oder *Ölgüssen.* Akute Entzündungen werden mit ***indischem Weihrauch*** (Shallaki) oder der Kräutermischung ***Triphala*** behandelt. Mehrere Studien belegen die Wirksamkeit ayurvedischer Behandlungen bei rheumatoider Arthritis (→ Ayurveda Seite 78).

RATIONALE PHYTOTHERAPIE

HEILPFLANZEN MIT BELEGTER WIRKSAMKEIT

- Brennnesselextrakte wirken erwiesenermaßen schmerzlindernd und entzündungshemmend.
- Teufelskralle: An über 600 Rheumapatienten wurde eine Verbesserung der Beschwerden durch die Einnahme von Teufelskrallenwurzel nachgewiesen.
- Weihrauch hat eine stark entzündungshemmende Wirkung, ist allerdings zurzeit in Deutschland noch nicht als Arzneimittel zugelassen. In der Schweiz können Weihrauchpräparate bezogen werden.

HOMÖOPATHIE

Bei rheumatischen Erkrankungen ist eine konstitutionelle Behandlung sinnvoll. Bei akuten Schmerzen können Ihnen folgende Mittel helfen (Hinweise zu Einnahme und Potenzen → Seite 106):

- *Bryonia D12:* Gelenk ist entzündet, rot, geschwollen, stechender Schmerz
- *Rhus toxicodendron D12:* Gelenk ist steif und schmerzhaft, Wärme lindert den Schmerz
- *Kalmia D6:* wetterabhängige Schmerzen in Wirbelsäule und Gelenken.

Schüßler-Salze

- *Ferrum phosphoricum D12:* akute Gelenkentzündung
- *Kalium chloratum D6:* subakute Beschwerden.

PHYTOTHERAPIE

Zur Behandlung rheumatischer Erkrankungen haben sich vor allem die ***Zweigspitzen des Bittersüßen Nachtschattens,*** die ***Wurzel der Teufelskralle*** und die ***Weidenrinde*** auf Grund ihrer entzündungshemmenden Wirkung bewährt. Sie sind als Standardpräparat in der Apotheke erhältlich.

Zu den Pflanzen, die die Ausscheidungsfunktionen der Nieren anregen, gehören ***Brennnessel, Goldrute, Zinnkraut*** und ***Birkenblätter.*** Diese Drogen können Sie als Tee zu sich nehmen, da Ihr Körper damit genügend Flüssigkeit erhält, um Gift- und Schlackenstoffe auszuschwemmen.

Die Tätigkeit der Leber, die ebenfalls für die Entgiftung des Körpers verantwortlich ist, wird durch ***Löwenzahn*** angeregt. Hier eine Teeempfehlung (Hinweise zur Teezubereitung → Seite 135):

20 g Birkenblätter
20 g Brennnesselkraut
30 g Zweigspitzen des Bittersüßen Nachtschattens
30 g Löwenzahnkraut und -wurzel.

Zur äußerlichen Anwendung bei akut entzündeten, heißen Gelenken helfen ***Quarkwickel mit Arnika*** (1 EL Quark mit 10 Tropfen Arnikatinktur mischen). Bei chronischem Rheuma sind Einreibungen mit *Cayennepfefferöl* zu empfehlen, sie fördern die Durchblutung und lindern die Schmerzen.

TRADITIONELLE CHINESISCHE MEDIZIN

In der TCM werden rheumatische Erkrankungen als Bi-Syndrom betrachtet. Das besagt, dass die Meridiane im betroffenen Körperbereich durch Kälte, Hitze, Feuchtigkeit oder Wind blockiert sind, wodurch es zu einer Stagnation von Qi oder Blut kommt. Diese Unterscheidung zeigt, dass rheumatische Erkrankungen in der chinesischen Medizin je nach Schmerzqualität und Gesamtkonstitution des Patienten unterschiedlich behandelt werden. In einer ausführlichen Anamnese wird der Therapeut feststellen, welcher der Faktoren Ihre Beschwerden auslöst, und ein entsprechendes ***Akupunktur***-Konzept erstellen, um diesen Faktor auszuleiten. Die Ausleitung wird durch eine Kräuterrezeptur unterstützt. Akute Schmerzen können durch Akupunktur des betroffenen Gelenks bzw. des dort verlaufenden Meridians gelindert werden.

ERNÄHRUNGSTHERAPIE

Die Ernährung spielt bei der Behandlung rheumatischer Erkrankungen eine wichtige Rolle. Durch eine weitgehend ***basische Ernährung*** wirken Sie einer Übersäuerung des Gewebes entgegen und reduzieren damit die Entzündungsneigung Ihres Körpers. Diesen Prozess können Sie unterstützen, wenn Sie reichlich ***Omega-3-Fettsäuren*** zu sich nehmen. Diese sind vor allem in Seefisch enthalten und wirken entzündungshemmend.

Ihr Speiseplan sollte also reich an ***frischem Obst und Gemüse*** sein und regelmäßig ***Fisch*** enthalten (Omega-3-Fettsäuren können Sie auch in Form von Fischölkapseln zu sich nehmen). Verzichten Sie auf Zucker und Weißmehlprodukte – sie produzieren im Körper Säure – und streichen Sie Fleisch, Eier und Milchprodukte von Ihrem Speisezettel. Mit einer solchen Diät lassen sich rheumatische Beschwerden deutlich beeinflussen. Der Schweizer Arzt Maximilian Bircher-Benner erzielte Anfang des 20. Jahrhunderts mit einer ähnlichen Diät bei Rheumatikern erstaunliche Erfolge. Die Umstellung ist zunächst sicher schwierig, Sie werden sich von vielen Essensgewohnheiten verabschieden müssen. Doch es lohnt sich!

THERAPEUT

- **Ein umfassendes ayurvedisches Behandlungskonzept mit Ernährungsempfehlungen, Reinigungskuren und Kräutertherapie kann in vielen Fällen zu einer deutlichen Besserung der Symptome beitragen.**
- **Die konsequente Ernährungsumstellung ist nicht nur im Ayurveda ein wichtiger und wirkungsvoller Therapiebaustein.**

Diese Diät können Sie durch die Einnahme von ***Vitamin C*** und ***E, Zink*** und ***Selen*** unterstützen. Diese Stoffe helfen Ihrem Körper bei der Entgiftung von Sauerstoffradikalen, die bei Entzündungsreaktionen vermehrt anfallen.

Akute Gelenkentzündungen lassen sich durch die Einnahme von eiweißabbauenden Enzymen wie ***Bromelain*** verbessern.

FEINSTOFFLICHE THERAPIEN

Bioresonanztherapie

Die Bioresonanztherapie zeigt bei der Behandlung rheumatischer Erkrankungen gute Erfolge.

Bach-Bütentherapie

- ***Holly:*** zur Milderung der Autoaggression
- ***Crab Apple:*** bei akuten Entzündungen
- ***Water Violet:*** bei Versteifung der Gelenke.

GANZHEITLICHE ÜBUNGSMETHODEN

Besonders ***Tai Ji Quan*** und ***Qi Gong*** haben sich bei rheumatischen Erkrankungen sehr bewährt. Beide lösen Blockaden im Körper und bringen Ihr Qi wieder zum Fließen. Auch Patienten, die bereits in ihrer Beweglichkeit eingeschränkt sind, können die langsamen Bewegungen dieser beiden Übungsmethoden ausführen. Auch die ***Atemtherapie*** ist zur Behandlung rheumatischer Erkrankungen besonders der Wirbelsäule zu empfehlen.

MANUELLE THERAPIEN

Bei bereits länger andauernden rheumatischen Beschwerden besteht die Gefahr der Versteifung betroffener Gelenke. Dem können Sie mit verschiedenen manuellen Therapieverfahren entgegenwirken. Bei einer Versteifung der Wirbelsäule durch Morbus Bechterew empfehlen sich besonders ***Osteopathie*** und ***Craniosacraltherapie.***

PHYSIKALISCHE THERAPIEN

Ob Ihnen Wärme- oder Kälteanwendungen helfen, müssen Sie selbst entscheiden. Generell sollten akut entzündete Gelenke gekühlt werden, um die Entzündungsreaktion zu stoppen. Bei chronischem Rheuma tun Ihnen sicher eher wärmende Bäder, z.B. mit ***Heublumen, Fangopackungen, Mooranwendungen*** oder eine ***Thalassotherapie*** gut.

WEITERE THERAPIEMÖGLICHKEITEN

Neurokognitive Therapie

Diese neue Therapieform erzielt vor allem bei der Behandlung von Morbus-Bechterew-Patienten sehr gute Heilerfolge. Sie basiert auf der Vorstellung, dass ein traumatisches Erlebnis, wie z. B. ein Sturz, zu einer »Umprogrammierung« des Immunsystems führt. Diese Umprogrammierung kann sich erst Jahre später bemerkbar machen und zieht den Angriff des Immunsystems gegen körpereigene Zellen nach sich. Durch die neurokognitive Therapie wird mit Hilfe von Autosuggestion das gestörte Immunsystem wieder ins Lot gebracht. Eine derzeit noch laufende Studie in Zusammenarbeit mit der Universitätsklinik München zeigt überraschende Erfolge mit dieser Therapie.

Rückenschmerzen

In unserer modernen Zivilisation sind Rückenschmerzen weit verbreitet, sogar Schulkinder klagen schon darüber. Die Ursachen lassen sich nicht immer eindeutig klären. Nur in einem Viertel der Fälle werden eingeklemmte Nerven, Bandscheibenvorfälle oder Abnutzungserscheinungen der Wirbelgelenke diagnostiziert. Weit häufiger dürften Bewegungsmangel oder Fehlhaltungen für die Schmerzen verantwortlich sein. Wichtig ist eine starke Bauch- und Rückenmuskulatur, um den Halteapparat zu entlasten und vor Schäden zu bewahren.

WOHER KOMMEN RÜCKENSCHMERZEN?

Unsere Wirbelsäule setzt sich aus einzelnen Wirbelkörpern zusammen, zwischen denen die Spinalnerven aus- und eintreten. Sie dienen dem Informationsaustausch zwischen Umwelt und Gehirn. Durch Fehlhaltungen, Muskelverspannungen oder Überlastung (»Verheben«) kommt es zu einer Reizung der Nervenwurzeln und damit zu Schmerzen. Treten diese plötzlich auf, spricht man von einem ***Hexenschuss*** (Lumbago). In einigen Fällen wird der Hexenschuss durch einen ***Bandscheibenvorfall*** ausgelöst. Die Bandscheiben befinden sich zwischen den Wirbeln und haben die Funktion von Stoßdämpfern. Sie bestehen aus einem Gallertkern, der von einem knorpeligen Faserring umgeben ist. Durch eine chronische Fehlbelastung der Wirbelsäule kann es passieren, dass ein Faserring einreißt, wodurch sich der Gallertkern vorwölbt und schmerzhaft gegen das Rückenmark oder die austretenden Spinalnerven drückt. Rutscht der Gallertkern vollständig aus dem geschädigten Faserring heraus, so spricht man von einem Bandscheiben-

TYPISCHE SYMPTOME

- Rückenschmerzen, plötzlich oder chronisch
- ins Bein ausstrahlende Schmerzen (Ischialgie)
- Empfindungsstörungen, Lähmungen

vorfall. Bei einer ***Ischialgie*** (→ Neuralgie) drückt die Bandscheibe auf den Ischiasnerv. Dieser Nerv tritt im Kreuzbereich aus dem Rückenmark aus und versorgt das Bein. Unspezifische Rückenschmerzen, die keine erkennbare Ursache besitzen, werden in den meisten Fällen durch Verspannungen der Rückenmuskulatur ausgelöst.

WIE ERKENNE ICH EINEN BANDSCHEIBENVORFALL?

Plötzliche, stechende Rückenschmerzen im Bereich der Lendenwirbelsäule sprechen für einen Hexenschuss, der durch einen Bandscheibenvorfall ausgelöst worden sein kann. Die Schmerzen können jedoch auch langsam und schleichend beginnen und sich allmählich verstärken. Ein Bandscheibenvorfall kann so schlimm sein, dass Empfindungsstörungen und Lähmungen auftreten. In seltenen Fällen sind die Bandscheiben der Halswirbelsäule geschädigt, so dass die Schmerzen in Schultern, Nacken und Arme ausstrahlen. Bandscheibenerkrankungen lassen sich durch Computertomographie und Magnetresonanztomographie nachweisen.

WAS KANN DIE SCHULMEDIZIN TUN?

Als erste Hilfe bei akuten auftretenden Rückenschmerzen werden schmerzstillende und muskelentspannende Medikamente gegeben.

- Bei der periduralen Infiltration (PDI) bzw. der periradikulären Therapie (PRT) werden schmerzstillende, entzündungshemmende und gewebsverödende Medikamente direkt an die schmerzende Nervenwurzel gespritzt.
- Bei einem frischen Bandscheibenvorfall besteht die Möglichkeit, den Gallertkern durch einen kleinen operativen Eingriff chemisch zu verflüssigen und abzusaugen (Chemonukleolyse). Er kann auch mit dem Laser oder mechanisch abgetragen werden.
- Bei schwierigen Fällen wird das vorgefallene Bandscheibengewebe operativ entfernt, wobei es zu einer Versteifung des betroffenen Wirbelgelenks kommt.
- Immer häufiger werden verschlissene Bandscheiben durch Prothesen aus Titan ersetzt.

Alternative Therapien

Um Rückenprobleme dauerhaft in den Griff zu bekommen, ist es zwingend notwendig, Bauch- und Rückenmuskulatur zu stärken. Bei der Bekämpfung von akuten Schmerzen kann Ihnen die Naturheilkunde gute Dienste leisten.

AYURVEDA

Ein Hexenschuss wird in der ayurvedischen Medizin als Überschuss an Vata gesehen. Die Therapie umfasst Vata-reduzierende ***Ölmassagen*** sowie warme ***Kräuteröleinläufe***, die eine schnelle Linderung bringen.

HOMÖOPATHIE

Folgende Mittel können Ihnen bei akuten Rückenschmerzen helfen (Hinweise zu Einnahme und Potenzen → Seite 106):

- ***Aconitum C30:*** akuter Hexenschuss nach Kälteeinwirkung
- ***Arnica D12:*** Rückenschmerzen nach Überanstrengung oder Verheben
- ***Rhus toxicodendron D12:*** Taubheit und Steifigkeit in den Extremitäten, Wärme und Bewegung tun gut
- ***Nux vomica C30:*** nervöse Anspannung und Verspannung.

Schüßler-Salze

- ***Ferrum phosphoricum D6:*** bei akuten Schmerzen (Tabletten in heißem Wasser auflösen und schluckweise trinken)
- ***Calcium fluoratum D6:*** bei immer wiederkehrendem Hexenschuss über mehrere Wochen einnehmen.

PHYTOTHERAPIE

Zur Schmerzlinderung setzt die Phytotherapie auf ***Esche*** und ***Zitterpappel***, die als Kombinationspräparat erhältlich sind.

Salben aus ***Cayennepfefferfrüchten*** wirken erwärmend und entspannend auf die Muskulatur. Wenn Sie sich gestresst fühlen und sich schlecht entspannen können, versuchen Sie es mit einem ***Baldriantee***. Er entspannt Geist und Muskulatur.

TRADITIONELLE CHINESISCHE MEDIZIN

Die Behandlung von Hexenschuss und Bandscheibenvorfall ist eine Domäne der chinesischen Medizin, die eine Schwäche des Nieren-Qi oder des Nieren-Yang für die Beschwerden verantwortlich macht. Neben ***Akupunktur*** und ***Moxibustion*** des Blasenmeridians, der beiderseits der Wirbelsäule verläuft, wird die Niere durch Akupunktur und ***Kräuterbehandlung*** gestärkt. Akute Schmerzen können häufig durch ein oder zwei Akupunktursitzungen gelindert werden. Die Behandlung chronischer Bandscheibenprobleme erfordert 10 bis 20 Sitzungen, kann aber in einigen Fällen eine Operation ersetzen.

ENTSPANNUNG UND MEDITATION

Entspannen Sie sich und lassen Sie den Alltagsstress an sich abgleiten. ***Autogenes Training, Meditation*** und ***Progressive Muskelentspannung nach Jacobson*** helfen Ihnen dabei.

FEINSTOFFLICHE THERAPIEN

Aromatherapie

Bei einem Hexenschuss tun Einreibungen mit ***Kiefer-, Sandelholz-*** oder ***Ingweröl*** gut.

Bach-Blütentherapie

Die Bach-Blütentherapie hilft vor allem dann, wenn psychische Anspannung die Ursache ist.

- ***Oak:*** wenn Sie zu viel von sich verlangen und nie mit sich zufrieden sind
- ***Rock Water:*** wenn Sie stets an Ihren Prinzipien festhalten und wenig flexibel sind
- ***Vervain:*** wenn Sie sehr pflichtbewusst und willensstark sind.

Bioresonanztherapie

Bei akuten Schmerzen können Ihnen einige Sitzungen bei einem Bioresonanztherapeuten Linderung verschaffen.

GANZHEITLICHE ÜBUNGSMETHODEN

Tai Ji Quan, ***Qi Gong*** und ***Yoga*** lösen Blockaden und wirken entspannend. Auf diese Weise können Sie einem Hexenschuss oder einem Bandscheibenvorfall vorbeugen. ***Alexander-Technik*** und ***Feldenkrais-Methode*** helfen Ihnen, falsche Bewegungsmuster aufzugeben und dadurch hervorgerufene Verspannungen zu lösen.

MANUELLE THERAPIEN

Besonders die ***Dorn-Breuss-Massage***, aber auch craniosacrale Therapie und ***Osteopathie*** sind zur Behandlung von Rückenschmerzen geeignet.

PHYSIKALISCHE THERAPIEN

Alle Formen der Wärmeanwendungen (z.B. ***Fangopackungen, Moorbäder***) sind angenehm, da sie zu einer Entspannung der Muskulatur beitragen.

REIZ- UND REGULATIONSTHERAPIEN

Neuraltherapie

Bei akutem Hexenschuss kann Ihnen die Neuraltherapie rasch Linderung bringen. Durch das Einspritzen eines lokalen Betäubungsmittels in die Nähe der Wirbelsäule lässt der Schmerz nach, und die Muskulatur entspannt sich. Dadurch kehren die Schmerzen mit nachlassender Wirkung des Betäubungsmittels nur abgeschwächt zurück.

Sehnenscheidenentzündung und Karpaltunnelsyndrom

Ob stundenlanges Tippen am Computer oder ausgiebiges Klavierspielen – die zu starke mechanische Belastung eines bestimmten Muskels kann zu einer Sehnenscheidenentzündung führen. Meist tritt sie im Bereich des Handgelenks auf, aber auch Finger-, Fuß- und Schultersehnen können sich entzünden. Das Karpaltunnelsyndrom dagegen spielt sich an der Innenseite des Handgelenks ab. Die Ursache ist eine Kompression des Medianusnervs, besonders häufig bei Frauen über 50.

WAS SIND SEHNENSCHEIDEN-ENTZÜNDUNG UND KARPALTUNNELSYNDROM?

Sehnen verbinden die Muskeln mit den Knochen und sind für unsere Beweglichkeit unerlässlich. Die Sehnen, die für Beuge- und Streckbewegungen zuständig sind, laufen stellenweise durch Gleitkanäle: die Sehnenscheiden. Auf diese Weise wird eine reibungslose Bewegung garantiert. Wird eine bestimmte Sehne zu häufig oder zu kräftig beansprucht, kommt es zu einer schmerzhaften Entzündung im Verlauf der Sehnenscheide.

Am Handgelenk laufen die Fingerbeugesehnen durch den Karpaltunnel, der von den Handgelenkknochen und einem bindegewebigen Band, einem Ligament, begrenzt wird. Durch diesen engen Tunnel verläuft auch der Medianusnerv, welcher Daumen, Zeige- und Mittelfinger versorgt. Ist der Karpaltunnel zu eng, so wird der Medianusnerv gereizt, und es kommt zum Karpaltunnelsyndrom.

TYPISCHE SYMPTOME

SEHNENSCHEIDENENTZÜNDUNG

- Ziehen im Handgelenk
- Schmerzen und »Schneeballknirschen« bei Bewegungen des Gelenks

KARPALTUNNELSYNDROM

- Taubheitsgefühl in den ersten drei Fingern
- kraftlose Finger

WIE ERKENNE ICH SEHNENSCHEIDEN-ENTZÜNDUNGEN UND KARPALTUNNELSYNDROM?

Sehnenscheidenentzündung

Bei einer Sehnenscheidenentzündung am Handgelenk verspüren Sie zunächst nur ein lokales Ziehen. Die Schmerzen nehmen kontinuierlich zu, bis jede Fingerbewegung wehtut. Durch kleine Risse kann die Sehnenscheide so rau werden, dass jede Bewegung knirschende Geräusche verursacht (Schneeballknirschen).

Karpaltunnelsyndrom

Das Karpaltunnelsyndrom tritt hauptsächlich bei Frauen zwischen dem 40. und 60. Lebensjahr oder auch während der Schwangerschaft auf. Durch den Engpass im Karpaltunnel kommt es zur Funktionsbeeinträchtigung des Medianusnervs, welche sich durch Kribbeln, Taubheitsgefühl und Kraftlosigkeit in den ersten drei Fingern bemerkbar macht. Die Symptome verschlimmern sich nachts.

WAS KANN DIE SCHULMEDIZIN TUN?

Bei beiden Erkrankungen wird der betroffene Körperteil durch Verband, Manschette oder Gips ruhig gestellt.

- Schmerzstillende Mittel und entzündungshemmende Salben lindern die Schmerzen.
- Zum Teil wird Kortison in die Sehnenscheide oder in den Karpaltunnel gespritzt.
- Beim Karpaltunnelsyndrom kann das Ligament operativ gespalten werden, um dem Nerv mehr Platz zu geben.

Alternative Therapien

Eine leichte Sehnenscheidenentzündung lässt sich durch Ruhigstellen der Sehne in der Regel schnell beheben. Bei häufig wiederkehrenden Entzündungen bietet die alternative Medizin verschiedene Therapieansätze.

HOMÖOPATHIE

Folgende Mittel sind bei einer akuten Sehnenscheidenentzündung empfehlenswert (Hinweise zu Einnahme und Potenzen → Seite 106):

- ***Arnica D12:*** Entzündungen und Verletzungen
- ***Bryonia D6:*** ziehender, reißender Schmerz bei der kleinsten Bewegung
- ***Rhus toxicodendron D6:*** Schmerzen, die sich durch Bewegung bessern.

Schüßler-Salze

- ***Ferrum phosphoricum D12:*** wirkt entzündungshemmend und sollte morgens eingenommen werden
- ***Silicea D12:*** bei chronischen Sehnenentzündungen über einen längeren Zeitraum abends 2 bis 4 Tabletten einnehmen.

PHYTOTHERAPIE

Auflagen mit einer Salbe aus ***Beinwellwurzel*** wirken schmerzlindernd. Auch ein ***Quarkwickel mit Arnikatinktur*** hilft gegen die Entzündung: Dazu vermischen Sie 2 EL Quark mit 1 EL Arnikatinktur und geben die Mischung auf ein Baumwolltuch, das Sie auf das betroffene Gelenk legen.

Speziell bei chronischen Entzündungen tun ***Senfauflagen*** gut: 1 EL gemahlene weiße Senfsamen (aus der Apotheke) mit wenig warmem Wasser zu einem Brei verrühren. Diese Paste schlagen Sie in ein Baumwolltuch ein und legen es auf das betroffene Gelenk. Es kommt zur Erwärmung und Rötung der Haut. Vorsicht! Manche Menschen reagieren sehr empfindlich auf Senf. Beim ersten Mal sollten Sie den Senf mit der gleichen Menge Mehl vermischen, um eine zu starke Reaktion zu verhindern. Bei unangenehmen Empfindungen entfernen Sie die Auflage.

TRADITIONELLE CHINESISCHE MEDIZIN

Entzündungen der Sehnenscheiden und des Karpaltunnels gehören laut TCM zu den Bi-Syndromen, d.h., die Meridiane in dem schmerzhaften Gebiet sind durch Wind, Kälte, Hitze oder Nässe undurchlässig. Der Therapeut wird die betroffenen Meridiane ***akupunktieren*** und eventuell, falls es sich um eine Kältestörung handelt, durch ***Moxibustion*** erwärmen. Besonders das Karpaltunnelsyndrom lässt sich erfolgreich durch Akupunktur behandeln.

ERNÄHRUNGSTHERAPIE

Da es beim Karpaltunnelsyndrom zu einer Nervenreizung kommt, wird die Einnahme von ***Vitamin B6*** zur Verbesserung des Nervenstoffwechsels empfohlen (enthalten in Bierhefe, Walnüssen und Weizenkeimen).

Wie bei allen entzündlichen Erkrankungen des Bewegungsapparates können auch hier Enzympräparate, die Eiweiß abbauende Fermente wie Bromelain enthalten, die Heilung begünstigen.

FEINSTOFFLICHE THERAPIEN

Sowohl die ***Bioresonanz***- als auch die ***Magnetfeldtherapie*** können die Heilung einer Sehnenscheidenentzündung oder eines Karpaltunnelsyndroms beschleunigen und die Schmerzen vermindern.

GANZHEITLICHE ÜBUNGSMETHODEN

Falls Sie häufiger an Sehnenscheidenentzündungen leiden, helfen Ihnen die ***Alexander-Technik*** und die ***Feldenkrais-Methode***, falsche Bewegungsmuster, die Ihre Sehnen zu stark belasten, ausfindig zu machen und zu verändern.

MANUELLE THERAPIEN

Osteopathie

Vor allem beim Karpaltunnelsyndrom bietet sich die Behandlung durch einen Osteopathen an. Über die Dehnung des betroffenen Bindegewebsbandes wird der Druck auf den Nerv reduziert.

PHYSIKALISCHE THERAPIE

Ob Kälte oder Wärme zur Linderung beitragen, ist von Patient zu Patient unterschiedlich. Bei akuten Schmerzen sind meist ***Kälteanwendungen*** in Form von Coolpacks angenehmer. Durch ***Ultraschallbehandlung, Elektrotherapie*** oder ***Mikrowellenbehandlung*** können Durchblutung, Nährstoffaustausch sowie Lymphabfluss gefördert und die Schmerzen gelindert werden.

Stumpfe Verletzungen

Prellungen, Stauchungen und Zerrungen sind typische Sportverletzungen, die aber auch im Alltag häufig vorkommen. Besonders Kinder und Jugendliche gehören zu den Betroffenen. Stumpfe Verletzungen bereiten zwar oft starke Schmerzen, sind aber meist harmlos und heilen in der Regel rasch und folgenlos ab. Nur wenn Bänder oder Sehnen gerissen sind, kann eine Operation notwendig werden, um langfristige Schäden am Bewegungsapparat zu vermeiden.

WAS SIND PRELLUNGEN, STAUCHUNGEN UND ZERRUNGEN?

Bei einer stumpfen Verletzung wird Gewebe gequetscht, und es kommt zu einer ***Prellung*** oder Kontusion. Durch die Verletzung feiner Blutgefäße tritt Blut in das Gewebe aus, es bildet sich ein Bluterguss (Hämatom), der meist mit einer Schwellung (Ödem) einhergeht.

TYPISCHE SYMPTOME

- Bluterguss
- Gelenkschwellung und Schmerzen
- Funktionsbeeinträchtigungen

Wird ein Gelenk überdehnt, z.B. wenn Sie mit dem Fuß umknicken, entstehen kleine Faserrisse in den Bändern, die das Gelenk zusammenhalten. Man nennt das ***Stauchung, Zerrung*** oder medizinisch Distorsion. Im schlimmsten Fall reißen bei einer Gelenküberdehnung die Sehnen oder Bänder. Auch die Gelenkkapsel kann verletzt werden.

WIE ERKENNE ICH EINE STUMPFE VERLETZUNG?

Stumpfe Verletzungen gehen meist mit einer Schwellung und einem Bluterguss einher. Während stumpfe Verletzungen ohne Gelenkbeteiligung meist harmlos sind, muss bei verletzten Gelenken ein Sehnen- oder Bänderriss ausgeschlossen werden. Manchmal ist der Riss als schnalzendes Geräusch hörbar. Wenn die Gelenkschwellung von extrem starken Schmerzen begleitet wird und am nächsten Tag trotz Kühlung nicht merklich zurückgegangen ist oder wenn sich das Gelenk nicht mehr richtig bewegen lässt, sollten Sie einen Orthopäden aufsuchen.

WAS KANN DIE SCHULMEDIZIN TUN?

Schmerzmittel lindern nach einem Unfall erste starke Prellungs- und Gelenkschmerzen.

- Salben, die Salicylsäure oder Heparin enthalten, lassen die Schwellung zurückgehen und nehmen die Schmerzen.
- Mit Verband oder Schiene wird der verletzte Körperteil ruhig gestellt.
- Gerissene Sehnen und Bänder müssen eventuell genäht werden, um zu verhindern, dass sich die abgerissenen Enden verkürzen und das Gelenk nicht mehr voll funktionstüchtig ist.

GESUNDE LEBENSFÜHRUNG

Um stumpfe Verletzungen zu vermeiden, sollten Sie Ihre Muskeln, Sehnen und Bänder vor dem Sport mit entsprechenden Dehnungsübungen für ein paar Minuten aufwärmen. Auch geeignetes Schuhwerk reduziert das Verletzungsrisiko.

RATIONALE PHYTOTHERAPIE

HEILPFLANZEN MIT BELEGTER WIRKSAMKEIT

- Beinwell: In einer Studie an Patienten mit Zerrungen am Sprunggelenk führte eine Salbe aus Beinwellextrakt zu einer deutlich schnelleren Verbesserung von Schwellung und Schmerzen im Vergleich zum Placebo.
- Arnika: Gels und Salben mit Arnika wirken abschwellend und schmerzlindernd.

Alternative Therapien

Einige Therapieformen wie Homöopathie und Aromatherapie lindern die ersten Schmerzen. Phytotherapie und Magnetfeldtherapie beschleunigen die Heilung. Später helfen die manuellen Therapien, die alte Beweglichkeit zurückzuerlangen.

HOMÖOPATHIE

Vor allem Arnika darf in keiner homöopathischen Hausapotheke fehlen (Hinweise zu Einnahme und Potenzen → Seite 106):

- ***Arnica D12:*** bei allen stumpfen Verletzungen
- ***Bryonia D12:*** reißende oder ziehende Schmerzen bei der geringsten Bewegung.

Schüßler-Salze

- ***Ferrum phosphoricum D12:*** im ersten Stadium der Verletzung
- ***Kalium chloratum D6:*** als Folgemittel
- ***Silicea D6*** und ***Calcium fluoratum D6:*** bei Sehnenschwäche im täglichen Wechsel über mehrere Wochen einnehmen.

PHYTOTHERAPIE

Auch in der Phytotherapie wird ***Arnika*** zur lokalen Behandlung von stumpfen Verletzungen eingesetzt. Dazu gibt es kühlende Gels, die Arnika enthalten. Empfehlenswert ist auch ein Umschlag mit Arnikatinktur. Salben oder Pasten aus ***Beinwell, Steinklee, Rosskastanie*** oder ***Mäusedornwurzel*** wirken abschwellend.

ERNÄHRUNGSTHERAPIE

Achten Sie auf genügende Zufuhr von ***Vitamin C, Calcium*** und ***Magnesium***, die Ihr Körper braucht, um verletztes Bindegewebe zu reparieren. Bei langanhaltenden starken Schwellungen wirken Enzympräparate, die ***Bromelain*** enthalten, abschwellend und entzündungshemmend.

FEINSTOFFLICHE THERAPIEN

Die Heilung von Bänder- oder Sehnenrissen wird durch ***Magnetfeldtherapie*** beschleunigt.

Aromatherapie

Im Akutfall helfen kühle Kompressen mit ***Lavendel-, Kamille-*** oder ***Geraniumöl***, um die Schmerzen zu lindern. Sobald die akuten Schmerzen nachlassen, massieren Sie das verletzte Gelenk vorsichtig mit einem Öl aus 10 ml Mandelöl und je einem Tropfen ***Majoran, schwarzem Pfeffer, Rosmarin*** und ***Lavendel***. Das fördert die Durchblutung und unterstützt die Heilung.

MANUELLE THERAPIEN

Um langfristige Bewegungseinschränkungen zu vermeiden, ist die manuelle Behandlung betroffener Körperteile durch ***Massagen*** sinnvoll. Zum Abklingen der Schwellung eignet sich besonders die manuelle ***Lymphdrainage***.

Um die Folgen des Unfalltraumas in Gelenk, Sehnen und Bindegewebe aufzuarbeiten ist ***Osteopathie*** sehr zu empfehlen.

➤ ALTERNATIVE THERAPIEN ZUR BEHANDLUNG VON BEWEGUNGSEINSCHRÄNKUNGEN

Die großen Heilsysteme • AYURVEDA • HOMÖOPATHIE • PHYTOTHERAPIE • TRADITIONELLE CHINESISCHE MEDIZIN eignen sich bei allen hier genannten Erkrankungen zur Vorsorge, Nachsorge und in vielen Fällen auch zur Behandlung. Darüber hinaus können Ihnen die folgenden Alternativen Therapien helfen:

Beschwerden	Entspannungstechniken	Ernährungstherapie	Feinstoffliche Therapien	Ganzheitliche Übungsmethoden	Manuelle Therapien	Physikalische Therapien	Reiz- und Regulationstherapie	Psychotherapie
Arthrose		●●	●●	●	●●●	●	●●	
Fibromyalgie		●●	●	●●		●●		●●●
Knochenbrüche		●	●		●	●	●●	
Muskelkrämpfe		●●	●					
Osteoporose		●●●	●●	●			●	
Rheuma		●●●	●●	●	●	●		
Rückenschmerzen	●●		●	●	●●●	●	●	
Sehnenscheidenentzündung		●	●		●	●●		
Stumpfe Verletzungen		●			●	●		

●●● sehr gut geeignet, vielfach angewendet; ●● gut geeignet, oft angewendet; ● geeignet, gelegentlich angewendet

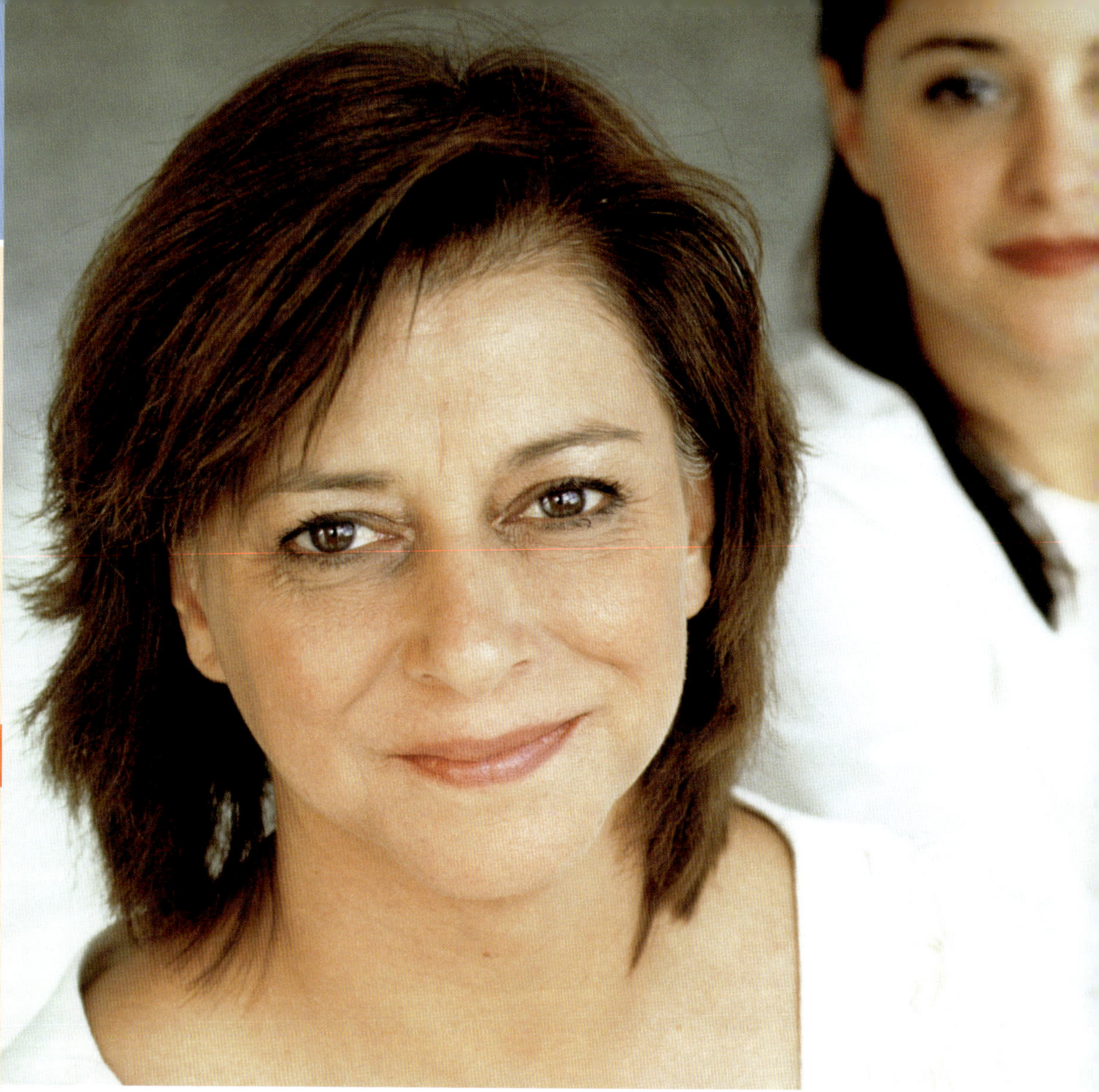

Gynäkologie

Der weibliche Körper hat die Fähigkeit, drei Aufgaben zu erfüllen, die dem Mann nicht gegeben sind: Schwangerschaft, Geburt und die Ernährung eines Säuglings. Damit in Zusammenhang stehen zwei wichtige hormonelle Umstellungsprozesse: die Pubertät und die Wechseljahre. Dazwischen liegen die Jahre der Fruchtbarkeit, in denen der weibliche Körper Monat für Monat reife Eizellen produziert und die Gebärmutter darauf vorbereitet, ein befruchtetes Ei in sich aufzunehmen. Diese Abläufe werden durch ein kompliziertes System verschiedener Hormone gesteuert. Dies Regelwerk ist störanfällig und kann durch Stress schnell aus dem Tritt kommen.

WIE SIND DIE WEIBLICHEN GESCHLECHTSORGANE AUFGEBAUT?

Man unterscheidet innere und äußere Geschlechtsorgane. Zu den äußeren zählen u.a. die Schamlippen und die Klitoris; zu den inneren die Scheide (Vagina), Eierstöcke (Ovarien), Eileiter (Tuben) und Gebärmutter (Uterus). Die Scheide ist über den Gebärmutterhals (Zervix) mit der Gebärmutter verbunden. Links und rechts davon befinden sich die beiden pflaumengroßen Eierstöcke. Ihre Aufgabe besteht in der Reifung der Eizellen und in der Bildung weiblicher Geschlechtshormone (Östrogen, Progesteron). Zum Zeitpunkt der Geburt enthält jeder Eierstock bis zu 400000 sogenannter Primärfollikel, die ab der Pubertät Monat für Monat zu fertigen Eizellen heranreifen. Alle Prozesse, sowohl die der großen hormonellen Umstellungen von Pubertät und Wechseljahren als auch die Regulierung des monatlichen Zyklus, werden von Hormonen gesteuert.

WIE ARBEITEN DIE HORMONE?

Mit der Pubertät beginnt die fruchtbare Phase im Leben einer Frau – ihr Körper wird in die Lage versetzt, ein Kind zu empfangen, auszutragen, zu gebären und zu stillen. Während dieser Zeitspanne, die rund 35 Jahre umfasst, unterliegt der weibliche Körper dem monatlichen Zyklus mit Eisprung und nachfolgender Regelblutung.

Eireifung und Eisprung

Mit 11 oder 12 Jahren, bei manchen Mädchen auch später, beginnt der Hypothalamus, das hormonelle Steuerungssystem im Gehirn, ein bestimmtes Hormon auszuschütten, welches die Hirnanhangdrüse (Hypophyse) zur Produktion von weiteren Hormonen, z.B. dem follikelstimulierenden Hormon (FSH), anregt. Unter dem Einfluss von FSH und dem ebenfalls von der Hypophyse produzierten luteinisierenden Hormon (LH) wird im Eierstock der Eisprung ausgelöst: Pro Zyklus reift jeweils eine Eizelle heran und wird in den Eileiter entlassen, um sich auf den Weg zur Gebärmutter zu machen. Der Rest des Follikels (die Hülle), der im Eierstock zurückbleibt, wandelt sich unter dem Einfluss von LH zum Gelbkörper um. Dieser produziert nun Progesteron, welches dafür sorgt, dass die Schleimhaut der Gebärmutter auf eine befruchtete Eizelle vorbereitet wird. Gleichzeitig geht die Östrogenproduktion zurück. Wird die Eizelle nicht befruchtet, so entwickelt sich der Gelbkörper innerhalb der nächsten 10 Tage zurück und bildet kein Progesteron mehr. Die nicht mehr benötigte Gebärmutterschleimhaut wird mit der Monatsblutung ausgeschieden – der Zyklus beginnt von Neuem.

Klimakterium

Ungefähr mit 45 Jahren werden die Eisprünge seltener, und die Fruchtbarkeit lässt nach, bis die Blutung schließlich ganz ausbleibt. Diese Phase, die 10 Jahre und länger dauern kann, nennt man Klimakterium.

GYNÄKOLOGISCHE ERKRANKUNGEN

Das komplizierte Zusammenspiel der Hormone ist äußerst störanfällig. Bestimmte Krankheiten sowie unser moderner Lebensstil mit Hektik und körperlichem wie emotionalem Stress können das Regelwerk durcheinander bringen und das Immunsystem schwächen. Mögliche Folgen sind z.B. → Ausfluss, → Fertilitätsstörungen und → Endometriose.

Ausfluss

Ausfluss ist lästig und unangenehm – keine Frau möchte auf Dauer damit leben, selbst wenn er in den meisten Fällen harmlos ist. Der Fluor, wie der Ausfluss auch genannt wird, kann aber auch auf eine vaginale Infektion durch Pilze oder Bakterien hindeuten. Auch Hormonstörungen können zu Ausfluss führen. In sehr seltenen Fällen ist der Fluor Ausdruck einer ernsthaften Erkrankung, daher sollte ein länger anhaltender Ausfluss immer ärztlich abgeklärt werden.

WAS IST AUSFLUSS?

Die Scheide ist ein sich selbst reinigendes Organ. Alle Sekrete sowie abgestorbene Zellen werden nach außen abtransportiert, sie »fließen aus«. Menge und Zusammensetzung des Ausflusses hängen von verschiedenen Faktoren ab. So gibt es im monatlichen Zyklus Phasen, in denen vermehrt Fluor gebildet wird; auch gegen Ende der Schwangerschaft kann es zu gesteigertem Ausfluss kommen. Eine geringe Menge an Ausfluss, im Normalfall klar oder weiß, ist immer vorhanden.

Ändern sich Menge, Farbe, Konsistenz und/oder Geruch, so kann dies verschiedene Gründe haben. Meist steckt eine vaginale Infektion oder eine Hormonstörung (→ Zyklusbeschwerden) dahinter. Eine ***vaginale Infektion (Vaginitis)*** kann diverse Ursachen haben. Am häufigsten sind Hefepilze (v.a. Candida albicans) die Übeltäter, aber auch Darmbakterien, die in die Scheide gelangen, kommen als Auslöser in Frage. Daneben gibt es auch Erreger, die beim ungeschützten Geschlechtsverkehr übertragen werden. Dazu zählen Trichomonaden, Chlamydien und in zunehmendem Maße Gonokokken, die eine Gonorrhoe (Tripper) zur Folge haben.

Eine vaginale Infektion ist zwar meist keine ernste Erkrankung, sie sollte aber ärztlich abgeklärt und behandelt werden, um ein Aufsteigen des Infektes zu verhindern. In vielen Fällen ist eine Partnerbehandlung nötig, damit kein »Pingpong-Effekt« entsteht, d. h. die Partner sich immer wieder gegenseitig anstecken.

WIE ERKENNE ICH AUSFLUSS?

Wenn sich Ihr Ausfluss in Menge, Farbe, Konsistenz und/oder Geruch dauerhaft verändert oder Sie unter starkem Juckreiz in der Scheidenregion leiden, ist dies ein Hinweis auf eine Infektion. Normalerweise ist der Fluor klar oder weißlich (Weißfluss) und nahezu geruchlos. Erscheint er aber gelblich oder grünlich und bemerken Sie einen unangenehmen Geruch, dann sollten Sie einen Gynäkologen aufsuchen. Dieser wird in der Regel mit einem einfachen Abstrich den verursachenden Mikroorganismus identifizieren können. Ein Ausfluss mit Brennen und Jucken kann auch allergische Ursachen haben. Besonders häufig sind Allergien auf Waschmittel, Kosmetik- und Hygieneartikel sowie auf Badezusätze.

WAS KANN DIE SCHULMEDIZIN TUN?

Je nach Ursache setzt die Schulmedizin folgende Therapeutika ein:

- Im Falle einer Hefepilzinfektion verschreibt der Arzt ein Antimykotikum. Dieses wird entweder als Vaginalzäpfchen oder in Cremeform verabreicht.
- Bakterielle Infektionen werden mit Antibiotika (meist in Cremeform) behandelt. Oft reicht auch eine Kur mit Döderlein-Bakterien, den natürlichen Scheidenbakterien, die in Kapselform zum Einführen in die Scheide erhältlich sind.

TYPISCHE SYMPTOME

- Verstärkung des natürlichen Ausflusses
- Veränderung in Farbe oder Konsistenz
- unangenehme Geruchsentwicklung

GESUNDE LEBENSFÜHRUNG

Bakterien der Gattung Lactobacillus kommen in vielen Joghurtsorten vor. Bei leichtem Ausfluss kann ein, in naturbelassenen Joghurt getauchter Tampon dazu beitragen, die natürliche Scheidenflora wiederherzustellen. Im Falle eines Infekts ist es sinnvoll, eine Zeit lang auf Tampons zu verzichten.

Alternative Therapien

Je nachdem, welche Ursache dem Fluor zu Grunde liegt, zielt die naturheilkundliche Behandlung darauf ab, das Immunsystem zu stärken, die Symptome zu lindern oder den Organismus zu entgiften.

AYURVEDA

Ausfluss wird im Ayurveda auf eine Störung von Ama und Vata zurückgeführt. Die altindische Heilweise empfiehlt bei Fluor generell die Einhaltung der ayurvedischen Essensregeln sowie das Meiden von Käse und anderen Milchprodukten. Bei Weißfluss kann ***Reiswasser*** hilfreich sein: Dazu geben Sie 4 bis 5 TL Reis in eine Tasse mit kaltem Wasser und lassen den Ansatz über Nacht stehen. Am nächsten Tag filtern Sie den Reis ab, erwärmen das Reiswasser leicht und trinken es. Nehmen Sie ab dem fünften Tag der Menstruation über einen Zeitraum von zwei Wochen täglich morgens 1 Tasse ein.

HOMÖOPATHIE

Wenn der Ausfluss chronisch ist, d.h. wenn er nicht die Folge einer einmaligen Infektion ist, dann sollte er konstitutionell behandelt werden. Für die Akuttherapie eignen sich folgende Mittel (Hinweise zu Einnahme und Potenzen → Seite 106):

- ***Kreosotum:*** stark riechender, gelblich-bräunlicher Ausfluss mit stark juckenden, wunden Schamlippen
- ***Borax:*** brennender Ausfluss mit der Konsistenz von Tapetenkleister; bewährt bei Candidainfektionen.

Schüßler-Salze

Bei der Behandlung mit Schüßler-Salzen wird Ausfluss als nässende Absonderung verstanden und je nach seiner Beschaffenheit mit folgenden Mitteln therapiert:

- ***Kalium chloratum D6:*** weiß, weißgrau, fadenziehend, 1- bis 3-mal täglich 3 Tabletten
- ***Natrium sulfuricum:*** gelblich-wässrig, gelblich-grünlich, grün-eitrig, 1 bis 3 Tabletten mehrmals täglich.

PHYTOTHERAPIE

Frischer ***Knoblauch*** hat antientzündliche Eigenschaften; roh gegessen kann er die Behandlung vaginaler Infektionen unterstützen. Ebenfalls hilfreich ist der Knoblauch »an Ort und Stelle«: Dazu hüllen sie eine frisch geschälte Knoblauchzehe in etwas Mull ein und verschnüren das Ganze mit einem Faden. Anschließend führen Sie den »Knoblauch-Tampon« in die Scheide ein und erneuern ihn 2-mal täglich.

ARZT

- Ausfluss ist ein Symptom, hinter dem neben vaginalen Infektionen auch schwere Krankheiten wie Krebs stecken können. Lassen Sie sich bei einem länger andauernden oder dunklen Ausfluss gründlich untersuchen, um eine ernsthafte Erkrankung zuverlässig auszuschließen.

Die ***Weiße Taubnessel*** eignet sich sowohl als Tee als auch in Form eines Sitzbades (Hinweise zur Teezubereitung → Seite 135).

TRADITIONELLE CHINESISCHE MEDIZIN

Die TCM unterteilt Ausfluss in weißlichen Fluor (Bai Dai), gelblichen Fluor (Huang Dai) und roten Fluor (Chi Dai). Hinzu kommen mehrere Syndrome. Je nach Ursache des Ausflusses wird das Milz-Qi gestärkt und die Feuchtigkeit transformiert, das Nieren-Yang gestärkt und gewärmt, das Nieren-Yin ernährt und Hitze gekühlt, Hitze geklärt und Feuchtigkeit ausgeleitet. Oder es wird gekühlt und entgiftet. Für alle Symptome gibt es eine Zahl von ***Akupunkturpunkten***, die Heilung bringen. Milchprodukte sind in jedem Fall zu meiden.

ERNÄHRUNGSTHERAPIE

Zur Stärkung des Immunsystems sollte die Nahrung ausreichend ***Vitamin C*** und ***Zink*** enthalten. Streichen Sie Zucker, Alkohol, Milchprodukte und einfache Kohlenhydrate von Ihrem Speiseplan: Hefen und Bakterien lieben Zucker sowie chemisch verwandte Stoffe. Probiotische Nahrungsergänzungsmittel, die ***Lactobacillus acidophilus*** oder ***Bifidobakterien*** enthalten, tragen zur Wiederherstellung einer intakten Vaginalflora bei.
Eine reinigende ***Fastenkur*** entgiftet den Körper und stärkt das Immunsystem.

FEINSTOFFLICHE THERAPIEN

Aromatherapie

Bestimmte Öle als Badezusatz helfen gegen Infektionen und wirken dabei beruhigend (***Geranien-*** und ***Lavendelöl***) oder anregend (***Rosmarinöl***). Das Öl des ***Teebaums*** hat eine stark antimikrobielle Wirkung: Ca. 12 Tropfen in einem Sitzbad reichen aus. Eine Massage des Unterbauches mit dem Zusatz von ***Lavendel-***, ***Rosenholz-***, ***Rosmarin-*** und ***Geranienöl*** kann ebenfalls hilfreich sein.

PHYSIKALISCHE THERAPIEN

Sitzbäder fördern die Durchblutung. Antibakterielle oder antimykotische Zusätze (→ Phytotherapie) unterstützen die Bekämpfung der Infektion.

Endometriose

Leiden Sie unter zyklusabhängigen Unterbauchschmerzen, oder klappt es trotz nachhaltiger Bemühungen nicht mit dem Schwangerwerden? Fragen Sie Ihren Gynäkologen, möglicherweise steckt eine Endometriose dahinter, bei der sich Gebärmutterschleimhaut außerhalb des Uterus ansiedelt. Zu oft wird diese gar nicht so seltene Krankheit verkannt. Weltweit sind ca. 7 bis 15 % aller Frauen von Endometriose betroffen. Zur sicheren Diagnose führt der Arzt eine Bauchspiegelung durch.

WAS IST ENDOMETRIOSE?

Der Begriff Endometriose leitet sich vom lateinischen Wort für Gebärmutterschleimhaut, Endometrium, ab. Bei einer Endometriose siedeln sich Endometriumzellen außerhalb der Gebärmutter an. Die Herde finden sich am häufigsten im unteren Bauchraum. Die Ursache für das Zustandekommen einer Endometriose ist bislang noch nicht eindeutig geklärt. Einer Theorie zufolge, wandern Endometriumzellen aus der Gebärmutter aus und siedeln sich im Bauchraum an. Ein weiterer Erklärungsansatz geht davon aus, dass sich bestimmte Zellen in Endometriumgewebe umwandeln. Dieses Gewebe

TYPISCHE SYMPTOME

- Unerfüllter Kinderwunsch
- Schmerzen kurz vor oder während der Regelblutung
- Schmerzen beim Geschlechtsverkehr
- chronische Unterbauchschmerzen

reagiert fast genauso auf die hormonellen Zyklusschwankungen wie die Zellen, die sich in der Gebärmutter befinden, d.h., sie werden auf- und abgebaut und bluten zyklisch. Da das Blut außerhalb der Gebärmutter nicht abfließen kann, bilden sich Zysten oder Verwachsungen, welche starke Schmerzen hervorrufen können.

Eine Endometriose ist in der Regel keine bösartige Krankheit, sie kann jedoch zu Unfruchtbarkeit führen, da sie eine Störung des hormonellen Zyklus darstellt und die Eireifung behindert. Unbehandelt schreitet die Erkrankung fort, so dass nach und nach mit einer Verschlimmerung der Symptome zu rechnen ist. Bislang kann die Endometriose nicht vollständig geheilt werden. Trotz zunächst erfolgreicher Therapie muss immer wieder mit einem Aufflackern der Symptome gerechnet werden.

WIE ERKENNE ICH ENDOMETRIOSE?

Schmerzen vor und während der Regelblutung kommen relativ häufig vor – viele Frauen leiden darunter (→ Zyklusstörungen). Kommt allerdings hinzu, dass sich trotz intensiven Bemühens keine Schwangerschaft einstellt (→ Fertilitätsstörungen), dann sollten Sie an eine Endometriose denken. Ein weiteres Symptom können Schmerzen beim Geschlechtsverkehr sein, sofern sich die Herde an der elastischen Aufhängung der Gebärmutter befinden. Dauerhafte, zyklusunabhängige Schmerzen im Unterbauch entstehen häufig durch Entzündungsreaktionen an den Herden. Weitere Symptome sind Schmerzen beim Wasserlassen oder beim Stuhlgang (Herde in der Blase bzw. im Darm) sowie Blut im Stuhl oder Urin. Bei Verdacht auf Endometriose wird Ihr Arzt zunächst eine gründliche gynäkologische Untersuchung durchführen, danach folgt eine Bauchspiegelung (Laparoskopie). Diese ist absolut notwendig zur sicheren Diagnosestellung.

WAS KANN DIE SCHULMEDIZIN TUN?

Schulmedizinisch stehen mehrere Behandlungsmöglichkeiten zur Verfügung, die je nach Therapieziel – von Beschwerdefreiheit bis hin zur Erfüllung des Kinderwunsches – angewendet werden:

- Operative Therapie: Am häufigsten wird die schon zur Diagnosestellung angewandte Bauchspiegelung auch zum Entfernen krankhafter Herde und Zysten genutzt.
- Medikamentöse Therapie: Bei der symptomatischen Behandlung steht die Beseitigung der Beschwerden im Vordergrund, bei der Hormontherapie die Beeinflussung des Hormonhaushalts und damit der Endometriose-Herde, so dass auch eine Schwangerschaft wieder leichter möglich wird.
- GnRH-Analoga entsprechen in ihrer Wirkung dem Hormon GnRH (Gonadotropin Releasing Hormone), welches vom Hypothalamus ausgeschüttet wird, um die Hirnanhangdrüse zur zyklusgerechten Hormonproduktion anzuregen.

In der Regel wird eine Kombination aus Hormontherapie und operativer Entfernung der Herde durchgeführt.

ARZT

- Eine Bauchspiegelung muss zur Diagnosesicherung und – wenn angebracht – auch zur Entfernung der erreichbaren Herde immer in Betracht gezogen werden.

Alternative Therapien

Alternative Therapien können die klassischen Behandlungsmethoden ergänzen und zum Teil ersetzen – abhängig vom Schweregrad der Erkrankung und davon, welchen Bereich Ihrer Beschwerden Sie mit der Therapie beeinflussen wollen.

AYURVEDA

Aus ayurvedischer Sicht entsteht die Endometriose durch ein gestörtes Kapha, welches Blockaden in den Fortpflanzungsorganen nach sich zieht. Diese Blockaden können durch Reinigungsverfahren aufgelöst werden. Am geeignetsten ist das ***Ausleiten*** angesammelter Schadstoffe mit Hilfe wässriger oder öliger Kräutereinläufe, durch ***Abführen, Schwitzen*** und ***Massagen***. Da für die Heilung immer die individuellen Symptome ausschlaggebend sind, sollten Sie sich zur Therapiewahl an einen erfahrenen Ayurveda-Arzt wenden.

PHYTOTHERAPIE

Gegen die Endometriose selbst scheint noch kein Kraut gewachsen, wohl aber gegen die Begleiterscheinungen im Rahmen der Zyklusbeschwerden (→ Zyklusstörungen). Hier kann ***Mönchspfeffer*** (Vitex agnus-castus) sehr hilfreich sein. Ein Tee aus dem Kraut des ***Frauenmantels*** reguliert ebenfalls den Hormonhaushalt.

TRADITIONELLE CHINESISCHE MEDIZIN

Eine Endometriose kann verschiedene Ursachen haben, die auf den ersten Blick sehr ähnlich scheinen. Einerseits können Lebenskraft (Qi) und Blut (Xue) stagnieren. Oder ein Kälteangriff auf die Gebärmutter lässt das Blut erstarren, so dass sich dort die Kälte ansammelt. Andererseits ist es auch möglich, dass sich auf Grund eines Blutstaus vermehrt Hitze bildet. Die letzte Ursache wird in einem Qi-Mangel gesehen: Das Blut wird nicht mehr weitergeleitet, wodurch es wiederum zu einer Stockung kommt. Generell wird die Therapie von Frauenleiden mit dem Menstruationszyklus abgestimmt (→ Zyklusstörungen). ***Akupunktur*** beispielsweise führt zur Ausschüttung schmerzlindernder Substanzen sowie zu Veränderungen in der hormonellen Steuerung der Eierstöcke. Allgemein müssen alle Behandlungen über einen Zeitraum von drei bis neun Monaten regelmäßig durchgeführt werden um erfolgreich zu sein.

ENTSPANNUNG UND MEDITATION

Gerade für Endometriose-Patientinnen sind gezielte Entspannungstechniken von größter Bedeutung. Sie tragen dazu bei, die Schmerzen zu lindern, Verkrampfungen zu lösen und das Immunsystem zu stärken. Bei ungewollter Kinderlosigkeit helfen sie, den psychischen Druck zu reduzieren. Suchen Sie sich eine Technik aus, die Ihnen und Ihrem Lebensstil am besten zusagt (→ ab Seite 212).

ERNÄHRUNGSTHERAPIE

Da bei einer Endometriose vor allem das Immunsystem und die Psyche gestärkt werden sollen, ist eine Ernährung empfehlenswert, die reich an ***Vitaminen*** und ***Mineralstoffen*** ist und zudem hochungesättigte Fettsäuren enthält. Gut geeignet sind ***öliger Fisch, Nachtkerzenöl*** und ***Leinsamen***.

FEINSTOFFLICHE THERAPIEN

- ***Aromatherapie***: Der Duft von ***Ylang-Ylang*** unterstützt die Weiblichkeit und versetzt Sie in eine offene Stimmung. ***Geranienöl*** wirkt regulierend, stimmungsaufhellend und unterstützt die Ausscheidung von Giftstoffen.
- ***Bach-Blüten*** helfen Ihnen, mit den psychischen Aspekten dieser Erkrankung besser umzugehen – suchen Sie sich dazu Ihre individuell passende Blüte aus (→ ab Seite 244).
- ***Edelsteintherapie:*** Der ***Mondstein*** gilt als Sinnbild des Weiblichen und kann Sie, z.B. als Schmuck getragen, in Ihrer Weiblichkeit unterstützen.

GANZHEITLICHE ÜBUNGSMETHODEN

Auch Entspannungstechniken, bei denen Körperübungen im Vordergrund stehen, können Ihnen helfen, mit den Symptomen einer Endometriose

THERAPEUT

- Nutzen Sie das reichhaltige Angebot alternativer Therapien, um die Begleitsymptome der Endometriose zu lindern.
- Stärken Sie Ihr Immunsystem.
- Lernen Sie, sich zu entspannen, Kraft zu tanken und holen Sie sich Unterstützung für Ihre Psyche!

besser umzugehen. Besonders ***Tai Ji Quan, Qi Gong*** und ***Yoga*** tragen dazu bei, Stress abzubauen und ein gutes Körpergefühl zu erlangen.

MANUELLE THERAPIEN

Sowohl die ***klassische Massage*** als auch die ***Bindegewebsmassage*** sind geeignet, charakteristische Verspannungen bei Endometriose-Patientinnen zu lösen. Eine Fußreflexzonenmassage kann die inneren Geschlechtsorgane positiv beeinflussen

PHYSIKALISCHE THERAPIEN

Zur Unterstützung der schulmedizinischen Therapie – sowohl nach einem operativen Eingriff als auch begleitend zu der medikamentösen Behandlung – sind ***Bäder*** und ***Wickel*** sehr gut geeignet, um Verspannungen zu lösen. Auch eine ***Bäderkur*** kann sinnvoll sein.

PSYCHOTHERAPIE

Wenn Sie die ungewollte Kinderlosigkeit zu sehr belastet oder Sie gar Ihre Weiblichkeit in Frage stellen, kann Ihnen eine tiefenpsychologisch-analytisch orientierte ***Psychotherapie*** helfen.

REIZ- UND REGULATIONSTHERAPIEN

Eine ***Eigenblutbehandlung*** hilft, die verschiedenen Begleitsymptome wie Abwehrschwäche und chronische Entzündungen zu lindern.

Fertilitätsstörungen

Die Zahl ungewollt kinderloser Paare steigt in Deutschland kontinuierlich an: Von den 1965 geborenen Frauen haben in den alten Bundesländern über 30 %, in den neuen über 25 % keine Kinder. Auch das Alter der Erstgebärenden wird immer höher und stieg innerhalb der letzten 10 Jahre auf knapp 30 Jahre. Schätzungsweise bleiben mindestens 3 % aller Paare mit Kinderwunsch dauerhaft ohne Nachwuchs. Die Ursachen hierfür sind vielfältig, die Belastung oft nahezu unerträglich.

WAS SIND FERTILITÄTSSTÖRUNGEN?

Fertilität bedeutet Fruchtbarkeit und bezieht sich hier auf die Fähigkeit des weiblichen Körpers, ein Kind zu empfangen, auszutragen und zu gebären. Voraussetzung für eine erfolgreiche Schwangerschaft ist zunächst, dass alle Geschlechtsorgane normal gebaut sind und der Weg von den Eierstöcken zur Gebärmutter durchgängig ist. Weiterhin sollte der Hormonzyklus ungestört ablaufen, die Eierstöcke sollten funktionsfähige reife Eizellen produzieren, und die Scheide sollte eine normale bakterielle Besiedlung aufweisen.

Mögliche Ursachen für Unfruchtbarkeit

Nach den Richtlinien der Weltgesundheitsorganisation (WHO) gilt ein Paar als unfruchtbar, wenn sich nach zwei Jahren des regelmäßigen ungeschützten

Geschlechtsverkehrs keine Schwangerschaft einstellt. Die Ursachen liegen statistisch betrachtet zu etwa gleichen Teilen bei Frau und Mann. Bei Frauen können u.a. Krankheiten wie → Endometriose, das polyzystische Ovar, Eierstocktumoren, Gebärmutterfehlbildungen und krankhafte Veränderungen der Gebärmutter, → Zyklusstörungen sowie fortgeschrittenes Alter, Schilddrüsenerkrankungen und psychische Probleme Unfruchtbarkeit hervorrufen. Bei knapp 50 % aller ungewollt kinderlosen Frauen liegt eine Fehlfunktion der Eierstöcke zu Grunde.

WIE ERKENNE ICH EINE FERTILITÄTSSTÖRUNG?

Sie und Ihr Partner haben sich für ein Kind entschieden, Sie verhüten nicht, und trotz häufigen Geschlechtsverkehrs ist nichts passiert? Um die Ursachen einer ausbleibenden Schwangerschaft zu ergründen, muss Ihr Gynäkologe einige Untersuchungen durchführen. Hilfreich ist ein Zykluskalender mit Temperaturkurve, um den optimalen Zeitpunkt für eine Befruchtung herauszufinden bzw. um zu überprüfen, ob überhaupt regelmäßig Eisprünge stattfinden. Mittels einer Blutprobe wird der Hormonspiegel bestimmt. Die körperliche Untersuchung gibt Hinweise auf mögliche organische Ursachen. Wird Ihr Frauenarzt nicht fündig, so rät er Ihrem Partner zu einem Spermiogramm, bei dem die Anzahl und Qualität der Spermien analysiert wird. Erst wenn sich auch dort nichts finden lässt, werden weiterführende Untersuchungen veranlasst. Mittels geeigneter, sogenannter minimal invasiver Operationsverfahren kann der Zustand Ihrer inneren Geschlechtsorgane vom Bauchraum aus beurteilt, und z.B. Verwachsungen an den Eileitern oder gutartige Geschwülste an der Gebärmutter (Myome) können erkannt werden.

TYPISCHE SYMPTOME

- Keine Schwangerschaft nach 1 bis 2 Jahren mit regelmäßigem und ungeschütztem Geschlechtsverkehr

WAS KANN DIE SCHULMEDIZIN TUN?

Konnte die Ursache für die Fertilitätsstörung ermittelt werden, so stehen der Schulmedizin verschiedene Therapiemöglichkeiten zur Verfügung:

- Bei Über- oder Unterproduktion bestimmter Hormone werden Hormonpräparate substituiert. Eine Nebenwirkung ist das Risiko einer Mehrlingsschwangerschaft.
- Im Falle organischer Ursachen (z.B. verklebte Eileiter) gibt es die Möglichkeit einer künstlichen Befruchtung; die Erfolgsquote ist allerdings nicht besonders hoch. Auch hier ist die Rate an Mehrlingsschwangerschaften erhöht.
- Betreffen die Störungen die Spermienqualität oder das Erektionsvermögen des Mannes (→ Impotenz), so können die Spermien mittels einer langen Kanüle direkt in die Gebärmutter eingebracht werden (Insemination).

GESUNDE LEBENSFÜHRUNG

Verzichten Sie auf Alkohol, Zigaretten, Koffein! Vermeiden Sie Stress und – wenn möglich – Schichtarbeit. Letztere bringt den Hormonhaushalt stark durcheinander. Diese Ratschläge gelten sowohl für die Frau als auch für den Mann.

Alternative Therapien

Da Fertilitätsstörungen ihre Ursache oft in einem hormonellen Ungleichgewicht haben, das durch Stress, Überlastung, falsche Ernährung oder Umweltgifte hervorgerufen wurde, zielt der ganzheitliche Ansatz neben der direkten Stimulation der

Fruchtbarkeit auch auf eine Therapierung der Begleitumstände bzw. auf eine Entgiftung.

ANTHROPOSOPHISCHE MEDIZIN

Einige anthroposophische Heilmittel helfen bei weiblichen Fruchtbarkeitsproblemen.

- ***Argentum metallicum praeparatum*** fördert den Eisprung.
- ***Ovaria-comp.*** in Form von Globuli regt die weiblichen Keimdrüsen an.

AYURVEDA

Je weniger Giftstoffe den Körper belasten, desto größer ist laut indischer Heilmeinung die Fruchtbarkeit eines Menschen. Die ayurvedische Fruchtbarkeitsbehandlung zielt darauf, den Stoffwechsel zu stimulieren und die Gebärmutter zu stärken. Es gibt spezielle Medikamente und Behandlungen, die Ihr Ayurveda-Therapeut für Sie zusammenstellen wird. Generell sollen ***Gewürznelken*** kräftigend auf die Gebärmutter wirken und ***Knoblauch*** die Fortpflanzungsorgane verjüngen. ***Safran*** wirkt aphrodisierend und hilft bei sexuellen Problemen. Ebenso luststeigernd ist die Kombination aus ***Ashvagandha*** (Winterkirsche) und ***Shativari*** (eine Spargelart). Shativari heißt wörtlich übersetzt »Die, die 100 Männer haben kann«. Es fördert die Durchblutung und Befeuchtung der weiblichen Genitalien.

HOMÖOPATHIE

Wie bei allen komplexen Beschwerden ist auch im Falle von Fertilitätsstörungen zu einer Konstitutionsbehandlung zu raten. Symptombezogen helfen folgende Mittel (Hinweise zu Einnahme und Potenzen → Seite 106):

- ***Alchemilla*** oder ***Pulsatilla*** bei Gelbkörperschwäche
- ***Sepia*** fördert den Eisprung und weckt mangelndes sexuelles Interesse.

PHYTOTHERAPIE

Bei hormonell bedingter Unfruchtbarkeit kann eine Regulierung des Zyklus mit ***Mönchspfeffer*** (Vitex agnus-castus) zum Erfolg verhelfen. Eine Teemischung aus »Frauenkräutern« wie ***Frauenmantel, Schafgarbenblüten, Goldrutenkraut, Taubnesselkraut*** mit Blüten, ***Storchenschnabel*** und ***Brennnesselblättern*** reinigt und soll die Wahrscheinlichkeit einer Schwangerschaft erhöhen. Zum Stressabbau eignen sich ***Melisse*** und ***Passionsblume*** (Hinweise zur Teezubereitung → Seite 135).

STUDIE

In einer klinischen Studie von 1993 konnte gezeigt werden, dass homöopathische Präparate einer Hormonbehandlung überlegen sein können. Bei insgesamt 12 von 42 Frauen, die an der Studie teilnahmen, trat eine Schwangerschaft ein. In der Homöopathiegruppe endeten alle 6 Schwangerschaften mit einer Geburt. In der Hormongruppe gab es nur 2 Geburten, 4 Patientinnen erlitten eine Fehlgeburt.

SCHAMANISMUS

Eine ***schamanische Reise*** kann Ihnen helfen, den tief liegenden Ursachen für Ihre Fertilitätsstörungen auf die Spur zu kommen. ***Aloe, Avocado, Mais, Muira-Puama*** (»Potenzholz«) und ***Perubalsam*** sind Pflanzen, die nach indianischer Medizintradition bei Unfruchtbarkeit angewendet werden.

TRADITIONELLE CHINESISCHE MEDIZIN

Mangelnde Fertilität der Frau wird nach der TCM häufig mit einem Defizit an Nieren-Jing erklärt. Auch können eine Leber-Qi-Stauung, seltener ein Kälteeinbruch in der Gebärmutter oder eine Milzfunktionsstörung durch Ernährungsfehler die Ursache sein. Das Zusammenspiel der einzelnen Symptome muss beachtet werden. Nieren-Jing-Mangel wird u.a. mit einer Stärkung der Nieren behandelt. Neben Akupunktur wird Ihr Therapeut Ihnen bestimmte ***Nahrungsmittel*** empfehlen (z.B. Walnüsse, schwarzen Sesam, Dinkel, Schweinenieren, Muscheln, Austern, Kaviar, Huhn) und entscheiden, welche der möglichen Kräuterrezepturen individuell passend ist. ***Ohrakupunktur*** und ***Moxibustion*** haben sich ebenfalls als hilfreich erwiesen. Der ***Akupressurpunkt*** Ren Mai 6 drei Fingerbreit unterhalb des Nabels kräftigt den Unterleib, fördert die Fruchtbarkeit und steigert die Libido (→ Akupressurpunkte, Seite 191).

ENTSPANNUNG UND MEDITATION

Die Ursache für die Unfruchtbarkeit ist häufig Stress, wobei die fehlende Schwangerschaft erneuten Stress erzeugt. Entspannungstechniken helfen, sowohl die Ursache als auch die Auswirkungen ungewollter Kinderlosigkeit zu behandeln. Stressabbauende Maßnahmen wie ***Autogenes Training*** helfen der Fruchtbarkeit auf die Sprünge. Auch ***Kontemplation, Meditation, Gebet*** und die daraus resultierende Innenschau können einiges bewirken. Oft stellt sich der ersehnte Nachwuchs wie selbstverständlich ein, wenn Paare ihrer Zweisamkeit mehr Raum und Zeit geben.

ERNÄHRUNGSTHERAPIE

Zur Nahrungsergänzung empfehlen sich ***Nachtkerzenölkapseln*** speziell für die ausreichende Versorgung mit essentiellen Fettsäuren. Dosierung: 2-mal täglich 1 Kapsel; die Kur sollte über einen Zeitraum von acht Wochen durchgeführt werden. Vollwertkost, die reich an Vitaminen und Mineralien ist, sorgt für gesunde Ei- und Spermienzellen und erhöht die Chancen auf eine erfolgreiche Schwangerschaft. Folsäure- und Zinkpräparate sind ebenfalls empfehlenswert.

FEINSTOFFLICHE THERAPIEN

Aromatherapie

Eine Duftlampe mit ***Ylang-Ylang*** oder ***Sandelholz*** sorgt für eine entspannte Atmosphäre im Schlafzimmer. ***Rosenöl*** hat einen direkten Einfluss auf die Funktionen des weiblichen Fortpflanzungssystems. Außerdem soll es auch die Bildung der männlichen Spermien anregen, wodurch es für beide Partner, z.B. mittels Bäder oder Massagen, sehr nützlich ist. Auch regelmäßige Massagen und Bäder mit entspannenden, stimmungsaufhellenden Ölen wie ***Bergamotte, Jasmin*** und ***Neroli*** helfen, den Teufelskreis von Anspannung, Erwartung und Enttäuschung zu durchbrechen.

Bach-Blütentherapie

Folgende Bachblüten können helfen:

- ***White Chestnut:*** große Sorgen wegen ausbleibender Schwangerschaft
- ***Larch:*** Erwartung von Misserfolgen durch Mangel an Selbstvertrauen und bei Minderwertigkeitskomplexen
- ***Pine:*** Selbstvorwürfe, Schuldgefühle, Mutlosigkeit, Hang zu zwanghaftem Überperfektionismus
- ***Rock Water:*** extreme Selbstdisziplin bis hin zur Selbstverleugnung sowie Negierung der eigenen Bedürfnisse.

Edelsteintherapie

Der ***Mondstein*** gilt als Symbol der Weiblichkeit und als »Stein der Empfängnis«. Tragen Sie ihn als Schmuck am Körper oder stellen Sie ihn neben Ihr Bett. Der ***Achat*** wird zur Stärkung der Fortpflanzungsorgane eingesetzt, schenkt Vertrauen in die natürlichen Vorgänge des Körpers und schützt das wachsende Leben.

GANZHEITLICHE ÜBUNGSMETHODEN

Regelmäßige Bewegung fördert den Stoffwechsel und regt das Immunsystem an. Sie hilft, den psychischen Druck, der sich beim vergeblichen Warten auf eine Schwangerschaft einstellen kann, zu verarbeiten. Hierbei bieten sich spezielle ***Tai Ji Quan-, Qi Gong-*** und ***Yoga-Übungen*** an. Außerdem lösen die Übungen psychische Blockaden, die einer Schwangerschaft im Weg stehen könnten.

MANUELLE THERAPIEN

Die ***Bindegewebsmassage*** trägt dazu bei, funktionelle Störungen der Geschlechtsorgane zu beseitigen. Mit der ***Fußreflexzonenmassage*** werden die »Fruchtbarkeitspunkte« gezielt bearbeitet und die

betroffenen Organe stimuliert. ***Chiropraktik*** fördert die Durchblutung und verbessert damit die Funktion der Geschlechtsorgane.

PHYSIKALISCHE THERAPIEN

Moorbäder entspannen, wirken entzündungshemmend und durchblutungsfördernd. Außerdem enthalten sie Stoffe, die über die Haut aufgenommen werden und die einen Eisprung auslösen können. Früher bekamen Frauen, die nicht schwanger wurden, regelmäßig Moorbäder verordnet.

PSYCHOTHERAPIE

Ablehnung der Mutterrolle, übersteigerter Kinderwunsch, Konflikte und Probleme in der Partnerschaft – all dies können seelische Ursachen für eine ungewollte Kinderlosigkeit sein und sich in Form von Fertilitätsstörungen manifestieren. Essstörungen wie → Bulimie oder → Anorexie wirken sich sogar direkt auf den Hormonhaushalt und somit auf die Fruchtbarkeit aus. Lassen Sie sich beraten, welche Form der Therapie für Sie und Ihren Partner in Frage kommt.

Prämenstruelles Syndrom (PMS)

Viele Frauen fühlen sich an den »Tagen vor den Tagen« müde, schlapp, reizbar und aufgebläht, andere brechen bei den nichtigsten Anlässen in Tränen aus. Auch die Brüste können besonders schmerzempfindlich sein. Die Beschwerden bei PMS sind vielfältig und individuell sehr unterschiedlich. Wenn Sie sich in der Zeit vor der Periode immer wieder unwohl oder in Ihrem Tagesablauf behindert fühlen, sollten Sie der Sache auf den Grund gehen – Sie müssen sich nicht damit abfinden.

WAS IST PMS?

Von Prämenstruellem Syndrom, kurz PMS, spricht man, wenn sich in der Phase vor Beginn der Menstruation regelmäßig bestimmte Beschwerden einstellen. Diese beginnen ca. eine Woche bis 10 Tage vor der Monatsblutung und klingen am ersten oder zweiten Tag nach Einsetzen der Menstruation wieder ab.

Ursache und Entstehung des Syndroms konnten bislang wissenschaftlich noch nicht geklärt werden, als gesichert gilt nur der Zusammenhang mit dem Menstruationszyklus. Offenbar ist eine Störung im hormonellen Gleichgewicht verantwortlich für die Beschwerden. Diskutiert werden ein Überschuss an Östrogen mit einem gleichzeitigen Progesteronmangel oder auch ein erhöhter Prolaktinspiegel (Hyperprolaktinämie). Äußere Faktoren wie falsche Ernährung, Umweltgifte und vor allem zu viel Stress können ebenfalls PMS-Symptome auslösen oder verstärken (→ Zyklusstörungen, Seite 440).

WIE ERKENNE ICH PMS?

Die Beschwerden sind von Frau zu Frau verschieden und können sowohl körperlicher als auch seelischer Natur sein. Sehr viele Frauen klagen allerdings über ein schmerzhaftes Anschwellen der Brüste (Mastodynie).

Die Medizin ist dazu übergegangen, die PMS-Symptome in vier Typen einzuteilen:

- Typ A (von engl. anxiety = Angst): Stimmungsschwankungen und Angstgefühle stehen im Vordergrund.
- Typ C (von engl. craving = Verlangen): Heißhunger und Gewichtszunahme sowie Müdigkeit und Kopfschmerzen sind vorherrschend.

TYPISCHE SYMPTOME

- Schwellung und Überempfindlichkeit der Brust
- Verdauungsprobleme (Verstopfung oder Durchfall, Blähungen, Übelkeit, Völlegefühl)
- Müdigkeit, Erschöpfung
- Gefühl, überfordert zu sein und nichts mehr kontrollieren zu können

- Typ D (Depression): Depressive Verstimmungen, Weinen und Schlaflosigkeit bestimmen das Bild.
- Typ H (von engl. hyperhydration = Wassereinlagerung): Wassereinlagerungen, Gewichtszunahme und Spannungsgefühl in den Brüsten sind hier typisch.

Eine sorgfältige Diagnose durch Ihren Gynäkologen ist erforderlich, um mögliche andere Krankheiten wie → Endometriose, → Wechseljahresbeschwerden, → Schilddrüsenüber- oder -unterfunktion sowie psychische Erkrankungen eindeutig auszuschließen. Hierzu wird sowohl Ihr Hormonspiegel während verschiedener Phasen des Zyklus untersucht als auch Ihre persönliche Menstruationsgeschichte ermittelt.

Wenn Sie bereits an Ihrer Stimmung oder anhand eines Blicks auf die Waage erkennen können, dass sich Ihr Zyklus dem Ende nähert, sind das erste Anzeichen von PMS-Symptomen. Ob diese behandlungsbedürftig sind oder nicht, hängt davon ab, wie sehr Sie darunter leiden.

WAS KANN DIE SCHULMEDIZIN TUN?

Auf Grund der vielfältigen Ursachen und Symptome gibt es verschiedene Behandlungsmöglichkeiten:

- Analgetika (Schmerzmittel) werden bei starken Kopf-, Rücken- und Brustschmerzen häufig verordnet, können aber bei regelmäßigem Gebrauch zu chronischen Schmerzen führen und langfristig eine dauerhafte Schädigung der Nieren nach sich ziehen (→ Niereninsuffizienz).
- Diuretika zur Entwässerung (auch hier besteht die Gefahr unerwünschter Nebenwirkungen auf Grund eines Elektrolytmangels).
- Hormonelle Verhütungsmittel (Pille) führen zwar zu einer Verbesserung der körperlichen Beschwerden, aber leider oft zu einer Verschlimmerung der psychischen Situation sowie zu einer Störung der Libido.
- Hormone aus der Gruppe der Gestagene und der GnRH-Analoga im Falle eines Hormonmangels.
- Psychopharmaka bei starker psychischer Belastung. Hier besteht die Gefahr der Abhängigkeit.

GESUNDE LEBENSFÜHRUNG

Trinken Sie 2 bis 3 Liter kohlensäurefreies (stilles) Wasser oder Kräutertees täglich, um Verdauungsproblemen vorzubeugen. Verzichten Sie weitgehend auf aufputschende Getränke wie Alkohol, Kaffee oder Cola – sie wirken sich schädlich auf Ihren Wasserhaushalt aus. Nehmen Sie zur nervlichen Stabilisierung ein Vitamin-B6-Präparat ein.

Alternative Therapien

Die großen Heilsysteme sehen die Ursache von PMS einheitlich: Stress, Überarbeitung, falsche Ernährung – also allgemein eine ungesunde oder »unnatürliche« Lebensweise. Da die schulmedizinischen Medikamente mit mehr oder weniger starken Nebenwirkungen verbunden sind, sind Naturheilverfahren eine echte Alternative.

AYURVEDA

Aus der Sicht des Ayurveda werden die verschiedenen PMS-Symptome durch unterschiedliche Stoffwechselungleichgewichte charakterisiert. Eine Vata-dominierte Frau zeigt z.B. Gefühle der Verwirrtheit,

Schlafprobleme, Verstopfung und Unausgeglichenheit, während eine Frau »mit mehr Feuer« (Pitta) schnell verärgert ist, sich auf Grund von zu viel Hitze unwohl in ihrem Körper fühlt und eher zu Durchfall neigt. Eine Kapha-Frau hingegen wird eher müde, schwermütig und lethargisch sein. Im Zusammenhang mit diesen Hauptmerkmalen werden die Energien entsprechend individuell ausgeglichen, um wieder Harmonie im Körper herzustellen. Eine spezielle, dem Dosha angepasste Diät und auch eine Panchakarma-Kur sind empfehlenswert.

HOMÖOPATHIE

Gerade wegen der individuellen Schwankungen der einzelnen Beschwerdebilder ist eine konstitutionelle Behandlung empfehlenswert. Als Akutmittel haben sich bewährt (Hinweise zu Einnahme und Potenzen → Seite 106):

- ***Calcium carbonicum:*** Wassereinlagerungen, besonders mit geschwollenen Brüsten
- ***Pulsatilla:*** Traurigkeit mit viel Weinen
- ***Natrium muriaticum:*** Gereiztheit, Empfindlichkeit und Weinen
- ***Lachesis:*** Streitsüchtigkeit mit starken Unterleibskrämpfen
- ***Sepia:*** ausgeprägte Gleichgültigkeit gegenüber Familie und/oder Beruf.

Schüßler-Salze

- ***Magnesium phosphoricum:*** (als »heiße 7«) bei Heißhunger und Unterleibskrämpfen
- ***Ferrum phosphoricum:*** (3-mal tgl. 2 bis 5 Tabletten), um den Energiehaushalt anzukurbeln
- ***Kalium phosphoricum:*** (bis zu 3-mal tgl. 2 Tabletten, nicht nach 15 Uhr) für mehr Energie
- ***Natrium phosphoricum:*** (bis zu 5-mal tgl. 2 Tabletten) für den Säurehaushalt
- ***Silicea:*** (bis zu 3-mal tgl. 2 Tabletten) für die Nerven.

PHYTOTHERAPIE

Hier ist der ***Mönchspfeffer*** (Vitex agnus-castus) eine echte und wissenschaftlich gut untersuchte Alternative zu chemischen Medikamenten. Er wird vor allem dann eingesetzt, wenn eine Erhöhung des Prolaktinspiegels mit Schwellungen der Brüste vorliegt. Bei leichten Depressionen sind ***Johanniskrautpräparate*** aus der Apotheke zu empfehlen. Schlafprobleme können klassisch mit ***Baldrian*** behandelt werden, nervöse Unruhe mit ***Melisse***. Beide Drogen können Sie entweder als Fertigpräparate oder in Teeform zu sich nehmen (Hinweise zur Teezubereitung → Seite 135).

RATIONALE PHYTOTHERAPIE

HEILPFLANZEN MIT BELEGTER WIRKSAMKEIT

- **Die Wirkung von Mönchspfeffer bei prämenstruellen Beschwerden ist wissenschaftlich gut untersucht. In der Regel ist eine Kur über mehrere Monate erforderlich, um einen positiven Effekt zu erzielen.**
- **Die Anwendung von Johanniskraut bei leichten bis mittelschweren Depressionen ist wissenschaftlich belegt. Daher eignet es sich auch zur Behandlung depressiver Verstimmungen bei PMS.**

TRADITIONELLE CHINESISCHE MEDIZIN

Die Ursache für PMS-Symptome aus Sicht der TCM ist am häufigsten ein stagnierendes Leber-Qi. Verantwortlich dafür sind Stress, falsche Ernährung, Umweltverschmutzung, Arbeitsbelastung und/oder emotionale Überlastung. Die Therapie soll die Leber besänftigen, die Stagnation beseitigen und das Qi regulieren. Das Arzneimittel ***Xiao Yao San*** (Pulver der heiteren Gelassenheit) wirkt regulierend und ist das Hauptrezept bei PMS. ***Akupunktur*** beeinflusst die Hormonausschüttung und kann nachweislich PMS-Beschwerden lindern.

ENTSPANNUNG UND MEDITATION

Beim Führen eines PMS-Kalenders fällt oft auf, dass Stress und Anspannung die Beschwerden verschlimmern. Daher ist es sinnvoll, Stress zu reduzieren und den Alltag so zu organisieren, dass der Zeitdruck weniger wird. Zusätzlich helfen Strategien zur Stressbewältigung in Form von ***Progressiver Muskelentspannung*** oder anderen Entspannungstechniken (→ ab Seite 212).

ERNÄHRUNGSTHERAPIE

Die PMS-typischen Heißhungerattacken nach Süßspeisen oder nach Salzigem begünstigen die Gewichtszunahme und die Wassereinlagerungen. Die Attacken können durch 4 bis 6 kleinere Mahlzeiten statt der üblichen 1 bis 2 großen reduziert werden. Außerdem beugen mehrere kleinere Mahlzeiten Unregelmäßigkeiten im Blutzuckerspiegel vor, die Stimmungsschwankungen hervorrufen. Essen Sie viel Obst und Gemüse. Außerdem sollten Weizenmehlprodukte (Brot, Nudeln) ersetzt werden durch ***Hirse- oder Maisprodukte.***

Nachtkerzenöl, Magnesium-, Vitamin-B6- und ***Vitamin-E-Präparate*** wirken ausgleichend und stärken die Nerven.

FEINSTOFFLICHE THERAPIEN

Aromatherapie

Folgende ätherische Öle sind bei PMS besonders gut geeignet:

- ***Römische Kamille:*** bei Unruhe und Reizbarkeit sowie bei Verdauungsbeschwerden
- ***Bergamotte:*** erfrischt, klärt den Geist und stärkt das Ego
- ***Wacholder:*** reinigt und belebt
- ***Sandelholz:*** beruhigt und entspannt
- ***Rosenöl:*** hilft Ihnen, das ganze Spektrum Ihrer Weiblichkeit zu entdecken.

Bach-Blütentherapie

- ***Holly:*** Aggressivität und Gereiztheit
- ***Olive:*** Erschöpfung und Gleichgültigkeit
- ***Willow:*** Depressivität und Verbitterung

Edelsteintherapie

Die Schwingungen des ***Chrysokoll*** wirken beruhigend und ausgleichend auf den Hormonhaushalt.

GANZHEITLICHE ÜBUNGSMETHODEN

Leichte gymnastische Übungen lindern viele PMS-Beschwerden. Es ist wichtig, sich nicht der Passivität hinzugeben, sondern auf sanfte Art Verspannungen entgegenzuwirken. Dies gelingt u.a. mit ***Yoga*** sehr gut, allerdings sollten menstruierende Frauen nicht alle Übungen durchführen. Besprechen Sie dies mit Ihrem Yoga-Lehrer!

Auch ***Atemübungen*** wie z.B. tiefes ineinander übergehendes Ein- und Ausatmen in den Bauch entspannen und beruhigen.

MANUELLE THERAPIEN

Massagen des Rückens, der Schulter- und der Halspartie lösen Verspannungen in diesen Bereichen. Das wirkt sich positiv auf die gesamte Körpersituation und besonders auf die Neigung zu Kopfschmerzen aus.

PSYCHOTHERAPIE

Wenn Selbsthilfe oder Medikamente keine Linderung bringen, dann kann eine psychotherapeutische Behandlung wirksam sein. Bei PMS haben sich u.a. ***tiefenpsychologische Verfahren*** und die ***Verhaltenstherapie*** bewährt. Die Vorgehensweise wird immer individuell abgestimmt. Die Verhaltenstherapie zielt auf die Rückfallvorbeugung, während tiefenpsychologische Verfahren eine Verbindung zwischen den Beschwerden und der persönlichen Lebensgeschichte herstellen.

THERAPEUT

- Reduzieren Sie Stress!
- Akupunktur hat sich bei der Behandlung von PMS-Symptomen bewährt.
- Ziehen Sie eine Psychotherapie in Betracht – sie kann Ihnen nicht nur helfen, mit den Symptomen besser umzugehen, sondern hilft auch, eventuelle seelische Ursachen aufzudecken.

Schwangerschaftsbeschwerden

Sie sind schwanger, freuen sich auf Ihr Kind und wollen die folgenden neun Monate in vollen Zügen genießen. Doch die typischen Beschwerden, die mit einer Schwangerschaft einhergehen, wie Übelkeit, Wassereinlagerungen, Krampfadern, Verdauungs- und Durchblutungsstörungen sowie eine bleierne Müdigkeit können die Vorfreude auf Ihr Kind trüben. Keine Angst, die meisten Zipperlein sind zwar lästig, aber harmlos und können auf natürlichem Wege gelindert werden.

WAS SIND SCHWANGERSCHAFTS-BESCHWERDEN?

»Jede Schwangerschaft ist anders!« Es gibt zwar eine Reihe von typischen Beschwerden, jedoch ob und in welcher Form diese auftreten, ist von Frau zu Frau und von Schwangerschaft zu Schwangerschaft verschieden.

Im ersten Drittel der Schwangerschaft fühlen sich viele Frauen müde und erschöpft – der Körper muss sich erst an die neue Herausforderung gewöhnen. Durch die hormonelle Umstellung kommt es häufig zu Übelkeit und Erbrechen, die Brüste wachsen und sind mitunter druckempfindlich. Oft verspüren die Frauen auch einen verstärkten Drang, zur Toilette zu gehen. Schwindelgefühle und Kopfschmerzen sowie Wassereinlagerungen an Händen, Füßen und Beinen treten ebenfalls gehäuft auf. Auch ein verstärkter weißlicher Ausfluss ist normal (→ Ausfluss). Ist der Fluor allerdings rot oder bräunlich, sollten Sie umgehend Ihren Arzt aufsuchen, um Blutungen auszuschließen.

Das zweite Drittel wird von den meisten Frauen als besonders angenehm empfunden: Die anfänglichen Beschwerden sind größtenteils abgeklungen, der Bauch noch nicht zu dick, und die Energie ist zurückgekehrt. Durch das stetige Wachstum der Gebärmutter werden die inneren Organe nach und nach verdrängt, was zu Sodbrennen, häufigem Harndrang oder Völlegefühl führen kann. Bänder und Muskeln werden immer elastischer, damit verbunden sind oft Schmerzen im Bewegungsapparat. Bei Frauen mit angeborener Bindegewebsschwäche bilden sich leicht Krampfadern, auch nächtliche Wadenkrämpfe können auftreten. Um vorzeitige Wehen zu verhindern, wird der Muskeltonus heruntergefahren, das betrifft leider auch das Verdauungssystem – viele Schwangere leiden unter Verstopfung.

Durch das zunehmende Gewicht des Bauches leiden viele Frauen im letzten Drittel der Schwangerschaft unter Rückenschmerzen. Sodbrennen und Völlegefühl lassen nach, sobald sich die Gebärmutter gegen Ende der Schwangerschaft senkt. Dafür steigt der Druck auf die Blase. Nachts ist es schwer, eine bequeme Position zu finden, viele Frauen klagen deshalb über Schlafstörungen.

Gegen Ende der Schwangerschaft kommt es am häufigsten zu medizinischen Komplikationen. Dazu gehören Schwangerschaftsdiabetes, Präeklampsie (schwangerschaftsbedingter Bluthochdruck), Plazentabeschwerden und Wachstumsverzögerungen des Babys.

WIE ERKENNE ICH SCHWANGER-SCHAFTSBESCHWERDEN?

Die meisten Beschwerden sind zwar lästig, aber harmlos. Allerdings sollten Sie einen Arzt oder eine Hebamme aufsuchen, sobald Sie ein ungutes Gefühl haben oder wenn die Beschwerden zu heftig werden. Übermäßiges Erbrechen (Hyperemesis gravidarum) beispielsweise führt zu starkem Flüssig-

TYPISCHE SYMPTOME

- Übelkeit und Erbrechen
- Kreislaufprobleme
- Rückenschmerzen
- Wadenkrämpfe

keitsverlust und muss ärztlich behandelt werden. Medikamente dürfen in der Schwangerschaft grundsätzlich nicht ohne Absprache mit dem Arzt eingenommen werden, das gilt auch für naturheilkundliche Präparate.

WAS KANN DIE SCHULMEDIZIN TUN?

Im Rahmen der Schwangerschaftsvorsorge werden viele Routineuntersuchungen durchgeführt, hier können Sie über Ihre Beschwerden sprechen.
Schwangerschaftsdiabetes wird zunächst mit einer Ernährungsumstellung behandelt. Hilft dies nicht, verordnet der Arzt Insulin.
Präeklampsie kann derzeit nur rein symptomatisch behandelt werden, da die Ursachen noch nicht geklärt sind. Rechtzeitig diagnostiziert, reichen oft Ruhe und Entlastung, um den Blutdruck zu normalisieren. Probleme mit der ***Plazenta*** bzw. Blutungen gegen Ende der Schwangerschaft müssen im Krankenhaus abgeklärt werden. Je nach Nähe des errechneten Entbindungstermins und Schwere der Blutung kann Bettruhe verordnet oder die Geburt eingeleitet werden.

ARZT

- Suchen Sie bei Blutungen oder dem Abgang von Flüssigkeit (vorzeitiger Blasensprung möglich!) umgehend Ihren Gynäkologen auf!

GESUNDE LEBENSFÜHRUNG

Sportliche Betätigung hilft gegen Ödeme und Verstopfung, kräftigt den Rücken und beugt Erkältungen vor. Geeignet sind gemäßigte Sportarten wie Schwimmen, Gymnastik, Tanzen oder Wandern sowie spezielle Angebote für Schwangere.
Generell sollten Sie viel trinken und auf eine ausgewogene Ernährung achten, aber auf keinen Fall »für zwei« essen. Geben Sie ruhig ab und zu Ihren Heißhungerattacken nach, aber versuchen Sie, Ihre Gewichtszunahme im Rahmen zu halten.

Alternative Therapien

Es gibt eine große Anzahl alternativer Heilweisen, um Ihre Schwangerschaftsbeschwerden zu lindern. Allerdings sollten Sie alle Maßnahmen mit Ihrem Arzt besprechen.

AYURVEDA

Die ayurvedische Küche ist ideal für die Ernährung während der Schwangerschaft, da sie großen Wert auf Ausgewogenheit legt. ***Ingwer*** und ***Kardamom***, zusammen mit einer zerquetschten Banane, helfen gegen Übelkeit und Erbrechen. ***Kümmelsamen*** fördern die Verdauung, und ***Gewürznelken*** kräftigen die Muskulatur. Hier ein Mittel gegen Übelkeit: Dazu mischen Sie 5 TL Ingwersaft (aus geriebener Ingwerwurzel), 1 TL Zitronensaft, 1 TL Rohrohrzucker oder Honig und 1/2 TL Asaföetida und nehmen innerhalb von 1 bis 2 Stunden 4-mal je 1/2 TL davon ein. Bei Schlafstörungen sollte Vata, bei Wasseransammlungen Kapha reduziert werden.

HOMÖOPATHIE

Neben einer konstitutionellen Behandlung helfen folgende Akutmittel (Hinweise zu Einnahme und Potenzen → Seite 106):

- ***Nux vomica:*** Übelkeit mit Reizbarkeit und Krämpfen in Waden und Fußsohlen
- ***Pulsatilla:*** Übelkeit mit Weinen und Harndrang durch Schwäche des Beckenbodens

Schüßler-Salze

- *Calcium phosphoricum D6:* bei Zahnproblemen während der Schwangerschaft sowie bei Schwangerschaftserbrechen
- *Calcium fluoratum D12:* beugt Krampfadern vor, wirkt aber langsam und sollte über einen längeren Zeitraum eingenommen werden. Zur Vorbeugung nehmen Sie 5 Tabletten täglich.

PHYTOTHERAPIE

Kamille und ***Ingwer*** lindern Übelkeit und Erbrechen: Dazu mischen Sie je 20 g Kamillenblüten, Melissen- und Pfefferminzblätter und übergießen 1 TL der Mischung mit 150 ml kochendem Wasser. Dann lassen Sie den Tee bedeckt ca. 10 bis 15 Minuten ziehen, seihen ihn ab und trinken bis zu 5 Tassen täglich. ***Lavendel-*** und ***Melissentee*** beruhigen die Nerven. ***Pfefferminzöl*** auf den Schläfen hilft gegen Kopfschmerzen. ***Kokosnussöl*** gemischt mit einem ***Calendulaaufguss*** beugt, in die Haut eingerieben, Schwangerschaftsstreifen vor (Hinweise zur Teezubereitung → Seite 135).

TRADITIONELLE CHINESISCHE MEDIZIN

Auch in der TCM wird ***Ingwer*** gegen Morgenübelkeit eingesetzt. ***Tragant*** hilft bei Erschöpfung, ***Ginseng*** bei saurem Magen und ***Zimt*** gegen Ödeme.
Akupressur des ***Perikard-6-Punktes*** am inneren Unterarm, 3 Fingerbreit über der Handgelenksfalte, kann die typische Übelkeit lindern. Ein anderer Punkt, ***Milz 6***, einen Daumen breit unterhalb der Innenseite des Sprunggelenks, mildert Wassereinlagerungen (Akupressurpunkte → Seite 191).

RATIONALE PHYTOTHERAPIE

HEILPFLANZEN MIT BELEGTER WIRKSAMKEIT

- Ingwerwurzel lindert Übelkeit und Erbrechen in der Schwangerschaft.
- Pfefferminzöl eignet sich nachgewiesenermaßen zur lokalen Behandlung von Kopfschmerzen. Die äußerliche Anwendung ist auch während der Schwangerschaft erlaubt.

ERNÄHRUNGSTHERAPIE

Folsäure ist unbedingt erforderlich für eine gesunde Entwicklung des Fötus – vor allem in den ersten Wochen der Schwangerschaft. ***Ballaststoffe*** beugen Verstopfung vor, ***Vitamin B6*** und ***Zink*** helfen gegen Morgenübelkeit. ***Magnesium*** lindert Krämpfe und verhindert eine vorzeitige Wehentätigkeit (rechtzeitig vor der Geburt absetzen!).

FEINSTOFFLICHE THERAPIEN

Aromatherapie

Einige Öle dürfen in der Schwangerschaft nicht eingesetzt werden, da sie menstruations- oder wehenfördernd sind bzw. den Embryo schädigen können. Dazu zählen Basilikum, Majoran, Muskatellersalbei, Myrrhe, Salbei, Wacholder und Ysop. Folgende Öle sollten nur sparsam verwendet werden: ***süßer Fenchel, Pfefferminze, Rose*** und ***Rosmarin.***
Sanfte ***Bauchmassagen*** können ab dem 4. Schwangerschaftsmonat durchgeführt werden. Ab dem 5. Monat sollten Sie sich zur Vermeidung von Schwangerschaftsstreifen täglich selbst Bauch und Hüften mit reinem Mandel- oder Weizenkeimöl, versetzt mit einigen Tropfen eines ätherischen Öls, massieren, z.B. 20 Tropfen ***Lavendel-*** und 5 Tropfen ***Neroliöl*** auf 50 ml ***Weizenkeimöl.***

Bach-Blütentherapie

- *Red Chestnut:* wenn Sie sich übermäßig um das Wohl Ihres ungeborenen Kindes sorgen
- *Elm:* wenn Sie das Gefühl haben, der neuen Verantwortung nicht gewachsen zu sein.

GANZHEITLICHE ÜBUNGSMETHODEN

Während der Schwangerschaft verlagert sich der Körperschwerpunkt nach vorne. Die ***Alexander-Technik*** zeigt Ihnen, wie Sie vermeiden, den Rücken zu krümmen, und die richtige Haltung beim Sitzen, Stehen, Gehen und Heben von Gegenständen einnehmen können.

Es gibt zwar einige ***Yoga-Übungen***, die Sie als Schwangere nicht praktizieren sollten. Allerdings finden sich inzwischen viele Yoga-Kurse speziell für Schwangere, die eine sehr gute Ergänzung oder Alternative zur Schwangerschaftsgymnastik darstellen und deren Kosten von vielen Krankenkassen übernommen werden.

MANUELLE THERAPIEN

Eine ***chiropraktische Behandlung*** kann schwangerschaftsbedingte Fehlstellungen der Wirbelsäule korrigieren, wodurch Rückenschmerzen vermieden oder gelindert werden und der Körper trotz des ungewohnten Gewichts beweglich bleibt.
Eine sanftere Alternative bietet die ***Craniosacral-Therapie***, die sich – wie auch ***Shiatsu*** – hervorragend zur unterstützenden Begleitung während der Schwangerschaft eignet. Sei es, um Beschwerden zu lindern, als Geburtsvorbereitung oder einfach zur Steigerung des Wohlbefindens.

Massagen während der Schwangerschaft lösen Verspannungen, helfen bei Rückenschmerzen und stärken, vom Partner durchgeführt, die Paarbindung. Eine sanfte Massage des Bauches im Uhrzeigersinn fördert die Verdauung und beugt, wenn geeignete Öle verwendet werden, Schwangerschaftsstreifen vor.

PHYSIKALISCHE THERAPIEN

Duftende Wannenbäder entspannen, nehmen die Schwere aus dem Körper und lösen Verspannungen, die auch zu Kopfschmerzen führen können. Die Wärme lindert Rückenschmerzen.

PSYCHOTHERAPIE

Sollten Sie während Ihrer Schwangerschaft psychische Probleme bekommen, seelisch aus dem Gleichgewicht geraten oder fürchten, mit der Mutterrolle nicht fertig zu werden, so scheuen Sie sich nicht, therapeutische Hilfe in Anspruch zu nehmen.

Stillprobleme

Stillen ernährt einen Säugling nicht nur optimal, es fördert auch die emotionale Bindung zwischen Mutter und Kind. Aller Anfang ist jedoch schwer: Wunde Brustwarzen, Milchstau oder eine Brustentzündung machen das Stillen zumindest vorübergehend zu einer schmerzhaften Angelegenheit. Der Teufelskreis von praktischen Problemen und körperlichen wie seelischen Beschwerden lässt sich allerdings durchbrechen – je früher, desto besser! Oft liegt es einfach nur an der falschen Anlegetechnik.

WAS SIND STILLPROBLEME?

Unmittelbar nach der Geburt des Kindes kommt im Körper der Frau ein hormoneller Prozess in Gang, der die Milchbildung auslöst und das Stillen ermöglicht. In den ersten Tagen erhält das Neugeborene die Vormilch, das Kolostrum. Zwischen 3. und 5. Tag schießt die reife Milch ein. Es entsteht ein plötzliches Überangebot, was erste Probleme wie Milchstau oder eine Entzündung der Brust nach sich ziehen kann. Zu den typischen Anfangsschwierigkeiten gehören auch die wunden Brustwarzen. Es dauert eine gewisse Zeit, bis sich die Brustwarzen an die neue Belastung durch das Saugen des Kindes gewöhnt haben. Auf Grund der anfänglichen Schmerzen kann das Stillen zu Beginn auch für die Mutter belastend sein. Mit der Zeit spielen sich jedoch Mutter und Kind gut ein.

TYPISCHE SYMPTOME

- Wunde Brustwarzen
- prall gespannte, schmerzende, harte Brüste
- Schmerzen beim Stillen

WIE ERKENNE ICH STILLPROBLEME?

Eine ungenügende Milchproduktion erkennen Sie daran, dass Ihr Baby nie wirklich satt wird: Es will oft an die Brust und saugt sehr stark. In der Regel stellt sich die Milchproduktion relativ schnell auf den Bedarf des Säuglings ein. In manchen Fällen bleibt die Milchmenge aber ungenügend, und das Saugen führt zu wunden Brustwarzen. Auch psychische Faktoren können sich ungünstig auf den Milchfluss auswirken und ihn verringern.

Das Gegenteil – zu viel Milch – beruht auf mangelnder Entleerung der Brust. Bei einem Milchstau ist die Brust schmerzhaft gespannt. Die häufigsten Gründe hierfür sind eine falsche Anlegetechnik, ein zu eng sitzender BH oder ein Ungleichgewicht zwischen Angebot und Nachfrage. Dies kann der Fall sein, wenn das Kind das erste Mal durchschläft oder die Mutter milchfördernde Getränke wie Bier oder Sekt zu sich genommen hat.

Wenn durch kleine Hautverletzungen an der Brustwarze Bakterien eindringen, kann sich die Brustdrüse entzünden (Mastitis). Die Brust ist geschwollen, deutlich gerötet, und die betroffenen Frauen haben bis zu 40 °C Fieber. Ist dies der Fall, sollte ein Arzt aufgesucht werden.

ARZT

- Zögern Sie nicht, eine Hebamme oder Laktationsberaterin in Anspruch zu nehmen, wenn Sie Probleme mit dem Stillen haben!

WAS KANN DIE SCHULMEDIZIN TUN?

In der Regel ist eine schulmedizinische Behandlung nicht nötig. Nur bei einer Mastitis werden Medikamente verordnet. Dazu zählen: ***Entzündungshemmer, stillfreundliche Antibiotika*** sowie ***Prolaktinhemmer*** zur Reduzierung der Milchbildung.

GESUNDE LEBENSFÜHRUNG

Stillende Frauen haben einen erhöhten Flüssigkeitsbedarf: 2 bis 3 Liter stilles Wasser, Kräutertees oder verdünnte, säurearme Fruchtsäfte sollten es schon sein. Alkohol, Nikotin und Koffein gehen in die Muttermilch über und können Ihrem Kind schaden. Eine gesunde Ernährung ist daher nicht nur während der Schwangerschaft, sondern auch in der Stillzeit wichtig!

Alternative Therapien

Da viele Medikamente in die Muttermilch übergehen, bieten sich bei Stillproblemen vor allem die alternativen Heilverfahren an.

AYURVEDA

Kreuzkümmel und ***Bockshornklee*** fördern die Milchbildung. Die gleiche Wirkung hat auch aufgekochte süße ***Milchmischung*** mit etwas Ghee, Rohrzucker, einer Prise Ingwer und einer Prise Kardamom. Trinken Sie bei Bedarf ein Glas täglich. Entspannung ist das Wichtigste beim Stillen, weswegen ein erhöhtes Vata reduziert werden sollte.

HOMÖOPATHIE

Im Akutfall helfen folgende Mittel:

- ***Belladonna:*** Milchstau oder harte Brüste mit roten Striemen
- ***Chamomilla:*** wunde, eingerissene Brustwarzen, große Schmerzempfindlichkeit
- ***Ignatia:*** ausbleibende Milchbildung als Folge von Trauer oder Trauma.

PHYTOTHERAPIE

Leiden Sie unter wunden Brustwarzen, können Sie diese vorsichtig mit verdünntem ***Hamamelis***- oder ***Eichenrindenextrakt*** abtupfen bzw. mit einer Creme aus ***Hamamelis*** und ***Ringelblume*** einreiben (vor dem Stillen entfernen). Der Milchfluss kann mit ***Mönchspfeffer*** gesteigert werden. Hier eine bewährte Teerezeptur zur Anregung der Milchbildung: Dazu mischen Sie je 20 g ***Brennnesselblätter*** und ***Fenchelfrüchte*** mit je 10 g ***Dill-, Anis***- und ***Kümmelfrüchten***. Von der Mischung übergießen Sie 1 TL mit 150 ml kochendem Wasser, lassen das Ganze bedeckt 10 bis 15 Minuten ziehen und trinken bis zu 5 Tassen täglich.

Zum Abstillen empfiehlt sich folgender Tee: Mischen Sie 40 g ***Salbeiblätter*** mit je 20 g ***Holunderblättern*** und ***Lindenblüten***, Zubereitung wie oben.

TRADITIONELLE CHINESISCHE MEDIZIN

Ein schmerzhafter Milchstau oder Störungen bei der Milchbildung werden in der TCM mit ***Akupunktur*** und ***Kräuterrezepturen*** behandelt. Außerdem ist es wichtig, viel zu trinken.

Mütter mit zu wenig Milch sollen auf Grund von Qi- und Blut-Leere eine ***Adzukibohnen-Reis-Suppe*** essen. Hierzu werden eingeweichte Adzukibohnen und Rundkornreis im Verhältnis 4 : 1 auf kleiner Flamme in Wasser gekocht, bis ein dünner Brei entstanden ist.

Laut TCM-Ernährungslehre fördert Karpfen den Milchfluss. Er stärkt die Milz und regt die Blutbildung an. Bei zu geringem Milchfluss sollten Sie 2 bis 3 Tassen Karpfenbrühe täglich trinken. Dazu wird der Karpfen für 20 bis 30 Minuten mit einigen Gewürzen gekocht.

ERNÄHRUNGSTHERAPIE

Stillende Mütter brauchen besonders viel Eiweiß, Vitamine und Mineralien, vor allem Eisen. Ernähren Sie sich säurearm und verzichten Sie auf blähende Speisen, besonders wenn Ihr Baby negativ darauf reagiert.

Schwangerschaft und Stillen laugen die Nährstoffreserven der Mutter aus. Dies kann zu Nährstoffmangel und in manchen Fällen zu postnatalen Depressionen führen. Ergänzend zur Ernährung, empfiehlt es sich, ein Vitamin-B-Präparat und ein Mineralsupplement mit Eisen einzunehmen.

FEINSTOFFLICHE THERAPIEN

Aromatherapie

Verdünntes ***Rosenöl***, z.B. in Mandelöl, hilft bei entzündeten Brustwarzen. 2 Tropfen ***Fenchelöl in Honigwasser***, alle 2 Stunden eingenommen, sollen die Milchproduktion in Gang bringen. Bei Milchstau helfen Kompressen mit je 1 Tropfen ***Geranien***- und ***Lavendelöl*** sowie 2 Tropfen ***Rosenöl*** auf 1/2 Liter Wasser.

GANZHEITLICHE ÜBUNGSMETHODEN

Schon während der Schwangerschaft sind bestimmte ***Tai Ji Quan-, Qi Gong***- und ***Yoga-Übungen*** sehr zu empfehlen. Versuchen Sie, ein paar Wochen nach der Geburt sanft daran anzuknüpfen, um Verspannungen vorzubeugen, Blockaden zu lösen, Stress abzubauen und die Regenerationsprozesse in Ihrem Körper zu unterstützen. All dies wirkt sich auch positiv auf das Stillen aus.

MANUELLE THERAPIEN

Craniosacral-Therapie und ***Shiatsu*** können Blockaden lösen, die den Stillproblemen zu Grunde liegen. ***Massagen*** entspannen, was vor allem bei Verkrampfungen auf Grund falscher Stillhaltung große Erleichterung verschafft. Eine ***Fußmassage*** sorgt ebenfalls für Linderung.

PHYSIKALISCHE THERAPIEN

Warme Bäder, mit oder ohne Zusatz von Aromaölen oder anderen pflanzlichen Substanzen, dienen der Entspannung. Allerdings sollten Sie darauf achten, nur ein Halb- oder Dreiviertelbad zu nehmen, damit Ihre Brustwarzen nicht in Kontakt mit dem Badewasser kommen, um keine Infektion zu riskieren. Beim ***Duschen*** lockert ein kräftiger Strahl die verspannte Schultermuskulatur. Sanftes Abduschen der Brust fördert den Milchfluss.

Wechseljahresbeschwerden

Die Wechseljahre, auch Klimakterium genannt, umfassen die Zeit zwischen dem 45. und dem 60. Lebensjahr. Gemeint ist die Phase im Leben einer Frau, in der die Fortpflanzungsfähigkeit allmählich nachlässt und schließlich ganz erlischt. Das Wort Klimakterium ist eine Mischform aus dem Griechischen und Lateinischen und bedeutet sowohl »Leitersprosse« als auch »Wendepunkt«. So sind die Wechseljahre auch keine Krankheit, sondern der Eintritt in einen neuen Lebensabschnitt.

WAS SIND DIE WECHSELJAHRE?

Beginn und Dauer des Klimakteriums sind von Frau zu Frau sehr unterschiedlich. Bei manchen Frauen beginnen die Eierstöcke ihre Hormonproduktion bereits mit Anfang 40 einzustellen, bei anderen deutlich später. Insgesamt zieht sich der Umstellungsprozess über einen Zeitraum von 10 bis 15 Jahren hin. Zunächst findet nicht mehr in jedem Zyklus ein Eisprung statt, wodurch zunehmend weniger Geschlechtshormone gebildet werden. Als Antwort produziert die Hypophyse vermehrt FSH und LH, um die Hormonproduktion in den Eierstöcken noch einmal anzukurbeln. Im Alter von 60 bis 65 gibt die Hypophyse ihre Bemühungen auf, und die Produktion von FSH und LH schläft ein – damit ist das Klimakterium beendet.

WIE ERKENNE ICH DIE WECHSELJAHRE?

Erste Anzeichen des beginnenden Klimakteriums sind Veränderungen des monatlichen Zyklus bzw. der Blutung. Die Abstände können länger oder kürzer werden, die Blutungen stärker oder schwächer. Auch Zwischenblutungen sind möglich. Irgendwann bleibt die Regelblutung dann ganz aus. Wenn ein Jahr lang keine Blutung mehr aufgetreten ist, wird die letzte als Menopause bezeichnet.
Diese tiefgreifende Hormonumstellung kann verschiedene Begleitsymptome mit sich bringen. So leiden manche Frauen in dieser Phase an Schlafstörungen, Gewichtszunahme und Hitzewallungen mit Schweißausbrüchen.

WAS KANN DIE SCHULMEDIZIN TUN?

Eine schulmedizinische Behandlung ist nur dann nötig, wenn Sie massiv unter der Hormonumstellung leiden.
Früher wurde Frauen häufig eine Hormonersatztherapie (HET) angeboten, die jedoch wegen der gravierenden Nebenwirkungen in Verruf gekommen ist. Es gilt als erwiesen, dass Frauen mit HET ein erhöhtes Risiko eingehen, an Herz-Kreislauf-Erkrankungen oder an Brustkrebs zu erkranken bzw. einen Schlaganfall zu erleiden. Von offizieller Seite wird mittlerweile von einer dauerhaften oder präventiven Hormonersatztherapie abgeraten; sie soll nur noch bei schwerwiegenden, akuten Wechseljahresbeschwerden zum Einsatz kommen, und auch dann nur über einen kurzen Zeitraum.

TYPISCHE SYMPTOME

- Schweißausbrüche, Schlafstörungen, Kopfschmerzen, Herzklopfen, Harninkontinenz
- Reizbarkeit und Aggressionen, nervöse Erschöpfung, depressive Verstimmung

ARZT

- Ein Arztbesuch ist notwendig, wenn bei Ihnen nach der Menopause noch einmal Blutungen auftreten. Diese »postmenopausalen Nachblutungen« sind meistens die Folge von hormonellen Nachschwankungen, können aber auch Ausdruck einer beginnenden Krebserkrankung sein.

Alternative Therapien

Die meisten Wechseljahresbeschwerden können naturheilkundlich behandelt und gelindert werden.

AYURVEDA

Die Wechseljahre werden im Ayurveda auf ganzheitliche Weise mit verjüngenden und vitalisierenden Maßnahmen begleitet, z.B. mit einer täglichen ***Selbstmassage mit Sesamöl.*** Auch ***Zimt*** als Tee, Gewürz oder Massageölzusatz stärkt den Kreislauf während der Wechseljahre. ***Safran*** lindert sämtliche Wechseljahresbeschwerden, ***Vetiver*** ist ein Aphrodisiakum und hilft auf der emotionalen Ebene. Bei Hitzewallungen wird ***Pitta-Tee*** empfohlen, bei Nervosität und Unruhe ***Vata-Tee.***

HOMÖOPATHIE

Zur Selbstbehandlung haben sich folgende Mittel bewährt (Hinweise zu Einnahme und Potenzen → Seite 106):

- ***Sepia:*** Hitzewallungen, Kopfschmerzen, Reizbarkeit, starke Regelblutungen
- ***Graphites:*** Gewichtszunahme, Hitzewallungen und spärliche Regelblutungen
- ***Lachesis:*** starke Blutungen, Reizbarkeit, Gewichtsverlust, Konzentrationsschwierigkeiten, Hitzewallungen und Kopfschmerzen
- ***Pulsatilla:*** Depressionen, Weinerlichkeit und Stimmungsschwankungen.

PHYTOTHERAPIE

Wechseljahresbeschwerden sind eine Domäne der Pflanzenheilkunde. Eines der bekanntesten Mittel, neben Soja und Rotklee, ist der Extrakt aus der Wurzel der ***Traubensilberkerze.*** Zyklusunregelmäßigkeiten während der Prämenopause können mit ***Mönchspfeffer*** gemildert werden. Bei Schlafstörungen hilft ***Baldrian,*** bei nervöser Unruhe und Anspannung ***Melisse*** und bei depressiven Verstimmungen ***Johanniskraut.***

Spezialtee gegen Wechseljahresbeschwerden:
25 g Arnikablüten
50 g Baldrianwurzel
25 g Isländisch Moos
25 g Melisse
25 g Schafgarbe
25 g Salbei.

1 TL davon mit 3/4 Liter Wasser überbrühen, 3 Minuten ziehen lassen. Täglich 1 bis 2 Tassen ohne Süßmittel und in Abstand zum Essen trinken (Hinweise zur Teezubereitung → Seite 135).

TRADITIONELLE CHINESISCHE MEDIZIN

In der TCM werden die Symptome der Wechseljahre mit einer »Schwäche der Nieren«, »ungenügendem Blut« und einem »Ungleichgewicht von Leber und Nieren« erklärt. Die Heilmittel enthalten ***Engelwurz, Ginseng, chinesische Fingerhutwurzel, Pfingstrose*** und ***Nabelkrautwurzel.***

RATIONALE PHYTOTHERAPIE

HEILPFLANZEN MIT BELEGTER WIRKSAMKEIT

- Traubensilberkerze
- Johanniskraut
  In einer aktuellen Studie aus dem Jahr 2006 konnte gezeigt werden, dass ein Kombinationspräparat aus Traubensilberkerze und Johanniskraut sowohl körperliche als auch psychische Beschwerden in den Wechseljahren lindert.

Akupunktur gleicht das Hormonsystem aus und lindert Schmerzen. Bei der Behandlung der klimakterischen Beschwerden bietet sich besonders die ***Ohrakupunktur*** an, da in der Ohrmuschel Hormonpunkte und vegetative Punkte zu finden sind.
Akupressur von bestimmten Punkten am Fuß bringt den Körper ins Gleichgewicht (Akupressurpunkte → Seite 191). Der Punkt ***Niere 3*** lindert Hitzewallungen. Er liegt in der Vertiefung kurz hinter dem großen Innenknöchel. Zur Aktivierung der Nieren dient eine Massage des Quellpunktes der Nierenleitbahn, ***Niere 1***, unter dem Fuß. Dazu drücken Sie mit Ihrem Daumen fest in die Mitte der Kuhle hinter den Fußballen und führen dabei eine leicht im Uhrzeigersinn kreisende Bewegung aus. Dauer mindestens 1 bis 3 Minuten. Beide Füße werden täglich behandelt, eventuell auch 2-mal (morgens und abends).

ENTSPANNUNG UND MEDITATION

Meditation und ***Kontemplation*** helfen Ihnen, zu sich selbst zu finden. Mit ***Autogenem Training*** können Sie Anspannungen gezielt angehen.

ERNÄHRUNGSTHERAPIE

Meiden Sie Süßigkeiten, Salz, Alkohol und Koffein. ***Fisch, Leinsamen, Sonnenblumenkerne*** und ***-öl*** sowie ***Kürbiskerne*** enthalten viele essentielle Fettsäuren, die den Hormonhaushalt ausgleichen, den Blutdruck senken und Wassereinlagerungen reduzieren. ***Kalzium, Vitamin D, Magnesium*** und ***Phosphor*** helfen gegen den Abbau von Knochenmasse. ***Vitamin B6*** wirkt entwässernd und unterstützt die Bildung von Prostaglandinen. ***Vitamin E*** lindert vaginale Trockenheit, Hitzewallungen, Schweißausbrüche, Schwindel und Müdigkeit.

FEINSTOFFLICHE THERAPIEN

Aromatherapie

Rosenöl aktiviert die Weiblichkeit. ***Bergamotte*** wirkt anregend, stärkt das Vertrauen in die eigenen Kräfte und lindert Reizbarkeit, Erschöpfung und Stimmungsschwankungen. ***Fenchel*** stabilisiert und wirkt ausgleichend auf den Hormonhaushalt. ***Lavendel*** entspannt und hilft bei Ängsten. ***Zypresse*** hilft bei allgemeiner Müdigkeit und Erschöpfung sowie bei Hitzewallungen.

Bach-Blütentherapie

- ***Holly:*** Aggressivität und Gereiztheit
- ***Elm:*** mangelndes Selbstvertrauen
- ***Agrimony:*** Schlafstörungen
- ***Scleranthus:*** Stimmungsschwankungen
- ***White Chestnut:*** Unkonzentriertheit

Farbtherapie

Blau hat eine beruhigende Wirkung, lindert Hitzewallungen, Anspannungen, Stress und Kopfschmerzen. Tragen Sie ein blaues Nachthemd oder einen blauen Bademantel und lassen Sie nachts ein blaues Licht brennen.

GANZHEITLICHE ÜBUNGSMETHODEN

Klimakterische Störungen lassen sich mit einer Aktivierung des Energieflusses durch ***Qi Gong*** bessern. Voraussetzung ist regelmäßiges Üben. Die meisten Frauen brauchen darüber hinaus aber eine kräftigere körperliche Anstrengung, um die eigenen Säfte in Schwung zu bringen. Sie sollten jeden Tag mindestens 15 bis 20 Minuten üben und das Schwitzen nicht den Hitzewallungen überlassen.

MANUELLE THERAPIEN

Eine regelmäßige ***Massage*** mit sanften Streichbewegungen kann Symptome lindern, Verspannungen lösen und die Selbstachtung stärken. Bei der ***Fußreflexzonenmassage*** lindert die Stimulierung der Beckenpunkte menopausale Symptome und reduziert Anspannungen.

PSYCHOTHERAPIE

Eine ***Gesprächstherapie***, bei schwerwiegenden seelischen Problemen auch eine ***Psychoanalyse***, kann helfen, negative Gefühle über die Menopause (zunehmendes Alter, Verlust der Fruchtbarkeit, »Leeres Nest«-Syndrom) abzubauen und zu einem neuen positiven Selbstbild zu finden.

Zyklusstörungen

Ein normaler Zyklus umfasst durchschnittlich 28 Tage, manchmal mehr, manchmal weniger. Wenn der Zeitraum zwischen den Blutungen allerdings regelmäßig viel kürzer oder länger ist, spricht man von Zyklusstörungen. Das gilt ebenso für sehr starke oder schwache Blutungen. Auch wenn die Regel mit starken Schmerzen verbunden ist oder wenn außerhalb der Menses Zwischenblutungen auftreten, handelt es sich um Störungen des normalen Monatszyklus.

WAS SIND ZYKLUSSTÖRUNGEN?

Wenn der Zyklus regelmäßig um mehr als sieben Tage von der normalen Dauer von 28 Tagen abweicht, gilt er als gestört. Das gilt auch für außergewöhnlich starke oder schwache Blutungen sowie für eine verkürzte oder verlängerte Blutungsdauer. Rund ein Viertel der Zyklusstörungen beruhen auf Veränderungen der Gebärmutter sowie der Gebärmutterschleimhaut. Die Einnahme von bestimmten Arzneimitteln oder eine unerkannte → Schilddrüsenüber- oder -unterfunktion kann sich ebenfalls negativ auf den Zyklus auswirken. Häufig klagen Frauen nach dem Absetzen von hormonellen Verhütungsmitteln wie Pille oder Spirale über einen gestörten Zyklus. Aber auch Umweltgifte und dauerhafter Stress greifen in den Hormonhaushalt ein. Das Gleiche gilt für körperliche Überanstrengung durch Leistungssport oder Schichtarbeit. In manchen Fällen verbergen sich auch Krankheiten hinter den Zyklusstörungen wie → Endometriose, Zysten an den Eierstöcken, Fibrome (Bindegewebsgeschwulste), Myome (gutartige Muskelknoten im Uterus) oder eine Beckenentzündung. Deshalb ist es unbedingt erforderlich, die Ursache für die Beschwerden mit einem Gynäkologen abzuklären.

TYPISCHE SYMPTOME

- Abstände zwischen den Monatsblutungen von mehr als 35 oder weniger als 21 Tagen
- sehr starke oder lang andauernde Blutungen
- starke Schmerzen während der Menstruation

WIE ERKENNE ICH ZYKLUSSTÖRUNGEN?

Man unterscheidet verschiedene Störungen, die sich jeweils unterschiedlich bemerkbar machen:

- Seltene Regelblutung (Oligomenorrhoe): Der Abstand zwischen den einzelnen Blutungen beträgt mehr als 35, aber weniger als 90 Tage.
- zu häufige Regelblutungen (Polymenorrhoe): Die Dauer des Zyklus ist auf weniger als 21 Tage verkürzt.
- ausbleibende Regelblutung (Amenorrhoe): Die Blutungen sind öfter als 3-mal hintereinander ausgeblieben, ohne dass eine Schwangerschaft vorliegt.
- langanhaltende Regelblutung (Menorrhagie): Die Blutung dauert länger als sieben Tage.
- übermäßig starke Regelblutung (Hypermenorrhoe): Es sind mehr als fünf Binden oder Tampons am Tag oder mehr als 20 Stück pro Blutung erforderlich.
- schmerzhafte Regelblutung (Dysmenorrhoe): Typische Symptome sind ziehende Rücken- und Bauchschmerzen, teilweise Bauchkrämpfe während der Menstruation.
- Zwischenblutungen.

Auch Kopfschmerzen, Völlegefühl, Übelkeit/Erbrechen und Durchfall sind häufige Begleitsymptome. Sollten Sie sich in einer oder in mehreren dieser Beschreibungen wiederfinden und beeinflussen die Beschwerden darüber hinaus Ihren Alltag an den »Tagen«, dann sollten Sie einen Gynäkologen aufsuchen. Dieser kann Krankheiten, Schwangerschaft oder Wechseljahre als Ursachen ausschließen. Inwieweit Sie sich dann behandeln lassen, bleibt Ihnen überlassen. Einzige Ausnahmen: starke, langanhaltende oder häufige Blutungen sollten in jedem Fall behandelt werden, da sie zu Blutarmut führen. Wegen des Osteoporose-Risikos sollten sich auch Frauen behandeln lassen, die zu früh ins Klimakterium kommen, sprich mit Anfang 40. Im Zweifelsfall lassen Sie sich von Ihrem Frauenarzt oder Ihrer Frauenärztin beraten.

WAS KANN DIE SCHULMEDIZIN TUN?

Je nach Art der Zyklusstörung stehen der Schulmedizin folgende Möglichkeiten zur Verfügung:

- Antibiotika gegen Entzündungen
- Pille oder andere Hormonpräparate zur Stabilisierung des Zyklus
- schmerz- und krampflösende Mittel
- Prostaglandinsynthesehemmer gegen Schmerzen, die durch Prostaglandine hervorgerufen werden
- Ausschabung der Gebärmutterschleimhaut bei sehr starken Blutungen
- Normalisierung der Schilddrüsenfunktion, sofern dies die Ursache ist
- operative Eingriffe in extremen Fällen.

GESUNDE LEBENSFÜHRUNG

Regelmäßige sportliche Betätigung (kein Leistungssport!) kann Menstruationsbeschwerden nicht nur lindern, sondern ihnen auch vorbeugen. Durch die Bewegung wird das Becken besser durchblutet, und Verkrampfungen werden gelöst.

Alternative Therapien

Bei Beschwerden, die auf keine organische Krankheit zurückzuführen sind, helfen eine Vielzahl alternativer Behandlungskonzepte.

AYURVEDA

Ayurveda sieht in der monatlichen Menstruationsblutung die Möglichkeit der regelmäßigen Entgiftung des weiblichen Körpers. Deshalb sollten Sie diese Reinigungsphasen unterstützen, indem Sie sich viel Ruhe gönnen, sich leicht und nahrhaft ernähren und Stress reduzieren. Gönnen Sie sich kleine Spaziergänge an der frischen Luft, hören Sie schöne Musik und gehen Sie vor 22 Uhr ins Bett. Da bei Schmerzen Vata eine große Rolle spielt, hilft ein Ausgleich dieses Doshas auch bei schmerzhafter Menstruation.

HOMÖOPATHIE

Bei dauerhaften Zyklusstörungen ist eine konstitutionelle Behandlung erforderlich. Im Akutfall helfen unter anderem folgende Mittel (Hinweise zu Einnahme und Potenzen → Seite 106):

- ***Calcium carbonicum:*** starke Menstruation mit Gewichtszunahme
- ***Magnesium phosphoricum:*** kolikartige Schmerzen
- ***Pulsatilla:*** wenn keine Periode der anderen gleicht
- ***Aconitum:*** Ausbleiben der Blutung durch Schock, Ängste oder Infekte.

PHYTOTHERAPIE

Wie bei PMS ist der ***Mönchspfeffer*** (Vitex agnus-castus) auch bei unregelmäßigen Menstruationszyklen zu empfehlen. ***Hirtentäschelkraut*** hilft bei starkem Blutverlust. ***Kamillen-*** und ***Schafgarbenblüten*** eignen sich zur Linderung von Krämpfen, ***Cayennepfefferextrakt*** hat eine stark durchblutungsfördernde Wirkung und kann äußerlich bei Muskelverspannungen und Nervenschmerzen eingesetzt werden, ***Pfefferminzöl*** lindert Kopfschmerzen. Hier eine Teeempfehlung bei Unterleibs-

RATIONALE PHYTOTHERAPIE

HEILPFLANZEN MIT BELEGTER WIRKSAMKEIT

- Die Wirkung von Mönchspfeffer bei unregelmäßigen Menstruationszyklen ist wissenschaftlich gut untersucht. Eine Kur über mehrere Monate ist sinnvoll, um einen positiven Effekt zu erzielen.

schmerzen: ***Gänsefingerkraut, Frauenmantel, Schafgarbe*** zu gleichen Teilen, eventuell ergänzt durch 1 Teil ***Melisse*** oder ***Kamille.*** Beginnen Sie 7 bis 8 Tage vor der Menstruation und trinken Sie täglich 2 bis 3 Tassen von dem Tee vor den Mahlzeiten, bis die Beschwerden vorbei sind. Nach einigen Monaten der Besserung versuchsweise absetzen. Mit dem verbleibenden Kraut können Sie auch warme Bauchkompressen durchführen (Hinweise zur Teezubereitung → Seite 135).

SCHAMANISMUS

Eine schamanistische Reise kann Sie zu den Ursprüngen Ihrer Zyklusbeschwerden führen. Indianische Heilpflanzen gegen Menstruationsbeschwerden sind ***Ananas, Avocado, Mais, Pappel, Perubalsam, Schafgarbe, Vanille*** und ***Weide.***

TRADITIONELLE CHINESISCHE MEDIZIN

Akupunktur lindert die Beschwerden bei Dysmenorrhoe. Die Behandlung beginnt eine Woche vor der Menstruation und wird täglich oder jeden zweiten Tag durchgeführt, bis die akuten Schmerzen vorbei sind. Diese Anwendung sollte mindestens drei Zyklen hintereinander wiederholt werden.

ENTSPANNUNG UND MEDITATION

Sind psychische Ursachen der Hauptauslöser für die Beschwerden, so kann ***Autogenes Training*** sehr hilfreich sein. Die Entspannungstechniken tragen dazu bei, eine andere Einstellung zum Menstruationsgeschehen und zum eigenen Körper zu entwickeln.

ERNÄHRUNGSTHERAPIE

Eine vorübergehende Erhöhung der ***Eisenaufnahme*** auf etwa 10 bis 15 mg/Tag einige Tage vor und während der Blutung hilft bei der Blutneubildung und ist wirksam gegen Müdigkeit, Antriebslosigkeit und Blutarmut. Eisen ist enthalten in ***Brot, Fleisch (Leber)*** und ***Wurstwaren*** sowie in ***grünem Gemüse*** und ***Sardinen.***

FEINSTOFFLICHE THERAPIEN

Aromatherapie

Eine sanfte ***Bauchmassage*** mit einem krampflösenden ätherischen Öl, z.B. ***Majoran*** oder ***Kamille,*** lindert schmerzhafte Kontraktionen der Gebärmuttermuskulatur. Eine ***Rückenmassage*** mit Ölzusatz vertreibt Verspannungen. Wohltuend sind ***heiße Kompressen*** auf dem Unterleib – entweder mit krampflösenden Ölen oder mit einem Entspannungsduft Ihrer Wahl. ***Lavendel, Muskatellersalbei, Myrrhe, Salbei*** und ***Wacholder*** wirken blutungsfördernd bei verzögerter Menstruation, sollten aber von Frauen mit normaler bis starker Blutung während der Periode und bei einer vermuteten Schwangerschaft auf keinen Fall angewendet werden.

GANZHEITLICHE ÜBUNGSMETHODEN

Mäßige Bewegung während der Periode lockert Verspannungen und bringt den Stoffwechsel in Schwung. Regelmäßiges ***Tai Ji Quan*** oder ***Qi Gong*** sorgt für Beweglichkeit.

THERAPEUT

- Reduzieren Sie Stress!
- Akupunktur hat sich bei der Behandlung von Zyklusstörungen bewährt.
- Eine Psychotherapie kann Ihnen nicht nur helfen, mit den Beschwerden besser umzugehen, sondern auch eventuelle seelische Ursachen aufdecken.

MANUELLE THERAPIEN

Kopf-, Rückenschmerzen, verspannte Muskeln, Verkrampfungen und Unterleibsschmerzen lassen sich mit ***Osteopathie*** und ***Chiropraktik*** behandeln. ***Massagen*** lindern Verspannungen und fördern die Entspannung. Auch die ***Bindegewebsmassage*** kann sehr hilfreich sein.

PHYSIKALISCHE THERAPIEN

Gönnen Sie sich regelmäßig ***Entspannungsbäder***, z.B. mit ***Frauenmantel, Schafgarbe*** oder ***Gänsefingerkraut.*** Beginnen Sie mit den Bädern jeweils drei Tage vor der Menstruation. Baden Sie jeweils abends vor dem Schlafengehen für 20 Minuten in körperwarmem Wasser.

➤ ALTERNATIVE THERAPIEN ZUR BEHANDLUNG VON GYNÄKOLOGISCHEN BESCHWERDEN

Die großen Heilsysteme • AYURVEDA • HOMÖOPATHIE • PHYTOTHERAPIE • TRADITIONELLE CHINESISCHE MEDIZIN • TRADITIONELLE TIBETISCHE MEDIZIN eignen sich bei allen hier genannten Erkrankungen zur Vorsorge, Nachsorge und in vielen Fällen auch zur Behandlung. Darüber hinaus können Ihnen die folgenden Alternativen Therapien helfen:

Beschwerden	Entspannungstechniken	Ernährungstherapie	Feinstoffliche Therapien	Ganzheitliche Übungsmethoden	Manuelle Therapien	Physikalische Therapien	Reiz- und Regulationstherapie	Psychotherapie
Ausfluss	●●●	●●	●			●		
Endometriose	●●●		●	●●		●	●●	●
Fertilitätsstörungen	●●●	●●	●●	●●	●	●●		●●●
Prämenstruelles Syndrom	●●●	●●●	●●					●●
Schwangerschaftsbeschwerden	●●●	●●	●	●●●	●●	●		●
Stillprobleme	●●●	●●●	●	●●	●●	●		●●
Wechseljahresbeschwerden	●●	●●	●●●	●●				●●●
Zyklusstörungen	●●		●●	●	●	●●		●●

●●● sehr gut geeignet, vielfach angewendet; ●● gut geeignet, oft angewendet; ● geeignet, gelegentlich angewendet

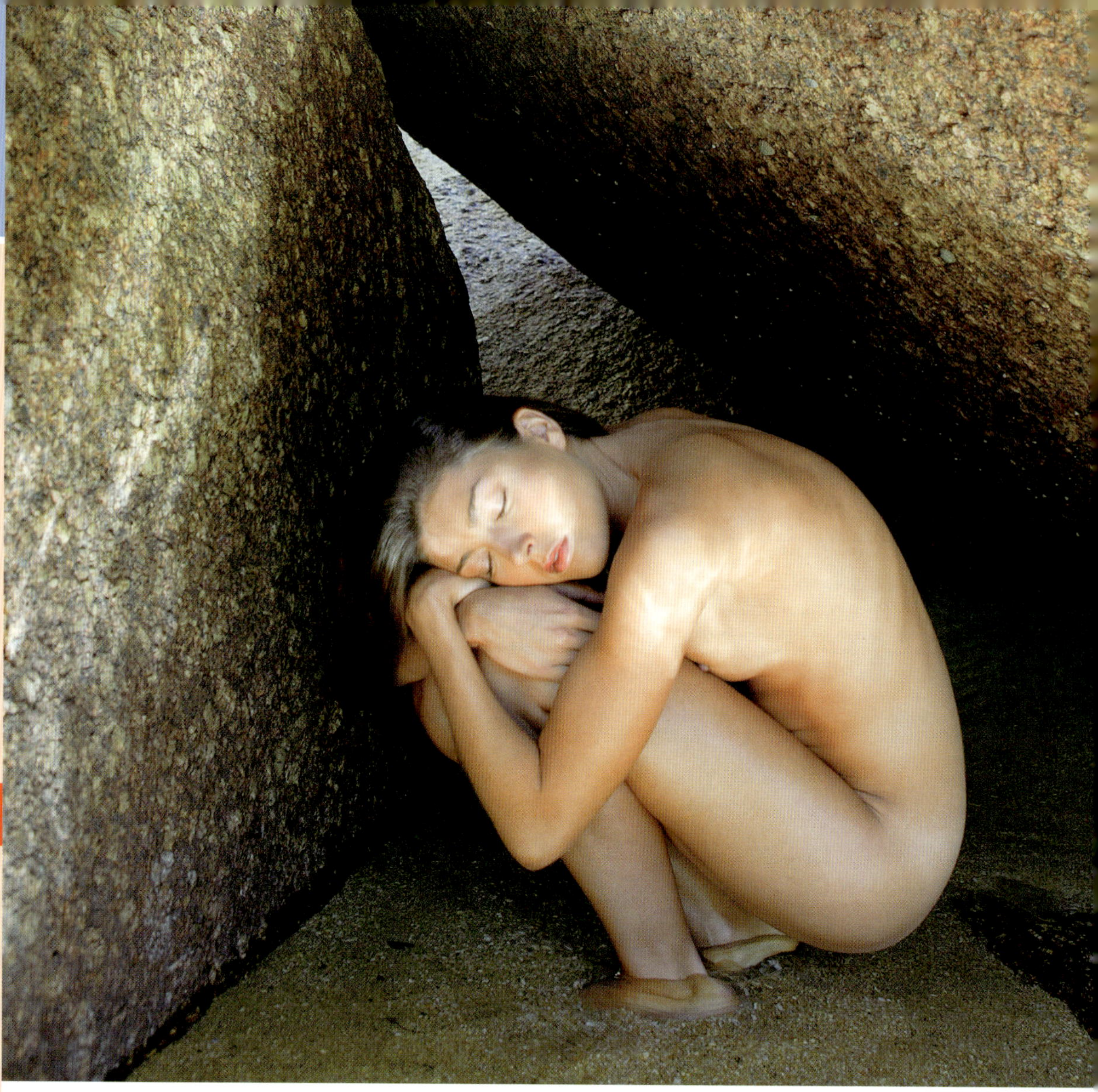

Haut

Die Haut ist der »Spiegel der Seele« – wenn wir uns nicht wohl in unserer Haut fühlen, so drückt sich das häufig auch in unserem äußeren Erscheinungsbild aus: Die Haut wird unrein. Mit ihren etwa zwei Quadratmetern ist die Haut unser größtes Organ. Zugleich ist sie auch eines der komplexesten, denn sie erfüllt eine Vielzahl unterschiedlicher Funktionen. Sie schützt den Körper vor Umwelteinflüssen und gibt Stoffwechselprodukte, die der Körper nicht mehr braucht, nach außen ab. Mit ihr können wir Kälte, Wärme und Berührungen spüren. Und sie ist Teil des Gefühlsempfindens, kann erröten oder erblassen.

WIE FUNKTIONIERT DIE HAUT?

Die Haut schützt unseren Körper vor äußeren Einflüssen wie Kälte, Hitze, UV-Strahlung und vor chemischen Substanzen. Gleichzeitig bewahrt sie uns vor Wärme- und Flüssigkeitsverlust, bildet einen wirksamen Schutz vor mechanischer Belastung und hilft bei der Abwehr zahlreicher Mikroorganismen wie Bakterien oder Pilze.
Darüber hinaus ist die Haut ein wichtiges Ausscheidungsorgan, d.h. schädliche Stoffe werden auch über die Haut ausgeleitet.

Aufbau der Haut

Unsere gesamte Haut setzt sich aus mehreren Schichten zusammen. Ganz unten befindet sich die ***Muskelfaszie***. Sie besteht aus kräftigen Kollagenfasern. Darüber liegt die ***Unterhaut***, auch Subkutis genannt – ein lockeres Binde- und Fettgewebe mit vielen kleinen Äderchen.
Über der Unterhaut schließt sich die ***Lederhaut*** (Corium oder Dermis) an, die reich an elastischen Kollagenfasern ist. Sie enthält zahlreiche Gefäße sowie Nerven, Talg- und Schweißdrüsen und die Haarwurzeln. An die Lederhaut grenzt die ***Oberhaut*** oder auch Epidermis. Diese oberste Schicht besteht aus mehreren Schichten von Hornzellen, die sich nach und nach abstoßen und wieder neu bilden. Die Epidermis enthält keine Blutgefäße und kaum Nerven – lediglich die Nervenenden ragen bis zu ihr hinein.
Eine Besonderheit der Oberhaut sind die Pigmentzellen (Melanozyten), die die tieferen Hautschichten vor UV-Strahlen schützen, indem sie Melanin produzieren, das bei Sonneneinstrahlung für die begehrte Bräunung der Haut sorgt. Der Schweiß, der über die Schweißdrüsen abgesondert wird, bildet den Säureschutzmantel. Im Alter werden die einzelnen Hautschichten dünner: In der Unterhaut wird weniger Fett eingelagert, und die Menge an Kollagenfasern sowie die Anzahl der Drüsen und die Durchblutung nehmen ab. Die Haut wird anfälliger für Infektionen und heilt nicht so schnell.

ERKRANKUNGEN DER HAUT

Was bei vielen anderen Organen gilt, trifft auch auf die Haut zu: Eine stressfreie, gesunde Lebensweise begünstigt eine gesunde und schöne Haut. Eine vorschnelle Hautalterung lässt sich vor allem durch konsequenten Sonnenschutz (→ Sonnenbrand) und stetige Flüssigkeitszufuhr vermeiden.
Das Auftreten von Hautkrankheiten wie → Herpes, → Gürtelrose, → Warzen sowie Ekzemen aller Art (→ Neurodermitis und Nesselsucht), → Pilzinfektionen und → Abszessen wird begünstigt durch ein geschwächtes Immunsystem. Doch kann man durch entsprechendes Verhalten im Alltag so manchen Beschwerden vorbeugen. Die Neigung zu bestimmten Hauterkrankungen wie → Schuppenflechte, → Neurodermitis und manchmal auch → Allergien ist jedoch erblich. Hier können alternative Heilmethoden die Symptome deutlich lindern.
Übergewichtige, bewegungsarme Menschen neigen häufig zu → Cellulitis. → Akne wird meist durch ein hormonelles Ungleichgewicht in der Pubertät ausgelöst. Gegen die gerade für Jugendliche so problematischen Pickel lässt sich aber mit alternativen Heilmitteln einiges tun.
Allein durch ihre große Fläche ist die Haut diversen Gefahren ausgesetzt, → Wunden und → Verbrennungen gehören daher zu den gängigsten Verletzungen. Der so gefürchtete Hautkrebs wird nicht an dieser Stelle, sondern im Kapitel Krebserkrankungen (→ Seite 571) ausführlich besprochen.

Abszesse und Furunkel

Ein Abszess ist eine Eitertasche. Sie bildet sich meist direkt unter der Haut infolge einer bakteriellen Entzündung. Furunkel wird sie dann genannt, wenn sich die Entzündung rund um einen Haarbalg gebildet hat. Abszesse können ohne erkennbare äußere Ursache auftreten, aber auch infolge einer Operation oder Injektion. Um den Abszess herum sind Haut und Gewebe sehr schmerzempfindlich.

WAS SIND ABSZESSE UND FURUNKEL?

Abszess

Der Beginn ist eine bakterielle Entzündung unter der Hautoberfläche. Diese beantwortet der Organismus mit der vermehrten Produktion weißer Blutkörperchen, die dazu dienen, die eingedrungenen Erreger abzutöten. Dabei sterben Blut- und Gewebezellen ab, und es entstehen kleine Hohlräume, die mit Eiter und Flüssigkeit gefüllt sind. Diese eitrige Schwellung wird Abszess genannt. Um den Abszessherd herum bildet der Körper meist eine Kapsel, die verhindern soll, dass sich die Entzündung zu stark ausdehnt. Sobald der Abszess eine bestimmte Größe erreicht hat, platzt die Kapsel, und der Inhalt ergießt sich nach außen.

Wird auf den Abszess Druck ausgeübt, so kann es passieren, dass Eiter in das umliegende Gewebe gelangt. So ist es möglich, dass Bakterien trotz Kapselbildung in den Blutkreislauf vordringen. Die Folge können → Fieber und in seltenen Fällen eine lebensgefährliche Blutvergiftung (Sepsis) sein.

TYPISCHE SYMPTOME

- Schmerzhafte rote Schwellungen, die sich heiß anfühlen
- Eiterbildung
- Fieber, eventuell Kopf- und Gliederschmerzen

Furunkel

Eine Sonderform des Abszesses sind Furunkel – eitrige Entzündungen des Haarbalgs, die ebenfalls sehr schmerzhaft sein können.

WIE ERKENNE ICH ABSZESSE UND FURUNKEL?

Bei einem Abszess ist die Haut über der eitrigen Erhebung heiß und rot. Die Stelle ist zudem sehr berührungs- und druckempfindlich. Wenn der Abszess direkt unter der Haut liegt, kann man ihn als derben harten Knoten tasten. Meist liegen Abszesse tiefer im Gewebe. Der sichtbare Eiterpfropf gelangt erst nach einer gewissen Zeit an die Hautoberfläche. Häufig wird er erst sichtbar, wenn der Abszess kurz vor dem Aufplatzen ist. Dann ist die Haut unmittelbar über der Beule extrem prall und gespannt. Manchmal sind die Lymphknoten in der Umgebung des Abszesses geschwollen, und es kommt zu Fieber.

WAS KANN DIE SCHULMEDIZIN TUN?

Die schulmedizinische Therapie richtet sich nach dem Entwicklungsstadium des Abszesses. Gehen Sie im Zweifelsfall zum Hautarzt.

ARZT

- Drücken Sie einen Abszess nie selber aus, sonst könnten Erreger in die Blutbahn gelangen und zu weiteren Entzündungen oder zu einer Blutvergiftung (Sepsis) führen. Der Arzt entfernt den Eiter durch einen sauberen Einschnitt.
- Bei Abszessen im Gesicht sollten Sie unbedingt einen Arzt aufsuchen. Bei unsachgemäßer Behandlung kann es zu Enzephalitis oder Meningitis kommen.

- Im Anfangsstadium kann der Arzt den Abszess lokal mit kühlenden und desinfizierenden Medikamenten behandeln. Häufig werden Rivanol- oder Alkoholumschläge angewendet.
- Eine weitere Möglichkeit besteht darin, den Reifeprozess zu beschleunigen, um den Abszess besser aufschneiden zu können.
- Zugsalben, wie sie früher verwendet wurden, sind heutzutage umstritten, da sie das Risiko einer Abszessentleerung nach innen und damit einer Ausweitung der Infektion zur Folge haben könnten.
- Große Abszesse, die bereits prall mit Eiter gefüllt sind, schneidet der Arzt unter örtlicher Betäubung auf, um den Eiter abzulassen.
- Anschließend reinigt und desinfiziert er die Wunde.
- Wenn Sie auch Fieber haben, wird der Arzt zusätzlich ein Antibiotikum verschreiben, das Sie nicht vorzeitig absetzen dürfen, um die Gefahr einer Resistenz zu vermeiden.

Bei der Behandlung von Abszessen im Gesicht ist besondere Vorsicht geboten: Über die Gesichtsvenen können Bakterien ins Gehirn transportiert werden und dort eine Enzephalitis oder Meningitis auslösen. Daher sollten Abszesse oder Furunkel im Bereich von Lippen, Nase oder Wangen grundsätzlich von einem Facharzt behandelt werden.

Alternative Therapien

Die meisten Abszesse heilen von alleine ab. Der Prozess der Reifung und Heilung kann jedoch durch alternative Methoden wirkungsvoll unterstützt und beschleunigt werden.

AYURVEDA

Aus ayurvedischer Sicht werden Abszesse meist durch einen Pitta-Überschuss in der Haut und im Darm verursacht. ***Triphala*** normalisiert die Beschwerden. Massieren Sie den Abszess sanft mit ***Kokosöl*** und reinigen Sie die Stelle anschließend mit einer ayurvedischen Seife, die ***Aloe vera*** enthält.

HOMÖOPATHIE

Folgende homöopathische Mittel können eingesetzt werden (Hinweise zu Einnahme und Potenzen → Seite 106):

- ***Arnica:*** harte, empfindliche Abszesse, dunkelrote Farbe der Haut
- ***Apis:*** Schwellung mit Jucken und stechenden Schmerzen
- ***Belladonna:*** pochende Schmerzen und eine heiße, berührungsempfindliche Haut
- ***Hepar sulfuris:*** sehr schmerzhafte Abszesse mit sichtbarer Eiterbildung
- ***Lachesis:*** dunkle, harte und empfindliche Abszesse
- ***Kalium bromatum:*** juckende Schwellung
- ***Sulfur iodatum:*** eitriger Abszess mit dunkelrotem Rand
- ***Mercurius solubilis:*** Abszesse im Anfangsstadium, begleitet von Schweißausbrüchen; Mundgeschwüre
- ***Silicea:*** langsam sich füllende Abszesse, ohne große Schwellung.

Schüßler-Salze

- ***Silicea D12:*** bei aufgeplatzten Bläschen mit Eiterkrusten
- ***Kalium chloratum D6*** oder ***Natrium chloratum D6:*** bei Hautschüppchen, die nach dem Platzen von Bläschen auftreten.

RATIONALE PHYTOTHERAPIE

HEILPFLANZEN MIT BELEGTER WIRKSAMKEIT

- Arnikablüten als Salbe, Gel oder Tinktur sind antibakteriell und damit ein bewährtes Mittel gegen Entzündungen.
- Teebaumöl hat nachweislich antibakterielle Eigenschaften, sollte aber nur verdünnt angewendet werden.

PHYTOTHERAPIE

Eine warme Kompresse mit ***Thymiantee*** wirkt antibakteriell (Hinweise zur Teezubereitung → Seite 135). Warme ***Honig-, Kohl-*** oder ***Feigenumschläge*** (aus dem Fruchtfleisch) sind ebenfalls hilfreich.

Zur äußeren Anwendung eignen sich besonders Gels, Lotionen und Cremes, die ***Teebaumöl*** enthalten. Die Konzentration des ätherischen Öls sollte nicht über 5 % liegen. Zubereitungen aus ***Arnikablättern*** sind gut geeignet, allerdings dürfen sie nur äußerlich aufgetragen werden.

TRADITIONELLE CHINESISCHE MEDIZIN

Das Auftragen von ***Päonienblüten-*** oder ***Rhabarbersalbe*** lässt den Abszess schneller reifen. Nehmen Sie gleichzeitig ***chinesische Goldwurz*** ein. Zur Linderung der Schmerzen trägt die ***Akupunktur*** bei.

ERNÄHRUNGSTHERAPIE

Sie können Ihr Immunsystem durch ***vitaminreiche, gesunde Ernährung*** stärken. Wenn Sie zu Abszessen neigen, sollten Sie weitgehend auf Schweinefleisch verzichten, da dieses, bedingt durch den hohen Histamingehalt, Entzündungen fördert.

FEINSTOFFLICHE THERAPIEN

Aromatherapie

Verdünntes ***Teebaumöl***, auf den Furunkel oder Abszess aufgetragen, wirkt antibakteriell und beugt einer Ausbreitung der Infektion vor.

Bach-Blütentherapie

Crab Apple: hilft gegen das Gefühl der Unreinheit.

Notfall-Tropfen: gegen den Schrecken, wenn der Abszess plötzlich aufbricht.

MANUELLE THERAPIEN

Fußreflexzonenmassage

Eine Massage der entsprechenden Fußreflexzonen fördert die schnellere Reifung des Abszesses (→ Abbildung der Reflexzonen, Seite 291).

PHYSIKALISCHE THERAPIEN

Wärmende Verbände und ***Rotlichtbestrahlungen*** bringen einen sich entwickelnden Furunkel oder Abszess schneller zur Reifung. ***Heiße und kalte Kompressen im Wechsel*** lindern Schwellung und Schmerzen. Auch ***Bittersalzbäder*** (Epsom, Magnesiumsulfat) sind hilfreich.

REIZ- UND REGULATIONSTHERAPIEN

Da eine → gestörte Darmflora zu → erhöhter Infektanfälligkeit führt, sollten Sie bei häufigen Abszessen eine ***Darmsanierung*** in Betracht ziehen (→ Colon-Hydro-Therapie, Seite 342).

Bei hartnäckigen Hautleiden kann langfristig eine Behandlung mit in ***Eigenurin*** getränkten Wickeln, Kompressen oder Auflagen helfen.

Blutegeltherapie

Diverse im Speichel der Blutegel enthaltene entzündungshemmende Stoffe sorgen dafür, dass der Abszess schneller reift. Dazu werden die Blutegel in der Nähe des Abszesses angesetzt. Der Blutentzug wirkt zudem ausleitend.

THERAPEUT

- Warme Kompressen und Wärmeverbände beschleunigen die Reifung des Abszesses.
- Trinken Sie reichlich Flüssigkeit.

Akne

Entzündete Pickel und eitrige Mitesser – vor allem junge Menschen während der Pubertät sind von diesem lästigen Hautleiden betroffen, Jungen etwas häufiger als Mädchen. Akne vulgaris, kurz Akne, ist die wohl häufigste Hauterkrankung überhaupt. Für diejenigen, die unter Akne leiden, ist sie nicht nur ein medizinisches, sondern meist auch ein kosmetisches Problem. Leichtere Formen lassen sich mit naturheilkundlichen Maßnahmen gut behandeln.

WAS IST AKNE?

Unter Akne vulgaris versteht man die Bildung von Komedonen (Mitessern) auf Grund übermäßiger und veränderter Talgdrüsensekretion, gepaart mit einer verstärkten Verhornung der Talgdrüsenausführungsgänge. Da die verschlossene Pore ein ideales Milieu für Bakterien darstellt, kommt es häufig zu Entzündungen – es entstehen Pickel und Pusteln. In schweren Fällen können sich auch entzündete und schmerzhafte Zysten oder → Abszesse in der Haut bilden.

Als mögliche Auslöser für die Akne kommen neben genetischen und hormonellen Faktoren auch Bakterien und bestimmte Medikamente sowie bestimmte Kosmetika in Frage.

Akne tritt vorwiegend in der Pubertät auf, aber auch im Erwachsenenalter, vor allem dann, wenn der Körper zu viel Testosteron bildet – ein männliches Hormon, das die Talgproduktion anregt.

WIE ERKENNE ICH AKNE?

Ein Pickel allein macht noch keine Akne. Typisch ist ein vermehrtes Auftreten von Pickeln und Pusteln, vor allem im Gesicht, im Bereich des Dekolletés sowie am oberen Rücken. Bei leichteren Formen erscheinen Mitesser, die als schwarze Pünktchen in der Haut sichtbar sind, die sich jedoch selten entzünden. Kommen zahlreiche eitrige und gerötete Knötchen sowie Pusteln hinzu, handelt es sich bereits um eine mittelschwere Akne. Bei der schweren Verlaufsform ist die Haut von vielen dicken und entzündeten Pusteln überzogen, die meist auch eitrig sind. Bei fortschreitender Entzündung kann die Haut schmerzen. Nach dem Abheilen einer schweren Akne können Narben zurückbleiben. Aus diesem Grund ist eine rechtzeitige und umfassende Behandlung besonders wichtig.

WAS KANN DIE SCHULMEDIZIN TUN?

Eine Aknetherapie erfordert viel Zeit und Geduld. Zunächst behandelt der Hautarzt die vermehrte Talgproduktion und die verengten Talgdrüsenöffnungen. Dazu verschreibt er ***antiseptische Lösungen, Cremes*** oder ***Waschlotionen.*** Mitunter wird auch ein ***Antibiotikum*** verordnet. Möglich ist auch eine Hormontherapie, bei der die Frau eine »***Pille***« verschrieben bekommt, die dem männlichen Hormon entgegenwirkt, gleichzeitig aber den natürlichen Hormonhaushalt durcheinander bringt. Bei sehr schwerer Akne wird häufig eine äußerliche

TYPISCHE SYMPTOME

- Sehr viele Mitesser
- entzündete und eitrige Pickel und Pusteln
- Narbenbildung möglich

Therapie mit ***Vitamin-A-Säure-Derivaten*** durchgeführt. Durch diese aggressive Behandlung schält sich die Haut. Auch ***UV-Behandlungen*** werden oft empfohlen. Wenn nach dem Abheilen der Akne Narben zurückbleiben, kann der Arzt die oberste Hautschicht abschleifen. Das geschieht entweder durch ***Abrasion*** oder mittels ***Laser***.

Alternative Therapien

Akne ist meist eine vorübergehende Erscheinung, die in der Regel auf die Jahre der Pubertät beschränkt bleibt. Zur Verbesserung des Hautbildes bietet die Naturheilkunde zahlreiche Behandlungsmöglichkeiten.

AYURVEDA

Morgendliche kalte Gesichtswaschungen mit alkalischer ***Sandelholzseife*** und das Betupfen mit ***Weihrauchöl*** mildern die Aknesymptome. Auch ***Sandelholzpaste*** ist gut geeignet. Zusätzlich wirkt ein Gesichtsdampfbad mit ***Triphala*** reinigend.

HOMÖOPATHIE

Akne sollte grundsätzlich konstitutionell therapiert werden. Folgende Mittel haben sich bewährt (Hinweise zu Einnahme und Potenzen → Seite 106):

- ***Hepar sulfuris:*** große Pickel, die beulenartig hervorstehen
- ***Kalium bromatum:*** stark juckende Pickel
- ***Selenium:*** ölige, fettige Haut mit vielen kleinen, juckenden Pickeln
- ***Silicea:*** viele eitrige Pusteln; gegen die Narbenbildung
- ***Sulfur:*** chronische Akne mit eitrigen Pickeln und harter, rauer Haut
- ***Sulfur iodatum:*** große eitrige Pickel mit dunkelrotem Rand.

PHYTOTHERAPIE

Gesichtsdampfbäder mit ***Kamillen-*** oder ***Ringelblumenblütentee*** machen die Haut weich, lösen Mitesser und sind desinfizierend. Ähnlich wirkt eine warme Kompresse mit ***Thymiantee*** (Hinweise zur Teezubereitung → Seite 135).

Bewährt hat sich auch das Auflegen von heißen ***Lavendelblüten***-Säckchen (mit warmem Wasser angefeuchtete Lavendelblüten, in ein Tuch gewickelt).

Ein Extrakt aus Blättern und Blüten der ***Zaubernuss*** (Hamamelis) oder aus ***Eichenrinde*** wirkt ebenfalls desinfizierend und ist zudem adstringierend (zusammenziehend). Beide Drogen eignen sich besonders zur Behandlung einer sehr fettigen Haut.

Einen Extrakt aus ***Klettenwurzeln*** können Sie innerlich und äußerlich anwenden: Innerlich wirkt er ausleitend, äußerlich werden die Hautunreinheiten damit betupft. Eine innerliche Blutreinigungskur mit frischem ***Löwenzahn-*** oder ***Brennnesselsaft*** kann ebenfalls helfen.

Sowohl Frischpresssäfte als auch Präparate aus den erwähnten Extrakten erhalten Sie im Reformhaus.

Beinwellsalbe, Stiefmütterchentinktur oder ein Extrakt aus ***Wassernabelkraut*** verhindern, äußerlich aufgetragen, die Narbenbildung.

Yamswurzel, aber auch ***Frauenmantel, Leinöl*** und ***Mönchspfeffer*** (auch als Präparate erhältlich) kurbeln die Produktion weiblicher Hormone an, die dem Testosteron entgegenwirken. Dadurch kann die Akneneigung reduziert werden.

RATIONALE PHYTOTHERAPIE

HEILPFLANZEN MIT BELEGTER WIRKSAMKEIT

- Mahonienrinde als Salbe oder Creme hemmt Studien zufolge die Talgproduktion und ist gleichzeitig antibakteriell und entzündungshemmend.
- Teebaumöl verfügt nachweislich über antibakterielle Eigenschaften und hat sich in stark verdünnter Form für eine äußerliche Anwendung bei Akne sehr bewährt.
- Nachtkerzenöl hemmt – auf unreine Haut aufgetragen – Entzündungsprozesse und damit das »Aufblühen« der Akne.

TRADITIONELLE CHINESISCHE MEDIZIN

Akupunktur, inklusive ***Ohrakupunktur***, kann das Auftreten von Akne reduzieren.

Eine ***Akupressur*** des Punktes am äußeren Rand der Ellenbeuge (Dickdarm 11) vermindert Entzündungen und bringt die Hormone wieder ins Gleichgewicht. Zusätzlich hilft die Akupressur eines Punktes zwischen Daumen und Zeigefinger auf der Mitte des zum Zeigefinger gehörigen Handknochens seitlich (Dickdarm 4) bei Hautproblemen (Akupressurpunkte → Seite 191).

Unterstützend beseitigen das Auflegen von ***Gurkenscheiben*** und die äußerliche Anwendung von ***Löwenzahn***- und ***Geißblattextrakten*** die Feuchtigkeit und Hitze der Haut.

ENTSPANNUNG UND MEDITATION

Jegliche Art der ***Entspannung*** vermindert Stress und schränkt damit das »Aufblühen« der Akne ein.

ERNÄHRUNGSTHERAPIE

Eine ***Vollwerternährung*** mit viel Obst und Gemüse sowie mit Vollkornprodukten ist die Voraussetzung für eine reine Haut. Ein Glas ***Molke*** pro Tag wirkt sich besonders positiv auf den Säureschutzmantel aus. Ebenfalls zu empfehlen sind ***Zink*** sowie die Einnahme eines ***Hefepräparates***: Hefe enthält viele Vitamine und wichtige Spurenelemente, die für den Aufbau einer gesunden Haut unabdingbar sind. Dagegen sollten tierische Fette, insbesondere Schweinefleisch, gemieden werden. Auch Schokolade verschlimmert bei manchen Menschen die Akne. Chronische → Verstopfung kann ebenfalls eine Verschlechterung des Hautzustandes nach sich ziehen, da der Körper bei behinderter Darmausscheidung vermehrt über die Haut ausleitet.

FEINSTOFFLICHE THERAPIEN

Aromatherapie

Teebaumöl ist antibakteriell und sollte verdünnt auf die erkrankten Hautregionen aufgetragen werden. Ebenfalls wirkungsvoll sind ***Kamillen-***, ***Nachtkerzen***- und ***Lavendelöl.***

THERAPEUT

- Zum sauberen Ausdrücken der Pickel sollte die Haut zunächst durch Auflegen einer heißen Kompresse aufgeweicht werden. Mit Fingern, die in ein sauberes Tuch gewickelt sind (bei jedem Pickel frische Stelle suchen), kann ein Pickel von der Tiefe heraus ausgedrückt werden. Manchmal hilft dabei das Anstechen mit einer sauberen Nadel.
- Kamillenextrakt oder eine Heilerdepaste sollten anschließend zur Desinfektion der Haut aufgetragen werden.
- Vorsicht: Das Ausdrücken von Pickeln kann, unsauber durchgeführt, zu neuen Infektionen führen. Gleichzeitig steigt das Risiko der Narbenbildung.

Bach-Blütentherapie

- *Crab Apple:* gegen das Gefühl der Unreinheit
- *Gorse:* wenn der Betroffene die Hoffnung auf Heilung aufgegeben hat.

PHYSIKALISCHE THERAPIEN

Meersalzbäder und ***Heilerdeauflagen*** desinfizieren die betroffenen Hautbereiche und beschleunigen die Heilung. Die Heilerde wird mit etwas Wasser zu einer Paste angerührt und auf die erkrankte Haut aufgetragen. Wenn die Paste nach ca. 10 Minuten getrocknet ist, kann sie mit lauwarmem Wasser abgewaschen werden.

Sonnenlicht aktiviert Vitamin D in der Haut und unterstützt daher (in Maßen) den Heilungsprozess.

PSYCHOTHERAPIE

Schwere Akne kann besonders während der Pubertät zu Unsicherheit und Minderwertigkeitsgefühlen führen. Falls es zu Ausgrenzungproblemen in der Schule oder Jugendgruppe kommt, ist psychologische Beratung und Unterstützung sinnvoll, z.B. bei einem Kinder- und Jugendpsychotherapeuten.

Cellulitis

Cellulitis, auch »Orangenhaut« genannt, ist ein Problem, das fast nur Frauen betrifft. Die unschönen Dellen an Oberschenkeln, Beinen, Armen oder im Bereich des Bauches treten bei nahezu 80 Prozent aller Frauen auf. Männer sind dagegen kaum von Cellulitis betroffen. Zwar handelt es sich dabei in erster Linie um ein kosmetisches Problem, für die betroffenen Frauen ist sie jedoch häufig mit einer psychischen Belastung verbunden.

WAS IST CELLULITIS?

Bei der Cellulitis zeigt die Hautoberfläche unregelmäßige Strukturen, die an eine Orangenschale erinnern. Grund für die sichtbaren Dellen ist die Struktur des weiblichen Bindegewebes. Es ist wesentlich elastischer als das der Männer, damit sich die Haut während der Schwangerschaft ausreichend dehnen kann. Zudem ist die Fettschicht bei Frauen in bestimmten Körperregionen wie dem Bauch, den Beinen und dem Po etwas dicker als bei Männern. Auf Grund der größeren Elastizität des weiblichen Bindegewebes können sich Fettzellen relativ leicht zwischen die Fasern schieben und das Gewebe dehnen. Mit zunehmendem Alter und bei entsprechender Veranlagung werden diese Fetteinlagerungen nach außen sichtbar: Die Haut zeigt Dellen und Wellen.

WIE ERKENNE ICH CELLULITIS?

Um eine Cellulitis zu diagnostizieren, legen Sie die Hände um den Oberschenkel und spreizen Daumen und Zeigefinger ab. Mit den gestreckten Fingern schieben Sie nun die Haut zusammen. Wenn sich dabei Dellen und Runzeln bilden, haben Sie eine Neigung zu Cellulitis. Sind die Dellen auch ohne Kneiftest im Liegen oder Stehen zu erkennen, hat die Cellulitis bereits begonnen. Wenn die betroffenen Hautstellen druck- und schmerzempfindlich sind, ist die Cellulitis bereits fortgeschritten – höchste Zeit, etwas dagegen zu unternehmen.

WAS KANN DIE SCHULMEDIZIN TUN?

Aus schulmedizinischer Sicht handelt es sich bei der Cellulitis vorrangig um ein kosmetisches Problem. Eine Behandlung auf Kassenkosten ist daher nicht möglich.
Ärzte raten in der Regel zu einer fettarmen, gesunden Kost, viel Bewegung (ideal sind Schwimmen und Radfahren) sowie zu Massagen.
Um überschüssiges Fett loszuwerden, besteht die Möglichkeit einer Fettabsaugung. Dabei verschwinden die Dellen jedoch nicht völlig. Die Haut muss trotzdem durch regelmäßigen Sport und konsequente Pflege gestrafft werden.

GESUNDE LEBENSFÜHRUNG

Die Voraussetzung, um Cellulitis dauerhaft in den Griff zu bekommen, ist eine fettarme, ausgewogene Ernährung. Langsames Abnehmen ist dabei grund-

TYPISCHE SYMPTOME

- Noppige Hautstrukturen an Bauch, Beinen, Po und Oberarmen, sichtbar im Stehen, Liegen oder durch den »Kneiftest«
- betroffene Hautstellen können druck- und schmerzempfindlich sein

sätzlich günstiger als eine Radikaldiät, bei der es häufig zu einem »Jo-Jo«-Effekt kommt.
Achten Sie bei Ihrem Speiseplan auf Vollwerternährung mit viel frischem Obst und Gemüse. Hierbei handelt es sich meist um ***basische Lebensmittel***, die eine Übersäuerung des Körpers verhindern, was einen vorbeugenden Effekt hat.
Vermeiden Sie versteckte Fette in Fleischprodukten, Süßigkeiten und Fertiggerichten. Zigaretten, Koffein und Alkohol wirken sich ebenfalls negativ auf das Hautbild aus. Wichtig ist es dagegen, viel Wasser zu trinken, um Giftstoffe aus dem Körper auszuschwemmen.

THERAPEUT

- Reduzieren Sie Übergewicht.
- Achten Sie auf eine gesunde und ausgewogene Ernährung.
- Treiben Sie viel Sport.
- Vermeiden Sie Nikotin, Kaffee und Alkohol.

Alternative Therapien

Mittlerweile werden eine Vielzahl an zweifelhaften Produkten wie Cremes, Tees, besondere Mixturen oder spezielle Massagegeräte zur Bekämpfung von Cellulitis angeboten. Die Methoden der alternativen Medizin sind meist wirkungsvoller und zudem kostengünstiger.

AYURVEDA

Empfohlen werden ***Pinda-sveda-Behandlungen***. Dazu wird der Körper zunächst komplett mit einer Schutzschicht aus warmem Sesamöl eingerieben. Anschließend wird aus Reis, Kokos, frischer Zitronen- und Orangenschale, Wacholder, Bala und Zitronenmelisse eine Art Reispudding gekocht. Die fertige Masse wird in Baumwollsäckchen gefüllt und in heißem Senföl aufgeheizt. Danach werden die Problemzonen mit den möglichst heißen Baumwollsäckchen kräftig massiert. Diese Anwendung hat eine gewebestraffende und stoffwechselaktivierende Wirkung.

HOMÖOPATHIE

Als Akutmittel haben sich bewährt (Hinweise zu Einnahme und Potenzen → Seite 106):

- ***Apis:*** bei Schwellungen und Rötungen der Haut
- ***Vespa crabro:*** hilft gegen Juckreiz sowie gegen den brennenden, stechenden Schmerz der Haut
- ***Natrium chloratum:*** unterstützt den Flüssigkeitshaushalt
- ***Silicea:*** fördert Haut, Haar und Bindegewebe.

PHYTOTHERAPIE

Auch die Phytotherapie kann keine Wunder bewirken, aber pflanzliche Mittel können dazu beitragen, dass schädliche Stoffe schnell aus dem Körper ausgeschwemmt werden. Harntreibende Tees (Hinweise zur Teezubereitung → Seite 135) aus ***Brennnesselblättern, Birkenblättern, Goldrute*** oder ***Ackerschachtelhalmkraut*** entschlacken die Haut. Empfehlenswert ist siliziumhaltiges ***Zinnkraut***, das auch zur Straffung des Bindegewebes beiträgt.

TRADITIONELLE CHINESISCHE MEDIZIN

Die schmerzfreie kosmetische ***Akupunktur*** mit kleinen Nadeln erzielt eine Straffung des Hautgewebes, da vermehrt Kollagen gebildet wird.

ERNÄHRUNGSTHERAPIE

Zur Straffung des Bindegewebes ist ***Silizium*** notwendig – enthalten in Hirse, Kartoffeln oder Weizen. Alternativ können Sie ein Siliziumgel aus dem Reformhaus einnehmen. ***Kalium*** ist ebenfalls ein wichtiger Mineralstoff, der zur Entwässerung beiträgt und das Gewebe entlastet. Bananen, Vollkorngetreide und Trockenfrüchte sind reich an Kalium. Zusätzlich braucht der Organismus ***Beta-Carotin***, eine Vorstufe von Vitamin A, das eine antioxidative Wirkung hat. ***Vitamin C*** und ***Bioflavonoide*** stärken das Immunsystem und haben einen entzündungshemmenden Effekt, das Gleiche gilt für ***Zink***. ***Bro-***

melain, ein Enzym, das in der Ananas vorkommt, hat ebenfalls eine entzündungshemmende Wirkung und trägt zur Abschwellung der Haut bei.

FEINSTOFFLICHE THERAPIEN

Aromatherapie

Bewährt hat sich eine Mischung aus ***Geranium-***, ***Rosmarin-*** oder ***Grapefruit-*** sowie ***Wacholder-*** oder ***Zypressenöl.*** Diese können Sie als Badezusatz oder zum Massieren verwenden, um den Hautstoffwechsel anzukurbeln.

Rosenöl fördert die Durchblutung, stärkt die Gefäße und sorgt für geschmeidiges Gewebe. Es eignet sich als Badezusatz oder zum Massieren.

GANZHEITLICHE ÜBUNGSMETHODEN

Tai Ji Quan und ***Qi Gong*** eignen sich für jedermann, egal in welchem Alter. Durch die gleichmäßigen Übungsabläufe bewahren Sie sich Körperspannung und bleiben in Form. ***Yoga*** hilft ebenfalls sehr gut, sich die jugendliche Spannkraft zu bewahren oder zu alter Beweglichkeit zurückzufinden. Es gibt viele Asanas, die besonders an den weiblichen Problemzonen wirken: an Po, Beinen, Bauch.

MANUELLE THERAPIEN

Massagen

Regelmäßige ***Bürstenmassagen*** reduzieren die Cellulitis, indem sie den Lymphfluss anregen und damit für einen verstärkten Abtransport des Gewebewassers sorgen. Verwenden Sie dazu eine Lotion aus entwässernden Wirkstoffen wie ***Birke, Efeu, Rosmarin, Arnika*** oder ***Rosskastanie.*** Auch ***Zupfmassagen*** sind hilfreich – sie fördern die Durchblutung der Haut. Dieser Effekt kann durch ***kaltes Duschen*** oder durch ***Wechselduschen*** unterstützt werden.

PHYSIKALISCHE THERAPIEN

Eine Übersäuerung des Körpers begünstigt die Entwicklung einer Cellulitis. Überschüssige Säuren werden im Bindegewebe zwischengelagert, was dessen Elastizität vermindert. Zur Entsäuerung des Organismus bieten sich ***basische Bäder*** an, die zweimal wöchentlich durchgeführt werden sollten. Auch die tägliche Einnahme von ***Basenpulver*** trägt zur Entsäuerung bei. Entsprechende Badezusätze und Präparate sind im Handel erhältlich. Eine weitere Möglichkeit sind ***Algenpackungen,*** diese wirken ebenfalls entwässernd und entschlackend.

Gürtelrose

Windpocken und Gürtelrose werden durch dasselbe Virus hervorgerufen. Doch während die Windpocken eine harmlose Kinderkrankheit sind, ist die Gürtelrose (Zoster) außerordentlich schmerzhaft. In Deutschland erkranken jährlich über 300 000 Menschen an Gürtelrose. Damit gehört sie zu den häufigsten Viruserkrankungen. Um Folgeschäden zu verhindern, ist eine schnelle und konsequente Behandlung besonders wichtig.

WAS IST EINE GÜRTELROSE?

Die Gürtelrose, medizinisch Herpes zoster genannt, ist eine schmerzhafte Viruserkrankung, die zu Hautveränderungen und häufig auch zu Empfindungsstörungen führt. Auslöser ist das Varicella-Zoster-Virus. Beim ersten Kontakt verursacht es Windpocken (→ Kinderkrankheiten) und wandert nach überstandener Erkrankung entlang der Nervenfasern zu den Spinalganglien, einer Ansammlung von Nervenzellen in der Nähe des Rückenmarks. Dort überlebt es oft viele Jahrzehnte völlig unbemerkt. Bedingt durch ein geschwächtes Immunsystem, körperlichen und psychischen Stress, Erkältungskrankheiten oder auch durch erhöhte Sonneneinstrahlung, kann das Virus jederzeit reaktiviert werden, vor allem jedoch in höherem Lebensalter. Die Folge ist eine Gürtelrose. Da diese stets auf das Versorgungsgebiet einzelner Nerven beschränkt bleibt, treten die Hauterscheinungen gürtelförmig in den entsprechenden Nervensegmenten auf. Personen, die noch keine Windpocken hatten, können sich bei Patienten mit Gürtelrose anstecken, bekommen dann aber Windpocken.

WIE ERKENNE ICH EINE GÜRTELROSE?

Die Erkrankung beginnt mit einem allgemeinen Krankheitsgefühl, gefolgt von Schmerzen und brennenden Empfindungen in dem betroffenen Hautgebiet. Manche Menschen reagieren auch mit Fieber und einer Schwellung der regionalen Lymphknoten. Anschließend bilden sich kleine Bläschen auf gerötetem, geschwollenen Untergrund, die nach einer knappen Woche aufplatzen und Krusten entstehen lassen. Diese fallen nach zwei bis drei Wochen ab. Die Erkrankung ist meist einseitig. Auch nach Abklingen der Hauterscheinung verspüren manche Menschen noch Monate bis Jahre später Schmerzen an den ehemals betroffenen Körperstellen (→ Neuralgie). Die Wahrscheinlichkeit dazu steigt mit dem Alter bzw. bei zu spät eingeleiteter Therapie.

TYPISCHE SYMPTOME

- Unwohlsein, leichtes Fieber
- Brennen, Jucken und Rötung im betroffenen Hautbereich
- Bläschenbildung

ARZT

- Wenn Erwachsene oder Senioren lange Zeit keinen Kontakt zu Kindern mit Windpocken hatten, empfiehlt sich eine Impfung.

WAS KANN DIE SCHULMEDIZIN TUN?

- Die Schulmedizin setzt virenhemmende Medikamente, die in Form von Tabletten oder Spritzen verabreicht werden. Wichtig für den Therapieerfolg ist der frühzeitige Behandlungsbeginn.
- Anhaltende Nervenschmerzen, auch nach Abklingen der Gürtelrose, behandelt der Arzt mit starken Schmerzmitteln sowie mit gering dosierten Antidepressiva.

Alternative Therapien

Alternative Methoden stellen eine gute Ergänzung zur schulmedizinischen Therapie dar. Das gilt sowohl für die Schmerzbekämpfung als auch für die Linderung der Symptome. Vor allem die klassische Homöopathie sowie die Phytotherapie haben sich hier sehr bewährt.

HOMÖOPATHIE

Gürtelrose weist auch auf ein geschwächtes Immunsystem hin. Dieses können Sie im Zuge einer konstitutionellen Therapie stärken. Bewährte Mittel bei Herpes zoster sind (Hinweise zu Einnahme und Potenzen → Seite 106):

- ***Arsenicum album:*** nächtliches Hautbrennen, Hautausschlag, Frösteln und Ruhelosigkeit
- ***Lachesis:*** Gürtelrose mit Schwellungen der linken Körperhälfte
- ***Rhus toxicodendron:*** rote Pusteln mit stark juckender Haut.

PHYTOTHERAPIE

Tinkturen aus ***Johanniskraut***, ***Ringelblumenblüten*** und ***Süßholz***, auf die Pusteln getupft, fördern die schnelle Abheilung. Lindernd wirkt auch das Auftragen einer mit etwas Wasser angerührten Paste aus gemahlener ***Muskatnuss***, ***Nelken*** und ***Zimt***.
Zusätzlich können Sie sich stärken mit einem Tee aus ***Haferkörnern***, ***Helmkrautblättern*** und ***Johanniskrautblättern*** und ***-blüten*** (Hinweise zur Teezubereitung → Seite 135).
Es gibt verschiedene pflanzliche Fertigpräparate, die zur Unterstützung und Aktivierung Ihres Immunsystems beitragen können. Hierzu zählen ***Echinacea***-Präparate, ***Umckaloabo*** und ***Katzenkralle***. Lassen Sie sich am besten von Ihrem Therapeuten oder in einer naturheilkundlich orientierten Apotheke beraten.

SCHAMANISMUS

Eisenkraut, eine beliebte Droge bei den Druiden, stärkt das Immunsystem. Ein Tee aus Blättern und Blüten unterstützt die Heilkräfte Ihres Körpers.

TRADITIONELLE CHINESISCHE MEDIZIN

Akupunktur in der Nähe des Ausschlages trägt zur Linderung der Beschwerden bei. Nach Abklingen der Bläschen hilft die Akupunktur auch bei möglichen neuralgischen Schmerzen. Um Hitze und Feuchtigkeit entgegenzuwirken, sind auch ***Enzian*** und ***Wermut*** hilfreich. Vor allem bei schweren Verläufen ist eine Behandlung mit TCM-Kräutern zusätzlich zur Schulmedizin zu empfehlen.

RATIONALE PHYTOTHERAPIE

HEILPFLANZEN MIT BELEGTER WIRKSAMKEIT

- Johanniskrautöl ist entzündungshemmend und fördert die Wundheilung.
- Ringelblumenblüten, als Salbe oder Tee, wirken äußerlich gegen Viren und Bakterien und hemmen Entzündungen.

THERAPEUT

- Kühlende Umschläge sowie pflanzliche Tinkturen und Pasten lindern die Beschwerden.
- Besonders erfolgreich gegen Langzeitbeschwerden ist Akupunktur.
- Vorbeugend hilft: Vermeiden Sie Stress.

ERNÄHRUNGSTHERAPIE

Eine gesunde Lebensweise mit ***vollwertiger Ernährung*** ist auch bei Gürtelrose hilfreich. Insbesondere die ***B-Vitamine*** und ***Vitamin C*** sind wichtig für Haut und Nervensystem. ***Vitamin E*** kann helfen, die Langzeitsymptome zu vermindern. Sie können Vitamin E beispielsweise als Salbe auf die betroffene Haut auftragen.
Unterstützen Sie Ihr Immunsystem zusätzlich durch ein ***Zinkpräparat***. Vorbeugend, aber auch während der Erkrankung sollten Sie Stress, Alkohol, Kaffee und Rauchen vermeiden.

FEINSTOFFLICHE THERAPIEN

Aromatherapie

Eine Massage mit verdünnten Ölen aus ***Bergamotte, Eukalyptus, Geranie, Kamille, Lavendel, Teebaum*** und ***Zitronenmelisse*** im Bereich der gesunden Haut steigert das Wohlbefinden und lindert die Schmerzen. Achtung: Die erkrankten Stellen sollten nicht mit den Ölen in Kontakt kommen.

GANZHEITLICHE ÜBUNGSMETHODEN

Regelmäßiges ***Tai Ji Quan*** steigert die Abwehrkräfte, so dass Ihr Körper schneller mit der Gürtelrose fertig wird oder diese bereits im Vorfeld abschmettern kann.

PSYCHOTHERAPIE

Das ***Visualisieren*** einer heilen, gesunden Haut als angestrebtes Ziel kann unter richtiger therapeutischer Anleitung die Heilung beschleunigen.

Herpes

Sie werden Fieberbläschen genannt und sind weltweit verbreitet. Über 90 Prozent aller Erwachsenen in Deutschland tragen den Erreger für Lippenherpes in sich – die meisten, ohne je daran zu erkranken. Bestimmte Faktoren wie Stress, Überanstrengung, ein akuter Infekt oder intensive Sonneneinstrahlung können das Immunsystem so schwächen, dass der Herpes zum Ausbruch kommt.

WAS IST HERPES?

Herpesinfektionen werden durch zwei verschiedene Virustypen ausgelöst: Herpes-simplex-Virus (HSV) Typ 1 ruft Lippenherpes hervor, Typ 2 den Herpes im Genitalbereich. Menschen mit Lippenherpes erkranken in der Regel nicht an Genitalherpes und umgekehrt.

Lippenherpes wird durch Tröpfchen- und Schmierinfektion sowie durch direkten Kontakt übertragen. Die Primärinfektion erfolgt meist schon im Kindesalter. ***Genitalherpes*** verbreitet sich in erster Linie durch sexuellen Kontakt. Beide Virustypen dringen durch kleinste Haut- und Schleimhautdefekte in den Körper ein und verursachen dort Entzündungen. In seltenen Fällen können Herpesviren auch Augen und innere Organe befallen. Ausgehend von der Haut, bewegen sich die Viren über Nervenbahnen zu den Nervenwurzeln am Rückenmark. Dort bleiben sie in einer Art Dämmerzustand, bis sie wieder reaktiviert werden.

WIE ERKENNE ICH HERPES?

Die Primärinfektion verläuft sowohl bei ***Lippen-*** als auch bei ***Genitalherpes*** meist heftiger und langwieriger als spätere Erkrankungen. Die Betroffenen leiden häufig auch unter Fieber, Gliederschmerzen und Lymphknotenschwellungen. Die Hauptsymptome sind Juckreiz und ein Spannungsgefühl an geschwollenen, entzündeten Stellen mit nässenden Bläschen. Die mit Viren gefüllten, infektiösen Bläschen platzen auf, und es entstehen kleine schmerzhafte Wunden. Nach acht bis zehn Tagen heilen die Wunden unter Krustenbildung ab. Narben bleiben nicht zurück. Tritt die primäre Infektion von ***Lippenherpes*** im Kindesalter auf, verläuft sie oft ohne Krankheitsanzeichen. In seltenen Fällen zeigt sich eine ***Mundfäule***, bei der die Mundhöhle mit kleinen Bläschen übersät ist. Werden die Herpesviren dagegen später reaktiviert, kommt es zu denselben Hautveränderungen wie bei der Primärinfektion.

GESUNDE LEBENSFÜHRUNG

Um Lippenherpes vorzubeugen, sollten Sie vor allem im Sommer oder beim Wintersport einen ***Lippenstift mit hohem Lichtschutzfaktor*** verwenden, um Ihre Haut vor dem Stressfaktor UV-Licht zu schützen. Vorbeugend, aber auch während einer akuten Entzündung durch Genitalherpes ist es sinnvoll, im Genitalbereich ***luftdurchlässige Kleidung*** zu tragen. Generell sollten Sie auf erhöhte Körperhygiene achten.

TYPISCHE SYMPTOME

- Kribbeln und Spannungsgefühl im betroffenen Bereich von Mund und Lippen
- nässende, eitrige Bläschen
- Abheilung unter Krustenbildung

ARZT

- Suchen Sie bei schwerwiegendem Genitalherpes einen Arzt auf!
- Achten Sie auf sorgfältige Hygiene, um die Viren nicht weiterzuverbreiten.

WAS KANN DIE SCHULMEDIZIN TUN?

Wenn die Bläschen nach zehn Tagen noch nicht verschwunden sind oder wenn große Flächen betroffen sind, sollten Sie einen Arzt aufsuchen. Er wird Ihnen ***virenhemmende*** Medikamente in Form von Cremes oder Salben verordnen. Diese müssen Sie mehrmals täglich auf die betroffenen Hautstellen auftragen. Darüber hinaus kann man die entzündeten Stellen mit ***desinfizierenden, austrocknenden Zusätzen*** bepinseln. In sehr schweren Fällen wird der Arzt ***antivirale Tabletten*** verschreiben.

Alternative Therapien

Auch die Naturheilkunde kann eine latente Herpesinfektion nicht rückgängig machen. Die Beschwerden können jedoch gelindert und die Häufigkeit der Rezidive reduziert werden.

HOMÖOPATHIE

Das wiederholte Auftreten von Herpes weist auf eine geschwächte Abwehr hin. Diese können Sie durch eine konstitutionelle Therapie stärken. Folgende Mittel haben einen Bezug zu Herpes (Hinweise zu Einnahme und Potenzen → Seite 106):

- ***Arsenicum album:*** brennender Hautausschlag, Frösteln und Ruhelosigkeit
- ***Capsicum:*** Risse in den Mundwinkeln und Bläschen auf Zunge oder Kinn
- ***Mercurius solubilis:*** Entzündungen innerhalb des Mundraumes
- ***Natrium chloratum:*** Bläschenbildung, auch in Verbindung mit Fieber
- ***Rhus toxicodendron:*** rote Pusteln und Bläschen mit Hautjucken
- ***Sempervivum:*** Mundherpes mit Zahnfleischbluten.

PHYTOTHERAPIE

Steigern Sie Ihre Abwehrkräfte durch ***Eleutherococcuswurzel-, Echinacea-, Gelbwurzel-*** oder ***Ginsengpräparate.***

Propolis, ein von Bienen hergestelltes Harz, hat eine antivirale Wirkung und hilft in Form von Kapseln oder Salbe auch bei Herpesinfektionen. Tinkturen oder Salben mit ***Johanniskraut, Myrrhe, Melissenblättern*** oder ***Süßholz***, auf die Pusteln getupft, fördern die schnelle Abheilung. Eine Paste aus ***Gelbwurzelpulver*** kann, direkt auf die entzündeten Stellen aufgetragen, die Heilung beschleunigen und gleichzeitig einer bakteriellen Zweitinfektion vorbeugen. Bei entzündeten Stellen im Mundraum empfiehlt sich das regelmäßige Spülen mit ***Salbei-, Kamillen-, Melissen-*** oder ***Thymiantee*** (Hinweise zur Teezubereitung → Seite 135).

TRADITIONELLE CHINESISCHE MEDIZIN

Eine ***Akupunktur*** der Meridiane, die den Bereichen des Ausschlags zugeordnet sind, lindert die Schmerzen und den Juckreiz.

RATIONALE PHYTOTHERAPIE

HEILPFLANZEN MIT BELEGTER WIRKSAMKEIT

- Melissenblätter, in Form von Creme, haben eine belegte antivirale Wirkung und zeigen in klinischen Studien gute Erfolge bei Herpes.
- Zaubernuss (Hamamelis), als Salbe oder Lösung, zeigt in einer klinischen Studie auf Grund des entzündungshemmenden und zusammenziehenden Effekts eine gute Wirkung gegen Herpes.

THERAPEUT

- Nutzen Sie die entzündungshemmenden Eigenschaften von pflanzlichen Präparaten.
- Schützen Sie Ihre Lippen gegen zu viel Sonnenlicht.
- Vermeiden Sie Stress.

ENTSPANNUNG UND MEDITATION

Jegliche Form der ***Entspannung*** reduziert den Stress und damit das Rezidivrisiko. Insbesondere ***Autogenes Training*** trägt dazu bei, die Selbstheilungskräfte des Körpers zu aktivieren.

ERNÄHRUNGSTHERAPIE

Herpes-simplex-Viren brauchen die Aminosäure Arginin für ihre Vermehrung. Diese ist reichlich vorhanden in Cashewkernen, Nüssen, Mandeln und Schokolade. Wenn Sie Virusträger sind, sollten Sie diese Lebensmittel meiden. Der Gegenspieler von Arginin ist Lysin – ebenfalls ein Eiweißbaustein. Lysin ist enthalten in ***Milchprodukten, Eiern, Fisch, Hefe, Kartoffeln*** und ***Hülsenfrüchten.*** Diese Nahrungsmittel dürfen Sie in großen Mengen verzehren. Achten Sie darauf, dass Sie mit Ihrer täglichen Nahrung ausreichend ***Vitamin C*** und ***B-Vitamine*** zu sich nehmen sowie ***Zink*** und ***Vitamin E.***

FEINSTOFFLICHE THERAPIEN

Aromatherapie

Eine sanfte Massage der erkrankten Hautregion mit verdünntem ***Bergamotte-, Eukalyptus-, Geranien-, Lavendel-*** oder ***Teebaumöl*** vermindert den Juckreiz und die Beschwerden.

PHYSIKALISCHE THERAPIEN

In ein Handtuch gewickelte ***Eisbeutel*** und ***kalte Umschläge*** lindern die Schmerzen und den Juckreiz.

REIZ- UND REGULATIONSTHERAPIEN

Wenn Sie unter Verstopfung leiden und immer wieder eine Herpesinfektion bekommen, könnte eine ***Darmsanierung*** (→ gestörte Darmflora) zur Stärkung des Immunsystems helfen.

Neurodermitis und Nesselsucht

Allein in Deutschland gibt es mehr als drei Millionen Neurodermitiker – die Tendenz ist steigend. Die ersten deutlichen Symptome zeigen sich meist schon im Säuglingsalter. Der Leidensdruck unter den betroffenen Kindern und damit auch ihren Eltern ist sehr groß. Die kleinen Hautbläschen der Nesselsucht (Urtikaria) treten im Gegensatz dazu nur vorübergehend auf.

WAS SIND NEURODERMITIS UND NESSELSUCHT?

Neurodermitis

Neurodermitis, auch atopische Dermatitis oder endogenes Ekzem genannt, ist eine chronisch-rezidivierende, d.h. immer wiederkehrende, Entzündung der Haut. Unter einem Ekzem versteht man generell eine juckende Hautreizung, die zu einer Entzündung führt.
Die Ursachen für die Entstehung von Neurodermitis sind nach wie vor nicht bekannt. Vermutlich spielen mehrere Faktoren eine Rolle, wobei in der Regel eine erbliche Veranlagung besteht. Die Krank-

heit tritt meist in Schüben auf, gehäuft in Phasen von psychischem → Stress. Bei vielen Kindern verschwindet die Krankheit in der Pubertät. Einige leiden aber ihr gesamtes Leben unter den Symptomen. Zusätzlich können → Asthma bronchiale oder allergischer Schnupfen auftreten. Weit verbreitet bei Neurodermitikern sind → Allergien gegen viele, normalerweise unschädliche Umweltstoffe, die oft zu Nesselsucht oder Nesselfieber führen.

Nesselsucht

Unter Urtikaria versteht man kleine juckende Hautbläschen (Quaddeln), die an einer umschriebenen Stelle oder auch am ganzen Körper auftreten können. Die Ursache ist meist allergisch, das muss aber nicht sein – auch mechanische und chemische Reizung oder die Unverträglichkeit eines Medikaments können eine Nesselsucht auslösen.

WIE ERKENNE ICH NEURODERMITIS UND NESSELSUCHT?

Neurodermitis

Die Haut von Neurodermitikern ist meist rau, sehr trocken und schuppig. In akuten Phasen kommt es zu einem unangenehmen, quälenden Juckreiz. Dieser führt dazu, dass die Betroffenen ihre Haut so heftig aufkratzen, dass sie anfängt zu bluten. Die Wunden bilden einen guten Nährboden für Pilze und Bakterien, so dass die Wunden schlecht heilen. Bei Säuglingen ist ***Milchschorf*** auf der Kopfhaut häufig das erste Anzeichen einer beginnenden Neurodermitis. Während bei Säuglingen vor allem die Wangenpartien betroffen sind, treten die typischen Hautveränderungen bei älteren Kindern vermehrt in Ellenbeugen, Kniekehlen und an den Handgelenken auf. In sehr schweren Fällen kann die Haut am gesamten Körper betroffen sein.
Typisch für viele Neurodermitiker sind zudem dunkle Augenränder, Furchen unter den Augen, Risse an den Ohrläppchen und ein allgemeiner Juckreiz, der beim Schwitzen oder bei direktem Kontakt mit Wolle auftritt.

Nesselsucht

Ähnlich wie nach dem Berühren von Brennnesseln bilden sich bei Urtikaria auf der Haut juckende Bläschen. Sie sind unterschiedlich groß, leicht erhaben und scharf begrenzt.

TYPISCHE SYMPTOME

NEURODERMITIS

- Trockene, rissige Haut insbesondere an Handgelenken, in Arm- und Kniebeugen
- starker Juckreiz, Hautrötung
- Bläschen- und Schuppenbildung

NESSELSUCHT

- Bläschenbildung und Juckreiz an Kontaktstellen mit der auslösenden Substanz oder am ganzen Körper

WAS KANN DIE SCHULMEDIZIN TUN?

Im Gegensatz zur Neurodermitis ist die Nesselsucht eine vorübergehende Erscheinung: Entfernt oder meidet man den Auslöser, verschwinden nach einiger Zeit auch die Symptome.

- Bei Ekzemen oder Nesselsucht helfen fettende Salben mit Harnstoff sowie rückfettende Ölbäder gegen den Juckreiz.
- Bei Bläschenbildung wirken zinkhaltige Salben oder synthetische Gerbstoffe austrocknend.
- Ist die Ursache eine allergische Reaktion, so steuern Antihistaminika dagegen an und lindern den Juckreiz, machen aber müde.

Neurodermitis ist dagegen eine chronische Erkrankung, für die man langfristige Behandlungsstrategien entwickeln muss.

- In der chronischen Phase der Neurodermitis verschreibt der Hautarzt feuchtigkeitsspendende Salben und Cremes.

- Kortisonhaltige Salben hemmen die Entzündung. Zur Dauerbehandlung sind sie jedoch nicht geeignet, da die Haut dünner wird und damit anfälliger für neue Beschwerden.
- Entzündungshemmende Cremes wie Tacrolimus und Pinimecrolimus beschleunigen die Heilung und vermindern die Schubhäufigkeit. Achtung: Möglicherweise sind beide Produkte bei Dauerbenutzung krebserregend.
- Ciclosporin ist ein Calcineurininhibitor und wirkt immunsuppressiv, hat jedoch starke Nebenwirkungen.
- Antibiotikahaltige Cremes hemmen das Bakterienwachstum auf den entzündeten Hautregionen.

GESUNDE LEBENSFÜHRUNG

Im Säuglingsalter ist das Stillen die beste Vorbeugung gegen Allergien. Kinder mit Neurodermitis oder erblicher Allergiegefährdung sollten daher möglichst lange (über ein Jahr) gestillt werden.
Ein unterbeschäftigtes Immunsystem neigt zu überschießenden Reaktionen. Der regelmäßige Kontakt zu anderen Kindern ist daher hilfreich.
Gegen ungewolltes Kratzen, vor allem nachts, helfen kurzgeschnittene Fingernägel und das Tragen von Baumwollhandschuhen. Für Kinder gibt es spezielle Schlafanzüge mit angenähten Handschuhen und Socken.

ARZT

- Neurodermitis, andere Ekzeme und Nesselsucht sind nicht einfach zu unterscheiden: Lassen Sie von einem Arzt abklären, worum es sich bei Ihren Beschwerden handelt.
- Machen Sie einen Allergietest, um herauszufinden, welche Stoffe bei Ihnen eine allergische Reaktion hervorrufen.

Bekleidung und Bettwäsche sollten aus Baumwolle oder Seide bestehen. Verwenden Sie ein hautfreundliches Waschmittel ohne Duftstoffe.
Vermeiden Sie häufiges Waschen und Baden der Haut, vor allem mit Seife oder Duschgel. Zu empfehlen sind rückfettende, seifenfreie Waschzusätze oder Ölbäder. Cremen Sie die vom Baden noch feuchte Haut mit einer Feuchtigkeitscreme ein. Günstig ist eine Creme, die ***Harnstoff*** und ***Gamma-Linolensäure*** enthält.
Stark gewürztes Essen, Alkohol und Kaffee steigern die Hautdurchblutung und verstärken dadurch den Juckreiz, sollten also vermieden werden.

Alternative Therapien

Vor allem wegen der starken Nebenwirkungen schulmedizinischer Präparate stellt die Naturheilkunde eine echte Alternative dar.

AYURVEDA

Die Hautprobleme wie Neurodermitis, Nesselsucht und andere Ekzeme können durch eine massive Pitta-Reduktion gelindert werden.
Im chronischen Stadium der Neurodermitis empfiehlt sich bei trockener, rissiger Haut das Eincremen mit Öl. Verwenden Sie zum Abdecken eine Salbe aus ***Zinnkraut*** und ***Ringelblume.*** Im akuten Stadium wirkt ein Gel mit Extrakten aus ***Süßholz*** oder ***Aloe vera*** entzündungshemmend.

HOMÖOPATHIE

Folgende Mittel haben sich bewährt (Hinweise zu Einnahme und Potenzen → Seite 106):

- ***Apis:*** Hautrötung und Schwellung
- ***Graphites:*** entzündete Haut
- ***Natrium chloratum:*** Nesselsucht durch Stress
- ***Petroleum:*** rissige, nässende Haut
- ***Sulfur:*** heiße, brennende, gerötete Haut mit Juckreiz
- ***Urtica urens:*** Nesselsucht
- ***Rhus toxicodendron:*** Bläschen, Hautbrennen und Juckreiz.

PHYTOTHERAPIE

Bei Bläschenbildung wirken natürliche Gerbstoffe aus ***Eichenrinde*** oder ***schwarzem Tee*** in Form von Umschlägen, Badezusätzen oder Salben juckreizlindernd und austrocknend.

In chronischen Phasen der Neurodermitis helfen Öle aus ***Nachtkerzen***- oder ***Borretschsamen*** gegen die trockene Haut. Diese Öle können äußerlich direkt auf die betroffenen Regionen aufgetragen oder in Form von Ölbädern verwendet werden. Es gibt sie auch als Kapseln, die eingenommen werden und auf Dauer das Hautbild verbessern. Hilfreich kann auch die Einnahme von ***Bittersüßstängel-Extrakt*** in Tablettenform sein.

Zaubernuss-Salbe oder -Lösung ist entzündungshemmend und zusammenziehend und hat eine klinisch getestete Wirkung in akuten Phasen der Neurodermitis. Besonders vorteilhaft wirken auch Fertigpräparate, die ***Bittersüßen Nachtschatten*** enthalten. Auszüge aus dieser Pflanze wirken ebenfalls entzündungshemmend, zusammenziehend und töten Bakterien ab.

Einen ähnlichen Effekt haben auch ***Brennnesselsalbe*** sowie eine Salbe aus ***Aloe vera*** oder ***Ballonrebenkrautblättern.*** Empfehlenswert ist auch ein Bad mit ***Haferstrohextrakt.***

RATIONALE PHYTOTHERAPIE

HEILPFLANZEN MIT BELEGTER WIRKSAMKEIT

Bei chronischen Ekzemen:

- Nachtkerzenölkapseln hemmen Entzündungen und beugen Neurodermitisschüben vor, wie klinische Studien zeigen.
- Borretschöl, in Kapseln, Lotionen und als Badeöl, hemmt Entzündungen und zeigt, Studien zufolge, eine sehr gute Wirksamkeit bei Neurodermitis.

Bei akuten Ekzemen:

- Ballonrebe, als Salbe erhältlich, ist entzündungshemmend und juckreizstillend und hat sich in klinischen Studien bewährt.
- Eichenrindenextrakt, auch als Badezusatz, enthält Gerbstoffe. Diese wirken zusammenziehend und sind daher bei Neurodermitis und anderen Ekzemen hilfreich.
- Zaubernuss (Hamamelis), als Salbe oder Lösung, ist auf Grund der entzündungshemmenden und zusammenziehenden Eigenschaften von guter, klinisch getesteter Wirksamkeit bei Neurodermitis.
- Bittersüßer Nachtschatten, in verschiedenen Fertigpräparaten, wirkt antimikrobiell, zusammenziehend und entzündungshemmend und ist bei chronischen Hautentzündungen wie Neurodermitis erwiesenermaßen besonders gut geeignet.

TRADITIONELLE CHINESISCHE MEDIZIN

Ein Ekzem wird als Hitze-, Feuchtigkeits- und Wind-Erkrankung verstanden. Diesen Elementen wirkt eine ***Akupunktur*** entgegen. Zusätzlich kommt die ***Windschutzwurzel*** zum Einsatz. Der Juckreiz wird durch ***Diptamrinde*** gelindert.

ENTSPANNUNG UND MEDITATION

Versuchen Sie durch ***Autogenes Training*** oder meditative Übungen sich bewusst zu beruhigen und abzulenken, um den Juckreiz zu lindern.

ERNÄHRUNGSTHERAPIE

Zu den für Neurodermitiker kritischen Lebensmitteln zählen Eier, Kuhmilch, Nüsse und Zitrusfrüchte. Testen Sie durch bewusstes Weglassen nach und nach aus, worauf Sie reagieren könnten. Aber auch Farb- und Konservierungsstoffe in Lebensmitteln sind problematische Substanzen, aber schwierig als Auslöser zu identifizieren.

B-Vitamine sind für den Aufbau einer gesunden Haut besonders wichtig. Essen Sie bevorzugt Vollkornprodukte und Hülsenfrüchte, die dieses Vitamin enthalten, und nehmen Sie zusätzlich ein Vitamin-B-Präparat ein. Achten Sie auch auf ausreichende Mengen ***Vitamin A*** und ***C.***

THERAPEUT

- Bei Neurodermitis eignen sich in chronischen Phasen fettende Öle auf trockenen Hautstellen. In akuten Phasen sind feuchte Umschläge mit heilenden Tees hilfreich.
- Viel Sonnenlicht fördert durch die Bildung von Vitamin D den Heilungsprozess von Ekzemen aller Art.
- Vermeiden Sie auf jeden Fall Stress und eine Überhitzung des Körpers.
- Wenn Ihr Baby von Neurodermitis betroffen ist, sollte während der Stillzeit die Mutter ihre Ernährung umstellen. Durch bewusstes Weglassen können kritische Nahrungsmittel erkannt werden.

FEINSTOFFLICHE THERAPIEN

Aromatherapie

Eine Massage der erkrankten Hautregionen mit stark verdünntem ***Bergamotte-, Geranium-, Kamillen-, Lavendel-, Salbei-*** oder ***Zedernöl*** kann Juckreiz und Entzündung lindern.

Bach-Blütentherapie

- ***Crab Apple*** (zum Waschen): reinigt die Haut
- ***Impatiens*** (zum Einnehmen oder Auftragen): gegen die Ungeduld
- ***Notfalltropfen*** (innerlich und äußerlich): bei besonders schweren Hautproblemen.

GANZHEITLICHE ÜBUNGSMETHODEN

Zur Reduzierung von Stress eignen sich besondere Übungen der ***Atemtherapie*** sowie ***Tai Ji Quan, Qi Gong*** und ***Yoga*** (→ ab Seite 264). Lassen Sie sich von einem erfahrenen Lehrer anleiten.

PHYSIKALISCHE THERAPIEN

Kälte lindert den Juckreiz, daher sollten Kleidung und Bettdecke möglichst leicht sein. Sehr wirksam sind auch wiederholte kurze Aufenthalte in einer Kältekammer bei –110 °C in Badebekleidung (mit zusätzlicher Schutzkleidung für Hände, Füße und Kopf). Diese Kälteanwendungen begünstigen die Heilung der erkrankten Haut. Nicht ganz so extrem, aber dennoch wirksam sind regelmäßige ***Kneippgänge*** und ***kalte Duschen.*** Diese fördern die Ausschüttung von körpereigenem Kortison, welches Entzündungen hemmt. Zur Linderung des Juckreizes eignen sich Bäder mit einigen Esslöffeln ***Natriumbikarbonat*** oder einer Tasse ***Weinessig*** (wenn die Haut nicht offen ist).

Ein Kuraufenthalt mit ***Reizklima***, z.B. am Meer oder im Hochgebirge, zusammen mit der vermehrten ***Sonneneinstrahlung*** fördert den Heilungsprozess. Durch das Sonnenlicht wird die Produktion von Vitamin D in der Haut angeregt – ***Vitamin-D-Salben*** erzielen eine ähnliche Wirkung. Als Alternative ist manchmal auch eine ***UV-A-Lichttherapie*** sinnvoll.

Es gibt (wenige) Spezialkliniken zur Behandlung von Eltern und Kindern mit Neurodermitis. Durch deren ganzheitliche Therapieansätze können gute Behandlungserfolge erzielt werden.

Feuchte Umschläge tragen dazu bei, dass stark nässende Ekzeme besser heilen, vor allem dann, wenn sie entsprechende Pflanzenextrakte enthalten (→ Phytotherapie, Seite 480).

Anwendungen mit Meerwasser, Algenextrakten und Schlick in der entspannenden Atmosphäre eines ***Thalasso***-Behandlungszentrums vermindern das Hautleiden deutlich.

PSYCHOTHERAPIE

Mit Hilfe der Psychotherapie können die Ursachen für zu viel Stress oder für psychische Auslöser gefunden und reduziert werden. ***Hypnose*** trägt dazu bei, den Juckreiz zu ignorieren. Erkundigen Sie sich nach Ärzten mit entsprechenden Erfahrungen (→ Seite 337).

Lassen Sie sich auf Grund Ihrer Hautprobleme nicht isolieren. Es gibt auch Selbsthilfegruppen für Betroffene bzw. für Eltern betroffener Kinder, die Ihnen neue Wege aufzeigen und Mut machen.

Pilzerkrankungen

Ein lästiger Juckreiz und brennende Haut sind nur zwei der typischen Symptome von Pilzinfektionen, die mittlerweile zu den Volkskrankheiten gehören. Allein an Fußpilz leiden in Mitteleuropa etwa 25 Prozent der Bevölkerung. Ein gesunder Organismus hält Pilze in Schach – erst wenn die Abwehr geschwächt oder die Haut geschädigt ist, können sie sich hemmungslos vermehren. Bei der Behandlung ist viel Geduld erforderlich.

WAS IST EINE PILZERKRANKUNG?

Sobald der Säureschutzmantel der Haut gestört oder die Haut durch längeren Aufenthalt im Wasser aufgeweicht ist, beginnen die Pilze, sich massenhaft zu vermehren. Pilzinfektionen treten vor allem dort auf, wo es feucht und warm ist, z.B. zwischen den Zehen, an den Nägeln, im Mund und im Genitalbereich. Erwachsene leiden häufig unter Fuß- und Nagelpilz sowie an Hefepilzinfektionen im Genitalbereich (Candida albicans).

WIE ERKENNE ICH PILZINFEKTIONEN?

Ein ***Hautpilz*** kann am ganzen Körper auftreten. Die Folge sind rötlich verfärbte, juckende, größer werdende flächige Bereiche.
Beim ***Fußpilz*** ist vor allem die Haut zwischen den Zehen betroffen. Typisch sind nässende Stellen und ein unerträglicher Juckreiz. Die Haut reißt leicht ein und schält sich.
Bei einem ***Nagelpilz*** verfärben sich die Nägel an Füßen oder Händen gelblich braun. Sie werden brüchig und reißen leicht ein.
Der ***Genitalpilz*** verursacht neben einem starken Juckreiz auch Brennen und Schmerzen beim Wasserlassen. Bei Frauen ist die Haut an den äußeren Genitalien rot und geschwollen. Typisch ist auch ein unangenehm riechender → Ausfluss. Dieser Pilz kann auch bei Männern auftreten. Bei ihnen sind im Fall einer Infektion Vorhaut und Eichel mit einem weißlichen Belag überzogen.
Soorerkrankungen im Mund erkennt man an weißen bis gelben Flecken in der Mundhöhle und auf der Zunge.

WAS KANN DIE SCHULMEDIZIN TUN?

Zunächst müssen sämtliche Faktoren ausgeschaltet werden, die ein Pilzwachstum begünstigen. Zur direkten Behandlung verschreibt der Arzt ***Antimykotika*** – pilzabtötende Medikamente, die in Form von Cremes oder Salben direkt auf die Haut aufgetragen werden. Zur Behandlung eines Nagelpilzes gibt es spezielle ***Nagellacke***.
Beim Genitalpilz verordnet der Arzt ***antimykotische Zäpfchen*** oder ***Tabletten***, die eingeführt werden müssen. Nur bei sehr hartnäckigen Infektionen ist eine innerliche Therapie erforderlich.

TYPISCHE SYMPTOME

- Starker Juckreiz und Brennen
- nässende, entzündete, hochinfektiöse Hautstellen
- verfärbte Nägel
- im Genitalbereich Schmerzen beim Wasserlassen, weißlicher Belag

ARZT

- Hautpilze können leicht mit → Schuppenflechte verwechselt werden – fragen Sie im Zweifelsfall einen Arzt.
- Einige Pilze sind sehr hartnäckig – stellen Sie sich auf eine lange Behandlungsdauer ein und wenden Sie die verordneten Medikamente gewissenhaft an.

GESUNDE LEBENSFÜHRUNG

Fußpilz lässt sich relativ leicht in Schwimmbädern und Saunen einfangen. Gehen Sie dort nach Möglichkeit nicht barfuß, spülen und trocknen Sie Ihre Füße hinterher so gründlich wie möglich ab. Achten Sie darauf, dass die Zehenzwischenräume nach jedem Baden vor dem Anziehen der Socken und Schuhe vollkommen trocken sind. Tragen Sie am besten gut belüftete Schuhe.
Auch andere ***Hautpilze*** mögen ein feuchtes, warmes Milieu, so dass Sie luftdurchlässige Kleidung bevorzugen sollten. Der Genitalbereich von Mann und Frau ist ebenfalls gefährdet. Scheidenzäpfchen mit Milchsäurebakterien schaffen ein saures Milieu, in dem sich Pilze unwohl fühlen. Wichtig ist auch eine ausreichende Intimhygiene, um den Partner nicht anzustecken.

Alternative Therapien

Pilze lassen sich auch mit naturheilkundlichen Methoden nicht wegzaubern. Geduld und ein konsequentes Vorgehen sind die Voraussetzung für den Behandlungserfolg.

AYURVEDA

Folgende Heilkräuter helfen, innerlich und äußerlich, gegen Pilzinfektionen: ***Basilikum, Berberitze, Alant, Koriander, Luzerne, Myrrhe*** und ***Zimt.*** Bei hartnäckigem Befall empfiehlt sich eine ***Panchakarma-Behandlung.***

HOMÖOPATHIE

Da Pilzerkrankungen auf einer Abwehrschwäche beruhen, ist eine konstitutionelle Behandlung sinnvoll. Im akuten Fall helfen folgende Mittel (Hinweise zu Einnahme und Potenzen → Seite 106):

- ***Graphites, Lachesis*** und ***Pulsatilla:*** bei Befall im Genitalbereich mit Ausfluss
- ***Silicea*** und ***Graphites:*** bei Fußpilz.

PHYTOTHERAPIE

Knoblauch in Form eines hochdosierten Präparates ist ein wirksames Mittel gegen Pilze. Ein weiteres natürliches Antimykotikum ist der Saft von den Blättern der ***Aloe vera.*** Die klassische Phytotherapie kennt verschiedene Kräuter, die äußerlich oder innerlich als Tee eingesetzt werden können, wie ***Salbeiblätter, Ringelblumenblüten, Gelbwurzwurzel, Rosmarinblätter*** und ***Zimt.***
Bei nässenden Pilzinfektionen ist es sinnvoll, die betreffende Stelle nach der Waschung mit einem dieser Tees mit ***Gelbwurzpulver*** einzupudern (Hinweise zur Teezubereitung → Seite 135).

TRADITIONELLE CHINESISCHE MEDIZIN

Ein Pilzbefall wird mit Hitze und Feuchtigkeit in Verbindung gebracht – unter diesen Bedingungen gedeihen Pilze am besten. ***Enzian*** und ***Wermut*** werden zum Ausgleich eingesetzt. ***Ingwerwurzel*** und ***chinesische Engelwurz*** wirken unterstützend.

THERAPEUT

- Versuchen Sie dem Juckreiz zu widerstehen.
- Trockenheit, Luft und Licht schaffen günstige Bedingungen für eine rasche Heilung.
- Hygiene stoppt die Verbreitung einer Pilzinfektion.

ERNÄHRUNGSTHERAPIE

Zur Vermeidung einer Pilzinfektion ist eine intakte Immunabwehr wichtig. Voraussetzung dafür ist eine gesunde Ernährung. Vor allem die ***Vitamine A, B*** und ***E*** sowie ***Zink*** und ***Folsäure*** sollten ausreichend aufgenommen werden. Auch essentielle Fettsäuren tragen zur Stärkung des Immunsystems bei.

FEINSTOFFLICHE THERAPIEN

Aromatherapie

Das Einreiben der erkrankten Stellen mit ***Lavendelöl*** oder ***Teebaumöl*** lindert die Symptome.

Bach-Blütentherapie

- ***Crab Apple*** (zum Waschen): reinigt die Haut
- ***Impatiens*** (zum Einnehmen oder Auftragen): gegen die Ungeduld
- ***Notfalltropfen:*** bei akutem Juckreiz.

PHYSIKALISCHE THERAPIEN

Gegen den Juckreiz helfen Kälteanwendungen, sie begünstigen auch die Heilung der erkrankten Haut. Luftige Kleidung und eine leichte Bettdecke sind daher ebenfalls günstig. Juckreizlindernd sind auch Bäder mit einigen Esslöffeln ***Natriumbikarbonat***, das Sie in der Apotheke bekommen.

Schuppenflechte

Schuppenflechte (Psoriasis) ist eine chronische Erkrankung der Haut, die in Schüben auftritt. Die Veranlagung dazu wird vererbt, sie ist nicht ansteckend. Bevorzugt an Ellenbogen, Knien und Kopfhaut tritt ein übermäßiges Wachstum von Epidermiszellen auf. Die betroffenen Hautstellen werden anfällig für Infektionen, jucken und schuppen sich. Oft sind auch die Nägel betroffen.

WAS IST SCHUPPENFLECHTE?

Die Schuppenflechte ist eine chronische, in Schüben verlaufende Hauterkrankung, die nicht ansteckend ist und deren Veranlagung vererbt wird. Typisch ist die gesteigerte Zellneubildung der Oberhaut, gepaart mit einer Verhornungsstörung. Als Folge können die Aufnahme-, Sinnes- und Ausscheidungsfunktionen der Haut beeinträchtigt sein. Auf Grund der Hautveränderungen können Bakterien in die Haut eindringen und dort Entzündungen hervorrufen.

Weitere Auslöser können mechanische, chemische oder entzündliche Reize sein. Aber auch innere Prozesse und körperliche Veränderungen wie eine Schwangerschaft, eine Infektionserkrankung, bestimmte Arzneimittel oder erhöhter Stress können die Schuppenflechte zum Ausbruch bringen.

WIE ERKENNE ICH EINE SCHUPPENFLECHTE?

Bevorzugt an bestimmten Körperstellen, wie den Außenseiten von Ellenbogen und Knien oder am Haaransatz, aber auch am Rücken, bilden sich erhabene, kleine oder größere Flächen, die gerötet und mit Hautschuppen bedeckt sind. Manchmal reißt die Haut an den betroffenen Stellen ein, so dass es zu schmerzhaften, schlecht heilenden Wunden kommt.

Bei einigen Menschen heilen die Hautveränderungen nach einigen Wochen oder Monaten ab, bei anderen bleiben sie erhalten, jucken dann aber oft nicht mehr. Die Ausprägungen sind sehr unterschiedlich: Während bei den einen Menschen vor allem Hände und Füße betroffen sind, finden sich bei anderen die Hautveränderungen mehr am

TYPISCHE SYMPTOME

- Gerötete, schuppende Hautstellen, häufig beginnend an den Außenseiten von Ellenbogen und Knien
- Fingernägel weisen Tüpfel, Furchungen oder gelbliche Flecken auf

Rumpf oder an der Kopfhaut und den Ohren. Oft sind auch die Finger- und Fußnägel von Veränderungen betroffen.

WAS KANN DIE SCHULMEDIZIN TUN?

Zunächst werden die Hautschuppen in den erkrankten Bereichen mit einer ***Salicylsäuresalbe*** entfernt. Anschließend können vorübergehend entzündungshemmende Medikamente wie ***Kortison*** angewandt werden.
Teersalben und das wegen seiner starken Braunfärbung bekannte ***Dithranol*** bremsen die fehlgeleiteten Zellen in ihrem Wachstum.

Alternative Therapien

AYURVEDA

Ayurvedische Therapeuten setzen auf eine ***Reduktion des Pitta***, um die Symptome zu lindern.

HOMÖOPATHIE

Schuppenflechte kann dauerhaft nur durch eine konstitutionelle Behandlung gebessert werden. Folgende Mittel haben sich bewährt (Hinweise zu Einnahme und Potenzen → Seite 106):

- ***Apis:*** Hautrötung und Schwellung
- ***Graphites:*** entzündete Haut
- ***Petroleum:*** rissige Haut
- ***Sulfur:*** brennende, gerötete Haut und Juckreiz.

PHYTOTHERAPIE

Zur Behandlung von Schuppenflechte hat sich eine Salbe aus Wurzeln und Früchten der ***Mahonie*** bewährt, die die Entzündung hemmt und langsam, aber ohne Nebenwirkungen zur Rückbildung der erkrankten Stellen führt. Ebenfalls sehr wirksam sind ***Johanniskrautöl*** und ***Aloe-vera-Salbe***, die zur Bekämpfung der Entzündung eingesetzt werden.

TRADITIONELLE CHINESISCHE MEDIZIN

Schuppenflechte wird teilweise sehr wirksam mit ***Akupunktur*** behandelt. Je nach erkrankten Hautregionen werden die korrespondierenden Meridiane gereizt, um die Selbstheilung anzuregen. Der Juckreiz lässt sich durch ***Diptamrinde*** lindern.

ENTSPANNUNG UND MEDITATION

Autogenes Training und meditative Übungen helfen, Stress abzubauen, der ebenfalls einen akuten Schub auslösen kann (→ ab Seite 212).

ERNÄHRUNGSTHERAPIE

B-Vitamine sind für den Aufbau einer gesunden Haut besonders wichtig. Essen Sie bevorzugt Vollkornprodukte und Hülsenfrüchte und nehmen Sie zusätzlich ein Vitaminpräparat ein. Auch die ***Vitamine A*** und ***C*** sollten einen großen Stellenwert in der Ernährung einnehmen. Wie bei allen Hautpro-

RATIONALE PHYTOTHERAPIE

HEILPFLANZEN MIT BELEGTER WIRKSAMKEIT

- Mahonienrinde, als Salbe oder Creme, ist antibakteriell und entzündungshemmend und hat sich bei Schuppenflechte in klinischen Untersuchungen sehr gut bewährt.
- Johanniskrautöl ist entzündungshemmend und fördert die Heilung.
- Cayennepfefferfrüchte, als wirksamer Bestandteil in Cremes oder Salben, zeigen gute Behandlungserfolge.

blemen, so ist auch hier eine ausreichende Versorgung mit ***Zink*** wichtig. Zusätzlich sollten Sie Fischöl oder andere Quellen ***essentieller ungesättigter Fettsäuren*** als Nahrungsergänzung in Betracht ziehen.

FEINSTOFFLICHE THERAPIEN

Aromatherapie

Eine Massage der erkrankten Hautregionen mit stark verdünntem ***Bergamotte-, Geranium-, Kamille-, Lavendel-, Salbei-*** oder ***Zedernöl*** lindert den Juckreiz und die Entzündung.

Bach-Blütentherapie

- ***Crab Apple*** (zum Waschen): reinigt die Haut
- ***Impatiens*** (zum Einnehmen oder Auftragen): gegen die Ungeduld.

PHYSIKALISCHE THERAPIEN

Gegen Schuppenflechte hilft eine Bestrahlung mit ***UV-Licht***. Dadurch wird die Vitamin-D-Produktion angeregt. Bei einer ***Laser-Lichttherapie*** werden die erkrankten Hautpartien gezielt mit UV-Licht bestrahlt, ohne den Rest der Haut durch eine zu große Strahlenbelastung zu schädigen.

Darüber hinaus werden bei Schuppenflechte heiße Bäder mit ***Epsom-Salz*** empfohlen, das aus Magnesiumsulfat besteht. Auch ***Meerwasser*** und ***salzige Meeresluft*** fördern die Heilung der Schuppenflechte. Daher ist ein Aufenthalt am Meer besonders zu empfehlen.

Ebenfalls hilfreich ist das Auftragen von ***Heilerde***, die mit Wasser zu einer Paste angerührt wird. Die Heilerde sollte abgewaschen werden, wenn sie fast trocken ist.

Bäder im Meerwasser, Packungen mit Algen oder Meeresschlick und das milde Seeklima in der Umgebung eines ***Thalasso***-Zentrums lassen die Schuppenflechte rasch abheilen.

WEITERE THERAPIEMÖGLICHKEITEN

Türkische Kangalfische werden mit großem Erfolg bei schweren Fällen von Schuppenflechte eingesetzt. Die Süßwasserfische knabbern in mehreren kontrollierten Sitzungen die verhornten Hautstellen ab. Die verbleibende Haut kann ausschließlich wieder gesund nachwachsen.

Sonnenbrand

Niemand tut sich und seiner Haut einen Gefallen, wenn er stundenlang in der prallen Sonne liegt. Doch der Wunsch nach vermeintlich »gesunder Bräune« verleitet viele Menschen dazu, obwohl Ärzte vor den Folgen intensiver Sonnenbestrahlung warnen. Die Haut reagiert mit einem Sonnenbrand, einer Entzündung, die sehr schmerzhaft sein kann. Zudem besteht die Gefahr langfristiger Hautschäden bis hin zu Hautkrebs.

WAS IST EIN SONNENBRAND?

Bei einem Sonnenbrand handelt es sich um eine akute Entzündung der Haut, ausgelöst durch zu starke Sonnenbestrahlung. Die Sonne sendet kurzwelliges Licht aus, auch ultraviolette Strahlen genannt. Wenn diese auf die Haut treffen, bilden die Melanozyten (Pigmentzellen) den braunen Farbstoff Melanin, der sich in die äußeren Hautschichten einlagert – die Haut wird braun. Zusätzlich verdickt sich die Haut. Daneben setzen die UV-Strahlen sogenannte Sauerstoffradikale in der Haut frei, die z.B. das Kollagen der Bindegewebsfasern schädigen, so dass es zu einer schnelleren Hautalterung kommt. Auch das Erbmaterial der Zellen (DNA) wird angegriffen. Bei normaler Lichteinstrahlung können die Schäden an der DNA wieder repariert werden. Gelingt dies nicht oder nur unvollständig, so verändert sich das Erbgut einzelner Zellen, was zur Erhöhung des Hautkrebsrisikos führt. Besonders anfällig für einen Sonnenbrand sind hellhäutige Personen. Bei der Einnahme von Antibiotika, Rheumamitteln oder Antidepressiva kann es auch zu einer erhöhten Empfindlichkeit gegenüber Sonnenlicht kommen.

WIE ERKENNE ICH EINEN SONNENBRAND?

Die Bandbreite eines Sonnenbrandes reicht von einer leichten Entzündung bis hin zu einer schweren → Verbrennung. Die gerötete Haut brennt, spannt und juckt. Je nach Schwere der Verbrennung zeigen sich zusätzlich Schwellungen und Bläschen. Die ersten Symptome treten meist wenige Stunden nach dem Sonnenbad auf. Einige Tage danach löst sich die obere Hautschicht an den betroffenen Stellen ab. Zusätzlich können Fieber, Kopfschmerzen, Schwindel und Erbrechen auftreten. Diese Allgemeinsymptome deuten auf einen Hitzschlag oder Sonnenstich hin und sollten sehr ernst genommen werden.

Nach ein bis zwei Wochen ist der Sonnenbrand meist abgeheilt. Bei schweren Verbrennungen können Narben zurückbleiben. Bei häufigen, schweren Sonnenbränden erhöht sich das Hautkrebsrisiko.

TYPISCHE SYMPTOME

- Schmerzhafte Rötung, Schwellung
- Juckreiz, Brennen, Bläschenbildung
- eventuell Kopfschmerzen und Übelkeit

ARZT

- Schützen Sie Ihre Haut und die Ihrer Kinder vorbeugend durch Sonnencreme, Sonnenbrille und einen Sonnenhut.
- Vermeiden Sie lange Sonnenbäder.
- Tragen Sie direkt nach dem Sonnenbad eine Vitamin-E-haltige Creme auf.

WAS KANN DIE SCHULMEDIZIN TUN?

Bei einem schweren Sonnenbrand sollten Sie einen Arzt aufsuchen. Das gilt ganz besonders bei Kindern, die überhaupt keinen Sonnenbrand abbekommen sollten.

- Zur Entzündungshemmung verordnet der Arzt meist ein Kortisonpräparat.
- Zusätzlich gibt es spezielle Puder und Cremes, die zur Kühlung der Haut und zur Schmerzlinderung aufgetragen werden.

GESUNDE LEBENSFÜHRUNG

Zur Vorbeugung ist es wichtig, eine Sonnencreme mit hohem Lichtschutzfaktor zu verwenden sowie auf Sonnenschutz in Form von Sonnenhut, Sonnenbrille, passender Kleidung und Sonnenschirm zu achten. Bevorzugen Sie an sonnigen Sommertagen Schattenplätze, vor allem in der Mittagszeit, wenn die UV-Strahlung am intensivsten ist. Achtung, auch an bedeckten Sommertagen tritt noch sehr viel UV-Licht durch die Wolkendecke. Besonders intensiv ist die UV-Strahlung im Hochgebirge, weil dort die schützende Atmosphäre dünner ist. Vor allem Kinderhaut muss vor der Sonne gut geschützt werden, da sie viel dünner und zarter ist als die eines Erwachsenen. Heute gibt es nicht fettende Cremes mit hohem Schutzfaktor, die den ganzen Tag vorhalten.

Vor dem übermäßigen Besuch von Solarien ist abzuraten, um eine Schädigung der Haut zu vermeiden. Wenn es bereits passiert ist und Sie einen Sonnenbrand haben, hat Ihr Körper einen besonders hohen Flüssigkeitsbedarf. Daher sollten Sie reichlich trinken.

Alternative Therapien

Kommt es trotz aller Vorsichtsmaßnahmen zu einem Sonnenbrand, hilft die alternative Medizin, die Beschwerden zu lindern und den Schaden so weit wie möglich zu begrenzen.

AYURVEDA

Die ayurvedische Medizin setzt bei Sonnenbrand Saft aus den Blättern der *Aloe vera* ein. Er enthält kühlende und lindernde Substanzen.

HOMÖOPATHIE

Folgende homöopathische Mittel sind einsetzbar (Hinweise zu Einnahme und Potenzen → Seite 106):

- ***Belladonna:*** rotes, heißes Gesicht
- ***Cantharis:*** schmerzender Sonnenbrand mit Bläschen
- ***Urtica urens:*** stechende oder brennende Schmerzen
- ***Ferrum phosphoricum:*** Sonnenbrand mit leichtem Fieber.

PHYTOTHERAPIE

Sonnenhut (Echinacea), innerlich und äußerlich, reduziert die Infektionsgefahr bei sich ablösender Haut. Besonders zu empfehlen ist eine Salbe mit Auszügen aus ***Pappelknospen.*** Diese Sonnenbrandsalbe enthält entzündungshemmende, heilungsfördernde Wirkstoffe, die gleichzeitig antibakteriell sind. Ähnlich wirken auch Präparate aus ***Kamillenblüten. Eichenrindenextrakt*** enthält natürliche Gerbstoffe, die ebenfalls eine schmerzhafte Entzündung verhindern und die Heilung beschleunigen. Er sollte als Badezusatz in ein maximal lauwarmes Bad gegeben werden.

Aloe vera ist ein bewährtes Mittel gegen die Folgen eines Sonnenbrandes. Am besten verwenden Sie ein nicht fettendes Aloe-vera-Gel, z.B. im Anschluss an das kühlende Bad.

ERNÄHRUNGSTHERAPIE

Freie Radikale, hervorgerufen durch übermäßige Sonneneinstrahlung, können große Hautschädigungen hervorrufen. Dagegen helfen die ***Vitamine A*** und ***E. Vitamin C*** sowie ***Bioflavonoide*** braucht der Körper zur Bildung von Kollagen, einem Eiweiß, das Hauptbestandteil des Hautgewebes ist und das bei Sonnenbrand angegriffen wird. ***Zink*** stärkt das Immunsystem und unterstützt dadurch den Heilungsprozess.

FEINSTOFFLICHE THERAPIEN

Aromatherapie

Lavendelöl, zusammen mit einer kalten Kompresse oder in einem maximal lauwarmen Bad, lindert die Schmerzen. Verdünnt mit einem gut verträglichen Trägeröl wie Mandel- oder Jojobaöl, können ein paar Tropfen Lavendelöl auch direkt auf den Sonnenbrand aufgetragen werden.

RATIONALE PHYTOTHERAPIE

HEILPFLANZEN MIT BELEGTER WIRKSAMKEIT

- Pappelknospen, als Salbe erhältlich, enthalten Salicylate, die entzündungshemmend, antibakteriell und heilungsfördernd sind. Pappelknospensalbe ist besonders bei Sonnenbrand zu empfehlen.
- Kamillenblütenpräparate hemmen wirkungsvoll Entzündungen und sind daher auch bei Sonnenbrand gut geeignet.
- Eichenrindenextrakt, auch als Badezusatz, wirkt durch die enthaltenen Gerbstoffe zusammenziehend und hat auch bei Sonnenbrand eine gute Heilwirkung.

PHYSIKALISCHE THERAPIEN

Kühlende Umschläge oder ***Kompressen*** aus entzündungshemmenden pflanzlichen Mitteln wirken lindernd bei verbrannter Haut. Angenehm sind auch ***kühle Quarkkompressen***. Dazu tragen Sie den Quark fingerdick auf ein Baumwolltuch auf und bedecken damit die verbrannten Stellen. Einen kühlenden Effekt haben auch wasserhaltige Gelees oder Lotionen. Empfehlenswert sind außerdem Bäder, die mit mehreren Teelöffeln ***Soda*** oder ***Apfelessig*** versetzt werden.

THERAPEUT

- Besonders zu empfehlen sind kühlende Kompressen mit entzündungshemmenden Bestandteilen oder Quarkpackungen.
- Aloe-vera-Gel lindert die Schmerzen und beschleunigt die Heilung.
- Trinken Sie viel .

Verbrennungen

Verbrennungen zählen zu den häufigsten Unfällen im häuslichen Umfeld. Gefahrenquellen lauern überall: das Bügeleisen, heiße Herdplatten, kochendes Wasser oder Öl. Kleinere Verbrennungen oder Verbrühungen sind zwar schmerzhaft, heilen aber in der Regel schnell wieder ab. Sobald jedoch größere Hautareale betroffen sind, ist eine ärztliche Behandlung zwingend notwendig.

WAS IST EINE VERBRENNUNG?

Verbrennungen entstehen, wenn die Haut mit Wärme in Berührung kommt. Das Ausmaß der Schädigung hängt von der Höhe der Temperatur ab. Je nach Hitzeeinwirkung werden die Zellen unterschiedlich stark geschädigt. Bei Temperaturen von mehr als 65 °C gerinnen die Eiweiße, und die Hautzellen sterben ab. Es kommt dann auch zu Verkohlungen. Verbrennungen entstehen etwa durch heißes Wasser oder andere Flüssigkeiten wie Öl; aber auch durch Feuer, Sonnen- oder Röntgenstrahlen.

WIE ERKENNE ICH EINE VERBRENNUNG?

Verbrennungen werden in drei Schweregrade eingeteilt. Bei der Verbrennung ***ersten Grades*** ist nur die oberste Hautschicht betroffen. Die Haut ist an den entsprechenden Stellen gerötet, sie schmerzt und kann geschwollen sein. Bilden sich zusätzlich zu diesen Symptomen Bläschen auf der Haut, spricht man von einer Verbrennung ***zweiten Grades***. Die Blasen entstehen, da die Gefäßwände so weit geschädigt wurden, dass Flüssigkeit austritt. Ist die Wundfläche feucht und glänzend und der Wundgrund rot und schmerzempfindlich, handelt es sich um eine Verbrennung zweiten Grades. Die Blasen sind zerrissen, und der Untergrund ist weißlich. Die Wundoberfläche glänzt weniger und ist auch weniger

TYPISCHE SYMPTOME

- Schmerzhafte Rötung, Schwellung
- Flüssigkeitsaustritt und Bläschenbildung
- Verfärbungen der Haut

schmerzhaft. Verbrennungen ***dritten Grades*** führen zur vollständigen Zerstörung der betroffenen Hautstellen. Diese sind trocken, lederartig und nässen nicht mehr. Die Haut kann weißlich bis bräunlich verfärbt sein. Während Verbrennungen zweiten Grades sehr schmerzhaft sind, spüren Betroffene mit Verbrennungen im fortgeschrittenen Stadium meist keine oder kaum Schmerzen, da die Schmerzrezeptoren in der Haut geschädigt sind.

WAS KANN DIE SCHULMEDIZIN TUN?

Die Behandlung richtet sich nach der Schwere der Verbrennung.

- Bei Verbrennungen ersten Grades reichen in der Regel fettfreie, heilungsfördernde Salben.
- Bei Verbrennungen zweiten Grades muss die Wunde durch desinfizierende Verbände vor einer Infektion geschützt werden. Meist ist auch eine Schmerztherapie erforderlich. Sie sollten einen Arzt aufsuchen.
- Bei sehr schweren Verbrennungen werden die Patienten manchmal in ein künstliches Koma versetzt sowie künstlich beatmet und ernährt.

ARZT

- Die erste Hilfe bei Verbrennungen ist eine Kühlung mit kaltem Wasser. Vermeiden Sie dabei aber eine Unterkühlung.
- Größere Verbrennungen können zu einem großen Flüssigkeitsverlust führen – gleichen Sie diesen durch Trinken aus.
- Stechen Sie Brandblasen nicht auf: Die alte Haut schützt vor Infektionen.
- Decken Sie Wunden mit Brandblasen mit einem atmungsaktiven Verband ab, der regelmäßig gewechselt werden muss.
- Holen Sie bei schweren und großflächigen Verbrennungen sofort einen Notarzt!

Der Arzt verabreicht dann auch Medikamente, die den Kreislauf unterstützen.

- Sind große Areale betroffen, ist häufig eine Hauttransplantation unumgänglich.

GESUNDE LEBENSFÜHRUNG

Setzen Sie heilende Brandwunden keiner intensiven Sonnenstrahlung aus und achten Sie auf sorgfältige Hygiene, um Infektionen zu vermeiden: Fassen Sie nicht auf die offene Brandwunde und legen Sie als Schutz vor einer Infektion einen atmungsaktiven Verband an.
Verbrennungen lassen sich in vielen Fällen vermeiden: Legen oder stellen Sie keine heißen Getränke, Feuerzeuge oder Streichhölzer in Reichweite von Kindern! Weisen Sie bereits kleine Kinder auf die Gefährlichkeit heißer Gegenstände hin und ermahnen Sie diese zur Vorsicht.

Alternative Therapien

Schwerwiegende Verbrennungen müssen ärztlich behandelt werden! Bei leichteren Verbrennungen oder Verbrühungen leistet die Naturheilkunde wertvolle Dienste.

HOMÖOPATHIE

Das Mittel der Wahl ist ***Cantharis.*** Es lindert die Schmerzen und verhindert die Bildung von Blasen. Darüber hinaus helfen (Hinweise zu Einnahme und Potenzen → Seite 106):

- ***Arsenicum album:*** wenn Sie nichts Kaltes auf der Verbrennung vertragen
- ***Apis:*** Verbrennungen mit Brandblasen
- ***Belladonna:*** stark gerötete, schmerzhafte Verbrennungen
- ***Kalium chloratum*** (in etwas Wasser aufgelöst auf die Wunde aufgetragen): bei Verbrennungen mit Bläschenbildung
- ***Mercurius solubilis:*** Verbrennungen mit Infektionsgefahr

RATIONALE PHYTOTHERAPIE

HEILPFLANZEN MIT BELEGTER WIRKSAMKEIT

- Arnikablütensalbe, -gel oder -tinktur wirkt antientzündlich und antibakteriell, so dass Verbrennungen komplikationslos abheilen.
- Aloe-vera-Präparate zeigen in Studien eine heilungsfördernde Wirkung und sind bei Verbrennungen sehr zu empfehlen.
- Johanniskrautöl ist ein erprobtes Mittel zur Behandlung von Verbrennungen, es wirkt entzündungshemmend und heilungsfördernd.
- Ringelblumenblüten, als Salbe oder Tee, wirken äußerlich gegen Viren und Bakterien und hemmen Entzündungen.

PHYTOTHERAPIE

Zur sofortigen Linderung der Beschwerden legen Sie ***rohe Kartoffeln*** oder ***Zwiebeln*** auf die Brandwunde. ***Aloe-vera-Saft*** beschleunigt, auf die Verbrennung aufgetragen, die Heilung und lindert gleichzeitig die Schmerzen. Ähnlich wirkt das Auftragen einer dünnen Schicht ***Honig***.
Tinkturen mit ***Arnika, Beinwell, Johanniskraut*** und ***Ringelblumenblüten*** fördern die Heilung und beugen Infektionen vor. ***Beinwell*** ist erwiesenermaßen entzündungshemmend und fördert den Heilungsprozess, er ist in einigen Verbrennungssalben enthalten.

ERNÄHRUNGSTHERAPIE

Bei Verbrennungen erleidet der Körper einen mitunter großen Flüssigkeitsverlust, daher ist es wichtig, ***viel Flüssigkeit*** zu sich zu nehmen. Zusätzlich können Sie den Verlust von ***Kalium*** und ***Magnesium*** durch entsprechende Nahrungsergänzungsmittel ausgleichen.
Zur Heilung benötigt die Haut viele Vitamine und Mineralstoffe, insbesondere ***Zink***. Achten Sie also auf gesunde Ernährung mit viel ***Vitamin A*** und ***C*** und nehmen Sie bei größeren Verbrennungen ein Zinkpräparat ein. Eine ***Vitamin-E-haltige Salbe***, auf die Verbrennung aufgetragen, beschleunigt die Heilung und verringert die Narbenbildung.

FEINSTOFFLICHE THERAPIEN

Aromatherapie

Sehr dünn aufgetragenes ***Lavendelöl*** fördert die Heilung bei leichten Verbrennungen.

Bach-Blütentherapie

Einige Tropfen ***Rescue*** helfen gegen Ängste und Panik. Zur besseren Heilung können die Tropfen auch äußerlich angewendet werden.

PHYSIKALISCHE THERAPIEN

Zur Linderung der Beschwerden ist es hilfreich, die verbrannte Haut unter fließendem, nicht zu kaltem Wasser maximal 10 Minuten zu ***kühlen***. Auf diese Weise verhindern Sie, dass tiefere Hautschichten durch die Wärme geschädigt werden.
Kühlende Umschläge mit ***Quark*** eignen sich bei leichten Verbrennungen. Der Quark wird fingerdick auf ein Baumwolltuch aufgetragen und die verbrannten Stellen damit bedeckt.

PSYCHOTHERAPIE

Bei schweren Brandverletzungen mit Narbenbildung ist es wichtig, dass die Betroffenen auch psychisch unterstützt werden, um den veränderten Körper annehmen zu können.

THERAPEUT

- Nutzen Sie die heilenden Eigenschaften natürlicher Wirkstoffe wie Arnika und Ringelblume.
- Homöopathische Mittel lindern die Schmerzen und unterstützen die Heilung.
- Vermeiden Sie das Auftragen fetthaltiger Salben und Cremes.

Warzen und Hühneraugen

Warzen sehen unschön aus, deshalb möchten die meisten Menschen diese ungebetenen Gäste schnell wieder loswerden. Sie werden durch Viren ausgelöst und sind ansteckend, verursachen aber meist keine Beschwerden. In der Regel vergehen sie irgendwann von selber – eine Therapie ist eigentlich nicht nötig. Hühneraugen sind Hautverdickungen an den Zehen und treten bei Menschen auf, die zu enge Schuhe tragen.

WAS SIND WARZEN UND HÜHNERAUGEN?

Warzen

Warzen (Verrucae) sind Verdickungen der Hornschicht und der Oberhaut. Sie werden durch Viren verursacht – am häufigsten durch Papilloma-Viren. Es gibt verschiedene Arten: Bei den ***Dornwarzen*** reicht das infizierte Gewebe bis tief in untere Hautschichten hinein. Sie bilden sich an den Fußsohlen und verursachen bei jedem Schritt einen stechenden Schmerz.

Dellwarzen treten besonders bei Kindern auf und können im Extremfall über den gesamten Körper verteilt sein. Auf ihrer Oberfläche erkennt man eine leichte Eindellung.

Flachwarzen, auch juvenile Warzen genannt, entstehen im Gesicht sowie an Händen und Armen. Doch Vorsicht: Warzen im Genitalbereich (***Feigwarzen***) können entarten und sich zu bösartigen Geschwüren entwickeln. Besonders betroffen sind Menschen mit → geschwächtem Immunsystem.

Hühneraugen

Hühneraugen sind schmerzhafte, verdickte Stellen der obersten Hornschicht, die meist an den Füßen auf Grund von drückenden Schuhen entstehen.

TYPISCHE SYMPTOME

WARZEN

➤ Verdickte, verhärtete, runde Hautveränderungen (erhaben oder in die Tiefe gehend)

HÜHNERAUGEN

➤ verhornte, druckempfindliche Hautstellen an den Füßen durch zu enge Schuhe

WIE ERKENNE ICH WARZEN UND HÜHNERAUGEN?

Warzen

Kleine, runde, verhärtete Erhebungen in der Haut deuten auf Warzen hin. Am häufigsten entstehen Warzen an Händen und Füßen. In den meisten Fällen verursachen Warzen keine Beschwerden – mit Ausnahme der Dornwarzen an den Fußsohlen. Dellwarzen können mit einem Juckreiz einhergehen.

Hühneraugen

Wenn am kleinen Zeh oder an anderen Bereichen der Füße eine druckempfindliche Stelle entsteht, könnte es sich um ein Hühnerauge handeln.

WAS KANN DIE SCHULMEDIZIN TUN?

Hühneraugen und Warzen werden in einer langwierigen Behandlung mit ***Salicylsäure*** bepinselt. Die Säure weicht die verhornte Haut auf, so dass sie

ARZT

- Achtung: Warzen werden durch Viren ausgelöst und sind daher ansteckend.
- Die verursachenden Viren können auch Geschwüre im Genitalbereich, z.B. an Scheide, Gebärmutterhals oder Penis, auslösen. Diese Geschwüre können unter Umständen entarten und zu → Krebs werden. Deshalb sollten Warzen im Genitalbereich immer ärztlich behandelt werden.

sich Schicht für Schicht abtragen lässt. Alternativ werden auch andere hautreizende Mittel wie ***Milch-*** oder ***Essigsäure***, ***Chloressigsäure*** und ***Silbernitrat*** eingesetzt. Es gibt auch spezielle ***Warzenpflaster***, die die Warze aufweichen und gleichzeitig antiviral wirken. Dornwarzen entziehen sich häufig dieser Therapie und werden daher operativ entfernt.
Sowohl Warzen als auch Hühneraugen können unter örtlicher Betäubung weggelasert, ausgeschabt oder vereist werden. Meist wird dazu eine Vorbehandlung mit Salicylsäure durchgeführt.

GESUNDE LEBENSFÜHRUNG

Warzen

Warzen sind ansteckend. Achten Sie auf ausreichende ***Hygiene***, damit sich die Warzen nicht vermehren oder auf andere Menschen übertragen werden. Wenn Sie Warzen an den Füßen haben, sollten Sie die Socken täglich wechseln und das Handtuch zum Abtrocknen der Füße nicht für den Rest des Körpers verwenden. Um andere nicht anzustecken, ist es empfehlenswert, nicht barfuß zu laufen.

Hühneraugen

Tragen Sie vorbeugend ausreichend ***große Schuhe*** und laufen Sie so oft wie möglich barfuß. Dies können Sie noch unterstützen, indem Sie um das Hühnerauge herum ein spezielles ringförmiges ***Schutzpflaster*** aufkleben, das den Druck auf das Hühnerauge abfängt.

Alternative Therapien

Wer Warzen oder Hühneraugen naturheilkundlich therapieren lassen will, der braucht etwas Geduld. Aber es gibt durchaus wirkungsvolle Behandlungsmöglichkeiten ohne »Chemie«.

AYURVEDA

Weihrauchöl, täglich mehrmals auf Warzen oder Hühneraugen aufgetragen, lässt diese nach einigen Wochen verschwinden.

HOMÖOPATHIE

Aus Sicht der klassischen Homöopathie stellt die Entfernung der Warzen eine Unterdrückung der Symptomatik dar, weshalb Warzen, wenn überhaupt, nur konstitutionell behandelt werden sollten. Folgende Mittel haben Bezug zu Warzen (Hinweise zu Einnahme und Potenzen → Seite 106):

- ***Causticum:*** leicht blutende Warzen
- ***Dulcamara:*** Warzen auf dem Handrücken
- ***Kalium chloratum:*** Warzen an den Händen
- ***Natrium chloratum:*** Warzen an den Zehen
- ***Thuja:*** weiche Warzen, die nässen oder bluten
- ***Silicea:*** Hühneraugen verbunden mit schwachem Bindegewebe oder schlechter Durchblutung.

RATIONALE PHYTOTHERAPIE

HEILPFLANZEN MIT BELEGTER WIRKSAMKEIT

- Teebaumöl wirkt antiviral und ist daher bei Warzen zu empfehlen.
- Fußblattwurzellösung oder -harz zeigt bei regelmäßigem Auftupfen auf Warzen gute Heilungschancen.

THERAPEUT

- Verschiedene pflanzliche antivirale Mittel können Warzenviren abtöten.
- Manchen Menschen hilft Hypnose oder Akupunktur, um die Warzen loszuwerden.
- Hühneraugen bilden sich zurück, wenn der Druck durch zu enge Schuhe wegfällt.

PHYTOTHERAPIE

Teebaumöl, mehrmals täglich auf eine Warze aufgetragen, wirkt antiviral, ebenso eine Lösung, hergestellt aus der ***Fußblattwurzel.*** Knoblauch hat antivirale Eigenschaften: Nehmen Sie bei Warzen täglich ein hochdosiertes Knoblauchpräparat ein.

Die klassische Phytotherapie kennt als wirksames Mittel gegen Warzen die Säfte aus den Stängeln von ***Löwenzahn*** oder ***Schöllkraut*** – vorausgesetzt, die Warzen werden mehrmals täglich damit betupft. Ähnlich wirken Extrakte aus den Triebspitzen des ***Lebensbaums*** (Thuja).

TRADITIONELLE CHINESISCHE MEDIZIN

Durch ***Akupunktur*** wird die körpereigene Abwehr auf die Warze gerichtet, damit der Körper gezielt gegen das Virus vorgehen kann.

ENTSPANNUNG UND MEDITATION

Autogenes Training kann die Selbstheilungskräfte aktivieren. Dadurch kann der Körper die Viren besser angreifen.

ERNÄHRUNGSTHERAPIE

Versuchen Sie, Ihre Abwehrkräfte durch eine ***vollwertige Ernährung*** und eine gesunde Lebensführung zu stärken (→ geschwächtes Immunsystem).

FEINSTOFFLICHE THERAPIEN

Aromatherapie

Warzen können mehrmals täglich mit ***Zitronen-*** oder verdünntem ***Teebaumöl*** betupft werden. Nachdem sie sich zurückgebildet haben, streichen Sie noch eine Woche lang ***Vitamin-E-haltiges Öl*** (z.B. Weizenkeimöl) und ***Lavendelöl*** auf die Stelle, um die Bildung von Narben zu verhindern.

Wunden

Eine kleine Schnittwunde, aufgeschürfte Knie oder ein eingezogener Holzsplitter – kleinere und größere Blessuren dieser Art gehören zum Alltag, vor allem bei Kindern. Normalerweise heilen sie innerhalb weniger Tage, wird die Wunde allerdings nicht fachgerecht versorgt, können Keime eindringen und den Heilungsprozess verzögern.

WAS SIND WUNDEN?

Eine Wunde entsteht, wenn die Haut – etwa durch einen Sturz – aufplatzt oder einreißt. Offene Wunden bluten, wodurch Dreck und Fremdkörper aus der Wunde hinausgespült werden. Das Gleiche gilt für lokale Reize wie Hitze, Kälte oder aggressive Chemikalien (→ Verbrennungen, Erfrierungen oder Verätzungen). Normalerweise schließen sich Wunden von selbst: Das Blut gerinnt und bildet eine feste Kruste. Unter diesem Grind oder Wundschorf wächst die neue Haut nach – der Schorf fällt ab. Nur wenn Erreger in die Wunde eindringen, kann sich der Heilungsprozess verzögern. Eine

TYPISCHE SYMPTOME

- Blutende, nässende Stellen auf der Haut
- große Schmerzempfindlichkeit an den betroffenen Stellen
- Eiterbildung an infizierten Stellen

schlechtere Wundheilung haben Diabetiker (→ Diabetes) auf Grund des erhöhten Zuckerspiegels. Auch bettlägerige Personen leiden häufig unter chronischen Wunden, Dekubitus genannt.

WIE ERKENNE ICH WUNDEN?

Bei einer Wunde ist die Haut schmerzhaft gerötet, eventuell auch heiß und geschwollen. Eine Wunde kann aber auch nässen und eine klare Flüssigkeit absondern. Wenn Erreger in die Wunde gelangen, bildet sich nach einiger Zeit gelblicher Eiter.
Bei bettlägerigen Menschen kann ein Geschwür (Dekubitus) auftreten, das durch den dauerhaften Druck auf die Haut entsteht. Dieses nässt und ist ebenfalls schmerzempfindlich.

WAS KANN DIE SCHULMEDIZIN TUN?

Eine ärztliche Versorgung ist nur bei größeren oder komplizierteren Wunden erforderlich. Kleine Verletzungen können gesäubert und mit einem Pflaster oder Verband gegen Verunreinigung geschützt werden. Empfehlenswert sind ***silberbeschichtete Pflaster*** – diese kleben nicht an der Wunde und sind gleichzeitig keimtötend. Es gibt auch ***Sprühpflaster***, die die Wunde effektiv abdecken und nach einigen Tagen von selber verschwinden. Puder oder Gel mit dem Bindegewebseiweiß ***Kollagen*** wirkt als schützende Barriere und beschleunigt die Heilung.
Wenn eine Wunde sich entzündet, sollten Sie einen Arzt aufsuchen. Dieser wird die Wunde mit ***antiseptischen Präparaten*** reinigen und desinfizieren. Kleinere Verletzungen verbindet der Arzt mit ***sterilen Mullkompressen*** oder ***Binden***. Größere Verletzungen müssen eventuell genäht werden. Bei chronischen Wunden wird neben der fachgerechten Wundversorgung darauf geachtet, die Hautreizung möglichst gering zu halten.

Alternative Therapien

Offene Wunden müssen gereinigt und anschließend trocken behandelt werden, um eine Infektion zu verhindern und die natürliche Schorfbildung zu erleichtern. Erst wenn die Wunde geschlossen ist, können Salben hilfreich sein. Eine Wundbehandlung mit fetthaltigen Salben führt jedoch zu einem Wärmestau und verzögert die Heilung.

AYURVEDA

Rissige Finger, extrem trockene Hautstellen und schlecht heilende Wunden werden mit einem ***Ölguss*** gereinigt und mit einer Salbe aus ***Zinnkraut*** und ***Ringelblume*** behandelt.

HOMÖOPATHIE

Folgende Mittel können helfen (Hinweise zu Einnahme und Potenzen → Seite 106):

- ***Aconitum:*** bei Schockzuständen
- ***Arnica:*** stechende Schmerzen
- ***Belladonna:*** stark gerötete, entzündete Wunden
- ***Cantharis:*** gegen heftige Schmerzen
- ***Hepar sulfuris:*** nässende, eiternde Wunde

ARZT

- Wenn Blut pulsierend aus der Wunde schießt, versuchen Sie, die Blutung durch Druck auf die Wunde mit Hilfe einer festen Kompresse zu stoppen.
- Rufen Sie den Notarzt!

RATIONALE PHYTOTHERAPIE

HEILPFLANZEN MIT BELEGTER WIRKSAMKEIT

- Johanniskrautöl ist entzündungshemmend und fördert die Wundheilung.
- Pappelknospensalbe enthält Salicylate, die entzündungshemmend, antibakteriell und heilungsfördernd sind.
- Schachtelhalm wirkt auf Grund seines Kieselsäuregehalts zusammenziehend, festigt das Bindegewebe und regt den Hautstoffwechsel an.
- Zaubernuss (Hamamelis) als Salbe oder Lösung wirkt entzündungshemmend und zusammenziehenden.
- Kamillenblüten hemmen Entzündungen und zeigen in klinischen Studien gute Erfolge bei der Wundbehandlung.

- ***Hypericum:*** Wunden mit Nervenverletzungen
- ***Ledum:*** tiefe Wunden, z.B. Stichwunden, zur Infektionsbekämpfung
- ***Phosphorus:*** stark blutende Wunden
- ***Mercurius solubilis:*** Wunden mit Infektionsgefahr
- ***Silicea:*** schlecht heilende Wunden mit Fremdkörpern, z.B. Stacheln
- ***Staphysagria:*** bei Schnittverletzungen.

PHYTOTHERAPIE

Johanniskrautöl, auch Rotöl genannt, ist ein sehr wirksames Mittel zur Förderung der Wundheilung bei Verletzungen, aber auch bei chronischen Wunden. ***Kamillenblüten***-Tinkturen haben ebenfalls eine bewährte entzündungshemmende Wirkung. Beide Mittel sind auch zur Behandlung von Wundrändern chronischer Wunden wie Dekubitus gut geeignet, ebenso wie Tinkturen mit ***Arnika, Beinwell*** und ***Ringelblumenblüten.***

Bei nässenden Wunden helfen feuchte Umschläge mit Aufgüssen aus ***Hirtentäschel, Pappelknospen, Schachtelhalm***- oder ***Spitzwegerichkraut*** (Hinweise zur Teezubereitung → Seite 135). Salben mit ***Ringelblumenblüten, Wassernabelkraut*** und ***Zaubernussblättern*** und ***-rinde*** ergänzen die Behandlung, sobald die Wunde geschlossen ist. In diesem Stadium sind auch Ölverbände mit ***Johanniskrautöl*** hilfreich.

TRADITIONELLE CHINESISCHE MEDIZIN

Schwarzer Pfeffer und ***Ingwer,*** innerlich angewandt, fördern die Durchblutung und sind daher bei einem Schock hilfreich.

Bei Schock und Kreislaufversagen immer zu empfehlen ist die ***Akupressur*** des Punktes ***Du Mai 26*** etwas oberhalb der Furche zwischen Nase und Oberlippe (→ Seite 191) Um eine stärkere Wirkung zu erzielen, können Sie diesen Punkt auch mit dem Fingernagel stimulieren.

ERNÄHRUNGSTHERAPIE

Wenn Sie viel Blut verloren haben, müssen Sie den Flüssigkeitsverlust durch ***Trinken*** ausgleichen. Zur Heilung benötigt die Haut Vitamine und Mineralstoffe, insbesondere ***Zink.*** Achten Sie auf gesunde Ernährung mit viel ***Vitamin A, C*** und ***E.*** Vermeiden Sie übermäßigen Zuckerkonsum, Rauchen und Alkohol. Eine ***Vitamin-E-haltige Salbe,*** auf die Verletzung aufgetragen, beschleunigt die Heilung und verringert die Narbenbildung. Ananas enthält ***Bromelain,*** das Infektionen entgegenwirkt.

FEINSTOFFLICHE THERAPIEN

Bach-Blütentherapie

Einige Tropfen ***Rescue*** helfen gegen Ängste und Panik. Geben Sie mehrere Tropfen in ein Glas mit Wasser und trinken Sie wiederholt einige Schlucke.

PHYSIKALISCHE THERAPIEN

Bei ***nässenden Wunden*** (→ Verbrennungen) ist eine »Feucht-auf-feucht«-Behandlung mit Bädern, Umschlägen und Tinkturen sinnvoll. Wohingegen bei ***Dekubitus*** und ***chronischen Wunden*** eine trockene Behandlung vorzuziehen ist.

WEITERE THERAPIEMÖGLICHKEITEN

Chronische und eiternde Wunden wie ein offenes Bein oder ein Dekubitus können schmerzfrei und effektiv mit ***Fliegenmaden*** therapiert werden. Dazu werden die Tiere auf die Wunde gesetzt. Dort geben sie ein Verdauungssekret ab, wodurch abgestorbenes Gewebe verflüssigt wird, welches sie anschließend absaugen. Der Verdauungssaft enthält zusätzlich antibakterielle Substanzen. Wenn nach einigen Tagen die Maden entfernt werden, kann die gesäuberte Wunde besser heilen. Die Methode erscheint ungewöhnlich, ist aber wirkungsvoll.

➤ ALTERNATIVE THERAPIEN ZUR BEHANDLUNG VON HAUTERKRANKUNGEN

Die großen Heilsysteme • AYURVEDA • HOMÖOPATHIE • PHYTOTHERAPIE • TRADITIONELLE CHINESISCHE MEDIZIN • TRADITIONELLE TIBETISCHE MEDIZIN eignen sich bei allen hier genannten Erkrankungen zur Vorsorge, Nachsorge und in vielen Fällen auch zur Behandlung. Darüber hinaus können Ihnen die folgenden Alternativen Therapien helfen:

Beschwerden	Entspannungstechniken	Ernährungstherapie	Feinstoffliche Therapien	Ganzheitliche Übungsmethoden	Manuelle Therapien	Physikalische Therapien	Reiz- und Regulationstherapie	Psychotherapie
Abszesse/Furunkel		●	●●●			●●●	●●	
Akne	●	●●●	●●●			●●●		●
Cellulitis		●●●	●●		●●●	●●		
Gürtelrose	●	●●	●	●		●●		●
Herpes	●●	●●	●●			●●	●●	
Neurodermitis	●●	●●●	●●●	●●	●	●●●		●●
Pilzerkrankungen		●●	●●			●●		
Schuppenflechte	●●	●●	●●		●	●●●		
Sonnenbrand		●	●●●			●●●		
Verbrennungen		●				●●●		●
Warzen/ Hühneraugen	●		●●			●●		●
Wunden		●●	●●					

●●● sehr gut geeignet, vielfach angewendet; ●● gut geeignet, oft angewendet; ● geeignet, gelegentlich angewendet

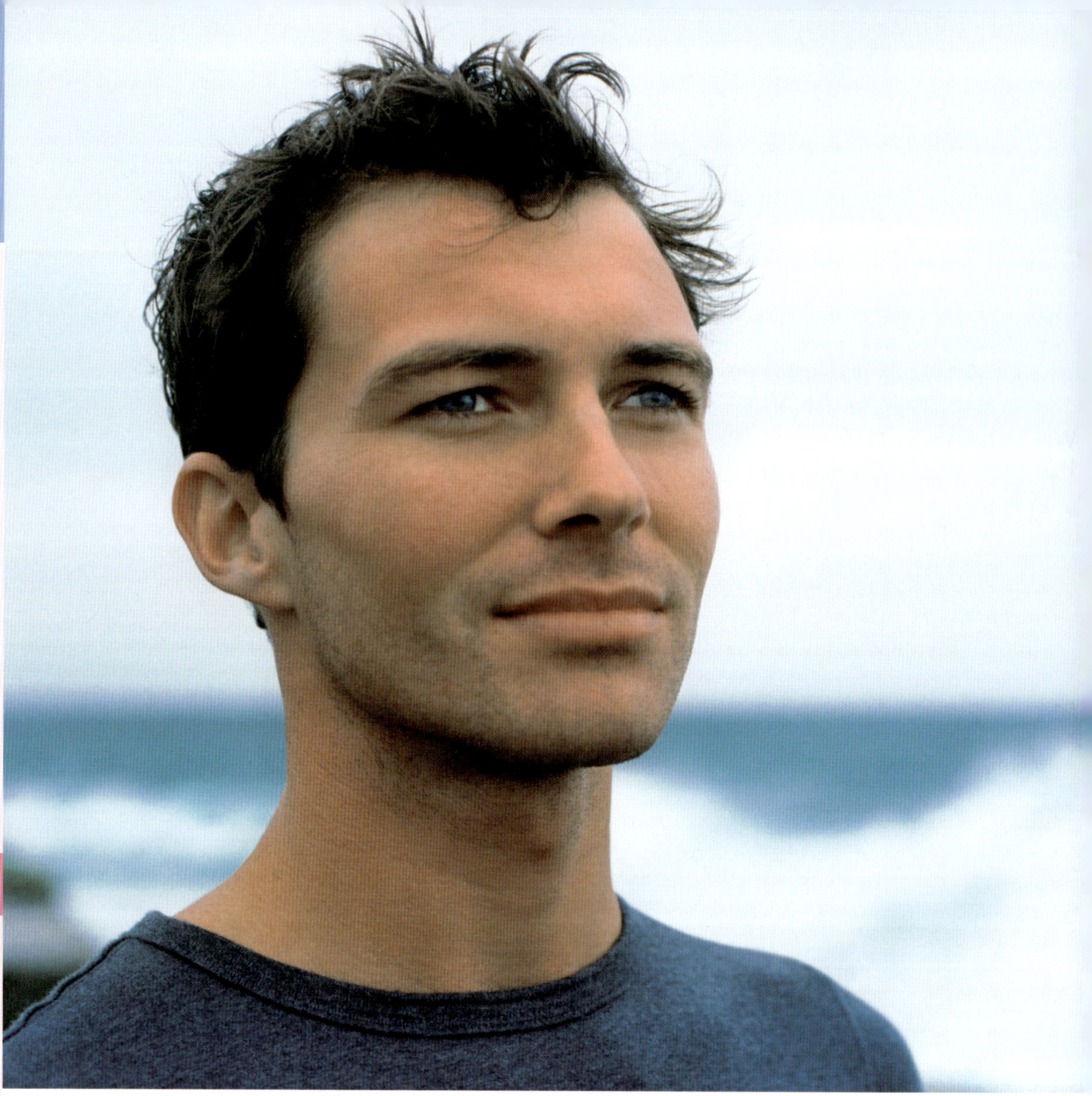

Herz und Kreislauf

Das Herz ist das zentrale Organ unseres Organismus – ein gesundes Herz steht für Vitalität und Lebenskraft. Doch mit zunehmendem Alter leiden viele Menschen an Herzbeschwerden sowie an Störungen des Gefäßsystems. Neben der genetischen Veranlagung spielt vor allem die Lebens- und Ernährungsweise eine entscheidende Rolle bei der Entstehung von Herz-Kreislauf-Erkrankungen. Eine bewusste Lebensführung ist also die beste Vorsorge. Alternative Heilmethoden bieten viele Möglichkeiten, vorzubeugen und beim Auftreten erster Beschwerden wie Bluthochdruck, Arterienverkalkung oder erhöhtem Cholesterinspiegel eine Besserung herbeizuführen.

WIE FUNKTIONIEREN HERZ UND KREISLAUF?

Bereits in der sechsten Schwangerschaftswoche beginnt das Herz des Embryos zu schlagen. Ab diesem Zeitpunkt pumpt das Herz unaufhörlich Blut durch den Körper und versorgt damit alle Organe mit Sauerstoff sowie mit lebenswichtigen Nährstoffen.

Der Blutkreislauf

In den Adern eines Erwachsenen fließen 4 bis 6 Liter Blut. Es fließt durch zwei verschiedene Kreisläufe, den Lungen- und den Körperkreislauf, die im Herzen zusammentreffen. Die vom Herzen kommenden Adern (Arterien) des Körperkreislaufs verzweigen sich immer mehr bis hin zu winzigen Kapillaren, die das Gewebe mit Sauerstoff und Nährstoffen versorgen.

Kohlendioxid und Abfallstoffe der Zellen werden in den Venen abtransportiert und gelangen zurück zum Herzen. Von dort wird das Blut in den Lungenkreislauf gepumpt, um Kohlendioxid abzugeben und erneut Sauerstoff aufzunehmen. Das mit Sauerstoff angereicherte Blut fließt zurück in die Herzkammer und wird wieder in den Körper gepumpt. Der Kreislauf beginnt von vorn.

Die Blutbestandteile

Das Blut besteht aus flüssigen und festen Bestandteilen. In der Blutflüssigkeit, dem Blutplasma, sind Nährstoffe wie Proteine (Eiweiße), Zucker, Fette, aber auch Mineralien (Elektrolyte), Vitamine und Hormone gelöst. Außerdem übernimmt das Blutplasma den Abtransport von Abfallstoffen, die bei Stoffwechselvorgängen anfallen. Diese werden über die Gefäße zu Leber, Nieren oder Lunge geleitet und dort abgebaut oder ausgeschieden. Im Blutplasma schwimmen die Blutzellen, deren größten Anteil die roten Blutkörperchen (Erythrozyten) ausmachen. Diese geben dem Blut seine rote Farbe, denn sie enthalten den Blutfarbstoff Hämoglobin, der gleichzeitig für den Transport des Sauerstoffs im Blut verantwortlich ist.

Außerdem ist das Blut ein schneller Transportweg für die Zellen des Immunsystems, die weißen Blutkörperchen (Leukozyten).

Damit es bei Verletzungen eines oder mehrerer Blutgefäße nicht zu lebensbedrohlichen Blutungen kommt, enthält das Plasma Blutplättchen (Thrombozyten) sowie verschiedene Gerinnungsfaktoren, die die Blutung rasch zum Stillstand bringen und zum Wundverschluss führen.

ERKRANKUNGEN DES HERZ-KREISLAUF-SYSTEMS

Oft kommen bei Herz-Kreislauf-Erkrankungen mehrere Probleme zusammen und bedingen einander. So führen Bluthochdruck und ein erhöhter Cholesterinspiegel zu Arteriosklerose, was wiederum Durchblutungsstörungen, Herzinfarkt und Schlaganfall auslösen kann. Daher ist es besonders wichtig, bei einer Therapie alle aufgetretenen Störungen und ihre Ursachen zu erkennen, um eine wirkungsvolle Behandlung zu erzielen.

Bewegungsmangel, Übergewicht, falsche Essgewohnheiten und der Stress des modernen Alltags wirken sich auf den ganzen Körper und besonders auf Herz und Gefäße negativ aus. Die wichtigste Therapie ist daher häufig eine Veränderung der Lebensgewohnheiten hin zu einem gesundheitsbewussten Umgang mit dem eigenen Körper und mit den eventuell bereits aufgetretenen Beeinträchtigungen. Hierbei können verschiedene alternative Heilweisen unterstützend wirken.

Arteriosklerose

Arteriosklerose (Arterienverkalkung) ist einer der wichtigsten Risikofaktoren für die Entstehung eines Herzinfarkts oder eines Schlaganfalls. Dabei ist die Verengung der Arterien durch Ablagerungen ein natürlicher Alterungsprozess. Doch das Ausmaß und die Folgen dieser Verengung können Sie durch Ihre Lebensweise deutlich beeinflussen, z.B. indem Sie schädigende Lebensgewohnheiten ablegen und sich gesund ernähren.

WAS IST ARTERIOSKLEROSE?

Arteriosklerose ist die häufigste Gefäßerkrankung in den modernen Industrienationen. Betroffen ist die innerste Wandschicht der Arterien. Eine Schädigung der Gefäßwand ruft eine Entzündungsreaktion hervor, die anschließend bindegewebig repariert wird. Das hat eine bleibende Verhärtung und damit einen Verlust an Elastizität zur Folge. Zusätzlich lagern sich Fett- und Kalkteilchen an der Gefäßwand an – es bilden sich arteriosklerotische Plaques, die das Gefäß an dieser Stelle weiter verengen. Manchmal lösen sich Plaqueteilchen ab und werden vom Blutfluss mitgerissen, bis sie an einer Engstelle hängen bleiben. Dort kann es zum vollständigen Verschluss einer kleinen Ader kommen. Man spricht dann von einer Embolie.

Neben erblichen Faktoren wird die Arteriosklerose vor allem durch eine ungesunde Lebensweise begünstigt. Neben Rauchen, Übergewicht, Bewegungsmangel und einem → hohen Cholesterinspiegel gilt auch ein hoher Gehalt an Homocystein im Blut als Risikofaktor. Homocystein ist ein giftiges Abfallprodukt des Stoffwechsels, das normalerweise unter Mitwirkung von Vitamin B6, B12 und Folsäure zu der ungefährlichen Aminosäure Methionin abgebaut wird. Ein erhöhter Homocysteinspiegel entsteht durch Mangel an Vitamin B6, B12 und besonders Folsäure. Frauen sind auf Grund ihrer Hormone seltener von Ateriosklerose betroffen als Männer. Nach dem Klimakterium steigt das Risiko auch für sie.

WIE ERKENNE ICH ARTERIOSKLEROSE?

Arteriosklerose beginnt schleichend und bleibt lange unerkannt. Erst wenn 50 % des betroffenen Gefäßes zugesetzt sind, kommt es zu merklichen Durchblutungsstörungen. Deutliche Beschwerden treten in der Regel erst bei einer Gefäßverengung von 75 % auf. Sie variieren je nach Ausmaß und Lokalisation.

Angina pectoris

Die Angina pectoris ist gekennzeichnet durch ein schmerzhaftes Engegefühl in der Brust mit Angstgefühl und Schweißausbrüchen. Oft strahlen die Schmerzen in den linken oder rechten Arm aus. Der Grund ist ein vorübergehender Sauerstoffmangel des Herzens. Typische Auslöser sind körperliche Anstrengung, Kälte, ein üppiges Mahl, Rauchen und Stress. Im Gegensatz zu einem → Herzinfarkt verschwinden die Schmerzen nach einigen Minuten von selbst.

Periphere arterielle Verschlusskrankheit (PAVK)

Bei der PAVK handelt es sich um eine arteriosklerotische Verengung oder um einen Verschluss der peripheren Arterien, meist im Bereich der Beine. Wenn Beinarterien verengt sind, treten typischerweise Schmerzen beim Gehen auf, die beim Stehen wieder verschwinden. Aus diesem Grund spricht man auch von der »Schaufensterkrankheit«. Im

TYPISCHE SYMPTOME

- Arteriosklerose ist ein schleichender, jahrelanger Prozess, der anfänglich keine Beschwerden macht.

ERSTE ANZEICHEN
- Engegefühl in der Brust
- Gefühls- und Wahrnehmungsstörungen
- Vergesslichkeit
- Schmerzen beim Gehen

fortgeschrittenen Stadium treten die Beschwerden auch in Ruhe auf. Mit Hilfe von Dopplersonographie und Angiographie kann sich der Arzt ein Bild vom Zustand Ihrer Gefäße machen.

Weitere Anzeichen für Arteriosklerose

Gefühls- und Wahrnehmungsstörungen wie z.B. vorübergehende Sehstörungen oder ein Taubheitsgefühl können die Vorboten für einen → Schlaganfall (ischämischer Insult) sein. Sie weisen auf eine Sauerstoffunterversorgung des Gehirns hin und müssen immer ernst genommen werden.
Eine arteriosklerotisch bedingte Altersdemenz (→ Demenz) kündigt sich durch Vergesslichkeit an. Später kommen noch Orientierungslosigkeit und zunehmende Verwirrtheit hinzu.

WAS KANN DIE SCHULMEDIZIN TUN?

- Um die Anlagerung von Blutplättchen an den Gefäßengstellen zu verhindern, wird Acetylsalicylsäure (ASS, Aspirin) in einer niedrigen Dosierung von 100 mg pro Tag eingesetzt.
- Neuerdings gibt es eine noch wirkungsvollere Substanz namens Clopidogrel.
- Zur Vorbeugung verordnen Ärzte häufig Cholesterinsynthesehemmer, die den LDL-Cholesterinspiegel senken.

GESUNDE LEBENSFÜHRUNG

Da Bewegungsmangel ein Risikofaktor für Arteriosklerose ist, sollten Sie regelmäßig Sport treiben. Besonders bei Arteriosklerose in den Beinen (PAVK) ist ein konsequentes Gehtraining angezeigt. Grundsätzlich gilt: Halten Sie Ihre Füße warm und vermeiden Sie einschnürende Gummibänder.
In Bezug auf die Ernährung ist eine ausgewogene Kost mit reichlich Obst und Gemüse und wenig tierischem Eiweiß empfehlenswert. Ungesättigte Fette sind den gesättigten unbedingt vorzuziehen. Günstig für Herz und Gefäße ist der Speisezettel der Mittelmeerländer mit Olivenöl, Knoblauch, Chili und Fischgerichten.
Rauchen – bei Frauen vor allem in Kombination mit der Pille – ist ein hoher Risikofaktor. Auch permanenter Stress schädigt die Gefäße auf die Dauer.

Alternative Therapien

Die Verengung und Verhärtung der Arterien ist ein normaler Alterungsprozess. Auch wenn sich dies nicht gänzlich vermeiden lässt, ist es doch ratsam, die Möglichkeiten der alternativen Medizin zu nutzen, um diesen Prozess zu verlangsamen. Nicht umsonst gibt es den Ausspruch: »Man ist so alt wie seine Gefäße.«

HOMÖOPATHIE

Bei der Therapie von Durchblutungsstörungen liefert die homöopathische Behandlung einen eindrucksvollen Beweis der Ähnlichkeitsregel: Während übermäßiger Tabakkonsum zu Durchblutungsstörungen bis hin zum Raucherbein führt, wird in der Homöopathie ***Nicotiana tabacum,*** die Tabakspflanze, zur Therapie von Durchblutungsstörungen eingesetzt. Außerdem helfen folgende Mittel (Hinweise zu Einnahme und Potenzen → Seite 106):

- ***Tabacum D2:*** starkes Herzklopfen, Angina pectoris, Übelkeit, kalter Schweiß, Folge von Schock oder körperlicher Überanstrengung

- *Arnica D2:* gerötetes Gesicht, erhöhter Blutdruck, Benommenheit, Schwindel, Kopfschmerzen beim Laufen, nächtliche Herzbeschwerden, Herzklopfen nach jeder Anstrengung
- *Crataegus D2:* Herzschwäche und -unruhe, leichte Angina pectoris, Schlafstörungen
- *Ginkgo D2:* Herzklopfen mit Schlafstörungen, Unruhe und Nervosität
- *Aurum D12:* rotes, aufgedunsenes Gesicht, Unruhe und Melancholie, heftiges Herzklopfen
- *Barium carbonicum D12:* Herzschwäche, Schwindel, Gedächtnisschwäche, Schlaflosigkeit
- *Plumbum metallicum D12:* Herzschwäche mit schwachem Puls, Arteriosklerose.

Schüßler-Salze

Calcium fluoratum D12 und *Silicea D12* stabilisieren die Gefäßwände. Einnahme: morgens 2 Tabletten Calcium fluoratum, abends 2 Tabletten Silicea.

PHYTOTHERAPIE

Der *Knoblauch* ist eines der wichtigsten phytotherapeutischen Mittel zur Vorbeugung von Arteriosklerose. Am wirkungsvollsten ist frischer Knoblauch, wovon Sie täglich 4 g zu sich nehmen sollten. Wenn Sie der starke Geruch stört, gibt es einige Tricks, um diesen etwas abzuschwächen: Kauen Sie Petersilien- oder Kerbelblätter zum Knoblauch oder trinken Sie Milch dazu. Hinterher können Sie einen Apfel nachessen oder eine Kaffeebohne kauen. Einfacher ist allerdings die Einnahme eines Standardpräparats: In der Apotheke gibt es Kapseln mit getrocknetem pulverisiertem Knoblauch zu kaufen, die sich erst im Darm auflösen und daher nicht zu unangenehmem Mundgeruch führen. Ausdünstungen über die Haut können dabei trotzdem nicht gänzlich verhindert werden.

Auch *Bärlauch* und *Zwiebeln* werden zur Arterioskleroseprophylaxe eingesetzt, sind aber weniger wirkungsvoll als Knoblauch.

Nach neueren Untersuchungen enthalten die Schalen *Roter Trauben* eine Substanz (Resveratrol), die die Bildung arteriosklerotischer Plaques verhindern soll. Täglich 0,1 Liter hochwertiger Rotwein sind also eine gute Prophylaxe. Wenn Sie keinen Alkohol trinken möchten, können Sie ersatzweise auf Rotweinextrakt in Tablettenform zurückgreifen.

Für die Durchblutungssteigerung des Herzmuskels werden neben den Blüten und Blättern des *Weißdorns* auch *Arnikablüten* eingesetzt.

Bei Durchblutungsstörungen im Gehirn, aber auch in den Armen und Beinen kann Ihnen *Ginkgo* in hochdosierter Form helfen. Er stabilisiert die Gefäße und verbessert die Fließeigenschaften des Blutes.

Für die äußere Anwendung bei peripheren Durchblutungsstörungen bieten sich *Rosmarinspiritus* oder *Arnikasalbe* an.

RATIONALE PHYTOTHERAPIE

HEILPFLANZEN MIT BELEGTER WIRKSAMKEIT

- In einer Vielzahl klinischer Studien senkte Knoblauch den Cholesterinspiegel und hemmte verschiedene Prozesse, die zu Arteriosklerose führen.
- Ginkgopräparate verbessern die Fließeigenschaften des Blutes und fördern dadurch die Durchblutung.

THERAPEUT

- Beugen Sie der Arteriosklerose frühzeitig vor, besonders bei familiärer Vorbelastung.
- Dabei spielen der Verzicht auf Nikotin, eine gesunde Ernährung und regelmäßige Bewegung die wichtigste Rolle.
- Daneben bietet Ihnen die Phytotherapie mehrere Präparate zur Vorbeugung und Behandlung von Arteriosklerose.
- Besonders erfolgreich ist das aus der tibetischen Medizin stammende pflanzliche Heilmittel PADMA 28.

TRADITIONELLE CHINESISCHE MEDIZIN

Arteriosklerose wird in der chinesischen Medizin als Ansammlung von Schleim verstanden, der die Gefäße verstopft. Als wichtigste Ursache gilt ein Milz-Qi-Mangel durch Fehlernährung.

Die Akupunktur kann hier nur akute Symptome lindern, zur Langzeittherapie wird die Kräuterbehandlung beim TCM-Therapeuten empfohlen, die den Schleim verflüssigen und ausleiten soll. Diesen Prozess können Sie durch schleimtransformierende Lebensmittel unterstützen. Dazu zählen ***Hirse, Roggen, Kürbis, schwarzer Tee*** und besonders ***Ingwer***.

TRADITIONELLE TIBETISCHE MEDIZIN

Ein pflanzliches Mittel aus der Traditionellen Tibetischen Medizin, ***PADMA 28***, enthält eine Mischung aus 20 verschiedenen Kräutern, die eine bestehende Arteriosklerose verbessern können. Studien zeigen, dass PADMA 28 sowohl die Oxidation von LDL-Cholesterin verhindert als auch entzündungshemmend wirkt, was ein wesentlicher Grund für die antiarteriosklerotische Wirkung sein dürfte. Leider ist dieses Medikament derzeit nur in der Schweiz erhältlich, kann aber über internationale Apotheken oder im Internet bezogen werden.

ERNÄHRUNGSTHERAPIE

Für die Geschmeidigkeit der Gefäßwände ist die Fettsäurezusammensetzung der Zellmembranen von entscheidender Bedeutung.

- Omega-3-Fettsäuren, besonders aus Meeresfischen, halten die Zellmembranen beweglich.
- Die Aminosäure Arginin hat eine deutlich positive Auswirkung auf die Durchblutung. Sie verbessert die Fließeigenschaften des Blutes und verhindert die Ausbildung von arteriosklerotischen Plaques. Arginin ist besonders in Erdnüssen, Mandeln und Weizenkeimen enthalten.
- Ein erhöhter Homocysteinspiegel kann durch die Einnahme von Vitamin B6, B12 und Folsäure gesenkt werden, da diese Vitamine zum Abbau von Homocystein führen.
- Makrobiotische Ernährung senkt den Cholesterinspiegel und beugt Arteriosklerose vor.

PHYSIKALISCHE THERAPIEN

Um die Elastizität der Gefäße zu erhalten, sind ***Wechselduschen*** und ***Kneipp-Güsse*** empfehlenswert. Bei fortgeschrittenen Durchblutungsstörungen der Beine sollten Sie jedoch auf Kälteanwendungen verzichten.

Bluthochdruck

Fast 20 % aller Deutschen leiden an erhöhtem Blutdruck (Hypertonie) – Tendenz steigend. Mangelnde Bewegung, falsche Ernährung und Übergewicht sind die Hauptursachen für einen zu hohen Blutdruck und die Folgeprobleme Arteriosklerose, Herzinfarkt, Schlaganfall und Nierenstörungen. Selbst die Krankenkassen haben dies erkannt und steuern der Bewegungsarmut der heutigen Gesellschaft entgegen, indem sie Sportkurse bezahlen oder Bonuspunkte für sportliche Aktivität verteilen.

WAS IST BLUTHOCHDRUCK?

Von Hypertonie spricht man, wenn der Blutdruck dauerhaft über Werten von 140/90 mmHg liegt. In einigen Fällen sind organische Ursachen wie Nieren- oder Schilddrüsenerkrankungen dafür verantwortlich. Bei vielen Patienten entsteht die Hypertonie jedoch ohne zu Grunde liegende Organerkrankungen. Die Risikofaktoren sind ähnlich wie bei der Arteriosklerose: erbliche Disposition, Bewegungs-

TYPISCHE SYMPTOME

Bluthochdruck verursacht zunächst kaum Beschwerden.

ERSTE ANZEICHEN:
- Schwindelgefühl
- Kopfschmerzen
- Nervosität
- Ohrensausen

mangel, Übergewicht und falsche Ernährung. Zu viel Salz in der Nahrung (> 12 g/Tag) steigert durch seine Wasser bindende Eigenschaft das Blutvolumen und dadurch den Blutdruck.
Alkohol erhöht die Aktivität der sympathischen Nerven und bewirkt die Ausschüttung der blutdrucksteigernden Hormone Adrenalin und Noradrenalin. Dieselben Hormone werden auch bei Stress freigesetzt: Folglich bewirken Alltagsstress und die Hektik des modernen Lebens eine Erhöhung des Blutdrucks.

WIE ERKENNE ICH BLUTHOCHDRUCK?

Der ideale Blutdruck liegt beim Erwachsenen bei 120/80 mmHg. Wichtig: Lassen Sie Ihren Blutdruck regelmäßig überprüfen, um einen zu hohen Blutdruck rechtzeitig zu erkennen. Viele Menschen wissen gar nicht, dass ihre Werte dauerhaft zu hoch sind! Sie können Ihren Blutdruck auch selber mit einem im Handel erhältlichen automatischen Blutdruckmessgerät kontrollieren.

WAS KANN DIE SCHULMEDIZIN TUN?

Zur Senkung des Blutdrucks stehen etliche schulmedizinische Präparate zur Verfügung, die zwar effektiv sind, jedoch nicht ohne Nebenwirkungen.

- ACE- und Angiotensin-II-Rezeptor-Hemmer führen zu einer Erweiterung der Blutgefäße und dadurch zu einem Abfall des Blutdrucks.
- Harntreibende Medikamente (Diuretika) sorgen für eine verstärkte Ausscheidung von überschüssiger Flüssigkeit und Salzen, so dass das Blutvolumen sinkt.
- Betablocker, die die Stresshormone Adrenalin und Noradrenalin hemmen, lassen das Herz langsamer schlagen.
- Alphablocker entspannen die Gefäßwände und tragen so zum Blutdruckabfall bei.
- Kalziumblocker wirken ebenfalls entspannend auf die Gefäßwände und auf die Herzmuskelzellen. Der Sauerstoffbedarf des Herzens sinkt.

In manchen Fällen werden mehrere Substanzklassen kombiniert, um den Blutdruck ausreichend zu senken.

GESUNDE LEBENSFÜHRUNG

Sie können einiges tun, um Ihren Blutdruck zu regulieren: Regelmäßiges Ausdauertraining wie Nordic Walking, Radfahren oder zügiges Schwimmen wirkt sich günstig auf den Blutdruck aus.
Übergewichtige sollten ihr Gewicht dauerhaft reduzieren: Für jedes Kilogramm weniger kann der Blutdruck um 2 bis 5 mmHg sinken – bei 10 kg sind das bis zu 50 mmHg.
Kochsalz bindet Wasser, was zur Erhöhung des Blutdrucks führt. Daher sollten Sie sich möglichst salzarm ernähren. Als Alternative bietet sich ein wohlschmeckendes Kräutersalz an. Außerdem sollten Sie auf kreislaufanregende Genussmittel wie Kaffee, schwarzen Tee und Alkohol verzichten oder deren Verzehr zumindest reduzieren.
Generell sollten Menschen mit zu hohem Blutdruck Stresssituationen meiden. Jede Form von Aufregung bewirkt eine Ausschüttung des Hormons Adrenalin, was den Blutdruck in die Höhe treibt. Und noch etwas: Rauchen ist Gift für Hypertoniker. Das Nikotin führt zu einer Verengung der Gefäße, der Blutdruck steigt!

Alternative Therapien

Die Naturheilkunde bietet Ihnen eine ganze Palette an Möglichkeiten, wie Sie Ihren Blutdruck senken können – der wichtigste Faktor ist jedoch die Umstellung der Lebensweise. Gesunde Ernährung und regelmäßige Bewegung sind bei der Behandlung von Bluthochdruck unerlässlich! Allerdings gibt es auch Menschen, die an essentieller Hypertonie leiden, obwohl sie weder übergewichtig sind noch ungesund leben. Hier spielt die Veranlagung eine große Rolle. Diese Form von Bluthochdruck erweist sich oft als recht therapieresistent.

HOMÖOPATHIE

Folgende Mittel weisen in ihrem Typenbild einen deutlichen Bezug zur Hypertonie auf: ***Nux vomica, Phosphor, Lachesis.*** Daher bieten sie sich für eine Konstitutionsbehandlung bei Hypertonikern an, sofern sie vom Mittelbild zu dem Patienten passen. Weitere Mittel, die bei Bluthochdruck eingesetzt werden können (Hinweise zu Einnahme und Potenzen → Seite 106):

- ***Aconitum D6:*** plötzlicher Blutdruckanstieg, Herzklopfen und Angstgefühle
- ***Arnica D6:*** Ohrensausen, Schwindel, unregelmäßiger und eher schwacher Puls, Herzklopfen nach jeder Anstrengung und häufiges Nasenbluten
- ***Aurum D6:*** rotes Gesicht, Unruhe und Melancholie, heftiges Herzklopfen
- ***Crataegus D2:*** bei älteren Menschen mit Schwindel, Herzunruhe und eventuell Angina pectoris
- ***Rauwolfia D4:*** Bluthochdruck mit Hitzegefühl.

Schüßler-Salze

- ***Ferrum phosphoricum D12*** hat eine blutdrucksenkende Wirkung, Sie sollten morgens und abends je 2 Tabletten einnehmen.
- Bei nervösen Zuständen wirkt ***Magnesium phosphoricum D6*** entspannend. Die Einnahme erfolgt bevorzugt abends. Auch hier je 2 Tabletten nehmen.

PHYTOTHERAPIE

Das klassische Phytotherapeutikum zur Behandlung von Bluthochdruck ist die indische Schlangenwurzel ***Rauwolfia.*** Ihre Inhaltsstoffe wirken unter anderem hemmend auf das sympathische Nervensystem, was eine Erweiterung der Gefäße und damit einen leichten Abfall der Herzfrequenz zur Folge hat, wodurch der Blutdruck sinkt. Auf Grund der starken Wirkung sind Präparate verschreibungspflichtig. Frei verkäuflich sind derzeit nur homöopathische Tinkturen aus Rauwolfiawurzel ab einer Verdünnung von D4.

Weitere Pflanzen wie ***Knoblauch, Mistelkraut, Weißdorn*** und ***Arnikablüten*** wirken ebenfalls blutdrucksenkend. Sie sind als Kapseln oder Tinkturen in der Apotheke erhältlich, können aber auch (bis auf den Knoblauch) als Tee eingesetzt mit Pflanzen kombiniert werden, die die Urinausscheidung anregen (Diuretika). Dadurch wird das Blutvolumen reduziert und damit der Blutdruck gesenkt. Hier bieten sich vor allem ***Birkenblätter*** oder ***Zinnkraut*** an.

Ist der hohe Blutdruck durch innere Unruhe oder Stress bedingt, empfiehlt es sich, beruhigende Pflanzen wie ***Melisse, Passionsblume, Hopfen*** oder ***Baldrianwurzel*** in die Therapie mit einzubeziehen.

Die folgende Teemischung hat sich zur Behandlung von Hypertonie bewährt:

25 g Mistelkraut
25 g Blätter und Blüten des Weißdorns
25 g Birkenblätter
25 g Melissenblätter.

Trinken Sie morgens und abends eine Tasse davon (Hinweise zur Teezubereitung → Seite 135).

RATIONALE PHYTOTHERAPIE

HEILPFLANZEN MIT BELEGTER WIRKSAMKEIT

- Knoblauch: In mehreren klinischen Studien zeigten Knoblauchpräparate, mehrmals täglich eingenommen, eine blutdrucksenkende Wirkung.

TRADITIONELLE CHINESISCHE MEDIZIN

In der chinesischen Medizin wird die Hypertonie als Hitze-Erkrankung betrachtet, was bedeutet, dass es in Ihrem Körper ein Übermaß an Yang bzw. einen Mangel an Yin gibt. Davon können Leber, Nieren oder Herz betroffen sein. Die genaue Diagnose wird Ihr Therapeut anhand der Puls- und Zungendiagnose stellen und das betroffene Organ mit Hilfe der Akupunktur behandeln. Eventuell wird er Sie auch blutig schröpfen, um Ihrem Körper die überschüssige Hitze zu entziehen.

In jedem Fall sollten Sie vermehrt kühlende, Yin-stärkende Nahrungsmittel wie ***Salat, Tomaten, Zucchini, Gurke, Sellerie*** und ***Tofu*** zu sich nehmen. Erhitzende, scharf gewürzte Speisen mit Chili oder Ingwer sollten Sie eher meiden. Kühlend wirken auch ***grüner Tee, Pfefferminz-*** und ***Löwenzahntee.***

GANZHEITLICHE ÜBUNGSMETHODEN

Alle Formen der Entspannung wie ***Yoga*** und ***Progressive Muskelentspannung*** oder ganzheitliche Übungsmethoden wie ***Tai Ji Quan*** und ***Qi Gong*** sind gut für Sie: Das sympathische Nervensystem wird beruhigt, die Gefäße erweitern sich, und der Blutdruck sinkt. Eine Studie konnte zeigen, dass sich bereits nach vierwöchiger regelmäßiger Yoga-Praxis der Blutdruck der Probanden deutlich gesenkt hatte.

ERNÄHRUNGSTHERAPIE

Die Mineralien Kalium und Magnesium wirken blutdrucksenkend. Ihren Kaliumspiegel können Sie durch viel ***Spinat, Broccoli*** und ***Bananen*** erhöhen. Sowohl Kalium als auch Magnesium gibt es auch in Form von Brausetabletten zu kaufen.

Eine ***makrobiotische Ernährung*** beugt Arteriosklerose und Bluthochdruck vor.

FEINSTOFFLICHE THERAPIEN

Aromatherapie

Die Aromatherapie empfiehlt Massagen und nicht zu warme Bäder mit ***Lavendel*** (beruhigt), ***Ylang-Ylang*** (reguliert die Atemfrequenz und den Herzschlag) und ***Majoran*** (erweitert die Kapillaren). Verzichten Sie auf die Verwendung von Rosmarin, Salbei, Thymian und Ysop, da diese Öle den Blutdruck erhöhen.

Bach-Blütentherapie

Die Bach-Blüten eignen sich gut zur Behandlung von Bluthochdruck, vor allem dann, wenn Stress oder innere Anspannung die Ursache sind. Hier eine Auswahl von bewährten Mitteln:

- ***Holly:*** wenn Sie ein ärgerlicher, gereizter Typ sind
- ***Elm:*** bei selbstauferlegtem Stress und Leistungsdruck
- ***Cherry Plum:*** wenn Sie einen hohen emotionalen Druck verspüren.

PHYSIKALISCHE THERAPIEN

Alle wechselwarmen Anwendungen wie ***Knie-*** und ***Schenkelgüsse, Armgüsse, Wechselarm-*** und ***Wechselfußbäder*** wirken sich günstig auf Ihren Kreislauf aus. Auch ***Saunagänge*** und ***Massagen*** sind zu empfehlen. Heiße Bäder sollten Sie allerdings meiden, da sie den Blutdruck erhöhen; erlaubt sind höchstens Dreiviertelbäder bis zur Brustmitte mit ***Melissen-*** oder ***Baldrianextrakt.***

THERAPEUT

- Zur Behandlung von Bluthochdruck gehört immer auch eine Umstellung der Ernährung und der Lebensführung.
- Da Bluthochdruck durch Stress verstärkt wird, sind ganzheitliche Übungsmethoden sowie Entspannung und Meditation ein wichtiger Bestandteil des Therapiekonzepts.
- In Kombination mit phytotherapeutischen oder homöopathischen Präparaten ist es oft möglich, schulmedizinische Medikamente zu reduzieren oder nach einiger Zeit auch ganz abzusetzen.

Niedriger Blutdruck

Weniger gefährlich, dafür aber nicht weniger unangenehm ist der niedrige Blutdruck. Vor allem junge Frauen und ältere Menschen leiden häufig unter Hypotonie. Im Gegensatz zum erhöhten Blutdruck ist der Niederdruck meist nicht pathologisch, und sofern er keine Beschwerden verursacht, muss er auch nicht behandelt werden. Menschen mit niedrigem Blutdruck schonen ihre Gefäße und sind dadurch weniger anfällig für Herz-Kreislauf-Erkrankungen.

WAS IST NIEDRIGER BLUTDRUCK?

Bei einem Blutdruck mit dauerhaft niedrigen Werten von unter 100/60 mmHg bei Frauen und 110/60 mmHg bei Männern spricht man von Hypotonie. Ein niedriger Blutdruck tritt dann auf, wenn das Herz das Blut nicht kräftig genug in den Körperkreislauf pumpt oder wenn die Arterien nicht genügend Gefäßspannung (Tonus) besitzen.
Jugendliche in der Pubertät oder große, schlanke Menschen leiden oft unter niedrigem Blutdruck. Kurzzeitig kann der Blutdruck auch durch psychische Belastungen und Erschöpfung sinken. Aber auch Blut- oder Flüssigkeitsverlust z.B. bei heftigem Erbrechen oder Durchfall, längere Bettlägerigkeit, Infektionskrankheiten oder neurologische Erkrankungen können zu einer Blutdrucksenkung führen. Zusätzlich kann Hypotonie als Nebenwirkung von Medikamenten auftreten, insbesondere bei harntreibenden, blutdrucksenkenden Mitteln sowie bei Antidepressiva.

WIE ERKENNE ICH NIEDRIGEN BLUTDRUCK?

Am deutlichsten spürt man einen niedrigen Blutdruck, wenn man nach längerem Sitzen plötzlich aufsteht: Die Gefäße ziehen sich nicht schnell genug zusammen, der Blutdruck sinkt ab und reicht nicht aus, um das Gehirn genügend zu durchbluten. Die Folgen sind: Schwindel, Schwarzwerden vor den Augen bis hin zur Ohnmacht. Weitere häufige Beschwerden durch zu niedrigen Blutdruck sind Antriebslosigkeit und Abgeschlagenheit. Hypotoniker sehen oft blass aus, sie haben häufig kalte Hände und Füße, da die Blutversorgung in den äußeren Körperbereichen nur mäßig ist.

WAS KANN DIE SCHULMEDIZIN TUN?

Sofern eine Behandlung notwendig ist, können blutdrucksteigernde und gefäßverengende Medikamente eingesetzt werden.

- Etilefrin bewirkt eine Verengung der Blutgefäße in Armen und Beinen.
- Dihydroergotamin (DHE) erhöht die Spannkraft der Venen, wirkt jedoch erst nach einigen Tagen.

Gegebenenfalls können auch beide Wirkstoffe als Kombination verschrieben werden.

TYPISCHE SYMPTOME

- Kalte Hände und Füße
- Antriebslosigkeit
- Schwindelgefühl vor allem morgens beim Aufstehen
- Schwarzwerden vor den Augen mit »Sternchensehen«

GESUNDE LEBENSFÜHRUNG

Wenn Ihnen beim Aufstehen schwindelig wird, kreisen Sie zunächst im Sitzen mit den Füßen oder ziehen Sie die Beine an, damit Ihr Kreislauf in Schwung kommt. Ausdauersportarten wie Schwimmen, Radfahren und Rudern stabilisieren langfristig den Kreislauf.

Sie dürfen ruhig etwas großzügiger mit dem Salz umgehen. Salz erhöht das Blutvolumen und steigert dadurch den Blutdruck. Trinken Sie viel, am besten Kräutertees (→ Phytotherapie) und Mineralwasser. Kaffee sollten Sie meiden, da er den Kreislauf zwar kurzfristig anregt, langfristig aber die Gefäßregulation hemmt.

Alternative Therapien

In den meisten Fällen lässt sich ein niedriger Blutdruck durch einfache Maßnahmen wie Bewegung oder Wechselduschen behandeln. Sollte dies nicht ausreichen, bieten sich viele therapeutische Möglichkeiten an, um Ihren Kreislauf zu stabilisieren.

AYURVEDA

Die ayurvedische Medizin empfiehlt bei niedrigem Blutdruck, 3 bis 5 Tropfen ayurvedisches ***Minzöl*** in einem Glas Wasser langsam schluckweise zu trinken. Anschließend reibt man sich wenige Tropfen des Öls an die Schläfen und in den Nacken.

HOMÖOPATHIE

Zur langfristigen Behandlung von Kreislaufbeschwerden sollten Sie sich von einem klassischen Homöopathen ein passendes Konstitutionsmittel verschreiben lassen. Häufig eingesetzte Mittel sind ***Kalium carbonicum, Gelsemium, Lachesis*** und ***Sepia.*** Im Akutfall hilft:

- ***Haplopappus D2:*** Blutdruckabfall mit Schwindel morgens beim Aufstehen (auch vorbeugend), morgendliche Anlaufschwierigkeiten
- ***Veratrum album D4:*** Schwindel und Ohnmacht, kalter Schweiß und schwacher Puls.

Schüßler-Salze

Ferrum phosphoricum D3 können Sie im Akutfall einnehmen. Dazu lösen Sie 10 Tabletten in einer Tasse mit heißem Wasser auf und leeren diese löffelweise, bis eine deutliche Besserung eintritt. Für die Dauerbehandlung nehmen Sie je 2 Tabletten morgens.

PHYTOTHERAPIE

Kampfer in Kombination mit ***Weißdornbeeren*** stabilisiert den Blutdruck. Geeignete Kombinationspräparate sind in der Apotheke erhältlich. Auch die Einnahme von ***Bitterstoffen*** (z.B. Enzian, Chinarinde oder Tausendgüldenkraut) führt zu einer allgemeinen Stärkung und damit zur Stabilisierung des Kreislaufs. In der Apotheke können Sie Bittermitteltinkturen kaufen, die Sie mit Wasser verdünnt einnehmen. Zunächst mögen Sie Ihnen ungenießbar vorkommen, aber mit der Zeit gewöhnt man sich an den bitteren Geschmack! Außerdem werden Sie feststellen, dass die Tinktur Ihrer Verdauung gut tut. Vorsicht ist allerdings geboten, wenn Sie an Sodbrennen leiden. In diesem Fall können Bittermittel zu einer Verstärkung der Beschwerden führen, weil sie die Magensäureproduktion anregen.

Besonders bei älteren Menschen sinkt der Blutdruck nachts häufig ab, was zu unruhigem Schlaf führen kann. Hier hat sich die Einnahme von ***Rosmarin*** bewährt. Genehmigen Sie sich zum Mittag- und zum Abendessen je ein Gläschen (2 cl) Rosmarinwein oder trinken Sie Rosmarintee. Kreislaufanregend wirkt auch die Wurzel des ***Ginsengs,*** vor allem bei Schwächezuständen.

RATIONALE PHYTOTHERAPIE

HEILPFLANZEN MIT BELEGTER WIRKSAMKEIT

- Eine Kombination von Kampfer- und Weißdorntinktur stabilisiert den Kreislauf und führt auch bei akuter Kreislaufschwäche zu einer Verbesserung der Beschwerden.

TRADITIONELLE CHINESISCHE MEDIZIN

In der chinesischen Medizin wird der niedrige Blutdruck verschiedenen Krankheitsbildern zugeschrieben: Generell handelt es sich jedoch um eine Qi-Schwäche oder bei ausgeprägteren Formen um einen Yang-Mangel. Der Qi-Mangel kann die Milz und damit das Verdauungssystem betreffen. Es handelt sich hierbei meist um füllige, etwas träge Menschen mit wenig Energie. Hier empfiehlt die chinesische Medizin die Gabe von ***Bittermitteln.*** Beim Yang-Mangel der Milz oder des Magens klagen die Patienten oft über kalte Hände und kalte Füße, sind blass und müde.

Sie können Ihren Kreislauf stabilisieren, indem Sie den ***Akupressurpunkt*** Milz 6 für 1 bis 2 Minuten kräftig massieren. Dieser Punkt liegt eine Handbreit oberhalb des höchsten Punktes des Innenknöchels an der Hinterkante des Schienbeins (→ Akupressurpunkte, Seite 191).

Außerdem empfiehlt die chinesische Ernährungslehre Hypotonikern drei warme Mahlzeiten am Tag und dazu einen wärmenden ***Ingwertee.***

FEINSTOFFLICHE THERAPIEN

In der ***Aromatherapie*** wird besonders das belebende ***Rosmarinöl*** eingesetzt. Aber auch stimulierende Öle wie ***Pfefferminze, Ysop*** oder ***Salbei*** können Ihren Blutdruck steigern.

GANZHEITLICHE ÜBUNGSMETHODEN

Wie bei zu hohem Blutdruck können ***Yoga, Tai Ji Quan*** oder ***Qi Gong*** auch bei zu niedrigem Blutdruck helfen, da diese Methoden ausgleichend auf den Körper wirken. Die Übungen fördern den Fluss des Blutes und des Qi, wodurch Sie sich fit und leistungsfähig fühlen.

PHYSIKALISCHE THERAPIEN

Wechselduschen, kalte Armbäder und ***Bürstenmassage*** helfen Ihnen, morgens in Schwung zu kommen. Sie erhöhen die Gefäßspannung und halten Ihren Kreislauf stabil. Ganzkörperbäder mit ***Rosmarinextrakt*** regen ebenfalls den Kreislauf an. ***Saunabesuche*** können hilfreich sein, werden aber von manchen Hypotonikern nicht gut vertragen.

Erhöhter Cholesterinspiegel

Über die Hälfte der 50-Jährigen haben hierzulande einen erhöhten Cholesterinspiegel – vor allem wegen schlechter Ernährung und Bewegungsmangel. Aber auch die Veranlagung spielt eine Rolle. Doch Cholesterin ist nicht gleich Cholesterin: Während das LDL-Cholesterin maßgeblich für die Entstehung von Arteriosklerose verantwortlich gemacht wird, ist HDL-Cholesterin förderlich für die Gesundheit. Moderne Therapieverfahren zielen daher auf eine Erhöhung des HDL-Spiegels.

WAS IST EIN ERHÖHTER CHOLESTERINSPIEGEL?

Cholesterin wird zu den Blutfetten gezählt und ist ein wichtiger Bestandteil der Zellmembran sowie ein Grundbaustein für die Gallensäuren und für bestimmte Hormone. Bei gesunder Ernährung stammt nur ca. ein Drittel des körpereigenen Cholesterins aus der Nahrung, der Rest wird in der Leber aufgebaut. Im Blut ist Cholesterin an LDL- bzw. HDL-Transportproteine gebunden. Bei einem Überangebot von LDL-Cholesterin wird dieses in den Gefäßen abgelagert, was zu → Arteriosklerose führt. HDL transportiert das Cholesterin von den Gefäßen zur Leber, wo es abgebaut wird. Aus diesem Grund ist ein hoher HDL-Cholesterinspiegel vorteilhaft. Dieser steigt bei regelmäßiger körperlicher Aktivität. Bei fast allen Patienten wird der erhöhte Cholesterinspiegel durch falsche Ernährung und Bewegungsmangel hervorgerufen und lässt sich daher durch konsequente Änderung der Lebensgewohnheiten senken. Die Folgen eines dauerhaft zu hohen Cholesterinspiegels können Arteriosklerose, Herzinfarkt, Schlaganfall, Raucherbein und Altersdemenz sein.

WIE ERKENNE ICH EINEN ERHÖHTEN CHOLESTERINSPIEGEL?

Zunächst verursacht ein erhöhter Cholesterinspiegel keine Beschwerden. Im Rahmen einer einfachen Blutuntersuchung können die Werte jedoch problemlos ermittelt werden. Der LDL-Cholesterinwert sollte bei Frauen im Idealfall unter 100 mg/dl (2,6 mmol/l) liegen, bei Männern unter 160 mg/dl (4,1 mmol/l). Das HDL-Cholesterin sollte etwa 25 % des Gesamtcholesterins ausmachen. Allerdings sind Cholesterinwerte stark altersabhängig, so dass dies nur Richtwerte sind.

WAS KANN DIE SCHULMEDIZIN TUN?

Die Schulmedizin behandelt einen erhöhten LDL-Cholesterinspiegel mit cholesterinsenkenden Präparaten. Dazu zählen:

- Cholesterinsynthese(CSE)-Hemmer hemmen vor allem die Produktion von (negativem) LDL-Cholesterin in der Leber. Dabei sinkt auch der Triglyceridspiegel, der (positive) HDL-Cholesterinspiegel aber steigt.
- Fibrate senken ebenfalls den Triglyceridspiegel und steigern den HDL-Spiegel.
- Austauschharze binden Gallensäure im Darm. Die damit angeregte Gallensäureproduktion verbraucht das Blutcholesterin, wodurch der LDL-Spiegel sinkt.
- Cholesterinaufnahme-Hemmer verhindern die Aufnahme von Cholesterin aus der Nahrung.

TYPISCHE SYMPTOME

Ein erhöhter Cholesterinspiegel verursacht selbst keine Beschwerden, gilt aber als Auslöser für schwerwiegende Herz-Kreislauf-Erkrankungen. Dazu gehören:

- Arteriosklerose
- Herzinfarkt
- Schlaganfall

GESUNDE LEBENSFÜHRUNG

Regelmäßige sportliche Aktivitäten sind die beste Möglichkeit, Ihren Cholesterinspiegel positiv zu beeinflussen. Durch regelmäßiges Training (ca. 3-mal wöchentlich 30 Minuten) erhöht sich der Spiegel des »guten« HDL-Cholesterins, und die Triglyceride nehmen ab.

Außerdem ist ein hoher Ballaststoffgehalt der Nahrung günstig, da der Speisebrei dadurch schneller den Darm passiert und weniger Cholesterin aufgenommen wird. Alkohol sollten Sie nur in Maßen trinken.

Alternative Therapien

Wenn Sie Ihre Blutfette reduzieren möchten, sind eine Ernährungsumstellung und regelmäßige Bewegung besonders wichtig. Aber auch die Phytotherapie und andere Naturheilverfahren können zu einer deutlichen Verbesserung Ihrer Blutfettwerte beitragen.

AYURVEDA

Erhöhte Cholesterinwerte werden in der ayurvedischen Medizin als Kapha-Störung betrachtet. Bei Kapha-Störungen werden generell viel Bewegung (Yoga) und leichtes, kräftig gewürztes Essen empfohlen. Über den Tag verteilt, sollten Sie mehrere

Tassen heißes Wasser trinken, wodurch der Körper gereinigt wird. Das in der ayurvedischen Medizin häufig verwendete *Ghee* (geklärtes Butterfett) wirkt erwiesenermaßen Cholesterinspiegel-senkend.

HOMÖOPATHIE

Die Homöopathie kennt keine einzelnen Mittel, die speziell bei erhöhtem Cholesterinspiegel eingesetzt werden. Eine Senkung des Cholesterinspiegels kann jedoch durch eine grundsätzliche konstitutionelle Behandlung erreicht werden (Konstitutionsbehandlung → Seite 109).

PHYTOTHERAPIE

Die bei hohem Cholesterinspiegel am häufigsten eingesetzte Pflanze ist der ***Knoblauch.*** Wenn Sie keinen frischen Knoblauch in größeren Mengen essen möchten, gibt es eine Reihe von Fertigpräparaten, die die Einnahme erleichtern (→ Arteriosklerose). Auch für ***Sojalecithin*** und ***Flohsamenschalen*** wurde eine lipidsenkende Wirkung nachgewiesen. Soja können Sie beispielsweise in Form von Tofu zu sich nehmen. Um eine deutliche Senkung der Blutfette zu erzielen, wird die regelmäßige Einnahme eines Fertigpräparats empfohlen.

Pflanzen, die die Produktion von Gallensäuren anregen, tragen ebenfalls zu einer Senkung des Cholesterinspiegels bei. Dazu zählen ***Artischocke, Schöllkraut*** oder ***Berberitze.*** Gallensäuren werden in der Leber aus Cholesterin synthetisiert, damit wird dem Organismus bei vermehrter Galleproduktion überschüssiges Cholesterin entzogen. Darüber hinaus können auch saponinhaltige Pflanzen (z.B. Ringelblumenblüten) die Aufnahme des Nahrungscholesterins im Darm vermindern.

Bereiten Sie sich einen Tee aus den unten genannten Pflanzen und trinken Sie jeweils eine halbe Stunde vor den Mahlzeiten eine Tasse. Als angenehmen Nebeneffekt kurbeln Sie damit auch Ihre Verdauung an. Hier ein bewährtes Teerezept:

25 g Bärlauchkraut
25 g Artischockenblätter
35 g Berberitzenrinde
15 g Ringelblumenblüten.

RATIONALE PHYTOTHERAPIE

HEILPFLANZEN MIT BELEGTER WIRKSAMKEIT

- **Die Wirksamkeit von Knoblauch zur Senkung des Cholesterinspiegels ist in einer großen Anzahl klinischer Studien belegt.**

TRADITIONELLE CHINESISCHE MEDIZIN

Cholesterin ist im System der Traditionellen Chinesischen Medizin nicht bekannt. Eine Studie an Patienten mit Arteriosklerose, die mit chinesischen Kräuterrezepturen behandelt wurden, zeigte, dass die je nach Patient individuelle Kräutertherapie in den meisten Fällen zu einer Abnahme des Cholesterinspiegels führte. Das häufigste chinesische Krankheitsbild, bei dem es zu einem erhöhten Cholesterinspiegel kommt, sind Ansammlungen von Schleim und Feuchtigkeit, welche die Milz schwächen. Das betrifft vor allem Menschen, die durch falsche Ernährung an Fettleibigkeit leiden, was in der chinesischen Medizin als Schleimeinlagerung bezeichnet wird. Dieser Schleim setzt sich auch in den Blutgefäßen fest und führt so zu einer Verstopfung der Blutbahnen, was man in der westlichen Medizin Arteriosklerose nennt.

Zur Therapie wird Ihnen der TCM-Therapeut schleimbewegende Kräuter verschreiben und die Milz mittels ***Akupunktur*** stärken. Dies können Sie durch Ihre Ernährung unterstützen: Essen Sie allgemein weniger befeuchtende oder schleimbildende Nahrungsmittel. Dazu gehören Fleisch, Milchprodukte, Süßigkeiten (schleimbildend), aber auch Rohkost (befeuchtend). Die chinesische Medizin rät eher zu kurz gekochten Gemüsen.

Die chinesische Küche liefert uns ein wirksames Mittel gegen erhöhten Cholesterinspiegel: Ein ***Pulver aus rot fermentiertem Reis***, in China als Färbe- und Konservierungsmittel verwendet, hat nach neueren Studien eine deutlich lipidsenkende Wirkung. In den USA ist rot fermentierter Reis bereits als Nahrungsergänzungsmittel erhältlich.

ERNÄHRUNGSTHERAPIE

Obwohl nur ca. 30 % des Cholesterins mit der Nahrung aufgenommen werden, sollten Sie bei Ihrer Ernährung auf cholesterinarme Kost achten. Richten Sie bei der Auswahl Ihrer Lebensmittel auch ein Augenmerk auf die Qualität der enthaltenen Fettsäuren: Während gesättigte Fettsäuren ungünstig sind, können Sie ungesättigte Fettsäuren, die in pflanzlichen Ölen enthalten sind, bedenkenlos zu sich nehmen, da sie zur Senkung des Cholesterinspiegels führen. Besonders günstig sind die ***Omega-3-Fettsäuren***, das sind langkettige, mehrfach ungesättigte Fettsäuren, die z.B. in Leinsamen, Rapsöl und Fisch enthalten sind. Hochdosiert können Sie Omega-3-Fettsäuren in Form von Fischölkapseln aufnehmen.

Auf folgende Lebensmittel sollten Sie möglichst verzichten:

- fettes Fleisch, Gans, Ente, Innereien
- Sahne, Crème fraîche, Eigelb
- Pommes frites, Fettgebackenes
- Mayonnaise, Schmalz.

Günstig dagegen sind:

- alle Kohlarten
- Meerrettich, Kresse und Radieschen
- Knoblauch, Zwiebeln, Bärlauch
- Bohnen, Erbsen, Spinat, Spargel.

Außerdem sollten Sie auf eine ausreichende Versorgung mit den ***Vitaminen Niacin*** und ***Pantothensäure*** sowie dem Spurenelement ***Chrom*** achten. Sie wirken sich günstig auf den Fettstoffwechsel aus.

Da das Cholesterin erst in seiner oxidierten Form zu Arteriosklerose führt, rät die → Orthomolekularmedizin zur Einnahme von Vitaminen und Spurenelementen, die einen Oxidationsschutz liefern. Dazu zählen ***Vitamin C*** und ***E, Carotinoide*** sowie die Spurenelemente ***Selen*** und ***Zink.***

Von Zeit zu Zeit sollten Sie eine → Heilfastenkur einlegen. Während dieser Zeit greift der Körper seine Fettreserven an und baut sie ab. Dadurch kommt es zu einer Normalisierung der Blutfettwerte.

GANZHEITLICHE ÜBUNGSMETHODEN

Wie schon bei der ayurvedischen Medizin erwähnt, wirken sich regelmäßige ***Yoga-Übungen*** positiv auf die Blutfettwerte aus. Wählen Sie am besten eine dynamische Yoga-Art (z.B. Hatha-Yoga), bei der Ihr Körper viel in Bewegung ist.

Herzinfarkt

Jährlich erleiden rund 200 000 Menschen in Deutschland einen Herzinfarkt. Durch den Verschluss eines Herzkranzgefäßes stirbt das von dieser Arterie versorgte Herzmuskelgewebe ab – ein lebensbedrohlicher Zustand! Jeder fünfte Herzinfarkt führt zum plötzlichen Herztod; fast die Hälfte aller Betroffenen überlebt die ersten vier Wochen nach einem Infarkt nicht. Die Folgen eines Infarktes sind Herzschwäche und ein erhöhtes Wiederholungsrisiko.

WAS IST EIN HERZINFARKT?

Bei vielen Menschen sind besonders im höheren Alter die Herzkranzgefäße, die das Herz mit Nährstoffen und Sauerstoff versorgen, durch → Arteriosklerose verengt. Sich bildende Blutgerinnsel können das ohnehin verengte Gefäß vollständig verstopfen, so dass Teile des Herzens von der Sauerstoff- und Nährstoffzufuhr abgeschnitten sind. Innerhalb von 20 Minuten beginnen die betroffenen Herzmuskelzellen abzusterben, nach sechs Stunden ist der Schaden irreparabel.

Vorboten und mögliche Auslöser

Vorboten eines Herzinfarkts sind die meist schmerzhaften Angina-pectoris-Anfälle (→ Arteriosklerose), bei denen es zu einer vorübergehenden Verengung der Herzkranzgefäße und damit zu einer Unterversorgung des Herzens kommt. Das damit verbundene Engegefühl in der Brust führte zu dem Namen Angina pectoris (= Enge der Brust). Das Risiko für einen Herzinfarkt steigt durch → Arteriosklerose, → erhöhte Cholesterinwerte und → erhöhten Blutdruck, allesamt Beschwerden, die durch eine gesunde Lebensführung zumindest zum Teil vermieden werden können.

WIE ERKENNE ICH EINEN HERZINFARKT?

Die typischen Anzeichen für einen Herzinfarkt entsprechen denen der Angina pectoris:

- stechende Schmerzen im vorderen linken Brustbereich
- Ausstrahlung in den linken oder rechten Arm, manchmal auch in Rücken oder Kiefer
- Beklemmungs- und Angstgefühle
- Atemnot
- Schwindel oder Bewusstlosigkeit.

40 % der Herzinfarkte ereignen sich in den frühen Morgenstunden! Der Unterschied zur Angina pectoris besteht darin, dass die Beschwerden nicht wieder vergehen. 15 bis 20 % der Infarkte gehen jedoch ohne Schmerzen einher, man spricht daher vom »stummen Infarkt«. Betroffen sind vor allem Diabetiker und ältere Menschen. Auch bei Frauen äußert sich der Infarkt oft eher untypisch mit Müdigkeit, Schlafstörungen, Kurzatmigkeit oder Magenbeschwerden. Die ersten 48 Stunden entscheiden über das Ausmaß der Infarktfolgen, daher ist es so wichtig, beim geringsten Verdacht den Notarzt zu alarmieren. In der Klinik kann mit Hilfe eines Elektrokardiogramms (EKG), einer Blutprobe und einer Ultraschalluntersuchung ermittelt werden, wie groß der Infarkt war und welche Herzbereiche betroffen sind.

TYPISCHE SYMPTOME

- **Stechender Brustschmerz, der in den linken Arm ausstrahlt**
- **Beklemmung, Angst, Atemnot**
- **Schwindel, Bewusstlosigkeit**

WAS KANN DIE SCHULMEDIZIN TUN?

Im Falle eines Herzinfarkts ist eine sofortige intensivmedizinische Behandlung notwendig:

- Der Patient bekommt Beruhigungs- und Schmerzmittel sowie Sauerstoff über eine Nasensonde.
- Frische Blutgerinnsel werden medikamentös aufgelöst (Lysetherapie).
- Ist es dafür bereits zu spät, so kann das verengte Gefäß mit Hilfe eines Ballonkatheters geweitet werden. Anschließend wird häufig eine Hülse (Stent) eingesetzt, die das Gefäß offen hält.
- Bei einer Bypassoperation wird das verengte Gefäß durch eine aus dem eigenen Körper entnommene Vene überbrückt.
- Als letzte Möglichkeit bleibt nur noch die Herztransplantation.

Um das Risiko eines weiteren Infarkts zu senken, werden langfristig blutgerinnungshemmende Medikamente sowie durchblutungsfördernde Nitropräparate, gefäßerweiternde ACE-Hemmer und Stresshormon-hemmende Betablocker eingesetzt.

ARZT

- **Bei Verdacht auf einen Herzinfarkt rufen Sie unbedingt sofort einen Notarzt! Je früher ein Herzinfarkt behandelt wird, desto besser sind die Überlebenschancen.**

GESUNDE LEBENSFÜHRUNG

Die Hauptrisikofaktoren für Angina pectoris und Herzinfarkt sind ein → erhöhter Cholesterinspiegel und → Bluthochdruck. Aus diesem Grund ist es wichtig, auf gesunde Ernährung und regelmäßige Bewegung zu achten.

Ein leichtes Ausdauertraining (Wandern, Radfahren, Schwimmen) führt zu einer Verbesserung der Herzdurchblutung, dabei dürfen Sie aber nicht übertreiben: 3- bis 4-mal pro Woche sollte Ihr Puls für ca. 30 Minuten auf Werte zwischen 130 und 160 ansteigen (bei über 50-Jährigen: 180 minus Alter).

Alternative Therapien

Da Angina pectoris und Herzinfarkt in der Regel eine Folge von Arteriosklerose sind, lesen Sie bitte auch die in diesem Kapitel aufgeführten Therapievorschläge. Bei leichten Formen der Angina pectoris kann die alternative Medizin gute Erfolge erzielen, in schweren Fällen kann sie allerdings nur unterstützend wirken.

AYURVEDA

Bei Angina-pectoris-Beschwerden empfiehlt die ayurvedische Medizin täglich 2 bis 3 Tassen ***Galganttee.*** Dieser wirkt krampflösend. Dazu geben Sie 1 Messerspitze Galgantpulver (aus Wurzeln und Früchten) in eine Tasse mit heißem Wasser und trinken den Tee schluckweise. Im akuten Angina-pectoris-Anfall nehmen Sie 1 TL ***Galganthonig*** zu sich, den Sie selbst herstellen können. Dazu mischen Sie 3 TL Bienenhonig mit 1 TL Galgantpulver.

HOMÖOPATHIE

Folgende Mittel können Ihnen bei einem akuten Angina-pectoris-Anfall helfen (Hinweise zu Einnahme und Potenzen → Seite 106):

- ***Aconitum D12:*** Todesangst mit Panikattacken, Herzstiche mit Ausstrahlung in den linken Arm
- ***Arsenicum album D30:*** Herzklopfen, Todesangst, Beschwerden nachts
- ***Golonium D12:*** Herzschmerz in alle Richtungen ausstrahlend
- ***Latrodectus mactans D12:*** heftiger Herzschmerz in den linken Arm ausstrahlend, Taubheit des Arms, kalter Schweiß
- ***Veratrum album D12:*** kalter Schweiß, schwacher, schneller Puls.

Schüßler-Salze

Im akuten Anfall hilft ***Magnesium phosphoricum D6***, die Verkrampfung der Gefäße zu lockern. Dazu lösen Sie 10 Tabletten Magnesium phosphoricum in einer Tasse mit heißem Wasser auf und trinken die Lösung in kleinen Schlucken.

PHYTOTHERAPIE

Die Durchblutung der Herzkranzgefäße kann durch ***Weißdorn*** (Blüten und Blätter), ***Arnikablüten*** und die Früchte der ***Zahnstocher-Ammei*** (Khella) verbessert werden. ***Besenginsterkraut*** senkt die Pulsfrequenz, wodurch das Herz besser mit Sauerstoff versorgt wird. Da Nervosität und Stress oft zu Bluthochdruck führen, kann es sinnvoll sein, beruhigende Kräuter wie ***Melissenblätter*** oder ***Baldrianwurzel*** einzusetzen. Besonders für Baldrian konnte eine entspannende Wirkung auf den Herzmuskel nachgewiesen werden.

Ein bewährtes Teerezept (Hinweise zur Teezubereitung → Seite 135):
25 g Weißdornblätter und -blüten
25 g Arnikablüten
30 g Khellafrüchte
20 g Melissenblätter.

RATIONALE PHYTOTHERAPIE

HEILPFLANZEN MIT BELEGTER WIRKSAMKEIT

- Da Weißdorn erwiesenermaßen die Leistungsfähigkeit des Herzens steigert, eignet er sich zur Nachbehandlung von Herzinfarktpatienten.

TRADITIONELLE CHINESISCHE MEDIZIN

In der chinesischen Medizin werden Angina pectoris und Herzinfarkt als Blutstagnation im Herzen betrachtet. Dem kann eine Herz-Qi-Schwäche oder ein Herz- und Nieren-Yang-Mangel zu Grunde liegen. Oft kommt auch eine Schleimansammlung hinzu (→ Arteriosklerose). Mit Hilfe von ***Akupunktur*** wird der Therapeut versuchen, die Stagnation zu lösen: Qi und Blut zum Fließen bringen. Die Behandlung kann in der Akutphase eines Angina-pectoris-Anfalls erfolgen, empfiehlt sich aber besonders für die symptomfreien Zwischenphasen.

ENTSPANNUNG UND MEDITATION

Wenn Sie Probleme mit der Durchblutung Ihres Herzens haben, sollten Sie unbedingt versuchen, Stress abzubauen und eine Technik zu erlernen, die es Ihnen erlaubt, gezielt zu entspannen. Jede erhöhte Anspannung lässt Ihr Herz schneller schlagen. Dabei wird es schlechter durchblutet, verbraucht aber mehr Sauerstoff. Aus diesem Grund sollten Sie jede unnötige Anspannung vermeiden! Als Entspannungstechniken haben sich besonders ***Autogenes Training, Meditation*** oder die ***Muskelentspannung nach Jacobson*** bewährt.

ERNÄHRUNGSTHERAPIE

Speziell für die Verbesserung der Herzversorgung wird die Einnahme von ***Magnesium*** in Kombination mit ***Orotsäure*** empfohlen. Natürlicherweise kommt Orotsäure in Ziegenmilch vor. Sie können diese aber auch als Fertigpräparat in der Apotheke erwerben.

Eine regelmäßige Einnahme von ***L-Carnitin*** (1–2 g pro Tag) führt bei herzinfarktgefährdeten Patienten zu einer Verbesserung der Belastungstoleranz und zu einer Verminderung von Angina-pectoris-Anfällen. Auch in der Nachbehandlung eines Herzinfarkts zeigt L-Carnitin positive Effekte. L-Carnitin kommt natürlicherweise in Fleisch vor. Um die gewünschte Dosis zu erreichen, empfiehlt sich aber die Einnahme eines Standardpräparates.

Regelmäßige Reis- oder Obsttage wirken mild entwässernd und entlasten so das Herz.

FEINSTOFFLICHE THERAPIEN

Bach-Blütentherapie

Im akuten Angina-pectoris-Anfall, aber auch in der Nachbehandlung eines Herzinfarkts helfen die ***Rescue-Tropfen***. Für die langfristige Therapie eignen sich:

- ***Elm:*** Stress durch selbstauferlegten Leistungsdruck
- ***Vervain:*** Verkrampfungen durch Stress.

PHYSIKALISCHE THERAPIEN

In der Nachsorge von Herzinfarktpatienten nehmen die physikalischen Therapien einen wichtigen Stellenwert ein. Dazu zählen ***wechselwarme Waschungen*** der Arme und Beine. Diese sollten Sie immer an der rechten Seite beginnen und dann zur linken Seite übergehen. Außerdem können Sie ***ansteigende Armbäder*** durchführen, wobei Sie die Temperatur von 35 °C auf 39 °C steigern. Im akuten Angina-pectoris-Anfall hilft eine ***feuchtwarme Auflage*** in der Herzgegend, da diese die Gefäße erweitert. Sie sollten niemals kalte Kompressen verwenden, diese würden die Gefäße weiter verengen.

PSYCHOTHERAPIE

Häufiger Auslöser von Angina pectoris oder Herzinfarkt ist eine innere Anspannung, die durch Ängste oder Überforderung hervorgerufen wird. Eine Gesprächs- oder Verhaltenstherapie kann Ihnen helfen, mögliche Ursachen Ihrer Erkrankung zu finden und Ihnen den Umgang damit zu erleichtern. Da ein Herzinfarkt meistens mit ausgeprägten Todesängsten verbunden ist, die häufig auch nach der akuten Krankheitsphase andauern, brauchen viele Patienten psychologische Unterstützung, um mit ihren Ängsten fertig zu werden.

REIZ- UND REGULATIONSTHERAPIEN

Durch die Inhalation von Sauerstoff, z.B. in der ***O2-Mehrschritt-Therapie***, können die Versorgung des Herzmuskels verbessert und Angina-pectoris-Anfälle oder sogar ein Herzinfarkt auf diese Weise vermieden werden.

Herzschwäche und Herzrhythmusstörungen

Herzmuskelschwäche, auch Herzinsuffizienz genannt, ist ein weit verbreitetes Phänomen im Alter. Man spricht deshalb auch vom Altersherz. Aber auch bei jüngeren Menschen kann es infolge von Herzinfarkt oder Bluthochdruck zur Herzinsuffizienz kommen. Da sich die Herzschwäche besonders bei Belastung bemerkbar macht, führt sie bei vielen Patienten zu Bewegungsunlust. Das ist fatal, denn gerade regelmäßige, leichte Belastung trainiert und stabilisiert das Herz!

WAS SIND HERZSCHWÄCHE UND HERZRHYTHMUSSTÖRUNGEN?

Wenn die Pumpleistung des Herzens nicht mehr ausreicht, um den Körper mit genügend Sauerstoff zu versorgen, so spricht man von Herzinsuffizienz. Oft geht die Herzschwäche mit Herzrhythmusstörungen einher, die sich als Herzstolpern oder Herzrasen bemerkbar machen. Diese Beschwerden können aber auch bei Menschen auftreten, deren Herz gesund ist. Unregelmäßigkeiten des Herzschlages rufen meist starke Angstgefühle hervor, sind aber in den meisten Fällen harmlos. Sie sollten jedoch ärztlich abgeklärt werden.

WIE ERKENNE ICH HERZSCHWÄCHE?

Atemnot und nächtlicher Husten sind typische Anzeichen für eine linksseitige Herzschwäche. Das linke Herz kann nur unzureichend Blut in den Körperkreislauf pumpen, so dass es durch den Rückstau in den Lungenkreislauf zu einer Ansammlung von Gewebswasser in der Lunge kommt, dem sogenannten Lungenödem.

Ist die rechte Herzhälfte betroffen, so leidet der Körperkreislauf durch den Rückstau: Es kommt zur Wasseransammlung in den Beinen und Knöcheln – zu Ödemen, die über Nacht in der Regel wieder verschwinden. Auch in Bauchhöhle und Bauchorganen kommt es zu Wassereinlagerungen, wodurch der Bauchumfang deutlich zunehmen kann. Typisch ist auch die Blaufärbung der Lippen (Zyanose). Sowohl bei der Links- als auch bei der Rechtsherzinsuffizienz berichten die Patienten von vermehrtem nächtlichen Wasserlassen. Mittels eines Elektrokardiogramms (EKG) überprüft der Arzt die Leistungsfähigkeit des Herzens. Auch Rhythmusstörungen können auf diese Weise diagnostiziert werden. Eine Röntgenuntersuchung der Lunge sowie ein Ultraschall der Beine und des Bauchraums geben Aufschluss über die Menge der Wasseransammlungen.

WAS KANN DIE SCHULMEDIZIN TUN?

Neben der Behandlung der Grunderkrankung stehen diverse Möglichkeiten zur Verfügung, um das Herz zu entlasten.

ARZT

- Herzrhythmusstörungen können vielfältige, auch harmlose, Ursachen haben. Gerade bei jüngeren Menschen sind sie häufig eine Folge von Schilddrüsenüberfunktion, Störungen des Salzhaushalts, Medikamenteneinnahme oder psychischer Anspannung.
- Lassen Sie die Ursachen von Ihrem Internisten abklären. Eine beruhigende Diagnose führt oft zur Linderung der Beschwerden.

TYPISCHE SYMPTOME

HERZRHYTHMUSSTÖRUNGEN

- Herzstolpern
- Herzrasen

LINKSHERZSCHWÄCHE

- Atemnot
- Wasserlunge (Lungenödem)

RECHTSHERZSCHWÄCHE

- Wasser in den Beinen (Ödeme)
- Zyanose

- Harntreibende Medikamente (Diuretika) reduzieren eingelagerte Flüssigkeit.
- ACE-Hemmer wirken gefäßerweiternd und blutdrucksenkend.
- Betablocker hemmen Stresshormone wie Adrenalin oder Noradrenalin und entlasten damit das Herz. Sie gehören ebenfalls zu den Blutdrucksenkern.
- Blutverdünnende Medikamente (Antikoagulanzien) sollen Embolien verhindern.
- Herzschrittmacher können eine eingeschränkte Herzfunktion verbessern, sofern das Herz zu langsam schlägt.
- Sollte sich die Herzleistung deutlich verschlechtern, kann als letzte Möglichkeit eine Herztransplantation notwendig werden.
- Die Forschung beschäftigt sich seit einiger Zeit mit der Möglichkeit, Herzmuskelgewebe mit adulten Stammzellen aus dem Knochenmark zu regenerieren.

GESUNDE LEBENSFÜHRUNG

Achten Sie auf eine leichte, bekömmliche Kost mit viel frischem Obst und Gemüse – schwere Mahlzeiten belasten das Herz und führen zu Unwohlsein. Auch Übergewicht stellt einen Risikofaktor für das Herz dar. Aus diesem Grund ist es wichtig, überflüssige Pfunde dauerhaft loszuwerden. Wenn Sie unter Ödemen leiden, können Reis- oder Obsttage zur Entwässerung beitragen.

Um Ihr Herz zu trainieren, ist regelmäßiger leichter Sport wie Laufen, Radfahren oder Schwimmen unverzichtbar. Geben Sie nicht auf, wenn Sie zu Beginn schnell außer Atem kommen, Sie werden sehen, Ihre Kondition wird sich schnell verbessern.

Alternative Therapien

Besonders bei leichter Herzinsuffizienz oder bei dem sogenannten Altersherz bietet die Naturheilkunde vielfältige Möglichkeiten zur Stärkung des geschwächten Herzmuskels.

HOMÖOPATHIE

Für eine dauerhafte Verbesserung Ihrer Herzbeschwerden ist eine konstitutionelle Behandlung bei einem klassischen Homöopathen notwendig. Im Falle akuter Beschwerden können Sie folgende Mittel einsetzen (Hinweise zu Einnahme und Potenzen → Seite 106):

- ***Digitalis D6:*** Herzunregelmäßigkeiten mit Angstgefühl und großer Schwäche, die geringste körperliche Anstrengung führt zu Herzklopfen, Stiche in der Herzgegend
- ***Apocynum D3:*** Atemnot bei Belastung und Ödembildung
- ***Convallaria D3:*** Herzunruhe, unregelmäßiger, langsamer Puls mit Aussetzern, kein Schweiß
- ***Crataegus D3:*** wirkt herzstärkend bei Altersherz, Atemnot, Ödemen.

Schüßler-Salze

Das wichtigste Schüßler-Salz bei Herzerkrankungen ist ***Kalium phosphoricum D6***, das besonders bei nervösen Herzbeschwerden und Herzjagen eingesetzt wird. ***Calcium phosphoricum D6*** kann Ihnen helfen, wenn Sie sich insgesamt schwach fühlen und einen langsamen Puls haben.

PHYTOTHERAPIE

Die Stärkung des Herzens ist eine Domäne der Pflanzenheilkunde. Hier stehen Ihnen einige sehr wirksame und wissenschaftlich gut untersuchte Pflanzen zur Verfügung, die auch in der Schulmedizin Anerkennung genießen.

Herzschwäche

Verschiedene Heilpflanzen wie ***Meerzwiebel, Maiglöckchenkraut*** oder ***Adonisröschenkraut*** kräftigen den Herzmuskel. Diese Pflanzen sollten Sie allerdings nur als standardisierte Fertigpräparate verwenden. Wenn Sie bereits ein Digitalismedikament einnehmen, dürfen Sie diese Pflanzen ohne Absprache mit Ihrem Arzt nicht parallel einsetzen. In diesem Fall ist der ***Weißdorn*** die bessere Wahl – er ist gut verträglich und beeinflusst die Wirkung von Digitalis nicht.

Leiden Sie unter Ödemen, dann sollten Sie die Ausscheidungstätigkeit Ihrer Nieren anregen. Dabei helfen ***Goldruten***- und ***Zinnkraut*** sowie ***Birkenblätter***, die Sie allesamt sehr gut als Tee zu sich nehmen können.

RATIONALE PHYTOTHERAPIE

HEILPFLANZEN MIT BELEGTER WIRKSAMKEIT

- Weißdorn: In Studien an mehr als 650 Patienten mit Herzschwäche führte Weißdorn zu einer Verbesserung der Beschwerden.
- In einer Studie mit 100 Patienten mit Herzschwäche zeigte ein Maiglöckchenextrakt eine ähnlich positive Wirkung wie das Herzmedikament Strophanthin.
- Meerzwiebel: Die Inhaltsstoffe der Meerzwiebel steigern die Kontraktionskraft des Herzens, verlangsamen den Puls und senken den Blutdruck.
- Besenginster enthält den Stoff Spartein, der zur Verbesserung von Herzrhythmusstörungen beiträgt.

Herzrhythmusstörungen

Bei Rhythmusstörungen wie Herzstolpern, Herzklopfen oder Herzjagen helfen Ihnen ***Besenginsterkraut*** und ***Herzgespann*** in Kombination mit ***Baldrianwurzel.***

Ein bewährtes Teerezept (Hinweise zur Teezubereitung → Seite 135):

30 g Weißdornblätter und -blüten
30 g Besenginsterkraut
40 g Baldrianwurzel.

TRADITIONELLE CHINESISCHE MEDIZIN

Die chinesische Medizin betrachtet die Herzinsuffizienz als Herzstörung, eventuell kombiniert mit einer Störung der Nierenfunktion (bei Ödemen). Akute Beschwerden können mit Hilfe der ***Akupunktur*** gelindert werden. Für eine langfristige Stärkung des Herzens ist eine Kräutertherapie angezeigt. Bei akuten Herzrhythmusstörungen können Sie Ihr Herz durch kurze (60 Sekunden) kräftige Massage des ***Akupressurpunktes*** Herz 7 (an der Arminnenseite, in der Beugefalte des Handgelenks, seitlich der Kleinfingersehne) beruhigen (Akupresspunkte → Seite 191).

ERNÄHRUNGSTHERAPIE

Nehmen Sie mit Ihrer Nahrung ausreichend ***Kalium*** (in Spinat, Broccoli, Bananen) und ***Magnesium*** (in Weizenkeimen und Haferflocken) zu sich. Beide Mineralien stärken die Herzfunktion und tragen zu einem regelmäßigen Herzschlag bei. Besonders für Magnesium konnte eine schützende Wirkung auf das Herz nachgewiesen werden. Magnesium können Sie in Form von Brausetabletten in der Apotheke erwerben.

FEINSTOFFLICHE THERAPIEN

Aromatherapie

In der Aromatherapie gilt ***Pfefferminzöl*** als Herztonikum (Sie sollten es aber nicht in Kombination mit homöopathischen Mitteln anwenden). Bei Herzrasen wirken ***Orange, Majoran*** und ***Ylang-Ylang*** beruhigend.

Bach-Blütentherapie

Auch Bach-Blüten eignen sich bei Herzschwäche und Herzrhythmusstörungen.

- ***Olive:*** wenn Sie sich häufig erschöpft und überfordert fühlen
- ***Scleranthus:*** normalisiert einen unregelmäßigen Herzschlag.

MANUELLE THERAPIEN

Gehen die Beschwerden mit Ödemen einher, können diese durch die sanften Pumpbewegungen der manuelle ***Lymphdrainage*** gemildert werden. Schon nach wenigen Behandlungen spüren Sie eine deutliche Besserung.

PHYSIKALISCHE THERAPIEN

Ansteigende Unterarmbäder, ***Wechselduschen*** der Arme und Beine sowie ***Trockenbürsten*** regen die Herztätigkeit an. Sie sollten allerdings zu starke Reize vermeiden. Saunagänge sind unter Umständen eine zu große Belastung für Ihr Herz. Im Zweifelsfall befragen Sie Ihren Arzt.

Krampfadern

Probleme mit den Venen sind keine Seltenheit: Etwa 60 % aller Deutschen haben Krampfadern (Varizen). Das Wort hat allerdings nichts mit »Krampf« zu tun, es leitet sich vielmehr von »krumm« ab – wegen des geschlängelten Verlaufs. Während Krampfadern bei den meisten Betroffenen nur ein kosmetisches Problem sind, ist in 15 % der Fälle eine medizinische Behandlung erforderlich. Varizen können massive Durchblutungsstörungen nach sich ziehen – bis hin zu schmerzhaften Geschwüren am Unterschenkel.

WAS SIND KRAMPFADERN?

Krampfadern (Varizen) sind erweiterte, häufig geschlängelte Venen, die vorwiegend in den Beinen auftreten. Da die Beinvenen das Blut entgegen der Schwerkraft zum Herzen transportieren müssen, ist ein Ventilsystem erforderlich, welches verhindert, dass das Blut in die Füße zurückfließt. Aus diesem Grund sind die Venen mit Venenklappen ausgestattet, die sich nur in eine Richtung öffnen.

Sind die Venen jedoch erweitert, schließen die Klappen nicht mehr ausreichend, und der Abtransport des Blutes ist gestört. Die Folge sind Durchblutungsstörungen in den Beinen, die häufig anschwellen. Da das Blut durch die Abflussbehinderung langsamer fließt, können sich die oberflächlichen Venen entzünden (Thrombophlebitis), oder es bilden sich Blutgerinnsel (Thrombosen).

Besonders gefährlich sind Verschlüsse der tiefen Venen (Phlebothrombose). Hierbei kann es zu ernsthaften Versorgungsstörungen der Beine kommen: Selbst kleine, sonst harmlose Wunden heilen nicht mehr, es bilden sich Geschwüre.

Krampfadern werden durch eine angeborene Bindegewebsschwäche begünstigt. Bewegungsmangel sowie eine stehende oder sitzende Tätigkeit sind weitere Ursachen.

WIE ERKENNE ICH KRAMPFADERN?

Bei der Betrachtung Ihrer Beine können Sie selber feststellen, ob Sie Krampfadern haben. Viele Menschen leiden auch unter der Vorstufe, den Besenreisern. Der Arzt kann mit Hilfe einer Dopplersonographie überprüfen, ob auch die tiefen Beinvenen

TYPISCHE SYMPTOME

- Schweregefühl und Schwellung der Beine beim Stehen und am Abend (besser durch Laufen oder Liegen)
- Venenentzündung mit Rötung und Druckschmerz
- Thrombose
- »offene Beine«

betroffen sind. Bei schwerer Venenschwäche schwellen die Beine an, und es kann zu juckenden Stauungsekzemen kommen, die im schlimmsten Fall zum »offenen Bein« führen.

WAS KANN DIE SCHULMEDIZIN TUN?

Je nach Schweregrad der Varikose stehen verschiedene Behandlungsansätze zur Verfügung.

- Kompressionsstrümpfe komprimieren die Venen durch Druck von außen. Dadurch verringert sich deren Querschnitt, und das Blut kann besser abtransportiert werden.
- Venenstärkende Medikamente helfen gegen Beinschwellung, Schweregefühl und Juckreiz.
- Bei der Verödung spritzt der Arzt ein Mittel in die Krampfadern, was zur Reizung der Innenwände und damit zum Verschluss der betroffenen Vene führt. Oft kehren die Krampfadern jedoch wieder.
- Neuerdings können Krampfadern auch minimalinvasiv unter örtlicher Betäubung durch Einführen einer Laserfaser in die betroffene Vene verödet werden.
- Beim »Venenstripping« werden die Krampfadern unter Vollnarkose mit einer Sonde aus dem Bein gezogen. Alternativ kann die betroffene Krampfader unter örtlicher Betäubung an ihrer Eintrittsstelle in das tiefer liegende Venensystem durchtrennt werden.

GESUNDE LEBENSFÜHRUNG

Für Menschen mit Neigung zu Krampfadern oder mit schon bestehender Varikose gilt die »S-L-Faustregel«: »S« wie Stehen und Sitzen ist schlecht – »L« wie Laufen und Liegen ist lobenswert. Regelmäßige Bewegung ist wie bei allen anderen Herz-Kreislauf-Problemen auch hier sinnvoll und wichtig. Menschen mit stehender oder sitzender Tätigkeit sollten regelmäßig umhergehen oder die Beine hochlegen. Generell wird auch das Tragen von Kompressionsstrümpfen empfohlen – vor allem vor längeren Autofahrten oder Flugreisen.
Zur Anregung der Venenpumpe eignet sich eine einfache Übung, der »Wadenheber«, bei der Sie gleichzeitig mit beiden Füßen abwechselnd die Zehen und die Fersen heben – auf diese Weise fördern Sie aktiv den Rückfluss des Blutes zum Herzen. Von ausgedehnten Saunagängen wird eher abgeraten – günstiger sind Kneipp-Anwendungen. Der Wechsel zwischen kaltem und warmem Wasser trainiert die Gefäße.

Alternative Therapien

Unter dem kosmetischen Gesichtspunkt ist die Therapie von Krampfadern schwierig und wenig erfolgversprechend. Lediglich die → Blutegeltherapie kann zuweilen zu einer sichtbaren Verbesserung führen. Die unangenehmen Empfindungen wie Schweregefühl und Brennen in den Beinen lassen sich jedoch mit den Methoden der Naturmedizin dauerhaft verbessern. Zudem können Sie der Entstehung von Krampfadern vorbeugen.

HOMÖOPATHIE

Da die Bildung von Krampfadern eine Veranlagung ist, kann sie homöopathisch nur durch eine Konstitutionsbehandlung therapiert werden. Einige Mittel wie ***Acidum fluoricum*, *Arnica*, *Lachesis*** und ***Sepia*** bieten sich allerdings besonders für Menschen mit Neigung zu Venenschwäche an. Die Konstitutionstherapie eignet sich nicht zur Selbstmedikation.

Schüßler-Salze

- *Calcium fluoratum D12:* ist das Hauptmittel für die Behandlung von Krampfadern. Es muss allerdings über längere Zeit konsequent eingenommen werden, und zwar morgens und abends je 1 Tablette
- *Silicea D6:* bei offenen Beinen mit Geschwüren
- *Natrium sulfuricum D12:* bei offenen Beinen mit gelbgrünlicher Eiterabsonderung.

PHYTOTHERAPIE

Einige Heilpflanzen haben einen positiven Einfluss auf das Venensystem. Dazu zählen vor allem ***Rosskastanie, Mäusewurzelstock*** und ***Weinlaub.*** Alle drei Pflanzen stärken die Venen und verhindern eine Schwellung der Beine. In der Apotheke erhalten Sie entsprechende hochdosierte Standardpräparate.

Eine wichtige Pflanze zur Kräftigung des Bindegewebes ist das ***Zinnkraut*** (Schachtelhalm). Es enthält reichlich Kieselsäure und kann zur Vorbeugung von Krampfadern eingesetzt werden.

Unterstützend wirkt folgende bewährte Teemischung (Hinweise zur Teezubereitung → Seite 135):

25 g Buchweizenkraut
25 g Steinkleekraut
25 g Mariendistelfrüchte
25 g Zinnkraut.

Für die äußerliche Anwendung hat sich neben der ***Rosskastanie*** die ***Zaubernuss*** (Hamamelis) bewährt. In der Apotheke gibt es Salben und Gels auf Grundlage dieser Heilpflanzen zu kaufen.

Bei offenen Beinen ist ein ***Eichenrinden-Zinnkraut-Bad*** empfehlenswert. Dazu kochen Sie 100 bis 300 g Eichenrinde und 50 g Zinnkraut für ca. 30 Minuten in 0,5 Liter Wasser. Anschließend geben Sie den Sud ins Badewasser. Die Badedauer sollte 10 Minuten nicht überschreiten. Im Gegensatz zu früher ist man heute bei einem offenen Bein sehr zurückhaltend mit Salben. Höchstens die Wundränder können Sie mit Ringelblumen- oder Beinwellsalbe bestreichen. Stattdessen haben sich Auflagen bewährt:

Für einen ***Kohlwickel*** nehmen Sie gekühlte Weißkohlblätter, entfernen die groben Rippen und walzen die Blätter mit der Nudelrolle flach, so dass der Saft austreten kann. Als Unterlage empfiehlt sich ein Glas- oder Kunststoffbrett, das den Saft nicht aufsaugt. Anschließend fixieren Sie die Blätter mit einem Tuch auf der Wunde und belassen sie dort für maximal 12 Stunden.

RATIONALE PHYTOTHERAPIE

HEILPFLANZEN MIT BELEGTER WIRKSAMKEIT

- Mäusedorn: Die Inhaltsstoffe des Mäusedorns bewirken, dass sich die Gefäßwände zusammenziehen, und beugen so Gefäßschädigungen vor.
- Rosskastanie: In klinischen Studien führte die Einnahme von Rosskastanienextrakt schon nach zwei Wochen zu einem Abschwellen der Beine und zur Besserung der Beschwerden. Auch äußerlich anwendbar.

TRADITIONELLE CHINESISCHE MEDIZIN

Krampfadern entstehen auf Grund einer Schwäche des Bindegewebes. Das zuständige Organ für das Bindegewebe ist in der chinesischen Medizin die Milz. Daher wird Ihr Therapeut bei Ihnen wahrscheinlich das Milz-Qi stärken, was er mit Hilfe von ***Akupunktur*** oder auch mit speziellen Kräutern tun kann. Zusätzlich sollten Sie viel gekochte und warme Speisen zu sich nehmen. Kühlendes wie Eis, aber auch Rohkost und Salate sind in diesem Fall weniger günstig.

Eventuell ist aber auch ein Stau des Leber-Qi für Ihre Krampfadern verantwortlich. Dieser wird hauptsächlich mittels Akupunktur behandelt.

ERNÄHRUNGSTHERAPIE

Für Menschen mit schwachem Bindegewebe ist eine vollwertige Ernährung mit reichlich frischem Obst und Gemüse besonders wichtig. Tierische Eiweiße und Zucker sind weniger geeignet. Achten Sie auf ausreichende Flüssigkeitszufuhr von mindestens 2 Litern täglich.

FEINSTOFFLICHE THERAPIEN

Aromatherapie

In der Aromatherapie werden Krampfadern mit Bädern in ***Zypressen***- oder ***Immortellenöl*** behandelt, um die Venen zu stärken. Sie können diese Öle auch mit einem neutralen Trägeröl (z.B. Jojobaöl) vermischen und direkt auf die Krampfadern auftragen.

PHYSIKALISCHE THERAPIEN

Um die Venen möglichst elastisch zu halten, ist regelmäßiges Gefäßtraining sinnvoll. Durch abwechselndes warmes und kaltes Abduschen der Beine weiten und verengen sich die Gefäße. Heiße Anwendungen oder gar Saunagänge sollten Sie bei Krampfadern vermeiden.

REIZ- UND REGULATIONSTHERAPIEN

Blutegeltherapie

Die naturheilkundliche Behandlung von Krampfadern ist die Domäne der Blutegeltherapie. Schon nach wenigen Sitzungen spüren Sie eine Verbesserung Ihrer Beschwerden. Dabei werden 3 bis 5 Blutegel in die Nähe der zu behandelnden Krampfadern gesetzt. Wenn Sie sich vor den Tieren ekeln, können Sie auch einen ***Aderlass*** durchführen lassen, bei dem pro Sitzung ca. 100 bis 150 ml Blut aus dem betroffenen Bein entnommen werden. Dies soll die Fließeigenschaften des Blutes verbessern. Der Blutegeltherapie ist allerdings unbedingt der Vorzug zu geben, da ein großer Teil der Heilwirkung auf den Inhaltsstoffen des Egelspeichels beruht.

Schlaganfall

Jeden Tag erleiden mehr als 500 Menschen in Deutschland einen Schlaganfall. Dabei ist jeder fünfte Schlaganfallpatient jünger als 60 Jahre. Bei vielen der Überlebenden treten mehr oder weniger schwerwiegende Folgeprobleme auf, angefangen von vorübergehenden Lähmungen bis hin zu Sprach- und Sehstörungen, die sich nicht oder nur unvollständig zurückbilden. Ein Großteil der Betroffenen muss langfristig mit den Folgen des Schlaganfalls leben und lernen, den Alltag danach auszurichten.

WAS IST EIN SCHLAGANFALL?

Der Schlaganfall, auch Apoplex genannt, ist die dritthäufigste Todesursache in Deutschland. Bei 85 % aller Schlaganfallpatienten kommt es durch → Arteriosklerose oder durch eine Embolie zu einer Verengung oder auch zu einem kompletten Verschluss einer Gehirnarterie – man spricht von einem ischämischen Insult. Die Folgen sind eine Minderversorgung des Gehirns mit Sauerstoff und eine Schädigung der Hirnzellen. Dadurch fallen die dem betreffenden Gehirngebiet zugeordneten Körperfunktionen aus.

Bei den restlichen 15 % der Patienten wird der Schlaganfall durch eine Hirnblutung ausgelöst. Durch Arteriosklerose oder Bluthochdruck bereits vorgeschädigte Blutgefäße können aufplatzen, und es bildet sich ein Bluterguss im Hirngewebe, wodurch es zu einer Schädigung der Hirnzellen kommt.

Zu den Risikofaktoren für einen Schlaganfall gehören Bluthochdruck und Arteriosklerose. Raucher erkranken doppelt so häufig wie Nichtraucher. Besonders gefährdet sind Frauen, die rauchen und gleichzeitig mit der Pille verhüten. Diese Frauen erkranken 10-mal häufiger als der Durchschnitt.

WIE ERKENNE ICH EINEN SCHLAGANFALL?

In 40 % aller Fälle kündigt sich ein Schlaganfall oft Monate vorher durch bestimmte Vorzeichen an. Dazu zählen kurzzeitige, vorübergehende Lähmungen, Missempfindungen sowie Gedächtnis-, Seh- oder Sprachstörungen. Nehmen Sie diese Vorboten unbedingt ernst und suchen Sie Ihren Arzt auf.

Bei einem Schlaganfall treten unterschiedliche Symptome auf, je nachdem, welche Gehirnregion geschädigt ist. In schweren Fällen kommt es zu halbseitigen Lähmungen, vor allem im Gesicht, manchmal sind auch Arme oder Beine betroffen. Typische Folgen sind Sprachstörungen, Teilblindheit, Doppeltsehen, unkontrollierte Darm- und Blasenentleerung, stechende Kopfschmerzen und Gedächtnisverlust.

Der Arzt führt bei Verdacht auf Schlaganfall eine neurologische Untersuchung durch. Mittels Computertomographie kann er unterscheiden, ob ein ischämischer Insult oder eine Hirnblutung vorliegt.

WAS KANN DIE SCHULMEDIZIN TUN?

Ein Schlaganfall ist ein lebensbedrohliches Ereignis! Je schneller der Patient gezielt behandelt wird, desto besser sind die Heilungschancen.

- Mit einer Lysetherapie kann ein frisches Blutgerinnsel medikamentös aufgelöst werden. Das ist jedoch nur bis maximal 6 Stunden nach dem Schlaganfall möglich!

TYPISCHE SYMPTOME

- Starke Kopfschmerzen
- Sprach- und Gedächtnisstörungen
- Halbseitige Lähmungen im Gesicht oder am Körper
- Teilblindheit, Doppeltsehen

ARZT

- **Bei Vorboten eines Schlaganfalls wie ungewohnten Kopfschmerzen, Seh- und Sprachstörungen, Schwindel sowie bei vorübergehendem Taubheitsgefühl in Armen oder Beinen suchen Sie bitte umgehend einen Arzt auf!**

- Bei einem ischämischen Insult werden Medikamente zur Antikoagulation verordnet, um einen weiteren Schlaganfall zu verhindern.
- Blutdrucksenkende Mittel verringern ebenfalls das Risiko für weitere Schlaganfälle.

Im Anschluss an den Klinikaufenthalt folgt eine Rehabilitationsbehandlung, in der die verloren gegangenen Fähigkeiten neu erlernt werden.

GESUNDE LEBENSFÜHRUNG

Bewegen Sie sich viel an der frischen Luft! Das fördert die Blutzirkulation und damit auch die Hirndurchblutung. Außerdem sollten Sie alles meiden, was den Blutdruck in die Höhe treibt: Verzichten Sie auf Alkohol und Nikotin und versuchen Sie, Stress auf ein Minimum zu reduzieren. Wenn Sie beruflich sehr eingespannt sind, legen Sie zwischendurch bewusst Entspannungspausen ein.

Alternative Therapien

Ca. 60 % der Schlaganfallpatienten erleiden innerhalb von zehn Jahren einen erneuten Anfall. Mit Hilfe der alternativen Medizin können Sie dieses Risiko deutlich senken. Da ein Schlaganfall in den meisten Fällen durch eine Verengung der Hirngefäße auf Grund von Arteriosklerose hervorgerufen wird, sollten Sie zur Vermeidung eines Schlaganfalls auch die Therapievorschläge im Kapitel → Arteriosklerose beachten.

HOMÖOPATHIE

Die Homöopathie verfügt sowohl über Mittel zur Behandlung eines Schlaganfalls als auch zur Nachbehandlung der zurückgebliebenen Symptome (Hinweise zu Einnahme und Potenzen → Seite 106):

- ***Arnica D12:*** akuter Anfall mit Benommenheit, Schwindel, Schwäche und Zerschlagenheitsgefühl, Blutandrang im Kopf
- ***Belladonna D12:*** akuter Anfall mit rotem Kopf und klopfenden Kopfschmerzen, Überempfindlichkeit aller Sinne
- ***Causticum D6:*** zur allmählichen Rückbildung der Lähmungen
- ***Oleander D12:*** nach Schlaganfall mit Muskelzittern, Taubheitsgefühl, Missempfindungen wie »Ameisenlaufen« auf der Haut
- ***Opium D12:*** nach Schlaganfall mit Gedächtnisverlust, Abgestumpftheit und Reizunempfindlichkeit.

PHYTOTHERAPIE

Neben den Pflanzen, die zur Behandlung von → erhöhtem Cholesterinspiegel, Bluthochdruck und Arteriosklerose eingesetzt werden, können Sie Ihre Hirndurchblutung gezielt durch ein hochdosiertes ***Ginkgo***-Präparat verbessern. Neben den schulmedizinischen Präparaten zur Antikoagulation verfügt auch die Natur über Pflanzen, die der Thrombenbildung entgegenwirken. Dazu zählen die Rinde der ***Silberweide***, ***Waldmeisterkraut*** oder ***Mädesüß***. Am besten besprechen Sie mit Ihrem Arzt, inwieweit Sie pflanzliche Präparate zur Schlaganfallprophylaxe einsetzen können. Im Falle einer Hirnblutung dürfen keine Medikamente eingesetzt werden, welche die Gerinnung herabsetzen, weder schulmedizinische noch pflanzliche!

TRADITIONELLE CHINESISCHE MEDIZIN

Aus der Sicht der chinesischen Medizin ist der Schlaganfall eine Stagnation des Blutes. Bei der Akutbehandlung werden die Anfangs- bzw. Endpunkte der Meridiane (Jing-Punkte) mit einer Lanzette gestochen und zum Bluten gebracht. Damit soll die Blutstagnation gelöst werden.

Zur Behandlung der Schlaganfallfolgen hat sich die ***Akupunktur*** bewährt. Die besten Erfolge werden erzielt, wenn die Behandlung spätestens vier Wochen nach der Erkrankung einsetzt. Hier eignet sich besonders die Schädelakupunktur. Die Vorstellung, am Kopf genadelt zu werden, mag Ihnen unangenehm sein, es werden jedoch sehr feine, dünne Nadeln eingesetzt, die nur wenige Millimeter eingestochen werden. Keine Angst, die Behandlung tut nicht weh!

ERNÄHRUNGSTHERAPIE

Speziell zur Förderung der Gehirndurchblutung wird die Einnahme von ***Magnesium*** in Kombination mit ***Orotsäure*** empfohlen. Orotsäure ist in Ziegenmilch enthalten. Es gibt aber auch spezielle Fertigpräparate in der Apotheke.

GANZHEITLICHE ÜBUNGSMETHODEN

Feldenkrais

Besonders die Feldenkrais-Methode erzielt bei der Reha-Behandlung von Schlaganfallpatienten gute Ergebnisse. Bewegungseinschränkungen können durch ein individuelles Feldenkrais-Training wiedererlangt werden.

Qi Gong und Tai Ji Quan

Die ruhigen Übungen des Qi Gong oder Tai Ji Quan helfen zurück zu mehr Körpergefühl und Selbstkontrolle. Gleichzeitig wird Ihr Kreislauf auf sanfte Art wieder angekurbelt.

MANUELLE THERAPIEN

Verschiedene manuelle Therapien unterstützen die Nachbehandlung bei Schlaganfallpatienten. Besonders die ***Osteopathie*** kann eventuell aufgetretene Bewegungseinschränkungen oder Lähmungen erfolgreich kurieren (→ ab Seite 296).

PHYSIKALISCHE THERAPIEN

Kneipp- und Wärmetherapie können die Behandlung eventuell auftretender Lähmungen und Muskelverkrampfungen unterstützen.

WEITERE THERAPIEMETHODEN

Biofeedback

Die Biofeedback-Therapie kann Schlaganfallpatienten helfen, verloren gegangene Fähigkeiten wieder zu erlernen. Die durch einen Schlaganfall ausgefallenen Hirnzellen sollen durch die verbleibenden gesunden Zellen ersetzt werden. Dazu werden die Hirnströme mit Hilfe von aufgeklebten Elektroden abgeleitet und dem Patienten auf einem Bildschirm sichtbar gemacht. So sieht der Patient, welche Restimpulse noch vorhanden sind. Er lernt, durch regelmäßiges Training die Impulse willentlich zu verstärken, so lange bis der gewünschte Erfolg (z. B. die wiedererlangte Bewegungsfähigkeit eines gelähmten Körperteils) eintritt.

ALTERNATIVE THERAPIEN ZUR BEHANDLUNG VON HERZ-KREISLAUF-BESCHWERDEN

Die großen Heilsysteme • **AYURVEDA** • **HOMÖOPATHIE** • **PHYTOTHERAPIE** • **TRADITIONELLE CHINESISCHE MEDIZIN** • **TRADITIONELLE TIBETISCHE MEDIZIN** eignen sich bei allen hier genannten Erkrankungen zur Vorsorge, Nachsorge und in vielen Fällen auch zur Behandlung. Darüber hinaus können Ihnen die folgenden Alternativen Therapien helfen:

Beschwerden	Entspannungstechniken	Ernährungstherapie	Feinstoffliche Therapien	Ganzheitliche Übungsmethoden	Manuelle Therapien	Physikalische Therapien	Reiz- und Regulationstherapie	Psychotherapie
Arteriosklerose		●●●				●		
Blutdruck – erhöhter	●●	●●	●	●●●		●	●	
Blutdruck – erniedrigter			●	●●		●●●		
Cholesterinspiegel – erhöhter		●●●		●				
Herzinfarkt	●●●	●●		●●		●●	●	●
Herzschwäche			●	●		●		
Herzrhythmusstörungen	●●●	●	●	●●				●
Krampfadern			●●			●●	●●●	
Schlaganfall		●●		●●	●●●	●		

●●● sehr gut geeignet, vielfach angewendet; ●● gut geeignet, oft angewendet; ● geeignet, gelegentlich angewendet

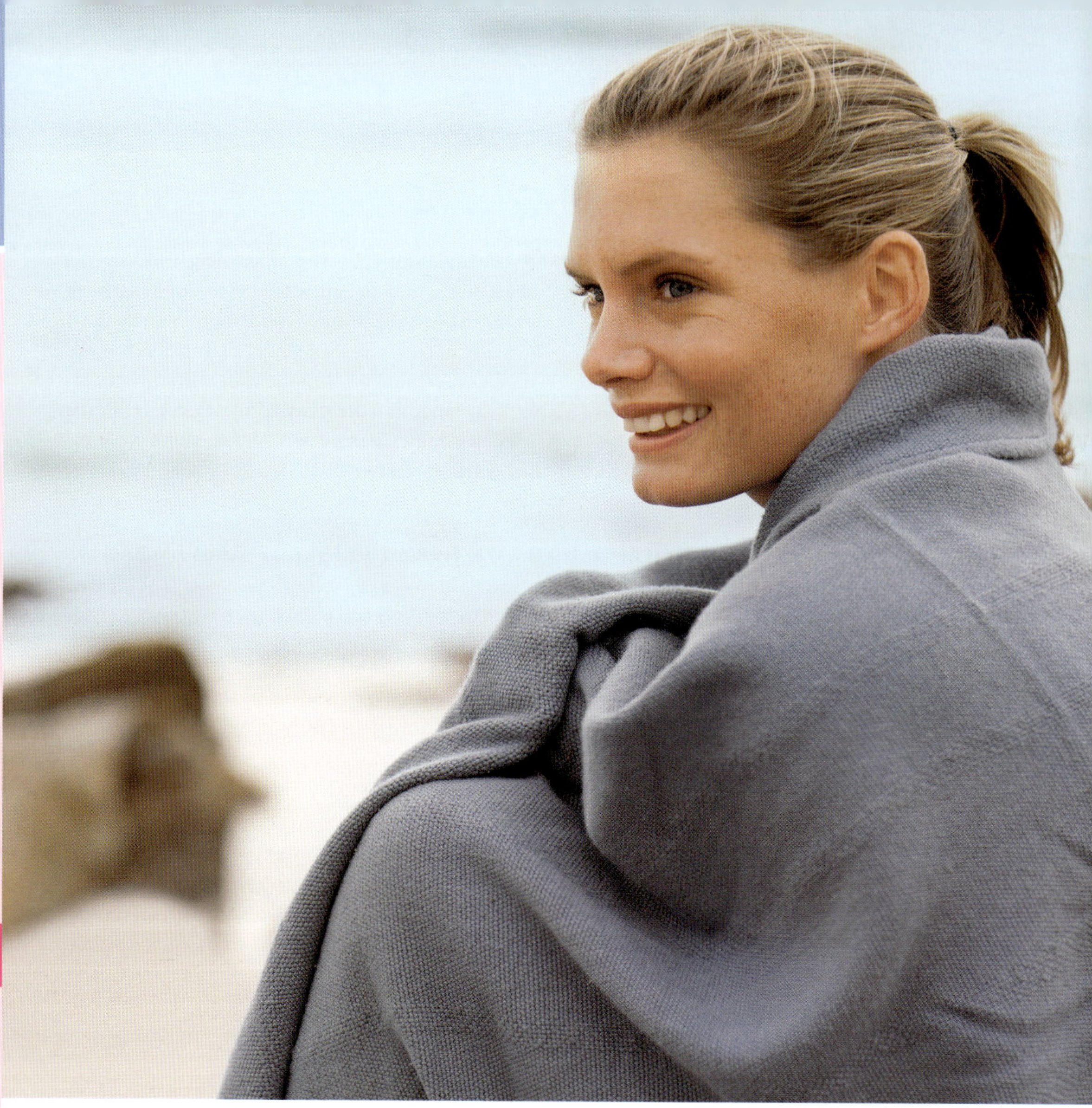

Immunsystem und Stoffwechsel

Zwei wichtige Regelsysteme schützen unseren Körper und sorgen für exakte Abläufe, die den ganzen Organismus in Gang halten. Das Immunsystem bekämpft alle Krankheitserreger, die uns von außen bedrohen, und greift ein, wenn körpereigene Zellen defekt sind und uns von innen schädigen könnten. Der Stoffwechsel sorgt dafür, dass die mit der Nahrung aufgenommenen Nährstoffe an die richtige Stelle gelangen und Abfallprodukte ausgeschieden werden, bevor sie dem Körper schaden können. Der reibungslose Ablauf dieser Prozesse ist die Voraussetzung für ein gesundes Leben. Jede Störung kann zu akuten oder chronischen Erkrankungen führen.

WIE FUNKTIONIERT DAS IMMUNSYSTEM?

In unserem Körper kursieren Zellen, die die Funktion von Ordnungshütern haben. Ihre Aufgabe ist die Bekämpfung von Eindringlingen wie Bakterien, Viren und Pilzen. Darüber hinaus erkennt und vernichtet das Immunsystem entartete Zellen, die sich unkontrolliert vermehren. Auf diese Weise verhindert unsere Abwehr in den allermeisten Fällen die Entstehung von Krebs.

Das Immunsystem besteht aus unterschiedlichen Zelltypen, von denen jeder seine spezifischen Aufgaben erfüllt. Eine wichtige Gruppe sind die Makrophagen, auch Fresszellen genannt. Diese sind in der Lage, Eindringlinge »aufzufressen« und die »verdauten« Fremdmoleküle auf ihrer Oberfläche zu präsentieren, damit ein anderer Zelltyp, die Lymphozyten, spezifische Antikörper gegen diese Eindringlinge bilden kann. Mit Hilfe der Antikörper werden die übrigen Fremdzellen effektiv vernichtet. Zu Beginn unseres Lebens ist das Immunsystem noch sehr schwach, erhält aber durch mütterliche Antikörper tatkräftige Unterstützung. Zur Reifung des Immunsystems ist ein permanentes Training nötig, d.h., durch den Kontakt mit Erregern lernt unsere Abwehr, schnell und effektiv zu arbeiten.

ERKRANKUNGEN DES IMMUNSYSTEMS

Wenn das Immunsystem geschwächt ist, sei es durch eine chronische Erkrankung oder durch dauerhaften Stress, können sich Infektionen ausbreiten oder Tumoren entstehen, die bei einem starken Immunsystem keine Chance hätten. Eine extreme Schwächung des Immunsystems tritt bei der Viruserkrankung → AIDS auf. Bei → Allergien kommt es hingegen zu einer Überreaktion des Immunsystems gegen an sich harmlose Stoffe. Wenn das Immunsystem fälschlicherweise gesunde Körperzellen angreift, spricht man von einer Autoimmunkrankheit. Dazu gehören Krankheitbilder wie → Rheuma, → Diabetes Typ I oder → Multiple Sklerose.

WIE FUNKTIONIERT DER STOFFWECHSEL?

Unser Stoffwechsel wird beim gesunden Menschen durch verschiedene Hormone und Regelkreisläufe kontrolliert. Sie sorgen dafür, dass die einzelnen Nahrungsbestandteile vom Darm über die Leber ins Blut gelangen, damit sie von Körperzellen aufgenommen und verwertet werden können. Abfallprodukte und Giftstoffe gelangen über das Blut zu den Nieren, wo sie herausgefiltert und mit dem Harn ausgeschieden werden.

STOFFWECHSELERKRANKUNGEN

Eine der häufigsten Stoffwechselstörungen ist → Diabetes. Dabei wird das Bauchspeicheldrüsenhormon Insulin, das den Zellen die Zuckeraufnahme ermöglicht, nur noch ungenügend produziert. Kann Harnsäure nach fleischreicher Ernährung nicht ausreichend ausgeschieden werden, entwickelt der Körper unter Umständen eine → Gicht. Ist die Schilddrüse erkrankt, läuft der gesamte Stoffwechsel zu schnell (Schilddrüsenüberfunktion) oder zu langsam (-unterfunktion) ab. Zur Vorbeugung von Stoffwechselerkrankungen empfiehlt sich eine gesunde Lebensweise mit ausgewogener Ernährung und ausreichend Bewegung.

Allergien

In Deutschland leidet nahezu jeder Dritte an einer Allergie – Tendenz steigend. Zu den häufigsten Allergien zählen Heuschnupfen, Hausstaubmilben-, Kontakt- und Lebensmittelallergien sowie Asthma bronchiale, Neurodermitis, Tierhaar- und Insektenstichallergien. Der Grund für die drastische Zunahme der Allergien mag unsere zunehmend naturferne Lebensweise sein sowie die fortschreitende Umweltverschmutzung.

WAS SIND ALLERGIEN?

Das Wort Allergie kommt aus dem Griechischen und bedeutet »andere Wirkung«. Bei einer Allergie reagiert das Immunsystem anders, als es sollte – es wehrt Stoffe ab, die an sich völlig harmlos sind. Bei Menschen, die auf Pollen allergisch sind, reagiert das Immunsystem mit Heuschnupfen oder Asthma. Dabei schüttet der Körper vermehrt Histamin aus, das zu einer Schwellung der Atemwege führt. Schnupfenähnliche Symptome und/oder Hautreaktionen lösen oft auch die Kotballen der Hausstaubmilben oder Tierhaare aus. Bei einer Kontaktallergie bewirkt der längere Kontakt mit bestimmten Stoffen wie Nickel oder Duftstoffen eine Rötung der Haut, häufig verbunden mit einem Juckreiz.

Bei einer Lebensmittelallergie wirken bestimmte Eiweiße allergieauslösend. Das Immunsystem muss vom ersten Lebenstag an lernen, welche Substanzen eine Gefahr für den Organismus darstellen und welche nicht. Dabei profitiert es davon, mit verschiedensten harmlosen Mikroorganismen in Berührung zu kommen – ein gewisses Maß an Dreck ist gesund! Dagegen kann übertriebene Hygiene ein Auslöser für Allergien sein.

WIE ERKENNE ICH ALLERGIEN?

Vor allem im Frühling haben Allergien Hochkonjunktur: Die Nase läuft, die Augen sind verquollen und jucken. Der Grund: Die Pollen sind wieder unterwegs. Beim Heuschnupfen schwellen die Schleimhäute der Atemwege an, und es kommt zu erkältungsähnlichen Symptomen. Unbehandelt kann Heuschnupfen früher oder später zu Asthma bronchiale führen, die Bronchien schwellen zu – die Betroffenen leiden unter starker Atemnot.

Andere Allergene zeigen ihre Wirkung auf der Haut, entweder durch direkten Hautkontakt oder indirekt nach dem Verzehr allergieauslösender Nahrungsmittel. Typisches Merkmal sind gerötete Stellen, Bläschenbildung, juckender Ausschlag. Bei Menschen, die allergisch auf Insektenstiche reagieren, bildet sich an der Einstichstelle eine übergroße Schwellung. Schlimmstenfalls kann es zu einem lebensbedrohlichen Schock kommen.

Oft lässt sich nicht so leicht nachvollziehen, welche Substanz die Beschwerden auslöst. Ein Allergietest, bei dem viele verschiedene mögliche Allergene in Hautkontakt gebracht oder unter die Haut gespritzt werden, schafft Klarheit. Zusätzlich kann das Blut auf die Anwesenheit von Antikörpern gegen bestimmte Allergene untersucht werden.

TYPISCHE SYMPTOME

- Laufende Nase, tränende Augen
- Atemnot
- Hautausschlag
- allergischer Schock

WAS KANN DIE SCHULMEDIZIN TUN?

- Bei Heuschnupfen und Asthma werden vorbeugend Medikamente mit Mastzellstabilisatoren eingesetzt, die eine Überreaktion des Immunsystems verhindern sollen.
- Antihistaminika wirken besonders bei Atemwegsallergien schnell abschwellend und sind daher bei heftigen Beschwerden sinnvoll. Sie können in niedriger Dosierung aber auch zur Vorbeugung eingenommen werden.
- Abschwellende Nasentropfen gegen → Erkältung tun bei kurzfristiger Anwendung ihre Wirkung, sind wegen ihrer Nebenwirkungen jedoch langfristig nicht geeignet.
- Kortisonpräparate hemmen die Entzündung und sind nicht nur bei Asthma oder Heuschnupfen geeignet, sondern auch in Form von Salben bei Ausschlägen.
- Im Zuge einer Hyposensibilisierungsbehandlung soll sich der Körper über drei Jahre an ein Allergen gewöhnen, indem dieses in abgeschwächter Form wiederholt gespritzt oder als Lösung sublingual verabreicht wird.
- Bei einem allergischen Schock, z.B. bei Insektenstichen, kann eine Adrenalinspritze lebensrettend sein.

GESUNDE LEBENSFÜHRUNG

Vermeiden Sie bei Atemwegsallergien rauchige Luft. Da plötzliche körperliche Anstrengung einen Asthmaanfall auslösen kann, sollten sportliche Aktivitäten maßvoll betrieben werden. Manche Asthmatiker müssen vorbeugend auch vor dem Sport Medikamente einnehmen.

Wenn Sie unter allergischen Hautentzündungen leiden, sollten Sie nur hypoallergene Hautpflegeprodukte und Naturkosmetika verwenden.

Allergiker sollten in ihrem Wohnumfeld auf Haustiere verzichten. Auch Teppiche, Vorhänge und Zimmerpflanzen bergen ein gewisses Allergierisiko, vor allem im Schlafzimmer.

Alternative Therapien

Es gibt diverse Möglichkeiten, akute Allergiesymptome mit Hilfe alternativer Methoden zu lindern. Weit schwieriger ist es, eine Allergie dauerhaft loszuwerden. Gute Erfolge verzeichnet dabei die Homöopathie. Die wichtigste Vorsorgemaßnahme ist jedoch die Vermeidung des Allergens.

AYURVEDA

Aus ayurvedischer Sicht haben Allergien ihre Ursache in zu viel Kapha zusammen mit einem geschwächten Agni (Verdauungfeuer). Eine Abkochung aus 50 ml Wasser mit einem halben Teelöffel ***Kreuzkümmel*** und ebenso viel frischem ***Ingwer*** vor den Mahlzeiten eingenommen, reduziert Kapha und stärkt Agni. Bei starken Allergien kann eine Kombination aus ***Triphala*** und ***Shallaki*** helfen.

HOMÖOPATHIE

Das häufigste Akutmittel bei Heuschnupfen und Asthma ist ***Allium cepa C6***. Ferner kommen häufig in Frage:

- ***Apis:*** brennender, warmer und geschwollener Ausschlag
- ***Urtica:*** bei Nesselsucht.

Neben einer Konstitutionsbehandlung wird auch das spezifische Allergen in homöopathischer Dosis mit sehr guten Behandlungserfolgen eingesetzt (Hinweise zu Einnahme und Potenzen → Seite 106).

PHYTOTHERAPIE

Neuere medizinische Untersuchungen deuten darauf hin, dass die ***Pestwurz*** allergische Reaktionen unterdrücken kann, indem sie die Rezeptoren für den Botenstoff Histamin blockiert. Dabei zeigt sie jedoch weit weniger Nebenwirkungen als herkömmliche Antihistaminika. Pestwurzpräparate gibt es in der Apotheke. Bei juckenden Hautausschlägen stehen verschiedene pflanzliche Präparate zur Auswahl: Eine Salbe aus einem Extrakt der ***Ballonrebe*** (Cardiospermum) kühlt und lindert den Juckreiz. Ebenso wirken Kombinationspräparate aus ***Wassernabel*** (Centella) und ***Stiefmütterchen*** (Viola).

RATIONALE PHYTOTHERAPIE

HEILPFLANZEN MIT BELEGTER WIRKSAMKEIT

Bei allergischem Heuschnupfen:

- Pestwurz ist ein gut verträgliches und laut Studien auch wirkungsvolles Mittel gegen allergischen Heuschnupfen.

Bei akuten Hautproblemen:

- Ballonrebe, als Salbe erhältlich, ist entzündungshemmend und juckreizstillend und hat sich in klinischen Studien bewährt.
- Eichenrindenextrakt, auch als Badezusatz, wirkt zusammenziehend und ist daher bei entzündlichen Hautproblemen hilfreich.

Bei starken, entzündlichen Ausschlägen kann auch ein Bad in ***Eichenrindenextrakt*** hilfreich sein.

Nicht angebracht sind Immunstimulanzien wie Echinacea (Sonnenhut), da das Immunsystem ja bereits übermäßig reagiert.

TRADITIONELLE CHINESISCHE MEDIZIN

Die TCM therapiert Atemwegsallergien mit einer ***Akupunktur*** der Wind-Punkte, zusammen mit ausleitenden Pflanzenpräparaten.

Eine 2-minütige ***Akupressur*** des Punktes Dickdarm 4 zwischen Daumen und Zeigefinger kann die Folgen einer allergischen Reaktion lindern (Akupressurpunkte → Seite 191).

ERNÄHRUNGSTHERAPIE

Eine ***biologische Vollwertkost***, reich an einfach und mehrfach ungesättigten Fettsäuren sowie den ***Vitaminen C*** und ***E***, ist bei Allergien besonders wichtig. Insbesondere ***Gamma-Linolensäure*** (enthalten in Nachtkerzenöl) und ***Omega-3-Fettsäuren*** (in Fischölkapseln) wirken entzündungshemmend. Tierische Fette enthalten die entzündungsfördernde Arachidonsäure und sollten vermieden werden. ***Magnesiumreiche Ernährung*** entspannt die Atemwegsmuskulatur, und ***Koffein*** erweitert die Atemwege. ***Calcium*** stabilisiert die Zellmembranen und verhindert die Histaminfreisetzung – nehmen Sie darum bei Allergien ein Calciumpräparat ein (außer Sie haben ein schwaches Herz und müssen Digitalis einnehmen).

Wenn Sie unter allergischen Hautentzündungen leiden, wirken sich ***Vitamin-B-Präparate*** positiv auf Ihre Haut aus. Auch sollten Sie künstliche Konservierungs- und Farbstoffe sowie Nahrungsmittelzusätze meiden.

Eine gesunde Darmflora ist die Voraussetzung für ein gut funktionierendes Immunsystem. Sie können Ihr Verdauungssystem unterstützen, indem Sie Mikroorganismen wie ***Lactobacillus*** und ***Bifidobakterien*** im »lebendigen« Joghurt zu sich nehmen.

Eine → Enzymtherapie mit ***Verdauungsenzymen*** zeigt bei Allergien häufig gute Erfolge. Im Rahmen einer ***enzympotenzierten Desensibilisierung (EPD)*** wird das Allergen zusammen mit einem Enzym gespritzt. Bei Kontaktallergien, aber auch bei Nahrungsmittelallergien bietet sich eine ***Heilfastenkur*** zur Darmsanierung und Entschlackung an.

FEINSTOFFLICHE THERAPIEN

Aromatherapie

Die ätherischen Öle von ***Eukalyptus, Lavendel, Kamille*** oder ***Minze*** können allergische Atemwegsbeschwerden lindern. Geben Sie dazu wenige Tropfen in heißes Wasser und inhalieren Sie die Dämpfe. Prüfen Sie aber erst, ob Sie gegen eines der Öle, z.B. Kamille, allergisch reagieren.

THERAPEUT

- Vermeiden Sie wenn möglich den Kontakt mit dem Allergen.
- Eigenbluttherapie und Homöopathie verzeichnen bei Allergien gute Erfolge.
- Achten Sie auf eine ausgewogene, gesunde Ernährung ohne Zusatzstoffe.

GANZHEITLICHE ÜBUNGSMETHODEN

Stress und eine schnelle, flache Atmung (Hyperventilation) stimulieren die Ausschüttung von Histaminen, die die allergischen Reaktionen noch verstärken. Asthmatiker sollten daher spezielle ***Atemtechniken*** lernen, um einem Asthmaanfall besser begegnen zu können. Durch ***Yoga-Atmung*** und dehnende Positionen können Sie Ihre Lungenkapazität steigern und die Brustmuskulatur entspannen. Während eines Asthmaanfalls reduziert kontrolliertes Atmen die Panik.

PSYCHOTHERAPIE

Die ***Hypnose*** kann bewirken, dass Asthmaanfälle weniger heftig ausfallen und die durch Atemnot auftretende Panik besser bewältigt werden kann.

REIZ- UND REGULATIONSTHERAPIEN

Die Reiz- und Regulationstherapien sind bei der Behandlung von Allergien besonders erfolgreich: Durch die Umstimmung des Immunsystems werden die überschießenden Reaktionen abgemildert oder verschwinden sogar ganz. Besonders die ***Eigenbluttherapie***, aber auch die ***Eigenurintherapie*** verzeichnen bei Allergien gute Erfolge.
Heuschnupfengeplagte sollten einmal eine ***Neuraltherapie*** im Bereich der Nasennebenhöhlen ausprobieren. Sie hat schon vielen Patienten geholfen, die Beschwerden loszuwerden.
Bei Nahrungsmittelallergien bietet sich eine ***Colon-Hydro-Therapie*** an: Der Darm wird gereinigt, und das Immunsystem, das hauptsächlich im Darm lokalisiert ist, kann zur Ruhe kommen.

Diabetes

Der Begriff Diabetes mellitus bedeutet »honigsüßer Durchfluss« und bezieht sich auf den zuckerhaltigen Urin der Diabetiker. Ungefähr 200 000 Menschen in Deutschland leiden unter jugendlichem oder Diabetes Typ I. Wesentlich verbreiteter ist der Altersdiabetes oder Diabetes Typ II: Jeder Zehnte über 60 leidet an dieser Krankheit – Tendenz steigend. In letzter Zeit häufen sich die Fälle von Diabetes Typ II bei übergewichtigen Jugendlichen.

WAS IST DIABETES?

Bei der Zuckerkrankheit, Diabetes mellitus, sind die Körperzellen nicht mehr in der Lage, genügend Zucker aus dem Blut aufzunehmen. Der Grund ist ein Mangel an Insulin, welches in der Bauchspeicheldrüse gebildet wird. Beim ***Diabetes Typ I*** ist die Insulinproduktion auf Grund einer Autoimmunreaktion ausgefallen. Beim ***Diabetes Typ II*** oder Altersdiabetes haben die Körperzellen eine erhöhte Insulinresistenz entwickelt. Die überlastete Bauchspeicheldrüse kann den erhöhten Insulinbedarf nicht mehr kompensieren. Im weiteren Krankheitsverlauf wird immer weniger Insulin produziert.

Im Normalfall liegt der Blutzucker im nüchternen Zustand zwischen 60 und 100 mg Glukose/dl. Durch den Insulinmangel kommt es zu erhöhten Blutzuckerwerten, was dazu führt, dass der überschüssige Zucker mit dem Urin ausgeschieden wird. Kompensatorisch weicht der Körper zur Energiegewinnung auf den Fettstoffwechsel aus, was zu einer lebensgefährlichen Ketoazidose (Übersäuerung) führen kann.
Als Ursache für den Altersdiabetes gelten Bewegungsmangel, Übergewicht und Überernährung. Bei jüngeren Frauen tritt mitunter ein ***Schwangerschaftsdiabetes*** auf, der durch entsprechende Diät meist ausreichend behandelt werden kann.

WIE ERKENNE ICH DIABETES?

Diabetes wird oft erst spät erkannt, da besonders im Anfangsstadium kaum Beschwerden auftreten. Dadurch besteht die Gefahr, dass sich unbemerkt Schäden im Gefäß- und Nervensystem entwickeln. Am häufigsten kommt es bei Diabetikern zu großem Durst, Müdigkeit und zu häufigem Wasserlassen. Typische Anzeichen sind auch Heißhunger oder Appetitlosigkeit. Gehen Sie bei solchen Symptomen zum Arzt. Denn bei einem unbehandelten Diabetes kann ein lebensbedrohlicher Anstieg des Blutzuckers sogar zu Bewusstlosigkeit führen.
Das Immunsystem wird durch den hohen Blutzucker geschädigt, so dass häufiger Infektionen auftreten, die Haut juckt und Wunden schlecht heilen. Zusätzlich bringt der erhöhte Blutzucker eine Reihe von Folgeproblemen mit sich. Die erhöhten Blutfettwerte führen zu einer Fettleber und zu Fettablagerungen in den Gefäßen. Zudem schädigt der hohe Blutzucker die Gefäße. Damit steigt das Risiko für → Arteriosklerose, Durchblutungsstörungen, Nierenversagen, → Herzinfarkt, → Schlaganfall und Erblindung (→ Augenerkrankungen). Auch die Nerven nehmen durch zu viel Zucker Schaden: Die Folge sind Missempfindungen und schmerzhafte → Neuropathien.

TYPISCHE SYMPTOME

- Starkes Durstgefühl
- Müdigkeit
- häufiger Harndrang
- Appetitlosigkeit oder Heißhunger
- zunehmende Infektanfälligkeit
- schlechte Wundheilung, Hautjuckreiz
- chronische Harnwegsinfektion
- Arteriosklerose
- Nierenstörungen, Sehstörungen
- Fettleber
- Missempfindungen, Neuropathien

ARZT

- Lassen Sie vor allem im Alter ab und zu Ihren Blutzucker kontrollieren.
- Gehen Sie mit Diabetes nicht leichtfertig um. Streben Sie eine möglichst gute Einstellung Ihres Insulinhaushaltes an.

WAS KANN DIE SCHULMEDIZIN TUN?

In der Regel wird das fehlende Insulin injiziert. Relativ neu ist die Möglichkeit, Insulin mit Hilfe eines Inhalators aufzunehmen. Darüber hinaus gibt es folgende Behandlungsmöglichkeiten:

- Bei Typ-II-Diabetikern fördern Sulfonylharnstoffe und Glinide die Insulinfreisetzung aus der Bauchspeicheldrüse.
- Mit bestimmten Medikamenten können die Körperzellen für Insulin empfindlicher gemacht werden.
- Resorptionsverzögerer verlangsamen die Glukoseaufnahme aus dem Darm ins Blut.
- Fettabsorber binden die mit der Nahrung aufgenommenen Fette, um einer Überernährung vorzubeugen.
- Zudem besteht die Möglichkeit, Diabetikern Insulin-produzierende Zellen einzupflanzen.

GESUNDE LEBENSFÜHRUNG

Viele Typ-II-Diabetiker sind übergewichtig. Eine deutliche Gewichtsreduktion trägt in vielen Fällen zur Normalisierung der Blutzuckerwerte bei. Keine Sorge, Sie können trotz Diabetesdiät ein relativ normales Leben führen, gleichzeitig kann der Bedarf an künstlichem Insulin gesenkt werden. Die Diät sollte einen hohen Anteil an Pflanzenfasern sowie an komplexen Kohlenhydraten (Ballaststoffen) enthalten, dafür aber wenig Zucker und Fette.

Alternative Therapien

Mit Hilfe alternativer Heilmethoden können vor allem Typ-II-Diabetiker erreichen, dass die Erkrankung nicht weiter voranschreitet. Darüber hinaus ist es oft möglich, die Insulinproduktion durch das regenerierte Bauchspeicheldrüsengewebe wieder zu steigern, so dass in manchen Fällen bei gleichzeitiger gesunder Ernährung auf Medikamente verzichtet werden kann.

AYURVEDA

Extrakte aus Blättern der ayurvedischen Pflanze ***Gymnema*** unterdrücken den Heißhunger auf Süßes und senken gleichzeitig die hohen Blutzuckerwerte. Hilfreich sind auch bittere Kräuter wie ***Bittermelone, geröstetes Methi*** (Bockshornkleesamen) und ***Gudmar***, was wörtlich übersetzt »Zuckerzerstörer« bedeutet. Der Reinigungsprozess ***Panchakarma*** kann den Verdauungstrakt säubern und die Lebenskraft steigern. Generell sollten Sie Ihr Kapha ausgleichen.

HOMÖOPATHIE

Mit Hilfe einer Konstitutionsbehandlung können Sie erreichen, dass die Bauchspeicheldrüse reaktiviert wird und zumindest teilweise ihre Arbeit wieder aufnimmt (Hinweise zu Einnahme und Potenzen → Seite 106).

Schüßler-Salze

Natrium sulfuricum D6 und ***Manganum sulfuricum D6*** haben sich zur begleitenden Behandlung von Diabetes mellitus sehr bewährt.

PHYTOTHERAPIE

Die Blätter der ***Eberraute*** sowie auch ***Braunwurzwurzel*** fördern auf Grund ihrer Inhaltsstoffe die Regeneration der Bauchspeicheldrüse. ***Chinarinde*** regt den Glukosestoffwechsel an und senkt damit den Blutzuckerspiegel. Die Blätter der ***Heidelbeere*** sowie ***Wacholderbeeren*** oder ein Kaltauszug aus den Wurzeln des ***Alants*** beugen diabetesbedingten Schäden vor und regen die Insulinproduktion an.

RATIONALE PHYTOTHERAPIE

HEILPFLANZEN MIT BELEGTER WIRKSAMKEIT

- Zimtrinde bewirkt einer Studie zufolge eine deutliche Absenkung des Blutzuckerspiegels und eine Verbesserung der Blutfettwerte. Für diesen Effekt ist eine wasserlösliche Polyphenolverbindung verantwortlich, die ähnlich wie Insulin wirkt.
- Bittermelone, auch Bittergurke genannt, senkt durch ihre Inhaltsstoffe den Blutzucker und wirkt sich auch günstig auf andere Stoffwechselwerte aus. Dies konnte in verschiedenen Studien gezeigt werden.

Aus den Früchten der ***Bittermelone*** hergestellte Extrakte, aber auch ***Knoblauch, Safran*** und ***Zimtrinde*** wirken blutzuckerregulierend.

Eine blutzuckersenkende Teemischung (Hinweise zur Teezubereitung → Seite 135):

15 g Heidelbeerblätter
15 g Löwenzahnkraut und -wurzel
40 g Gartenbohnenschalen
15 g Wegwartenwurzel
15 g Pfefferminzblätter.

TRADITIONELLE CHINESISCHE MEDIZIN

Diabetes ist eine Milz-Qi-Schwäche und wird mit verschiedenen ***Kräutern*** behandelt.

ERNÄHRUNGSTHERAPIE

Guarmehl, ein Quellstoff aus den Samen der Guarbohne, verzögert die Resorption von Kohlenhydraten und beugt dadurch einem steilen Blutzuckeranstieg nach den Mahlzeiten vor. ***Topinamburknollen*** haben eine ähnliche Wirkung, ohne selber den Blutzuckerspiegel zu erhöhen.

Verwenden Sie statt des normalen Haushaltszuckers lieber ***Fruchtzucker*** (Fruktose). Der kann ohne die Beteiligung von Insulin in die Körperzellen aufgenommen werden. Die Aufnahme von ***B-Vitaminen,***

THERAPEUT

- Stellen Sie Ihre Ernährung auf eine spezielle Diabetesdiät um.
- Testen Sie die Wirkung pflanzlicher Blutzuckersenker und trinken Sie blutzuckersenkenden Kräutertee.
- Reduzieren Sie Übergewicht.

Biotin, Vitamin C und ***E*** sowie ausreichend ***Chrom, Magnesium, Mangan, Zink*** und andere ***Spurenelemente*** sind für Diabetiker besonders wichtig, da sie wichtige Stoffwechselvorgänge unterstützen. Diabetiker verlieren überdurchschnittlich viele Salze mit dem Urin. Ihren Chrombedarf können Sie z.B. durch 2 bis 3 EL ***Bierhefe*** pro Tag decken.
Sport hält Ihren Körper fit, beugt → Arteriosklerose vor und verhindert Übergewicht.
Eine ***Heilfastenkur*** führt bei Diabetes Typ II zur Normalisierug des Blutzuckerspiegels und erleichtert eine dauerhafte Ernährungsumstellung.

FEINSTOFFLICHE THERAPIEN

Aromatherapie

Massagen mit ***Eukalyptus-, Geranium-, Kampfer-, Rosmarin-, Wacholder-*** und ***Zitronenöl*** wirken ausgleichend auf die Bauchspeicheldrüse.

GANZHEITLICHE ÜBUNGSMETHODEN

Yoga

Bestimmte Yoga-Übungen lenken die Energie auf die Verdauungsorgane. Die Übungen bringen ein verbessertes Körpergefühl mit sich, wodurch die Diabetesdiät leichter angenommen werden kann. Zudem tragen sie zum Stressabbau bei und senken auf diesem Wege den Blutzuckerspiegel.

PHYSIKALISCHE THERAPIEN

Sonnenbäder senken den Blutzuckerspiegel und damit den Insulinbedarf (Lichttherapie → Seite 313).

REIZ- UND REGULATIONSTHERAPIEN

Eine ***Eigenbluttherapie*** kann zu einer Verbesserung der Stoffwechselleistung beitragen.

Fieber

Fieber ist keine eigenständige Erkrankung, sondern eine sinnvolle Reaktion des Körpers auf krank machende Einflüsse. Es dient der Unterstützung des Immunsystems und fördert den Heilprozess. Während Kinder sehr schnell und oft sehr hoch fiebern, steigt die Temperatur bei den meisten Erwachsenen nur bei schwerwiegenden Infekten. Eine Senkung des Fiebers ist in der Regel nicht nötig, außer bei sehr hohen Temperaturen oder bei Risikopatienten.

WAS IST FIEBER?

Wenn der Körper gegen eine Infektion ankämpft, aber auch bei extremer körperlicher Überlastung, als Begleiterscheinung eines Hitzschlags oder als Nebenwirkung von Medikamenten kann die normale Körpertemperatur (etwa 37 °C) auf Werte bis 42 °C ansteigen. Durch die erhöhte Temperatur arbeitet das Immunsystem effektiver, die Abwehr läuft auf vollen Touren.
Für die zentrale Regulation der Körpertemperatur ist der Hypothalamus – eine Region im Zwischen-

hirn – zuständig. Im Anfangsstadium des Fiebers tritt häufig Schüttelfrost auf. Um Wärmeverlust zu vermeiden, ziehen sich bei Fieber die hautnahen Blutgefäße zusammen. Die Muskeln produzieren durch rhythmisches Zusammenziehen zusätzliche Wärme: Die Folge ist der Schüttelfrost. Sobald die gewünschte Temperaturerhöhung überschritten ist, fängt der Kranke an zu schwitzen, um die überschüssige Wärme wieder abzugeben. Fieberkranke haben einen erhöhten Flüssigkeitsbedarf: Als Richtwert kann man von einem Liter pro Tag und Grad Fieber ausgehen.

WIE ERKENNE ICH FIEBER?

Typische Symptome sind: heiße Stirn, Schüttelfrost und Gliederschmerzen. Sie fühlen sich wie zerschlagen und haben keinen Appetit. Viele Krankheiten, insbesondere Kinderkrankheiten, gehen mit Fieber einher. Der Pulsschlag erhöht sich bei Fieber um etwa 5 Schläge in der Minute pro Grad. Während Temperaturen bis 38 °C noch als erhöhte Temperatur gelten, beginnt das eigentliche Fieber ab 38,5 °C. Von hohem Fieber spricht man ab 39 °C.
Mit einem Fieberthermometer kann die Körpertemperatur im Mund, After, unter der Achsel oder im Ohr gemessen werden. Am genauesten ist allerdings die rektale Messung.

TYPISCHE SYMPTOME

- Warme bis heiße Haut
- Frieren, Schüttelfrost
- Schwitzen
- erhöhter Puls
- Gliederschmerzen
- Appetitlosigkeit
- Mattigkeit, Schwindel
- Fieberkrampf: Augenverdrehen, Muskelzucken, kurzzeitiger Bewusstseinsverlust

ARZT

Steigt das Fieber auf 40 °C und mehr, so ist es ratsam, die Temperatur zu senken, vor allem wenn das Fieber den Kreislauf zu stark belastet wie bei Säuglingen, Kleinkindern oder alten Menschen.

Die Messung im Ohr, die bei Kleinkindern gerne angewendet wird, ist dagegen mit relativ starken Schwankungen behaftet.
Bei Kindern treten vereinzelt Fieberkrämpfe auf, besonders wenn die Temperatur relativ schnell auf Werte über 39 °C ansteigt. Fieberkrämpfe verlaufen meist dramatisch, sind aber in der Regel harmlos. Die Kinder verdrehen die Augen, und der gesamte Körper wird von Muskelzuckungen erfasst. Häufig verlieren die Kinder für kurze Zeit das Bewusstsein. Nach einem Fieberkrampf sollten Sie Ihr Kind in jedem Fall von einem Arzt untersuchen lassen, um neurologische Ursachen ausschließen zu lassen.

WAS KANN DIE SCHULMEDIZIN TUN?

Die wichtigsten Maßnahmen bei Fieber sind ausreichende Flüssigkeitszufuhr und fiebersenkende Umschläge (Wadenwickel).

- Acetylsalicylsäure (nicht bei Kindern unter 12 Jahren) und Paracetamol als Tabletten oder Zäpfchen wirken fiebersenkend und schmerzlindernd. Bei Überdosierung können sie Leber und Nieren schädigen.
- Kinder, die zu Fieberkrämpfen neigen, sollten bei ansteigender Körpertemperatur fiebersenkende Mittel bekommen.
- Antibiotika bekämpfen sehr wirksam krankheitserregende Bakterien. Es gibt jedoch immer häufiger Bakterien, die gegen verschiedene Antibiotika resistent sind. Gegen Viren sind Antibiotika machtlos.

GESUNDE LEBENSFÜHRUNG

Kranke brauchen viel Schlaf und Ruhe, um wieder gesund zu werden. Bettruhe ist daher bei Fieber eine sinnvolle Maßnahme. Kleinkinder sollte man aber nicht zur Bettruhe zwingen – sie schlafen von sich aus, wenn das Fieber hoch genug ist.
Trinken Sie große Flüssigkeitsmengen, z.B. in Form von Tee; das wirkt fiebersenkend und ist bei hohen Temperaturen extrem wichtig.

THERAPEUT

- Besonders wichtig ist das Trinken großer Flüssigkeitsmengen.
- Versuchen Sie es zunächst mit Wadenwickeln – sie senken Fieber ohne Nebenwirkungen. Denn auch freiverkäufliche fiebersenkende Medikamente wie Paracetamol können bei häufiger Einnahme Leber und Nieren schädigen.

Alternative Therapien

Fieber ist ein sinnvoller Abwehrmechanismus des Organismus und sollte nur gesenkt werden, wenn der Patient sehr geschwächt ist oder wenn das Fieber mehrere Tage über 39 °C beträgt.

AYURVEDA

Ayurveda erklärt den fiebrigen Zustand damit, dass der stürmische Wind von Vata in die Flamme von Agni bläst. Dessen entfachte Hitze gelangt über die Körperkanäle vom Körperinneren zur Peripherie, der Haut. Später kommt Kapha zu Hilfe, um durch Schweißabsonderung zu kühlen und die Ausscheidung von Giften und Stoffwechselschlacken zu unterstützen. Diese Reaktion kann durch schweißtreibende Mittel unterstützt werden; hierbei bieten sich ***Gewürzabkochungen*** an. Die folgende eignet sich auch vorbeugend, z.B. wenn Sie erste Anzeichen einer nahenden Erkältung verspüren: Je 1/2 TL ***Ingwer-, Cumin-*** und ***Korianderpulver*** in 200 ml Wasser geben und auf 50 ml herunterkochen, abseihen und 2- bis 3-mal täglich in kleinen Schlucken frisch zubereitet trinken. Sie können dieses scharf-würzige Getränk mit Süßholz oder Rohrohrzucker süßen.

HOMÖOPATHIE

Häufig werden bei Fieber folgende Mittel gegeben (Hinweise zu Einnahme und Potenzen → Seite 106):

- ***Aconitum:*** Durst auf Kaltes; blasse, trockene Haut
- ***Belladonna:*** Durst auf Warmes; rote, feuchte Haut
- ***Arsenicum album:*** Schüttelfrost
- ***Bryonia:*** Abneigung gegen Bewegung und Durst auf Kaltes.

Schüßler-Salze

- ***Ferrum phosphoricum D12:*** im Anfangsstadium der Infektion bei Fieber unter 39 °C
- ***Kalium phosphoricum D6:*** bei Fieber über 39 °C.

PHYTOTHERAPIE

Die klassischen Mittel bei herannahendem Fieber sind wärmende ***Lindenblüten-*** oder ***Holunderblütentees.*** Bei hohem Fieber hilft ein Tee aus ***Mädesüßblüten***, der Salicylsäure enthält. Er senkt das Fieber und verscheucht die Gliederschmerzen. Extrakte aus Sonnenhutblättern und -wurzeln ***(Echinacea)*** sowie Wurzelextrakte aus ***Gelbwurz*** und ***Ingwer*** unterstützen das Immunsystem und helfen so bei der Infektionsbekämpfung.

ERNÄHRUNGSTHERAPIE

Fieberkranke haben oft keinen Appetit. ***Orangen-*** oder ***Zitronensaft mit Honig*** sorgen in der akuten Phase für die Zufuhr wichtiger Vitamine. Wenn das Fieber gesunken ist, ist eine Kost mit viel ***Obst*** und ***Gemüse, Knoblauch*** sowie ***Möhren-*** und ***Rote-Beete-Saft*** zu empfehlen.

FEINSTOFFLICHE THERAPIEN

Aromatherapie

Pfefferminzöl auf kalten Kompressen wirkt fiebersenkend. Ein lauwarmes Bad mit einigen Tropfen ***Myrrhe-, Pinien-*** und/oder verdünntem ***Teebaumöl*** senkt ebenfalls das Fieber und lindert gleichzeitig die Gliederschmerzen.

PHYSIKALISCHE THERAPIEN

Kühlende ***Wadenwickel*** und kalte ***Kompressen*** auf der Stirn können hohes Fieber senken.

Gicht

Früher galt Gicht als Krankheit der Reichen und der Schlemmer, denn nur diese konnten es sich leisten, jeden Tag Fleisch zu essen. Mittlerweile neigen hierzulande rund 20 % der Männer und 3 % der Frauen zu einem erhöhten Harnsäurespiegel, dem Auslöser für die Gicht. Wenn zu wenig Harnsäure über die Niere ausgeschieden oder zu viel mit der Nahrung aufgenommen wird, kommt es zu einem äußerst schmerzhaften Gichtanfall in den Gelenken.

WAS IST GICHT?

Wenn Sie regelmäßig Fleisch und Wurst essen und dazu gerne ein Bier oder andere alkoholische Getränke zu sich nehmen, steigt Ihr Harnsäurespiegel im Blut an. Der Normalwert beträgt bei Frauen maximal 5,5 mg/dl, bei Männern bis zu 6,4 mg/dl. Bei entsprechender Veranlagung scheidet die Niere die Harnsäure nicht in ausreichender Menge aus, oder der Purinstoffwechsel ist gestört. Ab einem Harnsäurespiegel von 9 mg/dl fallen Harnsäurekristalle aus und lagern sich unter anderem in den Gelenken ab, wo sie eine schmerzhafte Entzündung hervorrufen. 85 % der Betroffenen sind Männer, Frauen sind bis zu den Wechseljahren vor Gicht weitgehend sicher, während bei den Männern der erste Gichtanfall meist zwischen 40 und 60 Jahren auftritt. Zu den Risikofaktoren, die eine akute Gicht begünstigen, zählen Übergewicht, Diabetes mellitus, erhöhte Blutfettwerte und Bluthochdruck.

TYPISCHE SYMPTOME

- Schmerzende Gelenke
- Nierensteine
- Gichtknoten (Tophi) an Knochen, Sehnen und in der Haut, vor allem am Ohr

WIE ERKENNE ICH GICHT?

Ein akuter Gichtanfall tritt meist über Nacht auf, häufig nach einem üppigen Festmahl, bei dem reichlich Alkohol gereicht wurde. Betroffen ist in der Regel das Großzehengrundgelenk (Podagra), seltener Fuß-, Knie-, Hand- oder Ellenbogengelenke. Durch die Ablagerung der Harnsäurekristalle in den Gelenken kommt es zu einer äußerst schmerzhaften Entzündung – selbst das Berühren der Bettdecke ist unerträglich. Gichtanfälle dauern einige Tage bis Wochen und klingen dann wieder ab. Bei entsprechender Disposition kehren sie jedoch immer öfter wieder, falls die Betroffenen ihre Ernährung nicht umstellen. In diesem Fall wird die Gicht nach 5 bis 15 Jahren chronisch.

ARZT

- Stellen Sie vor allem Ihre Ernährung und Ihre Lebensgewohnheiten um!
- Vermeiden Sie häufigen Fleischkonsum und Alkohol.

In der Niere kommt es durch Harnsäureablagerungen zu Nierensteinen, deren Ausscheidung mit dem Harn extrem schmerzhaft sein kann. Zusätzlich können an Knochen und Sehnen sowie in der Haut Gichtknoten auftreten.

WAS KANN DIE SCHULMEDIZIN TUN?

- Bei einem akuten Gichtanfall wird der Arzt Ihnen das pflanzliche Gift Kolchizin verabreichen, das die Entzündung lindert.
- Bei lang andauernden Anfällen werden NSAR (nichtsteroidale Antirheumatika) oder in schlimmen Fällen Kortison eingesetzt.
- Bei chronischer Gicht lässt sich der Harnsäurespiegel durch Medikamente regulieren, die die Harnsäureausscheidung fördern.
- Harnsäuresteine in der Niere können medikamentös aufgelöst werden oder mit Hilfe des Ultraschalls geortet und anschließend zertrümmert werden.

GESUNDE LEBENSFÜHRUNG

Durch eine ***Gewichtsreduktion*** kann der Harnsäurespiegel entscheidend gesenkt werden. Bei einem akuten Anfall sollten Sie kräftige, schnelle Bewegungen vermeiden. Dagegen sind langsame ***Dehnungsübungen*** und ***Schwimmen*** sehr zu empfehlen. Insgesamt ist es wichtig, sich regelmäßig zu bewegen, damit die Gifte schneller abgebaut und aus dem Körper ausgeschieden werden können.

Alternative Therapien

Mit einer Ernährungsumstellung kann die Gicht gelindert und sogar besiegt werden. Zur Schmerzlinderung bietet die alternative Medizin eine Reihe von effektiven Möglichkeiten.

AYURVEDA

Aus ayurvedischer Sicht sind Schmerzen primär eine Vata-Erscheinung, denn Vata regelt die Reizleitung in den Nerven. Schmerzen entstehen, wenn Vata in seinem Bewegungsfluss auf ein Hindernis stößt. Bei akutentzündlichen Gelenkerkrankungen sind allerdings auch Pitta und Ama beteiligt. Giftausleitende Maßnahmen wie ***Fasten, Flüssigkeitstage***, spezielle Präparate (vor allem Weihrauchpräparate) oder ***Panchakarma*** sind hier angezeigt.

HOMÖOPATHIE

Acidum formicicum kann in homöopathischen Dosen in die Akupunkturpunkte gespritzt werden, was entscheidend zur Linderung der Beschwerden beiträgt. Die klassische Homöopathie setzt bei akuter Gicht unter anderem folgende Mittel ein (Hinweise zu Einnahme und Potenzen → Seite 106):

- ***Acidum benzoicum:*** rheumatoide Schmerzen in Knien, Achillessehnen, Fingern und Zehenballen, dunkler Urin
- ***Acidum lactium:*** Schmerzen in Muskeln und Gelenken, die durch Bewegung schlimmer werden
- ***Berberis vulgaris:*** Glieder- und Gelenkschmerzen sowie Mattigkeit, Schmerzen unter den Fingernägeln und in der Ferse
- ***Juniperus communis:*** ernährungsbedingter Befall der kleinen Gelenke, Wärme und Bewegung bessern die Beschwerden
- ***Apis:*** stechende Gelenk- und Muskelschmerzen, die sich durch Kälte und Bewegung bessern.

PHYTOTHERAPIE

Das Mittel der Wahl bei akuter Gicht ist die ***Herbstzeitlose*** (Colchicum). Da sie sehr giftig ist, gibt es den Extrakt erst ab der D4 zu kaufen. In höheren

RATIONALE PHYTOTHERAPIE

HEILPFLANZEN MIT BELEGTER WIRKSAMKEIT

- Herbstzeitlose , als Tropfen oder Tabletten verschreibbar, enthält Colchicin, welches die Kettenreaktion des akuten Gichtanfalls unterbricht und daher, wissenschaftlich belegt, rasch und effektiv wirkt.

Konzentrationen ist Colchicum verschreibungspflichtig. Mit den Samen der ***Mariendistel*** und mit ***Löwenzahn*** können Sie Ihre Leber unterstützen. ***Blaubeeren*** und ***Wacholderbeeren*** reduzieren die Harnsäurewerte im Blut und beugen einer Gewebszerstörung vor. Extrakte aus ***Kiefernrinde*** und ***Traubenkernen*** wirken unter anderem entzündungshemmend. Auch die im Curry enthaltene ***Gelbwurz*** hemmt Entzündungen. Extrakte der ***Brennnesselwurzel*** oder ***Brennnesselblättertee*** sowie ***Selleriesamen*** steigern die Harnsäureausscheidung der Nieren.

TRADITIONELLE CHINESISCHE MEDIZIN

Aus Sicht der chinesischen Medizin begünstigen Schleimansammlung, Feuchtigkeit und Hitze eine Entzündung der Gelenke. Eine ***Akupunktur*** des Milz-Pankreas-Meridians schafft Erleichterung bei andauernden Schmerzen.

ERNÄHRUNGSTHERAPIE

Eine purinarme Ernährung beugt Gicht vor: Verzichten Sie auf übermäßigen Fleisch- und Wurstkonsum sowie auf Anchovis, Fischrogen und Innereien. Essen Sie nur wenig Spargel und Hülsenfrüchte. Außerdem sollten Sie den Genuss von Bier und anderen alkoholischen Getränken einschränken. Trinken Sie stattdessen viel Wasser mit geringem Mineralstoffgehalt, um Ihre Harnsäurewerte im Blut zu reduzieren. Roher ***Apfel*** und ***Gurkensaft*** oder auch ***Kohletabletten*** können die Schwere und Häufigkeit der Gichtanfälle vermindern. Eine Alkalisierung des Harns durch spezielle ***Mineraltabletten***, z.B. Kaliumcitrat, begünstigt die Ausscheidung von Harnsäure.

FEINSTOFFLICHE THERAPIEN

Bach-Blütentherapie

Beech, ***Holly*** und ***Vervain*** lindern Ungeduld, Ärger und Anspannung, die einen Gichtanfall begünstigen können.

Aromatherapie

Schmerzlindernd wirkt das Einreiben der entzündeten Gelenke mit ***Lavendel***- und ***Weihrauchöl***. ***Kiefern-***, ***Rosmarin***- und ***Wacholderöl*** als Badezusatz regen den Kreislauf an und nehmen ebenfalls die Schmerzen.

PHYSIKALISCHE THERAPIEN

Eispackungen und ***kalte Umschläge*** können bei einem Gichtanfall die Gelenkschmerzen reduzieren. ***Saunagänge, Moorpackungen, Kneippgänge, heiße Umschläge*** oder ***Bäder mit Heublumen*** sind ebenfalls hilfreich. Ein Besuch im ***Solarium*** mag auch vorteilhaft sein, da UV-Bestrahlung die Harnsäureausscheidung fördert. Sehr zu empfehlen ist auch eine ***Trink- und Badekur***.

REIZ- UND REGULATIONSTHERAPIEN

Eine ***Blutegeltherapie*** oder kleine ***Aderlässe*** wirken entschlackend und senken den Harnsäurespiegel. Auch eine ***Eigenbluttherapie*** oder eine ***Eigenharntherapie*** kann zur Verbesserung des Harnsäurestoffwechsels führen.

THERAPEUT

- Ernähren Sie sich bewusst fleischarm.
- Verzichten Sie komplett auf Alkohol.
- Bei einem Gichtanfall lindern kühlende Umschläge die Schmerzen.

HIV und AIDS

Wenn das Immunsystem zusammenbricht, sind lebensbedrohliche Störungen vorprogrammiert. Innerhalb kürzester Zeit hat sich AIDS zu einer globalen Seuche entwickelt, die besonders in Afrika bedrohliche Ausmaße angenommen hat. Dabei ist der AIDS-Erreger, das HI-Virus, erst seit Anfang der 80er Jahre bekannt. In Deutschland leben derzeit etwa 50000 Menschen mit HIV, trotz großangelegter Aufklärungskampagnen.

WAS SIND HIV UND AIDS?

AIDS steht für »Aquired Immunodeficiency Syndrome« (erworbenes Immundefizienz-Syndrom). Diese Krankheit wird durch das »Human Immunodeficiency Virus«, kurz HIV, verursacht, das bestimmte Zellen des Immunsystems, die T-Helferzellen, angreift. Diese Zellen gehören zu den weißen Blutkörperchen und haben eine zentrale Funktion in der Immunabwehr. Wird eine T-Helferzelle vom HI-Virus angegriffen, so integriert das Virus sein Erbgut in das der Wirtszelle und zwingt diese dazu, viele neue Viren zu produzieren und diese anschließend ins Blut abzugeben. Dabei wird die Wirtszelle so geschädigt, dass sie stirbt. Die freigesetzten Viren greifen weitere T-Helferzellen an, so dass das Immunsystem zunehmend schwächer wird. Zwar bekämpft die körpereigene Abwehr die Viren mit Antikörpern, kann sie aber nie vollständig vernichten.

TYPISCHE SYMPTOME

- Grippeähnliche Beschwerden
- Infektionen mit Pilzen, Bakterien und Viren
- geschwollene Lymphknoten
- Lungenentzündung
- Durchfall, Abmagerung
- Hautausschläge

WIE ERKENNE ICH HIV UND AIDS?

Hinterfragen Sie beim Sex, ob Ihr Partner HIV-positiv sein könnte? HIV wird vor allem durch sexuellen Kontakt, aber auch durch HIV-haltiges Blut bei der Geburt übertragen. Die zunächst auftretenden grippeähnlichen Beschwerden werden meist nicht mit HIV in Verbindung gebracht. In der Folgezeit nimmt die Anzahl der T-Helferzellen immer weiter ab, ohne dass der Betroffene etwas davon merkt. Erst wenn das Immunsystem stark geschädigt ist, treten sogenannte opportunistische Infektionen auf, die normalerweise problemlos abgewehrt werden könnten: Pilz-, Bakterien- und Virusinfektionen wie z.B. Speiseröhrenpilz, Herpes im Analbereich, Hautausschläge, Durchfall sowie Atemwegserkrankungen – bis zur chronischen Lungenentzündung. Dazu kommen neurologische Beschwerden wie Vergesslichkeit, Depression und Krampfanfälle.

Die Diagnose wird nach einer Blutuntersuchung erstellt. Dabei können frühestens drei Monate nach einer Infektion Antikörper gegen HIV im Blut nachgewiesen werden.

WAS KANN DIE SCHULMEDIZIN TUN?

Wer einmal infiziert ist, der wird es nach jetzigem Wissensstand sein Leben lang bleiben. Durch eine moderne Kombinationsbehandlung kann die Lebenserwartung allerdings verlängert werden.

- Die Schulmedizin verordnet Reverse-Transkriptase- und Proteasehemmer, um HIV in seiner Vermehrung einzuschränken.
- Relativ neu ist ein Fusionshemmer, der das Verschmelzen des Virus mit einer neuen Wirtszelle verhindern soll.

Durch die Behandlung mit mehreren dieser Präparate kommt es zu vielfältigen Nebenwirkungen, insbesondere zu einem ausgemergelten Aussehen durch Schwund des Unterhautfettgewebes sowie zu Fettansammlungen in Bauch und Nacken, Brustvergrößerung, Hauttrockenheit, Haarausfall, → Impotenz, → menstruellen Beschwerden, → Osteoporose, → Diabetes mellitus, → Fettleber und → Herz-Kreislauf-Problemen. Häufig werden HI-Viren resistent gegen den einen oder anderen Wirkstoff.

GESUNDE LEBENSFÜHRUNG

Ausreichender Schlaf und Stressvermeidung schonen das ohnehin geschwächte Immunsystem, genauso wie sorgfältige Hygiene und das Vermeiden unnötiger Infektionen durch Ansteckung. Sport ist ebenfalls wichtig, um den ganzen Körper fit zu halten – auch das Immunsystem profitiert von der Bewegung. Um Giftstoffe auszuscheiden, sollten Sie reichlich trinken. Entscheidend ist auch eine positive Lebenseinstellung, um mit dieser schweren Krankheit und deren Prognose besser fertig zu werden. Außerdem trägt eine gesunde Psyche zur Stärkung des Immunsystems bei.

ARZT

- **Zögern Sie nicht, im Zweifelsfall einen AIDS-Test machen zu lassen. Die Diagnose HIV-positiv ist kein Todesurteil mehr – je frühzeitiger HIV erkannt und behandelt wird, desto besser sind die Therapieaussichten.**

Alternative Therapien

Obwohl eine Heilung von einer HIV-Infektion derzeit nicht möglich ist, bietet die alternative Medizin viele Ansätze zur Linderung der Beschwerden.

AYURVEDA

Shilajit, eine Asphaltausschwitzung bestimmter Steine aus dem Himalaya, stärkt das Immunsystem. Hinter allen Schwächungen der Abwehr steckt ein Mangel an Ojas (sprich oh-tschass), der höchsten Lebenskraft. Ojas steigt immer dann, wenn wir schöne Dinge tun oder sehen, uns wohl fühlen und unserem spirituellen Pfad folgen und eine Ernährung mit frischen Lebensmitteln bevorzugen. Bestimmte Heilkräuter unterstützen den Aufbau von Ojas: ***Shativari, Guduchi, Ashvagandha, Kapikacchu*** und ***Chyavanprash. Jasmin*** und ***Guduchi*** wirken Infektionen entgegen. ***Milch, Sesamöl, Mandeln, Joghurt*** und ***Ghee*** bauen ebenfalls Ojas auf. ***Ganzkörperölmassagen*** und der ***Stirnölguss*** helfen bei der Entspannung.

HOMÖOPATHIE

Neben einer konstitutionellen Therapie können akute Mittel zur Linderung der Einzelbeschwerden wie → Übelkeit und → Durchfall eingesetzt werden, die in den entsprechenden Kapiteln beschrieben werden.

PHYTOTHERAPIE

Studien belegen, dass ***Johanniskraut*** eine antivirale Wirkung zeigt. Zur Behandlung von AIDS müssen Sie allerdings Dosierungen verwenden, die über die normalen Empfehlungen hinausgehen. Sie sollten eine solche Behandlung nicht ohne einen Arzt durchführen.

Begleitend zu einer medikamentösen AIDS-Therapie, sollten Sie Ihre Leber unterstützen, damit sie ihrer Entgiftungsfunktion nachkommen kann. Dazu ist ein Präparat aus ***Mariendistel*** oder ***Artischockenblättern*** zu empfehlen. Ausleitende Tees mit ***Löwenzahnwurzel*** und ***Birkenblättern*** tragen ebenso zur Entgiftung bei.

Verzichten Sie auf die Einnahme von Immunstimulanzien wie Echinacea, da diese die Vermehrung der T-Zellen anregen und damit den Viren mehr Vermehrungspotential bieten.

TRADITIONELLE CHINESISCHE MEDIZIN

In der TCM gibt es kein Krankheitsbild, das AIDS entspricht. Je nach den verschiedenen Symptomen können Leere- oder Fülle-Syndrome diagnostiziert werden, die individuell behandelt werden müssten. ***Astragalus*** (Huang Qi) unterstützt das Immunsystem, indem es die Produktion von Interferonen anregt. Die Kräuter ***Tragant*** und ***Ginseng*** stärken die Konstitution. ***Akupunktur*** oder ***Akupressur*** bestimmter Punkte stärkt das Immunsystem und verbessert den Qi-Fluss. Durch Akupressur auf Magen- und Milzmeridiane kann der Betroffene in eigener Regie → Durchfall und → Magenschleimhautentzündung (Gastritis) lindern (Akupressurpunkte → Seite 191).

ENTSPANNUNG UND MEDITATION

Stress belastet das Immunsystem. Verschiedene Techniken des Stressabbaus wie ***Autogenes Training, Meditation*** oder ***Kontemplation*** sind daher gut geeignet, um das Immunsystem von AIDS-Patienten zu unterstützen.

ERNÄHRUNGSTHERAPIE

Es ist wichtig, bei einem geschwächten Immunsystem auf leichte ***Vollwerternährung*** zu achten. Zu empfehlen ist die Einnahme von ***Acidophilusbakterien*** zum Erhalt einer gesunden Darmflora und damit zur Abwehr von Infektionen. AIDS-Patienten haben einen erhöhten Bedarf an B-Vitaminen, den Sie mit einem Komplexpräparat decken können. Seien Sie zurückhaltend mit Koffein und Alkohol, da beide das Immunsystem schwächen.

FEINSTOFFLICHE THERAPIEN

Bach-Blütentherapie

- ***Star of Bethlehem, Rock Rose, Aspen*** und ***Mimulus*** helfen bei Ängsten
- ***Mustard*** lindert Depression
- ***Olive*** hilft bei Müdigkeit.

Aromatherapie

Eine Massage mit antiviralen Ölen wie ***Eukalyptus-, Thymian-*** und verdünntes ***Teebaumöl*** stärkt das Immunsystem. Die Öle von ***Bergamotte, Lavendel*** und ***Ylang-Ylang*** wirken stimmungsaufhellend.

THERAPEUT

- Wichtig sind vor allem eine positive Lebenseinstellung und die Vermeidung von Stress.
- Achten Sie auf gesunde Ernährung und sorgfältige Hygiene.
- Vermeiden Sie ungeschützten Intimkontakt.

GANZHEITLICHE ÜBUNGSMETHODEN

Eine ***tiefe Atmung*** erhöht die Durchblutung und regt auf diese Weise das Immunsystem an. Der freie Fluss von Qi kann mit ***Tai Ji Quan*** und ***Qi Gong*** trainiert werden, auch dadurch wird das Immunsystem gestärkt. ***Yoga-Übungen*** sind ebenfalls sinnvoll, um Ruhe und neue Kraft zu finden.

MANUELLE THERAPIEN

Massagen

Neben einer muskelentspannenden, verdauungs- und durchblutungsfördernden Wirkung haben Massagen wie die ***Shiatsu-Massage*** auch einen positiven psychologischen Effekt: Durch Berührung und Zuwendung werden Ängste abgebaut – der Geist kann entspannen.

PSYCHOTHERAPIE

Besonders wichtig bei einer so schweren Krankheit ist eine ***psychologische Betreuung und Beratung.*** Auch ***Selbsthilfegruppen*** können dazu beitragen, eine positive Lebenseinstellung und die Konzentration auf wichtige Lebensziele zu erreichen.

Infektanfälligkeit

Ein geschwächtes Immunsystem kann im Zusammenhang mit verschiedenen Erkrankungen auftreten. Unsere moderne Lebensführung – stressig, ungesund und bewegungsarm – stellt das Immunsystem vor eine harte Belastungsprobe. Bei feuchtnassem Herbst- und Winterwetter erhöht sich auch das Ansteckungsrisiko, besonders für Erkältungskrankheiten und Grippe. Nicht umsonst werden Grippeimpfungen vorbeugend für die kalte Jahreszeit verabreicht.

WAS IST EINE ERHÖHTE INFEKTANFÄLLIGKEIT?

Unausgewogene Ernährung, Bewegungsmangel, Stress, zu dünne Kleidung, zu wenig Schlaf und Erholung, Belastung mit Umweltgiften – dies alles sind Symptome unseres modernen Lebens. Kein Wunder, dass auch das Immunsystem leidet. In überfüllten Bussen und Bahnen fängt man sich auch schnell entsprechende Viren ein, und schon hat man ihn – den Schnupfen. Ein anfälliges Immunsystem kann aber auch interne Gefahren schlechter abwehren: Das Krebsrisiko steigt. Ein erhöhtes Risiko, an Infektionen zu erkranken, haben vor allem alte, kranke, bettlägerige Menschen. Aber auch Säuglinge und Kleinkinder erkranken häufiger an Infekten, da ihr Immunsystem noch nicht vollständig ausgebildet ist.

Wenn Sie an Atemwegsallergien (→ Allergien) leiden, kann auch schnell eine Sekundärinfektion hinzukommen. Jede Verletzung oder Operation bedeutet ebenfalls eine erhöhte Infektionsgefahr – früher starben Menschen in Lazaretten und Krankenhäusern reihenweise auf Grund mangelnder Hygiene an Folgeinfektionen wie Wundbrand. Heute dagegen fördert eine verstärkte Hygiene das massenhafte Auftreten resistenter Krankenhauskeime, die vor allem für immunschwache Menschen eine enorme Bedrohung darstellen.

TYPISCHE SYMPTOME

- Häufige Erkältungen
- Müdigkeit, Abgeschlagenheit

WIE ERKENNE ICH EINE ERHÖHTE INFEKTANFÄLLIGKEIT?

Wenn Sie sich eine Erkältung nach der anderen einfangen, keine Grippewelle auslassen und sich auch sonst müde und ausgelaugt fühlen, leiden Sie an einer erhöhten Infektanfälligkeit.

WAS KANN DIE SCHULMEDIZIN TUN?

Die regelmäßige Einnahme von Vitamin- und Mineralstoffpräparaten bietet einen gewissen Schutz vor Infektionen.

GESUNDE LEBENSFÜHRUNG

Ausreichender Schlaf und Stressvermeidung schonen das geschwächte Immunsystem, genauso wie das Vermeiden unnötiger Infektionen durch Ansteckung. In gewissem Maße gilt jedoch der Grundsatz »Dreck ist gesund«. Insbesondere bei Kindern ist der wohldosierte Kontakt mit harmlosen Mikroorganismen wichtig, um das Immunsystem zu schulen. Wenn Ihr Kleinkind hin und wieder Erde und Sand kostet, kann sich dies auch positiv auswirken (vorausgesetzt, es handelt sich dabei nicht um eine Katzentoilette). Auch der intime Kontakt mit einem Partner stimuliert durch den Austausch vieler Milliarden Keime das Immunsystem. Sport ist wichtig, um den Körper fit und gesund zu halten: Auch die Abwehr profitiert von der Bewegung.

Alternative Therapien

Es gibt jede Menge alternativer Mittel und Methoden, um die körperliche Leistungsfähigkeit und Resistenz gegen Infektionen zu erhöhen.

AYURVEDA

Hilfreich sind immunsteigernde Heilmittel. Allen voran ***Shilajit***, eine Asphaltausschwitzung von Steinen aus dem Himalaya. Hinter allen Schwächungen des Immunsystems steckt ein Mangel an der höchsten Lebenskraft Ojas (sprich oh-tschass). Ojas steigt immer dann, wenn wir schöne Dinge tun oder sehen, uns wohl fühlen und unserem spirituellen Pfad folgen bzw. wenn wir uns gesund ernähren. Heilkräuter, die den Aufbau von Ojas fördern, sind ***Shativari, Guduchi, Ashvagandha, Kapikacchu*** und ***Chyavanprash***. ***Jasmin*** und ***Guduchi*** wirken Infektionen entgegen. ***Ghee*** wirkt als Radikalfänger und unterstützt dadurch das Immunsystem. ***Ganzkörperölmassagen*** und der ***Stirnölguss*** helfen bei der Entspannung.

HOMÖOPATHIE

Bei Immunschwäche ist eine konstitutionelle Therapie nötig. Akutmittel sind hier wenig hilfreich. Im Einzelfall können Sie bei den unterschiedlichen Beschwerden nachlesen.

PHYTOTHERAPIE

Verschiedene Arten des Sonnenhuts (Echinacea) zeigen eine abwehrstärkende Wirkung: Zur Vorbeugung von Erkältungen ist die Anwendung des gut untersuchten ***Blassfarbenen Sonnenhuts*** (E. pallida) oder des ***Purpursonnenhuts*** (E. purpurea) zu empfehlen. Generell sollten Sie diese Präparate in Form von Lutschtabletten oder Tropfen und nicht als Tabletten einnehmen, da der Kontakt des Arzneimittels mit dem lymphatischen Rachenring bereits zu einer immunsteigernden Wirkung führt. Auch die regelmäßige Einnahme von Extrakten aus ***Taigawurzel*** (Eleutherococcus) oder ***Kapland-Pelargonie*** (Umckaloabo) kann Sie erkältungsfrei über den Winter bringen.

Alle immunstimulierenden Mittel sollten nicht länger als 4 Wochen eingenommen werden, ohne mit einem Arzt darüber zu sprechen.

TRADITIONELLE CHINESISCHE MEDIZIN

In der TCM wird Abwehrschwäche auf eine Schwächung des Lungen-Qi zurückgeführt, das durch ***Akupunktur*** gestärkt werden kann. Die Kräuter

RATIONALE PHYTOTHERAPIE

HEILPFLANZEN MIT BELEGTER WIRKSAMKEIT

- Taigawurzel als Tropfen, Dragees und Tabletten mit hoch konzentrierten Extrakten stärkt – durch Studien erwiesen – das Immunsystem und die Leistungsfähigkeit.
- Kapland-Pelargonie (Umckaloabo) wirkt abwehrsteigernd und keimtötend und beugt daher bakteriellen Infektionen vor.
- Echinaceapräparate (Sonnenhut) sind in vielen Studien untersucht worden und steigern die Abwehrkräfte des Körpers.
- Thuja in Kombination mit Echinacea (Sonnenhut) und Färberhülsenwurzel ist bei akuten viralen Atemwegsinfekten von großem therapeutischen Nutzen.
- Wasserhanf (Wasserdost) wirkt besonders gegen Fieber, Husten, Heiserkeit und Gliederschmerzen und ist (als Kombinationspräparat u.a. mit Echinacea) ein klinisch geprüftes Mittel.

THERAPEUT

- Vermeiden Sie Stress.
- Sorgen Sie für ausreichenden Schlaf.
- Ernähren Sie sich gesund.

Tragant und ***Ginseng*** stärken die Konstitution. Die Wurzel der ***Weißen Pfingstrose*** verbessert das Blutbild und stärkt den Kreislauf. Durch die ***chinesische Angelika*** wird die Bildung weißer Blutkörperchen angeregt.

ENTSPANNUNG UND MEDITATION

Stress belastet das Immunsystem. Verschiedene Techniken des Stressabbaus wie ***Autogenes Training***, ***Meditation*** oder ***Kontemplation*** unterstützen das Immunsystem.

ERNÄHRUNGSTHERAPIE

Bei einem geschwächten Immunsystem ist eine gesunde, ***vollwertige Ernährung*** besonders wichtig. Um Ihr Immunsystem zu stärken, sollten Sie zusätzlich ***Zink*** (50 mg pro Tag) und ***Vitamin C*** (200 bis 500 mg pro Tag) einnehmen. Essen Sie jeden Tag einen ***probiotischen Joghurt***, das tut Ihrer Darmflora gut und stärkt dadurch Ihr Abwehrsystem. Das von Bienen hergestellte ***Propolis*** (Wabenkitt) hat eine antibakterielle und antivirale Wirkung und ist daher sehr zu empfehlen. Eine Heilfastenkur kann ebenfalls Ihr Immunsystem fit machen. Meiden Sie Koffein und Alkohol, beides schwächt das Immunsystem.

GANZHEITLICHE ÜBUNGSMETHODEN

Eine tiefe Atmung erhöht die Durchblutung und regt auf diese Weise das Immunsystem an. Den freien Fluss von Qi können Sie mit ***Tai Ji Quan*** und ***Qi Gong*** trainieren. Auch dadurch wird die körpereigene Abwehr gestärkt. ***Yoga-Übungen*** sind ebenfalls sinnvoll, um Körper und Geist Ruhe und Kraft zu geben.

REIZ- UND REGULATIONSTHERAPIEN

Eine ***Colon-Hydro-Therapie*** reinigt den Darm und unterstützt die natürliche Darmflora. Eine gesunde Darmflora ist eine Voraussetzung für ein gut funktionierendes Abwehrsystem (→ gestörte Darmflora). Eine ***Eigenbluttherapie*** trägt ebenfalls zur Stärkung der Abwehrkräfte bei.

Schilddrüsenerkrankungen

Schilddrüsenunterfunktion ist eine Volkskrankheit: Jeder dritte Deutsche ist von einer Struma, auch Kropf genannt, betroffen, die primär durch eine Jodverwertungsstörung oder auch durch einen Jodmangel ausgelöst wird. In dieser vergrößerten Schilddrüse können sich gutartige Knoten bilden, die vermehrt Schilddrüsenhormone produzieren, um den ständigen Mangel auszugleichen.

WAS SIND SCHILDDRÜSENERKRANKUNGEN?

Die Schilddrüse hat die Form eines Schmetterlings und liegt unterhalb des Kehlkopfs vor der Luftröhre. Sie ist eine wichtige Hormondrüse. Hier werden die jodhaltigen Hormone Thyroxin und Trijodthyronin gebildet. Ein Mangel an diesen beiden Hormonen führt schon im Kindesalter zu Entwicklungsstörungen. Im Gegensatz dazu beschleunigt ein Übermaß an Schilddrüsenhormonen die Stoffwechselprozesse des gesamten Körpers. Jodmangel führt zu einer Schilddrüsenunterfunktion, da nicht genügend jodhaltige Schilddrüsenhormone gebildet werden können. Der Körper versucht den Jodmangel zu kompensieren, indem sich das Schilddrüsengewebe vermehrt, die Folge ist eine Struma, umgangssprachlich Kropf genannt.

Eine angeborene Schilddrüsenunterfunktion kann in seltenen Fällen durch eine Unterentwicklung des Organs auftreten. Auch eine Schilddrüsenentzündung kann eine Verminderung der Hormonproduktion nach sich ziehen.

Vor allem ältere Menschen sind häufig von einem Jodmangel betroffen, der kompensatorisch zu einer Vergrößerung der Schilddrüse führt. Dabei können sich Knoten bilden, die ungebremst Hormone produzieren (Autonomie).

Zwischen dem 20. und 40. Lebensjahr und vor allem bei Frauen tritt manchmal eine Schilddrüsenüberfunktion auf, die auf eine Autoimmunreaktion zurückgeht. Das Ausbrechen dieser Erkrankung, auch ***Morbus Basedow*** genannt, wird vor allem von erblichen Faktoren bestimmt. In seltenen Fällen führt ein ***Schilddrüsenkarzinom*** zu einer Überproduktion von Schilddrüsenhormonen.

WIE ERKENNE ICH EINE SCHILDDRÜSENUNTERFUNKTION?

Durch Jodmangel oder eine Jodverwertungsstörung ausgelöste Schilddrüsenunterfunktion (Hypothyreose) macht sich in Form von Müdigkeit und Schwäche, Kälteempfindlichkeit, Verstopfung und Kropfbildung bemerkbar. Vor allem im Wachstumsalter kommen Kleinwuchs, verzögerte Zahnentwicklung, geistige Verlangsamung bis hin zu Intelligenzabnahme und einer verzögerten Pubertät dazu.

Eine angeborene Schilddrüsenunterfunktion führt zu schwerwiegenden geistigen und körperlichen Entwicklungsstörungen. Die Neugeborenen sind schwach, haben Untertemperatur, trockene Haut, eine verlängerte Gelbsucht, Verstopfung und Trinkschwäche. Deshalb wird im Rahmen einer Blutuntersuchung bei Neugeborenen routinemäßig getestet, ob genügend Schilddrüsenhormone vorhanden sind.

WIE ERKENNE ICH EINE SCHILDDRÜSENÜBERFUNKTION?

Bei einer Schilddrüsenüberfunktion (Hyperthyreose) läuft Ihr Körper auf Hochtouren. Neben einer Struma, die auch bei Hyperthyreose auftreten kann, sind weitere Anzeichen ein beschleunigter Puls, Nervosität, Schlafstörungen sowie feuchte Haut und Hitzewallungen. Der Appetit ist groß, trotzdem nehmen Sie nicht zu, manchmal schmerzen die Muskeln und sind zugleich schwach und träge. Die Haare fallen schneller aus als gewöhnlich, und mitunter stellen Frauen eine Störung des Monatszyklus fest. Typisch für ***Morbus Basedow*** sind gereizte, lichtempfindliche Augen, wobei die Augäpfel deutlich nach außen gewölbt sind. Sehstörungen wie

TYPISCHE SYMPTOME

HYPOTHYREOSE
- Kropf
- Müdigkeit, Schwäche, Verstopfung
- Kälteempfindlichkeit

HYPERTHYREOSE
- Kropf
- Nervosität, Schlafstörungen
- schneller Puls
- Hitzewallungen
- Gewichtsverlust trotz großem Appetit
- Muskelschmerzen und -schwäche
- gesteigerter Haarausfall
- Zyklusstörungen bei Frauen
- gereizte Augen und Doppeltsehen (bei Morbus Basedow)

Doppeltsehen können hinzukommen. Mit Hilfe einer Blutuntersuchung bestimmt der Arzt die Konzentration der Schilddrüsenhormone. Bei Morbus Basedow liegen Antikörper gegen das Schilddrüsengewebe vor. Durch Ultraschall kann der Arzt zudem die Größe und Beschaffenheit der Schilddrüse beurteilen. Er kann auch Gewebeproben entnehmen oder mit einer Szintigraphie Knötchen sichtbar machen.

WAS KANN DIE SCHULMEDIZIN TUN?

Hypothyreose

Eine ***Jodsubstitution*** sorgt für ausreichende Jodversorgung. Die fehlenden Schilddrüsenhormone werden dem Körper in Tablettenform zugeführt.

Hyperthyreose

Durch ***Thyreostatika*** wird die Produktion der Schilddrüsenhormone gehemmt. Alternativ wird radioaktives Jod eingesetzt, das sich in der Schilddrüse sammelt und das überschüssige Schilddrüsengewebe zerstört. In manchen Fällen führt dies jedoch zu einer Unterfunktion. Auch kann ein Teil der Schilddrüse operativ entfernt werden, was jedoch nicht ohne Risiko ist.

GESUNDE LEBENSFÜHRUNG

Treiben Sie regelmäßig ***Sport***, um Ihren Stoffwechsel zu stabilisieren. Besonders günstig sind Wandern und Schwimmen.

Alternative Therapien

Bis zu einem gewissen Stadium kann die Funktion der Schilddrüse mit Hilfe alternativer Methoden sanft, aber effektiv beeinflusst werden. Das gilt ganz besonders für die klassische Homöopathie und die Psychotherapie – allerdings nur, so lange die Schilddrüse noch arbeitet.

AYURVEDA

Aus ayurvedischer Sicht handelt es sich bei Schilddrüsenerkrankungen nicht ausschließlich um eine Hormonstörung, sondern um eine umfassende Entgleisung grundlegender körperlicher und psychischer Regelmechanismen. Bei der Hyperthyreose sind Vata und Pitta übermäßig angeregt, bei der Hypothyreose herrscht ein gestörtes Kapha vor.
Die richtige Therapie auf der Basis einer ganzheitlichen Diagnostik eines Ayurveda-Therapeuten kann die Krankheitsbilder entscheidend verbessern oder die schulmedizinische Behandlung wirkungsvoll unterstützen.

HOMÖOPATHIE

Eine konstitutionelle Behandlung ist sehr zu empfehlen.

Hypothyreose

Fucus D1 und ***Spongia D2*** oder ***D3*** gleichen den Jodmangel aus. Beide Mittel sind bei einem Jodmangelkropf sinnvoll. Zusätzlich regt ***Calcarea iodata*** die Schilddrüse an.

Hyperthyreose

Jod in homöopathischen Mengen, aber auch ***Lycopus virginicus*** und ***Natrium muriaticum*** können je nach Beschwerden eingesetzt werden.

PHYTOTHERAPIE

Hypothyreose

Ein Tee aus den Wurzeln des Aronstabgewächses ***Kalmus*** wirkt drüsenanregend, appetitsteigernd und verdauungsfördernd. Ähnlich wirken auch ***Brennnessel-*** und ***Löwenzahnblätter*** sowie ***Wermut*** (Blätter und Blütenrispen) und ***Mistel*** (Kaltauszug aus den Blättern und Zweigen). Eine appetitanregende Wirkung hat auch der bittere Tee aus den Blättern und Blüten des ***Tausendgüldenkrauts. Isländisch*** und ***Irisch Moos*** sind natürliche Jodquellen, die auch als Präparate erhältlich sind. Ein Extrakt aus der ***Taigawurzel*** (sibirischer Ginseng) hilft gegen Müdigkeit und Abgeschlagenheit.

RATIONALE PHYTOTHERAPIE

HEILPFLANZEN MIT BELEGTER WIRKSAMKEIT

Bei Hypothyreose:

- Irisch und Isländisch Moos sind Meeresalgen, die besonders viel Jod enthalten.
  Auch der Meerestang Fucus ist eine ausgezeichnete Jodquelle.
- Taigawurzel enthält viel Selen, ein Element, welches neben Jod ebenfalls sehr wichtig für eine gute Schilddrüsenfunktion ist.

Bei Hyperthyreose:

- Wolfstrapp ist ein altbewährtes Mittel gegen Schilddrüsenüberfunktion. Es dämpft die Produktion der Schilddrüsenhormone.

Hyperthyreose

Ein Extrakt aus Blüten und Blättern des ***Wolfstrapps*** hemmt die Schilddrüsenfunktion und hilft daher bei leichter Schilddrüsenüberfunktion mit vegetativ-nervösen Störungen. Wenn Sie häufig an starkem Herzklopfen leiden, hilft eine Kombination aus ***Wolfstrapp, Herzgespann*** und ***Baldrian.***

TRADITIONELLE CHINESISCHE MEDIZIN

Hypothyreose

Der Mangel an Milz- und Nieren-Yang kann durch eine Erwärmung der Milz- und Nierenpunkte mittels ***Moxibustion*** erfolgen. Erwärmend wirken ***rotes Fleisch, Ingwer, Chili*** und ***Pfeffer*** sowie ***Süßholz*** und ***Ginseng.***

Hyperthyreose

Eine Hyperthyreose wird in der chinesischen Medizin als Yin-Mangel der Leber oder der Niere interpretiert. Eine Therapie umfasst Akupunktur, Schröpfen und Kräuterrezepturen zur Ausleitung von Hitze und zur Stärkung des Yin. ***Bupleurum*** und ***Dong Quai*** (auch Hsiao Yao Wan genannt) sind chinesische Mittel zur Regulation des Drüsensystems. Kühlende Speisen sind frisches ***Obst*** und ***Gemüse*** sowie ***grüner Tee*** und ***Löwenzahntee,*** mit denen das Yang gemildert wird.

ENTSPANNUNG UND MEDITATION

Hyperthyreose

Entspannungsübungen verschaffen dem zu schnellen Stoffwechsel und dem rasanten Lebenstempo immer wieder eine Ruhepause.

ERNÄHRUNGSTHERAPIE

Hypothyreose

Deutschland gilt als Jodmangelgebiet. ***Mit Jod angereichertes Speisesalz,*** regelmäßiger Verzehr von ***Meeresfisch, Meeresalgen*** oder das Einnehmen von ***Jodpräparaten*** deckt Ihren täglichen Jodbedarf von 150 bis 200 Mikrogramm. Auch ***Knoblauch*** und ***Zwiebeln*** enthalten Jod.
Essen Sie Speisen, die viele ***B-Vitamine*** enthalten, wie Vollkornbrot oder Hefetabletten.

Hyperthyreose

Bei einer Überfunktion der Schilddrüse sollten Sie kein jodiertes Speisesalz verwenden.

FEINSTOFFLICHE THERAPIEN

Aromatherapie

Geranien- oder ***Salbeiöl*** als Badezusatz oder Massageöl können die Hormonproduktion der Schilddrüse ausgleichen. ***Lavendelöl*** wirkt beruhigend und ***Rosmarinöl*** anregend.

THERAPEUT

- Die beste Vorbeugung gegen Schilddrüsenerkrankungen ist die Aufnahme von ausreichend Jod mit der täglichen Nahrung.

PHYSIKALISCHE THERAPIEN

Hypothyreose

Mehrere ***Saunagänge*** mit zwischenzeitlichen Abkühlphasen und Ruhepausen entschlacken den Körper, fördern die Verdauung und die Durchblutung. ***Kneipp-Güsse***, ***wechselwarme Waschungen*** sowie ***Fuß- und Armbäder*** mit ansteigender Temperatur sind ebenfalls günstig.

Hyperthyreose

Eine ***Balneotherapie*** mit milden Sole- und Schwefelbädern bietet sich an. Günstig wirken auch ***Luftbäder*** ohne viel Sonnenbestrahlung. Kühle ***Heilerdehalswickel*** dämpfen die Schilddrüsenaktivität durch Kälte. Waschen Sie sich jeden morgen den Oberkörper mit kaltem Wasser. Kühle ***Wadenwickel*** und ***Rumpfwickel*** entziehen dem Körper Wärme, wenn Sie sich überhitzt fühlen.

➤ ALTERNATIVE THERAPIEN ZUR BEHANDLUNG VON IMMUNSYSTEM UND STOFFWECHSEL

Die großen Heilsysteme • AYURVEDA • HOMÖOPATHIE • PHYTOTHERAPIE • TRADITIONELLE CHINESISCHE MEDIZIN eignen sich bei allen hier genannten Erkrankungen zur Vorsorge, Nachsorge und in vielen Fällen auch zur Behandlung. Darüber hinaus können Ihnen die folgenden Alternativen Therapien helfen:

Beschwerden	Entspannungstechniken	Ernährungstherapie	Feinstoffliche Therapien	Ganzheitliche Übungsmethoden	Manuelle Therapien	Physikalische Therapien	Reiz- und Regulationstherapie	Psychotherapie
Allergien		●●●	●●	●●		●	●●●	●
Diabetes	●	●●●	●	●●		●	●	
Fieber		●	●●			●●●		
Gicht		●●●	●●			●●●	●●	
HIV und AIDS	●●	●●	●	●●	●			●●
Infektanfälligkeit, erhöhte	●●	●●●		●●			●	
Schilddrüsen-überfunktion	●●	●	●●			●●		
Schilddrüsen-unterfunktion		●●●				●●		

●●● sehr gut geeignet, vielfach angewendet; ●● gut geeignet, oft angewendet; ● geeignet, gelegentlich angewendet

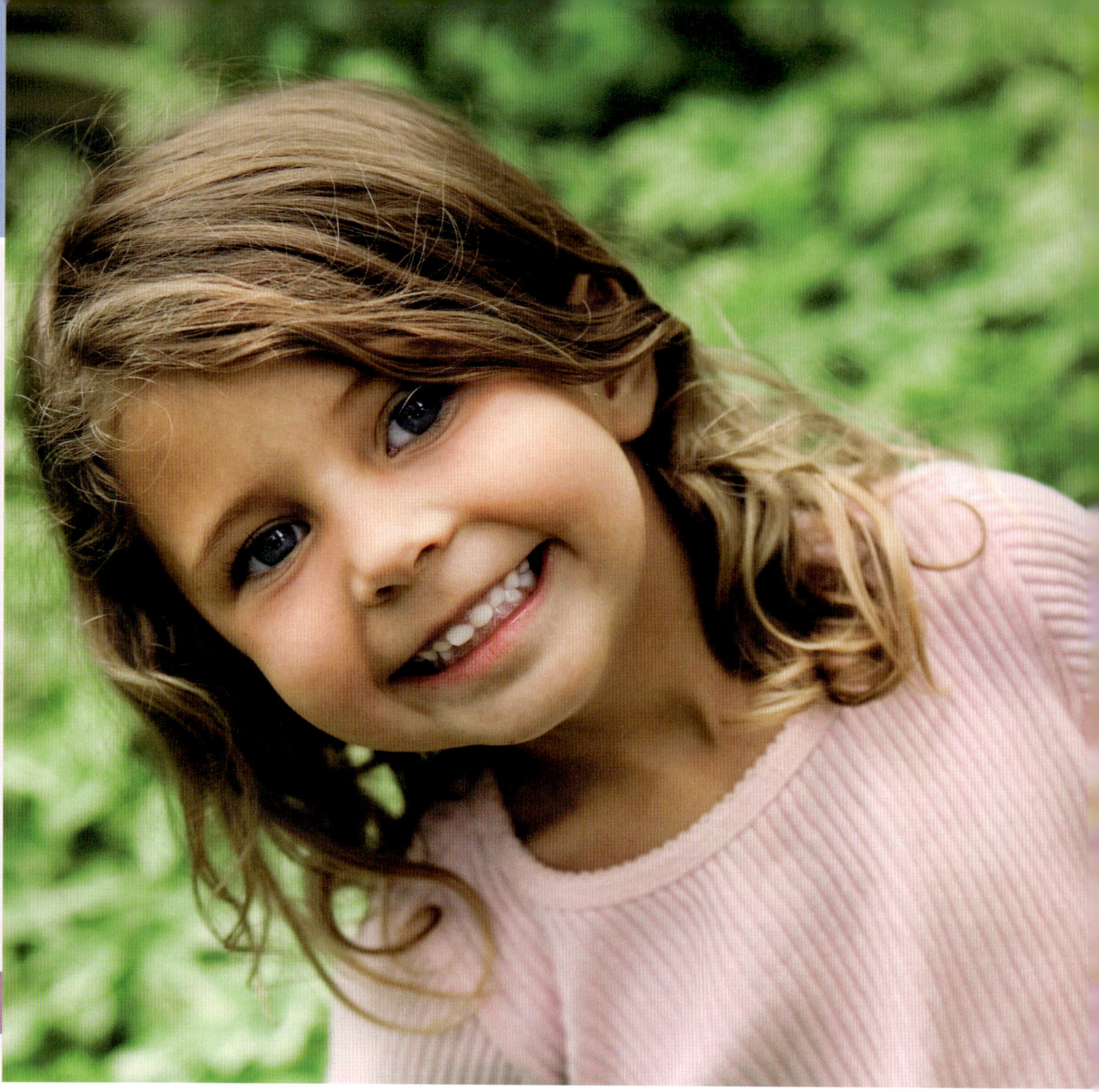

Kinderkrankheiten

Wenn ein Kind krank ist, leiden neben dem kleinen Patienten auch die Eltern mit. Die Sorge um das geliebte Kind ist für viele Eltern schwer zu ertragen. Da hilft es sehr, wenn man nicht tatenlos zusehen muss, sondern über einige wirksame Hausmittel verfügt, die dem Kind helfen, schneller wieder gesund zu werden. Besonders geeignet für die Behandlung von Kindern sind die Pflanzenheilkunde und die Homöopathie. Wichtiger als jede Therapieform ist jedoch die Fürsorge der Eltern. Von der Mutter oder dem Vater gepflegt und umsorgt zu werden ist oft heilsamer als ein starkes Medikament.

PFLEGE FÜR DAS KRANKE KIND

Solange ein Kind noch nicht sprechen kann, ist es oft schwierig, herauszufinden, was ihm fehlt. Hinzu kommt, dass viele Kinder mit Bauchschmerzen reagieren, unabhängig davon, ob sie sich den Magen verdorben haben oder einen Infekt ausbrüten. Sie als Eltern kennen Ihr Kind am besten und wissen vermutlich instinktiv, ob eine ernsthafte Erkrankung hinter dem Unwohlsein steckt oder ob Ihr Kind einfach nur unausgeglichen ist und eine Extraportion Zuwendung braucht.
Einem älteren Kind können Sie erklären, dass die Symptome der Krankheit normal sind und dass der Körper sich nach einiger Zeit erholen wird. Versuchen Sie, Ihr Kind zu motivieren, aktiv an seiner Genesung mitzuwirken, indem es im Bett bleibt, seinen Tee trinkt, Tabletten oder Tropfen einnimmt und auch andere heilsame Therapiemethoden akzeptiert.

Vertraute Nähe

Je kleiner ein Kind ist, desto wichtiger ist die liebevolle Pflege durch die Eltern. Halten Sie sich möglichst in seiner Nähe auf und geben Sie Ihrem Kind das Gefühl, dass Sie jederzeit da sind, wenn es Sie braucht. Versuchen Sie Ruhe, Gelassenheit und Optimismus auszustrahlen, das überträgt sich auf Ihr Kind und fördert den Genesungsprozess.
Lässt sich ein Krankenhausaufenthalt nicht vermeiden, ist es heutzutage üblich, dass ein Elternteil bei dem Kind in der Klinik bleibt, sofern es noch klein ist. Sie sollten diese Möglichkeit unbedingt nutzen, da die fremde Umgebung auf die meisten Kinder furchteinflößend wirkt und oft seelische Spuren hinterlässt. Die Nähe zu einer vertrauten Person gibt ihm das nötige Gefühl der Geborgenheit und Sicherheit.

WAS SIND KINDERKRANKHEITEN?

In diesem Kapitel werden Krankheiten behandelt, die vor allem im Kindesalter auftreten. Dazu gehören zum einen die typischen Infektionskrankheiten bei Kleinkindern, zum anderen sollten viele Erkrankungen bei Kindern anders therapiert werden als bei Erwachsenen, weil ihr Organismus anders auf Medikamente reagiert.

Kinder sind keine kleinen Erwachsenen

Im Kindergartenalter beginnt die Zeit der Infektionskrankheiten. Durch den engen Kontakt mit den Spielkameraden bringen die Kinder alle möglichen Infekte mit nach Hause. Dazu zählen vor allem die typischen → Kinder-Infektionskrankheiten wie Windpocken, Röteln oder Scharlach. Aus der Sicht der Naturheilkunde sind diese Krankheiten ein wichtiger Entwicklungsprozess im Leben Ihres Kindes: Sie schulen das Immunsystem und machen das Kind auf Dauer gesünder.
Leidet Ihr Kind besonders häufig an Infekten des Mund-Nasen-Raumes, kann eine Wucherung der Rachenmandeln (→ Polypen) dahinterstecken, die besonders häufig im Kindergarten- und Vorschulalter auftritt und in der Regel von selbst wieder verschwindet.
Wenn Ihr Kind in die Schule kommt, wird es mit neuen Anforderungen konfrontiert – damit treten auch andere Krankheitsbilder auf. Bewegungsarmut, zu langes Sitzen oder zu schwere, falsch getragene Schulranzen führen bei manchen Kindern zu → Haltungsschwächen.
Einigen Kindern fällt der Übergang in die Schule besonders schwer: Sie fallen durch Konzentrationsstörungen und Hyperaktivität auf. Eine mögliche Ursache ist das Aufmerksamkeitsdefizit-Hyperaktivitätssyndrom (→ ADHS).

Aufmerksamkeitsdefizit-Hyperaktivitätssyndrom (ADHS)

Für die einen Eltern ist die Diagnose ADHS zunächst ein Schock, andere mögen es als Erleichterung empfinden, dass die Schwierigkeiten ihres Kindes endlich einen Namen haben. Jedes zehnte Kind in Deutschland ist von ADHS betroffen – Sie sind mit Ihren Problemen nicht alleine! ADHS ist kein Grund zur Verzweiflung, es gibt viele Möglichkeiten, Ihrem Kind zu helfen, mit sich und der Umwelt besser zurechtzukommen. Die Naturheilkunde bietet dazu zahlreiche Ansätze.

WAS IST ADHS?

ADHS ist eine angeborene Stoffwechselstörung des Gehirns, die allerdings nur unter bestimmten Bedingungen zum Ausbruch kommt. Jungen sind fünfmal häufiger betroffen als Mädchen. Die Krankheit kann in verschiedenen Formen auftreten. Am bekanntesten ist die hyperaktive Form, bei der die Kinder zappelig und unruhig sind. ADHS kann sich aber auch, und das ist weniger bekannt, in einer ausgeprägten Unaufmerksamkeit äußern, wobei die Kinder meist still, zurückgezogen und träumerisch erscheinen.

Neben einer erblichen Veranlagung wird das Auftreten von ADHS durch bestimmte Lebensumstände begünstigt. Dazu gehören ein ungeregeltes Familienleben mit unregelmäßigen Mahlzeiten und viel Unruhe, schulische Überforderung, übermäßiges Fernsehen und stundenlange Computerspiele sowie zu wenig Bewegung. Als weitere mögliche Auslöser werden Umweltgifte und Nahrungsmittelallergien (→ Allergien) diskutiert.

WIE ERKENNE ICH ADHS?

Meist wird ADHS erstmals nach dem Eintritt in die Schule diagnostiziert – die Kinder fallen auf, weil sie sich schlecht an die Schulsituation anpassen können. Aber nicht nur Kinder leiden an der Krankheit, bei zwei Drittel der Betroffenen bleiben die Beschwerden bis zum Erwachsenenalter bestehen. Das Erscheinungsbild von ADHS verändert sich jedoch in den verschiedenen Lebensphasen:

- Säuglinge mit ADHS schreien viel (→ Schreibabys), lehnen mitunter den Körperkontakt zu den Eltern ab, leiden unter motorischer Unruhe sowie an Ess- und Schlafstörungen.
- Kleinkinder mit ADHS fallen durch ihr Sozialverhalten auf, sie sind unberechenbar und sehr trotzig. Sie schließen kaum beständige Freundschaften, bei Einzel- und Gruppenspielen entwickeln sie wenig Ausdauer. Die Kinder wirken plan- und rastlos. Sie verletzen sich leicht. Hinzu kommen manchmal Schwächen beim Hören und Sehen sowie in der Fein- oder Grobmotorik.
- Grundschulkinder mit ADHS haben große Schwierigkeiten, soziale Regeln zu akzeptieren. Sie stören den Unterricht, »rasten leicht aus« und können kaum Ordnung halten. Nicht selten bestehen Lese-, Rechtschreib- und Rechenschwächen, die sich nachteilig auf das Selbstbewusstsein dieser Kinder auswirken. Sie werden zu Außenseitern und erreichen häufig das Klassenziel nicht.
- Jugendliche mit ADHS verweigern jegliche Leistung und entsprechen den »Null-Bock-Typen«. Ihr Verhalten ist aggressiv und unaufmerksam. Daraus resultieren häufige Verkehrsunfälle.

TYPISCHE SYMPTOME

- Außergewöhnliche Unruhe, Zappeligkeit und Hyperaktivität
- starke Konzentrationsschwäche und Vergesslichkeit
- eventuell kombiniert mit Unaufmerksamkeit, Tagträumerei und Ungeschicklichkeit

Außerdem entwickeln diese Jugendlichen einen Hang zu unkontrolliertem Alkohol- und Drogenkonsum.

Wenn Sie wissen möchten, ob Ihr Kind an ADHS erkrankt ist, konsultieren Sie einen Kinder- und Jugendarzt oder auch einen Kinder- und Jugendpsychiater. Mit Hilfe eines ausführliches Testverfahrens kann ADHS diagnostiziert werden.

WAS KANN DIE SCHULMEDIZIN TUN?

Die Medizin setzt zur Behandlung von ADHS in erster Linie Methylphenidat ein, besser bekannt unter dem Namen ***Ritalin.*** Dabei handelt es sich um ein anregendes Medikament, das bei ADHS-Patienten eine beruhigende Wirkung entfaltet. Für viele Eltern ist es eine schwere Entscheidung, ihren meist noch kleinen Kindern über einen längeren Zeitraum ein solch starkes Medikament zu geben. Selbst Ärzte raten davon ab, Methylphenidat bei Kindern unter sechs Jahren einzusetzen. Da Methylphenidat ein relativ neues Medikament ist, wissen wir bislang noch wenig über seine Langzeitwirkung. Daher sollten Sie genau prüfen, ob eine medikamentöse Therapie wirklich notwendig ist. Im Folgenden finden Sie eine Reihe von Therapievorschlägen, die die Einnahme von Methylphenidat eventuell überflüssig machen. Wenn diese Maßnahmen jedoch nicht ausreichen, kann eine medikamentöse Therapie notwendig sein, um Ihnen und Ihrem Kind ein »normales« Leben zu ermöglichen.

GESUNDE LEBENSFÜHRUNG

Für ADHS-Kinder ist ein ***geregelter Tagesablauf*** das A und O. Regelmäßige Mahlzeiten und festgelegte Ruhephasen geben Ihrem Kind Halt in seinem meist sehr anstrengenden und verwirrenden Alltag. Helfen Sie Ihrem Kind, Struktur ins Chaos zu bringen. Zeigen Sie ihm, wie man große Aufgaben in kleine Einheiten zerlegt, erstellen Sie gemeinsam mit Ihrem Kind klare Zeit- und Aufgabenpläne. Intervenieren Sie rechtzeitig, wenn Sie mit dem Verhalten Ihres Kindes nicht einverstanden sind.

Ermutigen Sie und belohnen Sie Ihr Kind angemessen. Das wirkt sich positiv auf sein Selbstwertgefühl aus. Weisen Sie Ihr Kind regelmäßig auf seine Erfolgserlebnisse hin.

ADHS-Kinder brauchen besonders ***viel Bewegung.*** Sportliche Betätigung fördert nicht nur Gleichgewicht und Koordination, sie trägt auch dazu bei, freundschaftliche Kontakte zu knüpfen. ***Kampfsportarten*** sind ein gutes Ventil für überschüssige Energien. Es ist extrem wichtig, dass der gesteigerte Bewegungsdrang ausgelebt werden darf, andernfalls entlädt er sich in unpassenden Situationen.

Stillsitzen und Lernen fällt ADHS-Kindern besonders schwer. Wenn sie sich beim Lernen bewegen dürfen, tun sie sich leichter: Lassen Sie Ihr Kind die Vokabeln während eines Spaziergangs oder im Rahmen eines Hüpfspiels lernen.

Wenn es Ihnen selbst schwer fällt, cool zu bleiben: Vergessen Sie nie, dass das störende Verhalten des Kindes keine Charakterschwäche ist, sondern das Ergebnis einer neurobiologischen Störung.

Alternative Therapien

Es ist nicht immer sinnvoll, ADHS medikamentös zu behandeln, zumal diese Medikamente eine Veränderung der Persönlichkeit mit sich bringen. Versuchen Sie es mit alternativen Heilmitteln. Aber auch wenn Ihr Kind Methylphenidat bekommt, sollten Sie eine Zusatzbehandlung mit alternativen Methoden zumindest in Betracht ziehen.

AYURVEDA

ADHS gilt im Ayurveda als Überschuss an Vata. Eine Behandlung sollte deshalb darauf abzielen, das Vata zu reduzieren z.B. durch geeignete Tees, Massagen mit einem Trägeröl (z.B. Mandelöl), dem Sie Zimt-, Kardamom- oder Muskatnussöl beimischen, sowie durch entspannende Yoga-Übungen.

HOMÖOPATHIE

Eine konstitutionelle Therapie fördert bei ADHS-Patienten das psychische Gleichgewicht. Das verabreichte Mittel wird auf die individuelle Persönlichkeit Ihres Kindes abgestimmt und immer wieder überprüft.

PHYTOTHERAPIE

Beruhigende Tees oder höher dosierte Präparate mit ***Baldrian, Melisse*** und ***Passionsblume*** können bei hyperaktiven Kindern für etwas mehr Ruhe sorgen (Hinweise zur Teezubereitung → Seite 135).

ENTSPANNUNG UND MEDITATION

ADHS-Kinder, aber auch deren Eltern, haben häufig Schwierigkeiten, sich zu entspannen und abzuschalten. Das gemeinsame Erlernen von ***Autogenem Training*** oder ***Progressiver Muskelentspannung*** kann Ihnen und Ihrem Kind gemeinsame Momente der Entspannung verschaffen. Nutzen Sie auch die beruhigende Wirkung entspannender Musik.

ERNÄHRUNGSTHERAPIE

Die Ernährung sollte bei allen Kindern grundsätzlich gesund und vitaminreich sein. Prüfen Sie, ob eventuell eine → Nahrungsmittelunverträglichkeit die Ursache der Probleme Ihres Kindes ist.

Studien haben gezeigt, dass ADHS-Kinder einen Mangel an bestimmten ungesättigten Fettsäuren haben, die eine wichtige Rolle im Gehirnstoffwechsel spielen. Die benötigten Fettsäuren sind in der geeigneten Kombination in ***Thunfisch-*** und ***Nachtkerzenöl*** enthalten. Entsprechende Kombinationspräparate bekommen Sie in der Apotheke. Um den Fettsäurestoffwechsel nicht noch weiter aus dem Gleichgewicht zu bringen, sollte Ihr Kind möglichst wenig gesättigte Fettsäuren zu sich nehmen, die z.B. in Pommes frites und Frittiertem enthalten sind. Außerdem sollte Ihr Kind genügend ***Magnesium*** (200 mg/Tag bei einem fünfjährigen Kind) und ***Zink*** (10 mg/Tag) bekommen, beides ist in ***Haferflocken*** enthalten.

FEINSTOFFLICHE THERAPIEN

Aromatherapie

Eine Massage mit dem Zusatz von ***Lavendel-, Rosen-*** oder ***Sandelholzöl*** wirkt beruhigend und fördert die innere Ausgeglichenheit.

Bach-Blütentherapie

- ***Cherry Plum:*** bei überschießenden, aggressiven Reaktionen
- ***Clematis:*** bei Neigung zu häufigen Tagträumen
- ***Impatiens:*** für ungeduldige Kinder
- ***Vervain:*** für Kinder, die nicht abschalten können
- ***White Chestnut:*** bei Hyperaktivität
- ***Wild Oat:*** bei Konzentrationsschwäche.

MANUELLE THERAPIEN

Massagen wirken beruhigend. ADHS-Kinder brauchen besonders viel Zuwendung und menschliche Nähe, um sich zu entspannen.

Sanfte ***osteopathische Korrekturen*** von Kopf und Wirbelsäule können manchen ADHS-Patienten, die unter Verspannungen leiden, helfen.

THERAPEUT

- **Geben Sie dem Alltag Ihres Kindes eine feste Struktur und sorgen Sie für regelmäßige Zeiten der Entspannung.**
- **Eine Ernährungstherapie kann in vielen Fällen die Probleme deutlich reduzieren.**
- **Zeigen Sie Ihrem Kind, dass Sie es akzeptieren und lieben, so wie es ist.**

PSYCHOTHERAPIE

Verschiedene Ansätze erleichtern ADHS-Kindern den sozialen Umgang.

Sehr hilfreich sind Therapieformen, die ***mit Tieren*** arbeiten. Durch den direkten Kontakt mit einem Tier lernen selbst die rüpelhaftesten ADHS-Kinder Rücksichtnahme und Sanftheit im Umgang mit anderen Kreaturen. Insofern wirkt es sich günstig auf das Verhalten dieser Kinder aus, wenn sie ein Haustier halten und betreuen dürfen.

Musiktherapie – oder einfach nur das Erlernen eines Instruments wie Schlagzeug – kann Ihrem Kind helfen, Aggressionen abzubauen. Gleichzeitig wird die Geschicklichkeit gefördert.

Tanztherapie oder das Bewegen zur Musik ist ebenfalls hilfreich. Hier kann neben dem Gleichgewichtssinn auch der soziale Umgang mit anderen Menschen geübt werden.

Bei der ***Kunsttherapie*** bekommt das Kind die Gelegenheit, seine Gefühle durch »Drauflosmalen« loszuwerden. Kreatives Malen und Basteln fördern gleichzeitig die Konzentration und bauen innere Spannungen ab.

Wenn der Auslöser für die Erkrankung die Trennung der Eltern oder häufige Konflikte innerhalb der Familie sind, kann eine ***Familientherapie*** hilfreich sein. Scheuen Sie nicht davor zurück, sich bei Familienproblemen beraten zu lassen.

Einnässen

Im Kindergartenalter ist vor allem das nächtliche Einnässen noch häufig. Etwa 20 % der Fünfjährigen sind davon betroffen. Dabei handelt es sich nur selten um eine Erkrankung, sondern meist um eine Reifungsverzögerung oder eine Blasenkontrollstörung. Die Kinder schlafen so tief, dass sie trotz gefüllter Blase nicht aufwachen. Eine medikamentöse Therapie ist meist nicht erforderlich.

WAS IST EINNÄSSEN?

Ab etwa 18 Monaten sind Kinder in der Lage, ihre Blasenmuskulatur willentlich zu steuern. Wie lange es dauert, bis sie zuverlässig trocken sind, ist individuell sehr verschieden. Daher spricht man erst ab dem vierten Lebensjahr von Einnässen. Jungen sind doppelt so häufig betroffen wie Mädchen. Wenn Ihr Kind bis zum sechsten Lebensjahr einnässt und körperliche Ursachen vom Kinderarzt ausgeschlossen wurden, besteht immer noch kein Anlass zur Sorge. Erst wenn das Problem im Schulalter weiter besteht, liegt eine ernsthafte Störung vor.

Je nachdem, ob Ihr Kind bereits trocken war oder nicht, unterscheidet man zwei Formen:

- Primäres Einnässen: Das Kind war bisher noch nie trocken.
- Sekundäres Einnässen: Das Kind nässt wieder ein, nachdem es etwa ein Jahr trocken war.

Primäres Einnässen

Das Kind schläft sehr tief und ist kaum zu wecken. Es nässt mehrmals pro Nacht ein, die Urinmenge ist groß. Meist handelt es sich um eine konstitutionelle Entwicklungsverzögerung. Die hormonelle Regulation, um Blasenkontrolle und Schlaftiefe aufeinander abzustimmen, ist noch unausgereift. Psychische Probleme sind selten die Ursache, können sich aber als Folge der Störung entwickeln.

Sekundäres Einnässen

Wenn ein Kind einnässt, nachdem es bereits längere Zeit trocken war, hat das meist seelische Gründe. Typische Ursachen sind die Geburt eines Geschwis-

TYPISCHE SYMPTOME

- Harnabgang ohne Toilettenbesuch
- wiederholtes nächtliches Einnässen

terkindes, der Verlust eines Familienmitgliedes, Streitigkeiten in der Familie, Trennungserlebnisse, ein Umzug sowie zu frühes oder zu strenges Sauberkeitstraining. Nicht selten kommt eine gestörte Blasenfunktion hinzu.
Sowohl primäres als auch sekundäres Einnässen können auch organische Gründe wie → Harnwegsinfektionen, anatomische Fehlbildungen der Harnwege, → Diabetes, → Epilepsie oder andere → neurologische Erkrankungen haben.

WIE ERKENNE ICH EINNÄSSEN?

Wenn die Hose oder das Bett regelmäßig nass sind, obwohl das Kind eigentlich schon trocken sein müsste oder bereits trocken war, handelt es sich um Einnässen. Der Arzt kann psychische und organische Ursachen abklären. Wichtige Aufschlüsse ergibt die Frage, wann das Kind einnässt: nachts, tagsüber oder tagsüber und nachts. Zur urologischen Abklärung dienen Urinuntersuchung, Ultraschall und Blasenfunktionsdiagnostik.

WAS KANN DIE SCHULMEDIZIN TUN?

Organische Störungen werden je nach Ursache unterschiedlich behandelt.
Im Falle einer Reifungsverzögerung hilft oft folgende Maßnahme:

- Ein Feuchtigkeitssensor im Bett oder am Schlafanzug des Kindes lässt beim Einnässen einen Summer erklingen. Auf diese Weise lernt das Kind aufzuwachen, bevor sich die Blase vollständig entleert.
- Ist ein Kummer der Auslöser für das Einnässen, kann eine Familientherapie sinnvoll sein.
- Die Einnahme eines Hormons (Adiuretin) vor dem Schlafengehen hemmt die Harnproduktion in der Nacht und verhindert auf diese Weise das nächtliche Einnässen.

GESUNDE LEBENSFÜHRUNG

Um den Leidensdruck der betroffenen Kinder nicht zu erhöhen, sollten Eltern den Kindern viel Geduld und Zuwendung entgegenbringen. Schimpfen und Strafen würden das Problem nur verschärfen. Beim Bettnässen (und Einkoten) sollte das Kind die Blase und gegebenenfalls den Darm vor dem Schlafengehen gründlich entleeren.
Wenn Kinder regelmäßig einnässen, neigen manche Eltern dazu, ihrem Kind abends weniger zu trinken anzubieten. Das ist der falsche Weg, denn damit steigt das Risiko eines Harnwegsinfekts. Geben Sie Ihrem Kind auch abends so viel zu trinken, wie es verlangt! Kein Kind sollte durstig ins Bett gehen.
Erleichtern Sie Ihrem Kind den Weg zur Toilette: Manche Kinder nässen nachts ein, weil sie Angst haben, im Dunkeln allein durch die Wohnung zu gehen. In diesem Fall hilft ein Nachtlicht.
Bei besonders tiefen Schläfern hat sich Folgendes bewährt: Tragen Sie Ihr Kind gegen 2 Uhr morgens im Halbschlaf zur Toilette, lassen Sie es »pullern« und bringen Sie es anschließend wieder ins Bett. Damit gewöhnen Sie Ihr Kind daran, in einer bestimmten Nachtphase leichter zu schlafen, um eine volle Blase auch selber wahrzunehmen.
Ihr Kind wird sich freuen, wenn es für den rechtzeitigen Gang zur Toilette gelobt und belohnt wird, z.B. in Form von kleinen Glitzerbildchen auf dem Toilettenspüler. Auch ein »Sonne-und-Wolken-Kalender«, in dem das Kind die trockenen Nächte als Sonne markiert, kann den Fortschritt verdeutlichen.
Ältere Kinder sollten die Chance bekommen, ihr Bett selbst neu zu beziehen und die nassen Sachen diskret in die Wäsche zu bringen.

Generell stärkt viel Bewegung und Sport die Beckenbodenmuskulatur und damit die Fähigkeit, den Urin so lange zurückzuhalten, bis die Toilette erreicht ist.

Alternative Therapien

Hat der Kinderarzt eine organische Ursache ausgeschlossen, können alternative Therapien helfen, die Kontrolle über die Blasenfunktion zu erlangen bzw. Ängste zu beseitigen.

HOMÖOPATHIE

Bei regelmäßigem Einnässen ist eine konstitutionelle Behandlung erforderlich. Folgende Mittel werden häufig verordnet (Hinweise zu Einnahme und Potenzen → Seite 106):

- ***Causticum D12:*** Bettnässen im ersten Schlaf mit Angst vor der Dunkelheit
- ***Equisetum D12:*** Bettnässen während des Träumens
- ***Ferrum phosphoricum D12:*** Das Kind nässt tagsüber ein
- ***Lycopodium D12:*** Bettnässen mitten in der Nacht, Ihr Kind hat Angst, deswegen ausgelacht zu werden.

PHYTOTHERAPIE

Geben Sie Ihrem Kind tagsüber einen mit Honig gesüßten ***Johanniskrauttee***. Dieser lindert Ängste und hilft, die Blase zu kontrollieren.

Ein Tee aus ***Melissen-*** und ***Eisenkrautblättern*** beruhigt Ihr Kind, wenn es unter Stress leidet. ***Goldrutenkraut***, ***Gewürzsumachrinde*** und ***Kürbiskernöl*** stärken die Blase und helfen bei häufigem Einnässen. In der Apotheke bekommen Sie Kapseln mit Kürbiskernöl, Ihr Kind kann die wohlschmeckenden ***Kürbiskerne*** auch knabbern.

TRADITIONELLE CHINESISCHE MEDIZIN

Häufiges Einnässen wird in der TCM als Mangel an Nieren-Yang betrachtet. Eine schmerzfreie ***Softlaserakupunktur*** – oder für die mutigen Kinder auch eine ***Akupunktur*** mit feinen Nadeln – kann in mehreren Sitzungen das Einnässen wirkungsvoll behandeln. Alternativ können Sie folgende Punkte durch ***Akupressur*** behandeln:

- Niere 3 liegt am Fuß in der Vertiefung hinter dem Innenknöchel
- Milz 6 liegt auf dem Unterschenkel drei Fingerbreit oberhalb des Innenknöchels (Akupressurpunkte → Seite 191).

ERNÄHRUNGSTHERAPIE

Mitunter sind Lebensmittelallergien für das Einnässen verantwortlich – im Zweifelsfall sollten Sie einen Allergietest machen lassen.

FEINSTOFFLICHE THERAPIEN

Aromatherapie

Eine ***Kamillenölmassage*** von Unterbauch und Rücken kurz vor dem Einschlafen erinnert Ihr Kind freundlich und mit Zuwendung an das Problem und bringt, regelmäßig durchgeführt, bei manchen Kindern eine Besserung.

Bach-Blütentherapie

Bach-Blüten eignen sich, wenn psychische Gründe für das Einnässen verantwortlich sind.

- ***Chicory:*** wenn Ihr Kind eifersüchtig ist, z.B. auf ein neues Geschwisterchen

THERAPEUT

- Gehen Sie rücksichtsvoll mit den Gefühlen Ihres Kindes um und vermeiden Sie kränkende Äußerungen.
- Besonders Bach-Blüten und Homöopathie sind bei der Behandlung von kindlichem Einnässen hilfreich.
- Bei älteren Kindern ist eine psychotherapeutische Behandlung oder eine Familientherapie sinnvoll.

- ***Centaury:*** für Kinder, die unter aggressivem Verhalten leiden
- ***Cherry Plum:*** bei Kindern, die durch das Einnässen nachts Ihre Ängste loslassen
- ***Crab Apple:*** bei dem peinlichen Gefühl der Unsauberkeit
- ***Heather:*** für Kinder, die viel Aufmerksamkeit brauchen
- ***Mimulus:*** Angst vor ungewolltem Harnabgang
- ***Pine:*** gegen Schuldgefühle
- ***Walnut:*** Bettnässen wegen gravierender Lebensveränderungen
- ***Rock Rose:*** große Angst, z.B. vor Alpträumen.

MANUELLE THERAPIEN

Osteopathie

Zur Reduktion von Stress hilft bei Kleinkindern eine osteopathische Behandlung der Kopfhaut.
Durch Osteopathie kann auch eine Fehlfunktion des Rückenmarks behoben werden, die manchmal für das Einnässen verantwortlich ist.

PSYCHOTHERAPIE

Erhöhte Anspannung, Stress, aber auch traumatische Erlebnisse oder Spannungssituationen in der Familie sind oft der Auslöser für das Einnässen. Eine ***Psychotherapie*** kann notwendig sein, um die Gründe für die Beschwerden Ihres Kindes zu erforschen und diese zu beseitigen. Sollten familiäre Probleme das Grundproblem darstellen, so ist es wichtig, eine ***Familientherapie*** in Angriff zu nehmen. Insbesondere ***Neurolinguistisches Programmieren (NLP)*** und ***kognitive Verhaltenstherapien*** sind geeignet, um das Einnässen in den Griff zu bekommen.
Eine ***Hypnotherapie*** kann dazu beitragen, dass das Kind bei voller Blase erwacht. Dabei ist es wichtig, dass es vor dem Einschlafen zu sich selber sagt: »Ich werde erwachen, bevor ich pullern muss.«

Erkältung und Grippe bei Kindern

Viele Kleinkinder laufen von November bis Februar mit einer »Rotznase« herum. Infektfreie Phasen sind in der Erkältungszeit eher die Ausnahme. Es gibt Hunderte von verschiedenen Erkältungsviren – das kindliche Immunsystem muss sich erst nach und nach mit ihnen auseinander setzen, um die passenden Antikörper zu bilden. Hinzu kommt, dass sich die Erreger in Kindergärten und Schulen besonders schnell verbreiten. Eine harmlose Erkältung ist jedoch nicht mit der echten Grippe zu verwechseln.

BESONDERHEITEN EINER ERKÄLTUNG ODER GRIPPE BEI KINDERN

Je kleiner ein Kind ist, desto anfälliger ist es für Erkältungsviren. Säuglinge haben nach der Geburt noch einen »Nestschutz« durch mütterliche Antikörper, der allerdings ab dem zweiten Lebenshalbjahr deutlich abnimmt. Babys leiden vor allem unter der verstopften Nase, die das Trinken erheblich erschwert: Sie müssen erst noch lernen, abwechselnd zu atmen und zu saugen. Wegen der verzögerten Nahrungsaufnahme sind sie oft unleidlich und weinerlich.
Kinder, die eine Krippe oder später den Kindergarten besuchen, befinden sich in einer ständigen Auseinandersetzung mit Erregern unterschiedlichster Art. Trotzdem werden nicht alle krank. Einige Kinder trotzen dem Ansturm der mannigfaltigen Erkäl-

TYPISCHE SYMPTOME

BEI ERKÄLTUNG
- Niesen, laufende Nase, tränende Augen
- Halsschmerzen, Heiserkeit, Husten

BEI GRIPPE ZUSÄTZLICH
- hohes Fieber, Gliederschmerzen
- Schwäche, Kopfschmerzen

tungsviren, andere sind weniger abwehrstark und werden häufiger krank. Das ist individuell sehr verschieden.

WIE ERKENNE ICH EINE ERKÄLTUNG ODER GRIPPE BEI KINDERN?

Die ersten Symptome treten 12 Stunden bis drei Tage nach der Ansteckung auf. Wie beim Erwachsenen beginnt eine Erkältung häufig mit Niesen. Das Nasensekret ist zunächst dünnflüssig und klar, später gelblich-grün und zähflüssig. Typisch sind auch leichtes Fieber, Kopf- und Gliederschmerzen, Schluckbeschwerden und ein trockener Reizhusten. Ist der Kehlkopf beteiligt, kommt es zu Heiserkeit. Eine Grippe ist durch hohes Fieber und ein ausgeprägtes Krankheitsgefühl gekennzeichnet. Ihr Kind wird sich wahrscheinlich freiwillig hinlegen, viel schlafen oder auch viel weinen. Bei anhaltendem Fieber über 39 °C sollten Sie einen Arzt konsultieren. Ist das Immunsystem bereits stark beansprucht, können sich bei Erkältung oder Grippe weitere bakterielle Infektionen hinzugesellen wie eine akute Bronchitis, eine Nasennebenhöhlen-, Mandel- oder Lungenentzündung sowie eine Mittelohrentzündung.

ARZT

- Zur Vorbeugung gegen Grippe gibt es eine Impfung. Da sich Grippeviren fortlaufend genetisch verändern, muss der Impfstoff jedes Jahr aktualisiert werden, es ist also auch jedes Jahr eine neue Impfung nötig.
- Eine Grippeimpfung bei Kindern ist nur notwendig, wenn sie eine eher schwache Konstitution haben.

WAS KANN DIE SCHULMEDIZIN TUN?

- Antivirale Medikamente haben starke Nebenwirkungen und werden nur bei sehr schweren Krankheitsverläufen gegeben.
- Der Arzt kann schmerzlindernde und fiebersenkende Mittel sowie Nasentropfen oder Hustensäfte verschreiben, um die Symptome zu lindern. Salzhaltige Nasentropfen befeuchten die Nasenschleimhäute, wirken abschwellend und erleichtern das Atmen.
- Bei bakteriellen Sekundärinfektionen verordnet der Arzt oft ein Antibiotikum.

Fiebersenker, Hustendämpfer und Antibiotika unterdrücken den Infekt und belasten den kindlichen Organismus. Sie sollten daher nicht leichtfertig eingesetzt werden. Die meisten Erkältungen gehen auch ohne schulmedizinische Behandlung nach kurzer Zeit vorüber.

GESUNDE LEBENSFÜHRUNG

Das Trinken großer Flüssigkeitsmengen, z.B. in Form von Tees, wirkt ausleitend und ist bei einer Erkältung oder fiebrigen Grippe besonders wichtig. Bieten Sie Ihrem Kind immer wieder etwas zu trinken an! Wenn Sie noch stillen, dann legen Sie Ihren Säugling besonders häufig an!
Zwar können viele Erkältungen vermieden werden, indem Sie Ihr Kind isoliert zu Hause aufziehen – dies ist allerdings nicht zu empfehlen. Zum einen

braucht Ihr Kind den sozialen Kontakt, zum anderen profitiert das kindliche Immunsystem von der Auseinandersetzung mit den diversen Erregern.
Zwingen Sie ein fieberndes Kind nicht ins Bett, es wird sich von selbst ausruhen, wenn es ihm schlecht geht. Sie können allerdings die durchaus förderliche Bettruhe durch das Vorlesen einer Geschichte oder andere ruhige Beschäftigungen attraktiv machen.
Sorgen Sie auch vorbeugend für ausreichende Luftfeuchtigkeit: Feuchte Lappen auf der Heizung, Zimmerpflanzen und Luftbefeuchter verbessern das Raumklima und schützen die Schleimhäute. Frische Luft ist für angegriffene Atemwege wohltuend und fördert die Heilung. Lüften Sie regelmäßig und gehen Sie so oft wie möglich – auch vorbeugend – mit Kindern an die frische Luft, sofern diese kein Fieber haben.
So beugen Sie Erkältungen vor: Halten Sie Hals und Ohren Ihres Kindes mit Mütze und Schal warm. Achten Sie besonders im Winter auf wärmende Hausschuhe, da Kälte an den Füßen reflektorisch die Durchblutung der Atemwege senkt, so dass es schneller zu einer Erkältung kommen kann.

Alternative Therapien

Viele alternative Heilmethoden lindern die Beschwerden, beugen Entzündungen vor und beschleunigen die Heilung. Hier soll vor allem auf kindgerechte Behandlungsmethoden eingegangen werden.

AYURVEDA

Inhalationen mit ***Tulsi, Eukalyptus*** und vor allem mit ***Thymian*** befreien die Atemwege bei Kindern ab zwei Jahren. ***Tulsisaft***, schlückchenweise verabreicht, senkt das Fieber.

HOMÖOPATHIE

Homöopathische Mittel sind bei Kindern besonders gut anwendbar (Hinweise zu Einnahme und Potenzen → Seite 106):

- ***Aconitum:*** plötzlich einsetzende Erkältung mit Fieber und Frostschauern
- ***Belladonna:*** stark geröteter, entzündeter Rachen, Schluckbeschwerden, Schnupfen und pochende Kopfschmerzen mit Fieber
- ***Bryonia:*** Kopf- und Gliederschmerzen sowie trockener Reizhusten
- ***Drosera:*** trockener Husten, Halsschmerzen, Heiserkeit und Fieber mit Frösteln
- ***Gelsemium:*** Müdigkeit, Benommenheit, Frostschauern und Zittern
- ***Luffa:*** Rachen-, Kehlkopf- oder Nasennebenhöhlenentzündungen, Schnupfen, brennender Hals und trockener Mund.

PHYTOTHERAPIE

Kamillen-, Fenchel- und ***Pfefferminztee*** sind beliebte und wirkungsvolle Hausmittel bei einem entzündeten Rachen. Lassen Sie das Kind die Dämpfe des noch heißen Tees unter einem kleinen Spielzelt inhalieren und den Tee anschließend trinken. Besonders beliebt ist die ***Fenchelmilch***: Kochen Sie 3 TL Fenchelsamen mit 1/2 l Milch auf, sieben Sie den Fenchel ab und süßen Sie die Milch mit Honig.
Bei festsitzendem Husten sind Hustensäfte aus ***Primel*** und ***Thymian*** oder ***Efeu*** zu empfehlen. Auch ***Eukalyptus*** wirkt schleimlösend und entkrampfend. Für Kinder gibt es speziell milde Präparate zum Einreiben, Inhalieren oder zum Einnehmen. Wenn Sie einen sehr wirkungsvollen Hustensaft selber machen möchten, lassen Sie eine Mischung aus Honig und zerhackter Zwiebel über Nacht stehen. Entfernen Sie dann die Zwiebelstücke und geben Sie Ihrem Kind löffelweise den angesammelten Saft (im Kühlschrank 24 Stunden haltbar).
Für ältere Kinder gibt es gegen Heiserkeit und Halsschmerzen auch Lutschpräparate mit ***Salbei*** oder ***Isländisch Moos.***
Bei trockenem Reizhusten eignen sich schleimhautabdeckende Mittel wie Tee oder Extrakte aus ***Malvenblüten*** und ***-blättern, Eibischwurzel*** und ***Spitzwegerichkraut.***
Bei beginnendem Fieber helfen ***Lindenblüten-*** oder ***Holunderblütentee***, weil sie zum Schwitzen anregen. Ein Tee aus ***Mädesüßblüten*** lindert Kopf- und Gliederschmerzen.

RATIONALE PHYTOTHERAPIE

HEILPFLANZEN MIT BELEGTER WIRKSAMKEIT

Schnupfen

- Fenchel als Sirup oder Tee ist schleimlösend und für Kinder sehr gut verträglich. Das enthaltene ätherische Öl ist nachweislich keimtötend.

Halsentzündung

- Bei Kamillenblüten ist eine entzündungshemmende und krampflösende Wirkung belegt. Das Kamillenaroma wird von Kindern als angenehm empfunden. Neben Tees sind auch Tropfen, Salben und Badezusätze erhältlich.

Husten

- Eibisch in Form von Sirup lindert Schleimhautreizungen sehr effektiv.
- Primel und Thymian, als Tropfen in Kombination erhältlich, fördern den Auswurf und sind gleichzeitig krampflösend und keimtötend.
- Efeublätter, u.a. als Tabletten, Zäpfchen, Tropfen und Saft erhältlich, sind auch in der Anwendung bei Kindern gut dokumentiert.
- Der Extrakt aus den Wurzeln der Kapland-Pelargonie (Umckaloabo) wirkt Studien zufolge bei Atemwegsentzündungen wie Bronchitis unter anderem wegen seiner antimikrobiellen und schleimhautschonenden Eigenschaften.

Zur Steigerung der körpereigenen Abwehr sind Präparate mit ***Echinacea*** (Sonnenhut) und ***Wasserhanf*** oder ***Umckaloabo*** zu empfehlen.

ERNÄHRUNGSTHERAPIE

Vitaminreiche Kost, insbesondere ***Vitamin C***, stärkt das Immunsystem. Kranke Kinder sollten daher besonders viel Obst und Gemüse essen. Frisch gepresste Obstsäfte werden von Kindern gerne getrunken. Sorgen Sie dafür, dass Ihr Kind genügend ***Zink*** erhält (10 mg/Tag bei einem fünfjährigen Kind). Viel Zink ist in Haferflocken enthalten.

FEINSTOFFLICHE THERAPIEN

Aromatherapie

Die Aromatherapie bietet eine ganze Palette von wirkungsvollen Ölen, die Erkältungsbeschwerden lindern. Bedenken Sie aber, dass bestimmte scharfe Öle wie Eukalyptus, Kampfer oder Minze nicht bei kleinen Kindern unter zwei Jahren angewendet werden sollten. ***Eukalyptus-, Fichtennadel-, Majoran-, Rosmarin-*** und ***Thymianöl*** zum Einreiben oder Inhalieren lindern bei Erkältung und Husten die Beschwerden.

PHYSIKALISCHE THERAPIEN

Wenn Ihr Kind häufig an Erkältungen leidet, erhöhen abendliche ***kalte Waschungen*** die Widerstandskraft. Reiben Sie Ihr Kind mit einem kalten Waschlappen von den Händen und Füßen bis zur Körpermitte für einige Sekunden ab. Danach nicht abtrocknen, sondern den Schlafanzug anziehen und ab ins Bett! Gut zugedeckt wird Ihrem Kind schnell warm. Diese Prozedur sollten Sie einige Wochen lang jeden Abend durchführen, falls Ihr Kind sich nicht dagegen sträubt.

Hat sich Ihr Kind bereits erkältet, dann lindern heiße ***Erkältungsbäder*** mit denselben ätherischen Ölen wie bei der Aromatherapie die Beschwerden. Diese Bäder sollten allerdings nicht bei Fieber angewandt werden.

Bei Halsschmerzen hilft ein ***Halswickel***. Dazu tränken Sie ein Tuch in kühlem Wasser und legen es um den Hals des Kindes. Anschließend umwickeln Sie den Hals mit einem trockenen Baumwolltuch und mit einem warmen Wollschal.

THERAPEUT

- Nutzen Sie die heilende Wirkung verschiedener pflanzlicher Präparate und Aromaöle.
- Achten Sie auf ausreichende Flüssigkeitszufuhr und vitaminreiche Kost.

Haltungsschwächen

Immer mehr Kinder zeigen deutliche Haltungsschwächen. Die wenigsten davon sind angeboren, sondern die Folge von Bewegungsmangel im kindlichen Alltag. Zu wenig Bewegung beeinträchtigt aber nicht nur Knochen und Gelenke, sondern auch Organe und Psyche. Äußere und innere Haltung beeinflussen sich gegenseitig: Wer sich hängen lässt, wird krumm – und umgekehrt. Mit einfachen Mitteln lassen sich Haltungsschwächen vorbeugen und effektiv behandeln.

WAS SIND HALTUNGSSCHWÄCHEN?

Viele Kinder bewegen sich zu wenig. Aus Bequemlichkeit oder aus logistischen Gründen laufen die Kinder nicht mehr zum Kindergarten oder zur Schule, sondern werden im Auto oder Bus gefahren. In der Schule sitzen sie stundenlang auf meist rückenschädigendem Mobiliar. Der Schulsport nimmt viel zu wenig Raum ein, und nachmittags sitzen die Kinder wieder: zunächst über den Hausaufgaben, später vor dem Computer oder vor dem Fernseher.

Diese einseitige Haltung führt zur Degeneration wichtiger Muskelgruppen, die wesentlich an einer »guten«, aufrechten Haltung beteiligt sind. Aus den Haltungsschwächen können auf diese Weise dauerhafte Muskelschäden werden. Dazu zählen Rundrücken (schwache Rückenmuskulatur), Hohlkreuz (schwache Bauchmuskulatur) und Hohlrundrücken (schwache Rücken- und Bauchmuskulatur). Auch die Füße (Hohl-, Senk-, Platt- und Knickfüße) können betroffen sein.

TYPISCHE SYMPTOME

- Wachstumsstörungen
- vorzeitiger Wirbelsäulenverschleiß
- Herz-Lungen-Funktionsstörungen
- motorische Schwächen

Haltungsschäden können auch durch einen falsch getragenen oder zu schweren Schulranzen ausgelöst werden: Besonders im Kindesalter sind die Knochen relativ leicht verformbar. Eine lang andauernde schiefe Haltung oder Fehlbelastung kann dauerhafte Skelettschäden hervorrufen.

WIE ERKENNE ICH EINE HALTUNGSSCHWÄCHE?

Kurz nach der Geburt untersucht der Kinderarzt Ihr Neugeborenes nach einer angeborenen Fehlstellung der Hüfte. Und auch später dienen die kinderärztlichen Vorsorgeuntersuchungen dazu, erworbene Haltungsschwächen frühzeitig zu erkennen und entsprechend zu behandeln.

Sie sollten einen Orthopäden aufsuchen, wenn

- Ihr Kind eine krumme Körperhaltung hat
- die Fersen des Kindes nach innen abknicken
- das Kind beim Springen sein Körpergewicht nicht elastisch abfangen kann
- die Fußzehen zu weit auseinander stehen
- Ihr Kind ein Taschentuch nicht mit den Zehen vom Boden aufheben kann.

WAS KANN DIE SCHULMEDIZIN TUN?

Im Falle von Skelettfehlstellungen kann der Orthopäde entsprechende Einlagen, Spreizhosen, Korsette und Schienen verschreiben, die eine Fehlstellung

der noch biegsamen Knochen korrigieren und Fehlbelastungen vermeiden helfen.
Bei größeren Kindern werden zu schwache Muskelgruppen mit speziellen Übungen trainiert. In schwerwiegenden Fällen kann eine operative Behandlung erforderlich sein.

GESUNDE LEBENSFÜHRUNG

Achten Sie darauf, dass Ihr Kind sich viel bewegt und Sport treibt. Es gibt ***Rückenschulen für Kinder***, in denen der spielerische Aspekt im Vordergrund steht. Auch Schwimmen ist bei Haltungsschwächen besonders wirksam.
Rationieren Sie die täglich erlaubte Zeit vor Fernseher und Computer. Eine Sendung pro Tag oder eine halbe Stunde Spielen am Computer sind völlig ausreichend. Nehmen Sie sich stattdessen die Zeit, mit Ihrem Kind zum Spielplatz oder zum Baden zu gehen, Radtouren zu machen oder Ball zu spielen.
Richtiges ***Schuhwerk*** ist für Kinderfüße besonders wichtig: Der optimale Schuh darf den kindlichen Fuß nicht einengen. Es sollte vorn immer 1 cm »Luft« bleiben. Sportschuhe sollten nur beim Sport getragen werden, ansonsten gute Qualitätsschuhe mit echter Fersenführung. Ausgetretenes Schuhwerk von Geschwistern ist nicht empfehlenswert.
Richtiges ***Sitzen*** fördert einen geraden Rücken: Tisch- und Stuhlhöhe müssen auf die Körpergröße abgestimmt sein. Vorteilhaft ist eine schräge Tischplatte mit einer guten Beleuchtung.
Auch richtiges ***Heben und Tragen*** beugt einer schiefen Wirbelsäule vor: Das Gewicht der Schultasche sollte nicht mehr als 10 % des Körpergewichts betragen, und die Tasche sollte auf dem Rücken getragen werden, auf gar keinen Fall einseitig. Es gibt mittlerweile auch ziehbare Trolley-Schultaschen. Zeigen Sie Ihrem Kind, wie es schwere Gegenstände rückenschonend anhebt: immer aus der Hocke – nie mit rundem Rücken. Richtiges ***Liegen*** ist besonders für die Wirbelsäule wichtig: Das Bett sollte aus einem Lattenrost und einer einteiligen mittelharten Matratze aus Federkern oder Latex bestehen.
Um Bänder und Muskeln in den Füßen zu stärken, sollten Babys erst Schuhe tragen, wenn sie ohne Hilfe laufen können. Und auch dann sollten sie noch so oft wie möglich ***barfuß gehen***.

Alternative Therapien

Bewegung an der frischen Luft ist die beste Methode, um Haltungsschwächen vorzubeugen. Sind Knochen und Gelenke erst einmal ausgewachsen, werden aus den Haltungsschwächen schnell dauerhafte Schäden, die sich auch mit der alternativen Medizin nur bedingt korrigieren lassen.

HOMÖOPATHIE

Folgende Mittel können Ihrem Kind bei akuten Rückenschmerzen helfen (Hinweise zu Einnahme und Potenzen → Seite 106):

- ***Arnica D12:*** nach Überanstrengung oder Verheben
- ***Rhus toxicodendron D12:*** bei Taubheit und Steifigkeit
- ***Nux vomica C30:*** bei nervöser Anspannung und Verspannung.

PHYTOTHERAPIE

Salben aus ***Cayennepfefferfrüchten*** wirken erwärmend und entspannend auf die Muskulatur. Wenn Ihr Kind sich häufig steif fühlt, können Sie das Auftragen einer solchen Salbe ausprobieren. Leidet Ihr Kind unter Schulstress, trägt ***Baldriantee*** zur Entspannung von Geist und Muskulatur bei.

ERNÄHRUNGSTHERAPIE

Eine ausgewogene Ernährung ist wichtig, um Übergewicht zu vermeiden. Kinder sollten täglich viel ***Obst, Gemüse*** und ***Vollkornprodukte*** zu sich nehmen. Süßigkeiten und Fast Food sollten eher die Ausnahme bleiben. Radikaldiäten sind bei Kindern nicht zu empfehlen, da gerade Heranwachsende einen sehr hohen Nährstoffbedarf haben. Sorgen Sie dafür, dass Ihr Kind genügend ***Vitamin D*** und ***Calcium*** zu sich nimmt. Beides ist für die Bildung von

THERAPEUT

- Viel Bewegung und Sport stärken die Muskulatur und beugen Fehlstellungen vor.
- Gezielte Wirbelsäulengymnastik hilft, wenn bereits Rückenschäden aufgetreten sind.
- Vermeidung von Übergewicht ist wichtig, um die Knochen nicht durch zu viel Gewicht zu belasten.

Knochensubstanz wichtig und lässt die noch weichen Knochen von Kindern aushärten.

GANZHEITLICHE ÜBUNGSMETHODEN

Alexander-Technik und ***Feldenkrais-Methode*** helfen, falsche Bewegungsmuster aufzugeben und dadurch hervorgerufene Verspannungen dauerhaft zu lösen.

Yoga-Übungen sind besonders wirksam bei Rückenproblemen und Haltungsschwächen. Oft werden Kurse extra für Kinder angeboten. Sie können aber auch gemeinsam mit Ihrem Kind einen Kurs besuchen.

MANUELLE THERAPIEN

Rolfing

Bei dieser besonderen Form der Bindegewebsmassage werden verklebte Bindegewebsschichten gelöst, Verkürzungen im Gewebe gedehnt und verhärtete Stellen geschmeidig gemacht. Ziel der Behandlung ist die Normalisierung der gesamten Körperstatik.

Dorn-Breuss-Methode

Mit der Dorn-Breuss-Methode lassen sich Fehlstellungen des Beckens und der Wirbelsäule gezielt behandeln. Diese schonende Behandlung ist auch für Kinder geeignet.

Infektionskrankheiten bei Kindern

Masern, Mumps, Windpocken, Röteln etc. heißen Kinderkrankheiten, weil sie noch bis vor kurzem von den meisten Menschen während der Kindheit durchgemacht wurden. Der Durchseuchungsgrad in der Bevölkerung war so groß, dass jeder Mensch früher oder später mit den Erregern in Berührung kam. Während dies für das harmlose Drei-Tage-Fieber auch weiterhin gilt, sind viele andere Kinderkrankheiten mittlerweile selten geworden – dank der Impfungen gegen die meisten dieser Krankheiten.

WAS SIND KINDER-INFEKTIONSKRANKHEITEN?

Mit Ausnahme von Scharlach und Keuchhusten werden Kinderkrankheiten durch Viren ausgelöst. Virale Infektionen sind schwer zu behandeln, und die sogenannten Virustatika haben zahlreiche Nebenwirkungen, sind also für Kinder wenig geeignet. Wenn Ihr Kind an einem viralen Infekt erkrankt, muss es die Krankheit aus eigener Kraft überwinden, wozu es auch in der Lage ist, sofern es über eine intakte Abwehr verfügt.

Die meisten Kinderkrankheiten sind hoch ansteckend und breiten sich in Kindergärten und Schulen schnell aus, so dass die Wahrscheinlichkeit groß ist, dass sich die Kinder an den verschiedenen Kinderkrankheiten gegenseitig infizieren, sofern sie nicht geimpft sind.

IMPFUNG GEGEN KINDER-INFEKTIONSKRANKHEITEN

Bereits im Säuglings- und Kleinkindalter können Sie Ihr Kind gegen diverse Infektionskrankheiten impfen lassen. Folgende Impfungen werden derzeit in Deutschland empfohlen und von den Krankenkassen bezahlt:

- 6-fach-Impfung im 3., 4., 5. und 12. Monat mit Auffrischung im 6. Lebensjahr:
  Tetanus (Wundstarrkrampf)
  Diphtherie
  Keuchhusten
  Hepatitis B
  Polio (Kinderlähmung)
  Haemophilus influenzae Typ b (Hib)
- 3-fach-Impfung im 12. Monat mit Auffrischung 6 Wochen später:
  Masern
  Mumps
  Röteln
- Zusammen mit der 3-fach-Impfung im 12. Monat:
  Windpocken.

DREI-TAGE-FIEBER

Das Drei-Tage-Fieber ist eine harmlose Viruserkrankung, die vor allem Kinder zwischen sechs Monaten und zwei Jahren befällt. Die Zeit zwischen Ansteckung und Ausbruch beträgt ein bis zwei Wochen. Der plötzliche Fieberanstieg bis auf 40 °C klingt nach drei bis vier Tagen wieder abrupt ab.

TYPISCHE SYMPTOME

- Drei Tage hohes Fieber ohne größere Schwankungen
- roter, feinfleckiger Hautausschlag, der nach Abklingen des Fiebers bald verblasst

ARZT

- Entsprechend der anthroposophischen Sichtweise sind Kinderkrankheiten zwar wichtig für die körperliche und seelische Entwicklung des Kindes.
- Andererseits bergen Infektionskrankheiten das Risiko von Komplikationen, so dass eine Impfung von ärztlicher Seite empfohlen wird.

Wie erkenne ich das Drei-Tage-Fieber?

Wie der Name schon sagt, bekommt das Kind plötzlich hohes → Fieber um 40 °C, das drei Tage anhält. Anschließend zeigt sich ein feinfleckiger roter Ausschlag am Körper. Bei manchen Kindern verschwinden die Hautsymptome bereits nach wenigen Stunden.

Was kann die Schulmedizin tun?

Eine Behandlung ist in der Regel nicht erforderlich. Nur bei sehr hohem Fieber oder bei Fieberkrämpfen verschreibt der Arzt ***fiebersenkende Medikamente.***

Impfung und Immunität

Die Krankheit hinterlässt eine lebenslange Immunität. Es existiert keine Impfung.

KEUCHHUSTEN

Keuchhusten ist eine der wenigen Kinderkrankheiten, die durch ein Bakterium ausgelöst werden. Betroffen sind vor allem Vorschulkinder, aber auch Säuglinge können bereits erkranken. Für Babys ist die Krankheit besonders gefährlich! Da sie noch nicht husten können, treten Atempausen ein, die schlimmstenfalls zum Tode führen. Keuchhusten ist höchst ansteckend, die Übertragung erfolgt durch eine Tröpfcheninfektion. Die Inkubationszeit der Krankheit beträgt 7 bis 14 Tage.

TYPISCHE SYMPTOME

- Laufende Nase, tränende Augen
- heftige Hustenanfälle bis zum Erbrechen
- leichtes Fieber

Wie erkenne ich Keuchhusten?

Keuchhusten beginnt uncharakteristisch mit Schnupfen, Fieber und Husten, der allerdings auf die üblichen Hustenmittel nicht anspricht. Während dieser Phase ist die Ansteckungsgefahr am größten. Nach einigen Tagen treten die typischen anfallsartigen Hustenattacken auf, die abends und nachts besonders schlimm sind. Bei starken Hustenanfällen können im Extremfall sogar Blutgefäße im Auge platzen, und manche Kinder müssen sich während des Hustens übergeben. Nach ca. drei Wochen lassen Anzahl und Schwere der Hustenanfälle allmählich nach.

Was kann die Schulmedizin tun?

Der Arzt wird Ihrem Kind ein ***schleimverflüssigendes Mittel*** geben, das das Abhusten erleichtert. Einige Ärzte verschreiben ***Antibiotika***, um Komplikationen wie eine Lungenentzündung zu verhindern. Der Keuchhusten selbst lässt sich durch Antibiotika kaum beeinflussen, weil diese Medikamente nur die Erreger, nicht aber deren Gifte beseitigen, die für die Hustenattacken verantwortlich sind. Von hustenstillenden Mitteln sei abgeraten! Sie erhöhen die Gefährlichkeit des Keuchhustens, weil der zähe Schleim in der Lunge bleibt und nicht abgehustet werden kann.

Impfung und Immunität

Säuglinge können ab der neunten Lebenswoche erstmals gegen Keuchhusten geimpft werden. Ein zuverlässiger Impfschutz besteht allerdings erst mit sechs Monaten. Eine Immunität nach durchgemachter Krankheit besteht für Jahrzehnte, aber nicht lebenslang.

MASERN

Bei Masern handelt es sich um eine akute Virusinfektion – verbunden mit einem grobfleckigen, zusammenfließenden, roten Hautausschlag und Fieber. Masern sind sehr ansteckend: Bei direktem Kontakt zu einem Erkrankten beträgt das Risiko der Ansteckung 95 %. Masern können ab dem neunten Tag nach der Ansteckung bis zum vierten Tag nach Ausbruch des Hautausschlages übertragen werden. Zwischen Ansteckung und Ausbruch der Krankheit liegen 10 bis 14 Tage.

Wie erkenne ich Masern?

In der ersten Phase der Erkrankung hat das Kind drei bis fünf Tage leichtes → Fieber, begleitet von Schnupfen, Husten und einer → Bindehautentzündung der Augen. Das Kind fühlt sich dabei sehr krank, ist müde, hat Kopf- und Bauchschmerzen oder auch Halsweh und ein aufgedunsenes Gesicht. Auf der Mundschleimhaut bilden sich kleine weiße Flecken. Nach einer knappen Woche kann das Fieber abfallen, um ein bis zwei Tage später auf 40 °C anzusteigen. Jetzt zeigen sich auch die charakteristischen roten, juckenden Flecken, die meist hinter den Ohren und im Gesicht beginnen. In der Mitte der Hautausschläge können sich hirsekorngroße Bläschen bilden. Nach einer Woche verschwinden Fieber und Ausschlag allmählich.

Eine gefährliche, aber seltene Komplikation ist die durch das Masernvirus ausgelöste Hirnentzündung (Enzephalitis). Wenn Sie bei Ihrem Kind neurologische Ausfälle wie Sehstörungen oder Krämpfe beobachten oder wenn Ihr Kind nicht mehr ansprechbar ist, sollten Sie sofort einen Arzt hinzuziehen.

TYPISCHE SYMPTOME

- Hohes Fieber
- roter, fleckiger Hautausschlag
- starkes Krankheitsgefühl

Was kann die Schulmedizin tun?

Da es sich um einen Virusinfekt handelt, kann der Arzt nur symptomatisch behandeln. Darüber hinaus sollte Ihr Kind im Bett bleiben, viel trinken und eine leichte, aber gesunde Kost erhalten.

Impfung und Immunität

Um bleibende Schäden zu verhindern, wird eine Impfung ab dem 12. Lebensmonat (Kombinationsimpfung mit Mumps und Röteln) empfohlen.
Nach durchgemachter Krankheit besteht eine lebenslange Immunität, die eine Mutter in den ersten sechs Lebensmonaten auf ihr Kind überträgt. Eine geimpfte Mutter kann ihrem Kind keinen Nestschutz geben.

MUMPS

Beim Mumps, auch Ziegenpeter genannt, schwellen durch eine Virusinfektion die Ohrspeicheldrüsen schmerzhaft an. Besonders betroffen sind Kinder vom 3. bis 15. Lebensjahr, Jungen doppelt so häufig wie Mädchen. Das Mumpsvirus wird durch Tröpfchen- und Schmierinfektion übertragen. Ansteckungsgefahr besteht bereits vier Tage vor Krankheitsausbruch und endet eine Woche danach.

Wie erkenne ich Mumps?

Die Krankheit beginnt zwei bis drei Wochen nach der Ansteckung mit Müdigkeit und Fieber. Anschließend schwellen eine oder beide Ohrspeicheldrüsen an (»Hamsterbacke«) – Ihr Kind klagt über Schmerzen beim Kauen. Nach etwa einer Woche verschwinden die Symptome.
Bei Jungen, die nach der Pubertät an Mumps erkranken, kann das Virus eine Hodenentzündung hervorrufen, die in seltenen Fällen zu Sterilität führt. Möglich ist auch eine Entzündung der Bauchspeicheldrüse. Diese verläuft zwar meist gutartig, kann aber einen → Diabetes mellitus begünstigen. Bei manchen Kindern steht das Ohr auf der betroffenen Seite deutlich ab. Auch eine Rötung der Wangenschleimhaut ist typisch.

TYPISCHE SYMPTOME

- Geschwollener Wangen-Ohr-Bereich
- Schmerzen beim Kauen
- leichtes Fieber

Was kann die Schulmedizin tun?

Auch im Falle von Mumps gibt es keine ursachenbezogene schulmedizinische Therapie.

Impfung und Immunität

Nach durchgemachter Krankheit besteht eine lebenslange Immunität. Ab dem 12. Lebensmonat ist eine Impfung gegen Mumps (in Kombination mit Masern und Röteln) möglich.

RÖTELN

Röteln werden durch Rubella-Viren ausgelöst. Die Krankheit ist sehr ansteckend, bedarf aber in der Regel keiner besonderen Behandlung. Gefährlich sind die Röteln lediglich für schwangere Frauen, die die Krankheit noch nicht durchgemacht haben bzw. keinen ausreichend hohen Röteln-Titer aufweisen. Rubella-Viren können das ungeborene Kind schädigen und schwere Missbildungen an Herz, Ohren, Augen und Gehirn hervorrufen.

Wie erkenne ich Röteln?

Röteln beginnen zwei bis drei Wochen nach der Ansteckung mit leichtem Fieber, Schnupfen, Halsschmerzen und geschwollenen Lymphknoten vor allem im Nacken. Ein bis zwei Tage später folgt ein feiner, kaum juckender Ausschlag, der meist hinter den Ohren beginnt und drei Tage anhält.

Was kann die Schulmedizin tun?

Der Arzt empfiehlt Bettruhe und ausreichend Flüssigkeitszufuhr. Das Kind darf nicht zu früh wieder in den Kindergarten gehen.

TYPISCHE SYMPTOME

- Leichtes Fieber
- geschwollene Lymphknoten am Hals
- juckender Ausschlag

Impfung und Immunität

Nach durchgemachter Krankheit besteht eine lebenslange Immunität. Prophylaktisch besteht die Möglichkeit einer Impfung – in Kombination mit Masern und Mumps.

SCHARLACH

Scharlach ist eine bakterielle Infektion und wird durch eine besondere Streptokokkenart verursacht. Eine Ansteckung durch Schmier- und Tröpfcheninfektion ist möglich, solange Symptome bestehen. Zwischen Ansteckung und Ausbruch der Krankheit liegen zwei bis fünf Tage. Scharlach ist eine der häufigsten Infektionskrankheiten, vor allem bei Kindern im Kindergarten- und Grundschulalter.

Wie erkenne ich Scharlach?

Scharlach beginnt meist mit rasch ansteigendem, hohen Fieber und einer Mandelentzündung. Später bildet sich ein feinfleckiger Ausschlag wie eine rote Gänsehaut im Leisten- und Achselbereich. Zusätzlich entsteht im Gesicht eine typische schmetterlingsförmige Rötung, bei der das blasse Munddreieck (»Milchbart«) ausgespart bleibt. Ab dem vierten Krankheitstag entwickelt sich die »Himbeerzunge«. Gegen Ende der Erkrankung in der zweiten Krankheitswoche schuppt sich die Haut an Händen und Füßen großflächig ab.

Meist heilt Scharlach ohne Folgen ab. Dennoch sollten Sie zwei Wochen nach Verschwinden der Symptome erneut mit Ihrem Kind zum Arzt gehen, um eventuelle folgenschwere Komplikationen an Herz, Nieren und Gelenken (rheumatisches Fieber) auszuschließen.

TYPISCHE SYMPTOME

- Eitrige Mandelentzündung
- hohes Fieber
- feinfleckiger Hautausschlag
- Himbeerzunge

Was kann die Schulmedizin tun?

Der Arzt therapiert Scharlach mit hochdosiertem ***Penicillin***, dass acht Tage lang eingenommen werden muss. Ein bis zwei Tage nach der Einnahme ist der Patient nicht mehr ansteckend. Ohne Antibiotikum dauert die Genesung mindestens drei Wochen. Bis dahin darf das Kind keine Gemeinschaftseinrichtungen besuchen.

Impfung und Immunität

Eine Impfung gegen Scharlach gibt es nicht. Die wichtigste Prophylaxe besteht in der Absonderung der Kranken. Immunität besteht nur gegen den Erreger der bereits durchgemachten Scharlachvariante. Es gibt drei bis vier verschiedene Arten, d.h., Ihr Kind kann maximal viermal an Scharlach erkranken.

WINDPOCKEN

Wie der Name schon sagt, werden Windpocken auf dem Luftweg übertragen. Sie sind bereits einen Tag vor Ausbruch des typischen Hautausschlags für ca. eine Woche hoch ansteckend und betreffen vor allem Kinder zwischen dem zweiten und sechsten Lebensjahr. Die Inkubationszeit beträgt zwei bis drei Wochen. Der Erreger ist das Varicella-Zoster-Virus, das nach Abheilen der Windpocken in den Nervenknoten des Rückenmarks verbleibt. Es kann im späteren Leben → Gürtelrose auslösen, wenn das Immunsystem geschwächt ist.

TYPISCHE SYMPTOME

- Juckende, nässende Bläschen am ganzen Körper
- leichtes Fieber

Erkranken schwangere Frauen an Windpocken, kann dies zu Schäden beim ungeborenen Kind führen. Auch eine Infektion des Neugeborenen kann bleibende Schäden nach sich ziehen.

Wie erkenne ich Windpocken?

Windpocken gehen meist mit → Fieber bis 39 °C und charakteristischen, leicht geröteten, nässenden Bläschen einher. Der Ausschlag zeigt sich vor allem auf der Brust, den Armen oder im Gesicht. Im späteren Stadium sind häufig auch die Mundschleimhaut und die Schamgegend betroffen. Der Inhalt der Bläschen ist anfangs klar, später trüb und hoch ansteckend. Sofern das Kind nicht kratzt, heilt der Ausschlag nach etwa einer Woche ohne Narben ab. Manche Kinder, vor allem wenn sie noch sehr klein sind, haben nur sehr wenig Beschwerden und auch nicht sehr viele Pocken. Andere sind von den juckenden Bläschen übersät.
Windpocken heilen meist komplikationslos ab. Nur sehr selten entwickelt sich eine Hirnhaut- oder Hirnentzündung.

Was kann die Schulmedizin tun?

Eigentlich bedürfen Windpocken keiner Behandlung. Bei stark juckendem Ausschlag kann der Arzt ein ***Antihistaminikum*** verschreiben, das den Juckreiz lindert.

Impfung und Immunität

Nach durchgemachter Krankheit überdauert das Windpockenvirus im Körper und kann später → Gürtelrose auslösen. Eine Impfung gegen Windpocken ist zwar möglich, verhindert aber das Auftreten einer Gürtelrose nicht.

GESUNDE LEBENSFÜHRUNG

Egal, um welche Infektion es sich handelt, grundsätzlich sollte das kranke Kind ***viel trinken*** – vor allem dann, wenn es hohes Fieber hat. Säuglinge sollten häufiger zum Stillen angelegt werden, um den erhöhten Flüssigkeitsbedarf zu decken.
Bei Fieber ist ***Bettruhe*** vorteilhaft. Wenn Ihr Kind trotz hohem Fieber nicht im Bett bleiben will, können Sie ihm die Bettruhe durch Vorlesen versüßen. Wichtig ist, dass Sie Ihr Kind nicht alleine im Kinderzimmer lassen – Kinder genesen besser, wenn sie Mutter oder Vater um sich wissen. Sorgen Sie bei erkältungsähnlichen Symptomen für ausreichende ***Luftfeuchtigkeit***: Feuchte Lappen auf der Heizung, Zimmerpflanzen und Luftbefeuchter verbessern das Raumklima und verhindern, dass die Schleimhäute austrocknen.
Sobald Ihr Kind fieberfrei ist, können Sie kleine Spaziergänge mit ihm machen, sofern es sich nicht zu schwach fühlt. Schicken Sie Ihr Kind nicht zu früh wieder in den Kindergarten oder in die Schule, vor allem dann nicht, wenn es ein Antibiotikum bekommen hat.
Salzhaltige Nasentropfen befeuchten die Nasenschleimhäute, wirken abschwellend und erleichtern das Atmen bei verstopfter Nase.
Das Auftragen von ***Vitamin-E-haltigem Öl*** auf Hautausschläge unterstützt die Heilung und verringert die Narbenbildung.
Um eine Ansteckung zu vermeiden, ist es sinnvoll, nach Kontakt mit dem Kranken die Hände zu waschen. Insbesondere Schwangere ohne eigene Immunität oder Impfschutz sollten – vor allem bei Windpocken und Röteln – Abstand halten.

Alternative Therapien

Viele alternative Heilmethoden lindern die Beschwerden der Kinder-Infektionskrankheiten und beschleunigen die Heilung – ohne die Symptome zu unterdrücken. Stattdessen wird die körpereigene Abwehr gestärkt.

AYURVEDA

Schweißtreibende Mittel wie Gewürzabkochungen unterstützen die ausleitende Wirkung des Fiebers: Je einen 1/2 TL ***Ingwer-***, ***Cumin-*** und ***Korianderpulver*** in 200 ml Wasser geben und auf 50 ml einkochen, abseihen und 2- bis 3-mal täglich in kleinen Schlucken frisch zubereitet trinken. Sie können dieses scharf-würzige Getränk mit Süßholz oder Rohrohrzucker süßen. ***Ingwerwasser*** wirkt gegen Viren und Bakterien und kann mit etwas Honig gesüßt werden.

Durch das ***Kauen von Öl***, einer ayurvedischen Mundreinigung, werden Gifte, Bakterien und Viren von der Mundschleimhaut abgelöst. Lassen Sie Ihr Kind 1 EL kaltgepresstes Pflanzenöl mindestens 10 Minuten im Mundraum hin und her bewegen und danach ausspucken. Ölkauen hilft vor allem bei ***Scharlach*** gegen die Anginabeschwerden.

HOMÖOPATHIE

Eins der wichtigsten Mittel bei Kinderkrankheiten ist ***Belladonna***, das bei vielen fiebrigen Infekten mit Hautrötungen gegeben wird (Hinweise zu Einnahme und Potenzen → Seite 106). Außerdem helfen:

- ***Aconitum:*** Fieber mit Schüttelfrost
- ***Bryonia:*** Kopf- und Gliederschmerzen, Abneigung gegen Bewegung sowie trockener Reizhusten
- ***Drosera:*** trockener Husten, Halsschmerzen, Heiserkeit und Fieberschauern mit Frösteln
- ***Ferrum phosphoricum:*** im Anfangsstadium einer Infektion bei Fieber unter 39 °C
- ***Gelsemium:*** Müdigkeit, Benommenheit, Frostschauern, Zittern und Fieber
- ***Ipecacuanha:*** Husten mit Brechreiz, z.B. bei Keuchhusten
- ***Luffa:*** Rachen-, Kehlkopf- oder Nasennebenhöhlenentzündung, Schnupfen, brennender Hals und trockener Mund
- ***Mercurius:*** gelber Auswurf und Fieber sowie belegte Zunge mit Zahneindrücken
- ***Phytolacca:*** schmerzende Ohren und geschwollene Drüsen bei Angina
- ***Pulsatilla:*** wirkt besonders gut bei Masern.

PHYTOTHERAPIE

Kamillen-, ***Fenchel-***, ***Pfefferminz-*** und ***Anistee*** sind beliebte und wirkungsvolle Hausmittel bei allen Infektionskrankheiten (Hinweise zur Teezubereitung → Seite 135).

Lindenblüten- oder ***Holunderblütentee*** sind besonders bei beginnendem Fieber günstig, weil sie zum Schwitzen anregen.

Ein Tee aus ***Mädesüßblüten*** lindert Kopf- und Gliederschmerzen. Zur Stärkung des Immunsystems eignet sich ein mit Honig gesüßter ***Holundersaft***. ***Echinacea-***(Sonnenhut-) und ***Ipecacuanhapräparate*** stärken die Abwehr und helfen Ihrem Kind, die Krankheit schneller zu überwinden. Auch Wurzelextrakte aus ***Gelbwurzel*** und ***Ingwer*** unterstützen das Immunsystem.

Bei Keuchhusten ist ein Sirup aus ***Wildkirschenrinde*** oder ein Hustensaft mit ***Thymian*** und ***Primel*** zu empfehlen. Thymianbäder wirken zudem beruhigend und hustenstillend. Aufgrund seiner antibakteriellen Wirkung eignet sich auch Spitzwegerichtee (3 Teile), in Kombination mit Schlüsselblumenblüten (1 Teil), Lungenkraut (2 Teile), Malvenblüten (1 Teil) und Huflattichblättern (1 Teil).

Bei Mumps hilft das Auftragen einer Mischung aus ***Cayennepfeffer mit Essig*** auf die angeschwollenen Bereiche oder das Auflegen von Kompressen mit ***Ringelblumen-*** oder ***Engelwurzsalbe.***

Halsschmerzen und Beschwerden im Mundraum durch Windpockenpusteln oder bei Scharlach können durch langsames Trinken von ***Salbei-***, ***Thymian-*** oder ***Spitzwegerichtee*** gelindert werden.

Bei geröteten Augen – bei Masern und Röteln – sind Augenkompressen mit einem Aufguss aus ***Augentrost*** oder ***Kamillenblüten*** zu empfehlen.

Gegen den Juckreiz hilft bei Masern und Windpocken das Waschen mit einem kühlen ***Lavendelaufguss*** oder einem verdünnten ***Zaubernussextrakt*** oder das Auftragen von ***Beinwell-*** oder ***Holunderblütentinktur***. ***Knoblauch*** (in Tablettenform zur besseren Verabreichung) beschleunigt den Ausschlag, so dass Gifte schneller über die Haut ausgeschieden werden können. Von außen kann dies mit ***Ingwerkompressen*** gefördert werden.

ERNÄHRUNGSTHERAPIE

Zwingen Sie Ihr Kind nicht zum Essen: Fiebernde Kinder haben wenig Appetit. Verabreichen Sie leicht verdauliche Kost wie ***geriebener Apfel, Banane, Haferbrei, Hühnerbrühe*** oder ***Kartoffelbrei***. Fette Speisen und Süßigkeiten sollten dagegen vermieden werden. ***Orangen***- oder ***Zitronensaft*** mit Honig liefert in der akuten Phase wichtige Vitamine. Wenn das Fieber gesunken ist, ist eine Kost mit viel Obst und Gemüse sowie ***Möhren***- und ***Rote-Beete-Saft*** zu empfehlen, der viel Vitamin A enthält. ***Vitamin A*** ist bei der Bekämpfung von ***Masern*** besonders wichtig und konnte in Entwicklungsländern die Masernsterblichkeit senken. Ein ***Zinkpräparat*** kann das Immunsystem Ihres Kindes bei der Krankheitsbekämpfung unterstützen.

FEINSTOFFLICHE THERAPIEN

Aromatherapie

Ätherische Öle mögen Kinder wegen der angenehmen Düfte recht gerne. Grundsätzlich sollten ätherische Öle bei Kindern sehr sparsam verwendet werden. Das gilt ganz besonders für die Einnahme! Vor allem Kleinkinder dürfen nur äußerlich mit ätherischen Ölen behandelt werden. Mentholhaltige Öle sind erst ab zwei Jahren erlaubt. Bei älteren Kindern können ***Anis-, Fichtennadel***- und ***Kiefernnadelöl*** zum Einreiben oder Inhalieren verwendet werden, z.B. bei angegriffenen Atemwegen. Sie fördern den Auswurf bei produktivem Husten (z.B. Keuchhusten).

Wenn Ihr Kind an ***Mumps*** erkrankt ist, lindert eine Hals- und Nackenmassage die Schmerzen. Dazu nehmen Sie 30 ml Trägeröl (z.B. Mandel- oder Olivenöl) und geben 5 Tropfen ***Kamillen***- oder ***Lavendelöl*** dazu.

Bei ***Windpocken*** wirkt ein lauwarmes Bad mit ***Teebaumöl*** fiebersenkend, reduziert den Juckreiz und desinfiziert die Windpockenpusteln. Alternativ können Sie auch ***Lavendelöl*** verwenden. Ein warmes Bad mit einigen Tropfen ***Thymianöl*** lindert den Hustenreiz (z.B. bei Keuchhusten) und wirkt gleichzeitig entspannend.

THERAPEUT

Folgende Maßnahmen und Therapien sind besonders wichtig:

- Geben Sie Ihrem Kind viel Flüssigkeit!
- Kümmern Sie sich intensiv um die Bedürfnisse Ihres kranken Kindes, hören Sie auf seine Wünsche und leisten Sie ihm Gesellschaft. Liebevoll umsorgte Kinder haben weniger Ängste und werden schneller wieder gesund.
- Mentholhaltige Arzneien wie Pfefferminze und Eukalyptus sollten bei Säuglingen und Kleinkindern nicht angewandt werden, da sie Atemnot auslösen können.

Bach-Blütentherapie

- ***Crab Apple:*** zum Auftragen auf Windpockenpusteln, damit diese schneller abheilen
- ***Impatiens:*** für ungeduldige, quengelige Kinder
- ***Beech:*** um den Zustand des Krankseins besser akzeptieren zu können
- ***Holly:*** hilft gereizten, zornigen Kindern
- ***Mimulus:*** für Kinder, die ängstlich sind
- ***Rescue-Tropfen:*** immer hilfreich in akuten Notsituationen.

PHYSIKALISCHE THERAPIEN

Bei ***hohem Fieber*** senken ***Wadenwickel*** die Temperatur auf sanfte Weise: Wickeln Sie feuchte Handtücher (etwa Raumtemperatur) um die Waden Ihres Kindes. Außen herum kommt je ein Wolltuch oder ein größerer Wollstrumpf. Erneuern Sie die Wickel alle 10 Minuten, bis das Fieber gesunken ist. Dabei darf das Kind jedoch nicht frieren, und die Füße müssen warm sein. Auch ***kalte Kompressen*** auf der Stirn können hohes Fieber senken. Kalte Kompressen auf dem geschwollenen Hals- und Ohrbereich sind bei ***Mumps*** besonders wohltuend. ***Lauwarme Bäder mit Natriumbikarbonat*** wirken fiebersenkend und lindern den Juckreiz bei ***Windpocken***.

Magen-Darm-Infektionen

Vor allem Säuglinge und Kleinkinder, deren Darmflora noch unausgereift ist, leiden häufig an Magen-Darm-Infekten. Während die Krankheit selber meist harmlos ist und nach wenigen Tagen abheilt, besteht bei kleinen Kindern die Gefahr der Austrocknung. Das gilt ganz besonders für Brechdurchfälle mit einem hohen Flüssigkeitsverlust. Je jünger ein Kind ist, desto früher sollte ein Kinderarzt hinzugezogen werden, der das Kind im Notfall auch in die Klinik überweist, wo es eine Infusion bekommt.

WAS SIND MAGEN-DARM-INFEKTIONEN?

Eine Magen-Darm-Infektion ist die häufigste Ursache für → Erbrechen und → Durchfall im Kindesalter. Zwischen der Ansteckung bzw. der Infektion und den ersten Symptomen vergehen 6 bis 72 Stunden – je nach Erreger. Die Heilung erfolgt nach ein bis vier Tagen. Beim Brechdurchfall besteht vor allem bei Säuglingen und Kleinkindern die Gefahr der Austrocknung, da das Kind verhältnismäßig viel Flüssigkeit verliert.
Erbrechen und Durchfall können allerdings auch viele andere Ursachen haben wie z.B. Nahrungsmittelallergie, Sonnenstich, → Blinddarmentzündung oder kindliche → Migräne. Auch jede Form von Aufregung oder versteckte Ängste können den Kindern auf den Magen schlagen.

WIE ERKENNE ICH MAGEN-DARM-INFEKTIONEN?

Eine Magen-Darm-Infektion beginnt meist plötzlich mit Fieber, starkem Erbrechen sowie mit Bauchschmerzen und Durchfällen. Einen beginnenden Flüssigkeitsmangel erkennen Sie an trockenen Lippen, einer trockenen, borkigen Zunge und stehenden Hautfalten. Bei Säuglingen spricht eine eingesunkene Fontanelle für einen erhöhten Flüssigkeitsverlust.

WAS KANN DIE SCHULMEDIZIN TUN?

- Wenn der Durchfall nach 12 Stunden nicht abklingt, sollten Sie mit Ihrem Kind einen Arzt aufsuchen.
- Bei starkem Flüssigkeits- und Mineralstoffverlust verschreibt der Arzt eine Elektrolytlösung, die entweder als Getränk oder bei stark geschwächten Kindern in Form einer Infusion gegeben wird.
- Antibiotika wirken nur bei bakteriellen, nicht aber bei viralen Infektionen. Sie sollten außerdem nur in schweren Fällen zum Einsatz kommen, da sie die natürliche Darmflora zerstören.

GESUNDE LEBENSFÜHRUNG

Bieten Sie Ihrem Kind immer wieder wohltemperierten Tee, Wasser oder stark verdünnte Säfte in kleinen Schlucken an.

TYPISCHE SYMPTOME

- Fieber
- Erbrechen und Durchfall
- Flüssigkeits- und Mineralstoffverlust mit Schwäche und Blutdruckabfall

ARZT

NEUE IMPFUNG

- Rotaviren sind die häufigsten viralen Auslöser für Durchfälle bei Säuglingen und Kleinkindern. Seit neuestem steht nun ein Impfstoff zur Verfügung, der gegen Rotavirus-bedingte Magen-Darm-Infektionen schützt. Geimpft wird in zwei Dosen im Alter von zwei bis vier Monaten. Die Impfung schützt die Kleinen vor dem gehäuften Auftreten der unangenehmen Infektionen im Alter zwischen sechs Monaten und dem zweiten Lebensjahr.

Solange das Kind nicht symptomfrei ist, sollte es zu Hause bleiben, damit es keine anderen Kinder ansteckt. Auch zu Hause ist Hygiene wichtig!

Alternative Therapien

Durchfall und Erbrechen sind Entgiftungsprozesse des Organismus, die nicht unterdrückt werden sollten. Viele Therapien zielen daher auf eine Unterstützung dieses notwendigen Vorgangs.

AYURVEDA

Durchfall ist das Anzeichen einer Vata-Störung. Daher helfen Maßnahmen, die das Vata beruhigen. Dazu zählen ***Einläufe*** mit Kräuterabkochungen, die jedoch nicht gegen den Willen des Kindes durchgeführt werden dürfen. Bei akutem Durchfall ist ein ayurvedisches Hausmittel hilfreich: Dazu mischen Sie in einen Becher Naturjoghurt 1 Messerspitze Muskatnuss und 1 EL frisch gepressten Ingwersaft. Den Ingwersaft erhalten Sie, indem Sie eine frische Ingwerwurzel reiben und durch ein Leinentuch pressen. Das Rezept eignet sich eher für ältere Kinder. Zur Behandlung von Babys mischen Sie einige Tropfen Minzöl mit etwas Sesamöl und massieren damit das Bäuchlein.

HOMÖOPATHIE

Folgende Mittel haben sich zur Behandlung von akuten Magen-Darm-Infektionen bewährt (Hinweise zu Einnahme und Potenzen → Seite 106):

- *Chamomilla D12:* Blähungen und Durchfall mit grünlichem Stuhl
- *Calcium phosphoricum D6:* schleimige Durchfälle mit krampfartigen Schmerzen, auch während der Zahnung.

PHYTOTHERAPIE

Bei Durchfall hilft ein Tee aus gerbstoffhaltigen ***Brombeerblättern***, den Sie mit etwas Traubenzucker süßen können (Hinweise zur Teezubereitung → Seite 135). ***Heidelbeeren*** haben ebenfalls einen hohen Gerbstoffanteil und werden zudem von Kindern gern gegessen. Auch getrocknete Heidelbeeren oder Heidelbeertee wirken beruhigend auf die Darmschleimhaut.

Ein bewährtes Mittel bei Durchfall ist die ***Uzarawurzel.*** Uzara ist in Form von Dragees, Tropfen oder Saft in der Apotheke erhältlich.

TRADITIONELLE CHINESISCHE MEDIZIN

Bei akutem Erbrechen ist eine ***Akupressur*** des Punktes ***Perikard 6*** hilfreich. Er liegt am inneren Unterarm, drei Fingerbreit über der Handgelenksfalte (Akupressurpunkte → Seite 191). Die brechreizmildernde Wirkung dieses Punktes konnte in zahlreichen Studien belegt werden.

ERNÄHRUNGSTHERAPIE

Bei Magen-Darm-Infektionen sollten auch größere Kinder einen Tag lang nur flüssige Nahrung zu sich nehmen. Säuglinge werden wie gewohnt gestillt. Legen Sie Ihr Baby besonders häufig an, damit es ausreichend Flüssigkeit bekommt. Für Säuglinge, die nicht (mehr) gestillt werden, gibt es besondere ***Heilnahrungen*** und Trinkmischungen, die neben Traubenzucker auch Mineralstoffe enthalten.

Kleinkinder sollten ***Kräutertee mit Mineralstoffzusatz*** bekommen: Dazu kochen Sie 1 Liter Kräutertee, z.B. aus Brombeerblättern oder Heidelbeeren, süßen ihn mit 2 EL Traubenzucker und geben

1 TL Meersalz sowie 1/2 TL Backpulver hinzu. Zusätzlich können Sie Ihrem Kind eine ***Möhrensuppe*** kochen: 500 g Biomöhren mit 1 Liter Wasser erhitzen und 2 Stunden köcheln lassen. Kräftig salzen, durch ein Sieb streichen und auf einen Liter auffüllen. Wenn Sie die Suppe stärker verdünnen, können Sie sie auch als Flaschennahrung verwenden. Am zweiten Tag kann Ihr Kind bereits einen mit Wasser gekochten ***Haferschleim***, in Wasser ***gekochten Reis***, ***Bananenpüree*** oder ***geriebenen Apfel*** zu sich nehmen. Vermeiden Sie Kuhmilchprodukte und Fett, da beides die Symptome verstärkt.

Heilerdepräparate sind für die Behandlung von Durchfall sehr geeignet, da sie die Giftstoffe binden und ausleiten.

Nach einer überstandenen Infektion kann eine → Störung der Darmflora zurückbleiben. Bereits abgestillte Kinder sollten daher reichlich ***probiotischen Naturjoghurt*** ohne Zucker essen.

FEINSTOFFLICHE THERAPIEN

Aromatherapie

Aromatherapeuten empfehlen eine ***Bauchmassage*** mit 5 Tropfen ***Kamillenöl*** in 30 ml Trägeröl, z.B. Mandelöl. Das wirkt beruhigend und lindert die Bauchschmerzen. Zudem bedeutet eine Massage für Ihr Kind eine beruhigende Zuwendung. Wohltuend ist auch eine ***feuchtwarme Bauchauflage mit Kamillenöl.*** Diese entspannt die Darmmuskulatur.

Polypen

Im Kleinkind- und Vorschulalter schwillt bei vielen Kindern meist vorübergehend das Lymphgewebe im Rachenbereich an und verursacht Schwierigkeiten bei der Nasenatmung, beim Sprechen und beim Hören. Polypen sind auch eine häufige Ursache für chronische Mittelohrentzündungen und eine ständige »Rotznase«. Kinder mit Rachenpolypen schlafen nachts oft mit geöffnetem Mund und schnarchen. Mit zunehmendem Alter entwickeln sich die Polypen in der Regel von selbst zurück.

WAS SIND POLYPEN?

Man unterscheidet Nasen- und Rachenpolypen. Bei Kindern treten wesentlich häufiger Rachenpolypen (Adenoide) auf, die durch eine Vergrößerung der Rachenmandeln (nicht zu verwechseln mit den beiden Gaumenmandeln) entstehen. Diese verlegen die Mündung der Ohrtrompete und führen so zu Tubenbelüftungsstörungen. Die Folge sind häufige Mittelohrentzündungen und Paukenergüsse. Bei vielen Kindern ist auch das Hörvermögen beeinträchtigt, was zu einer verzögerten Sprachentwicklung führen kann. Die Ursachen für die Bildung von Polypen sind nicht bekannt, es besteht jedoch häufig eine erbliche Veranlagung.

WIE ERKENNE ICH POLYPEN?

Kinder mit vergrößerten Rachenmandeln erkennt man daran, dass sie durch den Mund atmen, im Schlaf schnarchen und zu häufigen Infekten neigen. Ihre Stimmt klingt oft nasal. Da der Mund wegen der behinderten Nasenatmung häufig offen steht, sehen diese Kinder mitunter etwas dümmlich aus. Ein Kind, das nicht altersgemäß spricht, sollte als Erstes auf sein Hörvermögen und auf adenoide Rachenmandelwucherungen untersucht werden. Die Diagnose »Polypen« ist anhand der beschriebenen Symptome meist eindeutig. Zusätzlich kann der Hals-Nasen-Ohren-Arzt einen Hörtest oder eine Nasenspiegelung vornehmen.

TYPISCHE SYMPTOME

- Schnarchen im Schlaf
- Atmung durch den offenen Mund
- verstopfte Nase und näselnde Stimme

WAS KANN DIE SCHULMEDIZIN TUN?

Zur besseren Belüftung der Ohrtrompete kann der HNO-Arzt abschwellende Nasentropfen und einen speziellen Luftballon verschreiben, den das Kind nicht mit dem Mund, sondern mit der Nase aufblasen soll.
Eine operative Entfernung der Rachenmandeln ist nur erforderlich, wenn Ihr Kind unter chronischer Mittelohrentzündung, dauerhaften Schlafstörungen und Konzentrationsschwäche infolge der behinderten Nasenatmung leidet. Wenn jedoch das Hörvermögen durch die Polypen so stark eingeschränkt ist, dass sich die Sprachentwicklung des Kindes deutlich verzögert, sollte man eine Operation in Erwägung ziehen.

GESUNDE LEBENSFÜHRUNG

Da es sich bei den Polypen in aller Regel um eine vorübergehende Erscheinung handelt, können Sie versuchen, Ihrem Kind das Atmen durch einige einfache Maßnahmen zu erleichtern, bis sich die Rachenmandeln von alleine zurückbilden. Eine ***Erhöhung des Bettes*** im Bereich des Kopfendes begünstigt das nächtliche Abfließen des Schleims.
Sorgen Sie zu Hause für ausreichende ***Luftfeuchtigkeit***, vor allem in der Heizperiode. Frische feuchte Luft ist für anfällige Atemwege besonders wohltuend: Gehen Sie mit Ihrem Kind vor allem im Winter viel nach draußen, aber achten Sie darauf, dass Ohren, Hals und Füße gut eingepackt sind, damit Ihr Kind sich nicht erkältet.

Salzhaltige Nasentropfen befeuchten die Nasenschleimhäute, wirken abschwellend und erleichtern so das Atmen. Die Kinder können auch ***Salzwasser*** (1 Tasse Wasser mit 1 Messerspitze Meersalz) direkt mit der Nase aufsaugen – danach fällt das Atmen ebenfalls viel leichter.

Alternative Therapien

Wenn sich Ihr Kind von einer Mittelohrentzündung zur nächsten quält, ist eine Operation sicher sinnvoll. Ansonsten bietet die alternative Medizin viele Möglichkeiten zur Stärkung der Abwehr, damit Ihr Kind trotz der Polypen gesund bleibt.

AYURVEDA

Kinder mit vergrößerten Rachenmandeln haben meist einen Kapha-Überschuss. Eine ***Nasya-Behandlung*** hilft, um die chronisch verstopfte Nase frei zu bekommen: Leiten Sie Ihr Kind an, über die Nase ***warmes Öl mit Kalmus*** oder ***mildes Ghee*** aufzusaugen. Diese Behandlung wirkt abschwellend und lässt das Sekret besser abfließen.

HOMÖOPATHIE

Folgende Mittel haben sich bewährt (Hinweise zu Einnahme und Potenzen → Seite 106):

- ***Barium carbonicum:*** vergrößerte Rachenmandeln mit erhöhter Erkältungsneigung
- ***Calcium phosphoricum:*** schwache, zarte, kälteempfindliche Kinder mit Polypen
- ***Magnesium carbonicum:*** nervöse Kinder mit vergrößerten Rachenmandeln und Neigung zu Erkältungen und Mittelohrentzündung.

PHYTOTHERAPIE

Dampfbäder mit ***Kamillenblüten*** oder ***Thymianblättern*** wirken abschwellend und erleichtern die Atmung.
Sonnenhut (Echinacea) und ***Umckaloabo*** steigern die Abwehrkräfte. Frisch gepresster ***Zitronensaft mit Honig*** oder ein Tee aus den Blättern der ***Schwarzen Johannisbeere*** stärken ebenfalls das Immunsystem.

THERAPEUT

- Dampfinhalation von heilenden Tees und Ölen ist sehr zu empfehlen.
- Salzwasser-Nasentropfen und Meersalzbäder befreien die Atemwege.

ERNÄHRUNGSTHERAPIE

Achten Sie auf eine gesunde, vitaminreiche Ernährung. Besonders ***Vitamin C*** und ***Zink*** sind für die Abwehr von Bedeutung. Vitamin C ist in frischem Obst und Gemüse enthalten, Zink vor allem in Haferflocken. Es gibt auch Zinkpräparate für Kinder in der Apotheke zu kaufen.
Geben Sie Ihrem Kind täglich einen ***probiotischen Naturjoghurt*** ohne Zucker. Auf diese Weise unterstützen Sie die Darmflora Ihres Kindes, was wiederum das Immunsystem anregt.

FEINSTOFFLICHE THERAPIEN

Aromatherapie

Eine Duftlampe mit ***Kiefernnadel-, Thymian-*** oder ***Majoranöl*** kann die Atmung erleichtern.

PHYSIKALISCHE THERAPIEN

Regelmäßige Aufenthalte am Meer sind für Kinder mit vergrößerten Rachenmandeln heilsam. Sie können Ihrem Kind auch zu Hause ein ***Meersalzwasserbad*** bereiten, indem Sie eine Packung Meersalz im Badewasser auflösen. Gehen Sie auch häufiger mit Ihrem Kind in eine solehaltige Therme.
Abendliche kalte Waschungen erhöhen die Widerstandskraft Ihres Kindes. Reiben Sie Ihr Kind mit einem kalten Waschlappen für einige Sekunden ab, sofern es nicht gegen diese Behandlung protestiert. Danach nicht abtrocknen, sondern den Schlafanzug anziehen und ab ins Bett! Gut zugedeckt wird Ihrem Kind schnell warm. Diese Prozedur sollten Sie einige Wochen lang jeden Abend durchführen.

Schreibabys

Schreit Ihr Baby trotz Erfüllung seiner körperlichen und emotionalen Grundbedürfnisse sehr viel, und lässt es Sie auch nachts nicht zur Ruhe kommen? Vielleicht bekommt es Zähne, oder eine Erkrankung bahnt sich an. Es könnte sich aber auch um schmerzhafte Blähungen (Dreimonatskoliken) oder um eine funktionelle Störung des Bewegungsapparates (KISS-Syndrom) handeln. Möglicherweise steckt auch ein psychisches Ungleichgewicht hinter den Schreiattacken.

WAS KÖNNEN DIE URSACHEN FÜR HÄUFIGES SCHREIEN SEIN?

Kein Baby schreit ohne Grund! Doch je kleiner ein Kind ist, desto schwieriger ist es, der Ursache für die Unzufriedenheit auf die Spur zu kommen. Wenn alle Grundbedürfnisse befriedigt scheinen – das Baby ist satt, frisch gewickelt, hat keinen wunden Po, einen Schnuller zum Nuckeln und die Nähe der Eltern –, dann ist guter Rat teuer. Zunächst sollte der Kinderarzt abklären, ob das Kind Schmerzen hat. Sicherlich spielt dabei auch der Charakter eine Rolle: Temperamentvolle, unruhige Kinder reagieren schon bei kleinsten Schmerzen mit heftigem Schreien, während Kinder, die mehr in sich ruhen, eine größere Schmerztoleranz aufweisen. Daneben gibt es aber auch Kinder, die viele Stunden am Tag scheinbar grundlos schreien. Diese Kinder bezeichnet man als »Schreibabys«. Die Ursachen können sehr verschieden sein. Möglicherweise hängt das anhaltende Schreien mit einer Reifeverzögerung des Gehirns zusammen, es gibt aber auch verschiedene andere Gründe.

Dreimonatskolik

Jeder zehnte Säugling leidet unter Dreimonatskoliken. Diese heißen so, weil sie vor allem in den ersten drei Monaten auftreten. Es kann sein, dass das Baby zu hastig trinkt oder dass die Saugeröffnung der Trinkflasche zu groß ist und das Baby zu viel Luft schluckt. Außerdem kann der unreife Darm den Milchzucker noch nicht vollständig verdauen – es bilden sich schmerzhafte Gase.

Typischerweise treten die Schreiattacken am Nachmittag oder Abend auf. Die Kinder ziehen die Beine an den geblähten Bauch und ballen die Fäuste. Trotz der offensichtlichen Schmerzen haben sie eine »gesunde« Hautfarbe, trinken meist ausreichend und nehmen altersgemäß an Körpergewicht zu. Meist verschwinden die Koliken im Laufe des ersten Lebenshalbjahres von selbst.

Tritt eine Kolik erstmalig auf, sollte der Kinderarzt andere Erkrankungen wie eine Mittelohrentzündung oder einen Harnwegsinfekt ausschließen. Falls Ihr Baby bereits Flaschennahrung erhält, die Koliken monatelang anhalten und mit → Durchfall oder → Erbrechen einhergehen, muss an eine Kuhmilcheiweißallergie gedacht werden.

KISS-Syndrom

Ein weiterer Grund für langanhaltendes Schreien sind Fehlhaltungen. Eine häufige Variante ist das KISS-Syndrom: Bei dieser »Kopfgelenk-Induzierten Symmetrie-Störung«, die durch eine Saugglocken- oder Zangengeburt ausgelöst werden kann, ist der obere Nackenbereich schmerzhaft verspannt. Was sich bei Erwachsenen als steifer Nacken bemerkbar macht, kann in der Kindheit schwere körperliche Fehlentwicklungen nach sich ziehen. Zu den typischen Symptomen des KISS-Syndroms zählen: Weinen beim Hochnehmen, asymmetrische Haltung, Schluckprobleme mit Sabbern beim Trinken sowie starke Unruhe und Schlafstörungen. Bei Verdacht auf KISS-Syndrom sollten Sie Ihr Kind unbedingt einem Orthopäden vorstellen, um bleibenden Haltungsschäden vorzubeugen.

Psychisches Ungleichgewicht

Auch seelische Unausgeglichenheit äußert sich bei Säuglingen und Kleinkindern mitunter durch häufiges, auch langanhaltendes Schreien – als einzig mögliches Ventil. Der Auslöser ist oft eine Überfülle an Sinnesreizen, die das kleine Kind noch nicht verarbeiten kann. Bei vielen dieser Schreibabys wird später → ADHS diagnostiziert, das muss aber nicht sein.

Zahnen

Weniger dramatisch, aber auch sehr belastend für die ganze Familie können die Phasen sein, in denen ein Kind zahnt. Im Durchschnitt brechen die ersten Zähne im Alter von sechs Monaten durch – mit etwa zwei Jahren ist das Milchgebiss vollständig. Vie-

TYPISCHE SYMPTOME

- Das Kind schreit sehr oft und anhaltend

DREIMONATSKOLIKEN
- aufgeblähter Bauch, abgehende Gase

KISS-SYNDROM
- dauerhaftes Schreien mit Überstreckung des ganzen Körpers

PSYCHISCHES UNGLEICHGEWICHT
- Einschlafschwierigkeiten
- Schreien besonders nach ereignisreichen Tagen

ZAHNEN
- geschwollenes Zahnfleisch
- Kind sabbert, greift viel in den Mund

le Kinder reagieren auf das Zahnen mit zornigem Schreien, jämmerlichem Weinen und mit schlechter Laune. Auch → Durchfall und → Fieber können hinzukommen. Es gibt aber durchaus Kinder, bei denen die Zähne fast unbemerkt und völlig problemlos durchbrechen.

WAS KANN DIE SCHULMEDIZIN TUN?

Scheuen Sie sich nicht, einen Kinderarzt aufzusuchen, wenn Sie das Gefühl haben, dass Ihr Kind zu viel schreit. Er wird Ihnen helfen, die Ursache für das heftige Schreien herauszufinden und wenn möglich auch abzustellen.

Dreimonatskoliken

Wenn Ihr Kind unter schmerzhaften Blähungen leidet, kann der Kinderarzt entschäumende Medikamente verordnen. Diese machen aus vielen kleinen Luftbläschen einige wenige große Blasen, so dass die Winde leichter abgehen.
Darüber hinaus werden leichte Abführmittel oder leichte Beruhigungsmittel eingesetzt.

KISS-Syndrom

Nachdem der Orthopäde mit Hilfe einer Röntgenaufnahme die Diagnose KISS-Syndrom gestellt hat, wird er Ihr Kind an einen Facharzt überweisen, der Erfahrung in manueller Therapie bei Kindern hat. Dieser stellt die Symmetrie der Halswirbel auf sanfte Weise wieder her.

Psychisches Ungleichgewicht

Wenn die Ursache des Schreiens in einem psychischen Ungleichgewicht des Kindes begründet ist, hat die Schulmedizin kaum Behandlungsansätze. ADHS-Medikamente kommen erst ab etwa sechs Jahren zum Einsatz.

Zahnen

Bei Zahnungsproblemen verschreibt der Kinderarzt eine Salbe, die schmerzstillend, entzündungshemmend und antibakteriell wirkt.

GESUNDE LEBENSFÜHRUNG

Ein Baby schreit nie aus Trotz oder um Sie zu ärgern! Es hat keine andere Möglichkeit, seine Unzufriedenheit zu äußern. Was ein Kind in dieser Situation braucht, ist Nähe, Ruhe und Geborgenheit. Besonders viel Geborgenheit empfindet ein Säugling beim Nuckeln an der mütterlichen Brust. Gerade für unruhige Kinder ist es besonders wichtig, möglichst lange gestillt zu werden.

Dreimonatskoliken

Damit sich nicht zu viel Luft im Darm des Kindes ansammelt, ist es hilfreich, zwischendurch immer wieder Trinkpausen einzulegen, in denen das Kind aufstoßen kann. Die meisten Babys mit Koliken mögen besonders den »***Fliegergriff***«, bei dem sie bäuchlings auf dem Arm der Mutter oder des Vaters liegen.

Psychisches Ungleichgewicht

Wenn ein Säugling unter psychischem Ungleichgewicht leidet, ist die körperliche Nähe zu den Eltern besonders wichtig. Tragen Sie Ihr Baby so oft wie möglich in einem Tragetuch und lassen Sie es nachts neben sich im Bett schlafen. Vermeiden Sie hektische Aktivitäten und sorgen Sie für einen möglichst regelmäßigen Lebensrhythmus, damit Ihr Baby Ruhe findet.
Kinder schlafen am besten warm (aber nicht zu warm) eingepackt bei kühler frischer Luft. Rhythmische Bewegungen wie Herumtragen, Kinderwagenfahren, sanftes Schaukeln in einer Hängematte oder Wiege lassen Babys schneller einschlafen und entlasten die Nerven überbeanspruchter Eltern. Allerdings kann dies dazu führen, dass Ihr Kind irgendwann nur noch mit diesen Ritualen einschläft.

Zahnen

Viele Säuglinge neigen während des Zahnens zu Durchfällen oder zu scharfem, sauren Stuhl. Wechseln Sie die Windeln rechtzeitig, damit der Po nicht wund wird.

Alternative Therapien

Wenn organische Ursachen für das Schreien Ihres Kindes sicher ausgeschlossen wurden, bieten die alternativen Heilweisen viele Möglichkeiten, Ihrem Baby auf sanfte Weise zu helfen.

AYURVEDA

Dreimonatskoliken

Im Ayurveda gelten Blähungen als Vata-Störung. Ein Tee aus ***Fenchel***- oder ***Koriandersamen*** sowie mit ***Zimtrinde*** beruhigt das Vata und lindert die Beschwerden. Reiben Sie das Bäuchlein mit sehr warmem ***Sesamöl*** ein und legen Sie anschließend einen warmen, feuchten Waschlappen auf, den Sie mit einem warmen trockenen Handtuch abdecken.

Psychisches Ungleichgewicht

Auch hier gilt eine zu starke Vata-Anregung als Ursache. Zum Ausgleich hilft es, das Baby in einen gleichbleibenden, verlässlichen Tagesrhythmus einzubinden.

Zahnen

Reiben Sie mehrmals täglich 1 Tropfen gereiftes ***Sesamöl*** mit sanftem Druck in das geschwollene Zahnfleisch. Dadurch wird das Gewebe besser durchblutet, und die Zähne können leichter durchtreten.

HOMÖOPATHIE

Gerade bei »Schreibabys« ist eine konstitutionelle Behandlung lohnend. In akuten Fällen helfen (Hinweise zu Einnahme und Potenzen → Seite 106):

- ***Bryonia:*** Koliken mit Schreien bei der geringsten Bewegung und trockenen Stühlen
- ***Chamomilla:*** Reizbarkeit und extreme Schmerzempfindlichkeit durch heftige Koliken oder bei Zahnungsproblemen
- ***Nux vomica:*** Koliken von Stillkindern, nachdem die Mutter stark gewürzte Speisen gegessen hat
- ***Passiflora incarnata:*** Bauchkrämpfe und Unruhe mit Schlafstörungen.

PHYTOTHERAPIE

Bei unruhigen Babys – unabhängig von der Ursache – wirken Tees aus ***Melisse, Baldrian*** und ***Fenchel*** beruhigend und schlaffördernd (Hinweise zur Teezubereitung → Seite 135). Eine ähnliche Wirkung haben auch ***Hopfen, Lavendelblüten, Kamille*** und ***Lindenblüten***, ebenfalls als Teezubereitung. Grundsätzlich trinken die meisten Kinder Tees lieber, wenn sie leicht mit Honig gesüßt sind.

Dreimonatskoliken

Fenchel- und ***Kümmeltee*** lindern Blähungen und sollten daher bei Dreimonatskoliken löffelweise vor den Mahlzeiten verabreicht werden. Auch ***Kamillen***- oder ***Melissentee*** ist hilfreich bei Koliken.

Zahnen

Eibischsirup lässt das Zahnfleisch schneller abschwellen. Ebenfalls hilfreich ist ***Nelkenöl***, das in das Zahnfleisch einmassiert wird.

TRADITIONELLE CHINESISCHE MEDIZIN

Eine ***Akupressur*** der Punkte Dickdarm 4 an beiden Händen in der Hautfalte zwischen Daumen und Zeigefinger lindert die Beschwerden bei Dreimonatskoliken (Akupressurpunkte → Seite 191).

ENTSPANNUNG UND MEDITATION

Nutzen Sie die beruhigende Wirkung entspannender Musik. Manche Babys reagieren positiv auf sanfte Klänge und Melodien. Denken Sie auch an Ihre eigene Entspannung! Ein Schreibaby kostet viel Kraft – gönnen Sie sich ab und zu Erholung und Ruhe. Geben Sie das Baby ab und zu in die Obhut verständnisvoller Familienmitglieder oder Freunde.

ERNÄHRUNGSTHERAPIE

Dreimonatskoliken

Stillende Mütter sollten auf blähende Speisen wie Kohl, Hülsenfrüchte, Zwiebelgewächse und kohlensäurehaltige Getränke verzichten. Stattdessen sollte die Mutter blähungshemmende Tees mit ***Kümmel***- oder ***Fenchelsamen*** trinken.

Ihr Kind sollte die Stillmahlzeiten in möglichst aufrechter Position einnehmen und immer wieder kleinere Trinkpausen zum Aufstoßen einlegen. Wenn ein Säugling keine Kuhmilch verträgt, sollte nicht nur das Kind, sondern auch die stillende Mutter auf Kuhmilchprodukte verzichten.

FEINSTOFFLICHE THERAPIEN

Aromatherapie

Die Mischung aus ***Kümmel-, Fenchel-, Anis-*** und ***Korianderöl***, bekannt als »Vier-Winde-Öl«, ist ein altes Hausrezept gegen schmerzhafte Blähungen. Es wird im Uhrzeigersinn in den Bauch einmassiert, entkrampft die Muskulatur des Magen-Darm-Trakts und wirkt durch seinen angenehmen Duft entspannend. Sie sollten den Bauch Ihres Kindes vor jeder Mahlzeit mit der Ölmischung einreiben.

Wenn Ihr Kind unter dem KISS-Syndrom oder unter psychischem Ungleichgewicht leidet, sind Aromamassagen mit ***Lavendel-*** oder ***Rosenöl*** entspannend. Die Öle sind in Apotheken und Naturkosmetikläden erhältlich.

THERAPEUT

- Oberstes Gebot für die nervlich strapazierten Eltern: geduldig bleiben und dem Kind trotzdem liebevolle Zuwendung schenken. Suchen Sie Kontakt zu einer »Schreiambulanz«.
- Verzichten Sie als stillende Mutter auf blähende Speisen.
- Beim KISS-Syndrom sollten Sie auf jeden Fall einen Osteopathen oder Chiropraktiker aufsuchen.
- Gestalten Sie die Tage ereignisarm mit strukturiertem Ablauf und gönnen Sie Ihrem Kind besonders viel stressfreie Zuwendung.
- Nutzen Sie für Ihr Kind die Möglichkeit einer konstitutionellen homöopathischen Behandlung, auch wenn es noch klein ist.

Bach-Blütentherapie

- ***Vervain:*** hilft Kindern, die nicht abschalten können, aber auch bei Verspannungen im Nacken- und Schulterbereich sowie bei Blähungen und Koliken
- ***Crab Apple:*** bei Blähungen und Koliken eventuell zusammen mit Vervain

MANUELLE THERAPIEN

Osteopathie

Kinder mit KISS-Syndrom können von einem Osteopathen erfolgreich behandelt werden. Da die Symmetriestörung sehr häufig während des Geburtsvorgangs ausgelöst wird (z.B. bei einer Saugglockengeburt), ist ein Besuch beim Osteopathen empfehlenswert. Schon wenige Sitzungen zeigen meist einen guten Effekt.

Massagen

Generell eignen sich Massagen ausgezeichnet, um unruhige oder häufig schreiende Kinder zu beruhigen. Für Eltern gibt es spezielle Kurse, in denen sie die richtigen Griffe und Streicheleinheiten der Babymassage erlernen. Achten Sie darauf, welche Griffe Ihrem Kind besonders gut gefallen, und gehen Sie auf Ihr Kind ein. Sanfte Bauchmassagen im Uhrzeigersinn eignen sich hervorragend, um Koliken zu lindern.

PHYSIKALISCHE THERAPIEN

Achten Sie darauf, dass Ihr Baby nicht friert: Ziehen Sie es warm genug an (es soll aber nicht schwitzen!) und decken Sie es nachts gut zu. Säuglinge haben häufiger kühle Hände, dies ist aber unbedenklich. Der Rest des Körpers, z.B. die Unterarme, sollte sich jedoch warm anfühlen.

Dreimonatskoliken

Lokale Wärme auf dem Bauch wirkt entkrampfend. Dazu können Sie ein ***Kirschkernkissen*** aufwärmen oder das Kind mit dem Bauch auf eine in ein Handtuch eingeschlagene ***Wärmflasche*** legen. Auch ein ***warmes Bad*** bewirkt manchmal Wunder.

Zahnen

Zahnungsschmerzen können durch Beißen auf kühle Gegenstände gelindert werden. Im Fachhandel gibt es kühlbare Beißringe, die eine spezielle Flüssigkeit enthalten.

PSYCHOTHERAPIE

In manchen Kinderkliniken wurden spezielle ***Schreiambulanzen*** eingerichtet. Kontaktadressen und Telefonnummern gibt es unter anderem im Internet. Schreibabys stellen für ihre Eltern eine enorme Belastung dar. Häufig leiden sie unter Schlafentzug, sind dadurch selbst anfälliger für Krankheiten und müssen trotzdem pausenlos für ihr Baby da sein. Oft leidet auch die Partnerschaft unter dieser Extremsituation. Dabei sind Schreibabys besonders empfindlich gegenüber familiären Problemen und Spannungen, sie schreien dann umso mehr. Scheuen Sie sich nicht, in diesem Fall eine Familienberatung in Anspruch zu nehmen.

➤ ALTERNATIVE THERAPIEN ZUR BEHANDLUNG VON KINDERKRANKHEITEN

Die großen Heilsysteme • AYURVEDA • HOMÖOPATHIE • PHYTOTHERAPIE • TRADITIONELLE CHINESISCHE MEDIZIN eignen sich bei allen hier genannten Erkrankungen zur Vorsorge, Nachsorge und in vielen Fällen auch zur Behandlung. Darüber hinaus können Ihnen die folgenden Alternativen Therapien helfen:

Beschwerden	Entspannungstechniken	Ernährungstherapie	Feinstoffliche Therapien	Ganzheitliche Übungsmethoden	Manuelle Therapien	Physikalische Therapien	Reiz- und Regulationstherapie	Psychotherapie
ADHS	●●●	●●	●		●			●●●
Einnässen			●●	●	●			●●
Erkältung bei Kindern		●	●●●			●●		
Haltungsschwächen				●●●	●●●			
Kinder-Infektionskrankheiten		●	●●●			●●		
Magen-Darm-Infektionen		●●●	●					
Polypen		●	●			●		
Schreibabys	●●	●	●●		●	●		●

●●● sehr gut geeignet, vielfach angewendet; ●● gut geeignet, oft angewendet; ● geeignet, gelegentlich angewendet

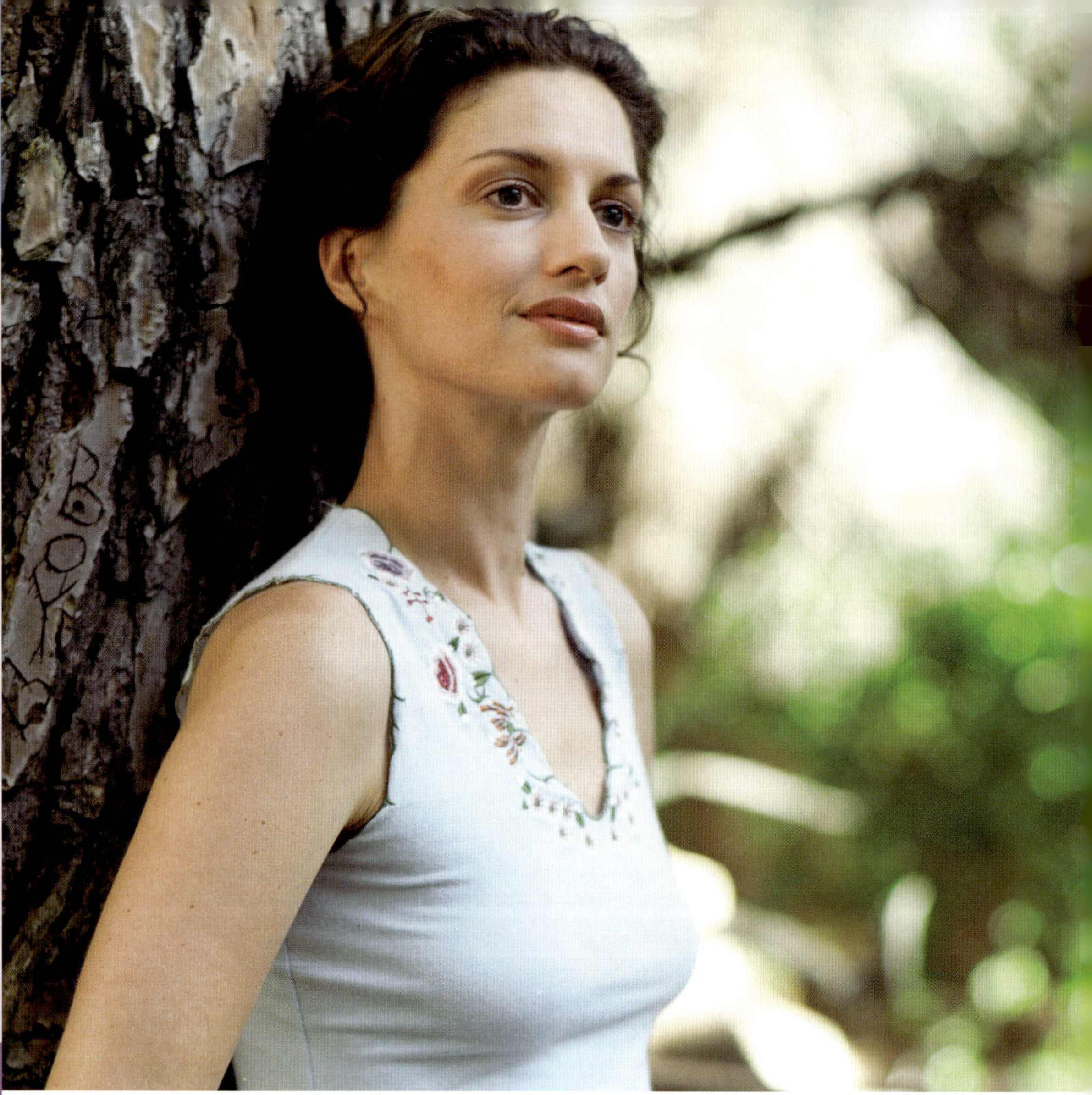

Krebs

Die Diagnose Krebs erschüttert jeden zutiefst. Doch mit den heutigen Möglichkeiten muss eine Krebserkrankung nicht hoffnungslos sein. Die sogenannte komplementäre Krebstherapie begleitet die schulmedizinische Tumorbehandlung, reduziert die Nebenwirkungen und bewirkt eindeutig eine Steigerung der Lebensqualität. Immer mehr Patienten wollen sich nicht einfach nur der Strahlen- und Chemotherapie überlassen, sondern möchten ihren Heilungsprozess selbst aktiv unterstützen. Hier bieten alternative Heilmethoden viele Möglichkeiten. Sie begleiten und stützen Sie von der Diagnosestellung bis zur Nachsorge und helfen Ihnen optimistisch in die Zukunft zu sehen.

WAS IST KREBS?

Es passiert täglich, dass sich in unserem Körper Zellen verändern, entarten und potentiell bösartig werden können. Eine gesunde Immunabwehr erkennt die Gefahr und setzt diese Zellen außer Gefecht, noch bevor sie irgendeinen Schaden anrichten können. Wenn das jedoch missglückt, weil die Zellen sich so geschickt tarnen oder das Immunsystem stark geschwächt ist, können sich die entarteten Zellen vermehren, und ein Tumor entsteht.
Gutartige Tumoren werden nur größer, ohne das umgebende Gewebe zu zerstören. Bösartige Tumoren dagegen vermehren sich sehr schnell, zerstören dabei gesundes Gewebe und befallen benachbarte Organe. Sie breiten sich über das Blut- und Lymphsystem im Körper aus und bilden an anderen Orten Tochtergeschwulste, sogenannte Metastasen. Für alle Krebserkrankungen gilt: Besitzt der Tumor etwa einen Durchmesser von einem Zentimeter, hat er meist bereits Metastasen gebildet.

Eine individuelle Therapie

Prinzipiell gilt: Je kleiner der Tumor ist, je früher er also festgestellt wird, desto größer ist die Aussicht auf eine vollständige Genesung. Deshalb sind regelmäßige Krebsfrüherkennungsuntersuchungen besonders wichtig. Wenn es möglich ist, den Tumor chirurgisch zu entfernen, sollte dies schnellstens getan werden. Bei manchen Krebsformen ist das allerdings nicht möglich; hier hilft die Behandlung mit Chemotherapie oder Strahlentherapie. Beide werden häufig auch im Anschluss an eine Operation eingesetzt, um sicherzugehen, dass auch die letzten Krebszellen eliminiert sind.
Immer erfordert eine Krebserkrankung eine individuell abgestimmte Therapie, bei der die Tumoreigenschaften und alle Begleitfaktoren berücksichtigt werden. Deshalb sollten Sie im offenen Dialog mit Ihrem behandelnden Arzt entscheiden, welchen Weg Sie in der Therapie gehen wollen.
Eine Krebserkrankung ist eine körperliche und seelische Ausnahmesituation. Von der beängstigenden Diagnose über die anstrengende Behandlungsphase bis hin zur Nachsorge benötigen Sie viel Willensstärke, um mit den außerordentlichen Belastungen zurechtzukommen.
Die sogenannte komplementäre Krebstherapie bietet viele Möglichkeiten, die schulmedizinische Therapie zu ergänzen und aktiv zu unterstützen. Dazu gehören z.B. verschiedene Therapien zur Stärkung des Immunsystems, alternative Schmerztherapien, Orthomolekulare Therapie mit hochdosierten Nährstoffen, Ernährungsberatung und ganzheitliche Übungsmethoden zur Stabilisierung des inneren Gleichgewichts. Sie finden die alternativen Therapien in diesem Kapitel gesammelt ab Seite 578, da sie für alle Krebsarten änhnliche Möglichkeiten der Unterstützung bieten.
Sehr zu empfehlen ist eine psychologische Betreuung – z. B. mit einer Gesprächstherapie –, denn während der einzelnen Behandlungszyklen benötigen Sie kompetente Unterstützung, um seelische Tiefs und innere Konflikte zu bewältigen.

Wie geht es weiter?

Nach der erfolgreich abgeschlossenen Tumortherapie sind regelmäßige Nachuntersuchungen unerlässlich, da nur so eventuell neu auftretende Metastasen festgestellt werden können.
Gerade in der Nachsorge können alternative Therapien intensive Unterstützung leisten. Denn ein stabiles Immunsystem, innere Ausgeglichenheit, gesunde Ernährung und Lebensführung und körperliches Wohlbefinden sind die beste Basis für eine dauerhafte Genesung.

Brustkrebs

Brustkrebs ist ein Tumor, der von den Zellen der Brustdrüse ausgeht. Das Mammakarzinom ist die häufigste Krebserkrankung bei Frauen. Die Entwicklung neuer Medikamente und verbesserte Behandlungsmethoden haben jedoch in den letzten Jahren die Heilungschancen entscheidend verbessert. Wenn die Erkrankung frühzeitig erkannt wird, muss heute kaum eine Frau mehr eine Totaloperation befürchten.

Wie Brustkrebs entsteht, ist bis heute nicht vollständig geklärt. Wahrscheinlich werden die Krebszellen durch die weiblichen Zyklushormone in ihrem Wachstum angeregt. Es sind verschiedene Risikofaktoren bekannt, die ein Mammakarzinom begünstigen. Ist eine Brustkrebserkrankung bei weiblichen Verwandten bekannt, so erhöht sich die Wahrscheinlichkeit, selbst zu erkranken. Das Einsetzen der Regelblutung in sehr jungen Jahren, Kinderlosigkeit, späte Schwangerschaften oder eine späte Menopause sind weitere Risikofaktoren. Übergewicht mit hohem Anteil an Körperfett gilt auch als krebsbegünstigend.

Es wird immer wieder diskutiert, inwieweit die Einnahme der »Pille« das Risiko von Brustkrebs erhöht. Die hierzu durchgeführten Studien liefern leider keine klaren Aussagen.

TYPISCHE SYMPTOME

- Weicher oder harter Knoten in der Brust
- Größenveränderung einer Brust
- Flüssigkeitsaustritt aus einer Brustwarze
- Einziehungen der Haut um die Brustwarze herum
- entzündete Brustwarze – obwohl kein Kind gestillt wird
- angeschwollene Lymphdrüsen in der Achsel auf derselben Seite

Es gibt verschiedene Erscheinungsformen von Brustkrebs, je nachdem, an welcher Stelle in der Brust der Tumor entsteht. Das duktale Karzinom entsteht in den Milchgängen der Brust und ist die häufigste Krebsform. Bei lobulären Karzinomen breiten sich die Tumorzellen in den Drüsenläppchen des Brustdrüsengewebes aus. Wenn der Tumor sich auch auf das umliegende Gewebe ausbreitet, spricht man von einem invasiven Karzinom. Eine seltene, aber sehr aggressive Form ist das entzündliche Brustkarzinom, bei dem die Brust warm und gerötet ist.

WIE ERKENNE ICH BRUSTKREBS?

Erste Anzeichen können Sie früh erkennen. Deshalb sollten Sie ab dem 20. Lebensjahr Ihre Brust einmal im Monat, am besten nach der Regelblutung, abtasten und auf Veränderungen hin untersuchen. Lernen Sie Ihre Brust richtig kennen: Im Laufe eines Monatszyklus verändert sich das Brustgewebe. Bei vielen Frauen sind die Brustdrüsen kurz vor der Menstruation stärker geschwollen, und es können sich in dieser Zeit leichte Verhärtungen bilden, die jedoch nach Abklingen der Blutung ebenfalls wieder verschwinden.

Gehen Sie regelmäßig zur gynäkologischen Routineuntersuchung, bei der der Frauenarzt die Brust auf Veränderungen hin abtastet.

Wenn Sie eines dieser Symptome bei sich entdecken, heißt das noch lange nicht, dass Sie Brustkrebs

haben. Sie sollten sich jedoch schnellstmöglich von Ihrem Frauenarzt untersuchen lassen, um Gewissheit zu bekommen.
Mit einer Mammographie (Röntgenuntersuchung der Brust) kann eine Krebserkrankung bereits im frühen Stadium erkannt werden. Bei den heutigen modernen Geräten ist eine Strahlenbelastung zwar gegeben, aber nur noch sehr gering. Bei Frauen ab dem 50. Lebensjahr wird alle 2 Jahre eine Mammographie empfohlen. Die Kosten hierfür übernehmen die Krankenkassen.
Eine Ultraschalluntersuchung ist strahlungsfrei, jedoch sind nur sehr erfahrene Mediziner in der Lage, durch hochpräzise Ultraschallaufnahmen herauszufinden, ob ein ertasteter Knoten auf eine Zyste oder eine Gewebsveränderung zurückgeht.
Eine sehr moderne, aber auch sehr aufwändige und teure Untersuchung ist die Magnetresonanztomographie (MRT). Durch hochauflösende MRT-Bilder kann in Zweifelsfällen Klarheit geschaffen und mitunter eine Operation vermieden werden.

WAS KANN DIE SCHULMEDIZIN TUN?

Eine Operation, bei der der Krebsknoten entfernt wird, ist normalerweise unumgänglich. Handelt es sich um ein frühes Stadium, so wird heute in den meisten Fällen brusterhaltend operiert, das bedeutet, dass nur der Tumor und etwas benachbartes gesundes Gewebe entfernt wird. Um die psychische Belastung für die Patientin möglichst gering zu halten, wird die gefürchtete Totaloperation so weit möglich vermieden. Bei fortgeschrittenem Stadium bzw. ungünstiger Lage des Tumors kann es aber notwendig sein, die gesamte Brust operativ zu entfernen (Mastektomie).
Während des operativen Eingriffs entfernt der Chirurg auch den ersten Lymphknoten aus der Achselhöhle der betroffenen Seite. Er wird histologisch untersucht, um zu überprüfen, ob sich der Krebs bereits im Lymphsystem ausgebreitet hat.
Im Anschluss an die Operation folgt meist eine Bestrahlung der betroffenen Brust, um noch vorhandene kleine Krebszellen oder winzige Metastasen abzutöten. Damit verringert sich das Risiko einer erneuten Tumorbildung. Die eingesetzte Strahlung wird genau dosiert und zielt exakt auf einen Punkt, so dass das umgebende gesunde Gewebe so weit als möglich geschont wird.
Falls bereits Metastasen bestehen, wird mit Hilfe einer medikamentösen Chemotherapie versucht, die Krebszellen zu zerstören, die sich bereits in anderen Körperregionen ausgebreitet haben. Zytostatika verlangsamen das Zellwachstum bzw. die Zellteilung. Sie wirken vor allem auf Zellen, die sich schnell teilen, also besonders auf Krebszellen. Allerdings beeinflussen sie auch die gesunden Zellen, was eine Reihe von unerwünschten Nebenwirkungen hervorruft wie Übelkeit, erhöhte Infektanfälligkeit und Haarausfall. Diese Nebenwirkungen verschwinden jedoch wieder, nachdem die Chemotherapie beendet ist.
Das Gewebe des Tumors wird nach der Operation daraufhin untersucht, ob er hormonabhängig ist, also unter dem Einfluss der Hormone Gestagen oder Östrogen zum Wachstum angeregt wird. In diesem Fall kann eine Hormontherapie die Entstehung von Metastasen hemmen bzw. einen Rückgang (Remission) des Tumorwachstums bewirken. Die Hormontherapie wird über mehrere Jahre durchgeführt, um mögliche Rückfälle zu verhindern. Als Nebenwirkungen können vorzeitige klimakterische Symptome (→ Wechseljahresbeschwerden) auftreten.

ARZT

- **Suchen Sie bei ungewöhnlichen Veränderungen an einer Brust wie Knoten, Hautveränderungen, Schwellungen oder Absonderungen der Brustwarzen so bald wie möglich einen Arzt auf. Sie können damit Ihr Leben retten, denn je früher Brustkrebs erkannt wird, desto größer sind die Heilungschancen!**

Darmkrebs

Der Darm reicht vom Magenausgang bis zum After und ist unterteilt in Dünndarm und Dickdarm. Die meisten Tumorerkrankungen betreffen den Dickdarm, und zwar die beiden Abschnitte Kolon (Hauptteil des Dickdarms) und Rektum (Enddarm). Dünndarmtumoren sind sehr selten. Die meisten Krebsgeschwüre entstehen aus Entartungen der Darmschleimhaut.

Es sind Risikofaktoren bekannt, die die Bildung von Darmkrebs begünstigen. Hatte in Ihrer Familie bereits ein Verwandter Darmkrebs, so erhöht sich die Wahrscheinlichkeit, dass Sie ebenfalls erkranken könnten. Bei bestimmten chronischen Darmerkrankungen wird die Darmschleimhaut sehr in Mitleidenschaft gezogen, was das Risiko für eine Entartung der Schleimhautzellen erhöht. Dazu gehören → Morbus Crohn und Colitis ulcerosa. Andere Darmerkrankungen gehen mit verstärkter Bildung von Darmpolypen (Ausstülpungen der Darmwand) einher, was ebenfalls das Darmkrebsrisiko erhöht, z.B. familiäre adenomatöse Polyposis (FAP) und Gardner-Syndrom.
Darmkrebs gehört in Deutschland zu den häufigsten Krebserkrankungen mit Todesfolge. Das müsste aber nicht sein, wenn mehr Menschen die angebotenen Vorsorgeuntersuchungen nutzen würden.
Die Heilungschancen von Darmkrebs sind von der Größe des Tumors und der Anzahl eventueller Tochtergeschwulste abhängig. Sobald Metastasen in der Leber festzustellen sind, verschlechtert sich die Aussicht auf Heilung deutlich.

WIE ERKENNE ICH DARMKREBS?

Äußere Anzeichen für Darmkrebs treten erst auf, wenn die Erkrankung schon weiter fortgeschritten ist, deshalb sind Vorsorgeuntersuchungen so unglaublich wichtig.
Anzeichen von Darmkrebs sind (eher dunkle) Blutauflagerungen auf dem Stuhl. Ist das Blut hell, kann es dagegen auch von blutenden Hämorrhoiden herrühren. Weitere Anzeichen sind unerklärliche Bauchschmerzen, mehrfacher Wechsel von Durchfall und Verstopfung, Darmkrämpfe oder unerklärliche Gewichtsabnahme. Treten eines oder gar mehrere dieser Symptome auf, ist es höchste Zeit, zum Arzt zu gehen.
Ein Großteil der kolorektalen Karzinome liegt im Enddarm, daher sind sie für den erfahrenen Arzt mit dem Finger einfach und schmerzlos zu ertasten. Tiefere Regionen werden durch eine Darmspiegelung (Koloskopie) untersucht.
Da auch bei Darmkrebs eine Früherkennung die Heilungschancen erheblich verbessert, wird eine erste Vorsorgeuntersuchung ab dem 45. Lebensjahr empfohlen. Zwischen dem 55. und 65. Lebensjahr hat jeder von uns den Anspruch auf eine von den Krankenkassen bezahlte Koloskopie als Krebsfrüherkennungsmaßnahme. Auch wenn Ihnen der Ge-

TYPISCHE SYMPTOME

- Blutauflagerungen auf dem Stuhl
- wiederholt Durchfall und Verstopfung im Wechsel
- ungewollter Stuhlabgang bei Blähungen
- unerklärliche Bauchschmerzen
- Darmkrämpfe
- unerklärliche Gewichtsabnahme
- ständige Müdigkeit

ARZT

- Bei Blutauflagerungen auf dem Stuhl sollten Sie sofort einen Arzt aufsuchen, da sie das erste Frühzeichen von Darmkrebs sein können! Falls es nur Hämorrhoiden sind – auch die sollte man behandeln.

danke an eine Darmspiegelung unangenehm ist, sollten Sie diese wahrnehmen – Ihrer Gesundheit zuliebe.

WAS KANN DIE SCHULMEDIZIN TUN?

Im Vordergrund der Darmkrebsbehandlung steht die chirurgische Entfernung des Tumors. Je kleiner der Tumor ist, desto besser gelingt das.

Bei größeren Tumoren wird zunächst durch Strahlen- oder Chemotherapie versucht, den Tumor zu verkleinern, um ihn dann operativ zu beseitigen. Liegt das Karzinom im aufsteigenden Darmabschnitt, müssen größere Teile des Dickdarms entfernt werden.

Auf Grund der zahlreichen Querverbindungen zwischen den Blutgefäßen und dem Darm können sich verstreute Metastasen in den Lymphknoten, inneren Organen oder im Bauchraum gebildet haben, die ebenfalls operativ entfernt werden.

Das Zytostatikum 5-Fluorouracil (5-FU) bzw. ein Kombinationspräparat aus 5-FU und Folinsäure gilt seit Jahrzehnten als Standardmedikation in der Darmkrebstherapie. In den letzten Jahren wurden neue hochwirksame Medikamente entwickelt wie Irinotectan, eine Substanz, die aus dem Pflanzenwirkstoff Camptothecin hergestellt wird.

Da durch die Chemotherapie allein bei Darmkrebs meist keine dauerhafte Heilung möglich ist, wird häufig eine Kombination aus Chemo- und Strahlentherapie (adjuvante Therapie) eingesetzt. Auch im Anschluss an eine Operation wird die adjuvante Therapie durchgeführt, um noch vorhandene Krebszellen abzutöten.

Eierstockkrebs

Die Ursachen für Eierstockkrebs sind noch unklar. Vermutlich spielt die hormonelle Steuerung des sich ständig wiederholenden Eisprungs eine Rolle. Das Ovarialkarzinom tritt gehäuft bei Frauen auf, die nie die Pille nahmen oder nie schwanger waren. Da sich Fälle von Eierstockkrebs in manchen Familien häufen, werden auch genetische Ursachen vermutet.

Bei einem Ovarialkarzinom geht der bösartige Tumor von den Zellen des Eierstocks aus. In der Regel sind Frauen erst ab der zweiten Lebenshälfte von dieser Krebsart betroffen.

Im fortgeschrittenen Stadium ist der Tumor nicht nur auf den Eierstock begrenzt. Es können Metastasen im gesamten Bauchraum, auf dem Bauchfell und dem Darm auftreten.

WIE ERKENNE ICH EIERSTOCKKREBS?

Leider gibt es kaum typische Anzeichen für die Erkrankung. Erste Symptome wie Unterleibsschmerzen, Verstopfung, Leistungstiefs können auch andere Ursachen haben. Vereinzelt treten nach den Wechseljahren wieder Blutungen auf. Im fortgeschrittenen Krankheitsstadium kann es auf Grund

TYPISCHE SYMPTOME

- Druckschmerz im Unterbauch
- Leistungsschwäche
- Verstopfung
- größerer Bauchumfang durch Flüssigkeitseinlagerung
- Blutungen nach den Wechseljahren

von Flüssigkeitseinlagerungen zu einer Zunahme des Bauchumfangs kommen.

Beim Verdacht auf Eierstockkrebs wird die Diagnose durch eine Ultraschalluntersuchung, das Abtasten der Eierstöcke und durch mikroskopische Untersuchung einer entnommenen Gewebeprobe abgesichert. Um festzustellen, ob und wie weit der Tumor bereits innerhalb des Bauchraumes gestreut ist, werden Computer- und Kernspintomographie durchgeführt.

WAS KANN DIE SCHULMEDIZIN TUN?

Der Tumor wird komplett operativ entfernt. Der chirurgische Eingriff umfasst beide Eierstöcke, die Gebärmutter, den befallenen Teil des Bauchfells und die Lymphknoten im Beckenbereich. Im Anschluss an die Operation erfolgt meist eine Chemotherapie. Während der Behandlung werden Zytostatika wie z.B. Taxane gegeben. Die Strahlentherapie wird angewendet, wenn die Patientin Nierenschäden hat oder eine Chemotherapie ablehnt.

ARZT

- Falls in Ihrer Familie bereits Fälle von Eierstockkrebs aufgetreten sind, lassen Sie sich regelmäßig untersuchen.
- Gehen Sie bei plötzlichen Blutungen nach den Wechseljahren sofort zum Arzt.

Gebärmutterhalskrebs

Die Gebärmutter ist eine kleine Höhle, in der sich die befruchtete Eizelle einnisten kann. Sie verengt sich nach unten zum Gebärmutterhals, der in die Scheide mündet. Wie Gebärmutterhalskrebs genau entsteht, ist noch immer unklar. Wie bei vielen weiblichen Krebsformen spielt auch hier das Hormon Östrogen eine Rolle. Es hat Einfluss auf das allmonatliche Wachstum der Gebärmutterschleimhaut.

Bei Frauen, die sehr lange hochkonzentrierte Östrogenpräparate einnahmen, kann sich das Krebsrisiko erhöhen. Auch Diabetes, Fettleibigkeit und Bluthochdruck gelten als Risikofaktoren.

Gebärmutterhalskrebs (Endometriumkarzinom) gehört nach Brust- und Darmkrebs zu den häufigsten Tumorerkrankungen bei Frauen. Wird der Tumor jedoch rechtzeitig erkannt und vollständig entfernt, sind die Heilungschancen sehr gut.

WIE ERKENNE ICH GEBÄRMUTTERHALSKREBS?

Ein erstes Frühzeichen können ungewöhnliche Blutungen sein. Vor allem bei Frauen nach den Wechseljahren gelten vaginale Blutungen als ein Warnzeichen. Im Anfangsstadium der Erkrankung treten meist keine weiteren Beschwerden auf. Wenn der Tumor größer wird, können auch Schmerzen im

TYPISCHE SYMPTOME

- Vaginale Blutungen
- Schmerzen im Rücken- und Beckenbereich
- ständige Harnwegsinfekte

Becken- und Rückenbereich sowie wiederholte Harnwegsinfekte auftreten.

Durch die Routineuntersuchungen beim Frauenarzt – insbesondere durch den Muttermundabstrich – kann ein Karzinom des Gebärmutterhalses frühzeitig erkannt werden. Diese Vorsorgeuntersuchung sollte unbedingt jährlich durchgeführt werden. Bedenken Sie, dass bei frühzeitiger Erkennung des Tumors die Heilungsraten bei 90 bis 100 % liegen.

Besteht der Verdacht auf Gebärmutterhalskrebs, kann durch die Entnahme und mikroskopische Untersuchung von Schleimhautgewebe aus der Gebärmutter die Diagnose gesichert werden. Bei fortgeschrittener Erkrankung werden durch Computertomographie und Magnetresonanztomographie die Tumorgröße und die Streuung von Metastasen im Körper bestimmt.

ARZT

- Der jährliche Abstrich beim Frauenarzt sollte für Sie zur Pflicht gehören.
- Vaginale Blutungen, insbesondere bei Frauen nach den Wechseljahren, sind ein ernstzunehmendes Warnsignal für Gebärmutterhalskrebs.

WAS KANN DIE SCHULMEDIZIN TUN?

Die Heilungschancen sind durch einen operativen Eingriff am höchsten. Dabei werden im Rahmen einer sogenannten Totaloperation die gesamte Gebärmutter, die Eileiter und Eierstöcke und die Lymphknoten im Beckenraum entfernt.

Besteht nach der Operation der Verdacht auf weitere Metastasen oder restliche Krebszellen, werden diese durch Bestrahlung des gesamten Bauchraums abgetötet, weil sie dort gestreut haben könnten. Wenn der Tumor nahe an der Scheide lokalisiert war, genügt eine lokale Nachbestrahlung.

Hautkrebs

Es gibt verschiedene Hautkrebsarten, doch am häufigsten und gefährlichsten ist das Melanom, der »schwarze Hautkrebs«, benannt nach seiner Ähnlichkeit mit einem dunklen Leberfleck. Der Tumor entsteht aus Zellen, die in der Oberhaut liegen und den Hautpigmentstoff Melanin enthalten. Die Tumorzellen wachsen sowohl horizontal, so dass sie relativ gut für das Auge sichtbar sind, als auch vertikal, also in die Tiefe.

Wird Hautkrebs im Frühstadium erkannt und kann operativ entfernt werden, bevor er tiefer eindringt, sind die Heilungschancen gut. Ein äußerlich relativ kleines Melanom kann jedoch bereits die Oberhaut durchdrungen haben und sich über das Blut- und Lymphsystem im Körper verbreitet haben. Im fortgeschrittenen Stadium gehört das Melanom zu den bösartigsten Krebserkrankungen.

Die Hautkrebsrate erhöht sich ab dem 60. Lebensjahr, allerdings können auch jüngere Menschen erkranken. Hellhäutige, rot- oder blondhaarige Menschen besitzen ein erhöhtes Risiko. Wer seine Haut oft UV-Strahlung aussetzt oder als Kind oft Sonnenbrand hatte, gilt ebenfalls als gefährdet, ebenso Menschen mit geschwächter Immunabwehr und solche, die Familienangehörige mit Hautkrebserkrankungen haben.
Am besten schützen Sie sich gegen Melanome, indem Sie Sonnenbrände vermeiden. Sie sollten sich nur dann der Sonne aussetzen, wenn Ihre Haut auch ausreichend vor UV-Strahlung geschützt ist.

WIE ERKENNE ICH HAUTKREBS?

Sie sollten regelmäßig Leberflecken und Muttermale kontrollieren, um auffällige Veränderungen frühzeitig zu erkennen. Da Pigmentmale normalerweise gleichmäßig rund oder oval wachsen, kann eine unregelmäßige Form, bevorzugt in eine Richtung, auf ein Melanom hinweisen. Auffällig sind auch Pigmentflecken, die am Rand unscharf oder ausgefranst aussehen. Ein weiteres Merkmal von Melanomen ist ihre uneinheitliche Färbung, die von braun-schwarz über rötlich bis hin zu grau reichen kann. Pigmentmale, die in die Höhe wachsen bzw. einen Durchmesser größer als 5 Millimeter aufweisen, sollten ebenfalls untersucht werden.
Die frühzeitige Erkennung eines Hautkarzinoms ist für die Aussicht auf Heilung von allergrößter Bedeutung. Deshalb sollten Sie, sobald Sie Auffälligkeiten feststellen, diese aber nicht sicher beurteilen können, baldmöglichst einen Hautarzt aufsuchen. Wenn Sie von Natur aus viele Leberflecken am Körper haben, empfiehlt es sich, diese einmal jährlich vom Hautarzt begutachten zu lassen.
Er kann auf Grund seiner Erfahrung meist schon vom Aussehen der Hautveränderung eine sichere Diagnose stellen. Besteht der Verdacht auf ein Melanom, wird eine Gewebsprobe entnommen, um die Diagnose abzusichern.

TYPISCHE SYMPTOME

- Unregelmäßig geformte Leberflecken mit dunkler Färbung
- Pigmentmale mit uneinheitlicher Färbung oder unscharfen Rändern
- plötzlich auftretende Leberflecken
- Juckreiz, Brennen, Bluten von Pigmentmalen

ARZT

- Auffällige Hautveränderungen sollten Sie von einem Hautarzt überprüfen lassen.
- Jucken, Brennen und Bluten von Leberflecken oder Muttermalen können auf ein Melanom hinweisen.

WAS KANN DIE SCHULMEDIZIN TUN?

Ein melanomverdächtiges Pigmentmal wird operativ unter lokaler Betäubung entfernt. Dabei wird auch von dem benachbarten gesunden Gewebe ein Teil weggenommen und beides anschließend mikroskopisch untersucht. Die Dicke des Tumors und dessen Eindringtiefe in das Gewebe geben Aufschluss über das Stadium der Erkrankung. Im Frühstadium reicht die Entfernung des Tumors für eine dauerhafte Heilung.
Sind bereits benachbarte Lymphknoten von Metastasen befallen, müssen diese ebenfalls operativ entfernt werden. Die anschließende Therapie ist schwierig, da die Melanomzellen auf die meisten bekannten Medikamente nicht ansprechen. Auch eine Strahlentherapie zeigt nur selten gute Erfolge. Versucht wird häufig eine Stützung des Immunsystems mit Interferon-Alpha, um das beschwerdefreie Intervall zu verlängern.

Leukämie

Leukämie wird auch oft als Blutkrebs bezeichnet. Sie beruht auf einem Defekt der weißen Blutkörperchen (Leukozyten), der zur unkontrollierten Vermehrung einer unreifen Leukozytenart im Knochenmark führt. Die Stammzellen des Knochenmarks, die normalerweise rote und weiße Blutkörperchen und Blutplättchen bilden, werden von den krankhaften Leukozyten verdrängt, so dass die normale Blutbildung gefährdet ist.

Es werden mehrere Formen von Leukämie – zwei akute und zwei chronische – unterschieden.

- Die akute lymphatische Leukämie (ALL) tritt vor allem bei Kindern auf. Bei dieser Erkrankung sind oft die Hirnhäute befallen, weil die krankhaften Blutkörperchen auch auf das Gehirn übergreifen können.
- Die akute myeloische Leukämie (AML) wird durch krebsartige Myeloblasten, die Vorläufer der Knochenmarksleukozyten, hervorgerufen. AML tritt insbesondere bei jungen Erwachsenen auf.
- Die chronisch lymphatische Leukämie (CLL) ist eine Krebserkrankung des höheren Alters. Es treten vermehrt funktionsunfähige Lymphozyten in Blut, Knochenmark, Milz und Lymphknoten auf. Dadurch ist die Immunabwehr empfindlich gestört, es kommt zu einem Mangel an Antikörpern.
- Bei der chronisch myeloischen Leukämie (CML) finden sich die leukämischen Zellen nicht nur im Knochenmark und Blut, sondern auch in mehreren Organen. Die Ursache für CML scheint genetisch bedingt, da bei den meisten CML-Patienten das sogenannte Philadelphia-Syndrom vorkommt, ein Chromosomendefekt.

Zu den bekannten Risikofaktoren für Leukämie zählen, neben einer genetischen Veranlagung, die Einnahme von bestimmten chemischen Substanzen wie Zytostatika, die längere Einwirkung ionisierender Strahlung und bestimmte Arten von Viren.

WIE ERKENNE ICH LEUKÄMIE?

Durch den Mangel an roten Blutkörperchen sind die typischen Symptome Abgeschlagenheit, Müdigkeit, Nachtschweiß, Atemnot, Blässe und Anämie (Blutarmut). Da zu wenig intakte weiße Blutkörperchen zur Verfügung stehen, ist der Körper sehr anfällig gegenüber Infektionen, besonders wenn diese durch Viren und Pilze hervorgerufen werden. Der Mangel an Blutplättchen kann gehäuft zu Blutergüssen, Nasenbluten oder punktförmigen Einblutungen in der Haut führen. Bei CLL-Patienten treten vermehrt Hautirritationen wie Ekzeme, Juckreiz oder Herpes zoster auf.

Wenn der Verdacht auf Leukämie besteht, wird Blut abgenommen und untersucht, ob der Anteil der einzelnen Blutzellen normal ist. Die Diagnose kann durch eine Knochenmarkbiopsie gefestigt werden. Dazu wird Knochenmark aus dem Beckenbereich entnommen und auf unreife Zellen überprüft. Findet sich ein hoher Anteil unreifer, nicht funktionsfähiger Zellen, deutet dies auf Leukämie hin.

TYPISCHE SYMPTOME

- Müdigkeit, Antriebslosigkeit
- erhöhte Infektanfälligkeit
- Nachtschweiß, kurze Fieberschübe
- erhöhte Blutungsneigung

WAS KANN DIE SCHULMEDIZIN TUN?

Die Chemotherapie ist nach wie vor die einzige Möglichkeit, eine Leukämie zu bekämpfen. Sie wird in mehreren Zyklen durchgeführt und erstreckt sich oft über zwei bis drei Jahre, bis sich das Blutbild und Knochenmark wieder normalisiert haben. Die Einnahme der Zytostatika bringt eine Reihe von schweren Nebenwirkungen mit sich, da sie auch gesunde Zellen angreifen. Die Folgen sind Übelkeit, Erbrechen, Erschöpfung, Haarausfall und Schleimhautentzündungen.

Zusätzlich wird oft eine Strahlentherapie durchgeführt, mit der die Verbreitung leukämischer Zellen unterbunden werden soll. Auch diese hat unangenehme Nebenwirkungen.

Wenn auf diese Weise keine Heilung möglich ist, bleibt nur noch eine Knochenmarktransplantation von einem anderen Menschen. Da Spender und Empfänger nicht nur die gleichen Blutgruppen haben müssen, sondern auch in weiteren Gewebemerkmalen (HLA-Antigenen) übereinstimmen müssen, damit das Knochenmark nicht wieder abgestoßen wird, kommen als Spender nur enge Familienangehörige in Frage oder Fremdspender, die zufällig die gleichen Merkmale tragen.

ARZT

- Wenn Sie den jährlichen »Check-up«, die Routineuntersuchung beim Hausarzt, nutzen, wird dabei auch Ihr Blutbild kontrolliert.
- Bei plötzlich auftretender Blutungsneigung oder bei unerklärlichem Fieber und Nachtschweiß sollten Sie zur Kontrolle einen Arzt aufsuchen.

Die Knochenmarktransplantation selbst ist eine einfache Infusion des fremden Zellmaterials, doch vorher muss das eigene, kranke Knochenmark durch eine hochdosierte Chemotherapie vollständig entfernt werden. Das hohe Risiko besteht darin, dass man nicht sicher sein kann, ob das fremde Knochenmark wirklich vom Körper angenommen wird.

Nach der Transplantation erhält der Patient Immunsuppressiva, um eine Abstoßung der gesunden Spenderzellen durch seinen Körper zu unterdrücken. Um schweren Infektionen vorzubeugen, wird er während des Klinikaufenthalts isoliert.

Lungenkrebs

Etwa ein Viertel aller Krebserkrankungen in Deutschland sind Lungenkrebs. Der bedeutendste Risikofaktor ist das Rauchen: Von allen Bronchialkarzinompatienten waren oder sind 90 % Raucher – in erster Linie sind Männer betroffen. Besonders gefährdet sind jene, die mehr als 20 Zigaretten täglich rauchen. Der Tumor bildet sich in den Zellen der Bronchien und verbreitet sich in der Lunge.

Es werden zwei Hauptformen von Lungenkrebs unterschieden: das kleinzellige und das nicht-kleinzellige Bronchialkarzinom. ***Kleinzellige*** Karzinome sind seltener (etwa 25 % der Fälle) und schwerer zu behandeln, da sie schnell Metastasen bilden. Die Heilungschancen für Patienten mit kleinzelligem Lungenkrebs sind nicht sehr gut. ***Nicht-kleinzellige*** Karzinome hingegen bilden kaum Metastasen, wachsen vor allem lokal begrenzt und können daher besser therapiert werden.

WIE ERKENNE ICH LUNGENKREBS?

Erste Anzeichen von Lungenkrebs sind Atembeschwerden, Brustschmerzen und vor allem chronischer Husten, teilweise mit blutigem Auswurf. Bei fortgeschrittener Erkrankung kommt es zusätzlich zu einem deutlichen Gewichtsverlust.
Oftmals wird Lungenkrebs erst relativ spät entdeckt, da die auftretenden Symptome auch typisch für eine normale Erkältung sind.
Bei Verdacht auf Lungenkrebs werden Röntgenaufnahmen oder Computertomographien des Brustkorbes durchgeführt. Ist der Verdacht bestätigt, wird eine Gewebeprobe aus der Lunge entnommen und geprüft, um welche Tumorart es sich handelt.

TYPISCHE SYMPTOME

- Länger als 3 Wochen bestehender Husten
- Schweratmigkeit
- Brustschmerzen
- Gewichtsverlust
- später beim Husten blutiger Auswurf

ARZT

- Hören Sie mit dem Rauchen auf. Es lohnt sich – auch im fortgeschrittenen Alter und nach jahrelangem Nikotinkonsum.
- Dauert eine scheinbar harmlose Erkältung mit Husten über Wochen an, treten Atembeschwerden und Brustschmerzen auf, könnte das ein Alarmzeichen sein.

WAS KANN DIE SCHULMEDIZIN TUN?

Bei nicht-kleinzelligen Bronchialkarzinomen gewährleistet ein operativer Eingriff die besten Heilungschancen. Eine Strahlentherapie ist sinnvoll, wenn benachbarte Lymphknoten von Tochtergeschwülsten befallen sind bzw. das Karzinom in umgebendes Gewebe eingewachsen ist.
Beim kleinzelligen Lungenkarzinom besteht die Therapie meist aus Bestrahlung bei gleichzeitiger Chemotherapie, was zu einer deutlichen Verringerung des Tumors führen kann.

Magenkrebs

Früher zählte Magenkrebs zu den häufigsten Krebserkrankungen in Europa. Durch die Änderung unserer Essgewohnheiten tritt die Erkrankung heutzutage wesentlich seltener auf. Das bedeutet umgekehrt, dass die Ernährung nach wie vor einen großen Einfluss auf die Entstehung von Magenkrebs hat. Betroffen sind meist Erwachsene ab dem 50. Lebensjahr.

Sind in Ihrer Familie bereits Fälle von Magenkrebs aufgetreten, steigt die Wahrscheinlichkeit, selbst zu erkranken. Eine wesentlich größere Rolle spielt jedoch die Ernährung, speziell Substanzen, die bei der Lagerung und Zubereitung entstehen:

- nitrathaltige, geräucherte und stark gesalzene Lebensmittel
- scharfes Anbraten oder Grillen von Fleisch, weil darin enthaltene Nitrate oder Nitrite in kanzerogene Nitrosamine umgewandelt werden

- Gifte von Schimmelpilzen, die z.B. in Getreide und Nüssen enthalten sein können
- Nikotin und Alkohol.

Nur selten bildet sich ein Magenkarzinom auf einer vollständig gesunden Magenschleimhaut.
Infektionen mit dem Bakterium Helicobacter pylori verursachen im Magen zunächst eine → Magenschleimhautentzündung (Gastritis). Auf der vorgeschädigten Magenschleimhaut kann sich dann ein Karzinom entwickeln. Das Gleiche gilt auch für Magenerkrankungen wie chronische Autoimmungastritis, Magengeschwüre und Magenpolypen.

WIE ERKENNE ICH MAGENKREBS?

Die ersten Anzeichen können Appetitlosigkeit oder eine bislang nicht gekannte Unverträglichkeit gegenüber Obst, Kaffee und alkoholischen Getränken sein. Solche Symptome werden leicht als Ernährungsfehler oder harmlose Magenbeschwerden abgetan. Dauern sie jedoch über mehrere Monate an, sollten Sie sich genauer untersuchen lassen.
Weitere Anzeichen sind Schluckbeschwerden, Anämie, plötzliche Gewichtsabnahme und Abgeschlagenheit. Es gibt jedoch Erkrankungen, die eine sehr ähnliche Symptomatik haben, letztendlich kann daher nur durch eine ärztliche Untersuchung die richtige Diagnose gestellt werden.
Dringender Verdacht auf ein Magenkarzinom besteht, wenn – durch eine Magenblutung – der Stuhl schwarz gefärbt ist oder Blut erbrochen wird.

TYPISCHE SYMPTOME

- Magenbeschwerden über längere Zeit
- plötzliche Unverträglichkeit gegenüber Obst, Alkohol, Kaffee
- ungewollte Gewichtsabnahme
- Erbrechen von Blut
- Schwarzfärbung des Stuhls

ARZT

- Halten scheinbar harmlose Magenbeschwerden über mehrere Wochen an, sollten Sie sich untersuchen lassen.
- Suchen Sie sofort einen Arzt auf, wenn Sie eine Schwarzfärbung des Stuhls feststellen oder Blut erbrechen! Mit einer Magenblutung ist nicht zu spaßen.

Eine Blutuntersuchung und Stuhltests können Hinweise auf ein Magenkarzinom geben.
Wenn Sie seit längerer Zeit unter Magenbeschwerden leiden, wird eine Magenspiegelung (Gastroskopie) durchgeführt. Dazu wird ein Schlauch über die Speiseröhre in den Magen eingebracht. Ein darin geführtes Instrument erlaubt es, die Magenwand zu untersuchen und bei Bedarf eine Gewebsprobe zu entnehmen. Diese wird dann histologisch auf Tumorzellen untersucht.
Durch Ultraschalluntersuchungen der Bauchorgane oder Röntgen der Magen-Darm-Passage können etwaige Metastasen aufgespürt werden.

WAS KANN DIE SCHULMEDIZIN TUN?

Mit einer Operation versucht man, den Tumor vollständig zu entfernen. Ist der Tumor auf die Magenschleimhaut begrenzt, so kann er im Rahmen einer Bauchspiegelung aus der Magenwand herausgeschnitten werden. Dieser schonende Eingriff erfordert keine Öffnung der Bauchdecke.
Bei fortgeschrittener Krebserkrankung muss unter Umständen ein Teil des Magens entfernt werden.
Kann das Magenkarzinom nicht operativ entfernt werden, wird durch Bestrahlung der Tumor verkleinert, um die Beschwerden zu lindern. Die Strahlentherapie muss jedoch behutsam eingesetzt werden, da sich in der Umgebung des Magens strahlenempfindliche Organe befinden.

Prostatakrebs

Die Prostata gehört zu den männlichen inneren Geschlechtsorganen. Die kastaniengroße Vorsteherdrüse umschließt den Eingang der Harnröhre unterhalb der Blase. Das Sekret der Drüse bildet einen Teil der Samenflüssigkeit und beeinflusst die Beweglichkeit der Spermien. Ein Tumor bildet sich meist im Drüsengewebe. Das Prostatakarzinom ist die häufigste Krebserkrankung beim Mann.

Im Anfangsstadium des Prostatakarzinoms treten keine Beschwerden auf, deshalb ist die ärztliche Früherkennungsuntersuchung sehr wichtig. Das Risiko für eine Erkrankung steigt bei Männern ab dem 50. Lebensjahr steil an, sie tritt gehäuft ab dem 70. Lebensjahr auf. Neuerdings sind immer häufiger auch junge Männer betroffen. Sind Vater oder Bruder bereits erkrankt, erhöht sich die Wahrscheinlichkeit, selbst zu erkranken.
Es wurde auch ein Zusammenhang zwischen Prostatakrebs und Ernährung festgestellt: Fettreiches Essen mit viel rotem Fleisch erhöht das Risiko.
Bei vielen Männern kommt es im höheren Alter zu einer gutartigen Vergrößerung der Prostata, die aber kein erhöhtes Krebsrisiko zur Folge hat (→ Prostatabeschwerden).

WIE ERKENNE ICH PROSTATAKREBS?

Die Frühzeichen der Erkrankung sind meist uncharakteristisch. Symptome wie häufiger Harndrang, schwacher Harnstrahl oder Schwierigkeiten beim Wasserlassen können ebenso durch eine gutartige Prostatavergrößerung ausgelöst werden (→ Prostatabeschwerden). Umso wichtiger ist die Teilnahme an Früherkennungsuntersuchungen.
Weitere Anzeichen sind ständige Müdigkeit, Anämie, ungewollter Gewichtsverlust oder Knochenschmerzen. Geringe Mengen von Blut im Harn oder Ejakulat sind bereits ein ernstes Warnsignal.
Da das Karzinom anfangs keine Beschwerden verursacht, kann es nur durch einen Bluttest bei der Früherkennungsuntersuchung entdeckt werden. Der Bluttest zeigt nicht nur den Krebs an, auch das Tumorstadium lässt sich so ermitteln.
Der Arzt kann die Größe und Beschaffenheit einer Prostatavergrößerung vom Enddarm aus ertasten. Nach Entnahme einer Gewebsprobe wird der Tumortyp histologisch bestimmt.
Mit Hilfe von Ultraschalluntersuchungen, Röntgenaufnahmen der Lunge und Computertomographie des Bauchraumes wird festgestellt, ob der Tumor bereits gestreut hat.

TYPISCHE SYMPTOME

- Schwierigkeiten beim Wasserlassen
- ungewollter Gewichtsverlust
- Anämie
- Knochenschmerzen
- Blut im Urin oder Ejakulat

WAS KANN DIE SCHULMEDIZIN TUN?

Wenn das Karzinom noch nicht über die Prostata hinaus in andere Organe gewachsen ist, wird die Vorsteherdrüse operativ entfernt. Allerdings treten bei etwa einem Drittel der Betroffenen nach der Operation Komplikationen wie Inkontinenz (Blasenschwäche) und eine Beeinträchtigung der Sexualfunktion auf.

ARZT

- Bei erblicher Vorbelastung sollten Sie regelmäßig zur Früherkennungsuntersuchung gehen.
- Gehen Sie sofort zum Arzt, wenn Blut im Urin oder Ejakulat auftritt.

Eine neue Methode im Frühstadium ist die Seed-Implantation (englisch seed = Samen): Es werden kleine titanverkapselte Kügelchen mit radioaktivem Jod in die Prostata eingeführt. Sie geben über mehrere Monate eine bestimmte Strahlendosis an die Umgebung ab und schädigen so die Tumorzellen. Der Eingriff erfolgt ambulant – die Strahler müssen später nicht wieder entfernt werden. Bei den meisten Patienten treten keine Komplikationen auf.

Durch eine Bestrahlung der Prostata von außen kann gezielt das krankhafte Gewebe mit einer hohen Dosis bestrahlt werden, ohne umliegendes gesundes Gewebe zu beschädigen. Die Behandlung muss über mehrere Wochen täglich durchgeführt werden.

Wenn der Tumor bereits über die Prostata hinaus Metastasen gebildet hat, wird eine Hormontherapie eingesetzt. Durch die Hemmung des männlichen Hormons Testosteron wird auch das Tumorwachstum verzögert. Zu den belastenden Nebenwirkungen einer Hormontherapie zählen neben Erektionsproblemen auch der Verlust der Libido und psychische Beschwerden.

Alternative Therapien

Auch alternative Heilmethoden können keine Wunder vollbringen. Die größte Chance der komplementären Krebstherapie liegt in der sich ergänzenden Behandlung von Alternativmedizin und Schulmedizin. Dieser kombinierte Therapieansatz wird immer mehr geschätzt, sowohl von den Betroffenen als auch von Seiten der behandelnden Ärzte. Er bedeutet für die Patienten unter anderem, dass sie ihren Genesungsprozess aktiv mitgestalten können.

Die komplementäre Krebstherapie trägt dazu bei, das Immunsystem zu regenerieren, den Stoffwechsel zu aktivieren, körpereigene Entgiftungsprozesse anzustoßen, und gibt seelische Unterstützung. Eine Vielzahl von Therapieansätzen hilft Ihnen, mit den unangenehmen Begleiterscheinungen der konventionellen Therapie, wie Übelkeit und Erbrechen, depressiven Stimmungen, Erschöpfung oder Schlafstörungen, besser zurechtzukommen.

Suchen Sie sich einen behandelnden Arzt, bei dem Sie sich gut aufgehoben und von ihm verstanden fühlen. Er sollte offen sein für Ihre Suche nach geeigneten alternativen Begleittherapien.

ANTHROPOSOPHISCHE MEDIZIN

Die Misteltherapie

Bereits Anfang der 20er Jahre des letzten Jahrhunderts empfahl Rudolf Steiner den Einsatz der ***Mistel (Viscum album)*** zur Behandlung bösartiger Tumoren. Die Misteltherapie ist heute die am weitesten verbreitete komplementäre Krebstherapie. Sie kann sowohl parallel zur schulmedizinischen Behandlung als auch danach angewendet werden. Durch die Therapie verbessert sich das Allgemeinbefinden der Patienten, und die Nebenwirkungen von Strahlen- und Chemotherapie werden gemildert.

Die Antitumor- und immunstimulierende Wirkung von Mistelkraut ist durch zahlreiche wissenschaftliche Studien belegt. Bedeutende Wirkstoffe sind die Mistellectine, die das Wachstum der Tumorzellen verlangsamen. Mistelpräparate sind bei allen Tumoren wirksam, dazu zählen Sarkome, Karzinome und Melanome, unabhängig davon, wo im Körper sie lokalisiert sind.

Erhältlich sind verschiedene anthroposophische Präparate; alle sind Gesamtextrakte aus Mistelkraut. Sie werden nach der Wirtspflanze unterschieden, auf der das Mistelkraut wächst. Dazu zählen ***V. album Q*** von der Eiche (lat. quercus), ***V. album P*** von der Kiefer (lat. pinus) und ***V. album A*** von der Tanne (lat. abies).

Fertigarzneimittel aus Mistelkraut sind auf einen bestimmten Mistellectin-Gehalt standardisiert. Im Allgemeinen werden die Präparate unter die Haut gespritzt. Nach einer ersten Einweisung durch den Arzt können Sie das mit ein bisschen Übung selbst machen. Die Therapie wird in Intervallen durchgeführt: Auf 2 bis 3 Monate Behandlung folgen 4 bis 6 Wochen Unterbrechung. Um einen ausreichend hohen Immunstatus zu erlangen, sollten Sie die Misteltherapie etwa einen Monat vor der Chemo- oder Strahlentherapie beginnen. Präparate aus Mistelkraut werden von der Krankenkasse erstattet. Sprechen Sie Ihren Arzt darauf an.

AYURVEDA

Während der Chemo- und Strahlentherapie kann eine ayurvedische Begleitbehandlung die Nebenwirkungen lindern und belastete Organe wie Leber und Darm unterstützen. Wohltuende Anwendungen, die den Stoffwechsel anregen, sind der erste Schritt der ayurvedischen Therapie. Durch diese Form der Entschlackung erhöht sich der Erfolg der nachfolgenden Therapie. Lassen Sie sich von Ihrem Heilpraktiker beraten, welche ayurvedische Kur in Ihrer Situation am besten geeignet ist.

Die ayurvedische Heilkunde kennt viele Pflanzen, die – als Massageöl, Tee oder Kräuterpackung verabreicht – die Selbstheilungskräfte anregen und das körperlich-seelische Gleichgewicht fördern. Dazu zählen ***Safran*** oder ***Sandelholz*** gegen Depression und Schlaflosigkeit oder ***Kurkuma*** zur Kräftigung des Immunsystems.

HOMÖOPATHIE

Homöopathische Mittel aktivieren körpereigene Entgiftungsprozesse und lindern Symptome wie Erschöpfung, Schlafstörungen, Übelkeit und Kopfschmerzen. Lassen Sie sich entsprechend Ihrer gesamten Situation von einem Homöopathen konstitutionell behandeln.

Einzelmittel gegen Reisekrankheit wirken auch bei strahlen- oder chemotherapiebedingter Übelkeit und Erbrechen (Hinweise zu Einnahme und Potenzen → Seite 106):

- ***Apomorphium hydrochloricum D6:*** Erbrechen sofort nach dem Essen, Erbrechen ohne vorherige Übelkeit
- ***Nux vomica C30:*** Übelkeit vom Magen, Kopf- und Nackenschmerzen
- ***Tabacum C30:*** Übelkeit, Schwindel und kalter Schweißausbruch
- ***Cocculus C30:*** Übelkeit und Erbrechen, Schwäche und Schlaflosigkeit.

PHYTOTHERAPIE

Pflanzliche Präparate leisten in der Krebstherapie an vielen Stellen wertvolle Hilfe. Die wenigsten wissen, dass viele der wichtigsten neuen Mittel in der Chemotherapie ursprünglich aus pflanzlichen Grundstoffen stammen.

Zur Selbsthilfe eignen sich viele Trocken- und Flüssigextrakte aus der Apotheke, die die Nebenwirkungen der Krebstherapie erfolgreich mildern. Verschiedenste Teemischungen helfen Schlaf zu finden, sich zu entspannen und in dieser schwierigen Zeit zur Ruhe zu kommen.

Zytostatika pflanzlichen Ursprungs

Die Naturstoffe ***Vincristin*** und ***Vinblastin*** wurden erstmalig aus Madagaskar-Immergrün (Vinca rosea) isoliert. Sie hemmen die Zellteilung und wirken so dem Tumorwachstum entgegen. Vincristin und Vinblastin werden heute vielfach bei der Be-

handlung von Bronchialkarzinomen, Leukämie und Brustkrebs eingesetzt.
Der Grundbaustein für das Zytostatikum ***Paclitaxel*** wurde in der pazifischen Eibe (Taxus brevifolia) entdeckt. Auch unsere europäische Eibe liefert Naturstoffe, aus denen zytostatisch wirkende Phytopharmaka entwickelt werden. Paclitaxel ist seit vielen Jahren für die Therapie von Brust-, Eierstock- und Lungenkrebs zugelassen. Diese Präparate können den Krebs zwar nicht vollständig beseitigen, aber die Überlebensraten der Patienten werden eindeutig verlängert.
Etoposid und ***Teniposid*** sind zwei weitere Zytostatika, deren Grundstoff aus den Wurzeln des nordamerikanischen Fußblatts (Podophyllum peltatum) isoliert wurde. Etoposid und Teniposid sind Topoisomerasehemmer, d.h., sie hemmen Enzyme, die wichtige Voraussetzungen zum Ablesen der DNA und damit zum Zellwachstum schaffen.
Camptothecinderivate sind ebenfalls Topoisomerasehemmer. Sie leiten sich vom Naturstoff Camptothecin ab, der aus dem asiatischen Baum Camptotheca acuminata isoliert wurde. Camptothecinderivate werden bei Darmkrebs eingesetzt.

Pflanzliche Mittel gegen die Nebenwirkungen

Für die Zeit während und nach der Tumorbehandlung eignen sich pflanzliche Mittel, um die Behandlung zu ergänzen und Beschwerden im Zusammenhang mit den Begleiterscheinungen zu mildern.

PFLANZLICHE ZYTOSTATIKA

Die Entwicklung von hochwirksamen Zytostatika, auf der Basis von pflanzlichen Naturstoffen, zeigt, wie bedeutend die Rationale Phytotherapie ist. Nach intensiver Forschung und vielen klinischen Studien stehen uns heute in der Krebstherapie wichtige Wirkstoffe zur Verfügung, deren Grundbausteine ursprünglich aus Pflanzen isoliert wurden.

Die Antitumor- und immunstimulierende Wirkung von ***Mistelkraut*** ist durch zahlreiche klinische Studien belegt. In vielen Fällen konnte die Anwendung von Mistelpräparaten zusätzlich zur herkömmlichen Krebstherapie die Lebensqualität der Patienten verbessern. Des Weiteren ist erwiesen, dass die enthaltenen Mistellectine die Proteinsynthese verschiedener Tumorarten hemmen und dadurch das Tumorwachstum verlangsamt wird. Die Präparate aus Mistelkraut werden unter die Haut injiziert, die Dosis muss individuell angepasst werden.
Grüner Tee hat eine tumorprotektive Wirkung auf Grund der darin enthaltenen Polyphenole. Allerdings müssen Sie über einen längeren Zeitraum täglich mehrere Tassen trinken.
Cannabinoide sind schmerzlindernde Wirkstoffe aus ***Hanf*** (Cannabis sativa). Sie verringern Krebsschmerzen und schwächen die Nebenwirkungen der Tumorbehandlung. Cannabinoide regen außerdem den Appetit an, nehmen die Übelkeit und heben die Stimmung.
Wenn Sie mit Antihormonen behandelt werden, können klimakterische Beschwerden wie Hitzewallungen und Schweißausbrüche auftreten. Hier helfen ***Salbeipräparate*** oder Salbeitee.
Nach einer Operation treten im Narbenbereich oft Schmerzen auf. Durch Einreiben mit ***Johanniskrautöl*** wird das Gewebe weicher und dehnbar.
Leiden Sie unter Nervenschmerzen im Operationsbereich, sollten Sie die betroffene Körperregion mit Ölen aus ***Kampfer*** und ***Lavendel*** einreiben.
Nach erfolgter Chemotherapie kann die Leber in ihrer Entgiftungsfunktion beeinträchtigt sein. Medikamente aus ***Mariendistel*** (Silybum marianum) eignen sich zur schnellen Regeneration der Leber.
Zur Aktivierung des Stoffwechsels und zur Entgiftung eignen sich Kombinationspräparate aus ***Schöllkraut, Brennnessel, Mariendistel*** und ***Löwenzahn.*** Fragen Sie in der Apotheke danach.
Extrakte der ***Taigawurzel*** (Eleutherococcus) stimulieren unser Immunsystem und führen zu einer erhöhten Ausschüttung von Abwehrstoffen. Sie werden als Tonikum in der Genesungsphase nach durchgemachter Krankheit empfohlen.

RATIONALE PHYTOTHERAPIE

HEILPFLANZEN MIT BELEGTER WIRKSAMKEIT

- Mistel: Es gibt sowohl anthroposophische als auch phytotherapeutische Mistelkrautpräparate. Sie sind heute ein wichtiger und anerkannter Bestandteil der begleitenden Tumortherapie.

Teemischungen für innere Ruhe

Besteht der Verdacht auf Krebs, ist das Warten auf die gesicherte Diagnose geprägt durch Ungewissheit, Panikstimmung, Verzweiflung, Hoffnung und dem »Nicht-wahrhaben-Wollen«. Pflanzliche Zubereitungen helfen in dieser schwierigen Phase durch ihre beruhigende Wirkung. In der Apotheke können Sie sich Teemischungen auch nach Ihren individuellen Bedürfnissen zusammenstellen lassen. Fertige Teezubereitungen mit beruhigender Wirkung gibt es auch im Reformhaus (Hinweise zur Teezubereitung → Seite 135).

Bei Schlafstörungen hilft ***Baldrianwurzel***. Neben dem Monopräparat sind auch Kombinationspräparate mit ***Melissenblättern***, ***Passionsblumenkraut*** und ***Hopfen*** erhältlich.

Johanniskraut wird bei leichten bis mittelschweren Depressionen empfohlen. Es muss hoch genug dosiert sein, um zu wirken, und über einen längeren Zeitraum eingenommen werden.

Ginsengwurzel, ***Mate*** und ***Taigawurzel*** wirken bei allgemeiner Erschöpfung.

Leiden Sie unter Angstzuständen, helfen ***Lavendel***, ***Melissenblätter*** und ***Passionsblumenkraut***.

TRADITIONELLE CHINESISCHE MEDIZIN

Nach chinesischer Vorstellung wird Krebs als eine Stagnation von Qi und Blut interpretiert, es liegt eine schwere Yin-Schwäche vor. Störungen von Yin äußern sich in Hitzegefühl der Hände und Füße oder der inneren Organe, Appetitlosigkeit, Nachtschweiß, Gewichtsabnahme, Schwächegefühl und Müdigkeit. Yin-Schwäche-Störungen können durch Sauerstoffzufuhr, viel Wärme und gezielte Ernährung beseitigt werden. Chinesische Kräuterheilkunde, Akupunktur, moderate Bewegungs- und Atemtherapie sind deshalb begleitend zur konventionellen Krebsbehandlung sehr gut geeignet.

Akupunktur lindert zum einen Krebsschmerzen und zum anderen durch die Chemotherapie verursachte Übelkeit und Schwäche. Der erfahrene Akupunkteur versucht die Yin-Störung zu beseitigen und die Harmonisierung des Energieflusses in den Meridianen wiederherzustellen.

Verschiedene Studien belegen, dass chinesische ***Kräuterrezepturen*** eine synergistische Wirkung haben, wenn sie begleitend zu Chemo- oder Strahlenbehandlung bzw. operativen Eingriffen eingenommen werden. Es handelt sich meist um Dekokte, die bis zu zehn Heilpflanzen enthalten. Die Rezepturen werden auf das individuelle Beschwerdebild des Patienten abgestimmt, eine eingehende Diagnostik durch einen TCM-Fachmann ist deshalb unbedingt notwendig. Die Kräuterdekokte sollen die Widerstandskraft des Körpers erhöhen, indem Yin genährt und Qi gestärkt wird.

- Drogen, die Yin nähren, sind: ***Sha Shen*** (Schellenblumenwurzel), ***Tian Men Dong*** (Spargelwurzel), ***Bai He*** (Lilienzwiebel)
- Qi wird gestärkt durch: ***Ren Shen*** (Ginsengwurzel), ***Tai Zi Shen*** (Pseudostellariawurzel), ***Huang Qi*** (Tragantwurzel).

Abhängig von der individuellen Konstitution werden Kräuter hinzugefügt, die z.B. Milzmangel, Schwäche des Leber- und Nieren-Yin, Fülle, Hitzegift oder Blutstase beseitigen.

ENTSPANNUNG UND MEDITATION

Autogenes Training

Autogenes Training führt zur Selbstentspannung durch Konzentration. Durch spezielle Körperwahrnehmungen können Übelkeit und Erbrechen verringert werden. Die Übungen helfen Ihnen auch, hochkommenden Ängsten und depressiven Stimmungen zu begegnen.

Progressive Muskelrelaxation

Die Progressive Muskelrelaxation nach Jacobson lehrt Sie, bestimmte Muskelgruppen nach kurzer Anspannungsphase wieder zu entspannen und dadurch ein besonders erholsames Ruhestadium zu erreichen. Die Wirksamkeit ist bei Angstzuständen, Schlafstörungen und Kopfschmerzen sehr hoch. Studien zeigten, dass die Muskelrelaxation auch unterstützend während der Chemotherapie wirkt.

Kontemplation und Gebet

Der Schock über die Diagnose oder einen Rückfall ist für jeden Patienten und die Angehörigen enorm. Depressive Stimmungen nehmen zu, oftmals verbunden mit dem Gefühl der Ohnmacht und des Scheiterns. Viele Menschen finden in dieser schweren Zeit Trost und Unterstützung im Gebet bzw. durch eine Glaubensgemeinschaft. Kurze, wiederkehrende Gebete haben eine meditative Wirkung und dienen der Versenkung.

ERNÄHRUNGSTHERAPIE

Ernährung während der Chemo- und Strahlentherapie

Viele Patienten leiden während der Behandlung an Appetitlosigkeit, Übelkeit oder haben Beschwerden beim Herunterschlucken von Nahrung. Sie können diese unangenehmen Begleiterscheinungen lindern, indem Sie die folgenden Ernährungsempfehlungen beachten:

- Wenn Sie an Appetitlosigkeit leiden, sollten Sie sich nicht an die Einhaltung fester Essenszeiten halten, sondern immer dann essen, wenn ein bisschen Appetit vorhanden ist. Nehmen Sie in kleinen Portionen schmackhafte Speisen zu sich. Setzen Sie sich nicht starken Essensgerüchen aus.
- Bei Durchfall und Erbrechen ist es besser, auf Obst und Gemüse oder blähende Salate zu verzichten. Trinken Sie mindestens 2 bis 3 Liter Flüssigkeit und versorgen Sie Ihren Körper ausreichend mit Mineralsalzen. Elektrolytlösungen erhalten Sie in der Apotheke.
- Bei Schluckbeschwerden nehmen Sie lieber keine feste Nahrung zu sich. Durch kalorienhaltige Flüssignahrung versorgen Sie Ihren Körper auch mit den wichtigsten Nährstoffen. Lassen Sie sich von Ihrem behandelnden Arzt beraten, welche flüssige Nahrungsergänzung (»Astronautenkost«) besonders geeignet ist.
- Meiden Sie scharfe Speisen und Gewürze bei Entzündungen des oberen Verdauungstraktes. Auch auf zu heiße Nahrung, kohlensäurehaltige Getränke und säurehaltige Nahrungsmittel wie Rhabarber, Zitrusfrüchte, Ananas oder Essig sollten Sie verzichten.

Richtig ernähren in der Nachsorge

Wie bei jeder anderen Erkrankung wird auch bei Krebs der Genesungsprozess durch vitaminreiche, aber fettarme Kost beschleunigt. Sobald Übelkeit und Verdauungsprobleme abgeklungen sind, essen Sie viel Obst, Gemüse, Salate und Vollkornprodukte. Durch eine vorrangig vegetarische Kost nehmen Sie wertvolle ***Mikronährstoffe*** in großen Mengen zu sich. Kaufen Sie die Produkte möglichst aus biologischem Anbau, da sie dann weniger mit Schadstoffen belastet sind.

Einige Kohlsorten, insbesondere ***Broccoli***, enthalten schwefelhaltige Glucosinolate. Die Abbauprodukte dieser Inhaltsstoffe sind wirksam bei Tumorerkrankungen, indem sie das Wachstum von Brust- und Darmtumorzellen hemmen.

Durch die Chemotherapie und die Einnahme von Zytostatika kann die Darmflora stark geschädigt sein (→ gestörte Darmflora). Eine schnelle Regulierung und Regeneration der Darmschleimhäute erzielen Sie durch ***milchsaure Nahrungsmittel*** wie Kefir, Brottrunk oder Joghurt.

Rote Beete und ***roter Traubensaft*** fördern die Blutbildung. Sie erhalten auch spezielle Rote-Beete-Präparate im Reformhaus. Eine vorübergehende Rotfärbung von Urin und Stuhl ist völlig harmlos.

Nach einer Brustkrebsbehandlung sollten Sie möglichst viele ***Phytohormone*** zu sich nehmen. Sie sind beispielsweise in Weizen, Sojaprodukten, Leinsamen und Kohl enthalten.

HÄNDE WEG VON »KREBSDIÄTEN«

- Meiden Sie alle einseitigen Ernährungsempfehlungen, die den sowieso durch die Krankheit angegriffenen Körper noch weiter schwächen könnten.
- Werden Sie misstrauisch bei radikalen Lebensmittelgeboten und -verboten (Weintraubendiät, Leinöl-Quark-Diät, Fleischverbot, Verbot von Nachtschattengewächsen).
- Insbesondere die »Krebskur nach Breuß«, bei der 42 Tage lang nur Säfte und Tees eingenommen werden, gilt als risikoreich. Ebenso die »Gerson-Therapie«, bei der parallel zu einer strengen Intensivdiät Kaffee-Rizinus-Einläufe durchgeführt werden, die den Körper entgiften sollen. Diese radikalen Ernährungs- und Ausleitungsmaßnahmen haben schon Todesfälle verursacht.

Gesundheitsfördernde Radikalfänger

Radikale sind aggressive Moleküle, die im Körper Zellen und Erbsubstanz schädigen und an der Entstehung von Krebs beteiligt sein können. Substanzen, die Radikale unschädlich machen, sogenannte Radikalfänger, sind z.B. Bioflavonoide, die in Olivenöl und vielen Obst- und Gemüsesorten enthalten sind. Denken Sie daran, dass Freilandware einen höheren Gehalt an wirksamen Pflanzenstoffen hat als Obst und Gemüse aus dem Gewächshaus. Zitrusfrüchte und Trauben enthalten besonders viele Inhaltsstoffe mit tumorprotektiven Eigenschaften, z.B. Flavonoide und oligomere Proanthocyanidine. Lycopin, der Farbstoff der Tomate, ist ein besonders starker Radikalfänger. Auch beim Kochen von Tomaten bleibt Lycopin erhalten.

Wichtige Vitamine

Vitamin A (Retinol) stärkt die Immunabwehr und hat besondere Bedeutung in der Tumortherapie. Die Umwandlung von einer normalen gesunden Zelle in eine Tumorzelle wird durch Vitamin A verhindert und das Tumorwachstum gehemmt. Retinol ist auch für die Entgiftungsprozesse der Leber wichtig. Der Körper hat einen erhöhten Bedarf an Vitamin A während der Einnahme von Zytostatika. Gleichzeitig wird die hemmende Wirkung von Zytostatika auf die Krebszellen verstärkt. Tierische Lebensmittel wie Eier, Butter, Leber und Lebertran sind reich an Vitamin A.

Viele Pflanzen enthalten Vorstufen von Vitamin A, die sogenannten ***Carotinoide***. Unser Organismus ist in der Lage, diese pflanzlichen Vorstufen in Retinol (Vitamin A) umzuwandeln. Carotinreiche Nahrungsmittel sind Karotten, Spinat, Mangos, Pfirsiche und Kürbis.

Vitamin C steigert die Verträglichkeit der Chemo- und Strahlentherapie und stimuliert das Immunsystem. Für die Funktionsfähigkeit vieler Leberenzyme ist Vitamin C wichtig, und Entgiftungsprozesse werden aktiviert. Während der Strahlen- und Chemotherapie braucht der Körper besonders viel Vitamin C. Schmerzen, die z.B. durch Knochenmetastasen hervorgerufen werden, können durch die Zufuhr von Vitamin C verringert werden. In Sanddorn, Zitrusfrüchten, Paprika, Sauerkraut, Kiwis und Schwarzen Johannisbeeren ist besonders viel Vitamin C enthalten.

Vitamin E fördert den Zelltod von Tumorzellen. Studien konnten dies insbesondere bei Patienten mit Darmkrebs belegen. Auch die unliebsamen Nebenwirkungen von Zytostatika werden durch Vitamin E gesenkt. Vitamin-E-reiche Nahrungsmittel sind unter anderem Nüsse, Pflanzenöle, Avocados und Sonnenblumenkerne.

Bedeutende Aminosäuren

Viele Aminosäuren haben zentrale Funktionen im Stoffwechsel. Die Aminosäure ***Arginin*** regeneriert die Leberfunktion, fördert die Wundheilung und stimuliert die Produktion von Leukozyten. Sie besitzt außerdem eine Krebs hemmende Wirkung. Arginin ist in größeren Mengen zum Beispiel in Sojabohnen, Erdnüssen, Hühnerbrust, Hammelfleisch, Thunfisch und Weizenkeimen enthalten.

Der Wiederaufbau von Muskeln wird durch Aminosäuren wie ***Arginin*** und ***Carnitin*** beschleunigt. Dem krebsbedingten Gewichtsverlust wird durch die Einnahme beider Stoffe entgegengewirkt.
Die Aminosäure ***Glutamin*** hilft bei Kachexie, dem krebsbedingten Gewichtsverlust. Glutamin ist Energielieferant für Blutzellen und Schleimhautzellen im Darm. ***L-Glutamin*** können Sie als Standardpräparat in der Apotheke kaufen.

Wertvolle Spurenelemente

Das Spurenelement ***Selen*** wird seit Jahren mit großem Erfolg in der Tumortherapie eingesetzt. Selen wirkt tumorhemmend und antioxidativ, also als Radikalfänger. Selenverbindungen verbessern das Allgemeinbefinden der Patienten und lindern Schmerzen. Es kann zur Prävention in Form von ***Selenhefe*** eingenommen werden oder therapiebegleitend als anorganisches ***Natriumselenit.*** Die Lebensmittel Thunfisch, Hering, Sardinen, Sojabohnen und Knoblauch sind selenhaltig.
Zink erhöht die Immunabwehr und wird oft begleitend zur Tumorbehandlung verabreicht, z.B. bei Kachexiepatienten, die durch die Therapie an starkem Gewichtsverlust leiden. Das Spurenelement ist Bestandteil vieler wichtiger Enzyme, wirkt dem Tumorwachstum entgegen und fördert die Wundheilung. Zink ist in Hülsenfrüchten, wie gelben Erbsen, Linsen, und Fleisch enthalten.
Omega-3-Fettsäuren hemmen das Tumorwachstum und wirken ebenfalls bei Kachexie. Diese ungesättigten Fettsäuren sind in Fischöl von Hering, Makrele und Lachs und in Leinöl enthalten. Wenn Fisch nicht regelmäßig auf Ihrem Speiseplan steht, gibt es als Alternative in der Apotheke Fischölkapseln zu kaufen.

Enzymtherapie

Eine Enzymtherapie eignet sich begleitend zur Chemotherapie, Strahlentherapie und Operation. Häufig angewendet werden ***Bromelain*** aus Ananas, ***Papain*** aus Papaya sowie ***Trypsin*** und ***Chymotrypsin*** aus tierischen Bauchspeicheldrüsen. Sie sind in der Apotheke erhältlich als Mono- oder Kombinationspräparate, meist in Form von Tabletten oder Kapseln. Die Enzyme verbessern die Verträglichkeit der Chemotherapie. Strahleninduzierte Hautreaktionen sind geringer, und erneute Metastasenbildung wird gehemmt. Sie verstärken außerdem die Wirkung von Mistelkraut-, Peptid- und Thymuspräparaten.
Durch die kombinierte Einnahme von Enzymen und ***Selen*** können Lymphödeme nach Brustkrebsbehandlungen verringert werden.
Hochdosiertes ***Coenzym Q10*** hilft bei Erschöpfungszuständen nach der chemotherapeutischen Behandlung.

WIRKWEISE VON ENZYMEN

WIRKUNG AN DER KREBSZELLE

Tumorzellen tarnen sich mit einer Eiweißhülle und sind dadurch für Abwehrzellen schlecht erkennbar. Eiweiß spaltende Enzyme können diese Hülle aufbrechen und auf der Zelloberfläche befindliche Antigene freilegen. Dann wird die Tumorzelle als »körperfremd« erkannt und kann von unseren Abwehrzellen angegriffen werden.

WIRKUNG AUF DAS IMMUNSYSTEM

Bei der Auflösung von Krebszellen entstehen Abfallprodukte, die die Abwehrleistung des Körpers behindern. Dieser zelluläre »Abfall« wird von Eiweiß spaltenden Enzymen beseitigt. Enzyme fördern auch die Ausschüttung von Signal- und Botenstoffen, so dass das Immunsystem stärker angekurbelt wird.

FEINSTOFFLICHE THERAPIEN

Aromatherapie

Massagen mit ätherischen Ölen helfen, mit der angespannten Situation besser zurechtzukommen. ***Orangenöl*** wirkt beruhigend, das Öl des ***Benzoe-Storaxbaumes*** hilft bei Angst und nervlicher An-

spannung. ***Lavendel***- oder ***Rosenöl*** in der Duftlampe fördern den Schlaf.
Sehr hilfreich zur äußeren Anwendung bei Schmerzen nach Chemo- und Strahlentherapie ist das ***Schmerzöl Aconit*** mit einer Mischung aus Eisenhut, Lavendel und Kampfer.

Bach-Blütentherapie

In allen Krankheitsphasen helfen Bach-Blütenessenzen, da sie sowohl beruhigen als auch seelisch aufbauen:

- ***Mimulus*** bei Angst vor konkreten Situationen
- ***Aspen*** bei ängstlichen Vorahnungen
- ***Wild Rose,*** wenn Sie einen Hang zur Selbstaufgabe spüren
- ***White Chestnut,*** wenn Sie nicht abschalten können.

GANZHEITLICHE ÜBUNGSMETHODEN

Bewegungstherapie sollte ein wichtiger Bestandteil der Nachsorge sein. Durch moderate körperliche Aktivität können Stimmungstiefs und Ängste abgebaut werden. Aber auch zur Prävention bzw. begleitend zur Krebstherapie eignen sich regelmäßige Körperübungen. Durch 30 Minuten Bewegung pro Tag wird nicht nur der Kreislauf, sondern auch die Immunabwehr aktiviert.

- ***Qi Gong*** führt zu einer bewussten Atmung, und durch die langsam ausgeführten Bewegungen lernen Sie, sich auf bestimmte Körperregionen zu konzentrieren. Qi Gong wirkt entspannend, verbessert die Durchblutung, erhöht die Sauerstoffzufuhr und steigert das Allgemeinbefinden.
- ***Tai Ji Quan*** schult die Körperbeherrschung. So lernen Sie, nach der Krebsbehandlung mit dem neuen Körpergefühl zurechtzukommen.
- ***Feldenkrais*** erhöht das Körperbewusstsein und hilft, die eigenen Bewegungsabläufe zu optimieren, Stress abzubauen und das Wohlbefinden zu stärken. Ärzte empfehlen die Übungsmethode auf Grund ihrer Wirksamkeit auch gerne als Reha-Maßnahme.
- ***Yoga*** steigert das körperliche und seelische Wohlbefinden. Verschiedene Asanas (Yoga-Stellungen) und Atemübungen können gezielt gegen Angst, Depression, Rücken- und Kopfschmerzen erlernt werden.
- ***Atemtherapie*** schöpft die Kapazität unserer Lunge völlig aus und wirkt belebend auf Körper und Seele. Richtiges Atmen – tief, langsam und ruhig – hilft mit schwierigen Situationen besser umzugehen. Es lindert außerdem Kopfschmerzen und Schlaflosigkeit und steigert die innere Antriebskraft.

STUDIEN

Aktuelle Studien mit Darmkrebs- und Brustkrebspatienten zeigen, dass körperliche Bewegung auch bei einer bereits bestehenden Erkrankung hilft, die Abwehrkräfte des Körpers in Gang zu setzen. Patienten, die nach der Diagnose Krebs regelmäßige Körperübungen machten oder Sport trieben, hatten wesentlich weniger Rückfälle und eine günstigere Prognose als die bewegungsfaulen Patienten.

MANUELLE THERAPIEN

Je nach Lage des Tumors und Art der Operation kommt nicht jede Manuelle Therapie für Sie in Frage. Lassen Sie sich von Ihrem Arzt oder einem erfahrenen Physiotherapeuten beraten.

- Nach der Entfernung von Lymphknoten bilden sich leicht Ödeme, die sich durch ***Manuelle Lymphdrainage*** schneller zurückbilden.
- ***Shiatsu*** regt durch passive Muskel- und Gelenkmobilisierung die Selbstheilungskräfte an und verhilft dem geschwächten Körper wieder zu mehr Beweglichkeit.
- ***Massagen*** lindern Schmerzen, sind entspannend und wirken Angstzuständen entgegen.
- ***Rolfing*** wirkt entspannend und lässt aufgestaute Stress und unterdrückte Ängste frei. Die Körperhaltung verbessert sich, und die Beweglichkeit wird erhöht.

PSYCHOTHERAPIE

In vielen Kliniken wird den Krebspatienten während der Behandlung und in der Reha psychotherapeutische Unterstützung angeboten. Nehmen Sie dieses Angebot an: Jeder Krebspatient hat ein Anrecht darauf, und die Krankenkassen übernehmen die Kosten.

Tanz-, Musik- und *Maltherapien* sind besonders geeignet für Menschen, die ungern über ihre Probleme und Ängste reden. Hier finden Sie alternative Möglichkeiten, sich auszudrücken, durch eigene Aktivität Ihre Anspannung loszuwerden, innere Kräfte zu mobilisieren und neuen Mut für die Zukunft zu finden.

In einer *Gesprächstherapie* können Patienten alle Ängste und Selbstzweifel aussprechen und loswerden. Der Therapeut wird Ihnen helfen, Strategien gegen die Angst zu entwickeln, ist auch bereit, über Todesängste zu sprechen, wird Ihnen neue Wege in die Zukunft zeigen.

Insbesondere nach Eingriffen, die das Leben von Patientinnen entscheidend verändern, wie eine operative Entfernung der Brust oder der Gebärmutter, ist eine Gesprächstherapie zur Überwindung von Isolation und Unsicherheiten (»Werde ich je wieder so sein wie früher? Was denkt mein Partner jetzt über mich?«) unbedingt zu empfehlen.

WEITERE THERAPIEMÖGLICHKEITEN

In der ganzheitlichen Krebstherapie gibt es noch weitere vielversprechende Therapieansätze, die wir hier kurz vorstellen wollen. Beraten Sie sich mit Ihrem behandelnden Arzt, inwieweit die Methoden für Sie ergänzend zur konventionellen Therapie in Frage kommen.

Hyperthermie

Hyperthermische Behandlungen werden in vielen Tumorzentren angeboten. Die Kosten für die Behandlung werden nicht von den gesetzlichen Krankenkassen übernommen.

- Bei einer *Ganzkörperbehandlung* wird der gesamte Körper durch Wärmezufuhr von außen für etwa eine Stunde überwärmt, so dass die Körpertemperatur maximal 42 °C erreicht. Vorher erhalten Sie leichte Narkotika, damit Sie schlafen. Während der Anwendung liegen Sie auf einer Liege oder in einer Wärmeröhre mit hoher Luftfeuchtigkeit.
- Die *regionale Tiefenhyperthermie* hat den Vorteil, dass nur an bestimmten Körperteilen Wärme zugeführt wird, so dass die Behandlung für den Patienten weniger belastend ist. Im krankhaften Gewebe entstehen Temperaturen bis zu 42 °C. Der Therapieerfolg ist meist besser als bei hyperthermischen Ganzkörperbehandlungen.
- Bei der *Fiebertherapie* wird mit Hilfe von Injektionen ein künstliches Fieber erzeugt, das den Körper für einige Stunden auf 39 °C bis 40 °C erwärmt. Dadurch wird das Immunsystem stimuliert und körpereigene Abwehrkräfte können die Tumorzellen besser bekämpfen.

WIE WIRKT HYPERTHERMIE?

MIT ÜBERWÄRMUNG GEGEN KREBS

- **Die Hyperthermie setzt gezielte Überwärmung zur Schädigung von Krebszellen ein. Da Tumorgewebe hitzeempfindlicher ist als gesundes Gewebe, beschädigen Temperaturen von 40 °C bis 42 °C vor allem die Zellmembran von Tumoren. Abwehrzellen können daraufhin die krankhaften Zellen schneller erkennen und vernichten.**
- **Eine Überwärmung des Zellgewebes erzielt man durch Infrarotstrahlen, Mikro-, Ultraschall- oder Radiowellen oder durch künstlich erzeugtes Fieber. Die Hyperthermie wird begleitend zur Chemo-, Strahlen- oder Immuntherapie durchgeführt.**
- **Abhängig davon, ob der Tumor auf eine Region begrenzt ist oder Metastasen im gesamten Körper verstreut sind, wird die Ganzkörperhyperthermie oder eine regionale Tiefenhyperthermie angewendet.**

Therapie mit Thymuspeptiden

Die Thymusdrüse ist gewissermaßen die Leitzentrale der körpereigenen Abwehrkräfte. Thymusfaktoren regen die Neubildung von Abwehrzellen (Lymphozyten) an. Therapeutisch genutzte Thymusextrakte werden aus jungen Kälbern gewonnen. Die Thymustherapie verbessert die Immunabwehr und reduziert die Nebenwirkungen der Chemo- oder Strahlentherapie. Die Behandlung kann bei allen in einem Organ lokalisierten Tumorerkrankungen angewendet werden, jedoch nicht bei Leukämie oder Krebsformen, die das Lymphsystem befallen.

Thymuspräparate werden injiziert, die Ampullen erhalten Sie in der Apotheke. Für die Therapiekosten müssen Sie selber aufkommen. Die Therapie ist nicht unumstritten, da nicht eindeutig geklärt ist, wie wirksam sie ist und welche Nebenwirkungen sie haben kann.

Therapie mit Peptidextrakten

Körpereigene Abwehrzellen (Lymphozyten) werden in der Milz von speziellen Peptiden stimuliert. Peptidextrakte aus der Milz stabilisieren das Immunsystem, aktivieren den Stoffwechsel und auch körpereigene Entgiftungsprozesse. Die Behandlung mit Peptidextrakten kann zu einem verbesserten Allgemeinbefinden bei Krebspatienten führen. Der Appetit kommt zurück, Müdigkeit und Erschöpfung nehmen ab, und Übelkeit und Brechreiz werden gelindert. Der Stoffwechsel normalisiert sich, und der krankheitsbedingte Gewichtsverlust wird aufgehalten.

Therapeutisch genutzte Peptidextrakte stammen aus tierischen Organen. Außer Milzpeptiden werden auch Peptide aus Leber, Plazenta und Bindegewebe genutzt. Die gewonnenen Extrakte unterliegen strengen Qualitätsrichtlinien, die Tiere stammen nur aus kontrollierter Zucht.

Peptidextrakte werden injiziert, die Ampullen sind in der Apotheke erhältlich. Die Kosten für die Therapie werden nicht von der Krankenkasse übernommen. Da eine Behandlung einige Wochen dauert, sollten Sie sich vorher über den Kostenumfang informieren.

Simonton-Methode

Jeder weiß, dass positives Denken beim Gesundwerden besonders wichtig ist. Gerade bei schweren Erkrankungen wie Krebs spielt die Eigenmotivation eine wichtige Rolle. Die Simonton-Methode ist eine meditative Entspannungstechnik, durch die das gedankliche Motivieren trainiert wird. Mittlerweile haben viele Reha-Kliniken und Krebsbehandlungszentren die aus den USA stammende Methode in ihr Therapieangebot aufgenommen.

Die Therapie eignet sich als psychisch-seelische Unterstützung begleitend zur schulmedizinischen Krebsbehandlung. Es wird mit gedanklichen Übungen, Entspannungstechniken, Bewegungen und Visualisierungstechniken gearbeitet. Ziel ist es, mit Hilfe innerer Bilder und bestimmter Gedanken sowohl die Erkrankung aktiv zu bekämpfen als auch zu einem positiven Lebensgefühl zurückzufinden. Durch die eigene, intensive Vorstellungskraft wird der Heilungsprozess unterstützt.

THERAPEUT

- Phytotherapeutische Anwendungen wie die Misteltherapie sind anerkannte Methoden für die begleitende Krebstherapie.
- Ihre Ernährung sollte reich an Vitaminen, Mineralstoffen und aufbauenden Pflanzenstoffen sein.
- Besonders zu empfehlen sind moderate Bewegungstherapien wie Tai Ji Quan, Qi Gong und entspannende Massagen.
- Akupunktur eignet sich gut zur Schmerztherapie.
- Eine Psychotherapie hilft, mit der neuen Lebenssituation zurechtzukommen, Zukunftsängsten und Zweifeln zu begegnen.
- Vermeiden Sie auf jeden Fall Maßnahmen, von denen es heißt, sie allein könnten Krebs heilen. Probieren Sie keine extremen, einseitigen Diäten aus.

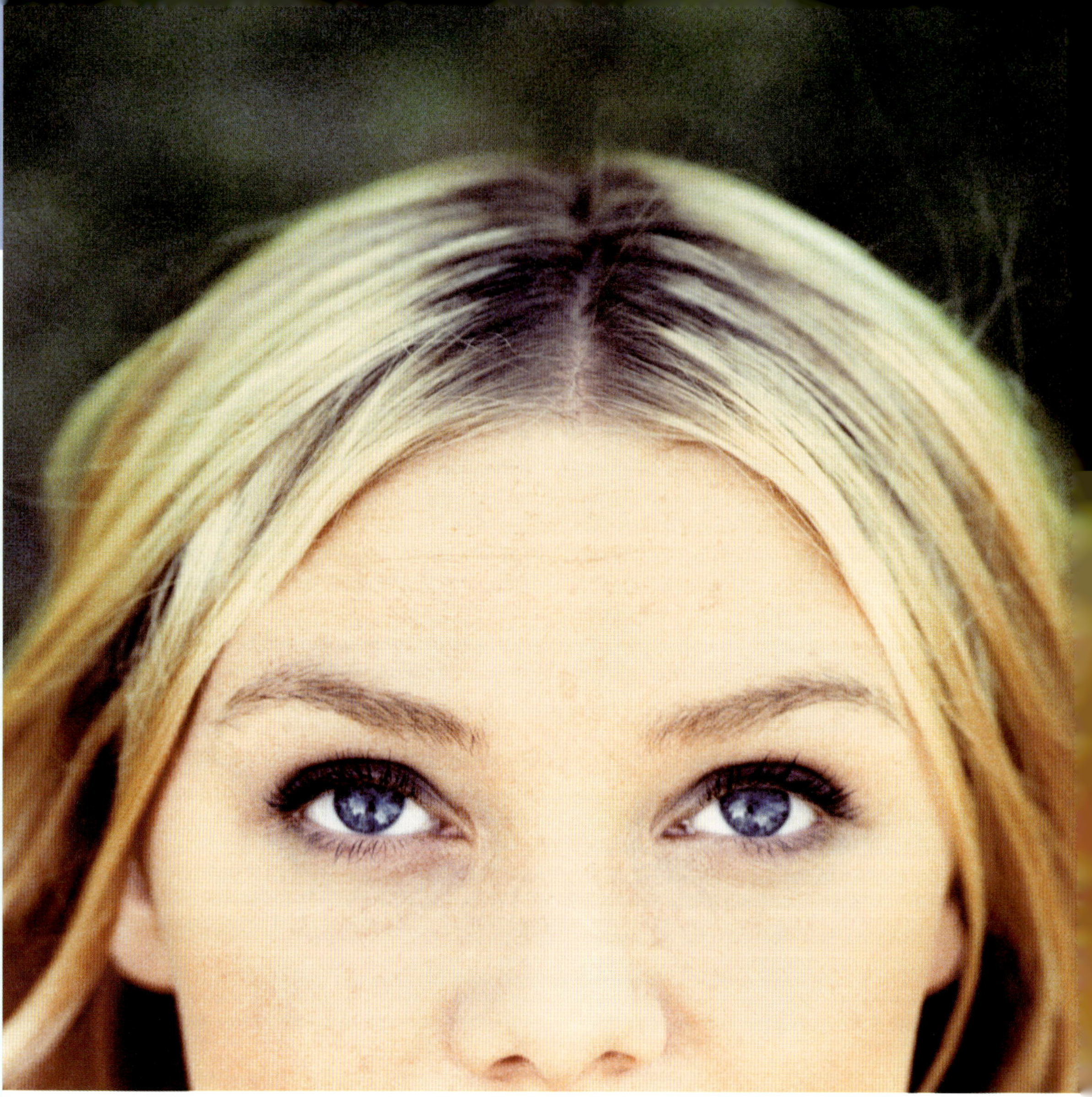

Neurologie

Über das Nervensystem treten wir mit der Außenwelt in Kontakt. Es ermöglicht uns, Reize aufzunehmen, zu verarbeiten und angemessen darauf zu reagieren. Die Art, wie wir mit den aufgenommenen Reizen umgehen, macht einen Teil unserer Persönlichkeit aus – Redewendungen wie »Nerven wie Drahtseile« oder »ein dünnes Nervenkostüm haben« künden von der individuell unterschiedlichen Belastungsfähigkeit. Da unser Nervensystem so eng mit dem zusammenhängt, was wir als unser »Selbst« empfinden, sind neurologische Erkrankungen oft mit Ängsten und Vorurteilen behaftet, sowohl bei den Betroffenen als auch bei ihrer Umwelt.

WIE IST DAS NERVENSYSTEM AUFGEBAUT?

Das Nervensystem lässt sich in zwei Teile gliedern, in das ***zentrale Nervensystem***, das aus Gehirn und Rückenmark besteht, und in das ***periphere Nervensystem***, das die Gesamtheit aller Nerven umfasst. Diese durchziehen den Körper wie ein feines Netz. Gehirn und Rückenmark sind von der Gehirn- bzw. Rückenmarksflüssigkeit (Liquor) umgeben, die häufig zur Diagnose von neurologischen Erkrankungen untersucht wird. Zwischen 30 und 100 Milliarden Nervenzellen sind die Voraussetzung dafür, dass wir denken, handeln, fühlen und miteinander in Kontakt treten können. Eine Nervenzelle (Neuron) besteht aus einem Zellkörper, der mit Hilfe mehrerer Ärmchen, den Dendriten, mit anderen Nervenzellen kommuniziert, Informationen empfängt und aussendet. Die langen Ausläufer der Nervenzellen, die Axone, leiten Befehle vom Gehirn zum Zielorgan (motorische Nerven) oder umgekehrt von der Peripherie zum Gehirn (sensorische Nerven). Die Axone sind von einer besonderen Fetthülle umgeben, der Myelinscheide, die der Isolierung und Ernährung der Nervenzelle dient. Sie ermöglicht eine schnelle Weiterleitung von Nervenimpulsen und ist für die ungestörte Funktion der Nerven wichtig.

WIE ARBEITEN DIE NERVEN?

Die Informationen werden in den Nervenzellen ähnlich wie bei einem Computer in Form von elektrischen Impulsen blitzartig weitergeleitet. So kann eine Botschaft in einer Hundertstelsekunde vom Gehirn zum kleinen Zeh gelangen. An den Kontaktstellen zwischen den Nerven bzw. zwischen Nerv und Zielorgan befinden sich die Synapsen (Umschaltstellen). Dort wird das Signal mit Hilfe chemischer Botenstoffe von Zelle zu Zelle weitergegeben. Dazu zählen Serotonin, Glutamat, Acetylcholin oder Adrenalin.

ERKRANKUNGEN DES NERVENSYSTEMS

Die ***Neurologie*** beschäftigt sich mit organischen Störungen sowohl des Gehirns und des Rückenmarks als auch der Nerven, während die ***Psychiatrie*** sich eher mit seelischen Störungen auseinander setzt. Da die Übergänge zwischen beiden Gebieten fließend sind, werden die Fachärzte in beiden Gebieten ausgebildet.

Neurologische Erkrankungen sind recht vielschichtig. Einerseits kann es zu Zerstörungen und Funktionsverlust des Gewebes durch Tumoren oder Entzündungen kommen (z.B. → Multiple Sklerose). Daneben gibt es Erkrankungen, bei denen die Bildung der Botenstoffe gestört ist (z.B. → Parkinson-Krankheit). Aber auch bakterielle und virale Infektionen sind möglich (Meningitis, Enzephalitis). Da die Ursachen vieler neurologischer und psychischer Erkrankungen nach wie vor nicht gänzlich geklärt sind, ist die schulmedizinische Therapie oft nur symptombezogen, und viele neurologische Erkrankungen gelten als unheilbar. Medikamente, die zur Linderung der Beschwerden eingesetzt werden, müssen häufig sehr lange eingenommen werden und haben zudem oft starke Nebenwirkungen. Deshalb ist es verständlich, dass viele Menschen, die an neurologischen Erkrankungen leiden, die Einnahme schulmedizinischer Medikamente auf ein Minimum reduzieren möchten und nach nebenwirkungsärmeren Alternativen suchen.

Demenz

Demenzerkrankungen treten gehäuft nach dem 65. Lebensjahr auf. Wegen der steigenden Lebenserwartung sind immer mehr Menschen von Altersdemenz betroffen, wodurch sie früher oder später zu Pflegefällen werden. Während die »Alten« einst mit den jüngeren Generationen unter einem Dach lebten und versorgt wurden, müssen sie heute in ein Pflegeheim oder werden in den eigenen vier Wänden ambulant betreut.

WAS SIND DEMENZERKRANKUNGEN?

Unter Demenz versteht man den organisch bedingten zunehmenden Verlust geistiger Fähigkeiten wie Gedächtnis, Denkvermögen, Sprache und Motorik. Man unterscheidet verschiedene Demenzformen, wobei die weitaus häufigste Variante die ***Alzheimer-Demenz*** ist. Bei dieser Erkrankung lagern sich Eiweiße (Beta-Amyloid) als Plaques im Gehirn ab, außerdem wird zu wenig von dem wichtigen Botenstoff Acetylcholin hergestellt. Im Laufe der Erkrankung kommt es zu einem fortschreitenden Abbau der Gehirnsubstanz. Die Ursachen der Alzheimer-Krankheit sind bisher ungeklärt.

Die ***vaskuläre Demenz***, auch Multiinfarktdemenz genannt, entsteht auf dem Boden einer → Arteriosklerose. Sie ist die Folge zahlreicher kleiner Schlaganfälle. Seit einigen Jahren ist eine neue Form der Demenz, die ***Lewykörperchen-Demenz***, bekannt, die sowohl Symptome der Alzheimer-Krankheit als auch des → Parkinson-Syndroms aufweist. Diese Form soll neuen Studien zufolge die zweithäufigste Demenzform sein.

WIE ERKENNE ICH EINE DEMENZ?

Vergesslichkeit ist zwar ein Merkmal der Demenz, kann aber auch andere Ursachen haben. Stellen Sie jedoch fest, dass Sie gewohnte Handlungen nicht zu Ende bringen, dass Ihnen immer öfter die richtigen Worte fehlen oder dass Sie das Bügeleisen in den Kühlschrank stellen, dann sollten Sie mit Ihrem Arzt darüber sprechen. Eine internistische Untersuchung kann klären, ob Sie tatsächlich unter beginnender Demenz leiden oder ob Stoffwechselstörungen (z.B. → Schilddrüsenerkrankungen oder Vitamin-B12-Mangel) für Ihre Zerstreutheit verantwortlich sind.

Eine ***vaskuläre Demenz*** kann im Anfangsstadium bereits eindeutig diagnostiziert werden. Mit Hilfe bildgebender Untersuchungen wie der Kernspintomographie (MRT) können schlecht durchblutete Bereiche im Gehirn dargestellt werden. Bei der ***Alzheimer-Krankheit*** tut man sich schwer mit einer eindeutigen Diagnose, so dass der Arzt bei Verdacht auf Alzheimer zunächst andere Erkrankungen ausschließen muss. So kann beispielsweise der Verlust des Partners eine Depression auslösen, die von typischen Frühsymptomen einer Demenz begleitet ist.

WAS KANN DIE SCHULMEDIZIN TUN?

Therapie der Alzheimer-Demenz

Sowohl bei der Alzheimer- als auch bei der Lewykörperchen-Demenz setzt die Schulmedizin im Frühstadium ***Acetylcholinesterasehemmer*** ein, die den Abbau des Botenstoffs Acetylcholin hemmen. Bei 15 bis 30 % der Patienten treten Nebenwirkungen in Form von Übelkeit, Erbrechen und Durchfall auf. Im fortgeschrittenen Stadium kommen ***NMDA-Antagonisten*** zum Einsatz, die die Wirkung des Botenstoffs Glutamat im Gehirn senken und

TYPISCHE SYMPTOME

- Vergesslichkeit, Zerstreutheit
- Sprachprobleme
- Orientierungsstörungen
- Persönlichkeitsveränderungen
- depressive Verstimmungen, Antriebsverlust

dadurch den Abbau von Nervenzellen verhindern sollen. Häufige Nebenwirkungen dieser Medikamente sind Schwindel, Unruhe und Erregbarkeit. Der Einsatz dieser Medikamente ist umstritten, da sie den Verlauf der Krankheit im besten Falle um 6 bis 12 Monate verzögern, bei einigen Patienten sogar überhaupt keine Wirkung zeigen.

Therapie der gefäßbedingten Demenz

Bei der Multiinfarktdemenz werden ***gerinnungshemmende Medikamente*** wie Aspirin® verschrieben, die die Durchblutung des Gehirns verbessern und das Auftreten weiterer → Schlaganfälle verhindern sollen. Mit diesen Medikamenten kann der Verlauf der Krankheit zum Stillstand gebracht werden. Bei manchen Patienten führt die Dauereinnahme dieser Medikamente zu Magenproblemen oder Kopfschmerzen.

GESUNDE LEBENSFÜHRUNG

Eine gute Möglichkeit, Ihren Geist auch im Alter fit zu halten, ist tägliches Training. Machen Sie Kreuzworträtsel und Denksportaufgaben, versuchen Sie alte Gedichte zu rezitieren oder lesen Sie regelmäßig.

Alternative Therapien

Bereits zerstörte Gehirnzellen können nicht regeneriert werden. Darum ist es wichtig, eine Demenz durch vorbeugende Maßnahmen zu verhindern.

AYURVEDA

In der ayurvedischen Medizin werden ***Rasayanatantra*** (Verjüngungsmittel) gegen altersbedingte Hirnleistungsstörungen eingesetzt. Die Kräuter ***Brahmi*** (Kleines Fettblatt), ***Shallaki*** (indischer Weihrauch) und ***Shanka Pushpi*** (eine Ackerwindenart) steigern die Hirnleistung.

HOMÖOPATHIE

Einige homöopathische Mittel wie ***Barium carbonicum*** und ***Helleborus*** (bei Demenz allgemein) sowie ***Plumbum metallicum*** und ***Arsenicum album*** (bei vaskulärer Demenz) können hilfreich sein. In diesem Fall ist eine konstitutionelle Behandlung sinnvoll (Hinweise zu Einnahme und Potenzen → Seite 106).

PHYTOTHERAPIE

Wenn Ihr Gedächtnis nachlässt, kann Ihnen ein hochdosiertes ***Ginkgopräparat*** helfen. Ginkgo stabilisiert die Blutgefäße und verbessert die Fließeigenschaften des Blutes, wodurch auch die Hirndurchblutung gesteigert wird. Die bei einer beginnenden Demenz oft auftretenden depressiven Beschwerden können mit einem hochdosierten ***Johanniskrautpräparat*** deutlich gelindert werden.

TRADITIONELLE CHINESISCHE MEDIZIN

Die TCM unterscheidet nicht zwischen den verschiedenen Demenzerkrankungen, vielmehr liegt immer ein Mangel an Nieren-Jing (Nieren-Yin- und Nieren-Yang-Leere) vor. Dies wird hauptsächlich mit Heilkräutern therapiert; bewährt hat sich

RATIONALE PHYTOTHERAPIE

HEILPFLANZEN MIT BELEGTER WIRKSAMKEIT

- Ginkgo: In verschiedenen klinischen Studien konnte gezeigt werden, dass Ginkgo die Gedächtnisleistung älterer Patienten deutlich verbessert.

THERAPEUT

- Wenn Sie feststellen, dass Ihr Gedächtnis nachlässt, nehmen Sie es nicht einfach als »Alterserscheinung« hin. Sie können etwas dagegen tun: Trainieren Sie Ihren Geist!
- Ernähren Sie sich gesund und sorgen Sie dafür, dass Sie die nötigen Vitamine und Nährstoffe zu sich nehmen.
- Heilpflanzen aus der westlichen, ayurvedischen oder chinesischen Phytotherapie unterstützen die Hirnfunktionen.

eine Rezeptur, die sich »***Rehmannia-Pille der sechs Geschmacksrichtungen***« nennt. Sie besteht aus: Rhizoma Rehmannia (Shu Di Huang), Fructus Corni (Shan Zhu Yu), Cortex Moutan (Mu Dan Pi), Rhizoma Alismatis (Ze Xe), Poria (Fu Ling), Rhizoma Dioscoreae (Shan Yao).
Diese in Asien seit Jahrhunderten angewendete Kräutermischung führte in neuen klinischen Studien zu einer deutlichen Verbesserung der Hirnleistung. Ihr TCM-Therapeut wird die Rezeptur gegebenenfalls mit Kräutern ergänzen, die auf Sie persönlich abgestimmt sind.

ERNÄHRUNGSTHERAPIE

Achten Sie auf eine gesunde Ernährung – reich an Vitaminen und Mineralien. Nehmen Sie auch ausreichend Flüssigkeit zu sich. Viele alte Menschen essen wenig – und aus praktischen Gründen oft lang gelagerte oder konservierte Lebensmittel. Dadurch wird der im Alter erhöhte Bedarf an Vitaminen häufig nicht gedeckt. Gerade im Alter sollte man ***Vitamin C*** und ***E*** sowie ***Selen*** und ***Zink*** als Nahrungsergänzung einnehmen. Außerdem haben Studien gezeigt, dass die tägliche Einnahme von 1,5 bis 3 g ***Acetyl-L-Carnitin*** das Fortschreiten von Demenzerkrankungen deutlich verlangsamt.
Fachleute nehmen an, dass Faktoren, die → Arteriosklerose begünstigen, nicht nur das Risiko einer vaskulären Demenz, sondern auch das einer Alzheimer-Erkrankung erhöhen. Daher empfehlen sie die Einnahme von ***Vitamin B6, B12, Folsäure*** und ***Omega-3-Fettsäuren.*** Nach neueren Untersuchungen enthält ***Rotwein*** eine Substanz (Resveratrol), die die Bildung von Beta-Amyloid-Plaques verhindern soll. Täglich ein Gläschen Rotwein (0,1 Liter) ist demnach eine gute Prophylaxe.

Epilepsie

Viele bedeutende Persönlichkeiten wie Julius Cäsar, Sokrates und Vincent van Gogh litten an Epilepsie und waren trotzdem zu großen Leistungen fähig. Entgegen landläufigen Vorurteilen ist Epilepsie keine Geisteskrankheit, sondern ein Krampf- oder Anfallsleiden, das nicht mit einer eingeschränkten Intelligenz einhergeht.

WAS IST EPILEPSIE?

Epileptische Anfälle sind Ausdruck einer vorübergehenden Hirnfunktionsstörung. Dabei kommt es zu einer Übererregung einzelner Hirnbereiche, wodurch unkontrollierte Muskelzuckungen auftreten. Betroffen sind entweder einzelne Bereiche oder der ganze Körper (Grand mal). Beim Grand-mal-Anfall verliert der Patient das Bewusstsein. Je nach beteiligter Hirnregion sowie nach Art und Dauer des

Anfalls werden verschiedene Epilepsieformen unterschieden. Häufig treten epileptische Anfälle bei Kindern in den ersten Lebensjahren auf. Als Ursachen gelten unter anderem Hirnschäden (z.B. durch Sauerstoffmangel unter der Geburt), Fieber (Fieberkrämpfe), Entzündung des Gehirns (Enzephalitis) oder der Hirnhaut (Meningitis) sowie Hirntumoren.

WIE ERKENNE ICH EPILEPSIE?

Das einmalige Auftreten eines Krampfanfalls muss nicht unbedingt auf eine epileptische Erkrankung hinweisen. Immerhin haben 5 % der Bevölkerung einmal im Leben einen Krampfanfall. Trotzdem sollten Sie unbedingt einen Notarzt rufen, da die frühzeitige Untersuchung für den Arzt die besten Hinweise für eine Diagnose liefert. Ein epileptischer Anfall kann sehr unterschiedlich aussehen. Nicht immer treten die bekannten krampfartigen Zuckungen am ganzen Körper auf. So kann der Anfall auf einen Körperteil beschränkt bleiben (z.B. einen Arm), oder es tritt statt eines Krampfes eine vorübergehende Bewusstseinseintrübung auf. Oft gehen einem Anfall z.B. Geruchs- oder Geschmackshalluzinationen voraus. Man bezeichnet diese Vorboten als Aura. Nach einem Krampfanfall misst der Neurologe die Hirnströme mit einem Elektroenzephalogramm (EEG), welches eindeutige Hinweise auf eine epileptische Erkrankung gibt. Mit einer Kernspintomographie (MRT) kann er klären, ob eventuell ein Hirntumor die Ursache des Krampfanfalls war.

TYPISCHE SYMPTOME

Absence
- kurze Bewusstseinseintrübung

Partieller Anfall
- Verkrampfung eines Körperteils

Grand mal
- Krampfanfall des ganzen Körpers

ARZT

- **Epileptische Anfälle gehören in ärztliche Behandlung. Alternative Heilmethoden dürfen nur begleitend angewendet werden.**

WAS KANN DIE SCHULMEDIZIN TUN?

Nach einem einmaligen Krampfanfall wird der Arzt Ihnen vermutlich noch keine Medikamente verschreiben, da es häufig bei diesem einen Ereignis bleibt. Erst wenn zwei Anfälle innerhalb eines Jahres auftreten, wird häufig eine Langzeitbehandlung mit ***Antiepileptika*** eingeleitet. Diese Medikamente setzen die Übererregbarkeit der Nervenzellen herab. Wenn nach zwei bis drei Jahren keine weiteren Anfälle auftreten, kann der Arzt die Dosis langsam reduzieren und die Medikamente schließlich ganz absetzen.

Alternative Therapien

Mit Hilfe der Naturheilkunde gelingt es mitunter, die Dosis von Medikamenten zu senken.

HOMÖOPATHIE
Die Homöopathie ist besonders bei der Therapie von Kindern erfolgreich. Dazu bedarf es jedoch der Behandlung durch einen erfahrenen klassischen Homöopathen.

PHYTOTHERAPIE
Zur begleitenden Behandlung von Epilepsie können Pflanzen eingesetzt werden, die einen beruhigenden Effekt auf das Nervensystem haben. Dazu

zählen ***Kamillenblüten, Süßholzwurzel, Passionsblumenkraut*** und ***Baldrianwurzel.***

TRADITIONELLE CHINESISCHE MEDIZIN

Aus Sicht der TCM handelt es sich bei einem epileptischen Anfall um eine Bewegung von Wind und Schleim nach oben, wodurch die Sinne blockiert werden. Die Ursache dafür können Qi-Störungen des Herzens, der Leber oder der Milz sein. Im akuten Anfall kann der Therapeut den Krampf durch ***Akupunktur*** verkürzen. Besonders wirksam ist der Punkt Du Mai 26, der zwischen mittlerem und oberem Drittel der Entfernung zwischen Nase und Oberlippenrand liegt. Ein Laie kann den Punkt bei einem Anfall mit dem Fingernagel kräftig eindrücken.

Im Zuge einer langfristigen Therapie wird das vom Qi-Mangel betroffene Organ durch Akupunktur und gezielte ***Kräuterrezepturen*** gestärkt – Wind und Schleim werden ausgeleitet. In vielen Fällen können die Medikamente dadurch reduziert werden. Da es sich bei der Epilepsie um eine Anhäufung von Schleim handelt, sollten sie schleimbildende Lebensmittel wie Milchprodukte und Süßigkeiten meiden. Empfehlenswert sind dagegen schleimlösende Speisen wie ***Gerste, Champignons, Rettich, Mandarinen*** und ***grüner Tee.***

ERNÄHRUNGSTHERAPIE

Bei Neigung zu Epilepsie wird eine ***ketogene Diät*** empfohlen. Dabei nimmt der Patient kaum Eiweiß und Kohlenhydrate (also Zucker und Stärke) zu sich, sondern deckt seinen Kalorienbedarf fast ausschließlich über Fett. Dadurch fallen im Stoffwechsel Fettabbauprodukte (Ketone) an, die das Gehirn aufnimmt und zur Energiegewinnung abbaut. Man nimmt an, dass die Umstellung des Hirnstoffwechsels von Zucker (der normalerweise als Energielieferant für das Gehirn dient) auf Ketone zu einer Verminderung der Anfallsneigung führt. Eine Studie zeigt, dass bei 10 % der Patienten die Anfälle nach Umstellung auf die ketogene Diät ganz ausbleiben; in 50 % der Fälle nimmt die Anfallshäufigkeit deutlich ab. Allerdings ist eine solche Ernährungsumstellung nicht einfach. Sie erfordert viel Disziplin. Da Obst und Gemüse weitgehend vom Speiseplan gestrichen werden, müssen Vitamine und Mineralien in Tablettenform aufgenommen werden. Sie sollten eine ketogene Diät nicht auf eigene Faust beginnen. Sprechen Sie mit Ihrem Arzt darüber. Es gibt einige Kliniken, die sich auf diese Diätform spezialisiert haben und Sie bei der Ernährungsumstellung begleiten.

Epileptiker haben häufig einen erniedrigten Zink- und Manganspiegel. Aus diesem Grund empfiehlt die Orthomolekulare Medizin eine vermehrte Zufuhr dieser Mineralien. ***Mangan*** können Sie in Form von Weizenvollkornprodukten, Haselnüssen und Haferflocken aufnehmen. ***Zink*** ist ebenfalls in Haferflocken, aber auch in Fleisch (besonders Leber), Linsen und Eiern enthalten. Wenn Sie mit Antiepileptika behandelt werden, sollten Sie zusätzlich ein ***Folsäurepräparat*** einnehmen, da diese Medikamente den Folsäurespiegel senken.

Da Alkohol als möglicher Auslöser für einen epileptischen Anfall gilt, sollten Sie entweder ganz auf Alkohol verzichten oder den Genuss auf ein Minimum reduzieren.

GANZHEITLICHE ÜBUNGSMETHODEN

Oft fühlen sich die Patienten nach einem Anfall »wie zerschlagen«. ***Qi Gong*** verbessert das Wohlbefinden nach einem Anfall, da das richtige Atmen in die sanften Übungen mit einbezogen ist und sich das Gefühl der Selbstkontrolle wieder aufbaut.

WEITERE THERAPIEMÖGLICHKEITEN

Mit Hilfe der ***Biofeedback-Methode*** kann der Patient erlernen, einen herannahenden Anfall zu erkennen und ihn durch willentliche Veränderung der Hirnströme abzuwenden. Dazu werden Elektroden am Kopf des Patienten angebracht und die Hirnströme (EEG) auf einem Bildschirm sichtbar gemacht. Durch konzentriertes Training lernt der Patient, seine Hirnströme zu beeinflussen und dadurch einen Anfall zu vermeiden. Es bedarf jedoch einiger Übung und Geduld sowie kompetenter Anleitung durch einen ausgebildeten Therapeuten.

Multiple Sklerose

Die Diagnose Multiple Sklerose bedeutet nicht zwangsläufig ein Leben im Rollstuhl. Viele Patienten sind auch nach mehrjähriger Erkrankung noch arbeitsfähig und in ihrem Alltagsleben nur wenig eingeschränkt. Fünf Jahre nach Krankheitsbeginn gehen 70 Prozent der Betroffenen noch ihrem Beruf nach. MS ist eine der häufigsten neurologischen Erkrankungen bei jungen Erwachsenen. Sie betrifft hauptsächlich Frauen und verläuft schubweise.

WAS IST MULTIPLE SKLEROSE?

Die Multiple Sklerose, kurz MS, ist eine entzündliche Erkrankung des Gehirns und des Rückenmarks. Sie gehört zu den Autoimmunkrankheiten – das Immunsystem greift körpereigene Zellen an und löst damit eine Entzündung aus. Bei MS-Patienten führen diese Entzündungen zum Abbau der sogenannten Markscheide, das ist die Isolierschicht der Nervenfasern.

In der Folge kommt es zur Verlangsamung oder Unterbrechung der Reizleitung. Die Ursache für MS ist nicht eindeutig geklärt, einige Fachleute nehmen aber an, dass es sich um die Nachwirkungen einer Virusinfektion handeln könnte. Stellt der Arzt die Diagnose Multiple Sklerose, sollten Sie nicht verzweifeln. MS verläuft schubweise, wobei die Symptome zwischen den Schüben oft völlig zurückgehen. Viele Patienten sind in dieser Zeit kaum beeinträchtigt und können bis ins hohe Alter ein fast normales Leben führen.

TYPISCHE SYMPTOME

- Sehstörungen
- Missempfindungen (Parästhesien)
- Neuralgien
- Lähmungserscheinungen
- Depressionen

WIE ERKENNE ICH MS?

Im Anfangsstadium der Krankheit treten oft unspezifische neurologische Beschwerden auf. Typisch sind plötzliche Sehstörungen wie verschwommenes Sehen, Augenzittern und Doppelbilder sowie ein Verlust der motorischen Kontrolle (z.B. Fallenlassen von Gegenständen), Missempfindungen wie Kribbeln oder ein pelziges Gefühl in einzelnen Körperteilen und Sprachstörungen. Häufig treten auch schmerzhafte Nervenentzündungen (Neuralgien) auf. Im weiteren Verlauf der Erkrankung kann es zu Lähmungserscheinungen der Arme und Beine sowie zu Blasenschwäche und Verstopfung kommen. Wie bei vielen neurologischen Erkrankungen sind auch bei der MS Depressionen eine typische Begleiterscheinung. Bei Verdacht auf MS wird der Arzt eine Untersuchung der Rückenmarksflüssigkeit (Liquoranalyse) und eine Kernspintomographie (MRT) des Gehirns veranlassen. Auf diese Weise lässt sich eine Entzündung von Gehirn und Rückenmark nachweisen.

WAS KANN DIE SCHULMEDIZIN TUN?

Bei der Behandlung der Multiplen Sklerose gilt es, das Auftreten eines Schubs zu verhindern. Dies geschieht durch Medikamente wie z.B. ***Beta-Interferon***, welches das krankhaft reagierende Immunsystem beeinflusst. Neuerdings versucht man, mit speziellen Antikörpern ***(SAM-Inhibitoren)*** die ent-

zündungsbringende Wirkung der Immunzellen zu hemmen. Diese Medikamente befinden sich jedoch erst in der Testphase. Lässt sich ein Schub trotz Behandlung nicht verhindern, wird er mit Hilfe von Kortison verkürzt und gelindert.
Je nachdem, welche Symptome im Vordergrund stehen, werden auch muskelentspannende Medikamente (***Relaxanzien***), ***Schmerzmittel*** und ***Antidepressiva*** verschrieben.

GESUNDE LEBENSFÜHRUNG

Menschen mit MS sollten sich schonen und starke körperliche und psychische Belastungen vermeiden. Stress kann einen Schub auslösen! ***Regelmäßige Ruhephasen*** und ***ausreichender Nachtschlaf*** sind sehr wichtig.

Alternative Therapien

Um die Nebenwirkungen der schulmedizinischen Medikamente zu reduzieren, suchen viele MS-Patienten nach alternativen Heilmethoden. Mit Hilfe der Naturheilkunde kann MS zwar nicht geheilt, aber gelindert werden.

AYURVEDA

Nach der ayurvedischen Medizin entsteht die Multiple Sklerose aus einem Ungleichgewicht von Vata und Pitta, das durch eine ***individuell zusammengestellte Kräuterkombination*** ausgeglichen werden muss. Gezielte ***Massagen*** zur Vata-Reduktion lösen die Muskelverkrampfungen.

HOMÖOPATHIE

Da es sich bei MS um eine chronische Erkrankung handelt, sollten Sie eine konstitutionelle Behandlung in Anspruch nehmen. Im akuten Schub können folgende Mittel helfen (Hinweise zu Einnahme und Potenzen → Seite 106):

- ***Conium D12:*** Muskelschwäche und Zittern, Koordinationsstörungen
- ***Secale cornutum D6:*** Krämpfe und Gefühllosigkeit der Gliedmaßen
- ***Agaricus muscarius D6:*** eisnadelartige Empfindungsstörungen
- ***Causticum D12:*** Lähmungserscheinungen.

THERAPEUT

- **Durch geeignete Therapieansätze lässt sich der Verlauf der Multiplen Sklerose günstig beeinflussen.**
- **Gönnen Sie sich viel Ruhe und Entspannung. Nehmen Sie sich Zeit für regelmäßige Bewegungsübungen wie Yoga.**
- **Scheuen Sie sich nicht, psychotherapeutische Hilfe in Anspruch zu nehmen, um Ihre Krankheit besser zu bewältigen.**

PHYTOTHERAPIE

Zur Behandlung von MS eignen sich Pflanzen mit entzündungshemmenden Eigenschaften wie ***Löwenzahnkraut*** und ***-wurzeln***, ***Brennnesselkraut*** und ***Süßholzwurzel.*** Diese können gut als Tee eingenommen werden. Wenn Sie unter Nervosität und depressiven Verstimmungen leiden, helfen Ihnen Fertigpräparate aus ***Baldrian*** und ***Johanniskraut.***
Auf keinen Fall sollten sie immunanregende Mittel wie Echinacea nehmen, um die Autoimmunreaktion nicht zu verstärken.

TRADITIONELLE CHINESISCHE MEDIZIN

Bei den meisten Patienten bringt die ***Akupunktur*** eine deutliche Erleichterung. Das gilt vor allem für Empfindungsstörungen, die noch nicht lange bestehen. Dabei werden die betroffenen Körperbereiche gezielt behandelt.

ERNÄHRUNGSTHERAPIE

Mit Hilfe einer ***ausgewogenen Ernährung*** kann die Entzündungsbereitschaft des Körpers gesenkt werden (→ Rheuma, Seite 404).

Bei der besonders für MS-Patienten entwickelten ***Fratzer-Diät*** werden die entzündungsfördernden Omega-6-Fettsäuren weitgehend reduziert und durch entzündungshemmende ***Omega-3-Fettsäuren*** ersetzt. Das heißt, es stehen weder Fleisch noch Milchprodukte auf dem Speisezettel, dafür aber viel ***Fisch*** und ***Gemüse***. Zusätzlich werden ***Vitamin B12*** und ***E*** sowie ***Selen*** eingenommen. Durch konsequente Durchführung dieser Diät kann ein Fortschreiten der Krankheit verhindert werden.
Der Einsatz von Enzympräparaten, die unter anderem ***Trypsin, Chymotrypsin, Papain*** enthalten, führt oft zu guten Erfolgen. Diese Enzyme sind in der Lage, Eiweiße und damit auch die krankhaften Antikörper abzubauen, wodurch der Autoimmunprozess abgeschwächt wird. Idealerweise sollte die Enzymtherapie mit der Gabe von ***Vitamin A*** und ***E*** kombiniert werden.

GANZHEITLICHE ÜBUNGSMETHODEN

Regelmäßiges ***Qi Gong*** oder ***Yoga*** wirkt entspannend, bringt und hält Ihren Körper beweglich. Auch die ***Feldenkrais-Methode*** kann zu einer Verbesserung der Beweglichkeit beitragen.

MANUELLE THERAPIEN

Durch ***Massage*** werden indirekt verschiedene Körperregionen und innere Organe beeinflusst. Besonders bewährt bei Missempfindungen hat sich die ***Fußreflexzonentherapie***.

PHYSIKALISCHE THERAPIEN

Kühle Ganzkörperwaschungen am Morgen und anschließendes Bürsten regen die Durchblutung an. Heiße Bäder sollten Sie dagegen vermeiden, um die Entzündungsvorgänge nicht zu fördern.

PSYCHOTHERAPIE

Falls Sie unter Depressionen leiden, sollten Sie sich nicht scheuen, psychologische Hilfe in Anspruch zu nehmen. Verschiedene Therapieformen wie ***Verhaltens-, Gesprächs-*** oder ***Gestalttherapie*** können Ihnen helfen, Ihr seelisches Gleichgewicht wiederzuerlangen.

Neuralgie

Unter einer Neuralgie versteht man anfallsartige, starke Schmerzen im Ausbreitungsgebiet eines Nervs, vor allem im Zwischenrippenraum oder im Gesicht. Neben dem Geburtsschmerz gelten neuralgische Schmerzen als die unerträglichsten überhaupt. Sie entstehen durch eine Reizung des Nervs selbst, nicht durch eine Schädigung der Nervenumgebung. Die Schmerzen sind oft bohrend oder stechend. Sie können vorübergehend auftreten oder auch chronisch werden.

WAS IST EINE NEURALGIE?

Meist werden Neuralgien durch eine Nervenentzündung hervorgerufen. Theoretisch kann jeder Nerv von einer Neuralgie betroffen sein, besonders häufig sind jedoch → Ischialgien (Ischiasnerv) und Trigeminusneuralgien (Trigeminusnerv). Auslöser für eine Neuralgie sind oft Nervenquetschungen auf Grund einer Verschiebung der Rückenwirbel, eines Tumors oder durch krankhaft erweiterte Blutgefäße. Seltener tritt die Trigeminusneuralgie als Begleiterkrankung bei der → Multiplen Sklerose auf. Eine weitere häufige Ursache für Neuralgien sind Infektionen mit dem Herpes-zoster-Virus, dem Erreger der → Windpocken bzw. im Falle der Neuralgie der → Gürtelrose.

TYPISCHE SYMPTOME

- Muskelzucken (Tic douloureux)
- extrem heftiger, einschießender Schmerz

WIE ERKENNE ICH EINE NEURALGIE?

Typisch für eine Neuralgie sind plötzlich auftretende extrem starke Schmerzen, die Bruchteile von Sekunden bis mehrere Minuten dauern können. Viele Patienten beschreiben die Schmerzen als »blitzartig einschießend« oder »stromstoßartig«. Bei der ***Trigeminusneuralgie*** werden die Schmerzattacken häufig durch Berührung der Wange oder durch Kaubewegungen ausgelöst. Manchmal tritt im Rahmen der Trigeminusneuralgie ein reflektorisches Zucken der Gesichtsmuskulatur auf (Tic douloureux).

WAS KANN DIE SCHULMEDIZIN TUN?

- Herkömmliche Schmerzmittel sind in der Regel nicht stark genug, daher verordnet der Arzt meist ein Antiepileptikum.
- Wenn auch das nicht hilft, kann es notwendig sein, die Ursache der Nervenreizung (z.B. ein erweitertes Blutgefäß) operativ zu beseitigen.
- Falls eine Operation zu belastend ist, kann der Arzt eine perkutane Thermokoagulation durchführen. Unter einer Kurznarkose werden die Schmerzfasern des betroffenen Nervs (meist der Trigeminusnerv) durch Hitzeeinwirkung zerstört. Als Nebenwirkung kann allerdings ein Gefühlsverlust im betroffenen Gebiet auftreten.

RATIONALE PHYTOTHERAPIE

HEILPFLANZEN MIT BELEGTER WIRKSAMKEIT

- Cayennepfeffer
- Fichte
- Kiefer.

Die enthaltenen ätherischen Öle wirken – äußerlich angewendet – durchblutungsfördernd und schmerzlindernd.

Alternative Therapien

Die alternative Medizin bietet verschiedene Möglichkeiten, Neuralgieschmerzen zu lindern. Die besten Erfolge werden mit der Akupunktur erzielt.

HOMÖOPATHIE

Mit dem passenden Mittel können die Schmerzen deutlich reduziert werden. Dazu zählen:

- ***Aconitum D12:*** akuter, plötzlich einsetzender Schmerz
- ***Belladonna D12:*** kurze, plötzlich auftretende Schmerzattacken, roter Kopf
- ***Causticum D12:*** reißender Schmerz, Taubheitsgefühl
- ***Colocynthis D12:*** wellenförmiger Schmerz, der sich durch Wärme verbessert (Hinweise zu Einnahme und Potenzen → Seite 106).

PHYTOTHERAPIE

Zur Schmerzlinderung eignen sich Salben, Tinkturen und Pflaster aus ***Cayennepfeffer***. Sie wirken lokal betäubend, da sie kurzfristig die Schmerzrezeptoren anregen – der Schmerz wird schwächer. Auch ***Fichtenöl*** als Badezusatz oder Gel kann neuralgische Schmerzen lindern.

Folgendes Hausrezept trägt zur Besserung der Schmerzen bei: 1/8 Liter Holundersaft (am besten Direktsaft aus der Apotheke) mit 1 EL Portwein mischen und 2- bis 4-mal pro Tag trinken.

TRADITIONELLE CHINESISCHE MEDIZIN

Nach chinesischer Vorstellung beruhen Neuralgien auf einer Blockade des Qi-Flusses der im schmerzenden Gebiet verlaufenden Meridiane. Mit Hilfe

der ***Akupunktur*** werden die Blockaden beseitigt, die nach Ansicht der TCM durch Wind, Kälte oder Hitze ausgelöst werden.
Im Akutfall wird immer die nichtschmerzhafte Seite akupunktiert. Erst nach Abklingen der Schmerzen behandelt der Therapeut auch die erkrankte Seite. Bis zur völligen Schmerzfreiheit sind meist 10 bis 20 Sitzungen erforderlich. Daneben wird der Therapeut die zu den betroffenen Meridianen gehörenden Organe durch Kräuterrezepturen stärken. Bei der Trigeminusneuralgie sind das häufig Leber und Gallenblase, bei der Ischialgie Niere und Blase.

ERNÄHRUNGSTHERAPIE

Besonders die ***Vitamine B1, B6, B12*** sind für einen gesunden Nervenstoffwechsel wichtig und sollten bei Neuralgien hochdosiert eingenommen werden.

FEINSTOFFLICHE THERAPIEN

Aromatherapie

Minz-, Fichtennadel-, Kiefernnadel-, Lavendel- und ***Rosmarinöl*** werden zur Behandlung von Neuralgien empfohlen. Während Sie das Minzöl pur verwenden können, müssen die anderen Öle mit einem Trägeröl, z.B. Johanniskrautöl (auch Rotöl genannt), gemischt werden (ca. 20 bis 30 ml ätherisches Öl auf 70 ml Rotöl).

Bioresonanztherapie

Bei akuten Schmerzzuständen können bereits wenige Sitzungen zu einer deutlichen Linderung der Symptome führen. Krankhafte Schwingungen werden durch die Therapie wieder in harmonische, gesunde überführt.

Parkinson-Krankheit

1817 beschrieb der Londoner Arzt und Paläontologe James Parkinson das Auftreten »unwillkürlicher Zitterbewegungen bei verminderter Muskelkraft in Körperteilen, die keine Tätigkeit ausführen«. Er nannte diese Krankheit »Schüttellähmung«. Da es sich weniger um eine Lähmung als um eine Bewegungsstörung handelt, spricht man heute allgemein von der Parkinson-Krankheit. Nach der Alzheimer-Demenz ist sie die häufigste neurologische Erkrankung weltweit.

WAS IST DIE PARKINSON-KRANKHEIT?

Im Gehirn des Parkinson-Kranken wird zu wenig Dopamin gebildet. Das ist ein Botenstoff, der in einem speziellen Bereich des Mittelhirns – in der Substantia nigra – gebildet wird. Dieses Hirnareal geht im Laufe der Erkrankung langsam zu Grunde. Die Ursachen sind bislang ungeklärt. Der Mangel an Dopamin führt zu einer Fehlsteuerung der Körperbewegungen. Betroffen sind in der Regel Menschen ab 50 oder 60.

WIE ERKENNE ICH EINE PARKINSON-ERKRANKUNG?

Die Symptome entwickeln sich schleichend. Neben den klassischen Beschwerden (→ Kasten, Seite 600) treten häufig weitere Symptome auf wie leise, eintönige Sprache, erhöhter Schweiß- und Speichelfluss und ein glänzendes Gesicht (Salbengesicht). Oft leiden die Patienten phasenweise an depressiven Verstimmungen. Der Arzt diagnostiziert die Parkinson-Krankheit mit Hilfe einer neurologischen Untersuchung.

TYPISCHE SYMPTOME

- Steifheit der Muskeln (Rigor)
- Zittern (Tremor)
- schlurfender Gang
- eingeschränkte Mimik

WAS KANN DIE SCHULMEDIZIN TUN?

Die medikamentöse Behandlung zielt darauf ab, den Dopaminspiegel im Gehirn zu erhöhen. Dies erfolgt meist durch die Gabe einer Dopaminvorstufe (*L-Dopa*). Allerdings lässt die Wirkung nach mehrjähriger Behandlung nach, und es kann zu Bewegungsstörungen kommen. In diesem Fall greift die Medizin zu ***Dopaminagonisten:*** Medikamenten, die die Wirkung von Dopamin verstärken. Auch diese führen zu einer Verbesserung der Symptome, haben jedoch starke Nebenwirkungen. Das Zittern wird mit einem ***implantierten Reizgeber*** reduziert. Ähnlich wie bei einem Herzschrittmacher werden elektrische Reize an das umgebende Hirngewebe weitergeleitet, wodurch Fehlinformationen unterdrückt werden.

Alternative Therapien

Begleitend zur Einnahme von L-Dopa-Präparaten, kann die alternative Medizin das Leben mit der Parkinson-Krankheit spürbar erleichtern.

AYURVEDA

Die ayurvedische Medizin setzt auf ***Kapikacchu***, ein Pulver aus der Juckbohne Mucuna puriens, einem tropischen Nachtschattengewächs. Das Pulver aus der geschälten Bohne enthält ca. 5 % L-Dopa und führt zu einer deutlichen Abnahme der beeinträchtigenden Symptome. Bitte besprechen Sie die Einnahme genau mit Ihrem behandelnden Arzt.

HOMÖOPATHIE

Bei der Parkinson-Erkrankung ist eine konstitutionelle Behandlung sinnvoll. Folgende Mittel haben sich bewährt:

- ***Conium:*** Gangunsicherheit und Schwäche der Beine
- ***Gelsemium:*** starkes Zittern, Gefühl von Schwäche und Müdigkeit
- ***Hyoscyamus:*** Ruhelosigkeit und emotionale Verstimmtheit
- ***Mercurius:*** verstärkter Speichelfluss und Konzentrationsschwäche
- ***Rhus toxicodendron:*** leichtes Zittern und Steifigkeit (Hinweise zu Einnahme und Potenzen → Seite 106).

PHYTOTHERAPIE

Ginkgopräparate erhöhen die Hirndurchblutung und enthalten natürliche Antioxidanzien, die für Parkinson-Patienten besonders wichtig sind. In Blättern und Wurzel der ***Tollkirsche*** ist ein Alkaloid enthalten, das zur Linderung des Zitterns beiträgt. Die Tollkirsche ist eine hochwirksame Arzneipflanze mit toxischer Wirkung und daher verschreibungspflichtig.

TRADITIONELLE CHINESISCHE MEDIZIN

Die Parkinson-Krankheit ist nach der chinesischen Medizin eine Leber-Wind-Erkrankung, die meist durch eine lang andauernde emotionale Belastung ausgelöst wird. Mit Hilfe der ***Akupunktur*** können die Schmerzen deutlich reduziert werden.

ERNÄHRUNGSTHERAPIE

Parkinson-Kranke sollten auf eine gesunde vollwertige Ernährung achten. Wichtig sind vor allem Antioxidanzien, die in frischem Obst und Gemüse enthalten sind. Besonders hervorzuheben sind die ***Vitamine C*** und ***E*** sowie ***Selen. Coenzym Q10*** unterstützt die Zellatmung und wirkt ebenfalls antioxidativ. Eine Dosierung von ca. 200 mg/Tag wirkt sich günstig auf den Krankheitsverlauf aus.
Zur Verbesserung des Nervenstoffwechsels werden hochdosierte ***B-Vitamine*** empfohlen. Auch ***Fol-***

säure und ***Omega-3-Fettsäuren*** verbessern den Nervenstoffwechsel. Omega-3-Fettsäuren sind in Meeresfisch und Leinöl enthalten. Hochdosiert können Sie sie in Form von Fischölkapseln zu sich nehmen.

GANZHEITLICHE ÜBUNGSMETHODEN

Die ***Feldenkrais-Methode*** kann Ihnen helfen, Ihre Beweglichkeit zu erhalten. Auf Grund der langsamen Bewegungen sind ***Tai Ji Quan*** und ***Qi Gong*** ideale Bewegungstherapien für Parkinson-Kranke. Die damit verbundene Atemtechnik verbessert die Hirndurchblutung.

PSYCHOTHERAPIE

Da im Rahmen der Parkinson-Erkrankung häufig Depressionen auftreten, kann eine psychotherapeutische Unterstützung nötig sein. Es wurde immer wieder festgestellt, dass Parkinson-Kranke bereits vor Ausbruch der Erkrankung dazu neigen, hohe Leistungsanforderungen an sich zu stellen – für sie ist es besonders schwierig, mit der eingeschränkten Beweglichkeit und Leistungsfähigkeit fertig zu werden. Therapeutische Gespräche oder auch eine Selbsthilfegruppe können hier hilfreich sein.

WEITERE THERAPIEMÖGLICHKEITEN

Die ***Neurokognitive Therapie*** hat bei Parkinson-Kranken beachtliche Erfolge erzielt. Was diese Therapie beinhaltet und wie sie wirkt, ist im Kapitel Rheuma (→ Seite 404) ausführlich beschrieben. Da die Parkinson-Krankheit in der Regel schwierig zu behandeln ist, müssen Sie mit 50 bis 80 Sitzungen rechnen.

Polyneuropathie

Hinter dem Namen Polyneuropathie verbirgt sich eine Erkrankung mehrerer Nerven. Meist sind die Extremitäten betroffen, also Arme und Hände sowie Beine und Füße. Vor allem Diabetiker leiden häufig unter dieser Krankheit, die unter Neurologen als nicht therapierbar gilt. Die alternative Medizin bietet jedoch verschiedene Ansätze zur Linderung der Beschwerden. Wichtig ist allerdings ein möglichst frühzeitiger Behandlungsbeginn.

WAS IST POLYNEUROPATHIE?

Auf Grund einer Nervenschädigung werden Reize nicht mehr richtig übertragen, wodurch es zu Missempfindungen, Koordinationsstörungen und Lähmungen kommen kann. Die häufigste Ursache der Polyneuropathie ist die Zuckerkrankheit (→ Diabetes mellitus), bei der es durch die Bildung von Zucker-Eiweiß-Verbindungen zur Schädigung der Nerven kommt. Ein weiterer Auslöser ist die Vergiftung des Nervengewebes durch zu hohen Alkoholkonsum. Wer regelmäßig über mehrere Jahre pro Tag eine Flasche Wein oder 250 ml Schnaps trinkt, muss mit einer dauerhaften Schädigung der peripheren Nerven rechnen. Auch ein Mangel an B-Vitaminen kann eine Polyneuropathie nach sich ziehen. Daneben tritt sie als Begleiterscheinung bei einer Vielzahl von Erkrankungen auf.

WIE ERKENNE ICH EINE POLYNEUROPATHIE?

Die Erkrankung beginnt meist mit Schmerzen und Missempfindungen sowie mit dem »burning feet«-Phänomen. Darunter versteht man ein Brennen

TYPISCHE SYMPTOME

- Kribbeln und Taubheitsgefühl in Armen und Beinen
- Muskelschwäche und -schmerzen
- Fehlleistungen verschiedener Organe

und Kribbeln der Füße. In der Regel treten die Beschwerden symmetrisch auf. Später können Lähmungserscheinungen, Muskelschwäche und Gangunsicherheit hinzukommen. Auch Herz-Kreislauf-Probleme, Magen-Darm-Trägheit, unkontrolliertes Wasserlassen und Impotenz sind möglich. Wichtig ist, bei den ersten Anzeichen einer Polyneuropathie einen Arzt aufzusuchen. Durch eine Überprüfung der Reflexe kann er den Verdacht bestätigen oder ausschließen.

WAS KANN DIE SCHULMEDIZIN TUN?

Die Therapie richtet sich in erster Linie nach der Grunderkrankung, welche vorrangig behandelt werden muss. Zur Linderung der Polyneuropathie stehen der Schulmedizin lediglich ***Schmerzmittel***, ***Antiepileptika*** und ***Antidepressiva*** zur Verfügung.

GESUNDE LEBENSFÜHRUNG

Alkohol ist ein Nervengift und trägt zur Verschlimmerung der Symptome bei. Aus diesem Grund ist es wichtig, ***auf Alkohol zu verzichten!*** Diabetiker sollten auf eine gute ***Einstellung ihres Blutzuckerspiegels*** achten. Da eine Polyneuropathie häufig zu Gefühlsverlusten führt, kann es besonders im Bereich der unteren Extremitäten zu unbemerkten, aber schlecht heilenden Wunden kommen. Um dies zu vermeiden, sollten Sie nicht barfuß laufen und auf ***bequemes Schuhwerk*** achten. Seien Sie vorsichtig bei der Nagelpflege, um sich nicht zu verletzen.

Alternative Therapien

Die meisten Therapieansätze zielen darauf ab, das Bindegewebe zu entgiften, um eine weitere Nervenschädigung zu vermeiden. Besonders gute Erfolge erzielen Akupunktur und Reiztherapien.

HOMÖOPATHIE

Einige homöopathische Mittel können die Symptome einer Polyneuropathie lindern:

- ***Tarantula D12:*** Taubheits- und Kältegefühl, Ameisenlaufen
- ***Agaricus muscarius D12:*** Gefühl von Eisnadeln auf der Haut
- Zur Entgiftung des Bindegewebes kann ***Graphites D6*** eingesetzt werden (Hinweise zu Einnahme und Potenzen → Seite 106).

PHYTOTHERAPIE

Durch die Anregung der Leber mit ***Artischockenblättern, Schöllkraut, Löwenzahnkraut*** und ***-wurzeln*** sowie der Nieren mit ***Goldruten-*** und ***Brennnesselkraut*** werden Giftstoffe aus dem Körper ausgeleitet. Wichtig ist, dass Sie dabei viel trinken. Für die äußerliche Anwendung sind Salben und Cremes aus ***Cayennepfefferfrüchten*** oder ***Rosmarinöl*** empfehlenswert.

TRADITIONELLE CHINESISCHE MEDIZIN

Polyneuropathien werden nach Ansicht der TCM durch das Eindringen von Feuchtigkeit in die Meridiane der betroffenen Körperteile hervorgerufen (was in unserem Sprachgebrauch einer Verschlackung entspricht). Ursache ist ein Qi-Mangel der Milz. Durch ***Akupunktur*** kann es zu einer deutlichen Verbesserung der Symptome kommen. Dabei werden die Nadeln besonders tief eingestochen, eventuell erfolgt eine Stimulation durch das Anlegen eines leichten Stroms. Die betroffenen Bereiche können auch mit einem ***Pflaumenblütenhämmerchen*** behandelt werden, das ist ein Hämmerchen mit mehreren Nadeln, wodurch die Haut oberflächlich angeritzt wird, um die Blockierung der Meridiane aufzuheben.

ERNÄHRUNGSTHERAPIE

In vielen Fällen hat sich zur Behandlung der Polyneuropathie die Gabe von ***B-Vitaminen***, besonders Vitamin B1, bewährt. Allerdings können die Symptome auch durch eine Überdosierung von B-Vitaminen verstärkt werden. Sie sollten also mit Ihrem Arzt sprechen, bevor Sie sich ein Vitaminpräparat kaufen. Bei Polyneuropathien im Rahmen eines Diabetes mellitus sind gute Erfolge mit der Fettsäure ***Alpha-Liponsäure*** erzielt worden. Sie vermindert die Bildung von Zucker-Eiweiß-Verbindungen.

PHYSIKALISCHE THERAPIEN

Bei vielen Patienten führen ***Kneipp-Güsse*** zu einer Verbesserung der Beschwerden. Positive Effekte können auch durch eine transkutane elektrische Nervenstimulation (*TENS*) erzielt werden. Durch Klebeelektroden wird niederfrequenter Strom an den betroffenen Nerv geleitet, was die Reizleitung verstärkt.

REIZ- UND REGULATIONSTHERAPIEN

Alle Therapien, die zu einer verbesserten Durchblutung des betroffenen Körperteils und dadurch zum Abtransport von Giftstoffen oder Zucker-Eiweiß-Verbindungen (im Falle von Diabetes) führen, können sich günstig auf Ihre Beschwerden auswirken: Durch ***Schröpfen*** (gegebenenfalls auch blutiges Schröpfen) wird das Gewebe entgiftet, und die Nerven werden weniger belastet.

ALTERNATIVE THERAPIEN ZUR BEHANDLUNG VON NEUROLOGISCHEN ERKRANKUNGEN

Die großen Heilsysteme • AYURVEDA • HOMÖOPATHIE • PHYTOTHERAPIE • TRADITIONELLE CHINESISCHE MEDIZIN eignen sich bei allen hier genannten Erkrankungen zur Vorsorge, Nachsorge und in vielen Fällen auch zur Behandlung. Darüber hinaus können Ihnen die folgenden Alternativen Therapien helfen:

Beschwerden	Entspannungstechniken	Ernährungstherapie	Feinstoffliche Therapien	Ganzheitliche Übungsmethoden	Manuelle Therapien	Physikalische Therapien	Reiz- und Regulationstherapie	Psychotherapie
Demenz	●●●						●	
Epilepsie	●●		●●	●				
Multiple Sklerose	●●●		●●	●			●●	
Neuralgie	●	●						
Parkinson	●●		●●				●●	
Polyneuropathie	●	●			●	●		

●●● sehr gut geeignet, vielfach angewendet; ●● gut geeignet, oft angewendet; ● geeignet, gelegentlich angewendet

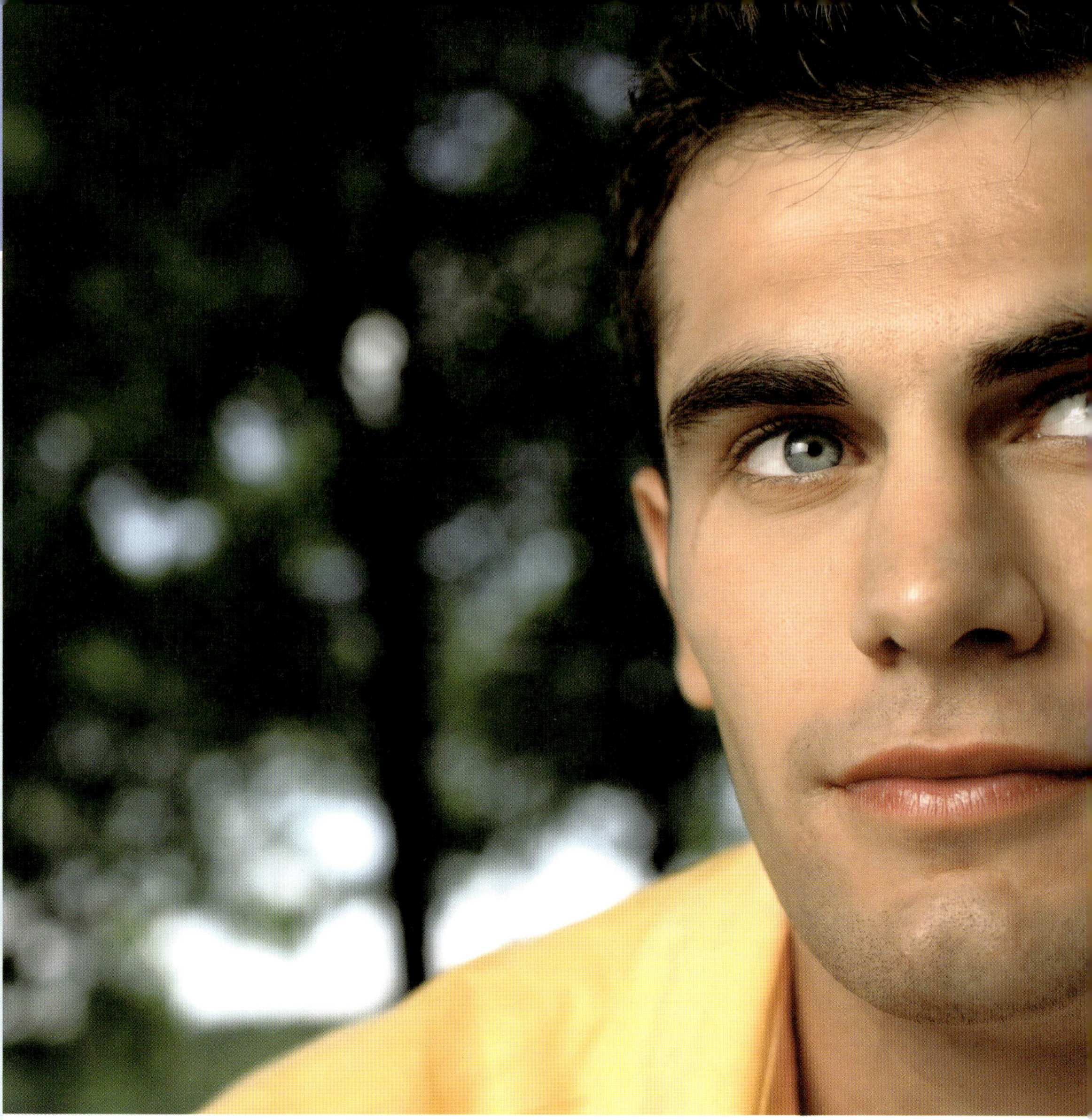

Psyche und Allgemeinbefinden

Sowohl emotionale Probleme als auch körperliche Beschwerden können uns so belasten, dass unsere Lebensqualität darunter leidet. Unser Allgemeinbefinden hängt davon ab, dass sowohl körperlich als auch seelisch alles »im Lot« ist. Umso komplizierter ist es, herauszufinden, was die wahren Ursachen für Tristesse und Unbehagen sind. So stehen psychische und körperliche Beschwerden oft in engem Zusammenhang mit familiären Konflikten oder einer beruflichen Überforderung. Hier kann insbesondere eine psychotherapeutische Behandlung helfen, wirkungsvolle Strategien zur Problembewältigung zu finden.

WENN PSYCHISCHE PROBLEME KRANK MACHEN

Lange Zeit wurden psychische Beschwerden als Auslöser für körperliche Erkrankungen nicht ernst genommen. Mittlerweile ist nicht nur der Schulmedizin, sondern auch den Betroffenen selbst bewusst, dass körperliche Probleme in engem Zusammenhang mit emotionalen Störungen stehen können.

Das Konzept der Ganzheitsmedizin beruht darauf, dass Körper und Geist auf einer Ebene stehen und auch in diesem Sinne behandelt werden müssen. So kann eine »kranke« Seele körperliche Beschwerden verursachen. Umgekehrt kann eine schwere körperliche Erkrankung psychische Probleme hervorrufen. Manchmal ist es nicht möglich, beides auseinander zu halten, weil sich längst ein Teufelskreis gebildet hat und nicht mehr auszumachen ist, wo die eigentlichen Ursachen liegen.

Gerade bei Störungen des Allgemeinbefindens glauben viele Betroffene, dass sie ihre Probleme selber in den Griff bekommen. Leider erkennen sie oft viel zu spät, dass man ohne »professionelle« Hilfe die wahren Ursachen und damit Lösungsansätze nur schwer findet. Deshalb ist es wichtig, sich rechtzeitig um eine entsprechende Therapie zu bemühen. Prinzipiell ist die Einsicht in die Notwendigkeit, dass etwas am eigenen Verhalten geändert werden muss, der erste wichtige Schritt zu mehr Lebensqualität.

AUSSPRECHEN, WAS EINEN BEDRÜCKT

Emotionale Probleme machen krank, wenn sie zu einer dauerhaften psychischen Belastung werden und unser Leben bestimmen. Ob man nun unter Angstzuständen oder Depressionen leidet, oft geht die fortgeschrittene Erkrankung mit dem sozialen Rückzug einher. In diesem Fall ist es wichtig, auf solche Menschen zuzugehen und sie mit ihren Problemen nicht alleine zu lassen. Sprechen Sie Freunde oder Bekannte direkt darauf an, auch wenn Ihr Engagement nicht gleich auf Begeisterung stößt. Nehmen Sie sich die Zeit und schaffen Sie eine Atmosphäre, in der Ihr Gegenüber auch bereit ist, über seine Probleme zu reden.

Wenn Sie selbst unter psychischen Beschwerden leiden, ist der erste wichtige Schritt, von sich aus darüber zu sprechen. Scheuen Sie sich nicht, einen Psychotherapeuten oder Heilpraktiker zu konsultieren, und suchen Sie gemeinsam im Gespräch nach Lösungsstrategien.

THERAPIEN, DIE WEITERHELFEN

Die Behandlung von psychischen und emotionalen Beschwerden ist die Domäne der Psychotherapie. Hier gibt es viele verschiedene Therapieformen, die den Problemen und der Persönlichkeit des Patienten entgegenkommen (→ Seite 320).

Bei vielen allgemeinbefindlichen Störungen wie nervöser Unruhe oder Schlafstörungen helfen pflanzliche Präparate. Zahlreiche klinische Studien belegen die Wirksamkeit dieser Phytopharmaka, weshalb sie auch zunehmend von Schulmedizinern empfohlen werden.

Aber auch andere Therapieansätze wie Atemtherapie, Yoga oder Qi Gong können helfen, das innere Gleichgewicht wieder zu finden, vorausgesetzt, die Ursachen für die psychischen Beschwerden sind klar. Eine positive Änderung der Grundstimmung können feinstoffliche Therapien wie Bach-Blüten und Aromatherapie bewirken.

Abhängigkeit

Das zwanghafte Verlangen nach Suchtmitteln ist nicht an ein bestimmtes Alter gebunden. Sowohl private als auch berufliche Probleme können uns von heute auf morgen aus dem Lot bringen. In diesem Kapitel besprechen wir körperliche Abhängigkeiten, die durch chemische Substanzen wie Medikamente, Zigaretten, Alkohol oder Drogen verursacht werden. Doch auch Fernsehen, Einkaufen und Glücksspiele können abhängig machen.

WAS SIND ABHÄNGIGKEITEN?

Aus medizinischer Sicht spricht man von einer Abhängigkeit, wenn ein zwanghaftes Verlangen oder ein direktes Angewiesensein auf eine bestimmte Substanz besteht. Im Falle einer psychischen Abhängigkeit verspürt man ein unwiderstehliches Bedürfnis, ein spezielles Mittel immer wieder einzunehmen. Bei einer körperlichen Abhängigkeit muss die Dosis ständig gesteigert werden. Wenn gerade kein Alkohol, keine Medikamente, Zigaretten oder sonstige Suchtmittel zur Verfügung stehen, treten neben vielfältigen körperlichen auch psychische Beschwerden auf.

Die meisten Menschen sind hierzulande von Alkohol abhängig, gefolgt von Medikamenten und Drogen. Auch die Tabakabhängigkeit spielt nach wie vor eine große Rolle.

TYPISCHE SYMPTOME

- Reizbarkeit, Aggressivität
- Angst, nervöse Unruhe
- Interessensverlust, Gleichgültigkeit
- Schuldgefühle
- Verheimlichung der eigenen Sucht
- Schlafstörungen
- Gewichtsverlust
- Potenzstörungen

Wer sind die Betroffenen?

Während unter den Alkohol- und Drogenabhängigen vor allem Männer sind, überwiegen beim Medikamentenmissbrauch die Frauen. Für Drogenmissbrauch und Tabakkonsum sind besonders Jugendliche anfällig, die Medikamentenabhängigkeit tritt dagegen gehäuft bei Erwachsenen zwischen dem 40. und 50. Lebensjahr auf.

WIE ERKENNE ICH EINE ABHÄNGIGKEIT?

Suchtverhalten entwickelt sich oft aus Einsamkeit oder Langeweile heraus bzw. aus dem Wunsch nach Leistungssteigerung, Schmerzlinderung oder als Fluchtweg aus dem Alltag. Durch den Konsum von Alkohol, Tabak, Medikamenten oder Drogen erscheint eine vormals ausweglose Situation vorübergehend erträglicher. Auf diese Weise gewöhnen sich Alkoholabhängige zunehmend daran, Probleme und Stress »wegzutrinken«. Wenn die Wirkung nachlässt und die Ernüchterung eintritt, ist die nächste Ration fällig. Das Gleiche gilt auch für Zigaretten, Drogen oder Medikamente. Für die Betroffenen entsteht schnell ein Teufelskreis, aus dem die meisten von ihnen nicht ohne fremde Hilfe herausfinden. Viele gestehen sich die Abhängigkeit selbst nicht ein bzw. verheimlichen sie vor anderen. Abhängigkeiten haben natürlich immer gravierende Auswirkungen auf Partnerschaft, Familie und Berufsleben.

OLGESCHÄDEN AUF GRUND ON ABHÄNGIGKEIT

Obwohl Abhängigkeit und Sucht bei uns immer noch totgeschwiegen werden, zählen sie doch zu den größten wirtschaftlichen und sozialen Problemen. Durch Arbeitsausfälle und selbstverursachte Unfälle entstehen jährlich immense Kosten, aber auch soziale Konflikte sind die Folge.

Auf Grund der ***Alkoholabhängigkeit*** verlangsamt sich das Reaktionsvermögen, Sehstörungen treten auf, Muskelfeinbewegungen verändern sich, und man beginnt zu zittern. Typisch sind auch optische Halluzinationen. Bei schwerem Alkoholmissbrauch können gravierende Nerven- und Hirnschäden auftreten.

Die Folgen von ***Drogenabusus*** sind → Leber- und Nierenschäden sowie → Herz- und Kreislaufbeschwerden, die mitunter tödlich verlaufen. Permanenter Cannabis-Konsum führt in einem schleichenden Prozess zu chronischer Passivität und Teilnahmslosigkeit.

Bei längerem ***Medikamentenmissbrauch*** kommt es zu → Depressionen, ängstlicher Unruhe oder zu Krampfanfällen.

Folgen des ***Tabakkonsums*** sind → Durchblutungsstörungen, → Arteriosklerose, → Potenzstörungen und ein erhöhtes → Krebsrisiko.

'AS KANN DIE SCHULMEDIZIN TUN?

.kohol-, Medikamenten- ıd Drogenmissbrauch

Prinzipiell sollte ein Alkoholentzug nur unter ärztlicher Aufsicht durchgeführt werden. Bei schwerer Alkoholkrankheit können infolge des Entzugs lebensbedrohliche Kreislaufbeschwerden auftreten. Es empfiehlt sich, schulmedizinische Therapie und psychotherapeutische Methoden zu kombinieren. Ziele der Behandlung sind:

- die Abhängigkeit (an)erkennen
- zur Therapie motivieren
- eine stationär durchgeführte Entgiftungsphase
- Aufzeigen neuer Lebensstrategien während der Entwöhnungsbehandlung
- Vorbeugung von Rückfällen.

Während der Behandlung werden die Betroffenen von verschiedenen Institutionen betreut. Für viele erfolgt der erste Kontakt über den Hausarzt, einen Psychologen oder eine Beratungsstelle. Die Entzugs- und Entwöhnungsphase wird in speziellen Kliniken durchgeführt. In der ersten Zeit »danach« wird man in der Regel durch Suchtberatungsstellen und Selbsthilfegruppen unterstützt, um wieder in den normalen Alltag zurückzufinden.

Tabakabhängigkeit

Besonders erfolgreich ist eine Kombination aus Psychotherapie und der Behandlung der jeweiligen körperlichen Entzugssymptome.

Bewährt haben sich in den ersten Wochen und Monaten Nikotinersatzstoffe, die in Form von Pflaster, Nasenspray oder Kaugummi in der Apotheke rezeptfrei erhältlich sind.

Alternative Therapien

Zwar kann die Alternativmedizin keine Wunder vollbringen, jedoch gibt es erfolgversprechende Behandlungsansätze. Das gilt vor allem dann, wenn die Sucht noch nicht so stark ausgeprägt ist. Bei langjährigen Suchtkranken ist eine alternative Behandlung schwierig. In diesem Fall kommen die Betroffenen nicht um eine schulmedizinische stationäre Behandlung herum.

AYURVEDA

Brahmi ist ein sattvisches Kraut, das bei Entwöhnungssymptomen wie leichter Reizbarkeit und Überanstrengung hilft.

HOMÖOPATHIE

Lassen Sie sich von einem erfahrenen Homöopathen konstitutionell behandeln. Er wird auch das passende Mittel finden, um auftretende Entzugssymptome zu kurieren.

THERAPEUT

- **Flüssige Darreichungsformen pflanzlicher Heilmittel enthalten meist Alkohol und sind für Alkoholiker nicht geeignet!**

PHYTOTHERAPIE

Fertigpräparate aus hoch konzentrierten ***Mariendistelextrakten*** werden zur Behandlung von Leberschäden durch hohen Alkoholkonsum eingesetzt. Gleichzeitig stimuliert der Inhaltsstoff Silymarin die Regenerationsfähigkeit der Leberzellen.

Zur Behandlung von depressiven Verstimmungen eignet sich hochdosierter ***Johanniskrautextrakt***. In der Apotheke sind Dragees, Kapseln, Filmtabletten und Saft erhältlich.

Als Folge des Entzugs treten häufig nervöse Unruhe- und Erregungszustände auf. Ein wirksames Mittel dagegen sind ***Hopfenzapfen,*** sie helfen bei Unruhe, Angst und Nervosität und sind als standardisierte Fertigarzneimittel und Teezubereitungen erhältlich. Darüber hinaus gibt es auch Kombinationspräparate mit ***Baldrian, Melisse, Passionsblume*** und ***Rosmarin.*** Hopfenzapfen in Kombination mit Baldrianwurzel sind besonders hilfreich bei Ein- und Durchschlafstörungen. Die Wirksamkeit ist durch klinische Studien belegt.

Baldrianwurzel lindert Unruhe und nervös bedingte Einschlafstörungen. Am häufigsten werden Fertigpräparate aus dem Trockenextrakt verwendet (Dragees, Tabletten, Tropfen).

TRADITIONELLE CHINESISCHE MEDIZIN

Die ***Ohrakupunktur*** hat sich zur Behandlung von Suchtpatienten sehr bewährt. Raucher werden über einen Zeitraum von zwei Monaten mehrmals wöchentlich akupunktiert. Die Behandlung wird so lange fortgesetzt, bis Sie problemlos auf Nikotin verzichten können. Alternativ gibt es Dauernadeln, die permanent im Ohr getragen und regelmäßig durch leichtes Drehen stimuliert werden.

Dauernadeln eignen sich ebenfalls zur unterstützenden Behandlung bei Alkohol- und Drogenabhängigkeit. Bei schwerer Suchtkrankheit muss jedoch stationär behandelt werden. Allerdings können die auftretenden körperlichen Entzugssymptome durch Ohrakupunktur gelindert werden (→ Seite 199).

ENTSPANNUNG UND MEDITATION

Autogenes Training

Mit Hilfe des Autogenen Trainings lernen Sie, wieder über Ihren Körper selbst zu bestimmen, und erfahren ein neues, gesünderes Körpergefühl.

ERNÄHRUNGSTHERAPIE

Als Folge von Alkohol- und Medikamentenmissbrauch können verschiedene Mangelerscheinungen auftreten, da der Körper nicht ausreichend mit Vitaminen und Mineralstoffen versorgt wird.

Bei allgemeinen Entzugserscheinungen sollte dem Organismus eine erhöhte Dosis an ***Vitamin C*** zugeführt werden. Versuchen Sie täglich 1 bis 2 TL Vitamin-C-Pulver einzunehmen.

Besonders häufig tritt ein Defizit an Magnesium, dem Vitamin-B-Komplex, Biotin und Omega-3-

RATIONALE PHYTOTHERAPIE

HEILPFLANZEN MIT BELEGTER WIRKSAMKEIT

- **Mariendistel: In Studien an Patienten mit Leberschäden auf Grund hohen Alkoholkonsums verbesserten sich die Leberwerte eindeutig durch die Gabe von Mariendistel.**
- **Johanniskraut: Die antidepressive Wirkung von Johanniskraut hilft, über die schwierige Entzugsphase besser hinwegzukommen.**
- **Baldrianwurzel, Hopfenzapfen und Melissenkraut: Kombinationspräparate aus diesen drei Pflanzen wirken bei nervösen Unruhezuständen und Schlafstörungen.**

Fettsäuren auf. Durch entsprechende ***Multivitamin- bzw. Multimineralpräparate*** können Sie die empfohlene Tagesdosis (→ Ernährungstherapie, Seite 224) aufnehmen.

PSYCHOTHERAPIE

Eine Behandlung macht nur Sinn, wenn Sie wirklich motiviert sind und Ihrem Leben wieder einen neuen Sinn geben wollen. Langfristiges Ziel ist die psychologische Stabilisierung, um möglichen Rückfällen vorzubeugen. Eine ***Gruppentherapie*** trägt dazu bei, das Selbstbewusstsein wieder zu steigern und Eigenverantwortung neu zu erlernen.

Verhaltenstherapeutische Verfahren und Selbstsicherheitstraining eignen sich, um die Selbstkontrolle zu stärken.

Die Abhängigkeit betrifft meist nicht nur eine Person, sondern wirkt sich auch auf das soziale Umfeld, insbesondere auf die Familie, aus. In einer ***Familientherapie*** wird gemeinsam mit den Angehörigen daran gearbeitet, die schwierige familiäre Situation zu verbessern.

In einer ***Selbsthilfegruppe für Angehörige von Alkoholikern*** können die Familienmitglieder Verständnis für ihre Situation sowie Unterstützung bei den allgegenwärtigen Problemen finden.

Angststörungen

Angst und Panik auf Grund bedrohlicher Situationen sind jedem von uns bekannt. Es gibt aber auch Angstzustände, die durch völlig harmlose Umstände ausgelöst werden. Dazu zählen größere Menschenansammlungen, Aufzüge oder weite Plätze. Diese Angstzustände beeinträchtigen das Leben der Betroffenen erheblich. Deshalb ist es wichtig, Wege zu finden, wie man mit Ängsten, Phobien und Panikstörungen umgehen kann.

WELCHE ANGSTZUSTÄNDE GIBT ES?

Angst ist ein natürlicher Schutzmechanismus, der uns vor potentiellen Gefahren bewahrt. Sobald das Gehirn eine Bedrohung wahrnimmt, reagiert der Körper automatisch, indem er alle verfügbaren Energien mobilisiert. Medizinisch unterscheidet man:

- Angst, die grundlos über einen kommt
- sozial begründete Ängste wie Trennungsangst bei drohendem Verlust eines nahe stehenden Menschen, Existenzangst aus einer wirtschaftlich schwierigen Situation heraus
- zwanghafte Ängste (sogenannte Phobien)
- Panikzustände, die einen ganz plötzlich ohne bestimmten Anlass und zu jeder Tages- und Nachtzeit überfallen können.

Frauen leiden häufiger unter Angststörungen als Männer. Massives Angsterleben setzt unseren Verstand regelrecht außer Kraft – beeinflusst Körper und Psyche. Das Nebennierenmark schüttet Adrenalin aus, die gesamte Muskulatur spannt sich an, das Herz beginnt ungewöhnlich stark zu klopfen, manch einer spürt ein Kribbeln in seinen Armen und Beinen.

Ist die beängstigende Situation vorbei, ist man erst einmal erschöpft und müde. Bei manchen Menschen entwickelt sich im Laufe der Zeit eine regelrechte Erwartungsangst vor dem nächsten Schub. Spätestens dann sollte man sich Rat und therapeutische Hilfe suchen, sonst gerät das Alltagsleben völlig aus der Bahn. Hier hilft vor allem eine Verhaltens- oder Gesprächstherapie bei einem erfahrenen Therapeuten.

TYPISCHE SYMPTOME

- Zittern, Unruhe, Schwitzen, Schwindel
- Atemnot, Beklemmungsgefühle
- Durchfall, Herzklopfen
- Ein- und Durchschlafstörungen
- Rückzugsverhalten und Resignation
- massiver Genussmittelkonsum

WIE ERKENNE ICH EINE ANGSTSTÖRUNG?

Häufig werden Angststörungen nicht rechtzeitig erkannt, weil sie sich hinter einer Vielzahl seelischer und körperlicher Symptome verbergen. Die Menschen fühlen sich bedroht und hilflos ausgeliefert. Dies führt zu Ruhelosigkeit und innerer Anspannung. Sie sind schnell aus der Fassung zu bringen, besonders schreckhaft, nervös und reizbar. Eine Angstattacke äußert sich auch durch handfeste körperliche Symptome wie Schwindel, Benommenheit, plötzlichen Durchfall oder Schweißausbrüche.

Treten Angstzustände gehäuft auf, lässt die anschließende Erschöpfung und Mattigkeit die Lebensqualität schwinden. Die Folge sind Konzentrationsstörungen und Resignation. Das Interesse an vormals bedeutsamen Dingen geht verloren, und die Menschen ziehen sich zurück, in der Hoffnung, der Angst entgehen zu können.

Panik

Unerwartet auftretende Panikattacken bedeuten ein intensives Angsterleben und Unbehagen, in dem sich alle Begleiterscheinungen von Angst plötzlich einstellen und innerhalb kurzer Zeit zu einem Höhepunkt steigern.

Die wiederkehrenden Attacken lassen sich nicht auf eine spezifische Situation oder auf besondere Umstände beschränken. Dadurch entsteht eine zermürbende und demütigende Zwickmühle. Menschen mit Panikattacken können keinen nachvollziehbaren Grund für ihre Angst angeben und fühlen sich zunehmend unverstanden. Äußere Anzeichen sind innere Unruhe, Zittern, Beklemmungen, erhöhte Wachsamkeit und innere Anspannung. Als Folge können → Schlafstörungen auftreten.

Phobien

Phobien sind zwanghafte Angstzustände, die durch geschlossene Räume (Klaustrophobie), Spinnen und Schlangen (spezifische Phobie) oder auch durch öffentliche Plätze und größere Menschenmengen (Platzangst) hervorgerufen werden. Meistens wissen die Betroffenen, dass ihre Angst unbegründet ist. Spezifische Phobien können relativ harmlos sein wie die Angst vor (großen) Hunden, vor Blut oder vor einer ansteckenden Erkrankung. Gefährlich wird eine Phobie erst, wenn der Alltag dadurch massiv beeinträchtigt ist oder wenn die Angst mit übermäßigem Alkohol-, Medikamenten- oder Drogenkonsum betäubt wird.

WAS KANN DIE SCHULMEDIZIN TUN?

In der Schulmedizin werden in erster Linie Beruhigungsmittel oder Antidepressiva verordnet. Da diese Medikamente abhängig machen können, sollten sie nicht zu hochdosiert und nur über einen begrenzten Zeitraum eingenommen werden. Oft werden medikamentöse, psychotherapeutische und sozialtherapeutische Methoden kombiniert, da sich dies bei Angststörungen als besonders wirkungsvoll erwiesen hat.

ARZT

- Wenn die Angst zum alles bestimmenden Faktor im Leben wird, sollten Sie sich unbedingt in medizinische oder psychotherapeutische Behandlung begeben.

Alternative Therapien

Die alternative Medizin kennt verschiedenste Anwendungen, die beruhigend wirken und die Angst nehmen. Insbesondere in der Homöopathie ist es wichtig, die Angstzustände genau zu beschreiben, um das richtige Mittel zu finden.

AYURVEDA

Eine Behandlung mit ***Lotuswurzel*** und der Schlafbeere ***Ashvagandha*** wirkt angstlösend. Sie hilft insbesondere Pitta-Menschen, unbewusste Ängste zu lösen.

HOMÖOPATHIE

Bei Angst und Spannungszuständen haben sich folgende Mittel bewährt (Hinweise zu Einnahme und Potenzen → Seite 106):

- ***Piper methysticum D4:*** allgemeine Ängste
- ***Aconitum C30:*** akute Panik und seelischer Schock
- ***Cimicifuga D12:*** Platzangst und große Angst vor Krankheit
- ***Pulsatilla D12:*** Angst vor dem Alleinsein, vor der Dunkelheit und vor Gespenstern (besonders bei Kindern).

RATIONALE PHYTOTHERAPIE

HEILPFLANZEN MIT BELEGTER WIRKSAMKEIT

- Lavendel: Insbesondere die Blüten enthalten Substanzen, deren Wirkung bei Unruhezuständen in diversen Studien eindeutig nachgewiesen wurde.
- Passionsblume: Schon lange bevor ihre sedative Wirkung wissenschaftlich belegt war, galt die Passionsblume auf dem amerikanischen Kontinent als potentes Beruhigungsmittel.
- Johanniskraut: Die antidepressive Wirkung geht auf mehrere Inhaltsstoffe zurück, die Hirnbotenstoffe beeinflussen.

PHYTOTHERAPIE

Bei innerer Unruhe und leichten bis mittelschweren Depressionen hilft ***Johanniskrautextrakt.*** Die empfohlene Tagesdosis liegt bei 450 bis 1050 mg Extrakt oder 3,0 bis 4,5 ml Tinktur.

Lavendelblüten lindern Unruhezustände und Einschlafstörungen. Sie können Lavendel als Teezubereitung, fertigen Badezusatz oder als ätherisches Öl verwenden.

SCHAMANISMUS

Der Schamane kann den Auslöser Ihrer Ängste mit Hilfe von Heilzeremonien oder durch die schamanische Reise finden. Um zu erkennen, wo die Angst steckt, wird jedes Organ durch die Meditationsform »In die Ruhe sprechen« gezielt angesprochen.

TRADITIONELLE CHINESISCHE MEDIZIN

In der TCM wird die Angst den Nieren zugeordnet: Einerseits schädigt Angst die Nieren, und andererseits kann eine Nierenschwäche Ängste hervorrufen. Bei der Therapie werden meist Heilpflanzen kombiniert, die Yin nähren, die Hitze nehmen und Wind ausleiten.

- ***Long Gu*** (Drachenknochen) reguliert Shen und beruhigt die Leber.
- ***Mu Li*** (Austernschalen) stärkt Yin und hält steigendes Yang zurück.
- ***Jiao Teng*** (Vielblütiger Knöterichstängel) nährt Herz und Blut und wirkt beruhigend.

FEINSTOFFLICHE THERAPIEN

Edelsteintherapie

Der ***Saphir*** hilft bei unbestimmten Ängsten, Albträumen und Panikattacken. Er sollte als Saphirkette oder Elixier angewendet werden. Weitere Heilsteine sind Türkis, Obsidian und Opal.

Aromatherapie

Hilfreich sind alle ätherischen Öle, die beruhigend wirken. Dazu zählen ***Sandelholz, Rose, Ylang-Ylang, Lavendel*** und ***Weihrauch.*** Massagen und Bäder mit einigen Tropfen Öl wirken angstlösend.

Bach-Blütentherapie

- *Mimulus:* Furcht oder konkrete Angst
- *Aspen:* unbestimmte Angst
- *Rock Rose:* Panikattacken und Schreck.

PSYCHOTHERAPIE

Viele Programme sind dazu geeignet, Angst- und Panikstörungen zu reduzieren bzw. zu überwinden. Oftmals stellen sich deutliche Fortschritte erst nach einiger Zeit ein. Lassen Sie sich auf das Therapiekonzept des Psychotherapeuten ein. Auch wenn Ihnen dies schwer fällt, reden Sie offen darüber.

Die ***tiefenpsychologisch orientierten Verfahren*** setzen sich mit den Auslösern der Angst auseinander. Dabei wird hinterfragt, wo die eigentlichen Ursachen liegen.

In der ***Verhaltenstherapie*** lernen Sie, sich den angstauslösenden Situationen oder Objekten zu stellen und diese nicht mehr zu meiden. Im Laufe der Behandlung versucht der Psychotherapeut, Sie behutsam mit »Ihren« Angstauslösern zu konfrontieren.

In der ***Gesprächstherapie*** wird in erster Linie auf zwischenmenschliche Beziehungen eingegangen, um der sozialen Isolation entgegenzuwirken.

Bulimie

Bulimia nervosa, die Ess-Brech-Sucht, ist eine psychische Störung, von der überwiegend junge Frauen betroffen sind. Nach dem Verzehr großer Mengen meist hochkalorischer Nahrungsmittel werden diese rasch wieder erbrochen. Auslöser ist die Angst, zu dick zu werden. Die Gedanken dieser Frauen kreisen ständig ums Essen. Zur dauerhaften Überwindung dieser Störung brauchen sie dringend psychotherapeutische Unterstützung.

WAS IST BULIMIE?

Bei der Bulimie handelt es sich um eine psychisch bedingte Erkrankung, die erst in den letzten Jahrzehnten gehäuft auftritt. Schuld sind das vorherrschende Schönheitsideal, das uns tagtäglich durch die Medien suggeriert wird, sowie negative sexuelle Erfahrungen oder Probleme im Elternhaus. Meist läuft das bulimische Essverhalten in aller Heimlichkeit ab, selbst Freunde und Familienmitglieder merken oft nichts davon.

Zwar tritt die Bulimie zehnmal häufiger bei Frauen auf, doch auch Männer können davon betroffen sein – Tendenz steigend. Charakteristisch ist das Auftreten unkontrollierter Fressanfälle, bei denen die Betroffenen Unmengen an kalorienreichen Nahrungsmitteln wie Pudding, Schokolade oder Kartoffelchips verschlingen. Aus Angst um die »Figur« werden die Speisen anschließend erbrochen. Typisch sind auch vermehrte Fastenkuren sowie der Griff zu Abführmitteln und Diuretika. Bei den Betroffenen dreht sich alles nur um das Essen, sprich um das Einkaufen von Nahrungsmitteln und deren Zubereitung. Durch den ständigen Wechsel von Heißhungeranfällen und Diäten kommt es zu starken Gewichtsschwankungen. Letztendlich ist das Gewicht der Bulimiker meist im Normalbereich – im Gegensatz zur → Magersucht (Anorexia nervosa).

BEGÜNSTIGENDE FAKTOREN

Zu den möglichen Auslösern einer Bulimie zählen Stress im Alltag, zu hohe Erwartungen an sich selbst sowie familiäre Konflikte, ein stark behütendes Elternhaus oder übertriebener Perfektionismus. Bulimie kann auch infolge einer Magersucht auftreten, bzw. aus bulimischem Verhalten kann sich eine Anorexie entwickeln.

WIE ERKENNE ICH BULIMIE?

Das Wort Bulimie bedeutet sinngemäß »Ochsenhunger«, in Anspielung auf die regelmäßig auftretenden Heißhungerattacken, bei denen die Betroffenen große Nahrungsmengen in sich hineinschlingen. Wobei der Fressanfall erst aufhört, wenn der Kühlschrank leer ist, sprich wenn nichts Essbares mehr vorhanden ist. Das anschließende Völlegefühl und der Hass gegen sich selbst treiben die Menschen dazu, das Gegessene wieder zu erbrechen. Dies geschieht in der Regel völlig lautlos und unauffällig. Sowohl das gestörte Essverhalten als auch die Brechanfälle werden streng geheim gehalten, was zu depressiver Verstimmung und zu sozialem Rückzug führt.

Erste Anzeichen einer Bulimie sind permanente Selbstkontrolle und das ständige Beschäftigen mit dem Thema Essen.

Eltern sollten mit gutem Beispiel vorangehen und sich gesund und ausgewogen ernähren. Häufig werden heranwachsende Töchter bereits durch ihre Mütter mit dem Thema »Figur« konfrontiert, sofern diese sich zu dick fühlen und darüber klagen.

Neben den psychischen Problemen treten bei Bulimikern auch körperliche Beschwerden wie Übelkeit, Kopfschmerzen und Veränderungen an Haut und Haaren auf. Als Folge des ständigen Erbrechens leiden viele Betroffene an Kaliummangel und an Entzündungen von Speiseröhre und Magenwand. Typisch sind auch Schädigungen des Zahnschmelzes und Schwellungen der Ohrspeicheldrüse.

TYPISCHE SYMPTOME

- Regelmäßig auftretende, unkontrollierte Fressanfälle
- selbst herbeigeführtes Erbrechen
- übermäßige Einnahme von Abführmitteln
- starke Gewichtsschwankungen, aber kein Untergewicht
- Scham- und Schuldgefühle, depressive Stimmungen, sozialer Rückzug
- Funktionsstörungen auf Grund von Mangelernährung

WAS KANN DIE SCHULMEDIZIN TUN?

Der erste wichtige Schritt ist die Selbsterkenntnis, d.h., die Betroffenen selbst müssen sich eingestehen, dass ihr Essverhalten stark gestört ist.

Bei fortgeschrittener Erkrankung und schwerwiegenden gesundheitlichen Störungen erfolgt eine Einweisung in die Klinik. Hier wird das Essverhalten untersucht, analysiert und mit Hilfe eines Ernährungsplans schrittweise normalisiert.

Alternative Therapien

Die Behandlung von Bulimie ist eine Domäne der Psychotherapie. Die verhaltenstherapeutischen Methoden können jedoch gut mit anderen alternativen Therapieformen kombiniert werden.

HOMÖOPATHIE

Um ein geeignetes Mittel zu finden, sollten Sie sich von Ihrem Heilpraktiker konstitutionell behandeln lassen.

PHYTOTHERAPIE

Bei Entzündungen der Mund- und Rachenschleimhaut legen Teezubereitungen aus ***Eibischblättern*** und ***-wurzeln*** einen schützenden Film über die geschädigte Schleimhaut (Hinweise zur Teezubereitung → Seite 135).

Bei Magen-Darm-Problemen und Entzündungen der Mundhöhle helfen auch ***Kamillentee*** oder Gurgellösungen aus ***Kamillenextrakt. Salbei*** wird bei Mund- und Rachenraumentzündungen in Form eines Aufgusses empfohlen.

ERNÄHRUNGSTHERAPIE

Die ***Umstellung der Ernährung*** steht im Mittelpunkt der Therapie. Dabei sollen Sie zu einem normalen Essverhalten zurückgeführt werden und Ihren Alltag neu strukturieren. Am besten lassen Sie sich zunächst von einem Ernährungstherapeuten betreuen. Kaliummangel auf Grund des regelmäßigen Erbrechens belastet das Herz-Kreislauf-System und kann zu Herzrhythmusstörungen führen. Die empfohlene Tagesdosis liegt für Erwachsene bei 2 bis 4 g. Sie können entsprechende Nahrungsergänzungsmittel kaufen oder verstärkt ***kaliumhaltige Nahrungsmittel*** auf Ihren Speiseplan setzen, wie Spinat, Broccoli, gekochte Kartoffeln (mit Schale).

GANZHEITLICHE ÜBUNGSMETHODEN

Die sanften Bewegungsübungen des ***Tai Ji Quan*** und des ***Qi Gong*** führen zu einem neuen Körpergefühl. Während der Übungen ist die ganze Aufmerksamkeit nach innen gerichtet, so dass Gedanken an Essen keinen Raum mehr haben.

Yoga wirkt wohltuend auf Körper und Geist. Die einzelnen Asanas und Atemübungen bewirken, dass Sie sich in Ihrem Körper wieder zu Hause fühlen.

PSYCHOTHERAPIE

Sofern Einsicht in Bezug auf die Essstörung besteht, ist die ***Verhaltenstherapie*** der effektivste Therapieansatz. Diese wird in der Regel ambulant durchgeführt. Mit Hilfe verschiedener Techniken erarbeitet der Therapeut mit Ihnen eine Veränderung Ihres Essverhaltens sowie eine Korrektur Ihres Schönheitsideals. Dazu gehören die Beobachtung und Protokollierung des eigenen Essverhaltens und der damit verbundenen Gefühle.

Meist liegen den Essstörungen Ängste und neurotische Konflikte zu Grunde, die durch analytische Therapieverfahren bearbeitet werden.

Gefühle und Konflikte können durch eine ***Musik-*** oder ***Maltherapie*** leichter ausgedrückt und verarbeitet werden.

Wenn familiäre Probleme für die Bulimie verantwortlich sind, werden auch Familienangehörige in die Therapie mit einbezogen. In diesem Fall ist eine ***Familientherapie*** der richtige Weg, bestehende Konflikte aufzudecken und abzubauen.

Burn-out-Syndrom

Arbeiten, die vormals leicht von der Hand gingen, gelingen nur noch mit großer Anstrengung und ohne jegliche Motivation. Weder Schlaf noch Freizeit verhelfen zur ersehnten Entspannung, bis schließlich ein Zustand der »inneren Leere« erreicht ist. Alle Energiereserven sind verbraucht, und der Akku lässt sich nicht mehr aufladen. Das »Ausbrennen« ist ein schleichender Prozess, der in eine chronische Erschöpfung mündet und körperliche Symptome nach sich zieht.

WAS IST EIN BURN-OUT-SYNDROM?

Unter dem Burn-out-Syndrom (= ausgebrannt sein) versteht man einen Zustand emotionaler und körperlicher Erschöpfung, der sich infolge chronischer Überforderung schleichend entwickelt. Das unter dem Begriff Managerkrankheit bekannte Beschwerdebild findet man häufig bei engagierten Menschen, die hoch motiviert über Jahre hinweg die eigene physische und psychische Leistungsgrenze missachtet haben und sich kontinuierlich ohne Erholungsphasen überfordern. Auch sozial engagierte Personengruppen wie Ärzte oder Pflegepersonal können vom Burn-out betroffen sein. Das gilt auch für junge Mütter, die den ganzen Tag mit der Betreuung ihrer Kinder und dem Haushalt beschäftigt und überfordert sind.

Obwohl das Burn-out-Syndrom seit Jahren bekannt ist, gilt es nicht als Diagnose. Fundierte Kenntnisse über Ursachen, Diagnostik, Therapiemöglichkeiten, Prävention und Prognose stehen bislang noch nicht zur Verfügung, um das komplexe Zusammenwirken von Umweltbelastung, individuellen Voraussetzungen und psychischen Einflussfaktoren zu verstehen und wissenschaftlich nachweisbar zu beschreiben. Der aus Amerika stammende Begriff ist deshalb nicht als Diagnose, sondern als ein sehr komplexes Beschwerdebild zu verstehen.

WIE ERKENNE ICH EIN BURN-OUT-SYNDROM?

Das Burn-out-Syndrom, auch unter der Bezeichnung chronisches Müdigkeitssyndrom (= Chronic Fatigue Syndrome, CFS) bekannt, wird nur selten erkannt. Fehldiagnosen und Missverständnisse ergeben sich aus der vielfältigen Verwendung des Wortes »Müdigkeit« im Sinne einer erhöhten Einschlafbereitschaft. Menschen, die sich chronisch müde oder erschöpft fühlen, leiden jedoch häufig unter Einschlafstörungen – sie können nicht abschalten.

Die Symptome sind insgesamt sehr vielfältig und variieren von Mensch zu Mensch. Als charakteristisches Merkmal gilt eine körperliche und seelische Antriebs- und Leistungsschwäche. Nichts scheint mehr zu gehen, man fühlt sich erschöpft, ausgebrannt, leer und unmotiviert. Vertraute Aufgaben und Schwierigkeiten werden zu unüberwindbaren Hindernissen, deren Bewältigung massiven Stress auslöst. Erste Warnsignale äußern sich in Form eines zunehmenden Zynismus und einer negativen

TYPISCHE SYMPTOME

KÖRPERLICHE SYMPTOME

- Schlafstörungen
- Schmerzen ohne körperlichen Befund
- Herz-Kreislauf-Probleme
- Magen- und Darmbeschwerden
- Tinnitus

PSYCHISCHE SYMPTOME

- Konzentrationsstörungen
- Schuldgefühle und Frustration
- Beziehungsprobleme
- sozialer Rückzug
- Depressionen

Haltung gegenüber Vorgesetzten, Kunden und Kollegen, aber auch im privaten Bereich bei Freunden oder Bekannten. Der Wert und der Sinn der eigenen Arbeit werden in Frage gestellt. Zwangsläufig verringern sich Motivation, Kreativität und Leistungsfähigkeit. Psychosomatische Beschwerden wie erhöhte Infektanfälligkeit mit Neigung zur Chronifizierung sind weitere Folgen des Burn-outs. Die Betroffenen ziehen sich mehr und mehr zurück, haben keine Lust auf gemeinsame Unternehmungen mit Freunden oder Familie und lassen sich stattdessen nur noch vom Fernsehprogramm »berieseln«.

WAS KANN DIE SCHULMEDIZIN TUN?

Da sich das Burn-out-Syndrom sehr unterschiedlich äußern kann, muss individuell entschieden werden, welche Behandlungsmethode für den Patienten die richtige ist.

- In der Anfangsphase reicht oftmals eine ausgedehnte Erholung, z.B. eine Kur.
- Im fortgeschrittenen Stadium verordnet der Arzt unter Umständen Antidepressiva oder Tranquilizer (Ruhigsteller).

- Parallel dazu ist eine psychotherapeutische Behandlung sinnvoll, um Stress- und Konfliktbewältigungsstrategien zu erlernen und an den zu Grunde liegenden Probleme zu arbeiten.
- Gegen die körperlichen Beschwerden wie Schlafstörungen oder Herz-Kreislauf-Erkrankungen werden je nach Symptom spezifische Medikamente verabreicht.

GESUNDE LEBENSFÜHRUNG

Nehmen Sie sich genug Zeit für das Essen und genießen Sie die Speisen, ohne sich durch das Fernsehprogramm oder die Zeitung ablenken zu lassen. Gönnen Sie sich regelmäßig Auszeiten zum Entspannen und sorgen Sie für ausreichend Bewegung – auch das hilft, Spannungen abzubauen.

Alternative Therapien

Vor allem in den Bereichen Entspannung und Stärkung des Immunsystems bietet die alternative Medizin zahlreiche Behandlungsmethoden.

AYURVEDA

Wenn Ihr Immunsystem auf Grund permanenter Überarbeitung geschwächt ist, können Sie es durch ***Kopf- und Fußmassagen*** mit kühlendem Kokosnussöl oder einer Reihe von ***Stirnölgüssen*** stärken.

HOMÖOPATHIE

- ***Calcium carbonicum C30:*** Erschöpfungszustände nach Überarbeitung bei fülligeren, zum Schwitzen neigenden Menschen
- ***Nux vomica C30:*** für aktive, ehrgeizige Typen bei starker Reizbarkeit
- ***Phosphoricum acidum C30:*** körperliche und geistige Schwäche durch Überforderung, oft bei jungen Menschen
- ***Phosphorus:*** für große, schlanke Typen, die leicht reizbar und nervös sind (Hinweise zu Einnahme und Potenzen → Seite 106).

PHYTOTHERAPIE

Mateblätter wirken bei geistiger und körperlich Ermüdung. Fertigpräparate (Kapseln), Teezubere tungen oder die lose Blattdroge sind in der Apoth ke erhältlich (Hinweise zur Teezubereitung → Seit 135). ***Johanniskraut*** lindert depressive Verstim mungszustände. Zur Stärkung des Immunsystem hat sich ***Echinacea*** (Sonnenhut) bewährt. Verwen det werden ausschließlich Tabletten, Dragees un Tropfen. Auch reine gepulverte ***Ginsengwurzel*** ode entsprechende alkoholisch-wässrige Trockenextrak te steigern die natürliche Widerstandsfähigkeit.

TRADITIONELLE CHINESISCHE MEDIZIN

Kampo-Rezepturen wie das Vitaldekokt mit zeh pflanzlichen Drogen wirken bei Vitalitätsverlus und rascher geistiger und körperlicher Ermüdung.

ENTSPANNUNG UND MEDITATION

Autogenes Training

Durch regelmäßiges Autogenes Training lernen Si den Alltagsstress besser in den Griff zu bekommen Sie erlernen dabei Leitsätze, die es Ihnen ermöglichen, sich ganz auf den eigenen Körper zu konzentrieren.

RATIONALE PHYTOTHERAPIE

HEILPFLANZEN MIT BELEGTER WIRKSAMKEIT

- Johanniskraut: Wenn infolge des Burn-outs leichte bis mittelschwere Depressionen auftreten, hilft Johanniskraut als bewährtes phytotherapeutisches Antidepressivum.
- Echinacea: Burn-out-Phasen gehen mit einem Verlust an körperlicher Vitalität einher. Sowohl das Kraut als auch die Wurzel der Echinacea stärken das Immunsystem.
- Ginsengwurzel: Die chinesische Arzneidroge wird auch bei uns geschätzt, da sie die körperlichen Widerstandskräfte steigert.

THERAPEUT

- Zur Bewältigung von Alltagsstress und Hektik helfen Entspannungsmethoden wie regelmäßiges Autogenes Training oder Yoga.
- Gönnen Sie sich mehr Zeit für Massagen und Entspannungsbäder.

Progressive Muskelentspannung

Die Progressive Muskelrelaxation nach Jacobson ist ebenfalls ein einfaches und effektives Entspannungsverfahren. Durch An- und Entspannen einzelner Muskelgruppen erreichen Sie mit etwas Übung eine tiefe Entspannung.

ERNÄHRUNGSTHERAPIE

Versorgen Sie Ihren Körper ausreichend mit Vitaminen, indem Sie auf eine vitaminhaltige Kost achten oder entsprechende Multivitaminpräparate einnehmen. Wichtig sind vor allem ***Provitamin A***, das unter anderem in Möhren enthalten ist, ***Vitamin E*** (in pflanzlichen Ölen und Nüssen), ***Vitamin C***, das ebenfalls zur Steigerung der Immunabwehr beiträgt, sowie der ***Vitamin-B-Komplex***. Letzterer stärkt das Gedächtnis und das Konzentrationsvermögen.

GANZHEITLICHE ÜBUNGSMETHODEN

Yoga

Yoga kennt Asanas, die den Bewegungsapparat stärken und gleichzeitig einen gesundheitsfördernden Effekt auf innere Organe ausüben. Zusätzliche Atemübungen wirken besonders entspannend und ausgleichend.

MANUELLE THERAPIEN

Massagen

Sowohl auf der körperlichen als auch auf der geistigen Ebene wirken Massagen entspannend. Eine besonders angenehme Form ist die Partnermassage, die auch von Laien ausgeführt werden kann.

PHYSIKALISCHE THERAPIEN

Regelmäßige ***Saunagänge*** tragen dazu bei, belastende Stoffe aus dem Körper auszuscheiden. Zudem stärken sie das Immunsystem.

Depressionen

Für depressive Menschen kann schon das morgendliche Aufstehen zur unüberwindlichen Hürde werden. Sie fühlen sich müde und gereizt, sind antriebslos und durch nichts zu begeistern. Viele Menschen leiden vor allem in den Wintermonaten unter quälenden Stimmungstiefs. Aber auch chronische Schmerzen oder der Verlust eines geliebten Menschen können der Auslöser für die seelische Talfahrt sein.

WAS IST EINE DEPRESSION?

Depressionen zählen zu den häufigsten psychischen Beschwerden. Vor allem Frauen sind gehäuft davon betroffen. Jeder Mensch erlebt Phasen, in denen er nicht so gut drauf ist. Doch wenn die Traurigkeit zum Dauerzustand wird, kann sich daraus eine Depression entwickeln. Diese wird von vielen Betroffenen als Zustand emotionaler Leere und mangelnder Anteilnahme an der gesamten Umwelt erlebt.

Bei Menschen, die unter Depressionen leiden, sind die Gehirnabschnitte, die für positive Gefühlsregungen verantwortlich sind, weniger aktiv. Im Gegenzug sind die Regionen, die an der Entstehung negativer Gefühle beteiligt sind, stärker ausgebildet. Das führt dazu, dass der Körper vermehrt Stresshormone ausschüttet. Dafür sind Botenstoffe, die der Regulation von Emotionen dienen, unterentwickelt.
Die Veranlagung zu Depressionen scheint genetisch bedingt zu sein, zumindest ist das Erkrankungsrisiko bei erblicher Vorbelastung erhöht. Daneben werden auch psychische Ursachen diskutiert. Dazu zählen negative Erlebnisse in der Kindheit, familiäre Auseinandersetzungen oder Beziehungsprobleme, die nicht ausreichend verarbeitet wurden. Im Laufe des Erwachsenwerdens können sich daraus ein gestörter Umgang mit Problemen und die Unfähigkeit zur Konfliktbewältigung entwickeln.
Aber auch die Einnahme von Medikamenten oder schwere Erkrankungen wie → Morbus Parkinson, → Demenz oder → Multiple Sklerose können eine Depression auslösen.

WIE ERKENNE ICH EINE DEPRESSION?

Das Erscheinungsbild einer Depression ist sehr vielgestaltig: von genereller Niedergeschlagenheit, dem Verlust an Lebensfreude, Schlafstörungen und Antriebslosigkeit bis hin zu lähmender Gefühlsleere. Bei schwer depressiven Menschen sind auch Suizidversuche nicht auszuschließen. Daneben können auch viele körperliche Beschwerden auftreten. Oftmals klagen depressive Menschen über Schlafstörungen wie vorzeitiges Erwachen, Morgentiefs, Durchschlafstörungen oder Kopfschmerzen sowie über Schwindel und Appetitlosigkeit. Viele Betroffene berichten über ein spürbares Druck- und Schweregefühl im Brustbereich.

TYPISCHE SYMPTOME

- Vermindertes Selbstwertgefühl
- negative Denkmuster, emotionale Leere
- Schlafstörungen (zeitiges Erwachen, Morgentief)
- Kopfschmerzen, »Kloß im Hals«
- Appetit- und Libidoverlust
- Schuldgefühle, Suizidgedanken und Selbstverletzungen

ARZT

- Wenn Sie über mehrere Wochen bzw. immer wiederkehrend an mindestens zwei typischen Anzeichen einer Depression leiden, sollten Sie sich unbedingt von einem Arzt oder Psychotherapeuten helfen lassen.

WAS KANN DIE SCHULMEDIZIN TUN?

Aus ärztlicher Sicht spricht man von einer Depression, wenn für mindestens zwei Wochen wenigstens zwei der charakteristischen Anzeichen auftreten. Im Laufe eines intensiven Gesprächs und mittels spezieller Fragenkataloge muss der behandelnde Arzt feststellen, ob eine dauerhafte Depression oder »nur« eine depressive Phase vorliegt. Das Abschätzen der Suizidgefahr gehört zu den vordringlichen Aufgaben des behandelnden Arztes. Beim chronischen Verlauf kann es nach gescheiterten Behandlungsversuchen zum Alkohol- bzw. Schlafmittelmissbrauch kommen (→ Abhängigkeit).
Oftmals werden Antidepressiva verschrieben, um die Hirnbotenstoffe wieder richtig zu regulieren. Allerdings ist die Wirkung häufig erst nach einigen Wochen zu spüren. Es können Nebenwirkungen auftreten wie Sehstörungen oder Kopfschmerzen. Deshalb setzen viele Betroffene die Medikamente frühzeitig wieder ab.

Alternative Therapien

Bei depressiven Verstimmungen müssen Sie nicht zu chemischen Medikamenten greifen. Insbesondere hochdosierte ***Johanniskrautextrakte*** haben sich bewährt und werden auch von Schulmedizinern empfohlen.

HOMÖOPATHIE

Bei leichten Depressionen können folgende Mittel helfen (Hinweise zu Einnahme und Potenzen → Seite 106):

- ***Piper methysticum D4,*** besser als Kava Kava bekannt: Stress, schnelle Erregbarkeit und Schlafstörungen
- ***Sepia C30:*** für reizbare gleichgültige Frauen mit Depressionen
- ***Pulsatilla D12:*** heftige Stimmungsschwankungen.

PHYTOTHERAPIE

Hochdosierter ***Johanniskrautextrakt*** ist das Mittel der Wahl bei leichten bis mittelschweren Depressionen. Die antidepressive Wirkung wurde durch zahlreiche klinische Studien belegt. Johanniskrautpräparate gegen Depressionen gehören zu den wenigen, nicht verschreibungspflichtigen Mitteln, die noch von den Krankenkassen erstattet werden, wenn ein Rezept des Arztes vorliegt. Sie sind in Form von Dragees, Kapseln, Filmtabletten und Saft in der Apotheke erhältlich.

ERNÄHRUNGSTHERAPIE

Ein Mangel an Vitamin B12 infolge einer → Magen-Darm-Erkrankung oder durch strenge vegetarische Ernährung kann zu Depressionen führen. Reich an ***Vitamin B12*** sind Miesmuscheln, Kalbsleber, Lachs und Rindfleisch.

Folsäuremangel, ausgelöst durch → Diabetes oder die Einnahme der Antibabypille, kann ebenfalls depressive Verstimmungen auslösen. ***Folsäurereiche Nahrungsmittel*** sind Weizenkeime, rote Bohnen, Spinat und Broccoli.

RATIONALE PHYTOTHERAPIE

HEILPFLANZEN MIT BELEGTER WIRKSAMKEIT

- In über 30 klinischen Studien wurden typische Symptome depressiver Verstimmungen durch hochdosierten Johanniskrautextrakt deutlich gebessert.

Auch Magnesiummangel begünstigt das Auftreten von Depressionen. ***Magnesium*** ist in Sojamehl, unpolierter Gerste und Reis, Weizenkleie und in Schokolade enthalten.

FEINSTOFFLICHE THERAPIEN

Bach-Blütentherapie

- ***Gentian:*** fördert Vertrauen und Zuversicht und wirkt bei Pessimismus
- ***Wild Oat:*** hilft den Alltag neu zu gestalten, wenn einem das Leben sinnlos vorkommt
- ***Honeysuckle*** und ***Star of Bethlehem:*** wenn man sich nicht von negativen Eindrücken und traurigen Erinnerungen trennen kann
- ***Scleranthus***: hilft bei Stimmungsschwankungen und Entscheidungsschwäche.

PHYSIKALISCHE THERAPIEN

Lichttherapie

Jeder weiß, dass Sonnenlicht die Stimmung hebt, indem es die Produktion bestimmter Hormone und Botenstoffe im Gehirn anregt. Gerade in der Winterzeit kann der Mangel an natürlichem Sonnenlicht durch regelmäßige Behandlung mit künstlichem UV-Licht (***Heliotherapie***) ausgeglichen werden.

PSYCHOTHERAPIE

Auf Grund der vielfältigen Symptome kann häufig erst ein Psychiater oder ein Psychotherapeut eine fundierte Diagnose über die Art der Depression stellen. Vor Beginn einer Psychotherapie müssen körperliche Ursachen sicher ausgeschlossen werden. Eine medikamentöse Unterstützung durch ***Antidepressiva*** ist vor allem bei Beginn einer Therapie empfehlenswert.

Sowohl die ***Verhaltens***- als auch die ***Gesprächspsychotherapie*** können bei der Bewältigung einer Depression helfen. Durch ***Kommunikationstraining*** und ***Rollenspiele*** erlernen die Betroffenen wieder positiver mit sich umzugehen. Das gemeinsame Erarbeiten eines Tagesplans mit vielen angenehmen Aktivitäten ist dabei sehr hilfreich.

In ***tiefenpsychologisch orientierten Therapien*** werden insbesondere traumatische Erlebnisse aus früheren Jahren und die daraus resultierenden zwischenmenschlichen Probleme erörtert.

Kopfschmerz und Migräne

Wer kennt ihn nicht, den pochenden oder drückenden Schmerz im Kopf, der bereits unmittelbar nach dem Aufwachen erscheint und uns durch den ganzen Tag begleitet, oder der plötzlich wie aus heiterem Himmel auftaucht und uns völlig handlungsunfähig macht? Kopfschmerz ist aber nicht gleich Kopfschmerz, man unterscheidet zwischen Spannungskopfschmerzen und der wesentlich schmerzhafteren Migräne.

WAS SIND KOPFSCHMERZEN?

Am häufigsten sind Spannungskopfschmerzen. Sie gehen meist vom Nacken aus, sind schwer lokalisierbar und machen sich als latente »Störquelle« den ganzen Tag bemerkbar, ohne einen vollständig lahm zu legen. Häufig wandert der Schmerz vom Nacken über Stirn und Schläfen und erfasst schließlich den ganzen Kopf. Der Spannungskopfschmerz ist ein gefäßbedingter Kopfschmerz. Wissenschaftler gehen davon aus, dass eine Regulationsstörung in der glatten Muskulatur der Gefäßwand vorliegt. Als Ursache kommen Muskelverspannungen im Nacken- und Schulterbereich in Frage, die sehr häufig durch Fehlhaltungen ausgelöst werden. Aber auch eine Überbelastung der Augen z.B. durch Fehlsichtigkeit, Bildschirmarbeit oder schlechte Lichtverhältnisse kann Kopfschmerzen auslösen. Am häufigsten werden Spannungskopfschmerzen durch Stress, psychische Belastungen und Schlafmangel verursacht. Abnutzungserscheinungen der Gelenke, z.B. eine Arthrose im Bereich der Halswirbel, sind eine weitere mögliche Ursache. Darüber hinaus können Fehler in der Schmerzverarbeitung im Gehirn vorliegen, die durch dauerhafte Fehlhaltungen ausgelöst werden. Nicht selten sind Medikamente oder eine verstopfte → Nasennebenhöhle für die Schmerzen verantwortlich.

WIE ERKENNE ICH KOPFSCHMERZEN?

Der Spannungskopfschmerz macht sich vor allem im Stirnbereich bemerkbar, kann aber auch an den Schädelseiten auftreten. Meist lässt er sich nicht genau lokalisieren und erfasst im fortgeschrittenen Stadium nahezu den gesamten Kopf. Der Schmerz selbst wird als dumpf und drückend beschrieben. Es gibt ***episodische Kopfschmerzen*** (weniger als 180 Tage im Jahr) und ***chronische*** (mehr als 180 Tage im Jahr). Meist ist die Schmerzintensität gering bis mäßig, so dass die Betroffenen trotz Kopfschmerz dazu in der Lage sind, ihrem Alltag nachzugehen. Nur in seltenen Fällen werden Kopfschmerzen von Sehstörungen, Übelkeit oder Schlafstörungen begleitet. Patienten mit chronischen Spannungskopfschmerzen leiden oft an → Depressionen.

WAS IST MIGRÄNE?

Die Entstehungsgeschichte der Migräne ist bis heute ungeklärt. Man geht davon aus, dass die genetische Veranlagung eine gewisse Rolle spielt, da häufig mehrere Familienmitglieder betroffen sind. Stress, Überforderung im Beruf oder Beziehungsprobleme sowie drastische Wetterumschwünge, menstruationsbedingte hormonelle Veränderungen, Durchblutungsstörungen oder plötzliche Entspannungsphasen können schwere Migräneattacken auslösen. Die Wissenschaftler vermuten, dass dabei eine extreme Erregung in der Hirnrinde zur Überaktivität im Hirnstamm führt. Der dadurch entstehende Kopfschmerz könnte die sehr schmerzhafte Reaktion sein, bei der sich das Gehirn nach einer gesteigerten Reizüberempfindlichkeit zu erholen versucht.

WIE ERKENNE ICH EINE MIGRÄNE?

Im Gegensatz zum Spannungskopfschmerz äußert sich eine Migräne in anfallsartigen, meist einseitigen starken Kopfschmerzen, die pochend, pulsierend oder bohrend sein können. Ein Anfall kündigt sich z.B. durch Reizbarkeit, Stimmungsschwankungen, Heißhunger auf Süßes, Durst, Konzentrationsschwäche und Müdigkeit an. Viele Betroffene erleben in dem noch schmerzfreien Vorstadium eine Aura, bei der es zu Sprach- und Sehstörungen sowie zu Lähmungserscheinungen und sensorischen Gefühlsstörungen kommen kann.

Während der Attacken, die über mehrere Tage anhalten können, sehen die meisten Betroffenen sehr blass und fahl aus, die Augen sind gerötet, Tränen laufen. Typisch sind auch Übelkeit und Erbrechen sowie Licht- und Lärmempfindlichkeit. Sämtliche Sinnesreize lösen eine unangenehme Überreaktion aus. Selbst tröstende Berührungen erscheinen unerträglich.

Negative Gefühle und Empfindungen wie Ängstlichkeit, Depressivität, Ärger oder Müdigkeit verstärken sich während des Anfalls drastisch.

TYPISCHE SYMPTOME

KOPFSCHMERZEN

- Drückender bis ziehender Schmerz, meist nicht genau lokalisierbar
- leichte bis mäßige Schmerzintensität

MIGRÄNE

- Meist einseitiger pochender Kopfschmerz
- Übelkeit und Erbrechen
- erhöhte Reizbarkeit
- psychische Verstimmung
- starke Empfindlichkeit gegenüber Lärm, Licht und Berührung
- Seh- oder Sprachstörungen

WAS KANN DIE SCHULMEDIZIN TUN?

Kopfschmerzen

Die Schulmedizin setzt auf ***Analgetika*** wie Acetylsalicylsäure oder Paracetamol. Alternativ bieten sich ***Antirheumatika*** wie Ibuprofen an, allerdings nicht als Dauertherapie. Für chronische Kopfschmerzen eignen sich eher ***trizyklische Antidepressiva***.

Migräne

Migräne ist bis heute nicht heilbar, jedoch zunehmend besser behandelbar, wobei eine Besserung der Symptome nicht kurzfristig zu erreichen ist.

Bei leichten bis mittelschweren Kopfschmerzen sollten Sie zunächst ein ***Antiemetikum*** gegen die Übelkeit einnehmen. Anschließend haben Sie die Wahl zwischen ***Analgetika*** wie Acetylsalicylsäure und Paracetamol oder Ibuprofen. Bei schweren At-

tacken helfen Präparate mit speziellen Wirkstoffen wie ***Ergotamin*** und ***Triptan.*** Bitte achten Sie in jedem Fall auf die richtige Dosierung!
Parallel zu der schulmedizinischen Schmerztherapie kann eine psychotherapeutische Behandlung durchgeführt werden.

GESUNDE LEBENSFÜHRUNG

Um Verspannungen vorzubeugen, bietet es sich an, viel Sport zu treiben. Gut geeignet sind Schwimmen und Nordic Walking, aber auch gymnastische Bewegungsübungen.
Darüber hinaus sollten Sie sich regelmäßig Zeit für Entspannungspausen nehmen und viel an der frischen Luft spazieren gehen.
Oft sind Kopfschmerzen die Folge von Flüssigkeitsmangel – achten Sie darauf, immer ausreichend viel zu trinken.

Alternative Therapien

Bei Kopfschmerzen und Migräneattacken ist es nicht immer nötig, sofort zur Schmerztablette zu greifen. Die alternative Medizin bietet eine Reihe einfacher Methoden, um den Schmerz schnell und wirkungsvoll zu lindern.

AYURVEDA

Bei Kopfschmerzen, die nur gelegentlich vorkommen, bieten sich regelmäßige ***Stirnölgüsse*** oder eine ***Nasya*** mit Kräuterpulvern an.
Zur Bekämpfung von Migräne muss zunächst die genaue Ursache festgestellt werden. Behandlungen, die den Vata-/Pitta-Überschuss senken, sollten dann eingeleitet werden. ***Fußmassagen*** und ***Stirnölgüsse*** eignen sich hier ebenfalls.

HOMÖOPATHIE

Eine Migräne muss konstitutionell behandelt werden. Aber auch für den Akutfall gibt es einige Mittel (Hinweise zu Einnahme und Potenzen → Seite 106).

Kopfschmerzen

- ***Natrium chloratum D12:*** Kopfschmerzen, die bereits am Morgen beginnen
- ***Calcium phosphoricum D6:*** Kopfschmerzen bei Wetterwechsel
- ***Cocculus D6:*** Kopfschmerzen durch Überanstrengung der Augen
- ***Cimicifuga D12:*** Kopfschmerzen in Zusammenhang mit hormonellen Störungen oder infolge von Nackenverspannungen
- ***Belladonna D6:*** plötzlich auftretende pulsierende Kopfschmerzen mit rotem Kopf, Verschlechterung durch Sonne, Bewegung.

Migräne

- ***Gelsemium:*** wenn Sie das Gefühl eines drückenden Bandes um den Kopf haben
- ***Cyclamen:*** einseitige Kopfschmerzen
- ***Sanguinaria:*** Schmerzen von der rechten Seite ausgehend mit Übelkeit
- ***Bryonia:*** berstende Schmerzen, verbunden mit Übelkeit.
- ***Coffea:*** wenn der Schmerz sich anfühlt, als würden Nägel in den Kopf geschlagen.

PHYTOTHERAPIE

Bei Spannungskopfschmerz sollten Sie wenige Tropfen Pfefferminzöl auf die Schläfen träufeln. Das lindert den Schmerz ebenso gut wie eine Kopfschmerztablette.
Weidenrinde hat ebenfalls eine schmerzlindernde Wirkung. Fertigpräparate sind in der Apotheke erhältlich. Alternativ können Sie Abkochungen aus der losen Rinde anfertigen. Dazu überbrühen Sie 1 TL klein geschnittene Rinde mit 150 ml kochendem Wasser und lassen das Ganze 20 Minuten lang ziehen (Hinweise zur Teezubereitung → Seite 135).
Zur Prophylaxe bei Migräneneigung eignen sich Trockenpulverextrakte aus ***Mutterkraut*** sowie Kapseln mit ***Pestwurz.***

TRADITIONELLE CHINESISCHE MEDIZIN

Die Behandlung von Kopfschmerzen und Migräne ist eine Domäne der ***Akupunktur.*** Auch in der TCM

RATIONALE PHYTOTHERAPIE

HEILPFLANZEN MIT BELEGTER WIRKSAMKEIT

- Pfefferminzöl: In einer klinischen Studie wurde der schmerzlindernde Effekt von äußerlich angewendetem Pfefferminzöl nachgewiesen.
- Mutterkraut: Zahlreiche Studien bestätigten die Wirksamkeit von Mutterkrautextrakten zur Migräneprophylaxe.
- Pestwurz: Kapseln aus Pestwurzextrakt beugen ebenfalls Migräneanfällen vor.

werden verschiedene Formen von Kopfschmerzen unterschieden. Puls- und Zungendiagnose geben Aufschluss über das Krankheitssyndrom (z.B. Leber-Qi-Stauung oder Blutstase), außerdem muss der Schmerz genau lokalisiert werden. Sehr häufig sind Kopfschmerzen die Folge innerer Funktionsstörungen oder akuter Erkältungskrankheiten bzw. hormonell bedingt (→ PMS). Nach eingehender Diagnostik wird mit französischer ***Ohrakupunktur***, chinesischer ***Schädelakupunktur*** oder Hand- bzw. Fußakupunktur behandelt. Auch diätetische Empfehlungen und Kräuterrezepturen werden, je nach Krankheitssyndrom, in die Therapie integriert.
Durch gezieltes Drücken mit Fingern und Daumen können mit Hilfe der ***Akupressur*** sowohl Kopfschmerzen als auch Migräne gelindert werden (Akupressurpunkte → Seite 191). Wichtige Akupressurpunkte befinden sich u.a. am Ende der Augenbrauen (San Jiao 23) oder an der Kleinfingeraußenseite am Mittelgelenk (Dünndarm 3).

ENTSPANNUNG UND MEDITATION

Progressive Muskelentspannung

Die Progressive Muskelrelaxation nach Jacobson ist ein einfaches und effektives Entspannungsverfahren. Durch An- und Entspannen einzelner Muskelgruppen können Sie mit etwas Übung eine tiefe Entspannung erreichen.

FEINSTOFFLICHE THERAPIEN

Aromatherapie

Bei leichteren Kopfschmerzen geben Sie 2 bis 3 Tropfen ***Lavendelöl*** in das Wasser einer Duftlampe, oder Sie befeuchten sich die Schläfen mit ***Pfefferminzöl***.

Magnetfeldtherapie

Diese Anwendung eignet sich sowohl bei Kopfschmerzen als auch bei Migräne. Hierfür benötigen Sie ein spezielles Gerät, das ein pulsierendes Magnetfeld aufbaut. Diese Geräte sind meist nicht größer als eine Streichholzschachtel, so dass sie bequem unter das Kopfkissen gelegt werden können.

MANUELLE THERAPIEN

Massagen

Spannungskopfschmerzen können durch eine Massage gelindert werden. Diese kann man notfalls auch selbst durchführen. Hierfür nehmen Sie Zeige- und Mittelfinger oder den Handballen und üben mindestens fünf Minuten mit kreisenden Bewegungen leichten Druck auf Ihre Schläfen aus.

PHYSIKALISCHE THERAPIEN

Bei Kopfschmerzen, die durch Verspannungen ausgelöst wurden, helfen heiße ***Kompressen*** im Nacken. Regelmäßige ***Warmwasser***-Behandlungen lockern die Verspannungen.

THERAPEUT

- Autogenes Training lindert Kopfschmerzen auf Grund der entspannenden Wirkung.
- Pfefferminzöl auf Stirn und Schläfen reduziert Spannungskopfschmerzen.
- Es gibt eine Vielzahl homöopathischer Mittel, die bei unterschiedlichsten Formen von Kopfschmerzen und Migräne helfen.

Magersucht

Schön, erfolgreich und ... dick? Wohl kaum. Durch die Medien wird uns suggeriert: Wer schlank ist, hat es leichter im Leben. Aber was tun, wenn selbst Normalgewichtige das Gefühl haben, dick und unattraktiv zu sein? Anorexie betrifft vor allem Mädchen, zunehmend aber auch Jungen ab der Pubertät. Bei einem Drittel der Betroffenen nimmt die Erkrankung einen chronischen Verlauf – nicht selten mit tödlichem Ausgang.

WAS IST MAGERSUCHT?

Das griechische Wort »anorexis« bedeutet so viel wie »frei von Hunger« oder »fehlendes Verlangen«. Das wichtigste Symptom dieser Essstörung ist eine selbstauferlegte strenge Diät, die lebensbedrohliche Ausmaße annehmen kann. Betroffen sind in erster Linie Mädchen, aber auch Jungen zwischen dem 10. und 25. Lebensjahr. Auslöser sind oft familiäre Konflikte sowie unser westliches Schlankheitsideal. Das Selbstwertgefühl Magersüchtiger definiert sich stark über die Figur und das Körpergewicht. Charakteristisch ist eine stark ausgeprägte Selbstkontrolle. Dabei gehen die Betroffenen mit sich selbst hart ins Gericht – das eigene Körpergewicht wird extrem kritisch analysiert. Paradoxerweise fühlen sich selbst stark Untergewichtige unerträglich dick. Anorexie kann bis zu einem Gewichtsverlust von 50 % führen, die Betroffenen hungern sich teilweise herunter auf ein Gewicht von 30 bis 40 Kilo. Auf Grund des drastischen Gewichtsverlusts treten diverse körperliche Beschwerden auf: Bei den Mädchen bleibt die Menstruation aus, Wachstumsprozesse verzögern sich, und Kreislaufprobleme treten gehäuft auf. Insbesondere während der ersten Jahre kann das Beschwerdebild von Magersucht zu → Bulimie wechseln, bisweilen auch umgekehrt.

TYPISCHE SYMPTOME

- Das Körpergewicht liegt etwa 25 % unter dem Normalgewicht (Body-Mass-Index unter 17,5)
- Weglassen von Mahlzeiten, Vermeiden von familiären Mahlzeiten
- strenge, selbstauferlegte Gewichtskontrolle bis hin zur Nulldiät
- Einnahme von Appetitzüglern, Diuretika und Abführmitteln
- Ausbleiben der Menstruation, flaumartige Ganzkörperbehaarung, Muskelschwäche
- permanentes Kältegefühl, Hautprobleme

WIE ERKENNE ICH MAGERSUCHT?

Wenn Ihnen eine starke Gewichtsabnahme bei Ihrem Kind oder bei anderen Jugendlichen auffällt, kann das ein erstes Anzeichen für Anorexie sein. Aber auch andere Symptome einer Essstörung sollten Sie aufmerksam verfolgen. Dazu zählen:

- regelmäßiges Auslassen von Mahlzeiten (»Ich habe gerade schon etwas gegessen«)
- eine Unterdrückung des Hungergefühls durch unmäßiges Trinken von Wasser oder Kaffee
- Einnahme von Abführmitteln, harntreibenden Mitteln (Diuretika) und Appetitzüglern
- mit großem Eifer Festmahle vorzubereiten und selbst nur in dem Essen herumzustochern
- die auferlegte Diät wird gegenüber anderen mit Appetitlosigkeit entschuldigt
- exzessiv Sport zu betreiben.

Anorektiker sind oft sehr ehrgeizig und leistungsorientiert. Sie können sich selbst kleinste Schwächen nicht verzeihen und stehen ihrem eigenen Tun selbstkritisch gegenüber.
Auf Grund des ständigen Hungergefühls sind sie schnell reizbar und wirken oft unausgeglichen. Der abgemagerte Körper reagiert auf den permanenten Nahrungsentzug mit Abgeschlagenheit, Muskelschwäche und geringem sexuellen Interesse. Weitere physische Veränderungen sind ständiges Frieren auf Grund des niedrigen Blutdruckes, trockene Haut und brüchige Nägel, eine feine Flaumbehaarung am gesamten Körper (Lanugo-Behaarung) und Magenbeschwerden.

WAS KANN DIE SCHULMEDIZIN TUN?

Bei fortgeschrittener Erkrankung ist ein mehrmonatiger stationärer Aufenthalt in einer psychosomatischen Klinik notwendig. Erstes Ziel der medizinischen Behandlung ist eine rasche Gewichtszunahme. Da Anoretiker die Schwere ihrer Erkrankung oftmals nicht erkennen, müssen die Nährstoffe bei lebensbedrohlichen Zuständen als Infusion verabreicht werden. Sobald sich die körperliche Verfassung etwas stabilisiert hat, sollten die Betroffenen in der Lage sein, die Gewichtszunahme in eigener Regie zu kontrollieren.
Langfristig kann ein normaler Umgang mit der eigenen Figur und dem Körpergewicht nur über eine Psychotherapie erreicht werden. Bei lebensbedrohlicher körperlicher Verfassung ist zu Beginn eine stationäre Psychotherapie zwingend notwendig.
Psychopharmaka wie Neuroleptika und Antidepressiva werden in der Akutphase und bis zum Erreichen eines angemessenen Körpergewichts angewendet.

Alternative Therapien

Neben einer Psychotherapie können alternative Methoden unterstützend eingesetzt werden.

ERNÄHRUNGSTHERAPIE

Nach erfolgreicher Beendigung der Therapie müssen Sie auf eine ausgewogene Ernährung achten. Das Aufstellen eines Ernährungsplans kann Ihnen dabei helfen.

GANZHEITLICHE ÜBUNGSMETHODEN

Feldenkrais und ***Alexandertechnik*** eignen sich, um ein besseres Gefühl für den eigenen Körper zu bekommen und die Figur realistischer einzuschätzen. Signale des Körpers (z.B. Hunger) müssen wieder wahrgenommen werden.
Wenn der Körper bereits stark geschwächt ist, hilft moderate Bewegungstherapie wie ***Qi Gong*** oder ***Yoga*** (leichte Asanas), die Muskeln zu stärken.

PSYCHOTHERAPIE

Da Anorektikern ein Krankheitsbewusstsein in der Regel abgeht, ist eine ambulante Therapie zumindest in der Anfangsphase der Behandlung wenig sinnvoll. Magersüchtige leiden unter einer gestörten Wahrnehmung von Körper und Gewicht. In der psychotherapeutischen Behandlung lernen sie, dass ihr Selbstwertgefühl sowie privater und beruflicher Erfolg nicht vom Schlanksein abhängig sind.
Die ***familienorientierte Therapie*** wird vor allem bei jungen Anorektikern eingesetzt, wenn sie noch zu Hause wohnen. Dabei sollen den Familienangehörigen Wege aufgezeigt werden, wie sie mit der Magersucht umgehen können. Oftmals richtet sich die gesamte familiäre Aufmerksamkeit auf die Erkrankung, andere Probleme treten stark in den Hintergrund. Es kann auch hilfreich sein, wenn der Therapeut an Familienmahlzeiten teilnimmt.
Im Rahmen einer ***Gruppentherapie*** erlernen die Betroffenen gemeinsam neue Strategien zur Lösung ihrer Probleme. ***Rollenspiele*** und Kommunikationstraining eignen sich, um persönliche Konflikte zu erkennen und zu bewältigen. ***Kreatives Gestalten,*** wie dies in der Musik- oder Maltherapie der Fall ist, liefert neue Inspirationen und ermöglicht, die seelischen Konflikte in Bildern oder Tönen auszudrücken. Auch Tanztherapie kann ein Ventil sein, um innere Konflikte herauszulassen.

Schlafstörungen

Schlaf ist ein Zustand körperlicher und seelischer Ruhe und Erholung. Er ist die Voraussetzung dafür, dass wir uns im Wachzustand gesund und leistungsfähig fühlen. Jeder Mensch erlebt zwischenzeitlich Phasen, in denen der erholsame Nachtschlaf getrübt ist. Private oder berufliche Sorgen hindern uns am Ein- oder Durchschlafen. Das sollte allerdings die Ausnahme und nicht die Regel sein, doch leider ist das bei vielen Menschen nicht der Fall.

WAS SIND SCHLAFSTÖRUNGEN?

Massive äußere Einflüsse wie Lärm, Zeitverschiebung oder extreme Temperaturen stören unseren Schlaf. Auch Ärger, Angst oder Aufregung sowie Alkohol, Drogen und bestimmte Medikamente können Schlafstörungen nach sich ziehen.
Schlaflosigkeit ist ein häufiges Symptom bei körperlichen Schmerzen und bei psychischen Erkrankungen wie der → Depression.
Der Bedarf an Schlaf ist von Mensch zu Mensch unterschiedlich, manch einer kommt mit sechs Stunden Schlaf aus, andere benötigen acht bis neun Stunden, um wirklich ausgeschlafen und fit in den neuen Tag zu gehen.
Besteht ein länger anhaltendes Missverhältnis zwischen unserem persönlichen Schlafbedürfnis und dem tatsächlichen Schlaf, sinkt unsere Leistungsfähigkeit, und wir werden krank. Schlafstörungen werden von den Betroffenen nicht nur als solche erlebt und beschrieben, sondern sie sind in Schlaflabors auch konkret messbar.
Zu den »klassischen« Schlafstörungen gehören Ein- und Durchschlafstörungen sowie das vorzeitige morgendliche Erwachen.

TYPISCHE SYMPTOME

- Ein- und Durchschlafstörungen
- veränderter Schlaf-wach-Rhythmus
- starke Müdigkeit und Schlafzwang am Tag
- verringerte Konzentrations- und Leistungsfähigkeit
- Gereiztheit und Depressionen

WIE ERKENNE ICH EINE SCHLAFSTÖRUNG?

Das typische Bild einer Schlafstörung ist folgendes: Sie sind müde und legen sich ins Bett, können aber nicht einschlafen. Sie wälzen sich hin und her und finden keine geeignete Einschlafposition. Oder Sie wachen nachts auf und liegen stundenlang wach. Die Gedanken kreisen um ein bestimmtes Thema – es gelingt Ihnen nicht, abzuschalten. Tagsüber macht sich der fehlende Nachtschlaf durch starke Einschlafneigung und eine bleierne Müdigkeit bemerkbar. Dies kann unter anderem zu → Kopfschmerzen und Gedächtnisstörungen führen sowie zu einer verminderten Leistungsfähigkeit im Beruf oder in der Familie. Sexualstörungen, Gereiztheit oder Depressionen sind ebenfalls möglich.

WAS KANN DIE SCHULMEDIZIN TUN?

Zunächst muss die genaue Ursache für die Schlafstörung gefunden werden. Ist dies nicht möglich, wird der Arzt eine Untersuchung im Schlaflabor empfehlen.

- Häufig verschreibt der Arzt zunächst Schlafmittel (Hypnotika). Solche Medikamente sollten allerdings nur zeitlich begrenzt und bedarfsabhängig eingenommen werden, um eine Chronifizierung der Schlafstörung zu vermeiden.
- Bei der Einnahme der heute hauptsächlich eingesetzten Mittel aus der Gruppe der Benzodiazepine, zu denen auch Valium® gehört, besteht zudem die Gefahr der Abhängigkeit.
- Falls eine Grunderkrankung für die Schlafstörungen verantwortlich ist, muss diese vorrangig behandelt werden.

GESUNDE LEBENSFÜHRUNG

Versuchen Sie, geistig und körperlich zu entspannen, und vermeiden Sie es, vor dem Schlafengehen über aufreibende Probleme oder anderweitige Sorgen zu diskutieren.
Wenn Sie feststellen, dass Sie nicht einschlafen können, sollten Sie sich nicht im Bett hin und her wälzen. Stehen Sie stattdessen wieder auf und beschäftigen Sie sich noch eine Weile. Kochen Sie sich einen beruhigenden Tee oder lesen noch etwas, bis Sie wieder müde sind.
Um zur Ruhe zu kommen, können Sie abends regelmäßig noch einen kleinen Spaziergang an der frischen Luft machen.
Das Abendessen sollten Sie nicht zu spät einnehmen – späte Mahlzeiten liegen einem häufig schwer im Magen und verzögern das Einschlafen. Das gilt vor allem für üppige Mahlzeiten. Versuchen Sie, auf das Rauchen zu verzichten, denn Nikotin hat eine anregende Wirkung. Auch manche Alkoholika wie Weißwein und Sekt wirken anregend.

Alternative Therapien

Wichtig ist es, die Ursachen für auftretende Schlafstörungen zu finden. Mit alternativen Methoden können Sie teilweise auf sehr einfache Weise etwas gegen Ihre Einschlafprobleme tun.

AYURVEDA

Bei häufiger Müdigkeit und Schlafstörungen helfen sanfte ***Ganzkörperölmassagen*** mit Vata-reduzierenden Heilölen. Denkbar sind aber auch ***Tees*** oder ***Dampfbäder***, die den Vata-Überschuss senken.

HOMÖOPATHIE

Eine klinische Studie belegt, dass die Kombination aus ***Avena sativa, Passiflora incarnata*** und ***Valeriana officinalis*** sehr erfolgreich zur Behandlung von unruhigem Schlaf und nervösen Erregungszuständen eingesetzt werden kann. Darüber hinaus gibt es folgende Mittel:

- ***Argentum nitricum D12:*** Schlafstörungen aus Angst vor Prüfungen oder unangenehmen Situationen
- ***Arsenicum album D12:*** innere Unruhe und ängstliche Sorgen
- ***Nux vomica D12:*** bei gestressten und arbeitswütigen Menschen mit hohem Nikotin-, Kaffee- oder Medikamentenkonsum (Hinweise zu Einnahme und Potenzen → Seite 106)
- ***Coffea D12:*** Einschlafstörungen durch Ideenfülle, Folge von geistiger Anstrengung.

PHYTOTHERAPIE

Baldrian wirkt bei Schlaflosigkeit, nervöser Erschöpfung und gilt als Muskelrelaxans. Dazu übergießen Sie 1 TL Baldrianwurzel mit 150 ml kochendem Wasser, lassen das Ganze 5 bis 10 Minuten ziehen und trinken den abgeseihten Tee 1/2 bis 1 Stunde vor dem Schlafengehen (Hinweise zur Teezubereitung → Seite 135). Durch eine dreimonatige Behandlung mit Fertigarzneimitteln, die Baldrian enthalten, können die gesunden Schlafeigenschaften reaktiviert werden.
Hopfen wird zumeist in Kombination mit ***Baldrian***, ***Melisse*** und ***Passionsblume*** bei Schlafstörungen eingesetzt. Zur Zubereitung eines Tees nehmen Sie die zerkleinerten Hopfenblüten. Sie können auch aus dem Kraut der ***Passionsblume*** einen Tee zubereiten. Alternativ gibt es Fertigpräparate in Form von Dragees oder Tropfen. ***Lavendel*** ist ebenfalls bekannt für seine beruhigende Wirkung, wenn man

RATIONALE PHYTOTHERAPIE

HEILPFLANZEN MIT BELEGTER WIRKSAMKEIT

- Baldrianwurzel, Hopfenzapfen, Passionsblume: Kombinationspräparate aus diesen drei Arzneipflanzen sind ein bewährtes Mittel bei Ein- und Durchschlafstörungen.

ihn als Tee vor dem Schlafengehen zu sich nimmt oder als Badezusatz verwendet. Dazu nehmen Sie 100 g getrocknete Blüten, überbrühen diese mit 2 Liter Wasser und lassen das Ganze 5 Minuten ziehen. Der fertige Sud wird dem Badewasser zugegeben. Eine schlaffördernde Wirkung tritt ein, wenn Sie 1/2 bis 1 Stunde vor dem Schlafengehen 20 Minuten darin baden.

ENTSPANNUNG UND MEDITATION

Autogenes Training

Autogenes Training hilft Ihnen dabei, den Alltagsstress besser zu bewältigen. Sie lernen, sich auf Ihren Körper und die Atmung zu konzentrieren und gezielt zu entspannen.

ERNÄHRUNGSTHERAPIE

Sorgen Sie dafür, dass Ihr Körper ausreichend Vitamine bekommt. Besonders wichtig ist ***Vitamin B3*** (Niacin), das in größeren Mengen in Weizenkleie, Hefe und Hühnerfleisch enthalten ist.

Auch ein Mangel an ***Magnesium*** kann zu Schlafstörungen führen. Dieser Mineralstoff kommt in vielen Vollkornprodukten, aber auch in Soja und Sesam vor.

Nehmen Sie zum Abendessen vor allem Lebensmittel zu sich, die im Verhältnis zu den Proteinen viel ***Tryptophan*** enthalten. Dabei handelt es sich um eine Aminosäure, die für den Aufbau eines Neurotransmitters nötig ist, der den Schlaf herbeiführt. Tryptophan ist reichlich in Cashewnüssen, Thunfisch und Sonnenblumenkernen enthalten.

FEINSTOFFLICHE THERAPIEN

Aromatherapie

Träufeln Sie ein paar Tropfen ***Lavendel***- oder ***Kamillenöl*** auf Ihr Kopfkissen. Damit erzielen Sie einen beruhigenden und ausgleichenden Effekt.

Bach-Blütentherapie

- ***White Chestnut:*** wenn Sie nicht abschalten können
- ***Impatiens:*** für hektische und ungeduldige Menschen
- ***Agrimony:*** Einschlafstörungen auf Grund innerer Unruhe durch verdrängte Gefühle.

Edelsteintherapie

Bei Schlaflosigkeit wirkt ein ***Amethystelixier***. Legen Sie den Stein in ein kleines Glas Rotwein. Von dem Elixier 3-mal täglich 1 TL einnehmen.

Magnetfeldtherapie

Für die Magnetfeldtherapie benötigen Sie ein spezielles Gerät, das ein pulsierendes Magnetfeld aufbaut. Die erhältlichen Geräte sind meist so klein, dass sie mühelos unter dem Kopfkissen Platz haben.

GANZHEITLICHE ÜBUNGSMETHODEN

Tai Ji Quan

Beim Tai Ji Quan werden langsame, fließende Bewegungen durchgeführt, die die Vitalität stärken und beruhigend wirken.

THERAPEUT

- Pflanzliche Präparate aus Baldrianwurzel, Hopfenzapfen und Passionsblume sind bei Schlafstörungen besonders wirksam.
- Suchen Sie nach einer geeigneten Entspannungsmethode, um zu mehr innerer Ruhe zu finden.

Stress

Termindruck im Job, Beziehungsprobleme, Stau auf der Autobahn – Stress hat viele Gesichter. Positiver Stress macht das Leben aufregender und interessanter, wir bekommen einen regelrechten »Kick«. Negativer oder auch Dysstress stellt jedoch eine große Belastung für den Organismus dar. Vor allem Situationen, die wir nicht ändern können, setzen unseren Körper in Alarmbereitschaft und machen uns auf die Dauer krank.

WAS IST STRESS?

Das Wort Stress leitet sich vom lateinischen »strictus« ab und bedeutet angezogen, stramm oder gespannt. Stress macht nicht grundsätzlich krank – im Gegenteil. Wir benötigen sogar ein gewisses Maß an Stress, um leistungsfähig zu sein. Ursprünglich war Stress eine lebenswichtige Reaktion unseres Organismus, um potentiellen Gefahren rasch und effektiv begegnen zu können. Unter Stresseinwirkung steigen Herzfrequenz, Blutdruck, Atmung und Muskeltonus. Im Gegenzug sind Libido und Verdauung vermindert. Während unsere Vorfahren die Möglichkeit zu Kampf oder Flucht hatten, sind wir unseren heutigen Stressauslösern oftmals hilflos ausgeliefert – wir können ihnen nicht oder kaum entkommen. Dazu zählen: Leistungsdruck im Beruf, Lärm, Krankheit und zwischenmenschliche Probleme. Man unterscheidet zwischen positivem ***Eustress*** und negativem ***Dysstress.*** Zu den positiven Stresserlebnissen gehören z.B. Vorfreude und Verliebtsein. Während uns der positive Stress beflügelt, macht der negative Stress auf die Dauer krank. Eine mögliche Folge von dauerhaftem Stress ist der → Herzinfarkt.

WIE ERKENNE ICH STRESS?

Typische Stresssymptome sind innere Angespanntheit, Kopfschmerzen und Migräne, Antriebslosigkeit und Konzentrationsstörungen. In vielen Fällen ist der Stress hausgemacht. Viele Menschen setzen sich unter einen starken Leistungsdruck und leiden so an Dauerstress. Die Folge sind körperliche und seelische Beschwerden.

Auch unsere Immunabwehr wird durch häufige Stressphasen herabgesetzt – wir werden anfälliger für Infekte wie häufige → Atemwegserkrankungen. Oftmals verändert sich unser Essverhalten. Vor lauter Stress vergessen manche Menschen zu essen, oder sie schlingen ihre Mahlzeiten hastig in sich hinein. Auf Dauer kann dies zu chronischen Magenbeschwerden führen. Andere wiederum essen übermäßig viel und nehmen stark an Gewicht zu.

TYPISCHE SYMPTOME

KÖRPERLICHE SYMPTOME

- Kopfschmerzen/Migräne
- Magenbeschwerden
- Herz-Kreislauf-Erkrankungen
- Schlaganfall, Infarkt
- Hörsturz (Tinnitus)

PSYCHISCHE SYMPTOME

- Depressionen
- Burn-out-Syndrom
- Angst
- Suchtverhalten
- Schlafstörungen

Gestresste Menschen haben große Schwierigkeiten, nach der Arbeit abzuschalten. Viele leiden unter Schlafstörungen. Zur Steigerung der Leistungsfähigkeit werden vermehrt Stimulanzien wie Kaffee, Zigaretten und Alkohol konsumiert. Die Suchtgefahr ist hier sehr groß.
Bleibt der Stress über längere Zeit bestehen, reagiert der Körper mit Magenbeschwerden, die sich in Form von Sodbrennen, → Verdauungsproblemen, Reizmagen oder → Gastritis äußern.
Häufige Folgen sind auch → Herz-Kreislauf-Erkrankungen und → Bluthochdruck. Daneben kann Stress zu Hauterkrankungen wie → Schuppenflechte, → Neurodermitis oder → Urtikaria führen.

WAS KANN DIE SCHULMEDIZIN TUN?

Die Behandlung hängt von den jeweiligen Symptomen ab. Am Anfang steht immer eine differenzierte Diagnose, um die Stressursachen herauszufinden.

GESUNDE LEBENSFÜHRUNG

Denken Sie daran, dass Sie sich gesund und ausgewogen ernähren, selbst wenn oder gerade wenn Sie stark unter Strom stehen. Regelmäßiges und bewusstes Essen ist ebenso wichtig wie eine ausreichende Flüssigkeitszufuhr (2 bis 3 Liter täglich). Setzen Sie sich zum Essen hin und lassen Sie sich nicht durch den Fernseher ablenken. Vermeiden Sie übermäßigen Kaffeekonsum, stattdessen sollten Sie besser Kräuter- oder Früchtetees sowie verdünnte Gemüse- und Fruchtsäfte oder Wasser trinken.
Stecken Sie sich realistische Ziele und setzen Sie Prioritäten. Lernen Sie, hin und wieder Nein zu sagen, wenn Sie merken, dass Ihnen zu viele Aufgaben aufgebürdet werden.
Volkshochschulen bieten Kurse an, in denen Sie Strategien zur besseren Konfliktlösung und zum wirkungsvollen Zeitmanagement erlernen. Erkundigen Sie sich auch bei Ihrer Krankenkasse nach entsprechenden Angeboten.

Alternative Therapien

Alternative Ansätze zielen vor allem darauf ab, Störungen zwischen Körper und Geist zu beheben und das innere Gleichgewicht wiederherzustellen.

AYURVEDA

Vorübergehender Stress kann mit den Kräutern *Brahmi, Tulsi* und *Shallaki* gelindert werden. Diese stärken die geistige Widerstandskraft. Empfehlenswert sind *Bäder, Dampfbäder* oder *Ganzkörperölmassagen.*

HOMÖOPATHIE

- *Aconitum C30:* emotionaler, psychischer Stress
- *Kalium phosphoricum D6:* körperliche und geistige Erschöpfung
- *Gelsemium D12:* Blackout vor Prüfungen
- *Argentum nitricum D12:* Stress vor Prüfungen und Lampenfieber (Hinweise zu Einnahme und Potenzen → Seite 106)

PHYTOTHERAPIE

Ginsengwurzel in Pulverform oder als alkoholisch-wässriger Auszug steigert die natürliche Widerstandsfähigkeit z.B. bei Atemwegserkrankungen.

RATIONALE PHYTOTHERAPIE

HEILPFLANZEN MIT BELEGTER WIRKSAMKEIT

- Ginsengwurzel stärkt das Immunsystem und reduziert die Infektanfälligkeit.
- Die oberirdischen Pflanzenteile der Passionsblume wirken beruhigend und angstlösend.
- Tee und Aufgüsse aus Melissenblättern reduzieren innere Unruhe und Angespanntheit.
- Extrakte aus der Baldrianwurzel wirken bei Unruhezuständen und nervös bedingten Einschlafstörungen.
- Matetee hilft bei geistiger und körperlicher Ermüdung.

Melisse können Sie als Lotion, Tinktur oder Tee anwenden. In klinischen Studien wurde die beruhigende Wirkung der Arzneipflanze nachgewiesen. ***Baldrianwurzel*** hilft bei Unruhezuständen, nervös bedingten Einschlafstörungen und Konzentrationsschwäche. Bei Erschöpfung und körperlicher Ermüdung wirkt ***Matetee***.

Die ***Passionsblume*** ist ein altbewährtes phytotherapeutisches Beruhigungsmittel. Kommission E und ESCOP befürworten die Anwendung der Passiflora bei nervöser Unruhe, Anspannung und Reizbarkeit sowie bei Einschlafstörungen (Hinweise zur Teezubereitung → Seite 135).

ENTSPANNUNG UND MEDITATION

Autogenes Training

Durch autosuggestive Übungsformeln, die leicht zu erlernen sind, können Sie sich schnell und tief entspannen. Ihre Konzentrationsfähigkeit verbessert sich, und Sie finden wieder zu mehr Ausgeglichenheit zurück. Nur wenige Minuten pro Tag führen zu einer Stressreduktion.

Zen-Meditation

Sie üben, sich in jedem Augenblick nur auf die eine Sache zu konzentrieren, die Sie gerade tun. Nach dem Motto »Wenn du isst, dann isst du« spricht man z. B. nicht während der Mahlzeiten und ist mit den Gedanken auch nicht bei diversen Alltagserledigungen. Meditation von 5 bis 10 Minuten fördert die innere Ruhe und verringert Stress und Anspannung.

ERNÄHRUNGSTHERAPIE

B-Vitamine, vor allem B1, B2 und B6, wirken stressmindernd und erhöhen die Leistungsfähigkeit. Sie sind vor allem in ***Hülsenfrüchten, Nüssen*** und ***Vollgetreide*** enthalten. Vitamin B12 kann nur über tierische Produkte, z.B. ***Milchprodukte*** und ***Fleisch***, aufgenommen werden.

Bei Stress empfehlen sich ***Multivitaminpräparate***, da sie chronischer Müdigkeit und Erschöpfung entgegenwirken.

THERAPEUT

- Besonders geeignet sind Entspannungs- und Atemübungen wie Autogenes Training oder Atemtherapie, um die innere Ausgeglichenheit wiederzuerlangen.
- Versuchen Sie herauszufinden, inwieweit Stressmomente von außen auf Sie zukommen oder ob Sie sich den Stress selber machen.
- Strukturieren Sie Ihren Tag und setzen Sie sich realistische Ziele.

FEINSTOFFLICHE THERAPIEN

Aromatherapie

Wohltuend bei Stress sind ***Lavendel, Sandelholz, Eukalyptus*** oder ***Zimt*** als Massageöl oder Badezusatz. Die Öle erhalten Sie in der Apotheke, in Reformhäusern oder Naturkosmetikläden.

Bach-Blütentherapie

- ***Impatiens:*** bei ungeduldigem und hektischem Verhalten
- ***Vervain:*** bei übertriebenem Eifer und starkem Bedürfnis nach Ruhe und Entspannung
- ***Elm:*** bei Stress und dem Gefühl, überfordert zu sein.

Edelsteintherapie

- ***Magnetit:*** harmonisiert Energie, löst geistige Blockaden und hilft dabei, sich gedanklich nicht »festzufahren«.

GANZHEITLICHE ÜBUNGSMETHODEN

Bewegung eignet sich hervorragend, um das tägliches Stresspotential zu verringern. Mit Hilfe von ***Tai Ji Quan*** und ***Qi Gong*** lernen Sie, sich auf andere Dinge zu konzentrieren, wie die Ausgewogenheit von Körper und Geist. ***Yoga*** ist besonders hilfreich, da sowohl die Asanas als auch die Atemübungen ausgleichend und belebend wirken.

Atemtherapie
Jeder kennt den Ausspruch »Hol erst mal Luft«: Ruhiges, tiefes Atmen hilft Ihnen, wieder »herunterzukommen«. Eine Atemtherapie macht Sie mit den wichtigsten Übungen vertraut.

MANUELLE THERAPIEN

Massagen sind sehr erholsam und entspannend. Gleichzeitig werden durch die Behandlung muskuläre Verspannungen gelöst.
Auch ***Rolfing*** und ***Shiatsu*** bewirken eine Kräftigung und Harmonisierung des Körpers. Sie entspannen körperlich und können ebenfalls mental besser »loslassen« – die Anspannung auf Grund emotionaler Probleme verringert sich.

PSYCHOTHERAPIE

Die körper- und erlebnisorientierte ***Tanztherapie*** hilft mit ihrem psychoanalytischen Hintergrund, Emotionen und Ängste nach außen zu tragen und damit innere Blockaden zu durchbrechen und die seelische Balance zu erlangen. Stimmungen und Gefühle können auch mit einer ***Musiktherapie*** sichtbar bzw. hörbar gemacht werden. Dies eröffnet Ihnen neue Sichtweisen und hilft Ihnen, besser mit Ihren Alltagsproblemen umzugehen.

Übergewicht

Gegen ein paar überschüssige Pfunde ist nichts einzuwenden. Doch wenn das Gewicht kontinuierlich zunimmt und Sie sich jedes Jahr neu einkleiden müssen, sollten Sie gegensteuern. Übergewicht ist ein Risikofaktor für zahlreiche Beschwerden, z.B. für Herz-Kreislauf-Erkrankungen und Diabetes. In zunehmendem Maße leiden auch Kinder und Jugendliche an Übergewicht. Die Ursachen sind meist falsche Ernährung und Bewegungsmangel.

WAS IST ÜBERGEWICHT?

Wenn sich das Körperfett stark vermehrt und es dadurch zu einer drastischen Erhöhung des Körpergewichts kommt, spricht man von Übergewicht oder Fettsucht (Adipositas). Hierzulande gilt bereits ein Viertel der Bevölkerung als übergewichtig – betroffen sind alle Altersgruppen. Besonders besorgniserregend ist, dass immer mehr Kinder und Jugendliche adipös sind. Schuld sind Bewegungsmangel und eine falsche Ernährung mit Fast Food und reichlich Süßigkeiten.
Überflüssige Fette und Kohlenhydrate werden vom Körper nicht aufgebraucht und in Form von Fettzellen gespeichert. Diese Fettzellen vergrößern und vermehren sich, gleichzeitig sprechen sie nicht mehr auf das Hormon Insulin an – der Blutzucker kann nicht mehr richtig verarbeitet werden. Die Folge ist ein vermehrtes Hungergefühl. Durch Diäten und regelmäßige Bewegung können Fettzellen sich zwar kurzfristig verkleinern und quantitativ abnehmen, doch wenn Sie Ihr Gewicht langfristig reduzieren und halten möchten, müssen Sie Ihre Ernährungs- und Lebensgewohnheiten grundsätzlich umstellen.

Ursachen für Adipositas

Adipositas ist in erster Linie die Folge eines ungesunden Essverhaltens. Übergewichtige essen häufig ohne geregelten Rhythmus und sehr stimmungsabhängig, z.B. um unangenehme Gefühle, Stress oder Langeweile zu kompensieren. Hinzu kommt mangelnde körperliche Bewegung, sowohl im Beruf als auch in der Freizeit.

Verschiedene Medikamente gelten als appetitanregend. Dazu zählen Antidepressiva, Antidiabetika und die Antibabypille. Auch Menschen mit → Schilddrüsenunterfunktion neigen vielfach zu erhöhtem Körpergewicht. Es wird diskutiert, ob Übergewicht auch genetisch bedingt sein kann. Häufig spielen jedoch eher die in einer Familie üblichen Essgewohnheiten eine Rolle als die genetische Disposition. Wenn Sie als Elternteil ständig zwischendurch naschen und statt Gemüse lieber Pommes mit Mayonnaise verdrücken, so ist es kein Wunder, wenn die Kinder sich ein falsches Essverhalten angewöhnen und übergewichtig werden.

Binge-Eating-Störung

Bei der Binge-Eating-Störung handelt es sich um eine Essstörung, von der etwa ein Fünftel der Übergewichtigen betroffen sind. Dabei werden innerhalb kürzester Zeit völlig unkontrolliert große Nahrungsmengen verschlungen. Bei solch einer Fressattacke wird mitunter der gesamte Kühlschrank geleert. Im Gegensatz zur → Bulimie leiden unter dieser Essstörung vor allem Männer.

WIE ERKENNE ICH ÜBERGEWICHT?

Mit Hilfe des Body-Mass-Index (BMI) können Sie überprüfen, welcher Gewichtskategorie Sie entsprechen. Der BMI ergibt sich aus dem Körpergewicht (in kg), geteilt durch die Körpergröße (in m) zum Quadrat. Bei einem BMI > 30 spricht man von Übergewicht, das mit einem erhöhten gesundheitlichen Risiko einhergeht. Noch einfacher ist es, den Taillenumfang zu ermitteln. Frauen mit einem Bauchumfang von mehr als 88 Zentimetern und Männer mit über 102 Zentimeter Leibesfülle gelten als adipös.

Wenn infolge des Übergewichts Begleiterkrankungen auftreten, wird es höchste Zeit, abzunehmen. Auf Grund der ständigen Nahrungszufuhr steigt der Blutzuckergehalt im Körper, und → Diabetes kann entstehen. Auch Stoffwechselstörungen wie → Fettleber, → Arteriosklerose, → Gallenerkrankungen oder → Gicht können die Folge sein. Durch Übergewicht erhöht sich auch das Risiko von → Krebserkrankungen und frühzeitigen Gelenkbeschwerden wie → Arthrose.

TYPISCHE SYMPTOME

- Body-Mass-Index über 30
- Taillenumfang bei Frauen mehr als 88 Zentimeter, bei Männern über 102 Zentimeter
- trotz Gewichtszunahme ständiges Hungergefühl
- unkontrolliertes, übermäßiges Essen
- Kurzatmigkeit, erhöhter Blutdruck
- geringe körperliche Belastbarkeit, Gelenkbeschwerden
- Depressionen, sozialer Rückzug

WAS KANN DIE SCHULMEDIZIN TUN?

Wenn Ernährungstherapien, Sportprogramme und psychotherapeutische Behandlungen nicht den gewünschten Erfolg bringen, kann das Gewicht durch zusätzliche Einnahme von Medikamenten reduziert werden. Allerdings sollte eine medikamentöse Therapie nur unter ärztlicher Aufsicht erfolgen, und auch dann nur über einen begrenzten Zeitraum.

Im Handel werden Sie eine Vielzahl an ***Appetitzüglern*** finden, allerdings ist deren Einnahme nicht unbedenklich. In letzter Zeit wurden einige Präparate vom Markt genommen, da sie lebensbedrohliche Nebenwirkungen verursachten. Wenn Sie dennoch einen Appetithemmer ausprobieren wollen, sollten Sie sich von Ihrem Arzt beraten lassen. Von Produkten, die ausschließlich über das Internet vertrieben werden und durch die man angeblich 10 kg pro Woche abnimmt, sollten Sie die Finger lassen. Sinnvoller ist eine ***Diät*** unter ärztlicher Aufsicht.

Bei extrem Übergewichtigen, die auf keine Therapie ansprechen, können auch ***chirurgische Maßnah-***

men angewendet werden. Eine Möglichkeit wäre, den Magen operativ zu verkleinern oder den Dünndarm zu verkürzen. Infolge des Eingriffs können jedoch Langzeitschäden auftreten wie ein gestörter Flüssigkeitshaushalt oder die Bildung von Nierensteinen. Auf Grund der hohen Nebenwirkungsrate wird eine operative Behandlung nur in Ausnahmefällen empfohlen.

GESUNDE LEBENSFÜHRUNG

Eine Ernährungsumstellung bringt erst dann die gewünschten Erfolge, wenn Sie sich auch ausreichend bewegen – mindestens eine Stunde täglich. Kürzere Wege können Sie statt mit dem Auto zu Fuß oder mit dem Fahrrad zurücklegen. Suchen Sie sich eine Sportart, an der Sie Spaß haben und die sich gut in Ihren Alltag integrieren lässt. Radfahren, Schwimmen, Wandern, Nordic Walking oder Joggen sind besonders geeignet und können fast überall praktiziert werden.
Viele von uns bewegen sich am Arbeitsplatz viel zu wenig. Stundenlanges Sitzen gehört oftmals zum Arbeitsalltag. Versuchen Sie dennoch ab und zu, ein paar Schritte zu gehen. Es hilft schon, den Drucker oder bestimmte Bücher nicht in greifbare Nähe zu stellen. Telefonate können Sie auch mal im Stehen führen. Der Kollege im Nachbarbüro muss nicht angerufen werden, gehen Sie doch einfach rüber.

Alternative Therapien

Überschüssige Pfunde verliert man vor allem durch Bewegung. Alternative Therapien können Sie aber bei Ihrem Vorhaben unterstützen.

TRADITIONELLE CHINESISCHE MEDIZIN

In der TCM wird das Körpergewicht von der Milz gesteuert. Übergewicht, das mit Müdigkeit und Schwächegefühl einhergeht, wird als Milz-Qi-Mangel mit Schleimbeschwerden interpretiert. Übergewichtige mit häufigen Frustrationsphasen leiden dagegen unter Leber-Qi-Stau oder auch Milz-Qi-Mangel. Ziel der Behandlung sind das Auffinden der Ursachen, eine Umstellung der Ernährung und Bewegungstherapie.
Durch ***Ohrakupunktur*** kann das Hungergefühl eingedämmt werden. Gleichzeitig wirkt das Nadeln in die Ohrpunkte psychisch stabilisierend. Sie tragen die Nadeln ständig im Ohr und müssen sie mehrmals täglich durch leichtes Drehen stimulieren.

ERNÄHRUNGSTHERAPIE

Verzichten Sie auf einseitige Diäten, auch wenn diese eine kurzfristige Gewichtsabnahme bewirken. Auf Grund des Jo-Jo-Effekts nehmen Sie schnell wieder zu, sobald Sie wieder normal essen. Erfolgreich ist nur eine konsequente und dauerhafte Umstellung der Lebens- und Ernährungsgewohnheiten. Proteinreiche Pulver, angereichert mit Ballaststoffen (zum Sattwerden), fördern die Fettverbrennung und den Muskelaufbau.
Obst, Gemüse und Vollkornprodukte sollten täglich auf Ihrem Speiseplan stehen. Auf diese Weise nehmen Sie viele wertvolle Mikronährstoffe zu sich. Halten Sie sich bei Süßigkeiten und Alkohol zurück. Trinken Sie täglich etwa 2,5 Liter. Wasser fördert die Fettmobilisierung und stimuliert die Ausleitung von Giftstoffen. Bedenken Sie aber auch, dass viele Getränke einen hohen Zuckergehalt aufweisen. Auch reines Wasser löscht den Durst.

GANZHEITLICHE ÜBUNGSMETHODEN

Mit kraftvollem ***Tai Ji Quan*** lernen Sie Ihren Körper besser zu beherrschen und können gleichzeitig Ihr Gewicht reduzieren.
Dynamisches Yoga wie ***Hatha***- oder ***Ashtanga-Yoga*** lässt Sie schnell ins Schwitzen kommen. Die einzelnen Asanas steigern Ihre Kondition und Ihre Beweglichkeit.

PHYSIKALISCHE THERAPIEN

Es werden ***Adipositastherapien*** in verschiedenen Kurkliniken angeboten. Neben der Gewichtsabnahme stehen Ernährungslehre, sportliche Aktivitäten und die psychologische Betreuung im Vordergrund.

PSYCHOTHERAPIE

Die psychotherapeutische Begleitung ist dann sinnvoll, wenn Sie die eigene Lebensführung grundlegend verändern wollen. In psychosomatischen Kliniken werden für besonders schwierige Adipositasfälle komplexe Therapieprogramme angeboten. Ansonsten können Sie auch in einer Selbsthilfegruppe Unterstützung finden.

Mit Hilfe der ***Verhaltenstherapie*** lernen Sie, Ihren Speiseplan so umzustellen, dass Sie nicht nur abnehmen, sondern Ihr Gewicht dauerhaft halten können. Wichtig ist, dass Sie nicht nur Ihre Essgewohnheiten ändern, sondern auch Ihre gesamte Lebensführung überdenken. Auch das genaue Dokumentieren des Ess- und Trinkverhaltens kann hilfreich sein.

➤ ALTERNATIVE THERAPIEN ZUR BEHANDLUNG VON BEFINDLICHKEITSSTÖRUNGEN

Die großen Heilsysteme • AYURVEDA • HOMÖOPATHIE • PHYTOTHERAPIE • TRADITIONELLE CHINESISCHE MEDIZIN eignen sich bei allen hier genannten Erkrankungen zur Vorsorge, Nachsorge und in vielen Fällen auch zur Behandlung. Darüber hinaus können Ihnen die folgenden Alternativen Therapien helfen:

Beschwerden	Entspannungstechniken	Ernährungstherapie	Feinstoffliche Therapien	Ganzheitliche Übungsmethoden	Manuelle Therapien	Physikalische Therapien	Reiz- und Regulationstherapie	Psychotherapie
Abhängigkeit	●●	●●						●●●
Angststörungen	●●●		●●	●●				●●●
Bulimie		●●●		●●				●●●
Burn-out-Syndrom	●●●	●	●	●●	●●	●		
Depressionen		●	●●●			●		●●●
Kopfschmerz und Migräne	●●●		●	●	●●●	●		
Magersucht		●●●		●●				●●●
Schlafstörungen	●●●		●●	●	●			
Stress	●●●	●	●●	●●●	●●			●●
Übergewicht		●●●		●●		●●●		●●

●●● sehr gut geeignet, vielfach angewendet; ●● gut geeignet, oft angewendet; ● geeignet, gelegentlich angewendet

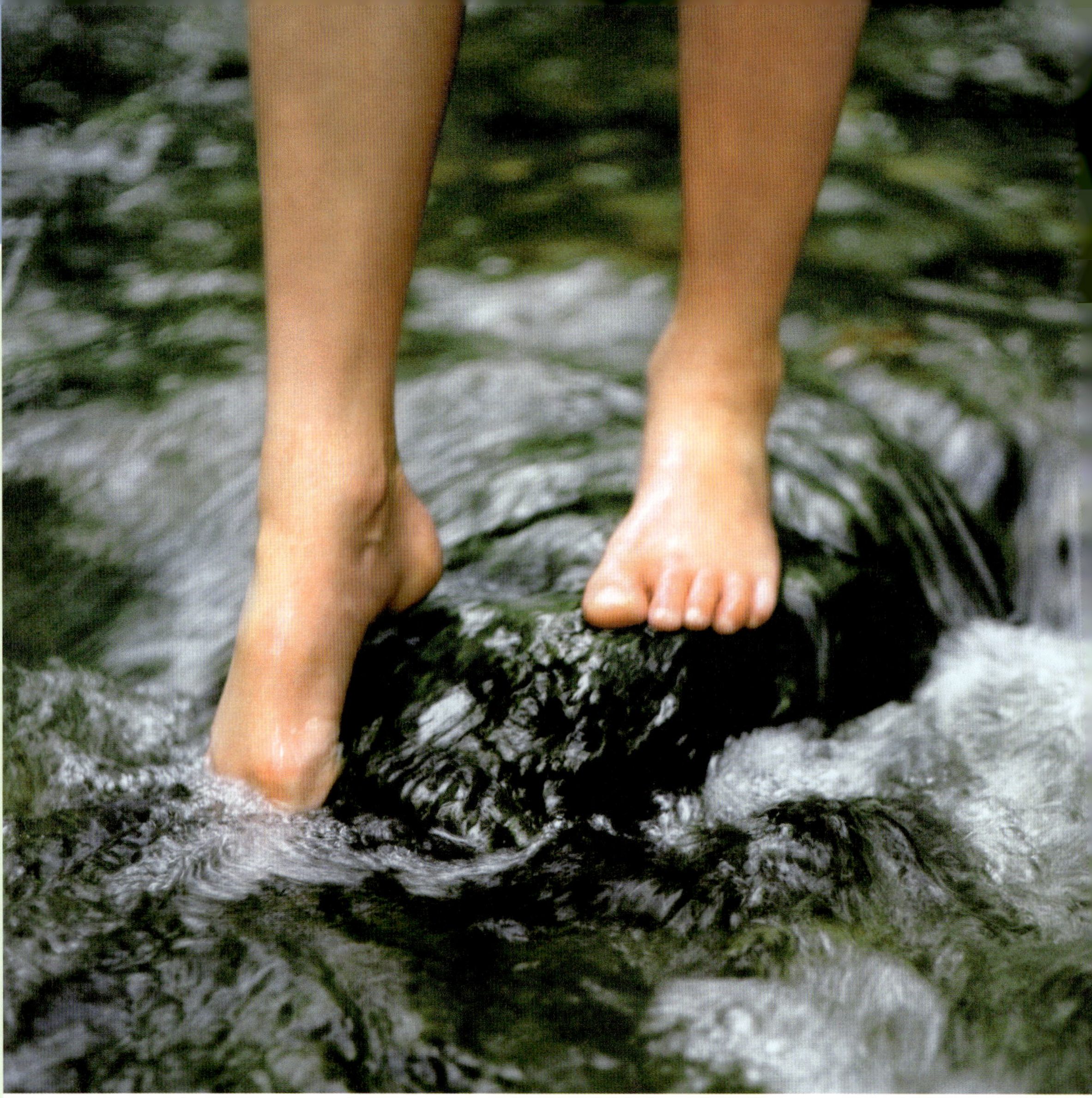

Urogenitaltrakt

Die Nieren sind das Klärwerk unseres Körpers. Täglich durchläuft unser Blut über 200-mal die Nieren und wird dort von Abfallstoffen befreit. Alles, was der Körper an wasserlöslichen Stoffen nicht mehr benötigt, wird mit dem Harn ausgeschieden. Damit unser Organismus diese lebenswichtige Entgiftungsarbeit optimal leisten kann, braucht er funktionstüchtige Nieren. Sie können die Nieren unterstützen, indem Sie zwei »goldene« Regeln beherzigen: Trinken Sie genügend Flüssigkeit und halten Sie Nieren, Blase und Füße warm. Mit diesen einfachen Maßnahmen beugen Sie vielen Erkrankungen des Urogenitaltraktes vor.

WIE FUNKTIONIEREN DIE NIEREN?

Die Nieren sind ca. 11 cm lange bohnenförmige Organe, die links und rechts von der Wirbelsäule unterhalb des Zwerchfells liegen. Jede der beiden Nieren wiegt rund 150 g. Zu ihren Hauptaufgaben gehören Entgiftung, Regulation des Elektrolythaushalts sowie die Aufrechterhaltung des Säure-Basen-Gleichgewichts. Mit Hilfe von mikroskopisch kleinen Filtern wird das Blut in den Nieren von Abfallstoffen befreit. Dabei werden täglich etwa 150 Liter Primärharn abfiltriert. Dieser wird in einem komplizierten Röhrensystem konzentriert und mit Ausscheidungsprodukten des Stoffwechsels angereichert. Zum Schluss bleiben 1 bis 1,5 Liter Endharn pro Tag übrig, den wir als Urin ausscheiden.
Die Nieren sind sehr gut durchblutet. Da der Blutdruck in den Nieren konstant bleiben muss, verfügen sie über ein eigenes Regelsystem: Sinkt die Nierendurchblutung, schütten sie ein Hormon aus, das den Blutdruck und damit die Nierendurchblutung ansteigen lässt. Deshalb kann ein hoher Blutdruck auch auf eine Nierenerkrankung hindeuten.

WAS MACHT DIE BLASE?

Der konzentrierte Harn wird im Nierenbecken gesammelt und gelangt von dort durch die beiden Harnleiter in die Blase, die bis zu 800 ml Flüssigkeit aufnehmen kann. Die Innenwand der Blase ist mit einer Schleimhaut ausgekleidet, die relativ anfällig für bakterielle Entzündungen ist (→ Harnwegsinfektionen). Im unteren Teil der Blase entspringt die Harnröhre, die den Urin nach außen leitet. An der Stelle, wo die Harnröhre die Blase verlässt, liegt der innere Blasenschließmuskel, der den Harn zurückhält. Ist die Blase mit ca. 350 ml Flüssigkeit gefüllt, öffnet sich durch einen Nervenimpuls der innere Schließmuskel, und der Harn fließt durch die Harnröhre in Richtung Ausgang. Am Ende der Harnröhre liegt der äußere Schließmuskel. Dieser ist ein Teil der Beckenbodenmuskulatur und kann willentlich geöffnet werden. Liegt hier eine Störung vor, sprechen wir von → Inkontinenz.
Da der Urin viele Stoffwechselprodukte enthält, eignet er sich sehr gut als Diagnoseinstrument.

DIE AUFGABE DER PROSTATA

Die männliche Prostata ist eine kastaniengroße Drüse, die die Samenflüssigkeit produziert. Sie liegt unterhalb der Blase und umfängt die Mündungsstelle des Samenleiters in die Harnröhre. Eine Vergrößerung der Prostata, die bei älteren Männern sehr häufig auftritt, kann daher zu einer Verengung der Harnröhre und damit zu Störungen des Harnabflusses führen.

ERKRANKUNGEN DES UROGENITALTRAKTES

Erkrankungen im Bereich des Urogenitaltraktes sind häufig ein Tabuthema und mit Schamgefühlen belegt. Aus diesem Grund scheuen sich viele Menschen, mit ihren Beschwerden zum Arzt zu gehen und Hilfe zu suchen. Vor allem → Inkontinenz, → Impotenz sowie → Prostatabeschwerden stellen für viele Männer eine psychische Belastung dar. Entspannungstechniken können hier gute Dienste leisten. Für die Behandlung der körperlichen Symptome z.B. bei → Harnwegsinfekten und → Prostatabeschwerden hat sich die Phytotherapie besonders gut bewährt.

Harnwegsinfektionen

Häufiger Harndrang und brennende Schmerzen beim Wasserlassen sind die typischen Symptome einer Blasenentzündung. Die meisten Frauen können ein Lied davon singen. Da die weibliche Harnröhre mit rund 3 cm sehr kurz ist, können Keime relativ leicht bis zur Blase vordringen und dort eine Entzündung auslösen. Männer leiden vor allem im Alter an Harnwegsinfekten, wenn die vergrößerte Prostata den Harnabfluss behindert.

WAS SIND HARNWEGSINFEKTIONEN?

Harnwegsinfektionen sind Entzündungen der ableitenden Harnwege. Dabei wird unterschieden zwischen Infektion der unteren Harnwege wie Harnröhren- und Blasenentzündung und den selteneren Infektionen des Nierenbeckens. Die ***Blasenentzündung*** (Zystitis) ist eine Entzündung der Blasenschleimhaut. Ursache eines Harnwegsinfekts sind meist Escherichia-coli-Bakterien, die, vom Darm kommend, durch die Harnröhre in die Blase einwandern. Dies geschieht durch falsches Reinigen nach dem Toilettengang oder während des Geschlechtsverkehrs – daher der Name »Honeymoon-Zystitis«. Bleibt eine Blasenentzündung lange unbehandelt, können die Erreger die Harnleiter emporsteigen und eine sehr schmerzhafte ***Nierenbeckenentzündung*** auslösen.

TYPISCHE SYMPTOME

BLASENENTZÜNDUNG

- Häufiger Harndrang
- Schmerzen und Brennen beim Wasserlassen

NIERENBECKENENTZÜNDUNG

- allgemeines Krankheitsgefühl
- Fieber
- Schmerzen in der Nierengegend

WIE ERKENNE ICH EINE HARNWEGSINFEKTION?

Wenn Sie einen häufigen Harndrang verspüren, das Wasserlassen mit brennenden Schmerzen verbunden ist und nur wenig Urin abgeht, der unangenehm riecht, deutet dies auf einen Harnwegsinfekt hin. Sieht der Urin rot aus, haben Sie Blut im Urin – ein deutliches Zeichen für eine Entzündung. Eine Nierenbeckenentzündung geht meist mit einem schweren Krankheitsgefühl, Fieber und Schmerzen in der Nierengegend einher.

WAS KANN DIE SCHULMEDIZIN TUN?

Bei einer anhaltenden oder sehr schmerzhaften Blasenentzündung verschreibt der Arzt ein Breitbandantibiotikum, um zu verhindern, dass der Infekt aufsteigt und die oberen Harnwege befällt. Eine Nierenbeckenentzündung wird immer antibiotisch behandelt.

GESUNDE LEBENSFÜHRUNG

Da Harnwegsinfekte durch Bakterieneinwanderung von außen ausgelöst werden, sollten Sie auf Hygiene beim Toilettengang sowie beim Geschlechtsverkehr achten. Bei wiederkehrenden Infekten müssen eventuell beide Partner behandelt werden, um eine gegenseitige Infektion zu vermeiden.

ARZT

- Bei lang andauernden, akuten Entzündungen oder bei starken Schmerzen sollten Sie einen Arzt aufsuchen, der durch die Gabe eines Antibiotikums die Ausbreitung der Infektion auf das Nierenbecken verhindert.

Außerdem ist es wichtig, dass Sie viel trinken. Die entzündete Blase muss gut gespült werden, damit die Keime ausgeschwemmt werden.
Sie können Harnwegsinfekten vorbeugen, indem Sie Kleidung tragen, die die Taille bedeckt und wärmt. Auch Ihre Füße sollten Sie warm halten – das stärkt die Abwehrkräfte.

Alternative Therapien

Besonders bei leichten oder chronischen Harnwegsinfekten sind alternative Therapieansätze sinnvoll, allen voran die Phytotherapie.

AYURVEDA

Entzündliche Erkrankungen stellen aus ayurvedischer Sicht einen Pitta-Überschuss dar. Vermeiden Sie heiße, stark gewürzte Speisen, um Ihr Pitta nicht zu verstärken. Eine Kräuterkombination aus ***Triphala*** (Myrobalane) und ***Shallaki*** (indischer Weihrauch) trägt zum Abklingen der Entzündung bei.

HOMÖOPATHIE

Für akute Harnwegsinfekte kommen folgende Mittel in Frage (Hinweise zu Einnahme und Potenzen → Seite 106):

- ***Cantharis D12:*** ständiger Harndrang und brennender Schmerz
- ***Colocynthis D6:*** krampfartige Schmerzen und viel trüber Urin
- ***Dulcamara D12:*** Reizblase, häufige Entzündungen bei geringster Kälteeinwirkung.

Schüßler-Salze

Ferrum phosphoricum D12: im Akutstadium morgens und abends je drei Tabletten einnehmen.

PHYTOTHERAPIE

Bei akuten Infekten tötet ein Tee aus ***Bärentraubenblättern*** die entzündungsauslösenden Bakterien ab. Allerdings wirken die enthaltenen Gerbstoffe magenreizend. Trinken Sie Bärentraubenblättertee nicht länger als eine Woche oder verwenden Sie ein Kaltmazerat (6 bis 12 Stunden ziehen lassen), das einen geringeren Gerbstoffgehalt hat. ***Kapuzinerkresse*** und ***Meerrettich*** enthalten Senföle, die ebenfalls antibakteriell wirken. In der Apotheke erhalten Sie ein wirksames Kombinationspräparat. ***Preiselbeersaft*** ist ebenfalls harndesinfizierend und kann vorbeugend getrunken werden (0,1 bis 0,2 Liter täglich). Zur Durchspülung der Harnwege bietet sich ein harntreibender Tee aus ***Birkenblättern, Zinnkraut, Brennnessel*** und ***Goldrute*** an. Damit lassen sich leichte und chronische Infektionen behandeln (Hinweise zur Teezubereitung → Seite 135).

TRADITIONELLE CHINESISCHE MEDIZIN

Eine akute Blasenentzündung wird in der TCM als Hitze-Lin-Syndrom – eine Ansammlung von Hitze – betrachtet. Der Therapeut leitet die feuchte Hitze durch ***Akupunktur*** aus und verschreibt Ihnen eine

RATIONALE PHYTOTHERAPIE

HEILPFLANZEN MIT BELEGTER WIRKSAMKEIT

- Goldrute verstärkt den Harnfluss und bewirkt dadurch eine Durchspülung der Blase.
- Birkenblätter: In einer großen Studie erzielten Brausetabletten mit Birkenblätterextrakt bei der Behandlung von Harnwegserkrankungen eine ähnlich gute Wirkung wie Antibiotika.
- Bärentraube: Die Inhaltsstoffe von Bärentraubenblättern wirken antibakteriell.

Kräuterrezeptur, die man in China ***Ba Zheng San*** nennt – übersetzt heißt das »Acht-Arzneien-Pulver zur Korrektur«. Die Kräuter wirken harntreibend, kühlend und schmerzlindernd. Außerdem sollten Sie viel ***grünen Tee*** trinken, der ebenfalls im Sinne der TCM kühlend wirkt.

Leiden Sie häufig oder sogar chronisch an Harnwegsinfekten, deutet dies auf eine Schwäche des Nieren-Yang hin. Die Therapie ist dann schwieriger: Einerseits muss die Hitze der Entzündung ausgeleitet werden, andererseits muss die Niere auf Grund Ihres Yang-Mangels erwärmt werden. In diesem Fall wird der Therapeut ein auf Sie abgestimmtes Behandlungskonzept aus ***Akupunktur, Moxibustion*** und ***Kräutertherapie*** entwerfen. Sie selbst können Ihre Nieren stärken, indem Sie regelmäßig den Punkt ***Niere 3*** massieren. Er liegt außen am Fuß in der Mulde zwischen Knöchel und Achillessehne.

ERNÄHRUNGSTHERAPIE

Während einer akuten Infektion ist es empfehlenswert, auf schleimhautreizende Lebensmittel wie Kaffee, Alkohol und Gewürze zu verzichten. Außerdem sollten Sie alle Lebensmittel meiden, die Säuren enthalten oder zu Säurebildung führen. Dazu zählen Fleisch, Eier, Milchprodukte, Zitrusfrüchte und Süßigkeiten. Stattdessen sind ***basenbildende Lebensmittel*** wie frisches Gemüse, Salate oder Kartoffeln günstig, da sie den Harn alkalisch machen. In alkalischem Harn können sich die Bakterien nicht so gut vermehren.

FEINSTOFFLICHE THERAPIEN

Aromatherapie

Antientzündlich und wärmend wirken: Bäder mit ***Bergamotteöl*** (6 Tropfen pro Vollbad), heiße Auflagen mit ***Kamillenöl*** und Bauchmassagen mit ***Lavendel-, Bergamotte-, Sandelholz-*** oder ***Kamillenöl.***

PHYSIKALISCHE THERAPIEN

Wenn Sie eine empfindliche Blase haben und zu kalten Füßen neigen, sind ***ansteigende Fußbäder*** sehr angenehm: Beginnen Sie mit einer Wassertemperatur von 33 °C und steigern Sie die Temperatur durch Zugabe von heißem Wasser schrittweise auf 42 °C. Das durchwärmt den gesamten Körper und beugt Blasenentzündungen vor.

Impotenz

Obwohl die sexuelle Revolution der 60er Jahre uns einen freieren Umgang mit der Sexualität beschert hat, sind Sexualstörungen immer noch ein Tabuthema, über das die Betroffenen am liebsten schweigen. Schwierigkeiten im sexuellen Kontakt sind häufig nicht nur für den Betroffenen, sondern auch für die Partnerschaft äußerst belastend. Der erste Schritt zur Lösung des Problems kann ein klärendes Gespräch mit einem qualifizierten Therapeuten sein.

WAS IST IMPOTENZ?

Impotenz bedeutet »Unfähigkeit, sich fortzupflanzen«. Während man im Volksmund ausschließlich Erektionsstörungen und einen vorzeitigen Samenerguss (Ejaculatio praecox) unter Impotenz versteht, wird medizinisch auch die Unfruchtbarkeit unter diesem Begriff subsumiert. Bei ***Erektionsstörungen*** spielen sowohl körperliche als auch psychische und partnerschaftliche Probleme eine Rolle. Schwierigkeiten in der Beziehung, Stress im Beruf und hoher Leistungsdruck verhindern die nötige

TYPISCHE SYMPTOME

- Mangelnde Lust zum Sex (Libidoverlust)
- nicht ausreichende Erektion
- vorzeitiger Samenerguss (Ejaculatio praecox)
- ungewollte Kinderlosigkeit

entspannte Atmosphäre, welche die Voraussetzung für ein erfülltes Sexualleben ist. Dadurch kommt es häufig zu enttäuschenden und beschämenden Situationen, die zu Versagensangst und erhöhtem Erwartungsdruck führen. Die dadurch erzeugte Anspannung trägt dazu bei, das Problem aufrechtzuerhalten. Dieser Teufelskreis muss durchbrochen werden. Bei älteren Männern über 50 kommen meist noch körperliche Ursachen hinzu, dazu zählen → Arteriosklerose, → Diabetes, Medikamenten- und Alkoholmissbrauch, Rauchen, hormonelle Störungen und neurologische Erkrankungen (z.B. → Multiple Sklerose).

Zeugungsunfähigkeit wird durch eine verminderte Spermaqualität hervorgerufen. Häufig befinden sich nicht genügend Spermien in der Samenflüssigkeit, oder aber die vorhandenen Spermien sind in ihrer Beweglichkeit so stark eingeschränkt, dass sie die Eizelle nicht erreichen. Ursache hierfür können Alkohol- und Drogenmissbrauch, Umweltgifte sowie eine frühere Mumpserkrankung sein.

WIE ERKENNE ICH IMPOTENZ?

Von Impotenz spricht man erst, wenn über einen Zeitraum von mindestens sechs Monaten 70 % der Versuche, Geschlechtsverkehr auszuüben, erfolglos sind. Wenn es also einmal nicht klappt, ist das noch kein Grund zur Sorge. Bei anhaltenden Problemen sollten Sie jedoch mit Ihrem Hausarzt oder einem Urologen sprechen. In vielen Fällen können die Beschwerden geheilt oder zumindest gelindert werden. Der Arzt wird mit Ihnen ein ausführliches Gespräch führen. Daran schließt sich eine körperliche Untersuchung an, die Blut- und Urinuntersuchung, Blutdruckmessung und die Untersuchung des Genitalbereichs umfasst.

Ein Paar gilt als unfruchtbar, wenn nach einem Jahr häufigen ungeschützten Verkehrs keine Schwangerschaft eintritt. Um festzustellen, ob die Ursache beim Mann liegt, ist die Untersuchung einer Spermaprobe notwendig.

WAS KANN DIE SCHULMEDIZIN TUN?

Wenn psychische Ursachen für die Impotenz verantwortlich sind, rät der Arzt zu einer Sexualtherapie, in die meist beide Partner einbezogen werden.

PDE-5-Hemmer (hierzu gehört auch Viagra®) erhöhen die Durchblutung des Schwellkörpers und werden wenige Stunden vor dem Verkehr eingenommen. Diese Medikamente sollten Sie nicht ohne Rücksprache mit Ihrem Arzt verwenden, besonders wenn Sie Medikamente zur Behandlung von Angina pectoris einnehmen.

Schnell wirkende, durchblutungssteigernde Medikamente können vom Patienten in Form einer Tablette in die Harnröhre eingeführt oder direkt in den Penis gespritzt werden. Die Injektion ist auf Grund der dünnen Nadeln fast schmerzfrei.

Mit einer Vakuumpumpe, die über den Penis gestülpt wird, kann das Blut in den Schwellkörper gesogen werden, bis eine Erektion entsteht. Ein Ring, der bis zur Peniswurzel geschoben wird, verhindert das zu schnelle Abfließen des Blutes.

ARZT

- Überwinden Sie Ihre Scheu und vertrauen Sie sich Ihrem Arzt an. Kaufen Sie sich keine »Potenzmittel« über das Internet, dabei handelt es sich um Medikamente, deren Einnahme Sie mit Ihrem Arzt absprechen sollten.

Bei hormonellen Ursachen werden testosteronhaltige Präparate eingesetzt. Als letzte Möglichkeit kann ein Schwellkörper-Implantat eingesetzt werden.

GESUNDE LEBENSFÜHRUNG

Während Alkohol in geringen Mengen entspannt, senkt regelmäßiger starker Alkoholkonsum die Fähigkeit, eine Erektion zu haben und einen Orgasmus zu erleben.
Falls Sie rauchen, sollten Sie kurz vor dem Verkehr auf Zigaretten verzichten. Nikotin verengt die Gefäße und erschwert eine Erektion. Langfristig fördert Rauchen Arteriosklerose, eine der häufigsten Ursachen für Impotenz.

Alternative Therapien

Wenn Ihre sexuellen Probleme körperlicher Natur sind, dann lesen Sie bitte die zu Ihrer Krankheit gehörigen Therapiehinweise im entsprechenden Kapitel unseres Buches. Darüber hinaus bietet die alternative Medizin eine Palette an Behandlungsmöglichkeiten.

AYURVEDA

Die ayurvedische Kräutertherapie enthält mehrere aphrodisierend wirkende Kräuter. Für den Mann empfiehlt sich eine Kombination aus ***Ashvagandha*** (Winterkirsche) und ***Gokshura*** (Tribulus terrestris). Gokshura ist auch als natürliches Anabolikum unter Sportlern bekannt. Wissenschaftliche Studien belegen, dass es die Produktion des männlichen Sexualhormons Testosteron anregt.

HOMÖOPATHIE

- ***Acidum phosphoricum C30:*** Schwächegefühl, mangelnde Erektion, Depressionen nach dem Geschlechtsverkehr
- ***Caladium seguinum D3:*** bei abgeschwächter Libido, bei Erektionsstörungen und vorzeitigem Samenerguss
- ***Lycopodium C30:*** allgemeine Schwäche, altersbedingte Impotenz
- ***Selenium C30:*** Samenerguss ohne Erektion, allgemeine Erschöpfung (Hinweise zu Einnahme und Potenzen → Seite 106).

PHYTOTHERAPIE

Die Rinde des afrikanischen ***Yohimbe-Baums*** und das ***Potenzholz*** (Holz des südamerikanischen Muira-Puama-Baums) wirken aphrodisierend. Yohimbe-Rinde steigert zudem die Durchblutung der Genitalien, ist allerdings nur ab der homöopathischen Verdünnung D4 freiverkäuflich. ***Ginkgo*** wirkt ebenfalls durchblutungsfördernd und hat daher eine günstige Wirkung bei Potenzproblemen. ***Ginsengwurzel*** (nicht bei Bluthochdruck) stärkt die Vitalfunktionen des Körpers und damit auch die Sexualität. Sind Stress und Nervosität für Ihre sexuellen Probleme verantwortlich, kann Ihnen ***Baldrianwurzel*** oder ***Passionsblume*** helfen.

TRADITIONELLE CHINESISCHE MEDIZIN

Sexuelle Störungen werden in China von jeher mit ***Akupunktur*** behandelt. Bereits zehn Sitzungen führen bei vielen Patienten zu einer deutlichen Verbesserung der Potenzprobleme. Auch die Spermaqualität wird dadurch verbessert. Impotenz, Unfruchtbarkeit und mangelnde Libido werden meist als Schwäche des Nieren-Yang betrachtet. Manchmal, besonders bei älteren Menschen, tritt dies in Kombination mit einer Schwäche des Nieren-Yin auf. In der TCM ist die Nierenschwäche häufig mit einer Leber-Qi-Stagnation verbunden. Dies äußert sich z.B. in Depressionen oder einer »midlifecrisis«. Leiden Sie an Nervosität und Schlafstörungen, kann auch ein Herz-Blut-Mangel oder eine Schwäche des Milz-Qi die Ursache Ihrer Potenzprobleme sein. Durch Akupunktur werden die betroffenen Organe gestärkt und durch ***Moxibustion*** das Nieren-Yang gewärmt. Gemeinsam mit Ihrem Partner können Sie einen Punkt, der knapp zwei Fingerbreit unterhalb des Bauchnabels liegt, massieren. Der Name dieses Punktes spricht für sich: Er heißt »***Meer der Lebensenergie***«. Traditionell wird in China Impo-

THERAPEUT

- Bei der Behandlung von Impotenz durch körperliche oder seelische Ursachen verzeichnet die chinesische Medizin sehr gute Erfolge. Suchen Sie sich einen Therapeuten, zu dem Sie eine vertrauensvolle Beziehung haben.

tenz mit ***Ingwermoxa*** behandelt. Dazu wird erwärmtes Salz in den Bauchnabel gefüllt und mit einer Scheibe Ingwer bedeckt, auf der Moxakegel abgebrannt werden.

Die Ernährung spielt bei der chinesischen Behandlung von Impotenz eine große Rolle. Um Ihr Nieren-Yang zu stärken, sollten Sie erwärmende Speisen und Gewürze wie ***Lammfleisch, Ingwer, Nelken*** und ***Zimtrinde*** bevorzugen. Ein Teerezept »Zur Stärkung der Manneskraft«:

3 g Zimtrinde
6 g Besenreifkraut
6 g Morindawurzel
6 g Bischofsmützenkraut
3 g Brenndoldenfrucht
5 g Knoblauchsamen
6 g Goldenes-Augengras-Wurzel
6 g Hartriegelfrucht
6 g Eucommiarinde
12 g Braunwurz
9 g chinesische Engelwurz
9 g Bocksdornfrüchte
12 g Speichelkrautwurzel
4 g Ginsengwurzel
4 g Hirschhorn.

Die Teemischung können Sie sich in einer Apotheke zusammenstellen lassen, die auf chinesische Medizin spezialisiert ist.

ENTSPANNUNG UND MEDITATION

Zur Entspannung von bedrückendem Alltagsstress eignen sich ***Autogenes Training*** oder ***Progressive Muskelentspannung*** nach Jacobson.

ERNÄHRUNGSTHERAPIE

Zink ist für die Produktion des männlichen Hormons Testosteron notwendig. Besonders ältere Menschen leiden häufig an Zinkmangel.

FEINSTOFFLICHE THERAPIEN

Aromatherapie

Eine Duftlampe mit ein paar Tropfen ***Ylang-Ylang*** oder ***Sandelholz*** schafft eine entspannte Atmosphäre im Schlafzimmer.

Bach-Blütentherapie

Bach-Blütenessenzen eignen sich besonders bei psychisch bedingten Sexualproblemen:

- ***Larch:*** wenn Sie sich selbst unter Erfolgsdruck setzen
- ***Star of Bethlehem:*** bei traumatischen sexuellen Erlebnissen oder nach seelischem Schock
- ***Rock Water:*** wenn Sie Probleme haben, sich beim Sex zu entspannen.

GANZHEITLICHE ÜBUNGSMETHODEN

Mit ***Tai Ji Quan, Qi Gong*** und ***Yoga*** werden Blockaden des Energieflusses Qi gelöst, die sexuelle Probleme hervorrufen können.

PSYCHOTHERAPIE

Eine ***psychotherapeutische Behandlung*** ist in vielen Fällen von Sexualstörungen empfehlenswert. Speziell ausgebildete Sexualtherapeuten haben sich auf Probleme im Sexualleben spezialisiert und sind im Umgang mit diesem für viele Menschen sehr schwierigen und delikaten Thema geübt. In den meisten Fällen ist es sinnvoll, den Partner in die Therapie einzubeziehen.

Traumatische, unverarbeitete sexuelle Erlebnisse, eine zu strenge Sexualerziehung in der Kindheit oder auch zu hohe Leistungsanforderungen an sich selbst sind häufig Auslöser für sexuelle Probleme und können in psychotherapeutischen Gesprächen bearbeitet werden. Im Anhang finden Sie Adressen, die Ihnen bei der Suche nach einem geeigneten Therapeuten helfen.

Inkontinenz

Harninkontinenz ist in erster Linie ein »weibliches« Problem. Nahezu jede dritte Frau über 50 leidet zumindest vorübergehend an unwillkürlichem Harnabgang. Inkontinenz ruft bei vielen Betroffenen Scham und Minderwertigkeitsgefühle hervor, was dazu führt, dass die Probleme totgeschwiegen werden. Dabei gibt es effektive Möglichkeiten, die Blasenmuskulatur zu stärken.

WAS IST INKONTINENZ?

Harninkontinenz wird in drei Schweregrade sowie in verschiedene Ursachen und Formen unterteilt.

Die ***Belastungs- oder Stressinkontinenz*** betrifft in erster Linie Frauen über 50. Durch eine Druckerhöhung im Bauchraum beim Lachen, Husten oder Springen verlieren die Betroffenen Urin, ohne einen Harndrang zu verspüren. Ursache ist eine Absenkung der Harnblase durch Bindegewebs- oder Muskelschwäche des Beckenbodens oder der Harnröhre. Diese Probleme treten vor allem nach Schwangerschaften, bei Übergewicht oder bei Östrogenmangel nach den Wechseljahren auf.

Bei ***Dranginkontinenz*** besteht ein unwiderstehlicher, plötzlicher Harndrang, häufig verbunden mit nächtlichem Einnässen. Diese Form der Inkontinenz wird durch chronische → Harnwegsinfekte, → Nieren- und Blasensteine, eine Reizblase sowie psychische Anspannung hervorgerufen.

Von der ***Überlaufinkontinenz*** sind vor allem Männer mit einer → Prostatavergrößerung betroffen. Auf Grund einer Verengung des Blasenausgangs füllt sich die Blase bis zum »Überlaufen« – der Urin geht unbemerkt ab.

TYPISCHE SYMPTOME

- Unwillkürlicher Harnabgang
- häufiges, auch nächtliches Wasserlassen

Bei der ***Reflexinkontinenz*** ist die nervale Verbindung zwischen Gehirn und Blase gestört, z.B. durch eine Schädigung des Rückenmarks (Querschnittslähmung), aber auch bei → Multipler Sklerose oder → Morbus Parkinson.

WIE ERKENNE ICH INKONTINENZ?

Die Symptome richten sich nach der Ursache bzw. der Inkontinenzform. Typisch ist der unwillkürliche Harnabgang beim Lachen, Husten oder Niesen. Auch nächtliches Einnässen oder ständiger Harndrang können auf eine Inkontinenz hinweisen. Eine Harninkontinenz gehört nicht zum normalen Alterungsprozess und muss behandelt werden.

WAS KANN DIE SCHULMEDIZIN TUN?

Zunächst wird der Arzt Ihren Urin untersuchen, um eine Infektion auszuschließen. Eine Blasenspiegelung zeigt Blasensteine, Tumoren oder sonstige Verengungen der Harnwege. Bei Männern ist eine Untersuchung der Prostata notwendig.

- Eine ***Belastungsinkontinenz*** wird durch Beckenbodengymnastik oder gezieltes Training der Blasenschließmuskulatur behandelt.
- Bei Östrogenmangel verschreibt der Arzt vaginale Östrogenzäpfchen oder -salben.
- Bestimmte Medikamente (Serotonin-Noradrenalin-Wiederaufnahmehemmer) erhöhen die Spannkraft des Schließmuskels.

- Anticholinergika sind Medikamente, die entspannend auf die Blasenmuskulatur wirken. Sie werden bei ***Dranginkontinenz*** eingesetzt.
- Die Methode der Wahl ist heutzutage das Einführen eines TVT-Bands (tension-free vaginal tape = spannungsfreies Vaginalband). In einem kleinen Eingriff wird das Band um die Harnröhre gelegt und in der Bauchdecke verankert, um das Absenken der Blase zu verhindern.

ESUNDE LEBENSFÜHRUNG

Viele Menschen, die an Inkontinenz leiden, trinken zu wenig. Das ist der falsche Weg! Zu wenig Flüssigkeit erhöht das Risiko einer Harnwegsinfektion. Außerdem erschlafft die Blasenmuskulatur, wenn über lange Zeit weniger Harn produziert wird, ein Effekt, der die Inkontinenz verstärkt. Also trinken Sie regelmäßig 1,5 bis 2 Liter Flüssigkeit pro Tag.
Gezielte Beckenbodengymnastik ist das A und O bei Harninkontinenz. Auch andere Sportarten wie Radfahren, Jogging oder Nordic Walking trainieren die Beckenbodenmuskulatur.

lternative Therapien

Die alternativen Verfahren verfolgen im Wesentlichen zwei Ansatzpunkte: die Kräftigung der Muskulatur und des Bindegewebes sowie die Behandlung der psychischen Komponente des Leidens.

OMÖOPATHIE

Bei andauernden Beschwerden sollten Sie sich konstitutionell behandeln lassen, im akuten Fall können Ihnen folgende Mittel helfen (Hinweise zu Einnahme und Potenzen → Seite 106):

- ***Causticum D12:*** Belastungsinkontinenz, besonders bei älteren Menschen
- ***Nux vomica C30:*** Dranginkontinenz in Kombination mit Nervosität
- ***Pulsatilla D12:*** wenn sich die Beschwerden im Liegen verschlimmern
- ***Sepia D12:*** Belastungsinkontinenz in Verbindung mit Blasen- oder Gebärmuttersenkung.

Schüßler-Salze

- ***Calcium fluoratum:*** bei Bindegewebsschwäche
- ***Kalium phosph.:*** bei nervöser Inkontinenz.

PHYTOTHERAPIE

Kürbissamen zeigen eine in wissenschaftlichen Studien belegte Wirkung bei der Behandlung von Inkontinenz. ***Ginkgopräparate*** fördern die Durchblutung und damit die Spannkraft der Blasenmuskulatur. ***Frauenmantelkraut*** und der Wurzelstock der ***Traubensilberkerze*** sind besonders bei Inkontinenz in den Wechseljahren zu empfehlen.

TRADITIONELLE CHINESISCHE MEDIZIN

Die TCM unterscheidet verschiedene Krankheitsbilder, die zu Inkontinenz führen. Die häufigste Ursache ist eine Schwäche des Nieren-Yang, die oft bei alten Menschen auftritt und sich in großen Mengen hellen Urins äußert. In diesem Fall helfen ***Akupunktur*** und ***Moxibustion.*** Häufig ist auch ein Nieren-Yin-Mangel (bei alten Menschen mit wenig, dunklem Urin) oder ein Milz-Qi-Mangel (bei Blasen- oder Gebärmuttersenkung nach Schwangerschaft) die Ursache. Eine Kräutermischung mit dem passenden Namen ***Suo Quan Wan*** (»Pille, die die Schleuse schließt«) wärmt die Nieren und stärkt das Milz-Qi. Bei einer Yin-Schwäche der Nieren hilft ein Tee aus ***chinesischer Spargelwurzel.***
Ein allgemeines Tonikum zur Behandlung von Inkontinenz liefern die Früchte des japanischen Hartriegels ***Cornus officinalis*** (Shan Ju Yu). Die angegebenen Kräuter erhalten Sie in Apotheken, die sich auf chinesische Arzneien spezialisiert haben.

ERNÄHRUNGSTHERAPIE

Nehmen Sie eine ballaststoffreiche Kost zu sich, um Verstopfung zu vermeiden. Ein gefüllter Darm drückt auf die Blase und verstärkt die Beschwerden. Wenn Sie zu viele Pfunde auf die Waage bringen, sollten Sie Ihr Gewicht reduzieren. Übergewicht ist ein Risikofaktor für Inkontinenz.

FEINSTOFFLICHE THERAPIEN

Bach-Blütentherapie

Zur Linderung der psychischen Komponente tragen folgende Bach-Blüten bei:

- ***Mimulus:*** Angst vor ungewolltem Harnabgang
- ***Walnut:*** Inkontinenz durch Schwangerschaft oder Wechseljahre
- ***Crab Apple***: Gefühl der Unsauberkeit.

GANZHEITLICHE ÜBUNGSMETHODEN

Atemtherapie

»Breath walk« nennt sich eine besondere Form der Atemtherapie – eine Mischung aus Yoga, Atemübungen, Laufen und Meditation. Er tut der Seele und dem Körper gut, entspannt und verbessert die Kontrolle über die Harnblase.

MANUELLE THERAPIEN

Osteopathie

Durch Osteopathie werden Bindegewebe und Blasenmuskulatur gestärkt, wodurch die Blasenkontrolle verbessert wird.

PHYSIKALISCHE THERAPIEN

Heiße und ***kalte Sitzbäder*** erhöhen die Durchblutung im Beckenraum und verbessern die Spannkraft der Blasenmuskulatur.

PSYCHOTHERAPIE

Wenn Anspannung, Stress oder traumatische Erlebnisse für die Inkontinenz verantwortlich sind, kann eine Psychotherapie notwendig sein, um die Hintergründe der Beschwerden zu erforschen und therapeutisch zu beseitigen.

WEITERE THERAPIEMÖGLICHKEITEN

Durch transkutane elektrische Nervenstimulation (***TENS***) werden Beckenboden und Schließmuskel trainiert. Am wirkungsvollsten ist die Methode, wenn die Elektroden möglichst nah an die betroffenen Muskeln herangeführt werden, also in Darm und Scheide eingeführt werden.

Die ***Biofeedback***-Methode verzeichnet ebenfalls sehr gute Erfolge: Durch eine Sonde werden dem Patienten die Bewegungen seiner Beckenbodenmuskulatur auf einem Bildschirm sichtbar gemacht. Dadurch lernt er, die Muskulatur gezielt zu kontrahieren und dadurch zu kräftigen.

Prostatabeschwerden

Lange bleibt sie unbemerkt, doch bei vielen Männern in den »besten Jahren« macht sie sich plötzlich unangenehm bemerkbar: die Prostata, auch Vorsteherdrüse genannt. So zählt die Prostatahyperplasie, die vergrößerte Prostata, zu den häufigsten Erkrankungen bei Männern im fortgeschrittenen Lebensalter. In Deutschland sind rund 50 Prozent der über 50-Jährigen von Prostataproblemen betroffen.

WAS SIND PROSTATABESCHWERDEN?

Die häufigsten Beschwerden entstehen durch eine gutartige Vergrößerung der Prostata (benigne ***Prostatahyperplasie***). Was dazu führt, dass die Harnröhre abgedrückt wird und der Harnabfluss gestört ist. Der Auslöser sind vermutlich altersbedingte hormonelle Veränderungen beim Mann. Seltenere Prostatabeschwerden sind die Prostataentzündung (***Prostatitis***) und der → ***Prostatakrebs.***

TYPISCHE SYMPTOME

- Beschwerden beim Wasserlassen
- häufiger Harndrang
- Inkontinenz
- Harnwegsinfektionen

WIE ERKENNE ICH PROSTATABESCHWERDEN?

Das erste deutliche Symptom einer ***Prostatahyperplasie*** sind häufig Störungen beim Wasserlassen. Im Laufe der Erkrankung werden drei Stadien unterschieden. Zunächst ist der Harnstrahl abgeschwächt, und es dauert, bis der Urin fließt. Typisch ist auch ein häufiger Harndrang. Im zweiten Stadium ist die Harnröhre bereits so weit verengt, dass die vollständige Entleerung der Blase nicht mehr möglich ist, mit dem Resultat eines permanenten Harndrangs. Das dritte Stadium ist gekennzeichnet durch einen Harnrückstau in die Nieren, der zum Nierenversagen führen kann und sofort ärztlich behandelt werden muss.

Eine ***Prostataentzündung*** geht einher mit Schmerzen beim Wasserlassen und häufigem Harndrang mit geringen Harnmengen. Möglich sind auch Blut im Urin, Fieber und Schüttelfrost.

Prostatakrebs macht lange keine Beschwerden und wird daher spät erkannt (lesen Sie dazu → Kapitel Krebs, Seite 577).

WAS KANN DIE SCHULMEDIZIN TUN?

Der Arzt kann die Prostata im Rahmen einer ***rektalen Untersuchung*** ertasten und dabei Größe und Struktur bestimmen. Auch eine ***Ultraschalluntersuchung*** gibt Aufschluss über den Zustand der Prostata und die Menge des in der Blase verbleibenden Restharns. Um einen bösartigen Tumor auszuschließen, bestimmt der Urologe im Blut das Prostata-spezifische Antigen (*PSA*). Zur Behandlung einer Prostataentzündung werden in der Regel ***Antibiotika*** eingesetzt. Im Falle einer vergrößerten Prostata stehen folgende Therapiemöglichkeiten zur Verfügung:

- Alpharezeptorenblocker entspannen die Muskulatur der Prostata und erleichtern dadurch das Wasserlassen.
- 5-alpha-Reduktasehemmer greifen in den Hormonstoffwechsel ein und bewirken dadurch eine Verringerung des Prostatazellwachstums, was zu einer Verkleinerung der Prostata führt. Mögliche Nebenwirkungen sind Impotenz und Libidoverlust.
- Teile der Prostata können mit Hilfe eines Laserstrahls zerstört oder mit einer Schlinge entfernt werden.
- Bei bleibenden Beschwerden kann die Prostata operativ entfernt werden.

GESUNDE LEBENSFÜHRUNG

Ein wirksamer Schutz gegen Prostatahyperplasie ist ein entspannter Beckenboden. Regelmäßige Beckenbodengymnastik (z. B. Zukneifen des Afters und anschließendes Entspannen) sowie häufiger Geschlechtsverkehr wirken sich günstig auf die Prostata aus. Vermeiden Sie langes Sitzen.

Alternative Therapien

Wichtig ist, rechtzeitig mit der Vorbeugung gegen Prostatabeschwerden zu beginnen. Die Naturheilkunde – und besonders die Phytotherapie – bietet dazu gute Ansätze. Das gilt auch für die Behandlung bereits bestehender Probleme.

HOMÖOPATHIE

Ein bewährtes Mittel bei Prostatavergrößerung ist die Sägezahnpalme ***Sabal serrulata D2*** oder, wenn diese nicht anschlägt, ***Ferrum picrinicum D12.***

Außerdem helfen:

- *Conium D6:* häufiger, auch nächtlicher Harndrang und Harnträufeln auf dem Weg zur Toilette
- *Staphysagria D12:* Abgang kleiner Harnmengen; Gefühl, als ob die Blase nie leer ist.

Eine chronische Prostatitis sollten Sie konstitutionell behandeln lassen (Hinweise zu Einnahme und Potenzen → Seite 106).

PHYTOTHERAPIE

Die Behandlung von Prostatabeschwerden ist eine Domäne der Phytotherapie. Eine Vielzahl von Studien belegt die Wirksamkeit von ***Sägepalmenfrüchten, Kürbiskernen, Brennnesselkraut*** und ***-wurzel*** sowie der Rinde der ***afrikanischen Pflaume (Prunus africanus).*** Die genannten Pflanzen helfen sowohl bei Prostatahyperplasie als auch bei einer Prostataentzündung. Auch Extrakte aus ***Roggenpollen*** haben laut klinischer Studien eine positive Wirkung bei Prostatabeschwerden.

TRADITIONELLE CHINESISCHE MEDIZIN

In der TCM gibt es kein Syndrom, das die Prostatavergrößerung direkt beschreibt. Stattdessen werden die Symptome wie Harnverhalt, häufiger Harndrang oder Inkontinenz verschiedenen Syndromen wie Blutstase, Yang-Mangel von Milz und Niere oder Leber-Qi-Stagnation zugeschrieben und entsprechend behandelt. Meist wird ***Ginseng*** zur allgemeinen Stärkung des Qi in die Behandlung mit einbezogen.

RATIONALE PHYTOTHERAPIE

HEILPFLANZEN MIT BELEGTER WIRKSAMKEIT

- Kürbissamenextrakte führen bei dreimonatiger Anwendung zu einer Verbesserung der Beschwerden bei Prostatavergrößerung.
- Extrakte aus Sägepalmenfrüchten verbessern den Harnabfluss bei Prostatabeschwerden.

THERAPEUT

- Die Phytotherapie ist zur Behandlung einer Prostatavergrößerung die Methode der Wahl.
- Essen Sie regelmäßig Tomaten und zinkhaltige Lebensmittel.

ERNÄHRUNGSTHERAPIE

Günstig ist eine Ernährung, die wenig tierisches Fe enthält, dafür aber reichlich ungesättigte Fettsäure aus pflanzlichen Ölen. Besonders empfehlenswe ist der regelmäßige Genuss von Tomaten. Der In haltsstoff Lycopin hemmt das Wachstum der Pro tatazellen. Einer Studie zufolge haben Männer, d wöchentlich zehn Tomaten verzehren, ein deutlic reduziertes Risiko, eine vergrößerte Prostata zu en wickeln. Die tägliche Zufuhr von ***Zink*** (50 mg/Tag und den Aminosäuren ***Glycin, Alanin*** und ***Glut minsäure*** (je 500 mg/Tag) trägt zur Verkleinerun der Prostata bei.

FEINSTOFFLICHE THERAPIEN

Aromatherapie

Sitzbäder mit ***Lavendel-, Rosmarin-*** oder ***Sande holzöl*** sind entspannend und verbessern die Durch blutung des Harntraktes. Bei einer Prostataentzün dung wirken ***Bergamotte-, Kamillen-*** und ***Myrrhe*** als Badezusatz entzündungshemmend.

GANZHEITLICHE ÜBUNGSMETHODEN

Yoga

Einige Übungen wie die Kobra oder die Dreieck position wirken entspannend, kräftigen das Becke und öffnen die Harnröhre.

PHYSIKALISCHE THERAPIEN

Ansteigende Sitzbäder mit ***Kamille*** oder ***Zinnkra*** führen zur Entspannung der Harnwege und e leichtern das Wasserlassen.

Nieren- und Blasensteine

Nieren- und Blasensteine treten immer gehäuft in Zeiten zu üppiger Ernährung auf. Schon im Mittelalter litten viele wohlhabende Bürger darunter. In den 1950er Jahren, als es in Deutschland nach dem Krieg aufwärts ging, hatten sich die Steinleiden zu einer wahren Volkskrankheit entwickelt, vor allem unter Männern. Der Grund war die zu reichhaltige Ernährung mit viel fetthaltigem Fleisch, Wurst und zu viel Alkohol.

WAS SIND NIEREN- UND BLASENSTEINE?

Harn- und Nierensteine bestehen meist aus Calciumoxalat, Calciumphosphat oder Harnsäure. Wenn diese Stoffe in zu hoher Konzentration im Harn vorkommen, bilden sie Kristalle. Dies kann sowohl in der Niere (Nierensteine) als auch in der Blase (Blasensteine) geschehen. Sind die Kristalle klein, gehen sie unbemerkt mit dem Harn ab, man spricht dann von Harngrieß. Sobald sie eine bestimmte Größe erreicht haben, behindern sie den Harnabfluss und führen zu einer Reizung der Schleimhäute, was außerdem die Entstehung von Harnwegsinfekten fördert.

Folgende Faktoren begünstigen die Bildung von Nieren- und Blasensteinen:

- Ernährung, die den Urin mit Salzen übersättigt
- zu geringe Trinkmengen
- Harnstau, z.B. durch Prostatavergrößerung
- chronische Harnwegsinfekte
- Störungen im Harnsäurestoffwechsel.

TYPISCHE SYMPTOME

- Schmerzen beim Wasserlassen
- Blut im Urin
- starke, krampfartige Schmerzen im Rücken (Nierenkoliken)

WIE ERKENNE ICH NIEREN- ODER BLASENSTEINE?

Harngrieß, den Vorboten der Blasensteine, können Sie selbst in Ihrem Harn erkennen. Der Urin ist trüb, und nach einiger Zeit setzen sich Partikel am Boden ab. Ausgewachsene ***Blasensteine*** machen sich durch Unterbrechungen des Harnstrahls, Schmerzen beim Wasserlassen und Blutbeimengungen im Urin bemerkbar. ***Nierensteine*** bleiben oft so lange unbemerkt, bis sie in den Harnleiter gelangen. Dort rufen sie heftige, wellenartige Schmerzen hervor: die Nierenkoliken.

Mittels Ultraschall kann der Arzt Blasensteine zuverlässig diagnostizieren. Nierensteine sind etwas schwieriger festzustellen. Im Zweifelsfall muss eine Urographie gemacht werden, bei der Sie ein Kontrastmittel gespritzt bekommen, das einige Stunden später die Nierengänge auf dem Röntgenbild darstellt.

WAS KANN DIE SCHULMEDIZIN TUN?

Meist gehen Harnsteine durch viel Trinken (3 bis 4 Liter täglich) und Bewegung (Hüpfen, Treppenlaufen) spontan ab. Eventuell werden begleitend krampflösende Medikamente eingenommen.

Größere Steine werden mit Hilfe von Schlaufen oder Zangen unter Narkose entfernt. Eventuell müssen die Steine vor der Entfernung zerkleinert werden, dies geschieht durch eingeführte Ultraschallsonden oder von außen mittels Stoßwellenlithotripsie. Nur in seltenen Fällen ist eine operative Entfernung der Steine notwendig. Anschließend wird die Zusammensetzung der Steine analysiert, um mit einer entsprechenden Therapie einer Neubildung entgegenzuwirken.

GESUNDE LEBENSFÜHRUNG

Die beste Prophylaxe sind eine ausgewogene Ernährung und viel Flüssigkeit. Regelmäßige Bewegung beugt ebenfalls der Bildung von Steinen vor.

Alternative Therapien

Sowohl zur Vorbeugung als auch zur Linderung der Beschwerden bei Steinleiden können Sie auf die Naturmedizin zählen.

HOMÖOPATHIE

Bei wiederkehrenden Steinen ist eine konstitutionelle Behandlung sinnvoll. Im akuten Fall können folgende Mittel Erleichterung verschaffen (Hinweise zu Einnahme und Potenzen → Seite 106):

- ***Berberis D6:*** Urin mit blutigem Sediment, Nierenkoliken mit stechenden Rückenschmerzen
- ***Acidum benzoicum D12:*** dumpfe Blasen- oder Nierenschmerzen
- ***Colocynthis D12:*** starke Koliken, die in alle Richtungen ausstrahlen
- ***Lycopodium D12:*** Nieren- und Blasensteine mit häufig wiederkehrenden Harnwegsinfekten.

RATIONALE PHYTOTHERAPIE

HEILPFLANZEN MIT BELEGTER WIRKSAMKEIT

- Pestwurz entspannt die ableitenden Harnwege und erleichtert dadurch die Ausscheidung von Blasen- und Nierensteinen.

Schüßler-Salze

- ***Magnesium phosphoricum D6:*** entspannt die Harnwege bei Nieren- oder Blasenkoliken
- ***Natrium phosphoricum D6:*** unterstützt den Harnsäurestoffwechsel
- ***Natrium sulfuricum D6:*** fördert die Harnausscheidung.

PHYTOTHERAPIE

Bei akuten Schmerzen helfen Pflanzen, die die Mu kulatur der Harnwege entspannen wie ***Pestwu*** und ***Khellafrüchte.*** Pestwurz können Sie als Sta dardpräparat kaufen, Khella ist nur als Tee auf de Markt. Unterstützend und auch vorbeugend sollt Sie Ihre Harnwege mit harntreibenden Tees durc spülen, die ***Goldrutenkraut, Birken-, Orthosipho*** und ***Brennnesselblätter*** sowie ***Zinnkraut*** enthalte Mischen Sie für ein Teerezept z.B.
25 g Zinnkraut
25 g Orthosiphonblätter
50 g Goldrutenkraut
(Hinweise zur Teezubereitung → Seite 135).

TRADITIONELLE CHINESISCHE MEDIZIN

Blasensteine werden in der TCM als »feuchte Hit in der Blase« bezeichnet. Durch ***Akupunktur*** we den Feuchtigkeit und Hitze ausgeleitet. Außerde werden die Harnwege entspannt, wodurch die Ste ne abgehen können. Sie sollten auf befeuchten und scharfe Lebensmittel wie Milchprodukte, S ßigkeiten, Alkohol und Fleisch verzichten. Ei wiederholte Steinbildung wird meist auf einen Yi Mangel der Nieren zurückgeführt. Dadurch en steht ein relativer Yang-Überschuss und damit H ze, wodurch der Harn »ausgetrocknet« wird. Z Prophylaxe wird das Nieren-Yin durch geeigne ***Kräuterrezepturen*** und Akupunktur gestärkt.

ERNÄHRUNGSTHERAPIE

Die Ernährungsempfehlungen richten sich nach d Zusammensetzung der Harnsteine:

- Calciumoxalatsteine bilden sich in saurem Harn. In diesem Fall sollten Sie sich basenreic ernähren mit viel frischem Gemüse und Rohkost und Kräutertees. Meiden Sie Kaffee und Alkohol. Daneben sollten Sie die Zufuhr von Calcium (Milchprodukte) und Oxalat (Rhabarber, Spinat, Tomaten, Kakao) einschränken.

- Harnsäuresteine bilden sich ebenfalls in saurem Harn. Meiden Sie außerdem harnsäurebildende Lebensmittel wie Fleisch, Innereien, Hülsenfrüchte und schwarzen Tee.
- Die Bildung von Calciumoxalat- und Harnsäuresteinen kann außerdem durch die Einnahme von Kaliumcitrat vermieden werden, da Citratsalze den Harn basisch machen.
- Calciumphosphatsteine werden dagegen durch basischen Harn begünstigt, daher ist hier eine säurebildende, fleischhaltige Kost empfehlenswert. Calcium- und phosphathaltige Speisen sollten Sie reduzieren, also wenig Milchprodukte, Schmelzkäse und Cola.

FEINSTOFFLICHE THERAPIEN

Aromatherapie

Heiße Kompressen mit ***Sandelholz-***, ***Wacholder-*** und ***Kiefernnadelöl*** entspannen die Harnwegsmuskulatur und lindern den Schmerz.

PHYSIKALISCHE THERAPIEN

Festsitzende Steine können sich durch muskelentspannende heiße Bäder oder Kompressen lösen. Ein ***Heublumensack*** auf der Nierengegend tut gut.

ALTERNATIVE THERAPIEN ZUR BEHANDLUNG VON BESCHWERDEN DES HARNTRAKTS

Die großen Heilsysteme • AYURVEDA • HOMÖOPATHIE • PHYTOTHERAPIE • TRADITIONELLE CHINESISCHE MEDIZIN eignen sich bei allen hier genannten Erkrankungen zur Vorsorge, Nachsorge und in vielen Fällen auch zur Behandlung. Darüber hinaus können Ihnen die folgenden Alternativen Therapien helfen:

Beschwerden	Entspannungstechniken	Ernährungstherapie	Feinstoffliche Therapien	Ganzheitliche Übungsmethoden	Manuelle Therapien	Physikalische Therapien	Reiz- und Regulationstherapie	Psychotherapie
Harnwegsinfektionen		●	●			●		
Impotenz	●●	●		●				●●
Inkontinenz			●	●●	●	●		●
Prostatabeschwerden		●●	●					
Steinleiden		●●●	●			●		

●●● sehr gut geeignet, vielfach angewendet; ●● gut geeignet, oft angewendet; ● geeignet, gelegentlich angewendet

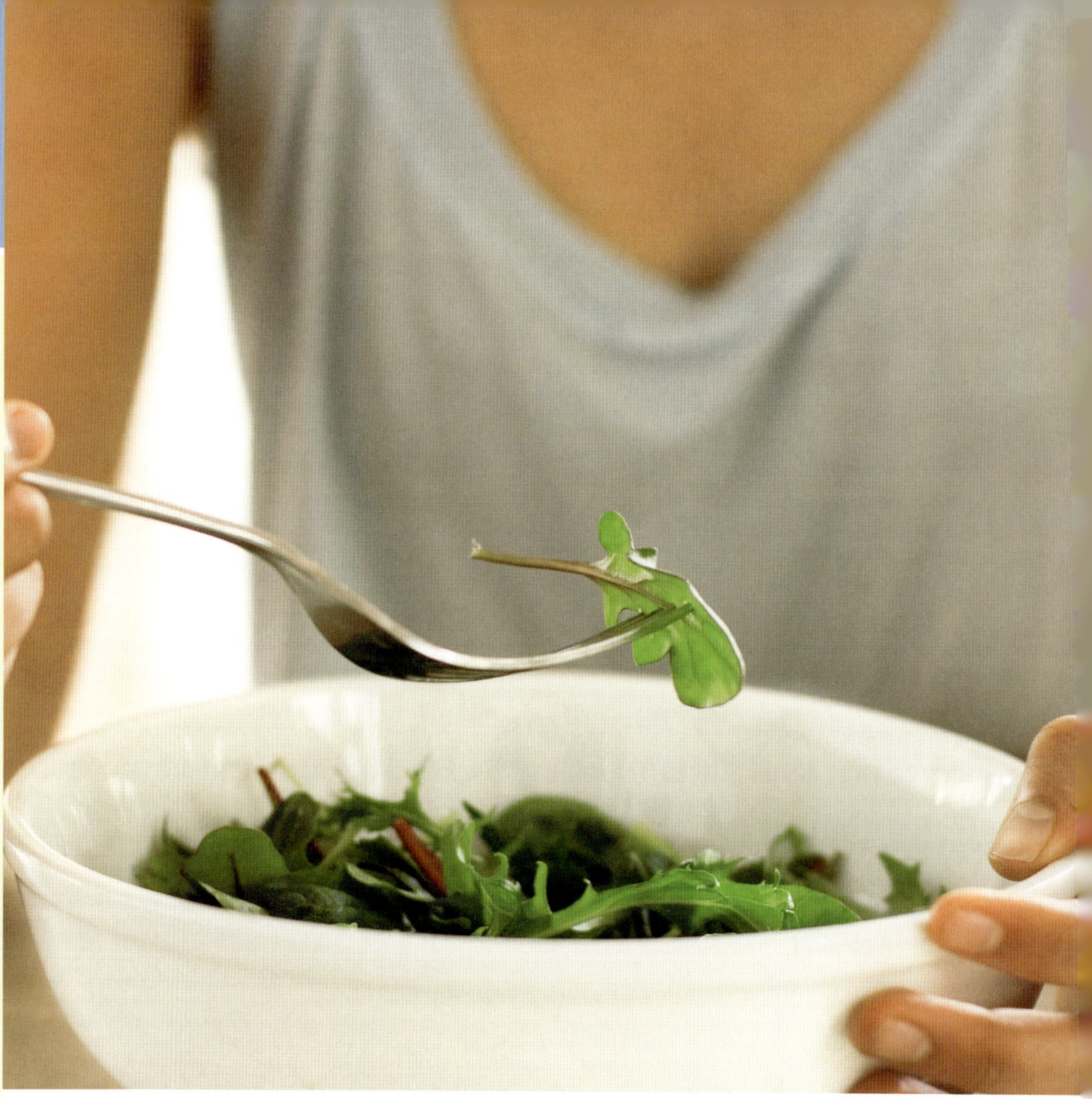

Verdauung

Wie die Haut stellt der Verdauungstrakt eine Verbindung zwischen innen und außen dar. Alles, was wir essen und trinken, passiert den Verdauungskanal, wird dort in einzelne Bausteine zerlegt und von der Darmschleimhaut aufgenommen. Nur Unverdauliches scheidet der Körper über den Stuhl aus. Bei seiner Arbeit kommt der Verdauungstrakt mit zahlreichen Giftstoffen und Krankheitserregern in Kontakt. Das erklärt, warum viele Erkrankungen des Magen-Darm-Trakts ernährungsbedingt sind. Aber auch die Psyche hat einen Einfluss auf die Verdauungstätigkeit.

WIE FUNKTIONIERT DIE VERDAUUNG?

Der Mund

Die Verdauung beginnt bereits in der Mundhöhle. Durch das Kauen wird die Nahrung zerkleinert und mit Hilfe des Speichels in einen feuchten Speisebrei verwandelt. Damit wird die Nahrung gleitfähig, und die Aromen können von den Geschmacksrezeptoren wahrgenommen werden. Der Speichel enthält Verdauungsenzyme, die dazu dienen, Kohlenhydrate chemisch aufzuspalten.

Der Magen

Der im Mund vorbereitete Speisebrei gelangt durch die Speiseröhre in den Magen. Dieser hat ein Fassungsvermögen von rund 1,5 Litern. Dort beginnen die Verflüssigung der Fette und die Eiweißverdauung. Zur Denaturierung der Eiweiße und zur Desinfektion eingeschleppter Erreger bildet der Magen Salzsäure. Diese hat einen pH-Wert von 1 bis 2 – ist also extrem sauer. Zum Schutz vor dieser aggressiven Flüssigkeit sind die Magenwände mit einem Schleimmantel überzogen. Ist das Gleichgewicht zwischen Säure und Magenschleim gestört, kann sich eine → Gastritis (Magenschleimhautentzündung) oder ein Magengeschwür bilden.

Der Dünndarm

Vom Magen gelangt der saure Nahrungsbrei in den Dünndarm, wo er durch den Saft der Bauchspeicheldrüse neutralisiert wird. Im Dünndarm werden Fette, Eiweiße und Kohlenhydrate zu Ende verdaut. Die Gallenflüssigkeit sorgt dafür, dass die Fettbestandteile aus der Nahrung zu feinen Tröpfchen aufgelöst werden. Anschließend können die Verdauungsenzyme der Bauchspeicheldrüse ihre Arbeit tun. Nachdem die gesamte Nahrung in ihre Bausteine zerlegt wurde, werden diese von den Zotten der Dünndarmwand aufgenommen und ins Blut abgegeben. Auf dem Blutweg gelangen die Nährstoffe zu den einzelnen Zellen. Neben der Nahrungsaufnahme tragen die Darmzotten zur Oberflächenvergrößerung bei. Auf diese Weise erreicht die Dünndarmwand die Größe eines Fußballfeldes, was wiederum die Aufnahme der Nahrungsbestandteile erleichtert.

Nach der Passage durch den ca. 3 Meter langen Dünndarm bleibt eine Masse unverdaulicher Bestandteile zurück – die Ballaststoffe. Darüber hinaus enthält der Stuhl, der den Dünndarm verlässt, noch viel Wasser und Salze.

Der Dickdarm

Erst im Dickdarm werden dem Kot die Salze und damit auch das Wasser entzogen. Es entsteht ein geformter Stuhl, der schließlich ausgeschieden wird. Ist dieser Prozess gestört, kommt es zu → Durchfall oder → Verstopfung.

SO HÄLT UNS DIE DARMFLORA GESUND

- Sie regt das Immunsystem des Darms an und steigert die körpereigene Abwehr.
- Sie baut krebserregende Stoffe aus der Nahrung ab, wodurch die Gefahr, an Dickdarmkrebs zu erkranken, sinkt. Möglicherweise wird so auch das Risiko anderer Krebserkrankungen vermindert.
- Sie verdrängt krank machende Keime, die auf der Darmwand »keinen Platz« mehr finden.
- Sie baut allergene Stoffe aus der Nahrung ab und vermeidet dadurch Lebensmittelallergien.

Die Darmflora

Die Wände des unteren Dünndarms und des gesamten Dickdarms sind mit einem Bakterienrasen bedeckt, der Darmflora genannt wird. Er besteht aus einem fein aufeinander abgestimmten Gleichgewicht von über 400 verschiedenen Bakterienarten. Die Funktion der Darmflora besteht unter anderem im Abbau von Nahrungsbestandteilen, die im oberen Dünndarm nicht ausreichend verdaut wurden. Die wichtigste Aufgabe der Darmbakterien ist die Abwehr von Krankheiten. Aus diesem Grund kann eine → gestörte Darmflora die Ursache oder Begleiterscheinung vieler Erkrankungen des Magen-Darm-Trakts sein.

Das Immunsystem des Darms

Die Schleimhaut des Magen-Darm-Trakts ist Erregern, aber auch Giften, die mit der Nahrung aufgenommen werden, direkt ausgesetzt. Zum Schutz des Organismus enthält die Darmwand einen Teil des Immunsystems. In speziellen Zellansammlungen, den ***Peyer-Plaques***, werden ständig Antikörper gegen die aufgenommenen Erreger produziert, die den Körper vor krank machenden Keimen schützen.

Die Regulation der Verdauung

Das Verdauungssystem wird vom vegetativen Nervensystem gesteuert, d.h., es entzieht sich in weiten Teilen unserer willentlichen Kontrolle. Wir können also unsere Magen-Darm-Tätigkeit nicht bewusst beeinflussen, sie läuft »automatisch« ab. Das vegetative Nervensystem besteht aus zwei Gegenspielern, dem ***Sympathikus*** und dem ***Parasympathikus***. Während der Sympathikus die Verdauung hemmt, fördert der Parasympathikus die Verdauungstätigkeit. Sympathische Nerven werden immer dann aktiviert, wenn wir aufgeregt oder gestresst sind. In diesen Situationen konzentriert sich unser Körper auf die Funktion des Herzens (z.B. Anstieg des Pulses) und der Atmung (schnellere Atmung), und die Verdauung wird vorübergehend »lahm gelegt«. Durch den Anblick oder den Geruch von Speisen wird der Parasympathikus stimuliert, der die Verdauung aktiviert – uns »läuft das Wasser im Munde zusammen«. Für eine geregelte Verdauung ist es folglich wichtig, dass das sympathische Nervensystem zur Ruhe kommt und eine entspannte Atmosphäre beim Essen den Parasympathikus aktiv werden lässt.

DIE ROLLE DER NERVEN BEIM ESSEN

Sympathikus	Parasympathikus
wird bei Stress aktiviert	wird beim Anblick von Speisen aktiviert
erhöht den Puls	regt den Fluss der Verdauungssäfte an
spannt die Magen-Darm-Muskulatur an	regt die Magen- und Darmbewegung an

ERKRANKUNGEN DES MAGEN-DARM-TRAKTS

Der gesamte Magen-Darm-Kanal ist mit einer Schleimhaut ausgekleidet. Diese bietet einen Angriffspunkt für die meisten Erkrankungen des Verdauungsapparates. Die Folge sind virale, bakterielle oder chemisch ausgelöste Entzündungen, die zu → Durchfall, Erbrechen, Gastritis und zu Magengeschwüren führen können. Autoimmunerkrankungen wie → Morbus Crohn und Colitis ulcerosa ziehen eine chronische Entzündung der Darmschleimhaut nach sich. Neben einer falschen Ernährung mit zu viel Fett und zu wenig Ballaststoffen begünstigen Stress und psychische Belastungen diverse Erkrankungen des Magen-Darm-Trakts. Für Erkrankungen wie → Reizmagen, Reizdarm, Morbus Crohn, Colitis ulcerosa sowie für die chronische Verstopfung konnte eine psychische Komponente eindeutig nachgewiesen werden. Aus diesem Grund stellen Entspannungstechniken eine wichtige Säule in der Therapie vieler Erkrankungen des Verdauungstrakts dar.

Appetitlosigkeit

Fehlender Appetit kann die unterschiedlichsten Ursachen haben. Wenn uns eine Infektion erwischt hat, schaltet der Körper auf Verzicht, damit der Organismus nicht durch die Verdauungstätigkeit belastet wird. Ist die Krankheit überwunden, besteht meist ein natürliches Verlangen nach leichter, frischer Kost. Auch Stress oder eine neue Liebe können auf den Magen schlagen. Was aber ist, wenn die Freude am Essen dauerhaft nachlässt und nichts mehr schmeckt?

WAS IST APPETITLOSIGKEIT?

Unser Appetit wird von einem bestimmten Hirnareal, dem Hypothalamus, gesteuert. Dieser erhält Informationen vom Körper, z.B. über Magenfüllung und Blutzuckerspiegel. Deuten diese Informationen einen drohenden Energiemangel an, löst der Hypothalamus ein Hungergefühl aus. Als Appetitlosigkeit bezeichnet man die Ablehnung von Nahrung, selbst wenn längere Zeit nichts mehr gegessen wurde. Während eine vorübergehende Appetitlosigkeit bei akuten Erkrankungen eine Schutzmaßnahme des Körpers darstellt, kann eine anhaltende Appetitlosigkeit verschiedene Ursachen haben.

MÖGLICHE URSACHEN

- Seelische Probleme oder starker Stress
- Verlust an Lebensfreude, häufig bei alten Menschen
- das Gefühl, zu dick oder unattraktiv zu sein, häufig bei jungen Mädchen
- Begleiterscheinung bei starkem Alkohol- oder Drogenkonsum
- Erkrankungen des Magen-Darm-Trakts (z.B. Magenschleimhautentzündung, Gallenbeschwerden)
- Folge von Medikamenteneinnahme (z.B. Antibiotika oder Schmerzmittel)

WIE ERKENNE ICH APPETITLOSIGKEIT?

Jeder Bissen bleibt im Halse stecken, die Freude am Essen ist verschwunden. Eventuell ist das Essen auch mit Schmerzen im Magen-Darm-Trakt verbunden. Bei anhaltender Appetitlosigkeit sollten Sie einen Arzt aufsuchen! Anhand von Blutuntersuchungen, Ultraschall oder Magen-Darm-Spiegelung kann er organische Ursachen ausschließen.

WAS KANN DIE SCHULMEDIZIN TUN?

Appetitlosigkeit gilt in der Medizin als Symptom für verschiedene Erkrankungen, die entsprechend behandelt werden müssen. Liegt keine organische Ursache vor, tut sich die Medizin mit der Behandlung schwer. Wenn psychische Probleme für die Appetitlosigkeit verantwortlich sind (häufig bei der Altersdepression), werden ***Antidepressiva*** verschrieben, wovon einige als Nebenwirkung eine Steigerung des Appetits aufweisen.

GESUNDE LEBENSFÜHRUNG

Wenn Ihnen das Essen nicht mehr schmeckt, kann Bewegung an der frischen Luft den Appetit wecken. Am besten powern Sie sich mal richtig aus. Das verbraucht Energie, und Ihr Körper reagiert mit Hunger und Appetit!

ARZT

- Anhaltende Appetitlosigkeit bei jungen Mädchen sollte immer ein Warnsignal sein. Sie kann zu Essstörungen und zu dramatischem Gewichtsverlust führen.
- Suchen Sie Rat bei Selbsthilfegruppen oder Beratungsstellen und finden Sie einen Psychotherapeuten, zu dem auch Ihr Kind Vertrauen fassen kann, sofern es von einer Essstörung betroffen ist.

Alternative Therapien

Besonders bei psychisch bedingter Appetitlosigkeit bietet die alternative Medizin verschiedene Möglichkeiten, um Ihnen das Essen wieder schmackhaft zu machen.

AYURVEDA

Aus ayurvedischer Sicht ist Appetitlosigkeit eine Schwäche des Verdauungsfeuers Agni. Sie können Ihr Agni stärken, indem Sie sich morgens eine Thermoskanne mit heißem Wasser und ein paar Scheiben frischen ***Ingwers*** bereiten. Davon trinken Sie über den Tag verteilt mehrere Tassen. Kurz vor und während der Mahlzeiten sollten Sie nichts trinken, damit sich Ihr Magen nicht zu schnell füllt. Verdauungsfördernde Gewürze wie ***Kreuzkümmel, Ingwer, Pfeffer, Schwarzes Steinsalz*** und ***Bockshornkleesamen*** regen ebenfalls den Appetit an.

HOMÖOPATHIE

Ein hilfreiches Mittel bei Appetitlosigkeit ist *Abrotanum D4,* das besonders bei blassen müden, schnell erschöpften Kindern und Erwachsenen appetitanregend wirkt. Darüber hinaus helfen folgende Mittel:

- *Nux vomica C30:* Appetitlosigkeit durch Drogenmissbrauch, Nikotin- oder Alkoholkonsum
- *Ignatia C30:* Appetitmangel durch Kummer
- *China D6:* bei älteren Menschen und nach längerer schwerer Krankheit (Hinweise zu Einnahme und Potenzen → Seite 106).

Schüßler-Salze

- *Silicea D12:* generell bei Appetitmangel
- *Kalium phosphoricum D12:* bei nervös bedingtem Appetitmangel.

PHYTOTHERAPIE

Normalerweise löst der Anblick oder der Geruch von leckeren Speisen den Fluss von Speichel und Magensaft aus. Bei Appetitlosigkeit ist dieser Mechanismus meist gestört. Sie können nachhelfen, indem Sie 1/2 Stunde vor dem Essen einen Tee aus Bitterstoffdrogen einnehmen. Die gleiche Wirkung hat ein bitterer Aperitif. ***Bittere Schleifenblume, Angelikawurzel, Löwenzahn, Engelwurz, Wermut*** und ***Fieberklee*** können als Tee oder Tinktur eingenommen werden.

Wenn Sie keine Lust zum Essen haben, weil Ihnen das Leben keine Freude macht, kann ein ***Johanniskrautpräparat*** dazu beitragen, Ihre Stimmung aufzuhellen. ***Piper methysticum,*** besser bekannt als ***Kava Kava,*** löst Ängste und hilft, Sorgen und Stress zu bewältigen. Diese Pflanze ist bis auf weiteres nur als homöopathisches Mittel in einer D4- oder als spagyrische Zubereitung im Handel. Die spagyrisch zubereitete ***Chinarinde*** ist vor allem für ältere Men-

RATIONALE PHYTOTHERAPIE

HEILPFLANZEN MIT BELEGTER WIRKSAMKEIT

- Bittere Schleifenblume
- Angelikawurzel
- Wermut.

Alle drei Pflanzen enthalten Bitterstoffe, die die Verdauungstätigkeit anregen. In der Apotheke erhalten Sie verschiedene Kombinationspräparate aus Bitterstoffdrogen.

schen geeignet, die weder Durst noch Appetit haben und denen die Kräfte schwinden (Hinweise zur Teezubereitung → Seite 135).

TRADITIONELLE CHINESISCHE MEDIZIN

Nach chinesischer Auffassung wird Appetitlosigkeit durch eine Milz- oder Magenschwäche hervorgerufen. Das häufigste Syndrom ist ein Qi-Mangel von Milz und Magen. Einen Qi-Mangel erkennen Sie an einer blassen Zunge, die eventuell einen weißlichen Belag aufweist. Warme, mit ***Ingwer, Pfeffer, Koriander*** und ***Thymian*** gewürzte Suppen stärken das Qi und fördern den Appetit. Verzichten Sie auf schwer Verdauliches wie Rohkost, Süßigkeiten und Milchprodukte.

Ist Ihre Zunge gerötet, deutet das eher auf einen Yin-Mangel hin. In diesem Fall sollten Sie mild gewürzte Getreidesuppen vorziehen und auf scharfe Gewürze verzichten.

ERNÄHRUNGSTHERAPIE

Bereiten Sie sich liebevoll angerichtete kleine, leicht verdauliche Speisen zu. Der Anblick eines appetitlichen Gerichts regt die Verdauungsdrüsen an und weckt den Appetit. Durch mehrere kleine Mahlzeiten verhindern Sie ein Völlegefühl, das Ihnen den Appetit für den Rest des Tages verdirbt.

Appetitverlust kann auch das Anzeichen eines Vitaminmangels sein, vor allem an B-Vitaminen oder Folsäure. Ihren Bedarf an ***B-Vitaminen*** können Sie durch regelmäßigen Konsum von Weizenkeimen, Sonnenblumenkernen und Hefe decken. Vitamin B12 ist in Fleisch, Fisch und Ei enthalten. Bei Mangelerscheinungen ist allerdings eine vorübergehende Einnahme eines Vitamin-B-Präparats oder eine ärztliche Spritzenkur ratsam. ***Folsäure*** kommt gehäuft in Weizenkeimen, roten Bohnen, Kalbsleber, Spinat, Broccoli und Eiern vor.

FEINSTOFFLICHE THERAPIEN

Bach-Blütentherapie

Bach-Blüten helfen, wenn der Appetitverlust psychische Ursachen hat.

THERAPEUT

- Sorgen Sie für eine angenehme Atmosphäre beim Essen und richten Sie die Mahlzeit schön an. Das Auge isst mit!
- Verschiedene pflanzliche Tinkturen oder Tees unterstützen die Verdauung und wirken dadurch appetitanregend.
- Nehmen Sie anhaltende Appetitlosigkeit bei Jugendlichen ernst, sie kann ein Vorbote von Essstörungen sein.

- *Mustard:* Traurigkeit und depressive Verstimmungen
- *Willow:* wenn Sie sich vom Leben schlecht behandelt fühlen
- *Larch:* bei Minderwertigkeitsgefühlen; besonders geeignet zur Behandlung von Teenagern, die sich zu dick finden

PSYCHOTHERAPIE

Besonders ältere Menschen, die alleine leben, leiden häufig unter Appetitverlust. Ursachen können Einsamkeit und mangelnde Lebensfreude sein. Vielleicht haben Sie vor kurzem Ihren Partner verloren und kommen nicht darüber hinweg? Ein Gespräch mit einem Psychotherapeuten kann Ihnen helfen, mit Ihrer Lebenssituation besser zurechtzukommen. Aber auch bei pubertierenden Jugendlichen kann ein andauernder Appetitverlust Anzeichen von psychischen Problemen sein, die eventuell von einem qualifizierten Therapeuten behandelt werden sollten. Oftmals ist Appetitlosigkeit ein Vorbote von Essstörungen (→ Magersucht).

PHYSIKALISCHE THERAPIEN

Kneipp-Güsse am ganzen Körper regen den Stoffwechsel an und fördern den Appetit. Wenn der Appetitverlust mit einer Verdauungsschwäche zusammenhängt, helfen feuchtwarme Auflagen wie ***Leibwickel*** oder ***Heublumensäckchen***.

Blähungen

Blähungen sind ein häufiges Phänomen im Säuglingsalter, bekannt als Dreimonatskoliken. Aber nicht nur Kleinkinder, sondern auch Erwachsene leiden an der unangenehmen Aufblähung des Bauchraums. Meist sind die Beschwerden völlig harmlos, sie können aber auch Anzeichen einer ernsthaften Erkrankung des Verdauungstrakts sein und sollten daher nicht verdrängt werden, vor allem wenn sie gehäuft auftreten.

WAS SIND BLÄHUNGEN?

Bei den Blähungen handelt es sich um eine Ansammlung von Luft oder Gasen im Magen-Darm-Trakt. Sie entstehen entweder durch Schlucken von Luft bei zu hastigem Essen oder durch vermehrte Gasbildung beim Verdauungsvorgang, z.B. nach dem Verzehr schwer verdaulicher Speisen wie Hülsenfrüchte, Zwiebeln oder Kohl. Blähungen können aber auch durch unzureichende Verdauungstätigkeit von Magen und Darmtrakt ausgelöst werden. In diesem Fall gelangt unverdaute Nahrung in den Dickdarm, wo sie unter Gasbildung von den dort ansässigen Darmbakterien abgebaut wird. Häufig leiden Säuglinge, deren Verdauung noch unzureichend ist, unter Blähungen, die in schweren Fällen als → Dreimonatskoliken bezeichnet werden. Auch eine → gestörte Darmflora, → Nahrungsmittelunverträglichkeiten oder → Lebererkrankungen können die Ursache von Blähungen sein.

WIE ERKENNE ICH BLÄHUNGEN?

Solange die Blähungen beim Stuhlgang abgehen, bereiten sie kaum Schwierigkeiten. Probleme gibt es erst, wenn sich die Gasblasen im Darm festsetzen und der Bauch aufgetrieben und schmerzhaft ist. Manchmal drückt der aufgeblähte Magen-Darm-Trakt das Zwerchfell so weit nach oben, dass das Herz belastet wird. Dadurch können starke Herzbeschwerden auftreten.

Wenn Sie wegen starker, anhaltender Blähungen einen Arzt aufsuchen, wird er abklären, ob eine organische Ursache für Ihre Beschwerden vorliegt, die behandelt werden muss. Dazu hört er Ihre Darmgeräusche ab und lässt eine Stuhlprobe untersuchen. Bei Verdacht auf eine Nahrungsmittelallergie wird er einen Pricktest durchführen, um das auslösende Allergen ausfindig zu machen.
Bei extremen Blähungen ohne Windabgang verbunden mit Schmerzen besteht der Verdacht auf einen ***Darmverschluss***. In diesem Fall müssen Sie einen Notarzt rufen!

WAS KANN DIE SCHULMEDIZIN TUN?

Entschäumende Medikamente (z.B. mit dem Wirkstoff Dimeticon) sorgen dafür, dass die Blähungen leichter abgehen. Sie machen aus vielen kleinen Luftbläschen wenige große, die leichter den Weg zum Ausgang finden.

TYPISCHE SYMPTOME

- Oberbauchschmerzen
- aufgetriebener Bauch
- unangenehmer Geruch abgehender Gase
- Brustschmerzen und Herzbeschwerden (Roemheld-Syndrom)

Alternative Therapien

Die häufig sehr unangenehmen Beschwerden, die mit Blähungen einhergehen, lassen sich in den meisten Fällen mit milden, nebenwirkungsfreien Heilmethoden lindern.

AYURVEDA

Im Ayurveda gelten Blähungen als Vata-Störung. Ein Tee aus ***Fenchel, Koriander, Zimt, Ingwer, Lorbeerblättern, Süßholz, Dillspitzen*** und ***Basilikum*** beruhigt das Vata und lindert die Beschwerden. Bei akuten Blähungen hilft ein Glas heißes Wasser mit 2 bis 4 Tropfen ***ayurvedischem Minzöl*** oder mit 1/4 TL ***Asafötida***, langsam schluckweise getrunken. Asafötida ist ein indisches Gewürz, das Sie in asiatischen Lebensmittelläden kaufen können.

HOMÖOPATHIE

Mehrere homöopathische Mittel können Ihre Blähungen lindern:

- ***Carbo vegetabilis D12:*** Aufblähung des Oberbauchs mit häufigem Aufstoßen
- ***Chamomilla D6:*** Blähungen bei Kindern, die schreien und dabei die Beine anziehen
- ***Lycopodium D12:*** starkes Rumpeln und Kollern im Bauch; wenn Sie nichts Enges um den Bauch vertragen
- ***Sulfur D12:*** Blähungen, die nach faulen Eiern riechen
- ***Nux vomica D12:*** Blähungen mit krampfartigen Schmerzen (Hinweise zu Einnahme und Potenzen → Seite 106).

Schüßler-Salze

Magnesium phosphoricum D6 entspannt die Magen-Darm-Muskulatur. Bei Blähungskoliken sollten Sie dieses Salz als »Heiße Sieben« einnehmen (→ Seite 125).

PHYTOTHERAPIE

Fenchel-, Kümmel- und ***Anissamen*** entspannen die Darmmuskulatur und lassen die Blähungen abgehen. Alternativ können Sie diese Heilpflanzen mit ***Kamille*** oder ***Pfefferminze*** zu einem schmackhaften Tee kombinieren (Hinweise zur Teezubereitung → Seite 135). Wenn Ihre Beschwerden durch eine zu schwache Verdauungstätigkeit hervorgerufen werden (Anzeichen dafür sind schnelle Sättigung und Völlegefühl), sollten Sie die Produktion der Verdauungssäfte durch die Einnahme von Bitterstoffen anregen. Dazu zählen ***Wermut, Enzian, Angelikawurzel*** sowie ***Löwenzahnkraut*** und ***-wurzel.*** Diese regen die Bildung von Magensäure, Galle- und Bauchspeicheldrüsensaft an.

Wenn der aufgetriebene Darm auf das Herz drückt und dadurch Beschwerden hervorruft, hat sich folgende Teemischung bewährt, die Sie sich in der Apotheke zusammenstellen lassen können:

20 g Weißdornblüten und -blätter
20 g Maiglöckchenkraut
30 g Kümmelsamen
30 g Fenchelsamen.

RATIONALE PHYTOTHERAPIE

HEILPFLANZEN MIT BELEGTER WIRKSAMKEIT

- Kümmel
- Fenchel.

In der Apotheke erhalten Sie Kautabletten mit Fenchel- und Kümmelöl, die krampflösend und entspannend auf die Magen-Darm-Muskulatur wirken.

TRADITIONELLE CHINESISCHE MEDIZIN

Blähungen deuten laut TCM auf einen Qi-Mangel der Milz hin. Nach chinesischer Vorstellung führen unsere westlichen Essgewohnheiten zu einem Mangel an Milz-Qi. Ein erfahrener chinesischer Arzt wird bei der Mehrzahl der Westeuropäer ein Milz-Qi-Mangelsyndrom mit Verdauungsbeschwerden, Müdigkeit und geistiger Erschöpfung feststellen. Sie können Ihre Milz stärken, indem Sie auf kühle oder kalte Lebensmittel wie Rohkost, Südfrüchte und rohes Getreide verzichten. Nehmen Sie zu den Mahlzeiten keine kalten Getränke zu sich, das schwächt die Verdauung. Stattdessen sollten Sie ***gekochte Getreide*** und ***Gemüse*** bevorzugen. In der chinesischen Kultur beginnt man den Tag mit einer warmen Mahlzeit, einer Suppe oder einem warmen Getreidebrei. Das stärkt die Verdauungsfunktion der Milz. ***Akupressur*** des Punktes Milz 6, der eine Handbreit über dem inneren Fußknöchel liegt, stärkt das Milz-Qi (Akupressurpunkte → Seite 191).

ERNÄHRUNGSTHERAPIE

Verzichten Sie bei der Auswahl Ihrer Speisen auf blähende Nahrungsmittel wie Hülsenfrüchte, Kohl, Zwiebeln oder Knoblauch. Bei anhaltenden Beschwerden ist vielleicht eine Nahrungsmittelunverträglichkeit die Ursache. Beobachten Sie, welche Nahrungsmittel die Blähungen verstärken, und streichen Sie diese von Ihrem Speisezettel.

Ein Teelöffel ***Heilerde*** vor jeder Mahlzeit bindet die überschüssigen Gase und erleichtert auf einfache Weise die Ausscheidung.

Eine Unterstützung der → Darmflora durch probiotischen Joghurt kann langfristig zu einer Verbesserung der Beschwerden führen.

FEINSTOFFLICHE THERAPIEN

Aromatherapie

Eine Mischung aus ***Kümmel-, Fenchel-, Anis-*** und ***Korianderöl*** ist ein altes Hausrezept und unter dem Namen »***Vier-Winde-Öl***« bekannt. Es wird im Uhrzeigersinn in den Bauch einmassiert, entkrampft die Muskulatur des Magen-Darm-Trakts und wirkt durch seinen angenehmen Duft entspannend. Besonders bei Kindern mit Blähbauch sorgt es für schnelle Erleichterung.

PHYSIKALISCHE THERAPIEN

Wärmeanwendungen wie ***Wärmflaschen, Heublumensäckchen*** und warme ***Kirschkernkissen*** wirken entspannend auf die Magen-Darm-Muskulatur und lindern die Beschwerden.

REIZ- UND REGULATIONSTHERAPIEN

Colon-Hydro-Therapie

Bei starken anhaltenden Blähungen kann eine Colon-Hydro-Therapie hilfreich sein, indem sie den Darm reinigt und eine gesunde Darmflora fördert.

Blinddarmentzündung

Der Verdacht auf eine Wurmfortsatzentzündung (Appendizitis), im Volksmund fälschlicherweise Blinddarmentzündung genannt, bedeutet für viele Menschen den ersten Kontakt mit einem Krankenhaus. Zwar ist schon so mancher Wurmfortsatz »umsonst« entfernt worden, aber um das Risiko eines Durchbruchs so gering wie möglich zu halten, wird eine Operation immer dann durchgeführt, wenn eine Entzündung nicht eindeutig ausgeschlossen werden kann.

WAS IST EINE BLINDDARMENTZÜNDUNG?

Der Blinddarm ist ein blind endender Abschnitt im Bereich des Dickdarms, der im rechten, unteren Bauch in Höhe der Beckenschaufel liegt. Bei einer Entzündung (Appendizitis) ist allerdings nicht der Blinddarm entzündet, wie der Name glauben macht, sondern lediglich der kleine wurmförmige Anhang des Blinddarms, der Wurmfortsatz oder Appendix. Durch Eindringen von Bakterien bei einer Darminfektion oder durch Verschluss des

TYPISCHE SYMPTOME

- Appetitlosigkeit
- Übelkeit, Erbrechen, Verstopfung
- erhöhte Temperatur, besonders rektal
- ziehende oder kolikartige Schmerzen im rechten Unterbauch oder in der Nabelgegend

Blinddarms, z.B. durch verschluckte Kirschkerne, entzündet sich die Schleimhaut des Wurmfortsatzes. Bei fortschreitender Erkrankung platzt die Blinddarmwand, so dass Eiter und Bakterien in die Bauchhöhle gelangen (Blinddarmdurchbruch). Das ist eine lebensbedrohliche Situation, die sofort fachärztlich behandelt werden muss.

WIE ERKENNE ICH EINE BLINDDARMENTZÜNDUNG?

Eine Appendizitis äußert sich häufig durch heftige Schmerzen im rechten Unterbauch. Möglich sind aber auch Schmerzen im Oberbauch oder aber schmerzarme Verläufe. Einen deutlichen Hinweis liefert das Messen der Körpertemperatur: Ist die Rektaltemperatur mehr als 1 °C höher als der unter der Achsel gemessene Wert, so ist dies ein Anzeichen für eine Entzündung im Bauchraum. Bei Verdacht nimmt der Arzt eine Ultraschalluntersuchung des Bauchraums vor und erstellt ein Blutbild zur Abklärung der Entzündungsparameter. Eine eindeutige Diagnose ist selbst für den Arzt nicht immer leicht zu stellen.

ARZT

- Eine Blinddarmentzündung kann sich sehr unterschiedlich äußern. Beim begründeten Verdacht sollten Sie auf jeden Fall einen Arzt aufsuchen, da eine verschleppte Blinddarmentzündung lebensbedrohlich werden kann.

WAS KANN DIE SCHULMEDIZIN TUN?

Bei Verdacht auf Appendizitis wird Ihr Arzt Sie sofort ins Krankenhaus einweisen. Da eine eindeutige Diagnose oft schwierig ist, wird der Wurmfortsatz immer dann entfernt, wenn eine Entzündung nicht gänzlich ausgeschlossen werden kann, um das Risiko eines Blinddarmdurchbruchs zu vermeiden. Heutzutage wird bei der Entfernung des Blinddarms die »Schlüssellochchirurgie« eingesetzt. Dazu führt der Operateur die Operationswerkzeuge durch ein kleines Loch in der Bauchdecke.

Alternative Therapien

Der Blinddarm ist Teil des körpereigenen Abwehrsystems. Daher empfiehlt die Naturheilkunde, das Organ nicht leichtfertig zu opfern. Allerdings sollten Sie auch kein Risiko eingehen. Je nach Schwere der Beschwerden können Sie sich einen halben bis einen Tag Karenzzeit einräumen, um eine alternative Behandlung zu versuchen. In manchen Fällen können Appendizitis-ähnliche Symptome durch eine Darminfektion (→ Durchfall) oder durch andauernde → Verstopfung hervorgerufen werden. In diesem Fall hilft häufig ein Fastentag bzw. bei Verstopfung ein Einlauf. Führen diese Maßnahmen innerhalb eines Tages nicht zu einer deutlichen Verbesserung, müssen Sie einen Arzt aufsuchen.

HOMÖOPATHIE

Bei akuten Beschwerden können Sie folgende Mittel im Abstand von 15 bis 60 Minuten mehrmals einnehmen. Wenn sich die Beschwerden jedoch nicht innerhalb weniger Stunden bessern, sollten Sie unbedingt einen Arzt aufsuchen!

- *Apis D12:* starke, stechende Schmerzen und Durstlosigkeit

- *Belladonna D12:* plötzlich auftretende, stechende und klopfende Schmerzen
- *Bryonia D12:* stechende und krampfartige Schmerzen; wenn jede Bewegung schmerzt und Sie Durst auf kalte Getränke haben
- *Arnica D12:* unterstützt den Heilungsprozess nach einer Blinddarmoperation
- *Phosphor D12:* nach erfolgter Operation gegen die Übelkeit durch Narkosemittel (Hinweise zu Einnahme und Potenzen → Seite 106).

Schüßler-Salze

Ferrum phosphoricum D12 allgemein bei Entzündungen. Bei akuten Beschwerden sollten Sie stündlich eine Tablette einnehmen.

PHYTOTHERAPIE

Nehmen Sie auf keinen Fall abführende Präparate ein, das kann zu einer Verstärkung der Beschwerden führen. Sollte sich eine Operation nicht vermeiden lassen, können Sie im Anschluss an den Eingriff etwas für Ihre Operationsnarbe tun: Dazu reiben Sie die Narbe täglich mit ***Calendulasalbe*** ein, das fördert die Heilung. Regelmäßige Massagen mit ***Johanniskrautöl*** (Rotöl) halten die Narbe geschmeidig. Ein Rezept für die Herstellung von Johanniskrautöl finden Sie auf Seite 144.

Der ***asiatische Wassernabel*** (Centella asiatica) gilt in der Volksheilkunde als »Narbenmittel«. Es fördert die Heilung und verhindert die Bildung von Wucherungen. Wassernabel können Sie als Aufguss oder Tinktur für Auflagen verwenden.

ERNÄHRUNGSTHERAPIE

Nach einer Blinddarmoperation sollten Sie zunächst eine ***leichte, ballaststoffreiche Kost*** mit viel Obst und Gemüse zu sich nehmen. Das erleichtert den Stuhlgang und vermindert die Schmerzen.

FEINSTOFFLICHE THERAPIEN

Bach-Blütentherapie

Rescue-Tropfen bei starken Schmerzen zur Überbrückung der Zeit bis zum Eintreffen des Arztes.

PHYSIKALISCHE THERAPIEN

Bei akuten Schmerzen lindern kalte oder kühle ***Auflagen*** die Entzündung und damit die Schmerzen. Bei akuten Entzündungen sollten Sie niemals warme Auflagen verwenden!

Gestörte Darmflora

Neugeborene kommen mit einem keimfreien Darm auf die Welt. Im Laufe der ersten beiden Lebensjahre siedeln sich jedoch bis zu 400 verschiedene Bakterienstämme im unteren Verdauungstrakt an. Diese physiologischen Keime nennt man Darmflora. Bei Erwachsenen erreichen die Darmbakterien ein Gewicht von rund 1,5 Kilogramm. Eine gesunde Darmflora ist die Voraussetzung für ein intaktes Immunsystem. Zudem verhindert sie die Ansiedelung krank machender Keime.

WAS IST EINE GESTÖRTE DARMFLORA?

Grundsätzlich sollte ein Gleichgewicht zwischen den verschiedenen Bakterien in unserem Darm herrschen, wobei die Milchsäurebakterien den größten Anteil bilden. Neben ihrer Unterstützung bei der Verdauungstätigkeit ist die wichtigste Aufgabe der Darmflora die Anregung des darmassoziierten Immunsystems, das 70 % unserer Abwehr ausmacht. Die Darmbakterien üben einen ständigen Reiz auf unser Immunsystem aus und halten es dadurch »im Training«. Darum eignet sich der Darm auch besonders als Ansatzpunkt für eine Therapie des Immunsystems. Auf Grund der dichten Besiedelung der Darmwände mit gesunden Bakterien ist kein Platz für krank machende Keime. Ist die Darmflora aber gestört, z.B. durch eine Strahlentherapie oder die Einnahme von Antibiotika, so können sich Bakterien ausbreiten, die normalerweise nichts in unserem Darm zu suchen haben. Die Folge ist eine Dysbiose. Aber auch falsche Ernährung, Schwermetallbelastung, Infektionskrankheiten und Stress beeinflussen die Darmflora. So begünstigt eine zuckerhaltige Ernährung die Ausbreitung des schädlichen Hefepilzes Candida albicans – es entsteht eine Darmmykose. Auch Störungen des Verdauungstrakts führen durch Mangel an Magensäure, Galle oder Pankreasenzymen zu einer Veränderung des Nährstoffangebots im Darm, wodurch bestimmte Keimgruppen begünstigt werden und das natürliche Gleichgewicht aus den Fugen gerät.

WIE ERKENNE ICH EINE GESTÖRTE DARMFLORA?

Hinweise auf eine Darmdysbiose sind → Blähungen, → Durchfall, → Verstopfung, Völlegefühl und → Unverträglichkeit bestimmter Nahrungsmittel. In vielen Fällen zeigen sich allerdings gar keine direkten Symptome. Durch den Einfluss der Darmflora auf das Immunsystem kann es zu einer Abwehrschwäche mit häufigen Infekten kommen, die zunächst nicht mit der Darmflora in Zusammenhang gebracht wird. Auch eine überschießende Immunreaktion in Form von → Allergien kann durch eine gestörte Darmflora begünstigt werden. Die Ausscheidungsprodukte der krank machenden Keime können außerdem Müdigkeit, Kopfschmerzen und Migräne hervorrufen. Die Analyse einer Stuhlprobe gibt unter Umständen Aufschluss darüber, ob sich falsche Mikroorganismen in Ihrem Darm angesiedelt haben. Da aber ein gesunder Darm immer auch »schlechte« Bakterien und Pilze enthält, wenn auch in geringer Zahl, ist eine solche Analyse nicht immer eindeutig.

TYPISCHE SYMPTOME

- Verdauungsbeschwerden
- Infektanfälligkeit
- Allergien
- Kopfschmerzen

WAS KANN DIE SCHULMEDIZIN TUN?

- Bei Darmmykosen werden Antimykotika gegeben, die die Pilze abtöten.
- Um die gesunde Darmflora wiederherzustellen, werden die »richtigen« Bakterien in Form von Säften oder Kapseln verordnet, die über mehrere Wochen eingenommen werden müssen.

Darmsanierung in der Kritik

Aus schulmedizinischer Sicht besteht kein eindeutiger Zusammenhang zwischen einer gestörten Darmflora und Beschwerden wie Allergien, Migräne und Infektanfälligkeit. Lediglich eine massiv gestörte Darmflora, z.B. durch eine Infektion mit Durchfall erregenden Rotaviren, rechtfertigt nach Ansicht der meisten Schulmediziner eine Darmsanierung. Dagegen verweisen die Verfechter der Alternativmedizin auf die guten Erfolge bei der Behandlung verschiedener chronischer Krankheiten wie z.B. Allergien durch eine Sanierung der Darmflora.

Alternative Therapien

In der alternativen Medizin spielt die Darmflora eine wichtige Rolle. Aus ihrer Sicht werden zahlreiche vor allem chronische Erkrankungen durch eine gestörte Darmflora begünstigt.

HOMÖOPATHIE

Liegt ein Befall mit einem spezifischen Erreger (z.B. Pilze oder Streptokokken) vor, kann dieser in einer homöopathischen Verdünnung therapeutisch eingesetzt werden. Ein klassisches Beispiel dafür, wie die Homöopathie Ähnliches mit Ähnlichem heilt.

PHYTOTHERAPIE

In den Fällen, in denen eine Darmdysbiose durch einen Mangel an Verdauungssäften von Magen, Leber und Pankreas hervorgerufen wird, helfen Bitterstoffdrogen wie ***Löwenzahnkraut*** und ***-wurzeln, Angelikawurzel*** und ***Wermutkraut***, die Sie als Tee oder Tinktur zu sich nehmen können, um die Produktion von Verdauungssäften anzuregen.

Knoblauch hat eine pilzabtötende Wirkung und sollte besonders bei Candida-Befall täglich frisch eingenommen werden (Hinweise zur Teezubereitung → Seite 135).

ENTSPANNUNG UND MEDITATION

Da Stress und Nervosität die Darmflora negativ beeinflussen, sollten Sie für ausreichend Ruhe und Entspannung sorgen. ***Autogenes Training*** und ***Meditation*** helfen Ihnen dabei.

THERAPEUT

- Eine Sanierung der Darmflora ist recht aufwändig. Am besten kombinieren Sie pflanzliche Mittel zur Unterstützung der Magen-Darm-Tätigkeit mit den entsprechenden Ernährungsempfehlungen.
- Bei schweren Fällen kann eine begleitende Colon-Hydro-Therapie notwendig sein.
- Auch wenn Sie keine akuten Beschwerden haben, ist es sinnvoll, regelmäßig probiotische Lebensmittel zu sich zu nehmen. Studien weisen darauf hin, dass diese das Immunsystem aktivieren und das Risiko einer Krebserkrankung mindern.

ERNÄHRUNGSTHERAPIE

Durch den täglichen Verzehr eines ***probiotischen Joghurts*** nehmen Sie genügend »gesunde« Bakterien auf, so dass sich langsam eine normale Darmflora einstellen kann. Probiotische Lebensmittel enthalten Bakterien der Laktobazillen-Stämme Lactobacillus rhamnosus, L. casei, L. reuteri, L. acidophilus oder Bifidobacterium lactis. Andere Joghurts enthalten zwar auch Laktobazillen-Stämme, allerdings sind diese empfindlicher und überleben die Magen-Darm-Passage nicht oder nur in geringer Zahl. Darum sollten Sie möglichst zu Joghurts (oder auch Quark oder Sauerkraut) mit der Aufschrift »probiotisch« greifen.

Sie können die Vermehrung der Joghurtbakterien unterstützen, indem Sie Nahrungsmittel mit viel unverdaulichen Kohlenhydraten wie Inulin oder Oligofruktose verzehren. Diese können im Dünndarm nicht aufgespalten werden und erreichen den Dickdarm unverdaut. Dort dienen sie besonders den »gesunden« Milchsäurebakterien als Nahrung. Diese günstigen Kohlenhydrate sind in größeren Mengen in ***Chicorée, Knoblauch, Porree, Spargel*** und ***Zwiebeln*** enthalten.

Eine Darmsanierung ist ein langwieriger Prozess. Sie sollten die vorgeschlagenen Maßnahmen mindestens vier bis sechs Wochen lang durchhalten.

Bei einem Befall mit Candida-Pilzen ist eine absolut zuckerfreie Diät anzuraten, da diese Pilze auf Zucker als Nährstoff angewiesen sind. Wollen Sie den Pilzen ihre Nahrungsgrundlage entziehen, dann müssen Sie vier bis fünf Wochen konsequent auf Zucker, Weißmehlprodukte (Weißbrot, Nudeln), Reis und Obst verzichten.

REIZ- UND REGULATIONSTHERAPIEN

Colon-Hydro-Therapie

Durch die Colon-Hydro-Therapie wird Ihr Darm von allen Gift- und Abfallstoffen gereinigt, so dass sich wieder eine gesunde Flora einstellen kann. Durch Spülung des Darms mit sauerstoffangereichertem Wasser werden besonders die Sauerstoff liebenden »gesunden« Bakterien begünstigt.

Durchfall

Durchfall ist eine Begleiterscheinung vieler Infektionskrankheiten, kann aber auch Symptom einer chronischen Erkrankung sein. Die harmloseste Variante ist der stressbedingte Durchfall, der meist kurzzeitig vor Prüfungen oder anderen belastenden Ereignissen auftritt und von selbst wieder verschwindet. Dagegen kann anhaltender, schwerer Durchfall lebensbedrohliche Ausmaße annehmen.

WAS IST DURCHFALL?

Normalerweise werden dem Nahrungsbrei bei der Passage durch den Darm Wasser und Salze entzogen, so dass am Ende ein geformter Stuhl entsteht. Ist diese Funktion des Darms gestört, bekommen wir Durchfall. Unser Körper verliert dann vermehrt Wasser und Salze, die er normalerweise zurückhalten würde. Ursachen dafür können chronische Erkrankungen wie → Morbus Crohn sein, aber auch psychische Faktoren (→ Reizdarm) oder ein Missbrauch von Abführmitteln. Auch → Nahrungsmittelunverträglichkeiten oder Medikamente, die die Darmflora schädigen (→ gestörte Darmflora), können zu Durchfall führen. Die häufigsten Ursachen akuter Durchfälle sind jedoch bakterielle oder virale Infektionen. Die Erreger (z.B. Salmonellen, Staphylokokken oder Rotaviren) lösen eine Entzündung der Darmschleimhaut aus, die mit Durchfall einhergeht. Besonders häufig treten Infektionen bei Reisen in warme Länder auf, da unser Immunsystem mit den dort verbreiteten Keimen nicht vertraut ist. Hinzu kommt eine meist mangelhafte Lebensmittelhygiene, die eine hohe Keimbelastung der Speisen mit sich bringt.

TYPISCHE SYMPTOME

- Krampfartige Bauchschmerzen und Blähungen
- häufiger Stuhlgang
- weicher bis flüssiger Stuhl
- Flüssigkeits- und Mineralstoffverlust mit Schwäche und Blutdruckabfall

WIE ERKENNE ICH DURCHFALL?

Von Durchfall spricht man erst, wenn mindestens dreimal täglich ungeformter, dünnflüssiger Stuhl abgeht. Bei lang andauerndem oder sehr starkem Durchfall besteht die Gefahr eines Wasser- und Salzmangels. Erste Hinweise darauf sind Schwäche, eine trockene, borkige Zunge und ein Blutdruckabfall. Auch der Faltentest kann einen Wassermangel anzeigen: Ziehen Sie die Haut des Handrückens mit zwei Fingern ab. Bleibt eine Falte stehen, müssen Sie dringend Flüssigkeit zu sich nehmen. Lassen Sie Ihren Arzt wissen, wenn Sie eine Urlaubsreise hinter sich haben, auch wenn diese bereits einige Wochen zurückliegt. Einige Erreger führen erst drei Wochen nach der Infektion zu Symptomen.

WAS KANN DIE SCHULMEDIZIN TUN?

- Meist werden Durchfälle mit Loperamidpräparaten behandelt, die die Darmperistaltik hemmen. Bei Überdosierung führen diese Medikamente zu starker Verstopfung.
- Um einen lebensbedrohlichen Flüssigkeits- und Salzverlust zu vermeiden, verschreibt der Arzt eine Salzlösung, die entweder als Getränk oder bei stark geschwächten Patienten in Form einer Infusion gegeben wird.

ARZT

- Wenn der Durchfall nach 48 Stunden nicht abklingt, müssen die Ursachen unbedingt ärztlich abgeklärt werden.
- Das Gefährlichste am Durchfall ist der Wasser- und Salzverlust, der lebensgefährlich sein kann! Sorgen Sie zum Ausgleich für ausreichende Zufuhr von Flüssigkeiten und Salzen.

- Bei bestimmten bakteriellen Infektionen verordnet der Arzt ein Antibiotikum.

Alternative Therapien

Da Durchfälle eine Vielzahl von Ursachen haben können, lesen Sie bitte nach ärztlicher Abklärung die Therapievorschläge zu den entsprechenden Krankheiten. Dieses Kapitel konzentriert sich auf die Behandlung von infektiösen Durchfällen. Da in der Naturheilkunde Durchfall in erster Linie als Entgiftungsaktivität des Organismus verstanden wird, zielen viele Therapien auf eine Unterstützung dieser Entgiftungsfunktion.
Spezielle Behandlungshinweise für Kinder finden Sie im Kapitel »Kinderkrankheiten« unter → Magen-Darm-Infektionen (Seite 562).

AYURVEDA

Durchfall deutet auf eine Vata-Störung hin. Alle Maßnahmen, die Vata beruhigen, sind angebracht. Häufig werden ***Einläufe*** mit Kräuterabkochungen verordnet.
Ein ayurvedisches Hausmittel kann Ihnen bei akutem Durchfall helfen: Dazu mischen Sie einen Becher ***Joghurt*** mit 1 Messerspitze ***Muskatpulver*** und 1 EL frisch gepresstem ***Ingwersaft*** und essen diesen löffelweise. Frischen Ingwersaft erhalten Sie, indem Sie eine Ingwerwurzel reiben und durch ein Leinentuch pressen.

HOMÖOPATHIE

Folgende Mittel haben sich zur Behandlung von akutem Durchfall bewährt:

- ***Arsenicum album D12:*** Brechdurchfall; wenn Sie sich elend und schwach fühlen
- ***Argentum nitricum C30:*** Durchfall vor Prüfungen
- ***Ferrum phosphoricum D12:*** Durchfall mit Fieber, auch als Schüßler-Salz
- ***Okoubaka D2:*** sehr hilfreiches Mittel bei sämtlichen Durchfällen
- ***Podophyllum D6:*** wässriger Durchfall nach Infektion mit Nahrungsmitteln (Hinweise zu Einnahme und Potenzen → Seite 106).

Schüßler-Salze

- ***Natrium chloratum D6:*** wässrig-schleimiger Stuhl, der wund macht
- ***Kalium phosphoricum D6:*** schaumiger, stinkender Stuhl
- ***Kalium sulfuricum D6:*** dunkler, dünner, stinkender Stuhl
- ***Natrium phosphoricum D6:*** sauer riechender, gelb-grüner Stuhl, besonders bei Kleinkindern
- ***Natrium sulfuricum D6:*** grünlich-wässriger Stuhl
- ***Magnesium phosphoricum D6:*** Durchfall mit Bauchkrämpfen.

PHYTOTHERAPIE

Das klassische Mittel gegen Durchfall ist die ***Kaffeekohle***, die aus bis zum Verkohlen gerösteten Kaffeebohnen hergestellt wird. Sie bindet Giftstoffe und wirkt, ähnlich wie gerbstoffhaltige Pflanzen, adstringierend.
Gerbstoffhaltige Pflanzen wie der Wurzelstock der ***Blutwurz*** (Tormentill), ***Eichenrinde, Heidelbeeren*** und ***Ratanhiawurzel*** schützen die Darmschleimhaut vor Wasserverlust. Pflanzen mit hohem Gerbstoffgehalt sind als Tee nicht besonders schmackhaft und werden daher in Form einer Tinktur eingenommen. Besonders die Blutwurz eignet sich auch für einen reinigenden und desinfizierenden ***Einlauf.*** Übergießen Sie dazu 2 EL der Droge mit 1 Liter

RATIONALE PHYTOTHERAPIE

HEILPFLANZEN MIT BELEGTER WIRKSAMKEIT

- Kaffeekohle
- Kamille
- Myrrhe

Ein Kombinationspräparat aus Kohle, Kamille und Myrrhe lindert den Durchfall und wirkt antientzündlich.

kochendem Wasser und lassen Sie die Mischung 20 Minuten ziehen. Wenn die Flüssigkeit auf Körpertemperatur abgekühlt ist, können Sie diese als Einlauf verwenden. Das dazu nötige Zubehör erhalten Sie in der Apotheke. Mildere Gerbstoffdrogen wie ***Odermennig*** oder ***Brombeerblätter*** können auch als Tee getrunken werden.

Die ***Uzarawurzel*** beruhigt den Darm und zeigt eine gute Wirkung bei akuten Durchfällen. Uzara ist als Dragee, Tropfen oder Saft in der Apotheke erhältlich.

Zimtrinde enthält ätherische Öle, die die Darmmuskulatur entspannen und dadurch die Schmerzen lindern.

Flohsamenschalen sind reich an Schleimstoffen, die die Konsistenz des Stuhls verbessern. Sie wirken sowohl bei Verstopfung als auch bei Durchfall. Lassen Sie 5 g der Droge in ein Glas Wasser quellen und nehmen Sie diese ca. eine Stunde vor den Mahlzeiten ein.

Wenn Sie einen Urlaub in warmen Ländern planen, sollten Sie zur Vorbeugung gegen Infektionen des Magen-Darm-Trakts dreimal täglich 20 Tropfen der folgenden Tinkturmischung einnehmen. Sie können sie sich in der Apotheke zusammenstellen lassen oder auch selbst mischen:

20 g Ingwerwurzeltinktur
20 g Enzianwurzeltinktur
20 g Berberistinktur
20 g Fieberkleetinktur
20 g Wermuttinktur.

Diese Tinktur regt die Verdauungsdrüsen an, wodurch Erreger, die Sie mit der Nahrung aufnehmen, schneller unschädlich gemacht werden (Hinweise zur Teezubereitung → Seite 135).

TRADITIONELLE CHINESISCHE MEDIZIN

Die TCM unterscheidet 15 verschiedene Formen von Durchfall. Infektiöser Durchfall wird meist als eine Feuchte-Hitze- oder Feuchte-Kälte-Erkrankung der Milz und des Dickdarms betrachtet und kann durch intensive ***Akupunktur*** (mindestens einmal täglich) gelindert werden. Chinesische Studien belegen, dass Akupunktur die Genesung nach einer Darminfektion beschleunigt.

ERNÄHRUNGSTHERAPIE

Bei infektiösem Durchfall sollten Sie für einige Tage eine strenge Diät einhalten. ***Schwarzer Tee, Zwieback,*** mit Wasser gekochter ***Haferschleim, Bananenpüree*** und geriebener ***Apfel*** für ein bis zwei Tage bringen die Beschwerden in den meisten Fällen zum Verschwinden.

THERAPEUT

- Wirklich gefährliche Magen-Darm-Infektionen sind in unseren Breitengraden eher selten. Bei Reisen in tropische Länder sollten Sie allerdings vorsichtig sein.
- Trinken Sie nur abgekochtes Wasser oder Flaschenwasser. Achten Sie auf einen verschweißten Verschluss, denn in armen Ländern werden vielfach Wasserflaschen mit Leitungswasser aufgefüllt und verkauft.
- Verzichten Sie auf frisches Obst und Salate, auch wenn diese noch so verführerisch aussehen sollten. Nur geschältes Obst ist sicher.
- Wenn Sie diese Ratschläge befolgen und täglich eine vorbeugende pflanzliche Tinktur einnehmen, dürfte Ihnen keine Darminfektion den Urlaub verleiden.

Alle ***Kohle-*** und ***Heilerdepräparate*** sind für die Behandlung von Durchfall sehr geeignet, da sie die Giftstoffe binden und ausleiten und somit den Körper in seiner Entgiftung unterstützen.
Bei jeder Durchfallerkrankung ist es wichtig, genügend ***Flüssigkeit*** und ***Salze*** aufzunehmen. Von dem alten Hausrezept »Cola und Salzstangen« wird heute allerdings abgeraten, da Cola zu viel Zucker enthält, was die Beschwerden eher verschlimmert. Trinken Sie stattdessen lieber Tee (mindestens 2 bis 3 Liter pro Tag) zu den Salzstangen oder ein spezielles Salzgemisch aus der Apotheke. Sie können sich auch eine Salzlösung selbst anrühren: Dazu ge ben Sie in 1 Liter ***schwarzen Tee*** 2 EL ***Traubenzu cker***, 1 TL ***Meersalz*** und 1/2 TL ***Backpulver***. Trinken Sie diese Mischung über den Tag verteilt.
Nach einer ausgeheilten Infektion kann eine → Störung der Darmflora zurückbleiben, die Sie entsprechend behandeln sollten.

PHYSIKALISCHE THERAPIEN

Feuchtwarme Auflagen auf dem Bauch führen zur Entspannung der Darmmuskulatur und lindern die Bauchkrämpfe.

Gallensteine

Während Männer vermehrt von Nierensteinen geplagt sind, treten Gallensteine häufiger bei Frauen auf. Mediziner fassen die Risikofaktoren für die Entstehung von Gallensteinen mit den »fünf F« zusammen: female (weiblich), fat (übergewichtig), fertile (mehrere Kinder), forty (vierzig und älter) und fair (blond). Doch selbst wenn alle fünf F auf Sie zutreffen, heißt das noch lange nicht, dass Sie tatsächlich Gallensteine bekommen.

WIE ENTSTEHEN GALLENSTEINE?

Die Gallenflüssigkeit wird von der Leber gebildet und enthält hauptsächlich Cholesterin und Gallensäuren. Ihre Aufgabe ist es, die Fette der Nahrung im Darm zu emulgieren und für die Verdauungsenzyme zugänglich zu machen. Insgesamt produziert die Leber täglich rund einen Liter gelbe Galle, die in der Gallenblase durch den Entzug von Wasser zu grüner Galle eingedickt wird. Essen wir fette Nahrung, zieht sich die Gallenblase zusammen, und der Gallensaft strömt über den Gallengang in den Dünndarm, wo er seine Verdauungsaufgaben erfüllt. Durch verschiedene Ursachen, die bislang nicht vollständig geklärt werden konnten, kann die Gallenflüssigkeit verklumpen – es bilden sich Gallensteine. Begünstigend wirkt dabei ein Überschuss an Cholesterin in der Gallenflüssigkeit. Bleiben die Steine in der Gallenblase, machen sie häufig keine Beschwerden. Gelangen sie aber in den Ausführungsgang zum Darm, können sie schmerzhafte Koliken hervorrufen. In seltenen Fällen verstopft ein Stein den Gallengang so stark, dass sich die Gallenflüssigkeit in die Leber zurückstaut, was zu einer Gelbsucht führen kann. Auch eine Entzündung der Gallenblase ist eine, wenn auch seltene, Begleiterscheinung von Gallensteinen, die ebenfalls eine Gelbsucht mit sich bringen kann.

WIE ERKENNE ICH GALLENBESCHWERDEN?

Nur bei ca. 25 % der Betroffenen bereiten Gallensteine Beschwerden. Besonders nach fettem Essen oder dem Genuss von Kaffee oder Alkohol machen

TYPISCHE SYMPTOME

- Schmerzen im rechten Oberbauch
- Übelkeit, Aufstoßen, Blähungen
- Koliken mit starken Schmerzen, die in Rücken und rechte Schulter ausstrahlen
- in seltenen Fällen Gelbsucht

sich die Gallensteine bemerkbar: Völlegefühl und Druck im rechten Oberbauch sind typische Anzeichen, aber auch Übelkeit, Aufstoßen und Blähungen zeigen häufig Gallenprobleme an. Sitzt ein Stein im Gallengang fest, kommt es zu schmerzhaften Koliken. Der Schmerz geht vom rechten Oberbauch aus und kann in den Rücken oder in die rechte Schulter ausstrahlen. Daneben können Übelkeit und Erbrechen, Fieber und Schweißausbrüche auftreten.

Erste Anzeichen einer Gelbsucht ist eine Gelbfärbung der Haut, der Schleimhaut und der Augen (Skleren). Typisch sind auch eine dunkle Verfärbung des Urins und ein auffallend heller Stuhl.

Der Arzt kann Gallensteine mit Hilfe des Ultraschalls erkennen. Eine Gelbsucht lässt sich anhand einer Blutuntersuchung nachweisen.

WAS KANN DIE SCHULMEDIZIN TUN?

Bei einer akuten Gallenkolik verschreibt der Arzt krampflösende Medikamente, die den Gallengang erschlaffen lassen. Während einer Kolik sollten Sie nichts essen, um eine Kontraktion der Gallenblase zu vermeiden.

Die meisten Mediziner raten zu einer operativen Entfernung der Gallensteine, um die Gefahr eines Gallengangverschlusses oder einer Gallenblasenentzündung zu reduzieren.

Kleinere Steine können endoskopisch entfernt werden. Dazu wird ein Schlauch über die Speiseröhre in den Darm und von dort in den Gallengang geschoben. Durch Weitung des Gallenganges können kleinere Steine abgehen.

Große Gallensteine, die die Gallenblase noch nicht verlassen haben, werden zusammen mit der Gallenblase entfernt. Das hat zur Folge, dass die Gallenflüssigkeit aus der Leber direkt in den Darm abfließt, sich also kein Gallenvorrat mehr anlegen lässt. Dadurch können Verdauungsprobleme auftauchen, die sich aber durch eine Umstellung der Ernährungsgewohnheiten beherrschen lassen.

Mit Hilfe von Stoßwellen können große Gallensteine zerkleinert werden, so dass diese schmerzfrei abgehen. Cholesterinhaltige Gallensteine werden medikamentös aufgelöst.

Alternative Therapien

Die Stärke der alternativen Medizin liegt in der Prävention. Mit ihrer Hilfe können Sie verhindern, dass sich neue Gallensteine bilden. Auch die Beschwerden lassen sich mit alternativen Methoden lindern.

HOMÖOPATHIE

Bei akuten Schmerzen können Ihnen folgende Mittel Erleichterung verschaffen:

- ***Bryonia D12:*** Schmerzen durch Gallensteine oder eine Entzündung; jede Bewegung tut weh
- ***Belladonna D12:*** krampfartige Schmerzen, die plötzlich kommen und gehen; Empfindlichkeit gegen Druck und Erschütterung
- ***Colocynthis D12:*** Sie krümmen sich vor Schmerzen
- ***Chelidonium D4*** und ***Carduus marianus D4:*** zur Verhinderung weiterer Gallensteine (Hinweise zu Einnahme und Potenzen → Seite 106).

Schüßler-Salze

- ***Magnesium phosphoricum D3*** und ***Natrium sulfuricum D6:*** krampfartige Schmerzen
- Um die Bildung weiterer Gallensteine zu verhindern, nehmen Sie ***Natrium sulfuricum D6***

im täglichen Wechsel mit ***Silicea D6*** über mehrere Monate ein (3-mal täglich 2 bis 5 Tabletten).

PHYTOTHERAPIE

Alle Pflanzen, die den Gallenfluss anregen, wirken der Bildung von Gallensteinen entgegen. Dazu gehören u.a. ***Berberitzenwurzel, Löwenzahnwurzel*** und ***-kraut, Pfefferminze, Schöllkraut, Wermutkraut, Gelbwurz*** und ***Artischockenblätter.*** Da diese Pflanzen gleichzeitig entkrampfend auf die glatte Muskulatur des Gallenganges wirken, eignen sie sich ebenfalls zur Behandlung von Gallenkoliken. Besonders das ***Schöllkraut*** vereinigt die gallentreibenden und entkrampfenden Eigenschaften, so dass es in keinem Gallentee fehlen sollte.

Bei einem Verschluss der Gallenwege, bei Gelbsucht oder bei einer Gallenblasenentzündung sollten gallentreibende Mittel nicht angewendet werden (Hinweise zur Teezubereitung → Seite 135).

TRADITIONELLE CHINESISCHE MEDIZIN

Nach chinesischer Vorstellung führt eine Unterdrückung von Gefühlen zur Stagnation des Leber-Qi, wodurch die Galle nicht frei fließen kann. Durch ***Akupunkturbehandlung*** und ***Kräutertherapie*** kann das Leber-Qi wieder in Bewegung gebracht werden. Zur Behandlung akuter Gallenkoliken wird ebenfalls Akupunktur eingesetzt, besonders die ***Ohrakupunktur*** reduziert die Anfallshäufigkeit.

RATIONALE PHYTOTHERAPIE

HEILPFLANZEN MIT BELEGTER WIRKSAMKEIT

- In klinischen Studien wurde eine gute Wirksamkeit von Schöllkrautpräparaten bei der Behandlung von Gallensteinen belegt.
- Gelbwurz fördert die Produktion von Gallensaft und verhindert somit die Steinbildung.
- Artischockenblätterextrakte steigern ebenfalls den Gallenfluss.

ERNÄHRUNGSTHERAPIE

Durch eine Umstellung Ihrer Ernährung könn Sie der Bildung von Gallensteinen vorbeugen.

Da Übergewicht zu den Risikofaktoren zählt, sollte Sie Ihr Gewicht reduzieren. Nulldiäten oder Hei fastenkuren sind allerdings bei Neigung zu Galle steinen nicht empfehlenswert. Wenn keine Nahrun in den Darm gelangt, wird auch keine Gallenflüssig keit ausgeschüttet. Bleibt die Galle zu lange in de Gallenblase, dickt sie zu stark ein, was wiederum di Steinbildung fördert.

Nehmen Sie möglichst wenig tierische Fette zu sich da diese zur Erhöhung des → Cholesterinspiegel beitragen. Zu viel Cholesterin in der Gallenflüssig keit begünstigt die Steinbildung.

Meiden Sie Kaffee und Nikotin.

Eine ***ballaststoffreiche Diät*** senkt das Risiko, an Gallensteinen zu erkranken.

Studien zeigen, dass ***Lecithin***, das in Sojaprodukten Eiern, Milch und Kohl vorkommt, die Bildung von Gallensteinen verhindert.

Auch die Aminosäure ***Taurin*** sollten Sie in ausreichenden Mengen zu sich nehmen. Taurin ist für die Wirkung von Gallensäuren unerlässlich und verhindert das Verklumpen des Cholesterins im Gallensaft. Taurin ist besonders in ***Muscheln***, aber auch in ***Fisch*** enthalten.

Sehr kleine Gallensteine (Gallengrieß) können Sie mit einer Ölkur auf den Weg bringen. Dazu trinken Sie für 1 bis 2 Tage abends vor dem Schlafengehen und morgens auf nüchternen Magen 3 EL Olivenöl, vermischt mit dem Saft einer Zitrone. Dadurch zieht sich die Gallenblase zusammen, und die Steine werden in den Darm entlassen. Bedenken Sie aber, dass Sie mit dieser Behandlung eine Gallenkolik auslösen können, wenn der Stein im Gallengang stecken bleibt.

FEINSTOFFLICHE THERAPIEN

Aromatherapie

Eine Massage des rechten Oberbauchs mit verdünntem ***Lavendel-*** oder ***Rosmarinöl*** lindert die Schmerzen bei einer Gallenkolik.

ach-Blütentherapie

Rock Water kann begleitend zur Behandlung von Gallensteinen eingesetzt werden.

HYSIKALISCHE THERAPIEN

Ein warmes ***Heublumensäckchen*** ist die klassische Therapie für alle Leber- und Gallenbeschwerden. Füllen Sie ein Leinensäckchen mit Heublumen aus der Apotheke und erhitzen Sie dieses über dem Wasserdampf. Achtung! Bei Entzündungen der Gallenblase sind warme Anwendungen nicht ratsam!

REIZ- UND REGULATIONSTHERAPIEN

Neuraltherapie

Die Neuraltherapie zeigt gute Erfolge bei der Behandlung von Gallenbeschwerden, besonders wenn diese mit starken Schmerzen einhergehen.

Hämorrhoiden

m Anfangsstadium sind Hämorrhoiden relativ harmlos – sie machen höchstens den Gang zur Toilette unangenehm. In späteren Stadien können sie allerdings extreme Schmerzen verursachen. Hämorrhoiden sind eine häufige Erkrankung, an der in Deutschland fast jeder zweite über 50-Jährige leidet. Viele Frauen machen nach der Schwangerschaft das erste Mal Bekanntschaft mit Hämorrhoiden, vor allem wenn sie eine Bindegewebsschwäche haben.

WAS SIND HÄMORRHOIDEN?

Hämorrhoiden sind krampfaderähnliche, knotige Aussackungen des Schwellkörpers im Analbereich, der zusammen mit dem Schließmuskel den Verschluss des Afters sichert. Zu Aussackungen des Schwellkörpers kommt es durch erhöhte Druckbelastung der Gefäße, z. B. durch Pressen beim Stuhlgang (Verstopfung), sitzende Tätigkeiten, Übergewicht und Schwangerschaft. Außerdem werden Hämorrhoiden, genau wie Krampfadern, durch eine meist angeborene Schwäche des Bindegewebes begünstigt. Aber auch Leberstörungen können die Ursache von Hämorrhoiden sein.

WIE ERKENNE ICH HÄMORRHOIDEN?

Der Arzt diagnostiziert Hämorrhoiden durch eine Untersuchung der Analregion. Wenn Blutungen auftreten, wird er mittels einer Spiegelung des Enddarms (Rektoskopie) einen Dickdarmtumor ausschließen. Medizinisch werden Hämorrhoiden je nach Schweregrad in vier Stadien eingeteilt:

- 1. Stadium: In diesem Stadium sind Sie fast beschwerdefrei. Lediglich ein leichtes Jucken im Analbereich und gelegentliche Auflagen von hellrotem Blut auf dem Stuhl machen auf die Hämorrhoiden aufmerksam. In diesem Stadium können sich die Hämorrhoiden bei entsprechenden Maßnahmen wieder zurückbilden.

TYPISCHE SYMPTOME

- Hellrote Blutauflagerungen des Stuhls
- Juckreiz
- Entzündungen mit Nässen und Brennen
- je nach Stadium leichte bis heftigste Schmerzen

- 2. Stadium: Blutgefüllte Knoten fallen bei der Stuhlentleerung durch Pressen vor, schieben sich aber wieder von alleine zurück. Allerdings kommt es bereits zu Entzündungen, Brennen, Nässen und einem Hitzegefühl im Analbereich.
- 3. Stadium: Im nachfolgenden Stadium bildet sich der Knotenvorfall nicht mehr zurück, lässt sich aber von Hand zurückschieben. Jetzt treten auch starke Schmerzen auf, die Schwellung und der Juckreiz werden sehr unangenehm.
- 4. Stadium: Im Endstadium sind die vorgefallenen Knoten ständig im After eingeklemmt und rufen extreme Schmerzen hervor.

WAS KANN DIE SCHULMEDIZIN TUN?

Hämorrhoiden müssen nicht unbedingt behandelt werden, wenn sie keine Beschwerden bereiten. Generell wird der Arzt dazu raten, Übergewicht abzubauen und für eine geregelte Verdauung zu sorgen. Wichtig ist auch eine sorgfältige Analhygiene.

- Schmerzstillende und entzündungshemmende Salben und Zäpfchen lindern die Schmerzen in den ersten Stadien.
- Durch verschiedene Eingriffe kann das Gewebe der Hämorrhoiden zum Absterben gebracht werden (Verödung). Dabei wird entweder ein Verödungsmittel eingespritzt, die Hämorrhoiden abgeschnürt oder mit einer Infrarotsonde verödet.
- Wenn leichtere Maßnahmen nicht zur Besserung führen, kann unter Umständen eine operative Entfernung der Hämorrhoiden notwendig werden.

ARZT

- Blut im Stuhl kann ein Hinweis auf eine ernste Erkrankung des Darmtrakts sein und sollte unbedingt fachlich abgeklärt werden!

GESUNDE LEBENSFÜHRUNG

Hämorrhoiden werden durch Bewegungsmang begünstigt! Wenn Sie einer sitzenden Tätigk nachgehen, sollten Sie jede Gelegenheit nutzen, u aufzustehen und ein paar Schritte zu gehen. In d Freizeit sind längere Spaziergänge oder ***Nordic Wa king*** empfehlenswert, das massiert die Enddarm muskulatur. Trainieren Sie Ihren ***Beckenbode*** durch entsprechende Übungen, die Sie mehrma täglich durchführen sollten. Dazu pressen Sie de Schließmuskel fest zusammen und zählen langsa bis 10, bevor Sie sich wieder entspannen. Die wiederholen Sie 20- bis 30-mal. Ein spürbarer Ef fekt stellt sich allerdings erst nach längerem Trai ning ein!

Alternative Therapien

Besonders in den ersten Stadien lassen sich Hämor rhoiden erfolgreich naturheilkundlich behandeln Die entzündungshemmende, lokale Behandlung mit Heilpflanzen lindert die akuten Beschwerden Therapieansätze zur Stärkung des Bindegewebes wirken langfristig der weiteren Aussackung der Blutgefäße entgegen.

HOMÖOPATHIE

- ***Aesculus D2:*** große juckende Hämorrhoiden, die nur selten bluten
- ***Hamamelis D6:*** große Hämorrhoiden mit dunklen Blutungen
- ***Aloe D6:*** traubenförmige Hämorrhoiden mit Blut- und Schleimabsonderungen
- ***Graphites D12:*** Hämorrhoiden in Kombination mit starker Verstopfung; wenn der After wund und eingerissen ist.
- ***Nux vomica D12:*** stark juckende Hämorrhoiden als Folge von sitzender Tätigkeit oder Abführmittelmissbrauch
- ***Paeonia D12:*** Hämorrhoiden mit starken Schmerzen (Hinweise zu Einnahme und Potenzen → Seite 106).

chüßler-Salze

- *Magnesium phosphoricum D6:* heftige, krampfartige Schmerzen
- *Natrium phosphoricum D6:* brennende Schmerzen
- *Calcium fluoratum D6:* stärkt langfristig das Bindegewebe, vermindert Blutungen und beugt Hämorrhoiden vor.

HYTOTHERAPIE

Gerbstoffhaltige Pflanzen wirken gefäßverengend und lindern den Juckreiz. ***Eichenrinde*** und die Blüten der ***Zaubernuss*** (Hamamelis) haben einen hohen Gerbstoffgehalt und können äußerlich als Salbe oder Zäpfchen sowie innerlich in Form einer Tinktur angewendet werden. Auch ein Sitzbad mit gerbstoffhaltigen und entzündungshemmenden Pflanzen ist empfehlenswert: Dazu kochen Sie 100 bis 300 g Eichenrinde mit 0,5 Liter Wasser für 30 Minuten und geben dann 50 bis 100 g entzündungshemmende ***Kamillenblüten*** hinzu. Nachdem die Mischung 30 Minuten gezogen hat, geben Sie diese in das nicht zu heiße Badewasser. Die Badedauer sollte 10 bis 15 Minuten nicht überschreiten. Die Einnahme von Präparaten aus ***Zinnkraut, Mäusedornwurzelstock*** und ***Steinkleekraut*** stärkt die Blutgefäße und lindert das Brennen und Jucken.

Verstopfung ist eine der Hauptursachen für Hämorrhoiden. Durch Quellstoffe wie ***Leinsamen*** und ***Flohsamenschalen*** wird der Stuhl weich und formbar, so dass der Gang zur Toilette nicht so schwer fällt. Achten Sie aber darauf, dass Sie die Quellstoffe mit genügend Wasser einnehmen, sonst treten Verklumpungen auf, die den Stuhlgang zusätzlich erschweren.

Sie können einer Verschlimmerung der Hämorrhoiden durch die Stärkung Ihres Bindegewebes vorbeugen. Dazu eignen sich Pflanzen mit hohem Kieselsäuregehalt wie ***Zinnkraut*** und ***Grüner Hafer.***

RATIONALE PHYTOTHERAPIE

HEILPFLANZEN MIT BELEGTER WIRKSAMKEIT

- Mäusedorn
- Zaubernuss.

Extrakte aus Mäusedornwurzel und Zaubernuss stabilisieren die Gefäßwände und sind daher zur Behandlung von Hämorrhoiden empfehlenswert.

THERAPEUT

- Regelmäßiges Training der Enddarmmuskulatur verhindert das Aussacken der Blutgefäße.
- Kräftigen Sie Ihr Bindegewebe durch die Einnahme von Kieselsäure.
- Da Verstopfung eine der Hauptursachen für Hämorrhoiden ist, sollten Sie durch ballaststoffreiche Ernährung und pflanzliche Mittel dafür sorgen, dass der Stuhlgang ohne Drücken und Pressen erfolgt.

TRADITIONELLE CHINESISCHE MEDIZIN

Eine Bindegewebsschwäche wird in der chinesischen Medizin als ein Milz-Qi-Mangel bzw. als sinkendes Milz-Qi betrachtet. Hämorrhoiden im ersten Stadium lassen sich gut durch ***Akupunktur*** behandeln. In späteren Stadien sollte eine ***Kräutertherapie*** dazukommen.

ERNÄHRUNGSTHERAPIE

Ernähren Sie sich vollwertig mit genügend ***Ballaststoffen*** und nehmen Sie ausreichend Flüssigkeit zu sich, um den Stuhlgang zu erleichtern und den Enddarm zu entlasten.

Die tägliche Einnahme von ***Magnesium*** (500 mg) regt die Darmtätigkeit an und wirkt dadurch mild abführend.

Um Ihr Bindegewebe zu unterstützen, sollten Sie kieselsäurehaltige Lebensmittel zu sich nehmen. Dazu zählen ***Haferflocken, Hirse, Gerste*** und ***Kartoffeln.*** Aber auch ***Kieselerde*** ist empfehlenswert.

Lebererkrankungen

Die Leber ist die Entgiftungsstation unseres Körpers. Medikamente, Alkohol und andere Giftstoffe werden hier so weit abgebaut, dass sie über den Darm oder die Niere ausgeschieden werden können. Wird die Leber in ihrer Entgiftungsfunktion überstrapaziert, so treten Leberschäden in Form einer Fettleber oder einer Leberzirrhose auf. Eine Leberentzündung, Hepatitis genannt, wird meist durch Viren hervorgerufen.

WAS SIND LEBERERKRANKUNGEN?

Lebererkrankungen können sehr unterschiedliche Ursachen haben.
Eine ***Leberentzündung*** (Hepatitis) wird in der Regel durch eine Virusinfektion hervorgerufen. Die Viren dringen in die Leberzellen ein und zerstören diese. Krankheitsverlauf und Prognose unterscheiden sich je nach Virustyp. Bei einigen Formen kann es zu einer chronischen Leberentzündung kommen.
Typische Ursache einer ***Fettleber*** ist eine Vergiftung mit Arzneimitteln oder Alkohol. Sie kann aber auch durch → Diabetes oder einen gestörten Fettstoffwechsel ausgelöst werden. Durch die vermehrte Einlagerung von Fetten in die Leberzellen vergrößert sich die Leber und ist in ihrer Funktion gestört. Bis zu dieser Stufe der Erkrankung kann sich die Leber bei entsprechender Therapie und konsequenter Vermeidung der Krankheitsursache wieder vollständig erholen. Als ***Leberzirrhose*** (Schrumpfleber) bezeichnet man das Endstadium jeder Lebererkrankung. Mit fortschreitender Leberschädigung kommt es zu einer Vernarbung des Lebergewebes, die nichtreversibel ist.
Alle Lebererkrankungen führen zu einem mehr oder weniger starken Funktionsverlust der Leber. Im schlimmsten Fall, der Leberzirrhose, kommt der Auf-, Um- und Abbau der Nährstoffe zum Erliegen und der Patient wird überflutet von Stoffwechselgiften.

TYPISCHE SYMPTOME

- Allgemeine Leistungsschwäche
- Gefäßsternchen der Haut
- Gelbfärbung von Haut, Schleimhaut und Augen (Skleren)
- Krampfadern am Bauchnabel und Hämorrhoiden
- erhöhte Blutungsneigung

WIE ERKENNE ICH LEBERERKRANKUNGEN?

Lebererkrankungen können lange Zeit unbemerkt bleiben. In der Regel äußert sich eine Funktionsstörung der Leber durch Müdigkeit, Abgeschlagenheit, Appetitlosigkeit und Schmerzen im rechten Oberbauch. In einigen Fällen tritt eine Gelbsucht (Ikterus) auf.
Bei der ***Fettleber*** handelt es sich meist um einen Zufallsbefund, da die Patienten häufig keine Beschwerden haben.
Die ***Leberzirrhose*** macht sich neben den oben genannten Allgemeinsymptomen durch lebertypische Hautzeichen wie gerötete Handinnenflächen und Gefäßsternchen auf der Haut bemerkbar. Auch Veränderungen in der Behaarung wie männliche Behaarung bei Frauen oder mangelnde Behaarung bei Männern sind typische Anzeichen einer Leberzirr-

hose. Durch den gestörten Blutfluss kann es zu Stauungssymptomen wie Krampfadern an der Speiseröhre und um den Bauchnabel (Medusenhaupt) und zu → Hämorrhoiden kommen. Auch eine erhöhte Blutungsneigung tritt im Rahmen einer Lebererkrankung auf, da einige wichtige Blutgerinnungsfaktoren in der Leber gebildet werden.

WAS KANN DIE SCHULMEDIZIN TUN?

Sollte der Arzt bei Ihnen eine Lebererkrankung festgestellt haben, müssen Sie die Zufuhr von Giftstoffen so weit wie möglich reduzieren! Das gilt vor allem für Alkohol, aber auch für Medikamente, da diese über die Leber abgebaut werden.

- Eine chronische Virushepatitis (Typ B und C) wird in der Regel mit Virustatika (z.B. Ribavirin) behandelt, die die Viren an der Vermehrung hindern.
- Daneben ist eine Interferontherapie möglich. Interferon stärkt die körpereigene Virusabwehr. Allerdings ruft Interferon häufig starke Nebenwirkungen hervor.
- Eine Leberzirrhose ist nicht heilbar. Die Therapie beschränkt sich auf die Ausschaltung sämtlicher Stoffe, die die Leber belasten.

Alternative Therapien

Chronische Lebererkrankungen können auch naturheilkundlich nicht geheilt werden. Eine Domäne der Alternativmedizin ist die Entlastung der Leber und die Unterstützung der Leberfunktion.

AYURVEDA

In der ayurvedischen Medizin werden Lebererkrankungen mit der indischen Buschpflanze ***Bhumyamalaki*** (Phyllanthus amarus), mit den Blütenknospen der ***Kaper*** (Capparis spinosa) und dem Wurzelstock der ***Gelbwurz*** (Curcuma longa) behandelt. Diese Pflanzen schützen die Leberzellen und verbessern ihre Funktionsfähigkeit.

HOMÖOPATHIE

Eine Lebererkrankung sollten Sie konstitutionell behandeln lassen. Akute Beschwerden können durch folgende Mittel gelindert werden:

- ***Acidum sulfuricum D12:*** Verlangen nach Alkohol; Hitzewallungen und Schwächegefühle mit Zittern
- ***Lycopodium C30:*** starke Blähungen und Verstopfung
- ***Mercurius dulcis D6:*** stechende Leberschmerzen und Gelbsucht
- ***Natrium sulfuricum D6:*** Berührungsempfindlichkeit in der Lebergegend und morgendlicher Durchfall (Hinweise zu Einnahme und Potenzen → Seite 106).

Schüßler-Salze

- ***Kalium chloratum D6:*** Hepatitis
- ***Natrium phosphoricum D6*** im täglichen Wechsel mit ***Natrium sulfuricum D6:*** Fettleber
- ***Kalium phosphoricum*** im täglichen Wechsel mit ***Calcium fluoratum D12:*** Leberzirrhose.

PHYTOTHERAPIE

Das wirksamste Lebermittel in der Phytotherapie sind die Früchte der ***Mariendistel.*** Ihr Hauptinhaltsstoff Silymarin schützt die Leberzellen und erhöht ihre Regenerationsfähigkeit. Die Einnahme von Präparaten aus Mariendistelfrüchten ist bei allen chronischen Lebererkrankungen sinnvoll. Auch ***Gelbwurz, Boldo-*** und ***Artischockenblätter*** wirken leberschützend.

Schöllkraut, Artischockenblätter und ***Löwenzahn*** stärken die Verdauungsfunktion der Leber und können Ihnen helfen, wenn Sie infolge eine Lebererkrankung Verdauungsprobleme haben. Ein bewährtes Rezept für einen Lebertee:
30 g Löwenzahnkraut und -wurzel
20 g Artischockenblätter
20 g Boldoblätter
15 g Gelbwurz
15 g Pfefferminzblätter.

Eine ***chronische Virushepatitis*** kann mit hochdosiertem Johanniskraut behandelt werden, da diese

RATIONALE PHYTOTHERAPIE

HEILPFLANZEN MIT BELEGTER WIRKSAMKEIT

- Mariendistel: Die positive Wirkung von Mariendistel auf den Leberstoffwechsel konnte in einer Vielzahl von Studien belegt werden.

Pflanze antivirale Eigenschaften hat. Eine solche Therapie sollten Sie aber nur unter Begleitung eines Therapeuten durchführen, da bei der Einnahme hochdosierten Johanniskrauts Hauterscheinungen und Wechselwirkungen mit anderen Medikamenten auftreten können (Hinweise zur Teezubereitung → Seite 135).

TRADITIONELLE CHINESISCHE MEDIZIN

Auch die chinesische Medizin kann Lebererkrankungen nicht heilen, aber sie kann die Beschwerden deutlich lindern. Die meisten Lebererkrankungen gehen laut TCM mit einer Schwäche des Leber-Yin einher, was durch ***Kräutertherapie*** und ***Akupunktur*** häufig sehr erfolgreich behandelt werden kann. Studien belegen, dass sich die Leberwerte im Blut durch entsprechende Akupunkturbehandlungen verbessern. Bei der Kräuterbehandlung werden unter anderem der ***Reishipilz*** und ***Rotwurzelsalbeiwurzel*** (Dan Shen) eingesetzt. Der Reishipilz ist ein sehr wirksames Mittel zur Stärkung des Yin. Dan Shen löst eine Blutstagnation und erhöht die Leberdurchblutung.

Die chinesische Medizin geht davon aus, dass der Qi-Fluss zu den einzelnen Organen von der Tageszeit abhängt. So hat jedes Organ eine Tageszeit mit besonders hoher Energie, aber auch eine energieschwache Phase. Für die Leber ist die energiearme Zeit die Mittagszeit zwischen 13 und 15 Uhr. Ein chinesischer Therapeut wird Ihnen daher einen täglichen Mittagsschlaf in dieser Zeit empfehlen, um Ihre Leber zu entlasten. Es tut aber auch ein kleiner, geruhsamer Spaziergang im Grünen gut, der das Leber-Qi zum Fließen bringt.

ERNÄHRUNGSTHERAPIE

Bei allen Lebererkrankungen sollten Sie Schadstof aller Art meiden. Dazu zählt vor allem der Alkoho Ziehen Sie Bioprodukte vor, da diese weniger m Schadstoffen belastet sind. Verwenden Sie weni Fett, am besten ***pflanzliche Öle*** und ***Margarine.***

Durch die Einnahme von ***Lecithin*** unterstützen Si die Entgiftungsfunktion Ihrer Leber. Sie sollten bis 10 g Lecithin pro Tag zu sich nehmen. Entsprechende Präparate bekommen Sie in der Apotheke.

Durch Einnahme hoher Dosen ***Vitamin B*** und können sich die Leberwerte wieder normalisieren so dass sich Ihr Wohlbefinden verbessert.

PHYSIKALISCHE THERAPIEN

Ihre Leberfunktion können Sie durch ***feuchtwarm Auflagen, Leberwickel*** oder ***Fangopackungen*** unterstützen, die die Durchblutung der Leber erhöhen Als Auflage eignet sich besonders ein ***Heublumensäckchen.*** Füllen Sie Heublumen, die Sie in der Apotheke erhalten, in ein Leinensäckchen und erhitzen Sie dieses über dem Wasserdampf. Legen Sie sich das Säckchen am besten während eines Mittagsschläfchens auf die Lebergegend.

REIZ- UND REGULATIONSTHERAPIEN

Trockenes ***Schröpfen*** in der Lebergegend steigert die Leberdurchblutung und regt die Lebertätigkeit an. Zur Entstauung der Leber trägt auch eine ***Blutegeltherapie*** bei.

THERAPEUT

Die Therapie von Lebererkrankungen hat zwei Schwerpunkte:

- Die Belastung der Leber durch Giftstoffe sollte auf ein Minimum reduziert werden.
- Die Funktion der Leber kann durch verschiedene Heilpflanzen sowie mit Hilfe durchblutungsfördernder Maßnahmen verbessert werden.

Magenschleimhautentzündung

Die Magenschleimhautentzündung (Gastritis) galt lange Zeit als Erkrankung, die durch Stress und Nervosität hervorgerufen wird. Diese Einschätzung änderte sich zunächst, als in den achtziger Jahren das Bakterium Helicobacter pylori als Auslöser der Gastritis entdeckt wurde. Inzwischen hat man allerdings festgestellt, dass längst nicht alle Menschen, bei denen das Bakterium nachgewiesen wird, an Gastritis erkranken. Die Psyche spielt wohl doch eine gewisse Rolle.

WAS IST EINE GASTRITIS?

Gastritis ist eine Entzündung der Magenschleimhaut. Die Medizin unterscheidet drei Typen:

- Typ A, die Autoimmungastritis, ist sehr selten. Durch Antikörperbildung gegen die Magenschleimhaut entsteht eine chronische Entzündung, wodurch die Magenschleimhaut langsam zu Grunde geht.
- Die häufigste Gastritis ist die bakterielle Form (Typ B), bei der eine Besiedelung mit Helicobacter pylori nachgewiesen werden kann. Allerdings ist ein großer Prozentsatz der Bevölkerung (ca. 30 % hierzulande) Träger des Bakteriums, ohne an Gastritis zu erkranken.
- Die dritte Form, Typ C, die chemisch-toxische Gastritis, wird durch regelmäßigen Konsum von Nikotin, Alkohol, Kaffee oder bestimmten Medikamenten, z.B. Schmerzmittel, verursacht.

Eine Gastritis beginnt meist mit einer unzureichenden Schleimproduktion, wodurch die Magenschleimhaut nicht mehr ausreichend vor der Magensäure geschützt ist. Die Folge ist eine Entzündung der Schleimhaut. Bei einer chronischen Gastritis kann die Schleimhaut so stark in Mitleidenschaft gezogen sein, dass die Magensaftproduktion gänzlich versiegt. Dringt die Entzündung in tiefere Schichten der Magenwand vor, entsteht ein ***Magengeschwür*** (Ulkus), was häufig mit ***Magenblutungen*** einhergeht.

Alle Gastritis-Formen (außer Typ A) werden durch negativen Stress begünstigt.

WIE ERKENNE ICH EINE GASTRITIS?

Die typischen Symptome einer Gastritis sind Völlegefühl, Sodbrennen, Appetitlosigkeit und Übelkeit. Sie ähneln denen eines → Reizmagens. Ob Ihr Magen zu viel oder zu wenig Magensäure produziert, können Sie an der Beschaffenheit Ihrer Zunge erkennen: Eine rote Zunge ohne Belag deutet auf zu viel Magensäure hin, ein weißlicher Zungenbelag dagegen ist ein Hinweis auf zu wenig Magensäure.

Da die Magenwand nur schwach mit sensorischen Nerven versorgt ist, kann eine Gastritis auch schmerzlos verlaufen, selbst wenn die Magenschleimhaut bereits so stark angegriffen ist, dass Blutungen auftreten. Das verdaute Blut aus dem Magen färbt den Stuhl pechschwarz (Teerstuhl) oder führt zu kaffeesatzartigem Erbrechen. Eine Dunkelfärbung des Stuhls kann auch durch den Verzehr von Heidelbeeren, Roten Beeten oder Eisentabletten hervorgerufen werden. Bei dauerhaft

TYPISCHE SYMPTOME

- Völlegefühl, Sodbrennen
- Appetitlosigkeit
- Übelkeit und Erbrechen
- Teerstuhl und blutiges Erbrechen bei Magengeschwür
- in einigen Fällen symptomloser Verlauf

dunklem Stuhl sollten Sie allerdings einen Arzt aufsuchen: Chronische, unbehandelte Magenblutungen können in eine ausgeprägte ***Anämie*** (Blutmangel) münden. Anhand einer Magenspiegelung erkennt der Arzt, wie es um Ihre Magenschleimhaut bestellt ist. Für den Nachweis von Helicobacter ist eine Gewebeprobe der Magenschleimhaut erforderlich.

WAS KANN DIE SCHULMEDIZIN TUN?

Bei ***akuten Beschwerden*** wird Ihr Arzt Ihnen Bettruhe und eine Diät verordnen, damit sich der Magen beruhigt. Er wird Ihnen raten, alle schleimhautreizenden Stoffe wie Alkohol, Nikotin, Kaffee und Schmerzmittel (NSAR) zu meiden.
Bei ***chronischer Gastritis*** muss die entzündete Magenschleimhaut vor der aggressiven Wirkung der Magensäure geschützt werden, damit sie abheilen kann. Diese Aufgabe erfüllen verschiedene Medikamente:

- Schutzfilmbildner überziehen die Magenschleimhaut mit einer schützenden Gelschicht.
- Antazida wie Aluminiumhydroxid neutralisieren die Magensäure.
- H2-Blocker, Protonenpumpenhemmer und Anticholinergika hemmen die Sekretion von Magensäure. Diese Medikamente haben zum Teil erhebliche Nebenwirkungen und werden nur bei starken Beschwerden verschrieben.
- Helicobacter-pylori–Befall wird zusätzlich mit Antibiotika behandelt.

ARZT

- **Wenn Ihnen häufiger eine sehr dunkle Färbung des Stuhls auffällt, sollten Sie sich einer Magenuntersuchung unterziehen.**
- **Magenblutungen bleiben häufig lange unbemerkt und können zu massiven Blutverlusten und damit zur Anämie führen.**

- In einigen Fällen muss ein stark blutendes Magengeschwür operativ entfernt werden. Diese Operation versucht man heutzutage wegen der häufig auftretenden Spätfolgen zu vermeiden.

GESUNDE LEBENSFÜHRUNG

Bei einer Gastritis sollten Sie auf das Rauchen verzichten, da Nikotin den Magen reizt. Auch Kaffee und Alkohol sind nicht zu empfehlen.

Alternative Therapien

Aus Sicht der Naturheilkunde spielt vor allem die Entstehungsgeschichte der Gastritis eine Rolle. Warum führt ein Bakterium nur bei einigen Patienten zu Beschwerden, bei anderen dagegen nicht? Offensichtlich ist das natürliche Zusammenspiel der verschiedenen Bakterien im Verdauungstrakt aus dem Gleichgewicht geraten. Dieses Gleichgewicht gilt es wiederherzustellen, und zwar möglichst schonend und tiefgreifend.

AYURVEDA

Eine Gastritis wird im Ayurveda auf einen Pitta-Überschuss zurückgeführt, der mit entsprechender Nahrungsumstellung therapiert wird. Verzichten Sie auf stark gewürzte Speisen, Alkohol, Kaffee und Nikotin. Medikamente aus ***Curcuma*** (Gelbwurz) und den Blättern des ***Neembaums*** wirken antibakteriell und zeigen bei der Behandlung einer bakteriellen Gastritis eine ausgezeichnete Wirkung.

HOMÖOPATHIE

Bei einer chronischen Gastritis empfiehlt sich eine konstitutionelle Behandlung. Im akuten Fall haben sich die folgenden Mittel bewährt:

- ***Anacardium D12:*** wenn die Beschwerden während des Essens verschwinden
- ***Argentum nitricum C30:*** nervöse Magenschmerzen, Aufstoßen und Blähungen, dabei großes Verlangen nach Süßigkeiten

- *Carbo vegetabilis D12:* Sodbrennen, Aufstoßen, Blähungen, Völlegefühl; Verlangen nach frischer Luft
- *Graphites D12:* chronische Magenschmerzen, die sich durch Essen bessern
- *Lycopodium D12:* saures Aufstoßen nach dem Essen
- *Nux vomica D12:* Magenschmerzen nach übermäßigem Essen, nach Alkoholmissbrauch und durch Nervosität (Hinweise zu Einnahme und Potenzen → Seite 106).

Schüßler-Salze

- *Natrium phosphoricum D6:* Übersäuerung mit Aufstoßen, Sodbrennen und Erbrechen
- *Magnesium phosphoricum D6:* krampfartige Schmerzen mit Übelkeit und Erbrechen. Die entkrampfende und schmerzstillende Wirkung entfaltet sich schneller, wenn 10 Tabletten in heißem Wasser aufgelöst und schluckweise getrunken werden (»Heiße Sieben«)
- *Kalium arsenicosum D6:* Ärger und Stress als Auslöser der Gastritis.

PHYTOTHERAPIE

Verschiedene ***schleimhaltige Pflanzen*** legen eine Schutzschicht über die Magenschleimhaut und fördern dadurch die Heilung. Dazu gehören ***Kamille, Eibischwurzeln, Malvenblätter*** und ***Leinsamen.*** Leinsamen sollten Sie einige Stunden in kaltem Wasser quellen lassen, absieben und den entstandenen Schleim langsam trinken.

Entzündungshemmend wirken ***Süßholz-*** und ***Kamillentee.*** Eine Rollkur mit Kamillentee ist sehr wirkungsvoll: Dazu trinken Sie auf nüchternen Magen 1/2 Tasse Kamillentee und legen sich 10 Minuten auf den Rücken, danach drehen sich auf die linke Seite, dann auf den Bauch und schließlich auf die rechte Seite. Vor jedem Lagewechsel trinken Sie 1/2 Tasse Tee. Nach 40 Minuten haben Sie 2 Tassen getrunken, und Ihre Magenschleimhaut hat ein heilendes Bad in Kamillentee genommen.

Wenn Sie bereits länger an einer Gastritis leiden und die Magensaftproduktion gestört ist, können

RATIONALE PHYTOTHERAPIE

HEILPFLANZEN MIT BELEGTER WIRKSAMKEIT

- Gepulverte Süßholzwurzel führte in einer klinischen Studie an Patienten mit Magengeschwüren in 50 % der Fälle zu einer kompletten Ausheilung. In weiteren 40 % wurden die Beschwerden deutlich besser.
- Kombinationspräparate aus Kamille und Pfefferminze wirken entzündungshemmend auf die Magenschleimhaut.

Bitterstoffe die Bildung von Magensäure anregen. Mischen Sie ***Enzianwurzel, Wermut-*** oder ***Tausendgüldenkraut*** in Ihren Tee und trinken Sie je 1 Tasse 30 Minuten vor den Mahlzeiten.

Bei stressbedingten Magenbeschwerden kann ein Tee aus ***Melissenblättern*** und ***Hopfenblüten*** krampflösend und beruhigend wirken (Hinweise zur Teezubereitung → Seite 135).

TRADITIONELLE CHINESISCHE MEDIZIN

Laut TCM liegen einer Gastritis meist ein Qi-Mangel des Magens und der Milz oder auch ein Magen-Yin-Mangel zu Grunde. Stressbedingte Magenschmerzen werden darauf zurückgeführt, dass die Leber den Magen angreift. Während bei einer akuten Gastritis die ***Akupunktur*** gute Wirkung zeigt, ist bei einer chronischen Erkrankung eine ***Kräuterbehandlung*** vorzuziehen. Dabei kommen meist ***Ingwer, Ginseng*** und ***Süßholz*** zum Einsatz.

ENTSPANNUNG UND MEDITATION

Da eine Magenschleimhautentzündung durch Stress und Nervosität begünstigt wird, sollten Sie besonders in Stressphasen für regelmäßige ***Entspannung*** sorgen. Wenn Ihnen jede Aufregung auf den Magen schlägt, können Sie mit ***Autogenem Training*** lernen, Ihren Magen gezielt zu entspannen. Auch ***Atemübungen*** lassen Ihren Magen zur Ruhe kommen.

ERNÄHRUNGSTHERAPIE

Bei der Ernährung sollten Sie in erster Linie auf Ihren Magen hören. Sie werden feststellen, dass schwere, fettreiche Kost die Beschwerden verstärkt. Günstiger sind ***kleine Portionen leicht verdaulicher Speisen.*** Auf Alkohol und Kaffee sollten Sie möglichst ganz verzichten, beides greift die Magenschleimhäute an. Zum Schutz der Magenwände sollten Sie vor jeder Mahlzeit 1 TL ***Heilerde*** in ein Glas Wasser einrühren und trinken.

Eine Trinkkur mit ***Weißkohlsaft*** unterstützt die Ausheilung eines Magengeschwürs. Der Saft ist zwar unangenehm im Geschmack, zeigt aber eine sehr gute Heilwirkung. Trinken Sie über mindestens drei Wochen zweimal täglich ein kleines Glas.

Auch ***Kartoffelsaft*** ist bei Magengeschwüren empfehlenswert. Er lindert sehr wirksam die kolikartigen Schmerzen, die häufig mit einem Magengeschwür einhergehen. Wie bei allen Entzündungen ist auch bei einer anhaltenden Magenschleimhautentzündung eine ***Enzymtherapie*** hilfreich. Eiweißverdauende Enzyme bauen Entzündungsmediatoren ab und senken die Entzündungsneigung des Körpers.

FEINSTOFFLICHE THERAPIEN

Aromatherapie

Mischen Sie 30 ml eines Trägeröls mit 5 Tropfen ***Kamillenöl*** und je 3 Tropfen ***Olibanum***- und ***Majoranöl.*** Massieren Sie Ihren Bauch mit dieser Mischung. Das entspannt und wirkt antientzündlich.

Bach-Blütentherapie

- ***Mimulus:*** Angst vor Prüfungen oder anderen Ereignissen
- ***Willow:*** innerer Groll, der an einem nagt
- ***Holly:*** Magenschmerzen aus Wut
- ***Oak:*** bei Überarbeitung, wenn Sie zu hohe Anforderungen an sich stellen.

Morbus Crohn und Colitis ulcerosa

Früher galten Morbus Crohn und Colitis ulcerosa als typische psychosomatische Erkrankungen. Das sieht die Medizin mittlerweile etwas anders. Heute weiß man, dass es sich bei beiden Krankheiten um Autoimmunprozesse handelt. Hinzu kommen eine genetische Veranlagung und Ernährungsfehler. Darüber hinaus wird der Psyche in beiden Fällen ein deutlicher Einfluss auf den Krankheitsverlauf zugeschrieben.

WAS SIND MORBUS CROHN UND COLITIS ULCEROSA?

Morbus Crohn und Colitis ulcerosa sind chronisch entzündliche Darmerkrankungen (CED). Auf Grund einer überschießenden Reaktion des Immunsystems kommt es zu leichten bis schweren Entzündungen der Darmschleimhaut; bei Morbus Crohn sind auch die darunter liegenden Schichten betroffen. Während Morbus Crohn im gesamten Verdauungstrakt vom Mund bis zum After auftreten kann, beschränkt sich die Darmentzündung bei Colitis ulcerosa auf den Dickdarm. Infolge der Entzündung ist die Resorption der Nahrung eingeschränkt, so dass Mangelerscheinungen, Anämie und Gewichtsverlust auftreten können.

CED treten gehäuft zwischen dem 20. und 30. Lebensjahr auf und können verschiedene Begleiterkrankungen wie Augenprobleme, Gelenkentzündungen und Hauterscheinungen mit sich bringen.

WIE ERKENNE ICH CED?

Der erste deutliche Hinweis auf eine entzündliche Darmerkrankung sind chronische Durchfälle. Sowohl M. Crohn als auch Colitis ulcerosa treten schubweise auf; Auslöser für einen Schub sind häufig Stress und psychische Anspannung.

Morbus Crohn

Diese Erkrankung äußert sich in Form von drei bis sechs unblutigen, schmerzhaften Durchfällen pro Tag. Da beim M. Crohn auch die tieferen Wandschichten betroffen sind, kommt es häufig zur Bildung von Darmabszessen und -fisteln. Da eine Spiegelung des Dünndarms nicht möglich ist, tut sich der Arzt mit der Diagnose oft schwer, vor allem wenn die Symptome nicht eindeutig sind.

Colitis ulcerosa

Im Gegensatz zum M. Crohn macht sich die Colitis ulcerosa durch 20 bis 30 blutig-schleimige Durchfälle mit starken Darmkrämpfen bemerkbar. Auf Grund des dramatischen Verlaufs und der Tatsache, dass Colitis ulcerosa durch eine Dickdarmspiegelung nachgewiesen werden kann, wird diese Erkrankung meist schneller diagnostiziert.

TYPISCHE SYMPTOME

- Schubweiser Krankheitsverlauf
- Durchfälle und Darmkrämpfe
- bei anhaltender Krankheit Gewichtsverlust und Mangelerscheinungen

MORBUS CROHN

- 3 bis 6 Durchfälle täglich
- Abszesse und Fisteln

COLITIS ULCEROSA

- bis zu 30 Durchfälle täglich
- hellrotes Blut im Stuhl

WAS KANN DIE SCHULMEDIZIN TUN?

Bei all den zur Verfügung stehenden Medikamenten sind die Nebenwirkungen erheblich. Durch die langfristige Einnahme kann es u.a. zu Schäden an Leber und Nieren kommen.

- Bei gesicherter Diagnose wird der Arzt zunächst ein Präparat mit Aminosalicylsäure verordnen, das entzündungshemmend wirkt.
- Bei sehr starker Entzündung kommt unter Umständen auch eine Kortisontherapie in Betracht. Das Kortison wird wie die Aminosalicylsäure zunächst nur im akuten Entzündungsschub eingenommen.
- Wenn diese Behandlung nicht zur Abheilung führt oder die Schübe in sehr kurzen Abständen auftreten, wird der Arzt eine Basistherapie mit Immunsuppressiva empfehlen, die über einen langen Zeitraum (meist über Jahre) täglich eingenommen werden müssen. Diese Medikamente unterdrücken den entzündungsauslösenden Autoimmunprozess.
- In den letzten Jahren wurden zur Behandlung von Autoimmunerkrankungen »Biologicals« entwickelt. Das sind Antikörper, die gezielt einen Botenstoff in der Entzündungsreaktion ausschalten.
- Als letzter Ausweg bleibt die operative Entfernung entzündeter Darmabschnitte.

Alternative Therapien

Die alternative Medizin kann begleitend zur schulmedizinischen Therapie eingesetzt werden, um das Wohlbefinden zu erhöhen und die Nebenwirkungen der Medikamente zu mindern. Bei leichten bis mittelschweren Verläufen können pflanzliche Heilmittel sogar eine Kortisontherapie ersetzen.

AYURVEDA

Im Ayurveda gilt Morbus Crohn als Pitta-Störung. Die Pfeiler der Behandlung sind eine Ernährungsumstellung, ***Yoga-Übungen*** und eine ***Kräuterthera-***

pie. ***Kurkuma*** (Gelbwurz), ***Neem, Triphala*** (Früchte des Myrobalane-Baumes) und ***Shallaki*** (indischer Weihrauch) wirken entzündungshemmend. Insbesondere die Wirksamkeit des indischen Weihrauchs bei der Behandlung von entzündlichen Darmerkrankungen konnte in mehreren Studien belegt werden. (Lesen Sie dazu bitte das Fallbeispiel auf Seite 98.)

HOMÖOPATHIE

Wenn Sie eine homöopathische Behandlung wünschen, sollten Sie sich in jedem Fall für eine konstitutionelle Therapie entscheiden.

PHYTOTHERAPIE

Auf Grund seiner guten Wirksamkeit wird auch in der westlichen Phytotherapie der aus dem Ayurveda stammende indische Weihrauch zur Behandlung von chronisch entzündlichen Erkrankungen eingesetzt. Gerbstoffhaltige Pflanzen wie ***Tormentillwurzelstock, Blutwurz, Eichenrinde*** und ***Ratanhiawurzel*** als Tee oder Tinktur tragen dazu bei, den Durchfall zu lindern und die Blutungen zu stoppen. Abkochungen dieser Pflanzen können Sie auch als Einlauf verwenden.

Bei starken Krämpfen sind Tees aus ***Pfefferminze*** oder ***Kamille*** hilfreich, da sie die Darmmuskulatur entspannen.

Wenn Sie unter den Einschränkungen durch die Krankheit stark leiden und Sie sich unglücklich und verzweifelt fühlen, können Ihnen ***Johanniskraut*** und ***Passionsblume*** helfen. ***Kava-Kava*** (Piper methysticum) wirkt angstlösend und beruhigend, ist derzeit aber nur als spagyrische Zubereitung oder in homöopathischer Verdünnung (D4) erhältlich.

Auf immunstärkende Präparate wie Echinacea oder Aloe vera sollten Sie besser verzichten. Bei chronischen Entzündungen und einer dauerhaften Einnahme von Medikamenten ist es wichtig, dass Sie Ihren Körper in der Entgiftung der starken Medikamente unterstützen, um Nebenwirkungen möglichst gering zu halten. Normalerweise erfolgt eine solche Ausleitungstherapie über eine Anregung der Leber, die die Abbauprodukte der Medikamente an den Darm abgibt. Bei einer Darmentzündung kann dieser Weg jedoch zu einer Verschlimmerung der Beschwerden führen. Aus diesem Grund ist es günstiger, die Entgiftung über Haut und Nieren anzuregen. Ein Tee aus ***Birkenblättern*** und ***Löwenzahn*** erhöht die Nierentätigkeit. Wie Sie Ihre Haut zur Ausscheidung von Giftstoffen anregen können, erfahren Sie im Abschnitt »Physikalische Therapien« (Hinweise zur Teezubereitung → Seite 135).

RATIONALE PHYTOTHERAPIE

HEILPFLANZEN MIT BELEGTER WIRKSAMKEIT

- Gelbwurz wirkt entzündungshemmend und ist in der Apotheke erhältlich.
- Indischer Weihrauch hat eine sehr stark entzündungshemmende Wirkung, was in mehreren Studien belegt wurde. Bisher ist er allerdings in Deutschland nicht als Arzneimittel zugelassen. Weihrauchpräparate können über die Schweiz bezogen werden.

TRADITIONELLE CHINESISCHE MEDIZIN

In der TCM gibt es kein Syndrom, das dem schubweisen Verlauf entzündlicher Darmerkrankungen entspricht. Die akuten Symptome werden als feuchte Hitze in Milz oder Dickdarm betrachtet, die durch ***Akupunktur*** und Kräuterbehandlung therapiert wird. Besonders hilfreich bei der Behandlung von Colitis ulcerosa ist eine Kräutermischung namens ***Bai Tou Weng Tang***, sie klärt die Hitze im Darm, lindert den Durchfall und stillt die Blutungen. Dazu mischen Sie 15 g ***Bai Tou Weng*** (Küchenschellenwurzel) und je 9 g ***Huang Lian*** (Goldfadenwurzelstock), ***Huang Bo*** (Gelbbaumrinde) und ***Quin Pi*** (chinesische Eschenrinde).

ENTSPANNUNG UND MEDITATION

Sie werden sicherlich bereits festgestellt haben, dass Stress oder seelische Anspannung Ihre Beschwerden verschlechtern oder vielleicht sogar einen neuerlichen Schub auslösen können. Daher sollten Sie regelmäßige ***Entspannungsübungen*** in Ihren Alltag einbauen. ***Autogenes Training*** oder auch eine morgendliche ***Meditation*** kann Ihnen helfen, ruhig und entspannt durch den Tag zu kommen. Auch die ***Progressive Muskelentspannung*** wird häufig von Ärzten und Therapeuten als begleitende Maßnahme empfohlen.

ERNÄHRUNGSTHERAPIE

In der Ernährungstherapie von CED haben sich zwei entgegengesetzte Richtungen etabliert, die beide sehr gute Erfolge erzielen.

Vegane Ernährung

Bei der veganen Ernährung nehmen Sie keinerlei tierisches Eiweiß zu sich. Ihr Speiseplan besteht aus Reis, Nudeln und Kartoffeln mit gedünstetem, bekömmlichem Gemüse. Nach Abklingen der Beschwerden können Sie auch Salate, Rohkost und etwas Obst essen. Ziel der veganen Ernährung ist es, dem Körper die erhöhte Entzündungsneigung zu nehmen. Wenn Sie Näheres darüber wissen möchten, lesen Sie unter → Rheuma (Seite 404) nach. Eine vegane Ernährung ist für viele CED-Patienten eine ausgezeichnete Chance auf Beschwerdefreiheit.

Kohlenhydratdiät

Die Kohlenhydratdiät (SCD) wurde von Elaine Gottschall entwickelt, um ihre Tochter von der Colitis ulcerosa zu heilen, was ihr auch gelang. Bei dieser Ernährungsform ist es unerlässlich, vollständig auf Kohlenhydrate wie Stärke und Zucker zu verzichten. Sie ernähren sich von Gemüse, bestimmten Obstsorten, Fleisch und Fisch, langgereiften, laktosefreien Käsesorten und Brot aus Mandelmehl mit Eiern. Der Verzicht auf Getreide, Kartoffeln, Reis und Brot ist sicher der schwierigste Teil dieser Diät. Wer keine Schwierigkeiten hat, Fleisch in großen Mengen zu essen, hat es leicht, diese Diät durchzuhalten. Nach etwa sechs Monaten sollten Sie überprüfen, ob eine Besserung eingetreten ist. Viele Patienten sind durch diese Diät völlig beschwerdefrei geworden.

Tipps für den Alltag mit CED

- Da durch die Durchfälle viel Flüssigkeit verloren geht, sind Suppen zusätzlich zu stillem Wasser und Tees eine gute Möglichkeit, die Flüssigkeitsdepots aufzufüllen.
- Für CED-Patienten ist ein etwas großzügigerer Umgang mit dem Salzstreuer erlaubt, es sollte allerdings hochwertiges Salz sein (Meersalz oder Himalayasalz).
- Da durch die Entzündung der Darmschleimhaut die Resorption von Nährstoffen beeinträchtigt ist, sollten Sie auf Mangelerscheinungen achten. Einige Medikamente wie Kortison und Immunsuppressiva hemmen die Aufnahme von Calcium, Eisen und Folsäure. Sprechen Sie mit Ihrem Arzt darüber, welche Nahrungsergänzungsmittel für Sie sinnvoll sind. Die Tabelle zeigt allgemeine Empfehlungen:

VITAMINE UND MINERALSTOFFE FÜR CED-PATIENTEN

Mikronährstoff	Empfohlene Tagesdosis
Vitamin A	5000–25 000 IE
Beta-Carotin	15–30 mg
Vitamin D	400–800 IE
Vitamin E	500–1000 IE
Vitamin K	100–400 mg
Vitamin C	600–3000 mg
Vitamin-B-Komplex	50–100 mg
Vitamin B12	100–500 mg
Folsäure	400–800 mg
Calcium	5000–12 000 mg
Magnesium	300–500 mg
Eisen (nur bei nach gewiesenem Mangel!)	15–20 mg
Zink	25–30 mg
Selen	100–200 mg
Omega-3-Fettsäuren	3–6 g

- Häufig geht eine CED mit einer → Nahrungsmittelunverträglichkeit wie Laktoseintoleranz einher. Testen Sie, welche Nahrungsmittel Sie vertragen und welche nicht.
- Der tägliche Verzehr von probiotischem Joghurt oder die Einnahme mikrobiologischer Präparate kann die durch die Entzündung gestörte Darmflora normalisieren und senkt Studien zufolge die Schubhäufigkeit.

FEINSTOFFLICHE THERAPIEN

Aromatherapie

Eine Unterleibsmassage mit ***Kamillenöl*** kann die Schmerzen lindern.

Bach-Blütentherapie

Innere Ausgeglichenheit ist eine wichtige Voraussetzung zur Linderung der Beschwerden. Folgende Bach-Blüten helfen Ihnen dabei:

- ***Agrimony:*** wenn Sie immer eine Rolle spielen und das Gefühl haben, nicht Sie selbst zu sein
- ***Aspen:*** unbestimmte Ängste
- ***Gorse:*** wenn Sie die Hoffnung verlieren, dass es Ihnen je wieder besser gehen wird
- ***Honeysuckle:*** wenn Sie alten Erlebnissen aus der Vergangenheit nachhängen
- ***Mimulus:*** Angst vor konkreten Situationen
- ***Mustard:*** Depressionen und Trauer
- ***Oak:*** wenn Sie sich ständig unter Druck setzen und hohe Anforderungen an sich selbst haben.

GANZHEITLICHE ÜBUNGSMETHODEN

Ganzheitliche Übungsmethoden wie ***Yoga, Tai Ji Quan*** und ***Qi Gong***, aber auch die ***Atemtherapie*** erlauben Ihnen, sich zu entspannen und gleichzeitig den Energiefluss durch Ihren Körper zu harmonisieren.

PHYSIKALISCHE THERAPIEN

Durch ***Thalassotherapie*** und ***stoffwechselanregende Bäder*** fördern Sie die Ausscheidung von Abfallstoffen über die Haut.

Bei chronischen Entzündungen kommt es zu einer Anhäufung von Säuren im Gewebe, die Sie durch basische Bäder ausscheiden können. Geben Sie dazu 2 EL ***Natron*** ins Badewasser. Das Bürsten der Haut während des Bades unterstützt die Entsäuerung. ***Rosmarinbäder*** regen die Durchblutung der Haut an und erleichtern dadurch die Abgabe von Giftstoffen.

Regelmäßige ***Saunabesuche*** ermöglichen dem Körper die Ausscheidung von Giftstoffen über den Schweiß. Feuchtwarme ***Kompressen*** und ***Leibwickel*** lindern die Beschwerden im akuten Schub.

PSYCHOTHERAPIE

Obwohl chronische Darmentzündungen nicht zu den psychosomatischen Erkrankungen gehören, besteht ein eindeutiger Zusammenhang zwischen der psychischen Verfassung und dem Krankheitsverlauf. Die Krankheit tritt häufig zwischen dem 20. und 30. Lebensjahr das erste Mal auf, in einem Lebensabschnitt also, in dem Engagement für Familie und Beruf gefragt ist.

Die starke Einschränkung durch die Erkrankung, Probleme am Arbeitsplatz durch häufiges Fehlen, aber auch mangelndes Verständnis von Seiten des

THERAPEUT

- **Bei chronischentzündlichen Darmerkrankungen sollten Sie gemeinsam mit Ihrem Therapeuten ein umfassendes Therapiekonzept entwerfen. Eine naturheilkundliche Behandlung kann auch parallel zu einer schulmedizinischen Therapie verlaufen.**
- **Indischer Weihrauch wirkt entzündungshemmend und kann unter Umständen Kortison und Immunsuppressiva teilweise ersetzen.**
- **Entspannung und psychologische Unterstützung sind wichtige Therapiebausteine.**
- **Bei einer medikamentösen Langzeittherapie sind begleitende, phytotherapeutische Ausleitungsverfahren sinnvoll.**

Partners oder von Freunden führen häufig zu Depressionen, Angstzuständen und mangelndem Selbstwertgefühl, was die Beschwerden wiederum verschlimmert – ein Teufelskreis, den Sie mit einer geeigneten psychotherapeutischen Behandlung durchbrechen können.

WEITERE THERAPIEMÖGLICHKEITEN

Ein neuer Therapieansatz ist der Einsatz von ***Darmwürmern*** zur Behandlung chronischer Darmentzündungen. Dazu müssen Sie die Eier des für den Menschen ungefährlichen Schweinepeitschenwurms schlucken. Innerhalb weniger Tage schlüpfen die Würmer. Daraufhin ist das Abwehrsystem Ihres Darms vorrangig mit der Bekämpfung der Würmer beschäftigt, so dass die Autoimmunreaktionen ausbleiben. In einer Studie führte dies bei 21 von 29 Patienten zu einer Abheilung der Darmentzündung. Die Therapie muss alle drei Wochen wiederholt werden.

Mund- und Zahnfleischentzündungen

So unangenehm eine Mund- und Zahnfleischentzündung auch ist, viele der Betroffenen suchen erst bei langanhaltenden Beschwerden einen Arzt auf. Dabei sind diese Erkrankungen nicht zu unterschätzen. Was die Naturheilkunde schon lange propagiert, konnte nun durch Forschungsergebnisse belegt werden: Chronische Entzündungen im Mundraum erhöhen das Risiko für Arteriosklerose, Niereninsuffizienz und rheumatische Erkrankungen.

WAS SIND MUND- UND ZAHNFLEISCHENTZÜNDUNGEN?

Karies

Die im Zahnbelag enthaltenen Bakterien bauen den in der Nahrung enthaltenen Zucker ab. Dadurch entstehen Säuren, die den Zahnschmelz angreifen. Erreicht der Zahnzerfall das Innere des Zahns, das Zahnbein, macht sich dies schmerzhaft bemerkbar.

Parodontitis

Parodontitis ist eine Entzündung des Zahnfleischs, die zur Rückbildung des Zahnhalteapparates und damit zum Zahnausfall führen kann. Im Volksmund wird diese Erkrankung häufig fälschlicherweise als Parodontose bezeichnet (Parodontose ist eine seltene, nichtentzündliche Erkrankung des Zahnbetts). Hauptrisikofaktoren für Parodontitis sind Zahnbelag, Zahnstein, Karies und Tabakkonsum, aber auch eine erbliche Veranlagung. Parodontitis ist seit neuestem als Risikofaktor für verschiedene Erkrankungen wie Arteriosklerose, Frühgeburten und Rheuma erkannt worden.

Stomatitis

Stomatitis ist der Oberbegriff für Entzündungen der Mundschleimhaut, die durch Bakterien, Pilze oder Viren, aber auch durch einen Vitamin- oder Nährstoffmangel ausgelöst werden.

WIE ERKENNE ICH MUND- UND ZAHNFLEISCHENTZÜNDUNGEN?

Karies

Karies äußert sich meist durch dunkel verfärbte »Löcher« im Zahnschmelz, die zunächst schmerzfrei sind. Erst wenn das mit Nerven versorgte Zahnbein oder gar die Zahnwurzel betroffen ist, setzen heftige Zahnschmerzen ein.

TYPISCHE SYMPTOME

KARIES
- Verfärbung des Zahns, Zahnschmerzen

PARODONTITIS
- Zahnfleischbluten, Mundgeruch, zurückweichendes Zahnfleisch

STOMATITIS
- Aphthen, Mundwinkelrhagaden, Entzündung der gesamten Mundschleimhaut (Mundfäule)

Parodontitis

Parodontitis verläuft lange unbemerkt und zeigt meist als erstes Symptom Zahnfleischbluten. Dazu kommen zunehmender Mundgeruch und zurückweichendes Zahnfleisch. Im Endstadium können sich die Zähne lockern oder sogar ausfallen.

Stomatitis

Stomatitis kann sich sehr unterschiedlich äußern: Kleine, weißliche Geschwüre in der Mundschleimhaut (Aphthen) können Anzeichen eines Nährstoffmangels oder aber einer Herpes- oder Pilzinfektion (Soor) sein. Mundwinkelrhagaden sind schlecht heilende Einrisse der Mundwinkel, die bei schlechter Abwehrlage, Diabetes, Vitamin-B12- und Eisenmangel auftreten können. Im schlimmsten Fall ist die gesamte Mund- und Zungenschleimhaut entzündet (Mundfäule). In diesem Fall sind meist auch die Lymphknoten am Hals geschwollen, und es kann Fieber auftreten.

WAS KANN DIE SCHULMEDIZIN TUN?

- Zahnstein sollte regelmäßig alle sechs Monate vom Zahnarzt entfernt werden.
- Karies wird durch Bohren entfernt und der defekte Zahn anschließend plombiert. Als Füllung stehen verschiedene Materialien zur Auswahl (→ Kasten rechts).
- Bei einer Parodontitis müssen die entzündeten Zahnfleischtaschen alle drei Monate gereinigt werden. Unterstützend sollten Sie auf gründliche Reinigung der Zähne und der Zahnzwischenräume achten und Ihren Mund mehrmals täglich mit einem desinfizierenden Mundwasser spülen.
- Stomatitis wird je nach Auslöser mit einem Antimykotikum (bei Soor) oder mit einem Antibiotikum (bei bakteriellen Entzündungen) behandelt. Bei Mangelerscheinungen wird Ihnen der Arzt die fehlenden Nährstoffe in Form eines Präparates verschreiben.

GESUNDE LEBENSFÜHRUNG

Eine gewissenhafte Mundhygiene ist das A und O bei der Behandlung von Karies und Parodontitis. Die neue Generation von elektrischen Zahnbürsten reinigt Zähne und Zahnfleisch mit Ultraschall, was besonders effektiv ist. Mindestens alle zwei Tage sollten Sie die Zahnzwischenräume mit Zahnseide oder Zwischenraumbürstchen gründlich säubern. Für die Mundhygiene ist natürlich auch eine zuckerarme Ernährung wichtig.

Alternative Therapien

Die Alternativmedizin sieht eine enge Verbindung zwischen den Zähnen und anderen Organen, die allmählich auch von der Schulmedizin anerkannt wird. So ist der Zusammenhang zwischen entzündeten Zähnen und Erkrankungen wie Rheuma und Arteriosklerose inzwischen erwiesen. Chronische Entzündungen im Mundraum belasten das Immunsystem und stören den harmonischen Energiefluss des Körpers. Daher sind eine regelmäßige und ausgiebige Mundhygiene und die Behandlung von Entzündungen im Mundraum eine wichtige Grundlage für einen gesunden Körper.

AYURVEDA

Der Ayurveda empfiehlt die tägliche Mundreinigung mit *Sesamöl*. Dazu nehmen Sie 1 EL Öl in den Mund, ziehen das Öl mehrere Minuten lang durch die Zahnritzen und bewegen es im Mund hin und her. Das Öl reinigt den Mund und nimmt Schadstoffe auf. Dadurch beugen Sie Entzündungen der Mundhöhle vor. Haben Sie bereits eine Entzündung, helfen ***Neemwurzelpräparate*** wie Neemöl oder eine neemhaltige Zahnpasta.

ZAHNFÜLLUNGEN

AMALGAM

- Die Krankenkassen übernehmen die vollen Kosten für diese sehr haltbare quecksilberhaltige Legierung. Auf Grund des Gehalts an giftigem Quecksilber rät die Naturheilkunde von Amalgamfüllungen ab, da diese das Risiko für chronische Beschwerden wie Kopfschmerzen, Rheuma und Multiple Sklerose erhöhen. Aus ärztlicher Sicht ist die Quecksilberbelastung durch die Zahnfüllungen so gering, dass sie kein gesundheitliches Risiko birgt.

KUNSTSTOFF

- Kunststofffüllungen sind weniger haltbar und verfärben sich nach einigen Jahren.
  Die Kassen tragen die Kosten für Kunststofffüllungen nur zum Teil.

GOLD

- Gold gilt als ideales Material für Zahnfüllungen, da es sehr haltbar ist. Nachteile: Gold ist sehr teuer, wird von den Kassen nicht bezahlt, und die Anpassung kostet viel Zeit. Aus naturheilkundlicher Sicht ist Gold nicht unumstritten. Eine Mischung aus Gold und Amalgam kann zu elektrischen Strömen führen, die mitunter Kopfschmerzen auslösen.

KERAMIK

- Keramik ist ebenso haltbar wie Gold, allerdings ähnlich teuer!

HOMÖOPATHIE

Karies oder Zahnschmerzen

- ***Arnica D12:*** Zahnschmerzen infolge einer Zahnarztbehandlung
- ***Hypericum D12:*** Nervenschmerzen oder Beschwerden an der Zahnwurzel
- ***Nux vomica D12:*** bei kälteempfindlichen Zähnen
- ***Mercurius solubilis D12:*** starker Mundgeruch (Hinweise zu Einnahme und Potenzen → Seite 106).

Parodontitis, Stomatitis, Entzündungen im Mund

- ***Arsenicum album D12:*** leicht blutende, bläulich verfärbte Geschwüre der Mundschleimhaut
- ***Belladonna D12:*** rote, brennende Schleimhaut
- ***Borax D6:*** Soor und Aphthen mit weißlichen Auflagen
- ***Mercurius solubilis D12:*** Entzündungen (auch der Zahnwurzel) mit üblem Mundgeruch
- ***Silicea D12:*** eitrige Zahnwurzelentzündungen (Hinweise zu Einnahme und Potenzen → Seite 106).

PHYTOTHERAPIE

Akute Zahnschmerzen können Sie mit einem in ***Nelkenöl*** getränkten Wattebausch lindern und damit die Zeit bis zum Zahnarzttermin überbrücken. Haben Sie kein Nelkenöl zur Hand, können Sie eine ***Gewürznelke*** verwenden und kräftig daran saugen. Bei Entzündungen, besonders bei Parodontitis, wirken folgende Pflanzen desinfizierend: ***Myrrhe, Rathania, Salbei, Thymian, Kamille*** und ***verdünntes Teebaumöl.*** Entzündungshemmend und wundheilend sind ***Arnika***- oder ***Ringelblumenblüten*** sowie ***Purpursonnenhut*** (Echinacea) als Tinktur oder Frischpresssaft.

Gerbstoffhaltige Pflanzen wie ***Brombeerblätter, Eichenrinde*** oder ***Tormentillwurzelstock*** beschleunigen die Heilung.

Bei gereizter Schleimhaut sollten Sie mit einem Tee aus Schleimdrogen gurgeln, der die Schleimhaut beruhigt und schützt. Dazu zählen ***Eibischwurzel, Kamillenblüten*** oder ***Malvenblätter*** und ***-blüten.***

Entzündungen durch Herpesviren können Sie mit ***Melissen-*** oder ***Süßholztee*** behandeln.

Bei Mundgeruch hilft es, ***Petersilienblätter*** oder ***Fenchelsamen*** zu kauen.

TRADITIONELLE CHINESISCHE MEDIZIN

Starke Zahnschmerzen können im Akutfall durch ***Akupunktur*** der im Schmerzgebiet verlaufenden Meridiane gelindert werden.

ERNÄHRUNGSTHERAPIE

Ernähren Sie sich möglichst zuckerarm, denn Zucker ist die Lebensgrundlage der Bakterien im Mundraum. Vielleicht können Sie versuchen, Ihren Kaffee ohne Zucker zu trinken? Oder Mineralwasser statt Saft? Wenn Sie nicht ganz auf Süßes verzichten können, dann essen Sie ein- oder zweimal am Tag eine zuckerhaltige Speise und putzen sich anschließend die Zähne. Entzündungen im Mundraum werden durch einen Mangel an bestimmten Nährstoffen begünstigt: ***Vitamin C*** ist wichtig für den Aufbau von Kollagen, ein Grundbaustein von gesundem Zahnfleisch. ***Vitamin-B12-*** und ***Eisenmangel*** können zu Mundwinkelrhagaden führen.

Fluorid ist wichtig für die Bildung eines ausreichend harten Zahnschmelzes. Zur Kariesprophylaxe sollte Fluorid bereits vor und während des Zahnens in Tablettenform gegeben werden. Später ist eine äußerliche Anwendung in Form von fluoridhaltigen Zahncremes ausreichend. Kleinkinder sollten bis zum zweiten Lebensjahr 0,25 mg Fluorid pro Tag erhalten. Danach wird die Dosis bis zum 6. Lebensjahr auf 1 mg täglich erhöht. Aber Vorsicht: Eine Überdosierung von Fluorid kann zu unschönen Verfärbungen des Zahnschmelzes führen. Erkundigen Sie sich nach dem Fluoridgehalt Ihres Trinkwassers. Liegt dieser über 0,3 mg pro Liter, sollten Sie mit der Gabe von Fluoridtabletten erst in einem Alter von 2 Jahren beginnen, da Ihr Kind vorher genügend Fluorid mit der Nahrung aufnimmt.

RATIONALE PHYTOTHERAPIE

HEILPFLANZEN MIT BELEGTER WIRKSAMKEIT

Die Kommission E empfiehlt bei entzündlicher Mund- und Rachenschleimhaut:

- Eibisch
- Kamille
- Salbei
- Myrrhe
- Gewürznelke.

Diese Pflanzen wirken desinfizierend und antientzündlich. Tinkturen – auch als Kombinationspräparate – gibt es in der Apotheke.

VIELSEITIGER SALBEI

Eine Gurgellösung oder Mundspülung mit Salbeiblättern ist schnell zubereitet: Mehrmals täglich 2 TL Salbeiblätter oder 2 bis 3 Tropfen ätherisches Salbeiöl mit einem Glas heißen Wasser aufgießen und damit gurgeln. Alternativ können Sie auch 5 g alkoholischen Salbeiauszug in einem Glas mit kaltem Wasser verdünnen. Auf entzündete Schleimhautpartien tragen Sie den unverdünnten alkoholischen Salbeiauszug mehrmals täglich auf.

FEINSTOFFLICHE THERAPIEN

Aromatherapie

Mit verschiedenen Aromaölen können Sie sich ein desinfizierendes Mundwasser zusammenstellen: Dazu nehmen Sie 250 ml hochprozentigen Alkohol (mindestens 40 %) und geben je 30 Tropfen ***Thymi-***

THERAPEUT

- Zahn- und Mundhygiene ist nicht nur aus kosmetischen Gründen wichtig, denn chronische Entzündungen im Mundraum belasten den gesamten Organismus.
- Besonders wenn Sie eine erbliche Veranlagung zu Karies und Parodontitis haben, sind eine zuckerarme Ernährung, ausgiebige Zahnpflege und regelmäßige Spülungen mit desinfizierendem Mundwasser wichtig!

an- und ***Pfefferminzöl*** sowie je 10 Tropfen ***Myrrhe***- und ***Fenchelöl*** dazu. Von dieser Mischung geben Sie 2 bis 3 TL in 1/2 Glas warmes Wasser und spülen Mund und Rachen damit aus. Das hilft bei Entzündungen im Mundraum und beugt Karies vor.
Warme ***Auflagen*** mit Kamillenöl wirken schmerz- und entzündungslindernd bei sämtlichen Entzündungen im Mundbereich.

Bach-Blütentherapie

- ***Agrimony:*** Karies und Parodontitis durch innerliche Spannungen, die Sie nicht nach außen zeigen
- ***Cherry Plum:*** starke Blutungen und Schmerzen nach Ziehen eines Zahnes
- ***Impatiens:*** langwierige Entzündungen, die nicht heilen wollen
- ***Oak:*** wenn Ihre Zähne leiden, weil Sie sich immer »durchbeißen« müssen
- ***Star of Bethlehem:*** nach einem traumatischen Zahnarztbesuch, besonders bei Kindern.

Nahrungsmittelunverträglichkeit

Damit die Wurst appetitlich rosig aussieht, Nahrungsmittel wochenlang haltbar bleiben und Erdbeerjoghurt nach sonnengereiften Früchten schmeckt, obwohl keine einzige Erdbeere verarbeitet wurde, sind unzählige Zusatzstoffe erforderlich: Konservierungs- und Farbstoffe, Geschmacksverstärker und künstliche Aromastoffe. Diese Vielfalt an Zusatzstoffen führt bei vielen Menschen zu Allergien und Unverträglichkeitsreaktionen.

WAS SIND NAHRUNGSMITTEL-UNVERTRÄGLICHKEITEN?

Nahrungsmittelunverträglichkeiten können im Gegensatz zu Allergien bereits beim ersten Kontakt mit einem bestimmten Stoff auftreten. Bei einer → Allergie kommt es zu einer überschießenden Reaktion des Immunsystems, die sich häufig in Form von Hauterscheinungen und Schwellungen äußert. Das Anschwellen der Schleimhäute kann im Extremfall zu einem lebensgefährlichen Verschluss der Atemwege führen.

Bei Nahrungsmittelunverträglichkeiten dagegen ist das Immunsystem nicht beteiligt. Verträgt der Organismus einen bestimmten Stoff nicht, so kann das daran liegen, dass ihm bestimmte Verdauungsenzyme zum Abbau dieses Lebensmittels fehlen. Das ist z.B. bei der Laktoseintoleranz der Fall: Auf Grund eines Mangels an Laktase, dem Enzym, das Laktose abbaut, gelangt der Milchzucker (Laktose) unverdaut in den Dickdarm und ruft Durchfall hervor. Neben der ***Laktoseintoleranz*** sind auch ***Unverträglichkeiten von Fruktose*** (Fruchtzucker) und ***Histamin*** auf Enzymdefekte zurückzuführen. Häufig

treten diese drei Intoleranzen kombiniert auf, was die Diagnose erschwert.
Eine weitere häufig auftretende Beschwerde ist die Glutenunverträglichkeit, die bei Kindern ***Zöliakie***, bei Erwachsenen ***Sprue*** genannt wird. Hierbei führt der Kontakt mit dem Klebereiweiß Gluten, das in Getreide enthalten ist, zur Degeneration der Dünndarmzotten, die für die Aufnahme von Nährstoffen aus dem Darm zuständig sind.

TYPISCHE SYMPTOME

- Blähungen, Völlegefühl
- Durchfall

HISTAMININTOLERANZ
- zusätzlich Hauterscheinungen
- Kopfschmerzen, Asthma

GLUTENUNVERTRÄGLICHKEIT
- zusätzlich Mangelerscheinungen wie Wadenkrämpfe
- Blutungsneigung, Anämie

WIE ERKENNE ICH NAHRUNGSMITTEL-UNVERTRÄGLICHKEITEN?

Häufig führen Nahrungsmittelunverträglichkeiten zu unspezifischen Verdauungsproblemen wie Durchfall, Blähungen und Völlegefühl, die meist unter dem Begriff → Reizdarm zusammengefasst werden. Die ***Histaminunverträglichkeit*** kann durch den hohen Histaminspiegel im Blut auch zu Kopfschmerzen, Asthma, Herzbeschwerden und Hautausschlag führen.
Die Veränderung der Darmschleimhaut bei einer ***Glutenunverträglichkeit*** behindert die Nährstoffaufnahme aus der Nahrung, so dass Mangelerscheinungen wie Blutungsneigung (Vitamin-K-Mangel) und Wadenkrämpfe (Kalzium- und Magnesiummangel) auftreten können.
Da die Beschwerden bei Nahrungsmittelunverträglichkeiten eher unspezifisch sind und sich meist nicht direkt mit der Aufnahme bestimmter Nahrung in Verbindung bringen lassen, ist die Diagnose schwierig. Oft haben die Patienten einen langen Leidensweg hinter sich, bevor die Ursache erkannt wird. Der Arzt kann aber die meisten Unverträglichkeiten eindeutig feststellen:
Laktose- und Fruktoseintoleranzen sind in H2-Atemtests nachweisbar. Dazu müssen Sie ein Glas einer Milch- oder Fruchtzuckerlösung trinken. Fehlen Ihnen die nötigen Enzyme, gelangen die Zucker unverdaut in den Dickdarm, wo sie durch die Darmbakterien abgebaut werden. Der dabei entstehende Wasserstoff (H) kann durch einen Test im Atem nachgewiesen werden.
Histaminintoleranz lässt sich nur schwer eindeutig diagnostizieren. Eine Untersuchung des Histaminspiegels im Blut kann Hinweise geben, ansonsten kann ein Auslassversuch (Verzicht auf histaminhaltige Lebensmittel) klärend sein.
Eine ***Glutenunverträglichkeit*** wird anhand einer Gewebeprobe der Dünndarmschleimhaut, die während einer Darmspiegelung genommen wird, nachgewiesen.

Alternative Therapien

Eine Nahrungsmittelunverträglichkeit kann nicht geheilt werden. Die beste Therapiemöglichkeit ist eine Ernährungsumstellung, um das auslösende Lebensmittel zu vermeiden.

ERNÄHRUNGSTHERAPIE

Mitunter ist es schwierig, bestimmte Inhaltsstoffe von Lebensmitteln vollständig zu meiden, da Lebensmittelzusätze besonders in Fertignahrung versteckt vorkommen, ohne auf der Zutatenliste aufgeführt zu sein. Allerdings verfügt Ihr Körper immer über eine gewisse Toleranzschwelle, unterhalb deren die unverträglichen Lebensmittel keine Beschwerden hervorrufen. In den meisten Fällen müssen Sie daher nicht gänzlich auf diese Stoffe verzichten. Beginnen Sie mit einer sechswöchigen Kur, in der Sie versuchen, die auslösende Substanz komplett zu meiden. Wenn Ihre Beschwerden sich in dieser Zeit verbessern, können Sie versuchen, die entsprechenden Lebensmittel langsam wieder in Ihren Speiseplan aufzunehmen. Auf diese Weise finden Sie heraus, wie viel von einer bestimmten Substanz Sie aufnehmen dürfen, ohne dass Beschwerden auftreten.

Laktoseintoleranz

Meiden Sie alle Milchprodukte, die unfermentierte Milch enthalten wie Milch und Schokolade, aber auch Fertignahrung. In industriell hergestellter Nahrung, sogar in Wurstwaren, ist häufig Milchzucker enthalten. Da die Laktoseintoleranz sehr häufig ist, gibt es in Reformhäusern und Bioläden Lebensmittel, die als laktosefrei ausgewiesen sind. Dort bekommen Sie sogar laktosefreie Milch. Butter, Joghurt, Quark und gereifter Käse enthalten wesentlich weniger Laktose als andere Milchprodukte und werden besser vertragen.

Probiotischer Joghurt unterstützt Ihre → Darmflora, die die Verdauung der Laktose zum Teil für Sie übernimmt. Regelmäßiger Verzehr von Probiotika verbessert daher die Beschwerden.

Sie können Ihre Verdauung unterstützen, indem Sie ein ***Laktasepräparat*** schlucken. Laktase ist das Enzym, das normalerweise im Darm gebildet wird, um den Milchzucker zu verdauen. Durch Einnahme von Laktasetabletten werden die Beschwerden zwar nicht ganz verschwinden, sie erlaubt Ihnen jedoch, hin und wieder »normal« zu essen, wenn Sie beispielsweise eingeladen sind.

Fruktoseintoleranz

Fruktose (Fruchtzucker) ist in allen Früchten und Fruchtsäften enthalten. Aber auch Fertiggerichte enthalten oft Fruchtzucker.

Bei Patienten mit einer Fruktoseintoleranz ist häufig ein Mangel an ***Zink*** und ***Folsäure*** festgestellt worden. Sie sollten beides in Form eines Standardpräparats regelmäßig einnehmen.

Histaminintoleranz

Histamin ist in unterschiedlicher Konzentration in fast allen Lebensmitteln enthalten. Während frische Nahrungsmittel einen niedrigen Histamingehalt aufweisen, führt längere Lagerung zu einem Histaminanstieg. Darum sollten Sie Lebensmittel möglichst frisch verwenden und gut verschlossen aufbewahren. Meiden Sie getrocknete, gepökelte und geräucherte Wurstwaren, Fischkonserven, Käse und Milchprodukte, hefehaltige Backwaren, Sauerkraut, Spinat, Erdbeeren, Bananen, Walnüsse und alle Sojaprodukte.

Vitamin B und ***Vitamin C*** unterstützen den Abbau von Histamin. In schweren Fällen kann die Einnahme eines ***Diaminoxidasepräparats*** helfen. Dieses spezielle Antihistaminikum unterstützt den Histaminabbau in Ihrem Organismus.

Glutenunverträglichkeit

Gluten ist in Weizen, Roggen, Gerste, Hafer, Grünkern, Dinkel und Einkorn enthalten. Dadurch sind alle fertigen Backwaren, Nudeln, Desserts, Müsli und Paniertes für Menschen mit einer Glutenunverträglichkeit problematisch. In Bioläden und Reformhäusern gibt es allerdings inzwischen glutenfreies Brot und Gebäck aus Maismehl zu kaufen. Außerdem dürfen Sie Reis, Hirse, Kartoffeln, Sojabohnen, Fleisch, Milch, Obst, Gemüse und Eier bedenkenlos essen.

Häufig besteht bei einer Glutenunverträglichkeit auf Grund einer Veränderung der Dünndarmschleimhaut eine verminderte Resorption von ***Vitamin K*** und ***B*** sowie von ***Calcium, Magnesium*** und ***Eisen.*** Durch Einnahme dieser Nährstoffe können Sie die Nährstoffaufnahme verbessern und Mangelerscheinungen vorbeugen.

HOMÖOPATHIE

Bei allen Unverträglichkeiten kann man die auslösende Substanz in hoher homöopathischer Verdünnung (z.B. C200) zu sich nehmen. Damit wird der Organismus dazu angeregt, sich mit dem betreffenden Stoff auseinander zu setzen. Sprechen Sie mit einem Homöopathen darüber!

Reisekrankheit

Reisekrankheiten haben schon vielen Menschen den Beginn ihres Urlaubs verleidet. Besonders Schiffsreisende werden häufig durch die starken Bewegungen des Schiffsrumpfs von heftiger Übelkeit geplagt. Die Reisekrankheit ist eine Stressreaktion des Körpers auf ungewohnte Bewegungsreize. Im weiteren Sinne zählt auch der Jetlag infolge langer Flugreisen zu den Reisekrankheiten.

WAS IST REISEKRANKHEIT?

Die Reisekrankheit tritt auf, wenn die Wahrnehmung des Gleichgewichtsorgans im Innenohr nicht mit den vom Auge wahrgenommenen Bildern übereinstimmt. In diesem Fall entsteht eine Fehlermeldung im Gehirn, die Brechreiz auslöst. Säuglinge bleiben bis zu sechs Monaten von diesem Phänomen verschont, da ihr Gleichgewichtsorgan noch nicht ausgereift ist. Aus dem gleichen Grund lässt die Reisekrankheit mit zunehmendem Alter nach: Bei Menschen über 50 wird das Gleichgewichtsorgan immer unempfindlicher. Nach neueren Untersuchungen sind Menschen mit einem erhöhten Histaminspiegel im Blut besonders anfällig für eine Reisekrankheit. Histamin ist ein Botenstoff, der in unserem Körper vielfältige Aufgaben besitzt – unter anderem reguliert er die Magentätigkeit. Durch Angst und Stress wird der Histaminspiegel erhöht, was die Neigung zu Reisekrankheiten verstärkt.

TYPISCHE SYMPTOME

REISEKRANKHEIT

- Übelkeit und Erbrechen
- Schweißausbrüche
- Schwindel

JETLAG

- Müdigkeit
- Schlafstörungen

WIE ERKENNE ICH REISEKRANKHEIT?

Wenn Ihnen auf der Reise übel und schwindelig wird, sich die Beschwerden aber bessern, sobald Sie festen Boden unter den Füßen haben, leiden Sie höchstwahrscheinlich an einer Reisekrankheit. Besonders auf Schiffsreisen sind die Symptome häufig sehr intensiv. Alte Seeleute sagen, zuerst habe man Angst zu sterben, dann sei es einem egal, ob man stirbt, und am Ende möchte man nichts anderes als sterben. In der Tat kann besonders die Seekrankheit extreme Übelkeit und Unwohlsein hervorrufen – bis hin zu Selbstmordabsichten.

Ein ***Jetlag*** nach einer längeren Flugreise mit Zeitverschiebung äußert sich durch Müdigkeit, Abgeschlagenheit und Schlafstörungen. Es kann mehrere Tage dauern, bis sich der Körper auf den neuen Tag-Nacht-Rhythmus eingestellt hat.

WAS KANN DIE SCHULMEDIZIN TUN?

- Antihistaminika sind die gängigsten Mittel, die die Medizin gegen Reisekrankheit einsetzt.
- »Reisepflaster« enthalten Scopolamin, eine starke Alkaloiddroge, die dämpfend auf das vegetative Nervensystem wirkt. Das Pflaster wird an eine Stelle mit dünner Haut (z.B. hinter das Ohr) aufgeklebt. Auf Grund der starken Nebenwirkungen wie Mundtrockenheit, Sehstörungen und Herzrasen werden diese Pflaster nur begrenzt eingesetzt.
- Cinnarizin verstärkt die Durchblutung des Innenohrs und mildert so die Symptome.

Nebenwirkungen sind Mundtrockenheit, Sehstörungen und Müdigkeit.

- Metoclopramid ist ein starkes Neuroleptikum und wird nur in Fällen von anhaltender, extremer Übelkeit eingesetzt.
- Die Einnahme von Melatonin vor dem Schlafengehen lindert Schlafstörungen infolge eines Jetlags. Melatonin ist ein Botenstoff mit schlaffördernder Wirkung, der im Gehirn gebildet und ausgeschüttet wird, sobald es dunkel ist. In Deutschland ist Melatonin nicht zugelassen, in den USA gilt es als freiverkäufliches Nahrungsergänzungsmittel.

GESUNDE LEBENSFÜHRUNG

Hier ein paar Tipps, wie Sie eine Reisekrankheit vermeiden können:

- Setzen Sie sich in Zügen und Bussen stets in Fahrtrichtung.
- Lesen Sie nicht während der Fahrt.
- Schauen Sie lieber aus dem Fenster und fixieren Sie den Horizont.
- Ein Gespräch mit dem Sitznachbarn lenkt von den Beschwerden ab.
- Bei Schiffsreisen sollten Sie sich an Deck aufhalten. In der Mitte des Schiffes sind die Bewegungen am wenigsten stark.

Alternative Therapien

Die Schulmedizin hat zur Behandlung von Reisekrankheit nur starke Medikamente mit erheblichen Nebenwirkungen zu bieten. Versuchen Sie es erst einmal mit milderen, natürlichen Mitteln sowie mit praktischen Verhaltenstipps, die in vielen Fällen zur Besserung der Beschwerden führen.

HOMÖOPATHIE

Das Hauptmittel bei Reisekrankheit ist *Cocculus D6*, das Sie bereits einige Stunden vor Reiseantritt einnehmen sollten. Wenn das nicht hilft, können Sie folgende Mittel in Betracht ziehen:

- ***Colchicum D12:*** wenn jede Bewegung die Beschwerden verschlimmert und Sie sich am liebsten nicht bewegen möchten
- ***Petroleum D12:*** wenn Essen Ihre Beschwerden verbessert und Sie am liebsten die Augen schließen möchten
- ***Tabacum D12:*** wenn Ihnen der kalte Schweiß ausbricht
- ***Nux vomica D12:*** Erschöpfung und Schlaflosigkeit durch Jetlag (Hinweise zu Einnahme und Potenzen → Seite 106).

PHYTOTHERAPIE

Ingwer ist ein altbewährtes Mittel zur Behandlung von Übelkeit. Sie können ein Stück frische Ingwerwurzel zerkauen oder als Ingwertee zu sich nehmen. Hierzu reiben Sie ein daumennagelgroßes Stück Ingwer in 1/2 Liter Wasser, lassen das Ganze aufkochen und anschließend 10 Minuten köcheln. Bei starken Beschwerden können Sie auch zu einem geschmacksneutralen hochdosierten Ingwerpräparat aus der Apotheke greifen.

TRADITIONELLE CHINESISCHE MEDIZIN

Besonders die ***Ohrakupunktur*** hilft sehr gut gegen Reisekrankheit. Dauernadeln oder aufgeklebte Metallkörner führen zu einer Dauerreizung spezieller Punkte in der Ohrmuschel, wodurch Sie auch längere Reisen beschwerdefrei überstehen können. Ein Tipp zur Selbstbehandlung durch ***Akupressur:*** Drücken Sie gleichzeitig an jeder Hand jeweils drei Fingerkuppen gegeneinander:

RATIONALE PHYTOTHERAPIE

HEILPFLANZEN MIT BELEGTER WIRKSAMKEIT

- Ingwer: Verschiedene klinische Studien zeigen, dass Ingwerpräparate eine sehr gute Wirksamkeit bei der Behandlung von Übelkeit und Erbrechen aufweisen.

- rechte Hand: Daumen, Zeige- und Mittelfinger
- linke Hand: Daumen, Mittel- und Ringfinger.

Halten Sie den Druck mindestens 5 Minuten. Meist lassen die Beschwerden dann nach.

Die in Seglergeschäften angebotenen ***Akupressurarmbänder*** gegen Seekrankheit stimulieren den Punkt Perikard 6, der den Brechreiz lindert. Sie können diesen Punkt, der am inneren Unterarm, 3 Fingerbreit über der Handgelenksfalte liegt, auch durch Druck mit dem Daumen akupressieren (Akupressurpunkte → Seite 191).

ENTSPANNUNG UND MEDITATION

Erwiesenermaßen leiden Menschen, die zu Angst und Nervosität neigen, eher an Reisebeschwerden. Entspannung durch ***Autogenes Training*** oder ***Meditation*** vor Reiseantritt lässt die Beschwerden unter Umständen gar nicht erst auftreten.

ERNÄHRUNGSTHERAPIE

Vor Reisebeginn sollten Sie eine ***kleine, leichtverdauliche Mahlzeit*** zu sich nehmen. Ein leerer Magen verstärkt die Übelkeit! Verzichten Sie auf histaminhaltige Lebensmittel wie Hartkäse, Tomaten, Spinat, Salami, Rotwein und Bier. Diese erhöhen den Histaminspiegel im Blut, wodurch das Auftreten der Reisekrankheit begünstigt wird. Auch Alkohol, Kaffee und Zigaretten können die Beschwerden verstärken. Außerdem ist eine ausreichende Versorgung mit Vitaminen notwendig:

- ***Vitamin-B-Komplex*** stärkt die Nerven und trägt dazu bei, dass Sie die Reisebewegungen besser ertragen.
- ***Vitamin C*** sorgt für den Abbau von Histamin. Essen Sie also vor der Reise genügend frisches Obst oder Gemüse und nehmen Sie zusätzlich ein Vitamin-C-Präparat ein.

FEINSTOFFLICHE THERAPIEN

Aromatherapie

Bereiten Sie sich ein Duftfläschchen mit einer Mischung aus ***Ingwer*** und ***Pfefferminzöl*** vor und schnuppern Sie bei beginnender Übelkeit daran.

Bach-Blütentherapie

- ***Scleranthus*** ist ein wunderbares Mittel gegen Reiseübelkeit, besonders bei Kindern. Scleranthus hilft auch bei der Anpassung an das fremde Klima bei Fernreisen

Reizmagen und Reizdarm

Unser Magen-Darm-Trakt reagiert sehr empfindlich auf psychische Anspannung. Dauerhafter Stress, Nervosität und seelische Belastungen können zu äußerst unangenehmen Symptomen im Magen- und Darmtrakt führen, die jedoch keine organische Ursache haben. Typische Auswirkungen eines Reizmagen- oder Reizdarmsyndroms sind Magenschmerzen, Übelkeit und Durchfall.

WAS IST EIN REIZMAGEN- ODER REIZDARMSYNDROM?

Unter den Begriffen Reizmagen- und Reizdarmsyndrom versteht man Beschwerden, für die keine körperlichen Ursachen gefunden werden. Durch nervöse Anspannung kommt es zu einer gestörten Magen- und Darmperistaltik sowie zu einer Über- oder Unterproduktion von Magensäure und zu einer erhöhten Reizempfindlichkeit des Magen-Darm-Trakts. Organisch sind Sie zwar völlig gesund, aber trotzdem plagen Sie unangenehme

TYPISCHE SYMPTOME

REIZMAGEN
- Aufstoßen, Sodbrennen
- Magenschmerzen, Völlegefühl

REIZDARM
- Blähungen, Bauchkrämpfe
- Verstopfung und Durchfall abwechselnd

Magen-Darm-Beschwerden. Häufig geht die Erkrankung auch mit → Nahrungsmittelunverträglichkeiten einher.
Ein Reizmagen oder -darm ist nicht gefährlich, Sie sollten die Beschwerden aber trotzdem ernst nehmen und als Warnzeichen Ihres Körpers betrachten, der Ihnen sagen will, dass Sie mehr Ruhe und Entspannung brauchen und dass eventuell eine Umstellung der Ernährung angezeigt ist.

WIE ERKENNE ICH EIN REIZMAGEN- ODER REIZDARMSYNDROM?

Reizmagen

Die gestörte Magentätigkeit kann sowohl zu einer Über- als auch zu einer Unterproduktion von Magensäure führen. Überschüssige Magensäure äußert sich häufig in Oberbauchschmerzen, Sodbrennen und saurem Aufstoßen. Bei zu wenig Magensäure leiden Sie eher an Völlegefühl. Entgegen der landläufigen Meinung kann auch bei zu wenig Magensäure Sodbrennen auftreten. Dann nämlich, wenn der Speisebrei wegen des Säuremangels nicht genügend verdaut wird und zu lange im Magen verweilt bzw. in die Speiseröhre aufsteigt.
Ein deutlicher Anzeiger Ihrer Magensäureproduktion ist die Zunge: Eine gerötete Zunge ohne Belag deutet auf zu viel Magensäure hin, während ein starker weißlicher Zungenbelag zu wenig Magensäure vermuten lässt.

Reizdarm

Typische Beschwerden eines Reizdarmsyndroms sind Blähungen und Bauchkrämpfe. Durch die gestörte Darmperistaltik wechseln sich Durchfall und Verstopfung ab. Oft ist der ganze Bauchraum druckempfindlich. Wenn Ihre Beschwerden nachts verschwinden und im Urlaub besser werden, ist dies ein Hinweis auf eine nervös bedingte Störung.
Ähnliche Beschwerden wie beim Reizmagen oder Reizdarm können auch bei anderen Erkrankungen auftreten (z.B. → Gastritis, Morbus Crohn). Darum sollten Sie sich einer eingehenden Untersuchung unterziehen. Der Arzt kann mit Hilfe einer Magenspiegelung sowie mit einer Blut- und Stuhlanalyse und einer Ultraschalluntersuchung organische Ursachen ausschließen.

WAS KANN DIE SCHULMEDIZIN TUN?

Die meisten Ärzte stehen einem Reizmagen oder Reizdarm hilflos gegenüber, da keine organische Störung vorliegt, die behandelt werden kann.
- Bei Magenproblemen verordnet der Arzt häufig Antazida, die die Magensäure neutralisieren. Die Magensäure spielt allerdings eine wichtige Rolle bei der Eiweißverdauung, daher sollten diese Medikamente nicht leichtfertig über einen längeren Zeitraum genommen werden. Außerdem kann in einigen Fällen bei dem Reizmagensyndrom gerade zu wenig Magensäure die Beschwerden auslösen. Falls das bei Ihnen der Fall ist, sind Antazida kontraindiziert.
- Bei starken Bauchkrämpfen werden krampflösende Medikamente verschrieben.
- Entschäumer wie der Wirkstoff Dimeticon lindern Blähungen.
- Loperamid lässt die Darmmuskulatur erschlaffen und wirkt Durchfall entgegen, führt aber bei Überdosierung zu starker Verstopfung. Da die Darmbewegungen beim Reizdarmsyndrom ohnehin gestört sind, sollten Sie auf diese Medikamente verzichten!
- Lactulose wirkt als mildes Abführmittel.

ARZT

- Falls Ihr Stuhl eine rote oder schwarze Färbung zeigt, die nicht von besonderer Nahrung (z.B. Rote Beete oder Eisentabletten) herrührt, sollten Sie einen Arzt aufsuchen. Dies kann ein Hinweis auf eine Blutung im Magen-Darm-Trakt sein.

GESUNDE LEBENSFÜHRUNG

Falls Sie Raucher sind, sollten Sie auf Zigaretten verzichten. Nikotin regt die Magen- und Darmtätigkeit an (Verdauungszigarette!) und trägt daher zur Verstärkung der Beschwerden bei.

Alternative Therapien

Die Schulmedizin bietet eine Reihe von Medikamenten, die Ihre Beschwerden kurzzeitig lindern, die Ursache des Übels jedoch unangetastet lassen. Viele alternative Therapien geben Ihnen dagegen die Möglichkeit, Ihre Beschwerden an der Wurzel anzupacken und langfristig zu heilen.

AYURVEDA

Aus ayurvedischer Sicht sind Ihre Beschwerden wahrscheinlich auf eine Pitta-Störung zurückzuführen. Ein umfassender Therapieplan, der eine *Ernährungsumstellung*, regelmäßige *Yoga-Übungen*, entspannende *Bauchmassagen* und eine Kräutertherapie mit *Curcuma* (Gelbwurz) und Blättern des *Neembaums* einschließt, kann Ihre Beschwerden dauerhaft beseitigen. Eventuell helfen auch reinigende und entspannende *Öleinläufe.*
Blähungen können Sie lindern, indem Sie 1 Glas heißes Wasser mit 1/4 TL *Asafötida* schluckweise trinken. Asafötida ist der eingetrocknete Milchsaft der Asantpflanze und wird in der indischen Küche als Gewürz verwendet. Bei Völlegefühl sollten Sie 2 TL frischen Ingwersaft, 1 TL Honig, 1 TL frischen Zitronensaft und 1 Prise Salz mischen und in kleinen Schlucken zum Essen trinken.

HOMÖOPATHIE

Das bewährteste Mittel zur Behandlung von Reizmagen- und Reizdarmsyndrom ist *Arsenicum album C30*, besonders für Menschen, die sich erschöpft und gereizt fühlen. Weiterhin können Ihnen folgende Mittel helfen:

- *Argentum nitricum D12:* nervöse Magenschmerzen, Aufstoßen und Blähungen, dabei großes Verlangen nach Süßigkeiten
- *Belladonna D6:* wenn die Beschwerden plötzlich kommen und gehen; Krämpfe und Verstopfung
- *Carbo vegetabilis D12:* Sodbrennen, Aufstoßen, Blähungen, Völlegefühl; wenn Sie Verlangen nach frischer Luft haben
- *Chamomilla C30:* Blähungskoliken, wässriger, schleimiger Durchfall, ausgelöst durch Ärger und Ungeduld
- *Nux vomica D12:* Magenschmerzen und Verstopfung nach übermäßigem Essen, Alkoholmissbrauch und durch Nervosität
- *Pulsatilla D12:* Abneigung gegen fette Speisen und warmes Essen, Blähungen (Hinweise zu Einnahme und Potenzen → Seite 106).

Schüßler-Salze

- *Kalium phosphoricum D12:* wirkt beruhigend bei nervöser Anspannung und Überanstrengung
- *Magnesium phosphoricum D6:* hat eine entkrampfende Wirkung auf die Muskulatur des Magen-Darm-Trakts.

PHYTOTHERAPIE

Pfefferminze, Kamille, Gänsefingerkraut und *Melisse* wirken krampflösend auf den Verdauungstrakt und können gut als Tee eingenommen werden. Besonders Kamillentee ist sowohl bei Magen- als auch bei Darmbeschwerden ein unverzichtbares Mittel.

Daneben sind Karminativa – blähungstreibende Kräuter – wie ***Kümmel, Anis*** und ***Fenchel*** als Tee, Tinktur oder spagyrische Zubereitung hilfreich.

Auch ein ***Bauchwickel*** sorgt für Linderung. Dazu geben Sie auf ein kleines, feuchtes Tuch etwas Kümmelöl, oder Sie reiben Ihren Oberbauch mit verdünntem Kümmelöl ein. Decken Sie Ihren Bauch mit einem Leinentuch ab und legen Sie eine angenehm heiße Wärmflasche darauf. Anschließend wickeln Sie sich in eine Decke oder in ein großes Tuch und ruhen sich eine Stunde lang aus; wenn Sie aufwachen, fühlt sich Ihr Bauch wunderbar entspannt. Danach trinken Sie in Ruhe einen schönen Kräutertee. Ihr Bauch wird es Ihnen danken! Ein Teerezept zur Behandlung eines Reizmagens:

40 g Kamillenblüten
30 g Melissenblätter
30 g Gänsefingerkraut.

Wenn Ihr Magen zu wenig Magensäure produziert, nehmen Sie vor dem Essen ein ***Bittermittel*** ein. ***Wermut, Angelikawurzel*** und ***Enzian*** haben einen hohen Bitterstoffgehalt und regen die Magensaftproduktion an. Sie können Bittermittel als Tee oder Tinktur einnehmen.

Durchfall können Sie mit ***Heidelbeersaft*** begegnen, der zudem reich an Spurenelementen ist. Wer eher zu Verstopfung neigt, kann die Verdauung mit einem Glas ***Sauerkrautsaft*** oder mit Hilfe von Quellstoffen wie ***Leinsamen*** oder ***Flohsamenschalen*** in Schwung bringen.

RATIONALE PHYTOTHERAPIE

HEILPFLANZEN MIT BELEGTER WIRKSAMKEIT

- Pfefferminze: Zur Behandlung des Reizdarmsyndroms sollten Sie in Ihrer Apotheke nach magensaftresistenten Kapseln mit Pfefferminzöl fragen.
- Kamille wirkt entspannend auf die Magen-Darm-Muskulatur und lindert dadurch die Beschwerden.

Sowohl der Reizmagen als auch der Reizdarm sollten begleitend mit beruhigenden Kräutern wie ***Melisse*** und ***Passionsblume*** behandelt werden. Eine Kombination mit ***Johanniskraut*** ist sinnvoll, wenn Sie zu Sorgen und Depressionen neigen (Hinweise zur Teezubereitung → Seite 135).

TRADITIONELLE CHINESISCHE MEDIZIN

Während Reizmagen und Reizdarm in der westlichen Medizin zu den »modernen Krankheiten« gehören, wurden diese Syndrome in der chinesischen Medizin bereits vor mehreren tausend Jahren beschrieben. Nach chinesischer Auffassung können unterdrückte Emotionen, Stress und Nervosität zu einer Stagnation des Leber-Qi führen. Die dadurch geschädigte Leber greift die Milz an, wodurch Verdauungsstörungen ausgelöst werden. Eine Therapie, die ***Akupunktur*** und ***Kräuterrezepturen*** umfasst, ist darauf ausgerichtet, das gestaute Leber-Qi zum Fließen zu bringen. Nach mehreren Sitzungen bei einem guten Therapeuten werden Sie feststellen, dass Akupunktur nicht nur auf den Körper wirkt, sondern auch auf den Geist.

ENTSPANNUNG UND MEDITATION

Sorgen Sie für regelmäßige Entspannungspausen in Ihrem Leben! Beginnen Sie den Morgen mit einer Meditation und gehen Sie entspannt in den Tag. Kurze Übungen aus einem ***Autogenen Trainingsprogramm*** lassen sich jederzeit in den Alltag integrieren. Mit etwas Übung können Sie innerhalb von fünf Minuten für körperliche und geistige Entspannung sorgen.

ERNÄHRUNGSTHERAPIE

Häufig gehen Reizmagen- und Reizdarmbeschwerden mit einer → Nahrungsmittelunverträglichkeit einher. Legen Sie sich ein Tagebuch zu und versuchen Sie herauszufinden, welche Lebensmittel Ihre Beschwerden verstärken. Generell sollten Sie folgende Nahrungsmittel meiden:

- Reizmagen*:* stark säuernde Obstsorten, scharfe Gewürze, zu kalte, zu heiße und kohlensäurehaltige Getränke, Alkohol und Kaffee.

- Reizdarm: fettige und blähende Speisen, bestimmte Obstsorten wie Datteln, Bananen, Weintrauben, Rosinen; außerdem Alkohol, Süßwaren und Weißmehlprodukte – vor allem wenn sie frisch oder ungenügend ausgebacken sind, verursachen sie häufig Beschwerden.
- Da ein Reizdarmsyndrom häufig von einer → gestörten Darmflora herrührt, sollten Sie regelmäßig probiotischen Joghurt essen, das unterstützt die »gesunden« Darmbakterien.

FEINSTOFFLICHE THERAPIEN

Aromatherapie

Aromatherapeutische Anwendungen sind angenehm und wunderbar entspannend. Genau das, was Ihnen und Ihrem Bauch gut tut! Gönnen Sie sich z.B. ein entspannendes Bad mit einigen Tropfen ***Rosenöl*** oder ***Sandelholz.***

Bei Verstopfung hilft es, den Bauch mit einer Mischung aus 10 Tropfen Ingweröl auf 10 ml ***Sesamöl*** im Uhrzeigersinn zu massieren.

Bach-Blütentherapie

- ***Mimulus:*** Angst vor Prüfungen oder anderen Ereignissen
- ***Willow:*** innerer Groll, der an Ihnen nagt
- ***Holly:*** Wut und Aggressionen
- ***Oak:*** Überarbeitung; wenn Sie zu hohe Anforderungen an sich stellen.

THERAPEUT

- Eine ayurvedische Rundumbehandlung erzielt bei der Behandlung des Reizdarmsyndroms sehr gute Erfolge.
- Gehen Sie Ihre psychischen Probleme an, entweder mit Hilfe von Entspannungstechniken oder aber durch eine Psychotherapie.
- Besonders beim Reizdarmsyndrom ist die Colon-Hydro-Therapie sehr wirkungsvoll.

Bioresonanztherapie

Auch die Bioresonanztherapie verzeichnet bei der Behandlung von Reizsyndromen gute Erfolge.

Edelsteintherapie

Zur Behandlung von Verdauungsstörungen eignet sich die Behandlung mit einem ***Opal.*** Dazu legen Sie diesen wunderbar bunt schillernden Stein auf die schmerzenden Gebiete und trinken über den Tag verteilt ein Glas Opalwasser. Legen Sie dafür den Opal über Nacht in ein Glas kohlensäurefreies Mineralwasser. Der Opal gibt Ihnen Kraft und Vertrauen in Ihre eigenen Fähigkeiten.

GANZHEITLICHE ÜBUNGSMETHODEN

Tai Ji Quan und ***Qi Gong*** fördern den harmonischen Fluss des Qi und führen langfristig zu einer Verbesserung Ihrer Beschwerden.

PHYSIKALISCHE THERAPIEN

Warme Bäder, Wickel und ***Auflagen*** tun meist gut. Versuchen Sie es mit einem warmen ***Heublumensäckchen*** oder einem ***Bauchwickel*** (→ Phytotherapie, Seite 697).

PSYCHOTHERAPIE

Bei starken Beschwerden sollten Sie über eine ***psychotherapeutische Beratung*** nachdenken. Was belastet Sie so, dass Ihr Magen-Darm-Trakt dermaßen verrückt spielt? Sind es »heruntergeschluckte« Ängste, Aggressionen oder Trauer? Eine ***Gesprächstherapie***, aber auch ***Gestalt-*** oder ***Tanztherapie*** können Ihnen bei der Bewältigung Ihrer Probleme helfen.

REIZ- UND REGULATIONSTHERAPIEN

Die ***Colon-Hydro-Therapie*** eignet sich besonders zur Behandlung eines Reizdarmsyndroms. Der Darm wird von allen Abfallstoffen gründlich gereinigt, so dass sich wieder eine gesunde Darmflora einstellen kann. Diese Therapie reinigt nicht nur Ihren Körper von Abfallprodukten, sondern gleichzeitig auch Ihren Geist – eventuell angehäufter »seelischer Müll« wird auf diesem Wege entsorgt.

Übelkeit und Erbrechen

Übelkeit und Erbrechen sind natürliche Schutzmechanismen unseres Körpers, um unbekömmliche Nahrungsmittel oder Giftstoffe wieder loszuwerden. Wenn die Eintrittsbarrieren von Mundspeichel und Magensäure uns nicht ausreichend schützen konnten, greift der Organismus zu drastischeren Maßnahmen. Gelingt es dem Körper dennoch nicht, Erreger oder Giftstoffe durch Erbrechen auszuscheiden, helfen nur noch Fieber und Durchfall.

WIE ENTSTEHEN ÜBELKEIT UND ERBRECHEN?

Im Bereich des Hirnstamms befindet sich das Brechzentrum. Dieses steuert die Entleerung des Magens durch Erbrechen. Dazu werden Impulse an die Muskulatur von Magen und Zwerchfell ausgesandt, wodurch kurze, krampfartige Muskelkontraktionen den Mageninhalt hinausbefördern.

Meistens werden Übelkeit und Erbrechen durch die Aufnahme von Giftstoffen oder durch Infektionen ausgelöst. In diesem Fall ist das Erbrechen eine sinnvolle Abwehr- und Reinigungsmaßnahme des Körpers und sollte auf keinen Fall unterdrückt werden. Manchmal hat Erbrechen jedoch andere Ursachen, z.B. die Hormonumstellung zu Beginn einer → Schwangerschaft. Sehr selten kann Erbrechen auf eine Hirnerkrankung (z.B. Gehirnerschütterung oder Erhöhung des Hirndrucks) hinweisen. In diesem Fall müssen Sie einen Notarzt rufen.

WIE ERKENNE ICH ÜBELKEIT UND ERBRECHEN?

Wenn Sie einige Stunden nach einer Mahlzeit plötzlich kolikartige Bauchschmerzen bekommen und Sie sich nach spontanem Erbrechen schwach, aber besser fühlen, dann haben Sie wahrscheinlich etwas Verdorbenes zu sich genommen. Auch nach exzessivem Alkoholgenuss entledigt sich der Körper häufig durch Erbrechen der aufgenommenen Giftstoffe. In den meisten Fällen ist diese Reaktion des Körpers gesund und nicht besorgniserregend. Bei anhaltendem Erbrechen kann es allerdings zu einem lebensbedrohlichen Mangel an Flüssigkeit und Mineralstoffen kommen – vor allem bei kleinen Kindern und bei alten Menschen. Erste Anzeichen dafür sind eine trockene, borkige Zunge, Schwäche, stehende Hautfalten und ein Blutdruckabfall.

WAS KANN DIE SCHULMEDIZIN TUN?

Generell werden bei starkem Erbrechen ***Flüssigkeit*** und ***Mineralien*** zugeführt, bei sehr geschwächten Patienten auch intravenös.

Antibrechmittel (Antiemetika) wirken auf das Brechzentrum im Gehirn, unterdrücken den Brechreiz und werden bei Migräne, gravierender Schwangerschaftsübelkeit und begleitend bei Chemotherapien, nicht aber bei Infektionen eingesetzt. Schwere bakterielle Infektionen werden gegebenenfalls mit ***Antibiotika*** behandelt.

TYPISCHE SYMPTOME

- Übelkeit und Erbrechen
- Zerschlagenheitsgefühl wie bei Grippe
- starke Austrocknung und Mineralverlust mit Schwäche und Blutdruckabfall

ARZT

In diesen Fällen sollten Sie einen Arzt aufsuchen:

- bei Erbrechen nach Genuss von Pilzen (Verdacht auf Pilzvergiftung)
- bei Erbrechen nach Verzehr einer Konserve, besonders wenn sie einen gewölbten Deckel zeigte (Verdacht auf Botulismus, eine sehr ernste Infektionskrankheit)
- bei gleichzeitigem Auftreten von Erbrechen und heftigen Durchfällen, besonders nach Reisen (Verdacht auf ernste Magen-Darm-Infektion)
- bei roter oder schwarzer Färbung des Erbrochenen (Verdacht auf Blutungen im Verdauungstrakt)
- nach Stürzen auf den Kopf (Verdacht auf Gehirnerschütterung)
- bei Erbrechen, das länger als zwei Tage andauert (bei Kindern und alten Menschen auch früher)

Alternative Therapien

In den meisten Fällen können Sie Übelkeit und Erbrechen mit einer Reihe natürlicher Heilmittel in eigener Regie behandeln. In den oben angegebenen Fällen sollten Sie allerdings unverzüglich einen Arzt aufsuchen.

HOMÖOPATHIE

- *Arsenicum album D12:* Erbrechen und Durchfall infolge verdorbener Nahrung; Verlangen nach warmen Getränken
- *Ipecacuanha D12:* anhaltendes Erbrechen
- *Nux vomica D12:* Erbrechen nach zu viel oder verdorbenem Essen, Alkohol-, Drogen- oder Nikotinmissbrauch
- *Veratrum album D6:* Lebensmittelvergiftung mit Durchfall und großer Schwäche und Durst auf kalte Getränke (Hinweise zu Einnahme und Potenzen → Seite 106).

Schüßler-Salze

- *Ferrum phosphoricum D12:* Infektionen des Magen-Darm-Trakts
- *Natrium phosphoricum D6* und *Natrium sulfuricum D6:* Migräne mit Erbrechen
- *Kalium chloratum D6:* Übelkeit, die nach dem Essen auftritt.

PHYTOTHERAPIE

Ein altbewährtes Mittel gegen Übelkeit ist frische *Ingwerwurzel*, die Sie stückweise zerkauen. Alternativ können Sie ein Ingwerpräparat in der Apotheke kaufen. Auch 1 bis 2 Tropfen *Pfefferminzöl*, das Sie langsam auf der Zunge zergehen lassen, mildert das Übelkeitsgefühl.

Bei Übelkeit sind auch *Bitterstoffdrogen* zu empfehlen, die sich im Tee gut mit beruhigend wirkenden Pflanzen wie *Melisse, Kamille* oder *Fenchelsamen* kombinieren lassen. *Wermut, Bittere Schleifenblume* und *Enzianwurzel* haben einen hohen Gehalt an Bitterstoffen. Etwas milder sind *Löwenzahn, Schöllkraut* und *Pomeranzenschalen.* Ein bewährtes Teerezept bei Übelkeit:

20 g Wermutkraut
40 g Kamillenblüten
40 g Melissenblätter.

RATIONALE PHYTOTHERAPIE

HEILPFLANZEN MIT BELEGTER WIRKSAMKEIT

- Kamille und Pfefferminze wirken antibakteriell und entspannend auf den Magen-Darm-Trakt. Sie sind als Tinktur oder Tee in der Apotheke erhältlich.
- Ingwer: Verschiedene klinische Studien zeigen, dass Ingwerpräparate eine sehr gute Wirksamkeit bei der Behandlung von Übelkeit und Erbrechen aufweisen.

RADITIONELLE CHINESISCHE MEDIZIN

Erbrechen wird in der TCM als »rebellierendes Magen-Qi« bezeichnet. Das normalerweise nach unten gerichtete Qi des Magens strebt nun in die andere Richtung. Ursache hierfür können verschiedene Magensyndrome sein, die der Therapeut anhand von Puls- und Zungendiagnose unterscheiden kann. Bei akutem Erbrechen ist eine ***Akupunkturbehandlung*** sehr effektiv. Sie selbst können durch ***Akupressur*** des Punktes Perikard 6 den Brechreiz lindern. Dieser liegt am inneren Unterarm, 3 Fingerbreit über der Handgelenksfalte. Die brechreizmildernde Wirkung dieses Punktes ist in zahlreichen Studien belegt worden (Akupressurpunkte → Seite 191).
Bei Problemen im Magen-Darm-Trakt werden in China traditionell ***Getreidesuppen*** (Congees) gegessen. Durch langes Kochen wird das Getreide aufgeschlossen und ist dadurch leicht verdaulich. Bei Erbrechen und Übelkeit ist ein ***Ingwer-Reis-Congee*** zu empfehlen: Dazu kochen Sie 100 g Vollkornreis mit 600 ml Wasser und einem Stück klein geschnittenem Ingwer kurz auf und lassen das Ganze 2 bis 4 Stunden auf kleiner Flamme köcheln (je länger, desto bekömmlicher). Sie können dieses Gericht für mehrere Tage im Voraus zubereiten. Statt Ingwer können Sie auch ca. 5 g gemahlenen ***Kardamom*** und etwas ***braunen Zucker*** kurz vor Ende der Kochzeit zufügen.

ERNÄHRUNGSTHERAPIE

Bei akuter Übelkeit sollten Sie mindestens einen Tag lang nur ***Tee, Zwieback*** und mit Wasser gekochten ***Haferschleim*** zu sich nehmen. Wenn die Beschwerden besser werden, können Sie den Speiseplan langsam erweitern. Meiden Sie aber für einige Zeit Alkohol, Kaffee, Rohkost, schweres, fettes Essen und scharfe Gewürze.
Bei Erbrechen müssen Sie auf ausreichende ***Flüssigkeitszufuhr*** achten. Trinken Sie mindestens 2 bis 3 Liter am Tag.

FEINSTOFFLICHE THERAPIEN

Aromatherapie

Aromatherapeuten empfehlen eine Bauchmassage mit 5 Tropfen ***Kamillenöl*** und je 2 Tropfen ***Ingwer-*** und ***Pfefferminzöl*** in 30 ml eines neutralen Trägeröls. Das wirkt beruhigend und lindert die Bauchschmerzen.

Verstopfung

Mit Verstopfung reagiert der Organismus auf unsere moderne Lebensführung: Wir bewegen uns zu wenig, essen zu spät und zu viel, trinken zu wenig und ernähren uns relativ ballaststoffarm. Zum genussvollen Essen bleibt oft wenig Zeit, und allzu häufig ist Fast Food angesagt. Wenn es dann bei der morgendlichen Toilette auch noch schnell gehen soll, streikt der Körper. In seltenen Fällen steckt auch eine Krankheit hinter der Verstopfung.

WAS IST VERSTOPFUNG?

Wenn der Stuhlgang seltener als einmal in vier Tagen auftritt, spricht man von Verstopfung oder Obstipation. Auf Grund falscher Ernährung und/oder Bewegungsmangel bleibt der Kot zu lange im Darm, dabei wird ihm zu viel Wasser entzogen, und es entsteht ein fester, trockener Stuhl, der nur unter Schmerzen abgeht. Neben der verbreiteten »Wohlstandsverstopfung« führt häufig auch psychische

Anspannung zu Problemen mit dem Stuhlgang. Eine erhöhte Alarmbereitschaft des Körpers in Stressphasen führt zur Aktivierung des sympathischen Nervensystems, wodurch Herz und Atmung aktiviert, die Verdauung aber »lahm gelegt« wird. Eine dauerhafte nervöse Anspannung führt daher langfristig zu verringerter Verdauungstätigkeit und damit zu chronischer Verstopfung.
In selteneren Fällen können auch andere Gründe eine erschwerte Verdauung verursachen: lange Bettlägerigkeit, hormonelle Umstellung in den → Wechseljahren oder nach Schwangerschaften, → Schilddrüsenunterfunktion, Medikamenteneinnahme (z.B. Antazida, Antidepressiva), aber auch Entzündungen im Bauchraum (→ Blinddarmentzündung) und → Darmkrebs. Häufig ist Verstopfung auch die Folge eines Missbrauchs von Abführmitteln, die die Darmfunktion nachhaltig stören.

WIE ERKENNE ICH VERSTOPFUNG?

Unter einer normalen Stuhlfrequenz versteht man Stuhlentleerungen von zweimal pro Tag bis zu einmal alle drei Tage. Viele Menschen werden bereits unruhig, wenn sie sich nicht regelmäßig alle zwei Tage entleeren können. Dazu besteht aber meist kein Anlass. Machen Sie sich nicht zu viele Gedanken, denn die Sorge um den Stuhlgang wirkt eher kontraproduktiv. Erst wenn Sie mehr als vier Tage lang keinen Stuhlgang haben, der Toilettengang schmerzhaft ist und der Unterleib drückt, sollten Sie etwas dagegen unternehmen. Treten die Probleme öfter auf, ist ein Besuch beim Hausarzt ratsam, um organische Ursachen auszuschließen.

TYPISCHE SYMPTOME

- Seltener als einmal alle vier Tage Stuhlgang
- sehr harter Stuhl
- harter, geblähter Bauch

WAS KANN DIE SCHULMEDIZIN TUN?

Schulmedizinisch wird Verstopfung mit Laxanzie (Abführmitteln) behandelt, die auf verschieden Weise die Darmtätigkeit anregen:

- Osmotische Abführmittel wie Glaubersalz, Bittersalz und Lactulose erzeugen im Darm eine hohe Salzkonzentration, wodurch Wasser gebunden wird und der Stuhl feucht und geschmeidig bleibt.
- Schleimhautreizende Laxanzien (z.B. Rizinusöl) verhindern die Salz- und Wasseraufnahme im Darm. Diese Mittel wirken stark abführend, haben aber auch deutliche Nebenwirkungen wie Veränderungen im Salzhaushalt und Schädigung der Darmschleimhaut.

Beide Arten von Abführmitteln sollten Sie auf keinen Fall über längere Zeit anwenden, da diese die Beschwerden bei Dauermedikation verstärken.

GESUNDE LEBENSFÜHRUNG

Wenn Sie an Verstopfung leiden, sollten Sie darauf achten, in Ruhe zu essen! Setzen Sie sich gemütlich hin, kauen Sie die Nahrung gut (die Verdauung beginnt im Mund!) und trinken Sie genügend Flüssigkeit. Dadurch wird der Speisebrei flüssig und der Stuhl weniger hart.
Häufig hilft es, wenn Sie Ihren Darm an regelmäßige Zeiten gewöhnen. Gehen Sie zu einer bestimmten Zeit (am besten nach dem Essen) zur Toilette. Bleiben Sie 10 Minuten sitzen, auch wenn nichts passiert. Nach einiger Zeit gewöhnt sich Ihr Körper daran und nutzt die Zeit entsprechend. Sie unterstützen die Darmbewegungen mit einer sanften Bauchmassage im Uhrzeigersinn (→ Aromatherapie, Seite 704).
Neben falscher Ernährung ist Bewegungsmangel eine der Hauptursachen für chronische Verstopfung. Wenn Sie sich nicht bewegen, wird auch Ihr Darm faul und träge. Laufen und regelmäßige Gymnastik regen die Darmbewegungen an!

Alternative Therapien

Hören Sie auf die Bedürfnisse Ihres Körpers und nehmen Sie sich Zeit, sowohl für die täglichen Mahlzeiten als auch für den Stuhlgang. Zu Beginn einer naturheilkundlichen Therapie kann die Entleerung und Reinigung des Darms durch milde Einläufe sehr hilfreich sein.

AYURVEDA

Unregelmäßigkeiten des Stuhlgangs gelten im Ayurveda sowohl als Übermaß an Vata als auch als Schwäche des Verdauungsfeuers Agni. Agni können Sie unterstützen, indem Sie mehrmals täglich 1 Tasse ***heißes, abgekochtes Wasser*** trinken. ***Triphala***, aus den Früchten der Myrobalane-Bäume, regt ebenfalls das Agni an. Auch Einläufe mit Heilpflanzenextrakten oder einem Vata-reduzierenden Öl können hilfreich sein.

HOMÖOPATHIE

Kurzzeitige Verstopfung lässt sich gut mit folgenden Mitteln behandeln:

- ***Causticum D12:*** stechende Schmerzen im Darm
- ***Lycopodium D12:*** Reiseobstipation; wenn Sie nicht auf fremde Toiletten gehen können
- ***Nux vomica D12:*** vergeblicher Stuhldrang; wenn Sie drücken und pressen, aber nichts kommt
- ***Silicea D12***: trockener, harter Stuhl, der nur mit Mühe gelassen werden kann (auch als Schüßler-Salz).

Bei anhaltenden Beschwerden sollten Sie sich einer Konstitutionsbehandlung unterziehen (Hinweise zu Einnahme und Potenzen → Seite 106).

Schüßler-Salze

- ***Ferrum phosphoricum D6:*** gilt als Grundmittel bei Verstopfung, es erhöht die Durchblutung des Darms und kann mit folgenden Mitteln kombiniert werden:
- ***Natrium sulfuricum D6:*** Blähungen mit viel hartem Stuhl und Schmerzen beim Stuhlgang
- ***Magnesium phosphoricum D6:*** Krämpfe
- ***Kalium phosphoricum D6:*** sehr träger Darm; dunkler Stuhl mit Schleimüberzug
- ***Calcium phosphoricum D6:*** wenn Sie sich zu viele Sorgen um Ihren Stuhlgang machen.

PHYTOTHERAPIE

Sennesblätter und ***-früchte, Rhabarberwurzel*** und ***Faulbaumrinde*** wirken stark abführend und sind daher für Kinder nicht geeignet. Für diese Drogen gilt das Gleiche wie für synthetische Abführmittel: Sie reizen die Darmschleimhaut und stören bei langfristiger Einnahme den Salzhaushalt und die Darmtätigkeit. Darum sind Quellstoffe, wie sie in ***Leinsamen*** oder ***Flohsamenschalen*** enthalten sind, die mildere und damit bessere Therapie. Achten Sie darauf, dass Sie die Quellstoffe immer mit genügend Flüssigkeit einnehmen (1 EL Leinsamen oder Flohsamenschalen auf 1 Glas Wasser, eine Stunde quellen lassen), denn sonst kommt es zu Verklumpungen, und die Beschwerden verstärken sich noch. Ein weiteres pflanzliches Mittel gegen Verstopfung ist der Saft der ***Aloe***. Er erweicht den Stuhl und erleichtert den Abgang.

TRADITIONELLE CHINESISCHE MEDIZIN

Wie in der westlichen Medizin wird auch in der chinesischen Medizin die Verstopfung als eine Störung des Dickdarms betrachtet. Häufig führen allerdings auch emotionale Probleme zu Verstopfung, die in der TCM mit einer Stagnation des Leber-Qi erklärt wird. Beide Syndrome lassen sich gut mit ***Akupunktur*** und ***Kräutermischungen*** behandeln.

Sie selbst können folgende Punkte durch ***Akupressur*** stimulieren: Der Punkt Dickdarm 11 liegt auf der Daumenseite des Arms, am Ende der Ellenbogenfalte; er regt die Darmtätigkeit an. Den Punkt Ren Mai 6 finden Sie drei Finger unterhalb Ihres Nabels. Er besänftigt Schmerzen im Darmtrakt (Akupressurpunkte → Seite 191).

ENTSPANNUNG UND MEDITATION

Häufig ist Verstopfung die Folge ständiger Anspannung. Da die Darmmuskulatur sich unserer willent-

THERAPEUT

- Verzichten Sie auf Abführmittel, diese lösen das Problem nicht langfristig. Wenn Sie die folgenden drei Punkte beachten, wird sich in den meisten Fällen Ihre Verdauung nach einiger Zeit dauerhaft normalisieren:
- Stellen Sie Ihre Ernährung um.
- Nehmen Sie sich Zeit zum Essen und zur Entspannung.
- Sorgen Sie für regelmäßige Bewegung.

lichen Kontrolle entzieht, können wir sie nur indirekt erreichen, indem wir unseren ganzen Körper entspannen. Sind wir insgesamt gelöst und ruhig, entspannt sich auch unser Magen-Darm-Trakt. ***Progressive Muskelentspannung*** und ***Autogenes Training*** können Ihnen dabei helfen.

ERNÄHRUNGSTHERAPIE

Eine ***ballaststoffreiche Kost*** erleichtert die Darmpassage und verhindert, dass der Stuhl zu stark eintrocknet. Reich an Ballaststoffen sind alle pflanzlichen Lebensmittel wie ***Obst, Gemüse*** und ***Vollkornprodukte.*** Außerdem helfen ***Datteln*** und ***getrocknete Pflaumen***, die Sie am besten über Nacht einweichen lassen.

Auch ***magnesiumhaltige Lebensmittel*** wie ***Haferflocken*** und ***Sojaprodukte*** unterstützen die Darmtätigkeit. Bei starken Beschwerden sollten Sie ein Magnesiumpräparat einnehmen (500 mg pro Tag).

Meiden Sie schwarzen Tee, Kakao und Schokolade, da diese stopfend wirken.

Nach einem alten Hausrezept sollten Sie den Tag mit 1 Glas ***warmen Wassers mit dem Saft einer halben Zitrone*** beginnen. Das regt den Gallenfluss an und »weckt« den Darm.

Beginnen Sie eine Ernährungsumstellung mit einer mehrtägigen ***Heilfastenkur.*** Reinigen Sie Ihren Darm in den ersten Fastentagen durch Einläufe mit warmem Wasser und etwas Öl.

FEINSTOFFLICHE THERAPIEN

Aromatherapie

Bauchmassagen (im Uhrzeigersinn!) mit eine neutralen Öl, dem Sie einige Tropfen ***Majoran-, La vendel-, Ingwer-*** oder ***Rosmarinöl*** zusetzen, en spannen den Bauch und regen die Darmtätigke an. Diese Öle können Sie auch als Zusatz für ei verdauungsförderndes Bad verwenden.

Bach-Blütentherapie

- ***Chicory:*** wenn Sie auch emotional nicht loslassen können
- ***Mimulus:*** wenn Sie vor bestimmten Aufgaben oder Situationen Angst haben
- ***Honeysuckle:*** wenn Sie an Vergangenem festhalten wollen
- ***Willow:*** wenn Sie sich als Opfer des Schicksals fühlen.

GANZHEITLICHE ÜBUNGSMETHODEN

Yoga

Gezielte Yoga-Übungen bringen den Darm auf Trab. Begeben Sie sich z.B. in den ***halben Schulterstand*** (Kerze) und atmen Sie einige Minuten schnell in den Bauch. Auch Übungen wie die ***Kobra***, der ***Pflug*** und der ***Fisch*** kurbeln die Verdauung an.

PSYCHOTHERAPIE

Psychische Faktoren können Verstopfung begünstigen, z.B. unbewältigte Konflikte oder eine ständige innere Anspannung. Fragen Sie sich, ob dies bei Ihnen der Fall sein könnte. Oft hilft es schon, sich die Probleme bewusst zu machen und eine Änderung der Lebensgewohnheiten herbeizuführen. Andernfalls können Sie Unterstützung bei einem Psychotherapeuten bekommen.

REIZ- UND REGULATIONSTHERAPIEN

Eine ***Colon-Hydro-Therapie*** reinigt und aktiviert den Darm, bei hartnäckiger Verstopfung ist eine mehrfache Anwendung zu empfehlen.

ALTERNATIVE THERAPIEN ZUR BEHANDLUNG VON VERDAUUNGSBESCHWERDEN

Die großen Heilsysteme • AYURVEDA • HOMÖOPATHIE • PHYTOTHERAPIE • TRADITIONELLE CHINESISCHE MEDIZIN eignen sich bei allen hier genannten Erkrankungen zur Vorsorge, Nachsorge und in vielen Fällen auch zur Behandlung. Darüber hinaus können Ihnen die folgenden Alternativen Therapien helfen:

Beschwerden	Entspannungstechniken	Ernährungstherapie	Feinstoffliche Therapien	Ganzheitliche Übungsmethoden	Manuelle Therapien	Physikalische Therapien	Reiz- und Regulationstherapie	Psychotherapie
Appetitlosigkeit		●●	●					●●
Blähungen		●●●	●●			●	●	
Blinddarm-entzündung		●				●		
Darmflora, gestörte	●	●●●					●●	
Durchfall		●●●				●		
Gallensteine		●●●	●			●●	●	
Lebererkrankungen		●				●●	●	
Magenschleimhaut-entzündung	●●	●●	●					
Morbus Crohn und Colitis ulcerosa	●●	●●●	●	●●		●		●●
Mund- und Zahn-fleischentzündung		●●	●●					
Nahrungsmittel-unverträglichkeit		●●●						
Reisekrankheit	●●	●	●					
Reizmagen/-darm	●	●●	●					●
Verstopfung	●●	●●●	●	●			●●	●

●●● sehr gut geeignet, vielfach angewendet; ●● gut geeignet, oft angewendet; ● geeignet, gelegentlich angewendet

Bewertungstabellen für pflanzliche Heilmittel

Welche Heilpflanzen für welche Beschwerden am besten geeignet sind, haben wir für Sie auf wissenschaftlicher Grundlage bewertet. Die nachfolgenden Tabellen geben Ihnen jedoch nur einen kurzen Überblick – lesen Sie zur Anwendung die ausführlichen Erläuterungen in den einzelnen Beschwerdenkapiteln. Zu bedeutenden Heilpflanzen, wie Arnika, Kamille und Johanniskraut finden Sie auch lesenswerte Pflanzenporträts im Kapitel → Phytotherapie.

➤ ATEMWEGE

Beschwerden	Efeu	Eukalyptus	Fenchel	Primel	Thymian
Asthma	●	○	○	○	●
Erkältung und Grippe	●●●	●●●	●●●	●●	●●
Lungenentzündung	●●	●●	○	●●	●●
Mandelentzündung	●	●	●●	●●	●●
Nasennebenhöhlen-entzündung	○	○	○	●●	●●
Bemerkung	alkoholfreie Tropfen stärker dosieren		für Tee Samen vorher zerquetschen	mit Thymian besonders effektiv	
Fertigpräparate	diverse Formen	diverse Formen	Fenchelhonig, Fenchelsirup, ätherisches Öl, Tee	nur in Kombinationen	Tropfen, Saft, Zäpfchen

●●● sehr gut geeignet (wissenschaftlich gut untersucht: Monographie, klinische Studien und Pharmakologie vorhanden)
●● gut geeignet (wissenschaftlich untersucht: Monographie vorhanden, nur einzelne klinische Studien, Pharmakologie teilweise vorhanden)
● geeignet (verbreitete Anwendung, aber wissenschaftlich schlecht belegt, Monographie vorhanden)
○ nicht geeignet bzw. nicht beschrieben

➤ BEWEGUNGSAPPARAT

Beschwerden	Arnika	Cayennepfeffer	Teufelskralle	Beinwell	Weide
Arthrose	●	●●	●●●	○	○
Rheuma und Arthritis	●	○	●●	○	●●
Rückenschmerzen	●	●	○	○	●
Sehnenscheiden-entzündung	●	○	○	●	○
Stumpfe Verletzungen	●●	○	○	●●●	○
Bemerkung	Hautreizung möglich			maximal 4–6 Wochen im Jahr	maximal 60–120 mg Salicin pro Tag
Fertigpräparate	Tinktur, Salbe, Gel	Salbe, beschichtetes Pflaster	Tabletten, Kapseln	Salbe, Paste für Umschläge	Tabletten, Tinktur, Tee

➤ GYNÄKOLOGIE

Beschwerden	Ingwer	Mönchspfeffer	Rotklee	Traubensilberkerze
Prämenstruelles Syndrom	●●	●●●	○	●
Schwangerschafts-beschwerden	●●	●	○	○
Wechseljahres-beschwerden	○	○	●	●●●
Zyklusstörungen	○	●●	○	●
Bemerkung	bei Übelkeit oder Erbrechen	wichtigstes Mittel bei PMS		wichtigstes Mittel in den Wechseljahren
Fertigpräparate	Kapseln, Pulver	diverse Formen	Nahrungs-ergänzungsmittel	diverse Formen

➤ HAUT

Beschwerden	Kamille	Melisse	Nachtkerze	Arnika	Teebaum
Abszesse, Furunkel	○	○	○	●●	●
Akne	○	○	●	○	●●
Herpes	○	●●	○	○	○
Neurodermitis, Nesselsucht	○	○	●●●	○	○
Warzen, Hühneraugen	○	○	○	○	●
Wunden	●●	○	○	●●	●
Bemerkung	Allergie möglich		wirkt erst nach 4–12 Wochen	Allergie möglich	Allergie möglich
Fertigpräparate	Tinktur, Creme, Salbe	Creme	Öl-Kapseln, Creme	Tinktur	ätherisches Öl, Kosmetika

➤ HERZ UND KREISLAUF

Beschwerden	Kampfer	Knoblauch	Rosskastanie	Weißdorn
Arteriosklerose	○	●●●	○	○
Blutdruck – erhöhter	○	●●	○	○
Blutdruck – erniedrigter	●●	○	○	○
Cholesterinspiegel – erhöhter	○	●●●	○	○
Herzschwäche	○	○	○	●●●
Herzrhythmusstörungen	○	○	○	●●●
Herzinfarkt	○	●	○	●●
Krampfadern	○	○	●●●	○
Schlaganfall	○	●	○	○
Bemerkung	mit Weißdorn besonders wirksam		Fertigpräparate verwenden	
Fertigpräparate	Salbe, Tropfen mit Weißdorn	diverse Formen	Kapseln, Salbe, Lotion	Tabletten, Tropfen

➤ IMMUNSYSTEM UND STOFFWECHSEL

Beschwerden	Kapland-Pelargonie	Katzenkralle	Pestwurz	Herbstzeitlose	Purpur-sonnenhut
Allergien	○	○	●	○	○
Gicht	○	○	○	●●	○
Infektanfälligkeit	●●	●	○	○	●●●
Bemerkung	Stärkung des Immunsystems	nur in Österreich auf dem Markt	bei allergischem Heuschnupfen		Stärkung des Immunsystems
Fertigpräparate	Tropfen	Kapseln	Kapseln	diverse Formen	Tropfen, Tabletten, Lutschpastillen

➤ KINDERKRANKHEITEN

Beschwerden	Anis	Fenchel	Johanniskraut	Kamille	Melisse
ADHS	○	○	●	○	●
Einnässen	○	○	●	○	○
Erkältung und Grippe	●●	●●●	○	●●	●
Infektionskrankheiten	○	●	○	○	●●
Magen-Darm-Infektionen	○	●	○	●●	●
Polypen	○	○	○	●	○
Schreibabys	○	●●	○	●●	●●
Bemerkung			bewirkt Lichtempfindlichkeit	Inhalation bei Erkältung und Polypen	oft in Kombination mit Hopfen
Fertigpräparate	Tee, ätherisches Öl	Fenchelhonig, Fenchelsirup, ätherisches Öl, Tee	Dragees, Tabletten, Tee	Tropfen, Tee, ätherisches Öl, Zäpfchen mit Kümmel	Tee, Tropfen

●●● sehr gut geeignet (wissenschaftlich gut untersucht: Monographie, klinische Studien und Pharmakologie vorhanden)
●● gut geeignet (wissenschaftlich untersucht: Monographie vorhanden, nur einzelne klinische Studien, Pharmakologie teilweise vorhanden)
● geeignet (verbreitete Anwendung, aber wissenschaftlich schlecht belegt, Monographie vorhanden)
○ nicht geeignet bzw. nicht beschrieben

➤ PSYCHE UND ALLGEMEINBEFINDEN

Beschwerden	Baldrian	Johanniskraut	Hopfen	Passionsblume	Melisse
Angststörungen	○	●	○	●	●●
Burn-out-Syndrom	○	●●	○	○	○
Depressionen	○	●●●	○	○	○
Schlafstörungen	●●●	●	●	●	●●
Stress	●●●	○	●●●	●●●	○
Bemerkung	wichtigstes Mittel bei Schlafstörungen	wichtigstes Mittel bei Depressionen			
Fertigpräparate	diverse Formen	Kapseln, Dragees, Tee	meist in Kombinationen	meist in Kombinationen, Tee	Kapseln, Tropfen, Tee

➤ UROGENITALTRAKT

Beschwerden	Bärentraube	Goldrute	Kürbis	Sägepalme	Schachtelhalm
Harnwegsinfektionen	●●	●●	○	○	●●
Inkontinenz	○	○	●●	○	○
Nieren- und Blasensteine	○	●●	○	○	●
Prostatabeschwerden	○	○	●●	●●●	○
Bemerkung	antibakteriell, nicht harntreibend	harntreibend	in Kombination mit Sägepalme	wichtigstes Mittel für die Prostata	harntreibend
Fertigpräparate	Dragees, Tee	diverse Formen	Kapseln	Kapseln	Tee, Tinktur (in Kombinationen)

➤ VERDAUUNG

Beschwerden	Artischocke	Ingwer	Kamille	Mariendistel	Pfefferminze
Blähungen	○	○	●	○	●
Gallensteine	●●	○	○	○	○
Lebererkrankungen	●●	○	○	●●●	○
Magenschleimhaut-entzündung	○	○	●●	○	○
Morbus Crohn, Colitis ulcerosa	○	○	●●	○	●
Mund- und Zahnfleisch-entzündungen	○	○	●●	○	○
Reisekrankheit	○	●●●	○	○	○
Reizmagen und Reizdarm	○	○	●●	○	●●●
Übelkeit und Erbrechen	○	●●●	●●	○	●●
Bemerkung	verdauungs-fördernd, choles-terinsenkend	bei Übelkeit oder Erbrechen	bei ent-zündlichen Prozessen		magensaftresis-tente Kapseln bei Reizdarm
Fertigpräparate	Tropfen, Dragees, Kapseln	Kapseln, Pulver	Tinktur, Tee	Tabletten, Kapseln	Kapseln, Tee

●●● sehr gut geeignet (wissenschaftlich gut untersucht: Monographie, klinische Studien und Pharmakologie vorhanden)
●● gut geeignet (wissenschaftlich untersucht: Monographie vorhanden, nur einzelne klinische Studien, Pharmakologie teilweise vorhanden)
● geeignet (verbreitete Anwendung, aber wissenschaftlich schlecht belegt, Monographie vorhanden)
○ nicht geeignet bzw. nicht beschrieben

Bücher zum Weiterlesen

DIE GROSSEN TRADITIONELLEN HEILSYSTEME

Anthroposophische Medizin

Michaela Glöckler, Jürgen Schürholz, Martin Walker: *Anthroposophische Medizin.* Verlag Freies Geistesleben, 1999
Ausführliche Übersicht über die Anthroposophische Medizin und ihre Therapieangebote. Therapeuten berichten aus der Praxis und beantworten unter anderem Fragen zur Misteltherapie, zu künstlerischen Heilmethoden und zur Biografiearbeit.

Ayurveda

Vasant Lad: *Das große Ayurveda Heilbuch.* Windpferd, 2003
Von einem indischen Ayurveda-Arzt geschriebenes, fundiertes und verständliches Standardwerk für jeden interessierten Laien.

Karin Schutt: *Ayurveda.* Gräfe und Unzer Verlag, 1999
Praxisorientierter Selbsthilferatgeber zum Ayurveda mit Rezepten für Massage, Atemübungen und Ernährung.

Kerstin Rosenberg: *Das große Ayurveda Buch.* Gräfe und Unzer Verlag, 2004
Umfangreicher, aufwändig gestalteter Band, der einen gut verständlichen Einblick in alle Bereiche des Ayurveda bietet und insbesondere auf die Konstitutionstypenlehre sehr ausführlich eingeht. Mit praktischem Gesundheitsratgeber für die Behandlung von Alltagsbeschwerden.

Homöopathie und Schüßler-Salze

Sven Sommer: *Homöopathie – Sanfte Selbsthilfe.* Gräfe und Unzer Verlag, 2006
Übersichtlich gestalteter Ratgeber für Einsteiger m vielen Behandlungshinweisen sowie ausführlich Beschreibung der 30 wichtigsten Mittel.

Dr. med. Markus Wiesenauer: *Homöopathie Quickfinder.* Gräfe und Unzer Verlag, 2005
Ein innovatives Buchkonzept nicht nur für Einstei ger, sondern auch für Fortgeschrittene. Mittel Flussdiagrammen, welche die homöopathische Dif- ferentialdiagnostik erleichtern, findet der Lese schnell zum richtigen Mittel. Mit praktischem Griffregister.

Georgos Vithoulkas: *Medizin der Zukunft – Homöopathie.* Wenderoth Verlag, 2003
Eine detaillierte Einführung in die Homöopathie für medizinische Laien, geschrieben von einem de international renommiertesten Homöopathen.

Günther H. Heepen: *Schüßler-Salze.* Gräfe und Unzer Verlag, 2004
Übersichtlicher Selbsthilferatgeber mit ausführlicher Beschreibung der 12 Heilsalze und der Ergänzungsmittel; mit einem Extrakapitel über Beschwerden und ihre Mittel von A–Z.

Phytotherapie

Dr. Jörg Grünwald, Christof Jänicke: *Grüne Apotheke.* Gräfe und Unzer Verlag, 2004
Ein umfangreiches, übersichtlich und schön gestaltetes Nachschlagewerk, das alles Wissenswerte über Heilmittel der traditionellen Pflanzenheilkunde und der modernen Phytotherapie enthält. Neben einer Vielzahl an Pflanzensteckbriefen mit Hinweisen auf wissenschaftlich belegte Anwendungen, bekommt der Leser im Beschwerdenteil viele hilfreiche Empfehlungen und praktische Tipps für die Selbstmedikation.

Prof. Dr. Volker Fintelmann: *Kompendium Phytopharmaka.* Kirchheim Verlag, 2004
Das von dem Phytotherapie-Experten herausgegebene Verzeichnis bietet einen fundierten Überblick über bewährte Heilkräuter und 168 rationelle Phytopharmaka. Empfehlenswert für diejenigen, die sich wirklich intensiv mit Phytotherapie auseinandersetzen wollen.

Schamanismus

Michael Harner: *Der Weg des Schamanen. Das praktische Grundlagenwerk zum Schamanismus.* Ullstein Verlag, 2004
Empfehlenswertes Standardwerk, für diejenigen, die bereits einige Vorkenntnisse zum Thema haben. Enthält Übungen für Fortgeschrittene.

Clemens Kuby: *Unterwegs in die nächste Dimension.* Kösel Verlag, 2003
Das zentrale Thema dieses Buches ist das Geistige Heilen. Es ist eine eindrucksvolle Ergänzung zum gleichnamigen Film.

Traditionelle Chinesische Medizin

Ilona Daiker, Barbara Kirschbaum: *Die Heilkunst der Chinesen.* Rowohlt Taschenbuch, 2003
Anschaulich geschriebener Überblick über alle Bereiche der chinesischen Medizin. Für Laien, die wissen wollen, was bei einer TCM-Behandlung auf sie zukommen könnte und die sich auch mit der Geschichte und den theoretischen Grundlagen der TCM auseinandersetzen wollen.

Dr. Ilse-Maria und Jürgen Fahrnow: *Fünf Elemente Ernährung.* Gräfe und Unzer Verlag, 2004
Ausführliche Einführung in die Lehre von den Fünf Elementen und deren Bedeutung für die Gesundheit. Enthält westliche Rezepte, die nach den Prinzipien der Fünf Elemente Lehre aufgebaut sind. Mit dekorativem Poster für die Küche.

Ted J. Kaptchuk: *Das große Buch der chinesischen Medizin.* Heyne Verlag, 2001
Umfassende Einführung in die chinesische Medizin – eher für Studenten geeignet, aber sehr gut und verständlich geschrieben. Für Leser, die sich intensiver mit der TCM auseinander setzen möchten.

Franz Wagner: *Akupressur.* Gräfe und Unzer Verlag, 2004
Anschaulich bebilderte Einführung in die Akupressur, mit Behandlungstipps für eine Vielzahl von Alltagsbeschwerden.

Traditionelle Tibetische Medizin

Egbert Asshauer: *Tibets sanfte Medizin – Heilkunst vom Dach der Welt.* Oesch Verlag, 2003
Gut verständlicher Überblick über die traditionellen Wurzeln und die heutige Praxis der tibetischen Medizin.

ENTSPANNUNG UND MEDITATION

Autogenes Training

Dr. med. Delia Grasberger: *Autogenes Training.* Gräfe und Unzer Verlag, 2002
Zeitgemäß geschriebene Einführung mit 7-Wochen-Programm für alle Grundübungen. Spezielle Übungen für bestimmte Beschwerden und für mehr Lebensqualität. Mit hilfreicher Audio-CD zum Üben.

Dr. med. Bernt Hoffmann: *Handbuch Autogenes Training.* Deutscher Taschenbuch Verlag, 2004
Systematisches Handbuch, das das theoretische und praktische Wissen über Autogenes Training zusammenfasst. Bewährte Übungen werden in ihrer Technik und ihren Anwendungsmöglichkeiten ausführlich behandelt.

Kontemplation und Gebet

Willigis Jäger: *Kontemplation. Gott begegnen heute.* Herder Verlag, 2002
Schritt für Schritt zeigt der Autor den Weg der Kontemplation, der darin besteht, loszulassen und sich einzulassen auf die Erfahrungen des Göttlichen.

Willigis Jäger: *Geh den inneren Weg.* Herder Verlag, 2000
Eine schöne Zusammenstellung kultur- und religionsübergreifender Texte der Achtsamkeit und Kontemplation von zahlreichen Dichtern und Mystikern sowie aus religiösen Schriften.

Anselm Grün: *Herzensruhe. Im Einklang mit sich selbst sein.* Herder Verlag 2000
Dem Leistungsdrang und Konsumverhalten unserer Zeit stellt der Autor als Alternative die Besinnung zu Stille und innerer Ruhe gegenüber.

Miriam Kauko: *Urlaub im Kloster.* Merian Guide, Travel House Media, 2005
Eine Auswahl der 100 attraktivsten Klöster in Deutschland, Österreich und der Schweiz. Die Angebote für die Gäste im Kloster werden ausführlich dokumentiert – von Meditationskursen bis zu naturkundlichen Exkursionen.

Progressive Muskelentspannung

Dr. Friedrich Hainbuch: *Progressive Muskelentspannung.* Gräfe und Unzer Verlag, 2004
Systematische Einführung in das schnell zu erlernende Grundprogramm nach Jacobson. Mit einem Aufbauprogramm für Fortgeschrittene sowie ergänzenden Atemübungen. Die Audio-CD erleichtert das Üben zu Hause.

Dietmar Ohm: *Endlich frei von Angst und Panik mit progressiver Relaxation.* Trias Verlag, 2003
Ein gezieltes Selbsthilfe-Programm, um mit den eigenen Ängsten umzugehen und bereits in kurzer Zeit gelassener zu werden.

Vipassana-Meditation

Marie Mannschatz: *Meditation – Mehr Klarheit und innere Ruhe.* Gräfe und Unzer Verlag, 2005
Eine gut verständliche Einführung in die Achtsamkeitsmeditation sowie die Metta-Meditation, die oft in Verbindung mit dieser praktiziert wird. Einfühlsam geschrieben von einer erfahrenen Lehrerin. Mit Audio-CD zum Üben.

Jack Kornfield: *Frag den Buddha und geh den Weg des Herzens.* Econ Verlag, 2001
Ein in Lektionen aufgebautes, sehr motivierende und persönliches Buch über die Einsichtsmeditation, geschrieben von einem der bekanntesten amerikanischen Lehrer aus der Vipassana-Tradition.

Hans Gruber: *Kursbuch Vipassana. Wege und Lehre der Einsichtsmeditation.* Fischer Taschenbuch, 2001
Neben einem informativen Überblick über die verschiedenen Schulen und Vertreter sowie einer ausführlichen Grundlagenbeschreibung kommt auch der Praxisteil nicht zu kurz.

Stephen Levine: *Schritte zum Erwachen. Meditation der Achtsamkeit.* Kamphausen Verlag, 2002
Ein wunderbares Standardwerk mit zahlreichen Meditationen und Texten, die Aha-Erlebnisse auslösen können und zum Nachdenken anregen.

Zen-Meditation

David Fontana: *Einführung in die Zen-Meditation. Der Weg durch das torlose Tor.* Theseus Verlag, 2003
Ein gutes Einstiegsbuch in die Welt des Zen und seine praktische Anwendung im Alltag.

Jacky Sach, Jessica Faust: *Zen. Entspannung für Körper und Geist. Kraft und Frieden für die Seele.* Lotos Verlag, 2004
Das ansprechend gestaltete Buch eignet sich gut als Einstieg in die Zen-Meditation auf moderne Art. Eine kompetente Einführung in Theorie und Praxis.

ERNÄHRUNGSTHERAPIE

Enzymtherapie

Helga Vollmer: *Gesund und fit durch Enzyme.* Haug Verlag, 2004
Kompaktes Basiswissen zur Enzymtherapie. Neben der Wirkungsweise der Enzyme werden einzelne Anwendungsgebiete der Therapie vorgestellt.

Heilfasten

Maria-Elisabeth Lange-Ernst: *Heilfasten = gesund + schlank.* Humboldt Verlag, 2004
Fundierte Informationen über die Wirkungen des Fastens auf den Körper sowie praktische Hinweise, wie damit während der Fastenkur am besten umgegangen werden kann. Mit Rezepten für die Zeit nach der Fastenkur.

Dr. med. Helmut Lützner: *Wie neugeboren durch Fasten.* Gräfe und Unzer Verlag, 2004
Eine verlässliche und exakte Anleitung für selbstständiges Fasten im Alltag und im Urlaub, in der neben dem körperlichen Entschlacken auch das seelische Wohlbefinden betont wird.

Otto Buchinger: *Das Heilfasten und seine Hilfsmethoden als biologischer Weg.* Hippokrates, 2005
Der Klassiker der Fastenbehandlung. Nach einer Einleitung, einem Umriss der Geschichte des Heilfastens, der Physiologie des Fastens und der Beschreibung der Methode wird ausführlich die Wirkung des Fastens auf die verschiedensten Krankheiten erläutert.

Makrobiotik

Steve Acuff, Karen Acuff: *Das Makrobiotische Gesundheitsbuch.* Mosaik bei Goldmann, 2004
Detaillierte Anleitung zur makrobiotischen Ernährungsweise, von der Wahl der richtigen Nahrungsmittel bis zur Art der Zubereitung. Der Autor plädiert für eine Ernährung, die nicht nach strengen Vorgaben sondern individuell gestaltet wird.

Orthomolekulare Medizin

Dr. med. Michael Zimmermann, Hugo Schurgast, Uli P. Burgerstein: *Burgersteins Handbuch Nährstoffe.* Haug Verlag, 2002
Ein Arbeitsbuch für Laien und Therapeuten, das einen detaillierten Überblick über alle für die orthomolekulare Therapie relevanten Nährstoffe mit genauen Dosierungsanleitungen bietet.

Vitalstofftherapie

Wolfgang Busse, Heinz Scholz: *Das ABC der Vitalstoffe.* Haug Verlag, 2001
Ein Ratgeber, der alle wichtigen Fragen zu Vitaminen, Mineralstoffen und Spurenelementen beantwortet und Tipps gibt, wie man sich durch ausreichende Zufuhr von essenziellen Nährstoffen vor Krankheiten schützen kann.

Deutsche Gesellschaft für Ernährung (DGE), Österreichische Gesellschaft für Ernährung, Schweizerische Gesellschaft für Ernährungsforschung, Schweizerische Vereinigung für Ernährung: *Referenzwerte für die Nährstoffzufuhr.* Umschau, Braus Verlag, 2003 (zu bestellen bei der Deutschen, Österreichischen oder Schweizer Gesellschaft für Ernährung)
Die DGE veröffentlicht regelmäßig die Richtlinien für den Bedarf an Nährstoffen und Energiewerten, so dass man ernährungsbedingten Erkrankungen, aber auch Überdosierungen vorbeugen kann.

FEINSTOFFLICHE THERAPIEN

Aromatherapie

Monika Werner, Ruth von Braunschweig: *Praxis Aromatherapie.* Haug Verlag, 2006
Alles Wissenswerte über Inhaltsstoffe, Wirkungen und bewährte Anwendungen von über 100 ätherischen Ölen. Mit zahlreichen Rezepten für die konkrete Anwendung.

Ingeborg Stadelmann: *Bewährte Aromamischungen.* Stadelmann Verlag, 2006
Ganz auf die Praxis konzentriertes Buch, das die vielseitigen Anwendungsmöglichkeiten der Aromatherapie für Körper und Seele ausführlich behandelt.

Aura-Soma

Vicky Wall: *Aura-Soma.* Nietsch Verlag, 2000
Neben der spannenden Lebensgeschichte von Vicky Wall und der Entstehung von Aura-Soma erfahren

Sie etwas über die Farbensymbolik sowie über Pomander und Quintessenzen.

Irene Dalichow, Mike Booth: *Aura-Soma.* Droemer Knaur Verlag, 2000
Sie erhalten grundlegende Informationen zu Aura-Soma sowie eine systematische Einführung in die Therapieform.

Mike Booth: *Das Aura-Soma-Handbuch.* Aquamarin Verlag, 2000
Mike Booth war der Mitarbeiter von Vicky Wall, der Erfinderin von Aura-Soma. In seinem Buch beschreibt er alle derzeitig erhältlichen Balance-Flaschen, Pomander und Quintessenzen, alles mit schönen Fotos versehen.

Bach-Blütentherapie

Sigrid Schmidt: *Bach-Blüten für innere Harmonie.* Gräfe und Unzer Verlag, 2004
Detaillierte Beschreibungen der 38 Blütenessenzen nach Dr. Bach und wie sie bei seelischen Tiefs, Erschöpfung, Unsicherheit und Ängsten wirkungsvoll eingesetzt werden können. Mit Checklisten zur Selbstbefragung und -diagnose.

Mechthild Scheffer: *Bach-Blütentherapie. Theorie und Praxis.* Ullstein Taschenbuch Verlag, 2004
Die Autorin ist die international bekannte Wegbereiterin der Original Bach-Blütentherapie im deutschsprachigen Raum. Ihr Buch erklärt wie Bach-Blüten wirken, wie man die richtige Blüte für die eigene seelische Grundstimmung findet und therapeutisch anwendet.

Bioresonanztherapie

Reinhold D. Will: *Bioresonanztherapie. Mit körper- und substanzeigenen Schwingungen.* Joop Oesch Verlag, 2006
Die Behandlungsmethode wird detailliert und dabei gut verständlich vorgestellt. Verschiedene Schwingungsformen und deren therapeutische Wirkung bei individuellen Krankheitsbildern werden erläutert.

Chakra-Therapie

Shalila Sharamon, Bodo J. Baginski: *Das Chakra-Handbuch. Vom grundlegenden Verständnis zur praktischen Anwendung.* Windpferd Verlag, 2001
Ein beliebtes Buch bei allen, die sich mit Chakren vertraut machen wollen. Es beschreibt neben den energetischen Eigenschaften der einzelnen Chakren auch die Anwendung von Farben, Edelsteinen, Mantren und Düften mit ihren feinstofflichen Wirkungen.

Keith A. Sherwood: *Chakra Therapie.* Schirner Verlag, 2003
Der Autor erläutert, wie man die eigenen Energien kennen lernen und sie in Kräfte zur Selbstheilung umwandeln kann.

Edelsteintherapie

Shalila Sharamon, Bodo J. Baginski: *Edelsteine und Sternzeichen.* Windpferd Verlag, 2000
35 der bekanntesten Edelsteine sind mit ihren Anwendungen ausführlich beschrieben, zusätzlich erfahren Sie, welcher Edelstein für welche Gelegenheit und welches Tierkreiszeichen förderlich ist.

Bernhard Graf: *Heilen mit Edelsteinen.* Gräfe und Unzer Verlag, 2005
Mehr als 75 Edelsteine und ihre heilende Wirkung werden in diesem schön bebilderten Ratgeber beschrieben. Mit Übersichtstabellen sowie einer Anleitung zu einem kinesiologischen Test, der die Auswahl des richtigen Steines erleichtert.

Dietmar Krämer: *Neue Therapien mit ätherischen Ölen und Edelsteinen.* Ansata Verlag, 2002
Praxis der Edelsteintherapie in Zusammenhang mit Aromatherapie und Bach-Blüten. Den 38 Bach-Blüten werden je 38 ätherische Öle und Edelsteine zugeordnet, die sich gegenseitig in ihrer Heilwirkung unterstützen.

Farbtherapie

Christa Muths: *Farbtherapie.* Heyne Verlag, 1996
Die Farbtherapeutin erklärt leicht verständlich die Hintergründe von Licht und Farben sowie Methoden und Anwendung der Farbtherapie.

Waltraud Maria Hulke: *Das Farben Heilbuch.* Windpferd Verlag, 2000
Erläutert die Wirkung der Farben auf unser Wohlbefinden und zeigt, wie Farbbestrahlung, Farbpunktur, Farbklänge, Farbbrillen, farbige Edelsteine, Farbatmung und Farbvisualisierung praktisch eingesetzt werden können.

Kinesiologie

Matthias Lesch, Gabriele Förder: *Kinesiologie – Aus dem Stress in die Balance.* Gräfe und Unzer Verlag, 2001
Dieser gelungene Ratgeber des bekannten Kinesiologen Matthias Lesch gibt eine gute erste Orientierung und zeigt eine Reihe von Übungen, die leicht auch ohne Vorkenntnisse zu Hause durchgeführt werden können.

Dr. Paul und Gail Dennison: *Brain Gym.* VAK Verlag, 1998
Die Übungen dieses Arbeitsbuches sind sowohl für Erwachsene als auch für Kinder ausgezeichnet geeignet, um etwas zur Verbesserung ihrer Lern- und Konzentrationsfähigkeit zu tun.

Klangtherapie

Michael Reimann: *Das Klangschalen-Buch. Spielpraxis und andere Anwendungsmöglichkeiten.* Schirner Verlag, 2003
Der Autor informiert über alle Anwendungsmöglichkeiten der Klangschalen von Massage über Körperübungen und Musik. Sowohl für Neugierige als auch für überzeugte Freunde der Klangschalen geeignet.

Peter Hess: *Klangschalen für Gesundheit und innere Harmonie.* Südwest Verlag, 2004
Einführung in die tibetische Tradition von Klangschalen. Mit Anwendungsbeispielen der Klangschalentherapie von Bluthochdruck bis zu Muskelverspannungen.

Magnetfeldtherapie

Christian Thuile: *Magnetfeldtherapie.* Haug Verlag, 2005
Darstellung der Geschichte und der wissenschaftlichen Grundlagen der Magnetfeldtherapie. Für jedes Anwendungsgebiet werden Möglichkeiten und auch Grenzen der Behandlung aufgeführt.

Reiki

Walter Lübeck, William Rand, Frank A. Petter: *Das Reiki-Kompendium.* Windpferd Verlag, 2002
In diesem vielseitigen Arbeitsbuch finden sich sowohl theoretische Grundlagen als auch viele praktische Beispiele zur Reiki-Ausübung.

Mikao Usui, Frank Petter: *Original-Reiki-Handbuch des Dr. Mikao Usui.* Windpferd Verlag, 1999
Gezeigt werden die originalen Handpositionen des japanischen Gründers der Reiki-Schulen. Für Fortgeschrittene, die den Spuren des großen Meisters nachfolgen wollen.

Walter Binder: *Der Energiekörper im Feld der Reiki-Kraft.* Verlag für Naturmedizin und Bioenergetik, 1993
Wer sich intensiver mit Reiki auseinander setzen möchte, findet hier wissenschaftliche Erkenntnisse sehr kompetent und spannend dargelegt.

GANZHEITLICHE ÜBUNGSMETHODEN

Alexander-Technik

Ralf Dornieden: *Wege zum Körperbewusstsein.* Pflaum Verlag, 2002
In diesem Kompendium werden 23 verschiedene Bewegungs- und Entspannungstherapien vorgestellt. Eines der Kapitel widmet sich ausführlich der Alexander-Technik.

Atemtherapie

Ilse Middendorf: *Der erfahrbare Atem in seiner Substanz.* Junfermann Verlag, 2000
Zusammenfassung des Lebenswerks von Ilse Middendorf, der Begründerin dieser Richtung der Atemtherapie. Sie selbst führt den Leser in die Theorie und Praxis ihrer therapeutischen Arbeit ein.

Dr. med. Johannes L. Schmitt: *Atemheilkunst.* Humata Verlag, 2005
Ein Grundlagenwerk, das sich mit den Möglichkeiten befasst, Haltungsschäden und chronische Bronchialleiden mit Atemübungen sowie mit Atemgymnastik und Atemmassage zu behandeln.

Feldenkrais-Methode

Moshé Feldenkrais: *Die Feldenkrais-Methode in Aktion. Eine ganzheitliche Bewegungslehre.* Junfermann Verlag, 2000
In verschiedenen Lektionen stellt Feldenkrais seine wichtigsten Ideen über Bewegung, menschliche Entwicklung und Bewusstheit dar. Mit Übungen, die jeder entsprechend seinen Möglichkeiten nachmachen kann.

Ralf Dornieden: *Wege zum Körperbewusstsein. Körper- und Entspannungstherapien.* Pflaum Verlag, 2002
In diesem Kompendium werden 23 verschiedene Bewegungs- und Entspannungstherapien vorgestellt. Eines der Kapitel widmet sich ausführlich der Feldenkrais-Methode.

Qi Gong und Tai Ji Quan

Wilhelm Mertens, Helmut Oberlack: *Qigong.* Gräfe und Unzer Verlag, 2003
Gute Einführung in die Grundlagen des Qi Gong. Enthält die bekannten »Acht Brokate«, eine Übungsreihe aus dem »Taiji-Qigong« sowie Basisübungen zum Beginnen und zum Beenden einer Übungseinheit. Für Anfänger und zum Wiederholen für Fortgeschrittene. Mit motivierender Audio-CD zum Üben.

Andreas W. Friedrich: *Tai Ji Quan. Ruhe und Bewegung in Balance.* Gräfe und Unzer Verlag, 2005
Systematisch aufgebaute Übungen zum Tai Ji Quan sowie eine kurze Yang-Stil-Form. Für Anfänger und leicht Fortgeschrittene. Bei den komplexen Tai Ji Abläufen ist die Übungs-CD sehr hilfreich.

Foen Tjoeng Lie: *Wissenswertes vom Qi Gong. Was Sie schon immer vom Qi Gong wissen wollten.* Kolibri Verlag, 1995
Verschiedene Formen und Anwendungen des Qi Gong werden gut verständlich erklärt und voneinander abgegrenzt. Sowohl für Anfänger als auch für Fortgeschrittene geeignet.

Yoga

Anna Trökes: *Yoga – Mehr Energie und Ruhe.* Gräfe und Unzer Verlag, 2002
Yoga-Ratgeber, der vor allem für Einsteiger gut geeignet ist. Er bietet verschiedene Übungsprogramme für den Morgen und Abend sowie eine Entspannungs- und Meditationsübung. Mit motivierender Audio-CD zum Üben.

Anna Trökes: *Das große Yoga-Buch.* Gräfe und Unzer Verlag, 2000
Schritt für Schritt vermittelt die renommierte Yoga-Lehrerin Anna Trökes in diesem reich bebilderten, umfassenden Standardwerk die Grundlagen des Yoga. Es enthält alle wichtigen Informationen über den traditionellen Hatha-Yoga in Verbindung mit modernen Erkenntnissen aus Medizin und Rückenschule.

B. K. S. Iyengar: *Licht auf Yoga.* Scherz Verlag, 2005
Altmeister Iyengar beschreibt in diesem Buch mehr als 200 Yogastellungen und Atemübungen. Ein wenig ansprechend gestalteter Klassiker, der für Fortgeschrittene jedoch immer noch interessant ist.

MANUELLE THERAPIE

Chiropraktik

Karl-Heinz Bayer: *Chirotherapie von Kopf bis Fuß.* Haug Verlag, 2005
Im Mittelpunkt dieses Praxishandbuchs zur manuellen Medizin steht die Darstellung der chirotherapeutischen Techniken. Für Therapeuten in der Ausbildung und sehr interessierte Laien.

Craniosacral-Therapie

John E. Upledger: *Auf den inneren Arzt hören.* Irisiana Verlag, 2004
Einführung in die Craniosacral-Therapie von ihrem größten Förderer, dem Neurochirurgen John E. Upledger, der auf leicht verständliche Art erläutert, was man unter Craniosacraler Therapie versteht, wie sie funktioniert und welchen positiven Einfluss sie auf Körper und Geist ausübt.

Dorn-Breuß-Methode

Dieter Dorn, Gerda Flemming: *Heilen mit der Methode Dorn.* Lüchow Verlag, 2003
Das Buch des bekannten Begründers der Dorn-Therapie gibt einen tiefen, aus erster Hand vorgestellten Einblick in die Methode.

Fußreflexzonenmassage

Dr. Franz Wagner: *Reflexzonen-Massage.* Gräfe und Unzer Verlag, 2006
Schritt für Schritt vermittelt der Autor die nötigen Grifftechniken und den genauen Ablauf von Hand- und primär Fußmassage und gibt genaue Anleitungen für die Selbstbehandlung diverser Alltagsbeschwerden.

Hanne Marquardt: *Reflexzonenarbeit am Fuß.* Haug Verlag, 2001
Lehr- und Praxisbuch von der Begründerin der Fußreflexzonenmassage in Deutschland. Eher für Physiotherapeuten oder Leser, die sich sehr intensiv damit beschäftigen möchten, geeignet.

Massagen

Karin Schutt: *Relax-Massagen.* Gräfe und Unzer Verlag, 2005
Ein Einsteigerbüchlein, das schon beim Lesen Lust aufs Ausprobieren macht: tiefe Entspannung und neue Energie durch klassisch-schwedische Knetkuren, warmes Öl auf Haut und Haaren nach indischer Art und heilende Reibungen auf Energiezonen und Meridianen.

Karin Schutt: *Massagen. Wohltat für Körper und Seele.* Gräfe und Unzer Verlag, 2006
Von Akupressur bis Tuina-Massage werden alle aktuellen Methoden übersichtlich erklärt. Anhand einfacher, genauer Anleitungen können auch Ungeübte die wohltuenden Selbst- und Partnermassagen problemlos durchführen.

Osteopathie

Dr. Siegbert Tempelhof: *Osteopathie – Schmerzfrei durch sanfte Berührung.* Gräfe und Unzer Verlag, 2006
Fundierter Patientenratgeber, der in Theorie und Praxis der Osteopathie einführt, inklusive Selbstbehandlungsprogramm. Geschrieben von einem erfahrenen Arzt und Osteopathen.

Christoph Newiger: *Osteopathie – Sanftes Heilen mit den Händen.* Trias Verlag, 2005
Detaillierte Einführung für den interessierten Patienten in die Grundlagen der Osteopathie, ihre Methoden und Anwendungen.

Rolfing

Hans G. Brecklinghaus: *Rolfing – Strukturelle Integration. Was die Methode kann, wie sie wirkt und wem sie hilft.* Lebenshaus Verlag, 2004
Der Autor informiert anschaulich über die theoretischen und praktischen Grundlagen des Rolfing. Er stellt den Ablauf der zehn Basissitzungen vor und gibt Anregungen für den Alltag.

Peter Schwind: *Alles im Lot.* Droemer Knaur Verlag, 2003
Zahlreiche Abbildungen und ein ausführlicher Selbstbehandlungskurs bieten dem interessierten Laien wie auch dem Therapeuten tiefe Einblicke in die Methodik des Rolfing.

Shiatsu

Ilona Daiker: *Shiatsu. Heilende Berührung für Körper, Geist und Seele.* Rowohlt Taschenbuch, 1998
Alles Wissenswerte über die philosophischen und praktischen Grundlagen des Shiatsu. Die Autorin stellt sowohl das professionelle Shiatsu vor als auch Grundlagen und Techniken für die Selbsthilfe zu Hause.

Klaus Metzner: *Shiatsu – Heilsame Berührung.* Junfermann Verlag, 2004
Der bekannte Shiatsu-Lehrer macht auf einfühlsame Art mit den Grundlagen von Shiatsu vertraut. Bevor er eine komplette Ganzkörperbehandlung anleitet, vermittelt er über einfache Grundübungen ein Gefühl für den richtigen Umgang mit den eigenen Händen und dem Körpergewicht.

Shitsuto Masunaga, Wataru Ohashi: *Das große Buch der Heilung durch Shiatsu.* Scherz Verlag, 2006.
Lehrbuch des Entwicklers des im Westen favorisierten Shiatsu-Stils mit ausführlichem Kartenmaterial für Shiatsu-Studenten.

PHYSIKALISCHE THERAPIEN

Bäder und Wasseranwendungen

Horst Jahns: *Clever kuren im nahen Ausland.* Reise Know How Verlag, 2003
Wer einen Gesundheitsurlaub plant, findet in diesem preisgünstigen Führer hilfreiche Informationen über europäische Kurorte und ihre Angebote an Massagen, Bädern und Anwendungen.

Kneipp-Therapie

Erika Tschebull, Prof. Otto Maertens: *Das große Kneipp-Gesundheitsbuch.* Kneipp Verlag, 2004
Die Lehre Kneipps beinhaltet neben den Wasseranwendungen auch Prinzipien wie gesunde Ernährung, ausreichende Bewegung und Entspannung von Körper und Geist. Die Kneipp-Bademeisterin und -Ausbilderin Erika Tschebull beschreibt, wie sich die Kneipp-Therapie zu Hause umsetzen lässt.

Robert Bachmann, Germam Schleinkofer: *Natürlich gesund mit Kneipp.* Trias Verlag, 2000
In diesem Anleitungsbuch werden 52 verschiedene Wasseranwendungen für zu Hause vorgestellt. Mit vielen Anleitungsfotos erfährt man, wie Güsse, Waschungen, Wickel, Packungen, Teil-, Voll- und Dampfbäder am besten wirken.

Lichttherapie

Brigitte Rothenberger: *Lichttherapie.* Haug Verlag, 2003
Ob Depressionen durch fehlendes Tageslicht, Schlafstörungen, Neurodermitis, Psoriasis, prämenstruelles Syndrom oder Essstörungen – dieser Ratgeber zeigt, in welchen Fällen die Lichttherapie helfen kann und wie man sie durchführt.

Albrecht Falkenbach: *Sonne und Mensch. Nutzen und Risiken ultravioletter Strahlen.* Kovac, 1995
Der Autor erläutert die Zusammenhänge zwischen UV-Strahlen und den biologischen Wirkungen auf den Menschen. Alte und neue Forschungsergebnisse werden vorgestellt.

Thalasso-Therapie

Ingfried Hobert: *Algen und Thalasso-Therapie.* Hugendubel Verlag, 2002
Der Autor zeigt mit vielen praktischen Fallbeispielen den medizinischen Einsatz von Algen bei verschiedenen Krankheitsbildern, die Anwendung von Meerwasser und Meeressedimenten.

Wärme- und Kälteanwendungen

Jerry Goldberg, Chris Schreiber: *Sauna – Genuss für Körper und Sinne.* Gräfe und Unzer Verlag, 2005
Alles Wissenswerte für Sauna-Einsteiger und -Profis, die mehr darüber wissen wollen, wie man richtig sauniert. Mit Informationen zur Planung einer Heimsauna.

Dr. med. Petra Wenzel: *Hausapotheke.* Gräfe und Unzer Verlag, 2006
Ein Standardwerk, das tradtionelle Hausmittel sowie moderne Medikamente zur Selbstbehandlung empfiehlt und auch ausführlich auf die Anwendung von Güssen und Wickeln eingeht.

Maya Thüler: *Wohltuende Wickel. Wickel und Kompressen in der Kranken- und Gesundheitspflege.* Thüler Verlag, 2003
Das Buch enthält theoretische und praktische Anleitungen für 40 verschiedene Wickel. Sie finden hier auch viele Tipps für Wickel bei Kindern.

PSYCHOTHERAPIE

Allgemein

Tilmann Moser: *Kompass der Seele.* Suhrkamp Verlag, 1986
Eine Entscheidungshilfe für Menschen, die eine Psychotherapie beginnen wollen, bei der Auswahl der für sie geeigneten Therapiemethode.

Thomas Slunecko: *Einführung in die Psychotherapie.* Ullstein Taschenbuch, 1999
Einführung in die klassischen psychotherapeutischen Methoden und Vorstellung neuerer Therapieansätze. Mit den derzeit gültigen gesetzlichen Regelungen in Deutschland, Österreich und der Schweiz.

Psychoanalyse

Thomas Auchter, Launa V. Strauss: *Kleines Wörterbuch der Psychoanalyse.* Verlag Vandenhoeck & Ruprecht, 1999
Dieses kleine Wörterbuch bietet eine verständliche Übersicht über psychoanalytische Begriffe. Zugleich stellt das Buch eine Einführung in psychoanalytisches Denken dar.

Gesprächspsychotherapie

Eva-Maria Biermann-Ratjen, Jochen Eckert, Hans-Joachim Schwartz: *Gesprächspsychotherapie. Verändern durch Verstehen.* Kohlhammer Verlag, 2003
Empfehlenswert, wenn Sie sich grundlegend mit diesem Thema und den Kommunikationstechniken auseinandersetzen wollen.

Verhaltenstherapie

Frederick H. Kanfer, Dieter Schmelzer: *Wegweiser Verhaltenstherapie.* Springer Verlag, 2005
Nicht nur für Laien empfehlenswert, die sich über die moderne Psychotherapie informieren wollen. Hilfreich ist der Serviceteil mit Kontaktadressen.

Klaus Schuster: *Abenteuer Verhaltenstherapie. Neue Erlebnisse mit sich und der Welt.* Deutscher Taschenbuch Verlag, 1999
Was Verhaltenstherapie ist und wie sie funktioniert, zeigt dieser anschauliche, kompetente Ratgeber, der als Selbsthilfebuch oder Begleitbuch zu einer Therapie dienen kann.

Gestalttherapie

John O. Stevens: *Die Kunst der Wahrnehmung.* Gütersloher Verlagshaus, 2002
Handbuch zur Gestalttherapie für Laien, mit mehr als hundert Übungen und Anleitungen. Sie reichen von einfachen Formen der Beobachtung, Mitteilung und Berührung bis hin zu kreativen Gestaltungsmöglichkeiten mit bildnerischen, musikalischen und pantomimischen Mitteln.

Claudio Naranjo: *Gestalt – Präsenz, Gewahrsein, Verantwortung.* Arbor Verlag, 1996
Dieses Buch richtet sich an Therapeuten, ist aber auch für alle interessant, die sich mit der Gestalttherapie auseinandersetzen wollen.

Psychodrama

Eva Leveton: *Mut zum Psychodrama. Ein praktischer Leitfaden.* Iskopress, 2004
Ein praxisnaher und humorvoller Zugang zum Psychodrama, mit Anregungen zum Umgang mit alten und neuen Problemen.

Systemische Therapie

Jürgen Hargens: *Systemische Therapie … und gut. Ein Lehrstück mit Hägar.* Verlag Modernes Lernen, 2003
Eine sehr amüsante, aber dennoch fundierte Einführung in die systemische Therapie.

Christiane Sautter, Alexander Sautter: *Alltagswege zur Liebe. Familienstellen als Erkenntnisprozess.* Ibera Verlag, 2000
Eine Einführung in die Praxis der systemischen Familienaufstellung, die über die Ansätze von Bert Hellinger hinaus geht.

Kreative Therapien

Werner Kraus: *Die Heilkraft der Musik. Einführung in die Musiktherapie.* C.H. Beck Verlag, 2002
Das Buch beschreibt anhand von verschiedenen Beispielen, wann und wie Musiktherapie sinnvoll eingesetzt werden kann.

Gertraud Reiz, Thomas Rosky u.a.: *Heilsame Bewegungen.* Wissenschaftliche Buchgesellschaft, 2005
Dem Autorenteam gelten Tanz, Theater und Musik als wichtige Ergänzungen zur verbalen Therapie. Denn über Bewegung lässt sich etwas ausdrücken und erleben, was sich über Sprache kaum vermitteln lässt. Sie bieten dem Leser durch Fallgeschichten und gut verständliche Erläuterungen einen Einblick in ihre Arbeit.

Suggestive Verfahren

Stephen G. Gilligan: *Therapeutische Trance. Das Prinzip Kooperation in der Ericksonschen Hypnotherapie.* Carl-Auer-Systeme-Verlag, 2005
Das Buch erläutert die Grundlagen der Hypnotherapie nach Milton Erickson, ihrer Prinzipien und Techniken. Ein Handbuch zur Veränderung der Kommunikation in der Therapie.

Joseph O'Connor: *NLP – das Workbook.* VAK-Verlag, 2005
Das Handbuch eignet sich gut, um neurolinguistisches Programmieren kennenzulernen und praktisch zu trainieren. Die Anwendungsübungen machen Lust aufs Umsetzen und Ausprobieren.

REIZ- UND REGULATIONSTHERAPIEN

Blutegeltherapie

Claudia Moser, Karla Moser: *So hilft Ihnen die Blutegel-Therapie.* Haug Verlag 2002
Ratgeber, der Interessierten die Scheu vor dieser altbewährten Heilmethode nehmen will. Es wird sowohl auf Fragen zur Handhabung als auch zu verschiedenen Indikationen eingegangen.

Colon-Hydro-Therapie

Manfred A. Ullrich: *Colon-Hydro-Therapie. Chronische Krankheiten.* Oesch Verlag, 2005
Ausführliche Darstellung der Colon-Hydro-Therapie und ihrer gesundheitsfördernden Wirkung. Beispiele für Therapiekonzepte, um chronische Krankheiten durch Darmsanierung zu heilen.

Thomas Schultz-Wittner: *Das Buch der ganzheitlichen Darmsanierung.* Hädecke Verlag, 2001
Von einem Mediziner geschriebene Beschreibung der Ursachen von Darmerkrankungen sowie ihre Behandlungsmöglichkeiten mit der Colon-Hydro-Therapie.

Eigenbluttherapie

Victor Höveler: *Eigenbluttherapie. Eine Fibel für die Praxis.* Haug Verlag, 1998
Der Autor gibt konkrete Informationen über den Behandlungsablauf, Indikation und Grenzen dieser bewährten naturheilkundlichen Therapie.

Hedwig Imhäuser: *Homöopathie in der Kinderheilkunde.* Haug Verlag, 2003
Standardwerk der homöopathischen Kinderheilkunde; mit einem Kapitel zur Behandlung mit potenziertem Eigenblut.

Dagmar Lanninger-Uecker: *Blut als Heilmittel. Grundlagen und Methoden der Eigenbluttherapie.* Sonntag Verlag, 2003
Verschiedene Methoden der Eigenbluttherapie werden vorgestellt und diskutiert. Mit Auflistung der Indikationen, Kontraindikationen, Dosierungsanleitungen und Behandlungsschemata. Für Heilpraktiker und besonders interessierte Laien.

Eigenurintherapie

Carmen Thomas: *Ein ganz besonderer Saft – Urin.* Piper Verlag, 1999
Ratgeber, der medizinische, historische und kulturgeschichtliche Hintergründe der Eigenurin-Behandlung auf vergnügliche Weise zusammenführt.

John W. Armstrong: *Urin – Wasser des Lebens.* Allmann Verlag, 2002
Das Standardwerk zur Eigenurin-Therapie in einer überarbeiteten Neuauflage. Mit ausführlicher Darstellung der verschiedenen Heilanwendungen und Therapiebeispielen.

Neuraltherapie

Maria Lohmann: *Therapiehandbuch Naturheilkunde.* Urban & Fischer Verlag, 2006
Verständlich geschriebenes und daher auch für interessierte Laien geeignetes Handbuch mit Therapieempfehlungen für die häufigsten Beschwerden. Neben Homöopathie, Phytotherapie und Eigenblutbehandlung liegt ein besonderer Schwerpunkt auf der Neuraltherapie.

Lorenz Fischer: *Neuraltherapie nach Huneke. Grundlagen, Technik, Praktische Anwendung.* Hippokrates Verlag, 2001
Ausführliches Kurs- und Anwenderbuch. Vor allem für Therapeuten geeignet, die die Neuraltherapie in ihre schul- oder komplementärmedizinische Praxis integrieren möchten.

Sauerstoff- und Ozon-Therapie

Paul Mohr: *Sauerstofftherapien. Die gesunde Art, Energie zu tanken.* Oesch Verlag, 2004
Das Autor stellt eine Vielzahl von unterschiedlichen Sauerstofftherapien vor und beschreibt ihre Anwendungsmöglichkeiten zur Behandlung und Vorbeugung.

Schröpfen

Hedwig Piotrowski-Manz: *Die Kunst des Schröpfens.* Sonntag Verlag, 2004
Das Buch erläutert die verschiedenen Techniken des trockenen und blutigen Schröpfens und beschreibt Möglichkeiten der Kombination mit anderen medizinischen und ganzheitlichen Verfahren.

Johann Abele: *Das Schröpfen.* Urban & Fischer Verlag, 2003
Neben den Anwendungsgebieten und Techniken des Schröpfens werden wissenschaftliche Studien und beispielhafte Krankengeschichten vorgestellt.

THERAPIEREGISTER

SACHREGISTER

Dank
Wir bedanken uns für die hilfreiche und kompetente Unterstützung von Nathalie Blanck (Ärtzin), HP Dr. Marion Freund, Dipl.-Psych. Martina Gast, Alisa Gottschewsky, HP Daniela Haeffner, Dagmar Kronenberg, HP Angela Spahi-Zimmermann

Wichtiger Hinweis
Die Ratschläge zur Selbstbehandlung in diesem Buch sind von den Autoren und vom Verlag sorgfältig erwogen und geprüft. Dennoch kann eine Garantie nicht übernommen werden. Bei ernsthafteren und/oder länger anhaltenden Beschwerden sollten Sie auf jeden Fall einen Arzt oder Heilpraktiker Ihres Vertrauens zu Rate ziehen. Eine Haftung der Autoren und des Verlages für Personen-, Sach- und Vermögensschäden ist ausgeschlossen.

Alternativ heilen

Für alle, die mehr über ganzheitliche Heilweisen wissen möchten

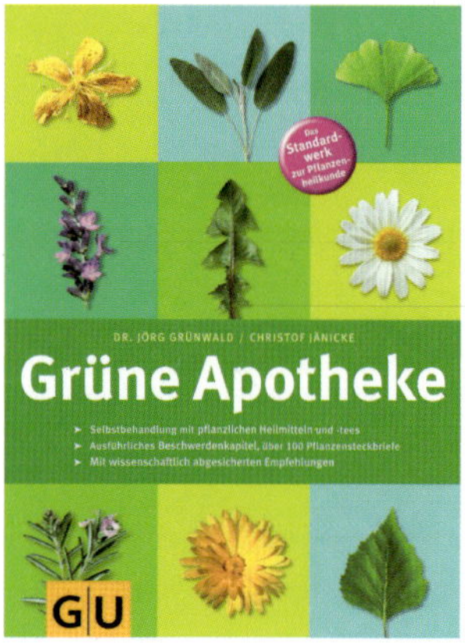

ISBN (10) 3-7742-6464-3
ISBN (13) 978-3-7742-6464-9
416 Seiten | 24,90 € [D]

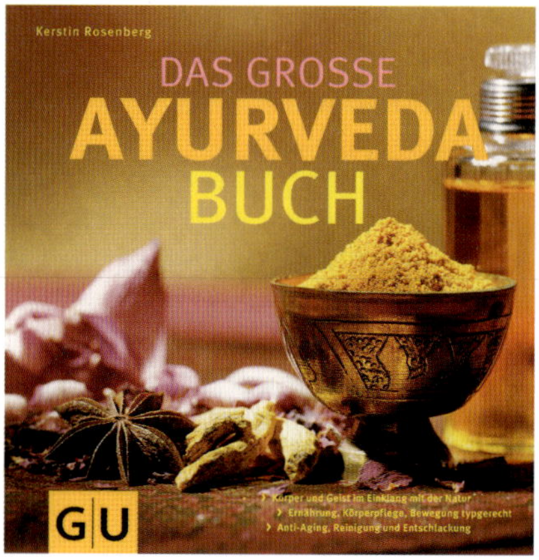

ISBN (10) 3-7742-6286-1
ISBN (13) 978-3-7742-6286-7
204 Seiten | 25,90 € [D]

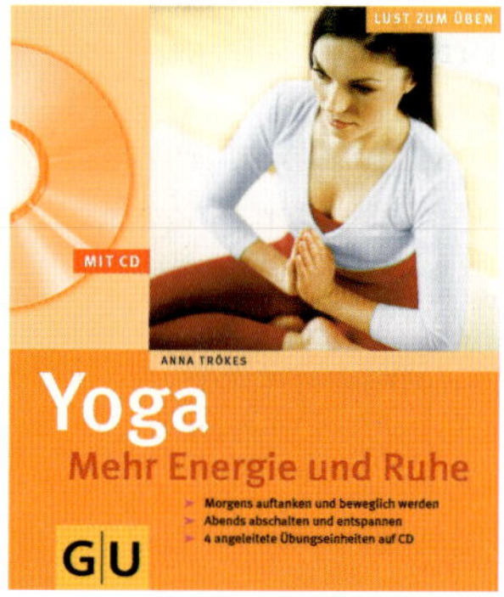

ISBN (10) 3-7742-4787-0
ISBN (13) 978-3-7742-4787-1
80 Seiten + Audio-CD | 16,90 € [D]

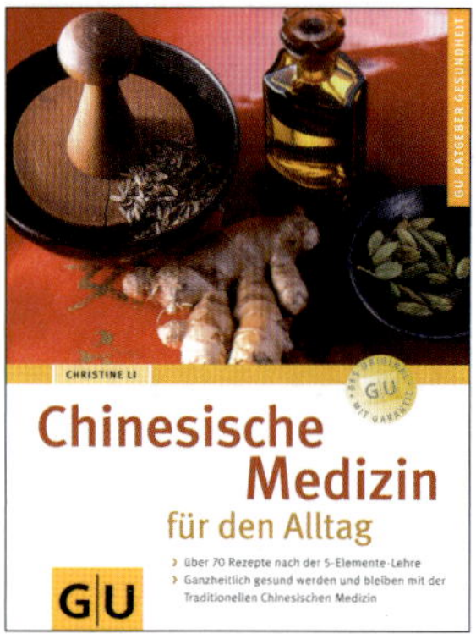

ISBN (10) 3-8338-0212-X
ISBN (13) 978-3-8338-0212-6
128 Seiten | 12,90 € [D]

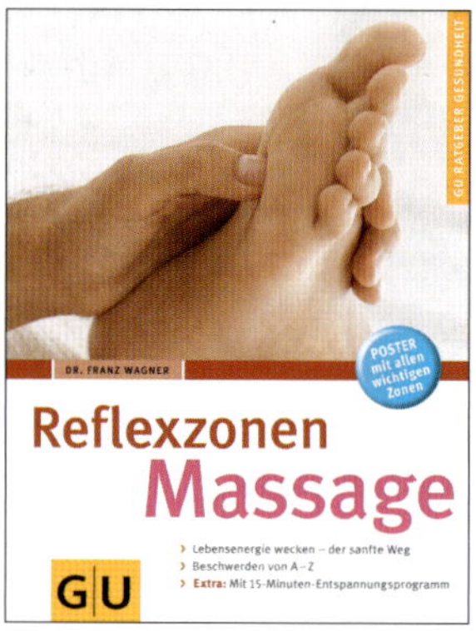

ISBN (10) 3-7742-6690-5
ISBN (13) 978-3-7742-6690-2
128 Seiten | 12,90 € [D]

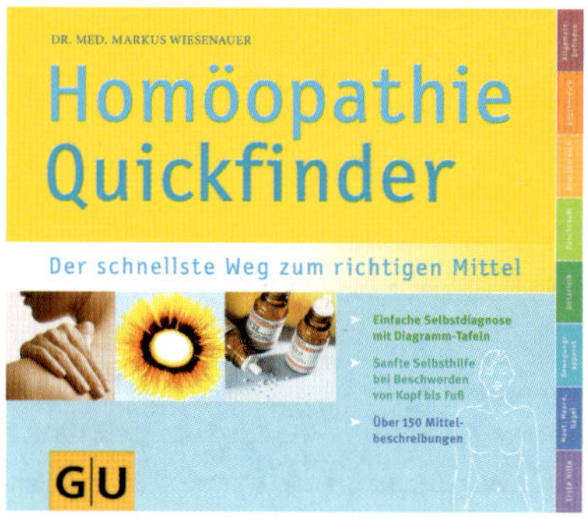

ISBN (10) 3-7742-7199-2
ISBN (13) 978-3-7742-7199-9
152 Seiten | 12,90 € [D]

Änderungen und Irrtum vorbehalten.

Das zeichnet unsere Bücher aus:

Fundiert – von anerkannten Experten geschrieben

Praxisorientiert – für jeden Laien gut umsetzbar

Modern gestaltet – auch beim Durchblättern ein Genuss

G|U

Willkommen im Leben.

DIE AUTOREN

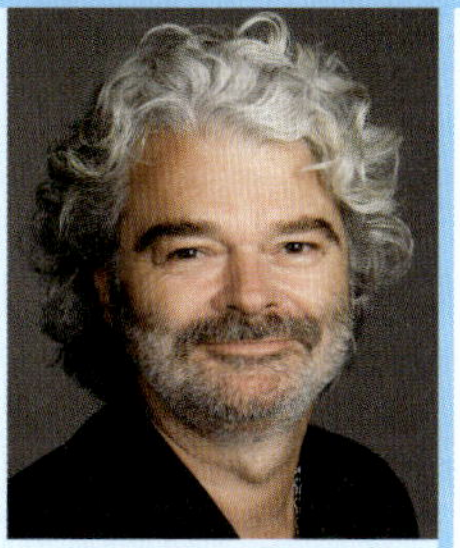

DR. JÖRG GRÜNWALD

ist ein internationaler Experte auf dem Gebiet der Pflanzenheilkunde. Als Biologe war er über 10 Jahre in der medizinischen Forschung an den Universitäten Münster, Boston, Budapest und Groningen tätig.
Seit über 20 Jahren erforscht er die Wirkungen von pflanzlichen Heilmitteln und hat wesentlich zur Entwicklung und wissenschaftlichen Akzeptanz z.B. von Knoblauch und Johanniskraut beigetragen. Nach 8 Jahren als medizinisch-wissenschaftlicher Leiter eines führenden Herstellers von pflanzlichen Arzneimitteln hat er gemeinsam mit dem Koautor Christof Jänicke 1996 das Forschungs- und Beratungsunternehmen Phytopharm Consulting (Teil der analyze & realize ag) gegründet.
Er ist Autor von 6 Büchern und über 200 wissenschaftlichen Publikationen (u.a. dem international führenden Fachbuch »Physicians Desk Reference for Herbal Medicines«, PDR) und der CD-ROM »Heilpflanzen«.

DAS TEAM

Die Autoren wurden tatkräftig unterstützt von (v.l.n.r.): Sylvia Mönke-Liebig, Dr. Inga Köhler, Dr. Janine Freder, Dr. Margret Moré und Dr. HP Iris Hardewig. Zur Qualität und Verlässlichkeit dieses Buches haben außerdem viele Berater aus Wissenschaft und Praxis beigetragen, die im Innentitel genannt werden.

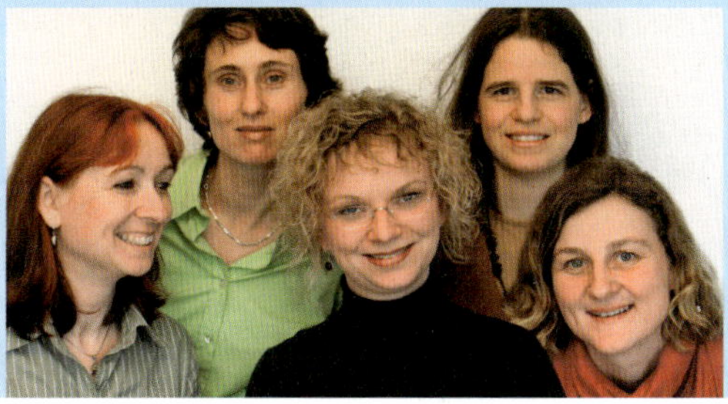

CHRISTOF JÄNICKE

ist Arzt und Phytotherapiespezialist und war nach seinem Studium der Medizin als Kinderchirurg tätig, bevor er in die pharmazeutische Industrie wechselte. Dort hatte er in den Bereichen Forschung und Entwicklung bereits intensiven Kontakt mit pflanzlichen Arzneimitteln, natürlichen Inhaltsstoffen und Ernährung. Er war außerdem einer der treibenden Kräfte des weitreichenden Konzepts »Ernährung und Therapie« zur Gesundheitslenkung durch Nährstoffe bei Schwerstkranken. Als Geschäfts-führer eines führenden Herstellers von Phytopharmaka war er für die gesamte Produktpalette in der Apotheke verantwortlich. Seit 1992 ist er selbstständig, vor zehn Jahren gründete er gemeinsam mit dem Koautor Dr. Jörg Grünwald die Phytopharm Consulting und ist heute deren medizinischer Leiter. Er ist Autor von 5 Büchern (u.a. dem »Handbuch Phytotherapie«) und einer CD-ROM auf dem Gebiet pflanzlicher Heilmittel.

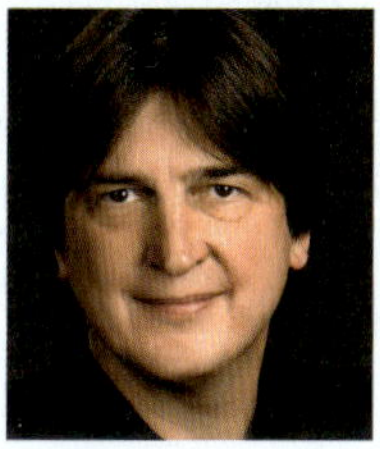

Gemeinsam leiteten die beiden Autoren mehrere Jahre das »In-Balance«-Zentrum für alternative Heilweisen in Berlin, an dem 15 alternative Therapeuten gemeinsam mit drei Ärzten zusammenarbeiteten. Bei GU haben Dr. Jörg Grünwald und Christof Jänicke bereits das erfolgreiche Standardwerk zur modernen Pflanzenheilkunde **»Grüne Apotheke«** veröffentlicht.

Programmleitung: Ulrich Ehrlenspiel
Redaktion: Ilona Daiker
Lektorat: Adriane Andreas (federführend), Dorit Zimmermann
Covergestaltung: Claudia Hautkappe, Independent Medien-Design, München
Innenlayout: Petra Schmidt, Independent Medien-Design, München
Satz und Gestaltung: Bernd Walser, Buchproduktion, München
Herstellung: Susanne Mühldorfer
Litho: Fotolitho Longo, Bozen
Druck und Bindung: Mohn Media, Gütersloh

ISBN (10) 3-7742-8777-5
ISBN (13) 978-3-7742-8777-8

Auflage	5.	4.	3.	2.	1.
Jahr	10	09	08	07	2006

Bildnachweis
Akg-images: Seite 26, 128, 164; Aqua & Soul, München: Seite 254; Claudia Bauhaus-Sinclair: Seite 49, 50; Bildarchiv Monheim (A. Bednorz): Seite 68; Bilderberg: Seite 82 (Schmid); Brigdeman Art Library: Seite 80 (Private Collection/Dinodia); Caro/Oberhaeuser: Seite 100; Corbis: Seite 4 rechts (T. Reed), 17 (Tardif), 131 (Stapleton Collection), 135 (T. Reed), 204, 209 (D. Conger), 210 (T. Reed), 236 (S. Pitzamitz), 416 (Grace), 508 (Royalty-Free), 532 (F. Cardoso); Deutscher Infografikdienst, Berlin: Seite 46, 47, 55, 175, 191, 250 (A. Frädrich); Flashlight: Seite 29, 201, 248, 344, 348; Studio Peter Frank: Seite 3 rechts, 283; Fotex: Seite 166; Gästeinformation Bad Hindelang: Seite 304; Getty Images: Seite 10/11 (white & petteway), 162 (J. Franco), 216 (L. Schneider), 222 (U. Gahwiller), 262 (B. Thomas), 302 (T. Reed), 354/355 (Nacivet), 390 (Dorling Kindersley), 480 (Imagebank), 588 (P.L. Harvey), 636, 652 (Imagebank); Goodshoot: Seite 444; GU-Archiv: Seite 4 links (T. Roch), 37 (A. Anders), 88 (M. Wagenhan), 98, 111 (K. Stiepel), 123 (A. Hörnisch), 169, 170 (H. Vignati), 214 (J. Rickers), 218, 220 (M. Wagenhan), 256, 264, 277 (M. Wagenhan), 291 (Deutscher Infografikdienst, Berlin), 292 (T. Roch); Habichtswaldklinik, Kassel: Seite 75; Orlando Hoetzel: Illustration Cover, Buchrücken; IFA-Bilderteam: Seite 126 (Giel), 338 (v. Stroheim); Image Source: Seite 226; Interfoto: Seite 173 (Karger-Decker); Jump: Seite 5 Mitte (M. Sandkühler), 66/67, 85 (A. Falck), 94 (K. Vey), 121 (A. Ötting), 176 (K. Vey), 183, 192 (K. Vey), 228 (A. Falck), 244 (A. Falck), 260 (D. Sendel), 267, 269, 271 (K. Vey), 273 (M. Sandkühler), 296, 298 (K. Vey), 308 (M. Sandkühler), 315 (Leonie), 317 (K. Vey); Laif: Seite 158 (Elleringmann), 160 (Aurora), 340 (Gerster); Lavendelfoto: Seite 115, 147; Lindauer Zentrum für die Dorn-Methode: Seite 288; Look: Seite 212 (M. Bolle); Mauritius Images: Seite 93 (Botanica), 113 (A. Reik), 156 (Westend61), 230 (H. Higuchi), 238 (W. Filse), 242 (S. Fichtl), 252, 258 (S. Fichtl), 287 (M. Tunger), 294, 346 (Jiri), 352 (J. O'Brian); MedioImages: Seite 41; Anna Moller: Seite 356; Okapia: Seite 3 links (W. Weinhaeupl), 74 (H. Reinhard), 310 (W. Weinhaeupl); PhotoLink: Seite 199 (J. Star); Pixtal: Seite 280; Plainpicture: Seite 13 (Johner); Trinette Reed: Seite 300; Schapowalow: Seite 5 rechts, 187;
Science Photo Librarys: Seite 104 (Dr. M. Read), 232 (S. Terry); Silvestris: Seite 145 (M. Rucksizio), 154 (Photopress Brucker); Soluna Heilmittel GmbH: Seite 152; Stock4B: Seite 604; Stockbyte: Seite 564; Stock Food: Seite 5 links (M. Stock), 78, 95 (Eising), 143 (M. Stock), 149 (L. Lewis), 224 (U. Bender), 234 (M. Stock); Superbild: Seite 22, 136, 138, 313, 320, 350; WALA Heilmittel GmbH: Seite 3 Mitte, 72, 106; Wellcome Library, London: Seite 2, 197, 202, 207; Wildlife: Seite 116 (M.F. Stich)

Das Original mit Garantie

Ihre Meinung ist uns wichtig. Deshalb möchten wir Ihre Kritik, gerne aber auch Ihr Lob erfahren. Um als führender Ratgeberverlag für Sie noch besser zu werden. Darum: Schreiben Sie uns! Wir freuen uns auf Ihre Post und wünschen Ihnen viel Spaß mit Ihrem GU-Ratgeber.

Unsere Garantie:
Sollte ein GU-Ratgeber einmal einen Fehler enthalten, schicken Sie uns das Buch mit einem kleinen Hinweis und der Quittung innerhalb von sechs Monaten nach dem Kauf zurück. Wir tauschen Ihnen den GU-Ratgeber gegen einen anderen zum gleichen oder ähnlichen Thema um.

GRÄFE UND UNZER VERLAG GMBH
Redaktion Körper & Seele
Postfach 86 03 25
81630 München
Fax: 0 89 / 4 19 81-1 13
E-Mail: leserservice @graefe-und-unzer.de

GRÄFE UND UNZER

Ein Unternehmen der
GANSKE VERLAGSGRUPPE